Klinikleitfaden
Rheumatologie

Herausgeber: Dr. Thomas Bitsch, Koblenz

Unter Mitarbeit von: Dr. Walter Behringer, Fulda; Dr. Jürgen Braun, Herne; Dr. Matthias Braun, Cuxhaven; Dr. Joachim Georgi, Damp; Dr. Friedrich Hartmann, Würzburg; Dr. Stefan Kessler, Mainz; Dr. Dr. N. Klinkenberg, Bad Bergzabern; Dr. Norbert Köneke, Hagen; Dr. Werner Liman, Hagen; Dr. Gerwin Lingg, Bad Kreuznach; Prof. Dr. Heiner Menninger, Bad Abbach; Dr. Horst Sattler, Bad Dürkheim; Kati Thieme, Berlin; Prof. Dr. Helmut Warnatz, Essen; Dr. Alfred Wittenborg, Herne; Dr. Uwe Wolfram, Bad Kreuznach

Begründer der Reihe: Dr. Arne Schäffler, Augsburg
Ulrich Renz, Lübeck

3. Auflage

URBAN & FISCHER
München • Jena

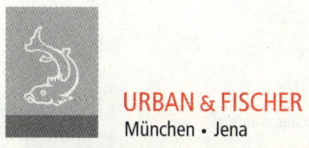

Zuschriften und Kritiken an:
Urban & Fischer Verlag, Lektorat Medizin, Karlstr. 45, 80333 München
E-Mail: medizin@urbanfischer.de

Wichtiger Hinweis für den Benutzer:
Die Erkenntnisse in der Medizin unterliegen laufendem Wandel durch Forschung und klinische Erfahrungen. Die Autoren dieses Werkes haben große Sorgfalt darauf verwendet, daß die gemachten (therapeutischen) Angaben – insbesondere hinsichtlich Indikation, Dosierung und unerwünschten Wirkungen – dem derzeitigen Wissensstand entsprechen. Das entbindet den Benutzer aber nicht von der Verpflichtung, anhand der Beipackzettel zu verschreibender Präparate zu überprüfen, ob die dort gemachten Angaben von denen in diesem Buch abweichen, und seine Verordnung in eigener Verantwortung zu treffen.

Die Deutsche Bibliothek – CIP-Einheitsaufnahme
Ein Titeldatensatz für diese Publikation ist bei Der Deutschen Bibliothek erhältlich.

1. Auflage 1995
3. Auflage 2001

01 02 03 04 05 5 4 3 2 1

Projektmanagement: Dr. med. Barbara Heiden, München
Lektorat: Dr. Elke Ruchalla, Trossingen
Herstellung: Sibylle Hartl, Valley
Satz: Medienkontor Lübeck, medienkontor-luebeck.com
Druck und Bindung: Clausen & Bosse, Leck
Grafiken: Susanne Adler, Lübeck; Martin Polzer, Lübeck
Umschlaggestaltung: prepress | ulm GmbH, Ulm
Umschlagfoto: Dr. Thomas Bitsch, Koblenz

ISBN: 3-437-41350-3

Aktuelle Informationen finden Sie im Internet unter der Adresse:
http://www.urbanfischer.de

Geleitwort

Dieser Klinikleitfaden „Rheumatologie“ ermöglicht einen guten schnellen Überblick über die Klinik rheumatischer Erkrankungen und ihre Pathogenese. Diagnostische Wege werden aufgezeigt in einer kurzgefaßten, übersichtlichen Darstellung des klinischen Untersuchungsganges, der erforderlichen Untersuchungsmethoden, wie auch der therapeutischen Möglichkeiten.
So wird es dem interessierten Leser möglich, in kurzer Zeit die im Klinikalltag geforderten Entscheidungen in Diagnostik und Therapie zu treffen. Das Anliegen von Herausgeber, Autoren und Verlag, eine praktische Einführung in die tägliche Rheumatologie als Handreichung zu geben, ist ausgezeichnet gelungen. Selbstverständlich muß der die Verantwortung tragende Arzt zur Vervollständigung seines Kenntnisstandes weitere Quellen zu Rate ziehen. Dieses kann jedoch in der Regel nach der ersten entscheidenden Orientierung anhand des Leitfadens zu einem ruhigeren Zeitpunkt des Tages erfolgen.
Möge dieser Leitfaden Ärzten, Studierenden und dem medizinischen Assistenzpersonal eine Hilfe zu bestmöglicher Diagnostik, Therapie und Betreuung rheumakranker Patienten werden.

Sendenhorst Prof. Dr. Reinhard Fricke

Vorwort zur 3. Auflage

Seit der letzten Auflage haben sich Diagnose und Therapie rheumatischer Erkrankungen weiterentwickelt. Einige medikamentöse Innovationen befinden sich auf der Schwelle von einer experimentellen zu einer konventionellen Therapieform, andere sind noch in klinischer Erprobung. Gerade die Fortschritte in der Basistherapie durch Leflunomid, Biologicals und Cox2-selektive NSAR sowie weitere Bereicherungen in der Osteoporosetherapie waren ausschlaggebend für die Entscheidung, den Klinikleitfaden Rheumatologie zu aktualisieren. Dabei wurden alle Kapitel durch die Koautoren mit großem Engagement auf den aktuellen Stand der Wissenschaft gebracht und teilweise ergänzt, immer aber mit Blick auf das für die tägliche Praxis Relevante.

Aufgrund des großen Interesses und der positiven Resonanz von Kolleginnen und Kollegen, die sich nicht schwerpunktmäßig mit dem rheumatischen Formenkreis beschäftigen, erschien es besonders wichtig, speziell die Abschnitte zum Thema Differentialdiagnose zu erweitern, z.B. für das Fibromyalgie-Syndrom (FM), das chronische Müdigkeitssyndrom (CFS) und die multiple Chemikalienunverträglichkeit (MCS). Zum Lymphödem wurde ein ganz neues Kapitel verfaßt.

In den letzten Jahren hat sich die Chirotherapie zur Untersuchung und Behandlung von Funktionsstörungen am Bewegungsapparat von Rheumapatienten etabliert. Ein separater Beitrag hierzu soll ein Anreiz sein, die Zusatzbezeichnung zu erwerben, dem Geübten kann er als Nachschlagewerk dienen.

Aktuelle Informationen können per Internet bei den Medizinischen Fachgesellschaften abgerufen werden, die Adressen finden sich in Kapitel 20.

Ein herzlicher Dank gebührt den Kolleginnen und Kollegen aus dem Lektorat Medizin des Urban & Fischer Verlages, die in turbulenten Zeiten des Buchmarkts meine Vorstellungen einer Neuauflage souverän und zügig mitgetragen haben.

Koblenz, im Herbst 2001 *Thomas Bitsch*

Bedienungsanleitung

Der Klinikleitfaden ist ein *Kitteltaschenbuch.* Da in der Kitteltasche nicht viel Platz ist, haben wir versucht, die Informationen möglichst komprimiert darzustellen. Von üblichen Abkürzungen wird viel Gebrauch gemacht – zur Erklärung gibt es ein Abkürzungsverzeichnis.

Es wurde versucht, Wiederholungen zu vermeiden. Dies erfordert eine große Zahl von Querverweisen, die mit einer *Hand:* ☞ gekennzeichnet sind.

Der Klinikleitfaden hat statt eines vollständigen Inhaltsverzeichnisses einen ausführlichen *Index.* Zusätzlich findet sich auf der *Titelseite* eines jeden Kapitels eine ausführliche Inhaltsübersicht über das jeweilige Fachkapitel.

Kapitel 21 enthält eine Zusammenstellung der 2000 meistgebrauchten Medikamente, welche das Nachschlagen von Generic- und Handelsnamen erlaubt. In dieser Liste sind auch die 200 in der Rheuma-Therapie gebräuchlichsten Substanzen enthalten.

Tips, Tricks und Hinweise auf vermeidbare Fehler sind mit einer Mausefalle gekennzeichnet.

Die in der Rheumatologie weit verbreiteten Klassifikationen sind mit dem Notizblock-Symbol versehen.

☑ Wichtige Zusammenfassungen sind mit einem Häkchen markiert.

Die angegebenen Arbeitsanweisungen ersetzen weder Anleitung noch Supervision durch einen erfahreneren Kollegen. Insbesondere sollten Arzneimitteldosierungen und andere Therapierichtlinien kritisch überprüft werden – klinische Erfahrung kann durch keine noch so sorgfältig verfaßte Publikation ersetzt werden.

Autorenverzeichnis

Dr. med. Walter Behringer
Herz-Jesu-Krankenhaus Fulda
Abteilung für Geriatrie und
Rheumatologie
Buttlarstr. 74
36039 Fulda

Dr. med. Thomas Bitsch
Internistisch-rheumatologische
Schwerpunktpraxis
Schenkendorfstr. 5
56068 Koblenz

Prof. Dr. med. Jürgen Braun
Rheumazentrum Ruhrgebiet
St.-Josef-Krankenhaus
Landgrafenstraße 15
44652 Herne

OA Dr. med. Matthias Braun
Seehospital Sahlenburg
Innere Medizin/Rheumatologie
Postfach 530
27455 Cuxhaven

Dr. med. Joachim Georgi
Ostseeklinik
Department Rheumatologie
Postfach 2000
24349 Damp

Dr. med. Friedrich Hartmann
Internistisch-rheumatologische
Schwerpunktpraxis
Haugerpfarrgasse 7
97070 Würzburg

Dr. med. Stefan Kessler
Universitätsklinik Mainz
Abteilung für Radiologie
Langenbeckstr. 1
55101 Mainz

Dr. Dr. Norbert Klinkenberg
Parkklinik
Psychosomatische Fachklinik
Kurtalstr. 83–85
76887 Bad Bergzabern

Dr. med. Norbert Köneke
Evang. Krankenhaus Hagen-Haspe
Rheumaklinik
Brusebrinkstr. 20
58135 Hagen

Dr. med. Werner Liman
Evang. Krankenhaus Hagen-Haspe
Rheumaklinik
Brusebrinkstr. 20
58135 Hagen

Dr. med. Gerwin Lingg
Rheuma-Heilbad AG
Zentrales Röntgeninstitut
Dr.-Alfons-Gamp-Str. 1–5
55543 Bad Kreuznach

Prof. Dr. med. Heiner Menninger
BRK-Rheumazentrum
1. Medizinische Klinik
Am Markt 2
93077 Bad Abbach

Dr. med. Horst Sattler
Chefarzt der Park-Klinik
Salinenstraße 9
67098 Bad Dürkheim

Dipl.-Psychologin Kati Thieme
Humboldt-Universität zu Berlin
Institut für Psychologie
Hausvogteiplatz 8
10117 Berlin

Prof. Dr. med. H. Warnatz
Chefarzt Innere Abteilung
Katholisches Krankenhaus St. Josef
Probsteistraße 2
45239 Essen

Dr. med. Alfred Wittenborg
Rheumazentrum Ruhrgebiet
St.-Josef-Krankenhaus
Landgrafenstr. 15
44652 Herne

Dr. med. Uwe Wolfram
Diakonie-Krankenhaus
Orthopädische und Rheumaortho-
pädische Abteilung
Ringstr. 58–60
55543 Bad Kreuznach

Abkürzungsverzeichnis

A

A., Aa . . . . . . Arterie, Arterien
Abd. . . . . Abduktion
AC . . . . Acromio-clavikular
ACR American College of Rheumatology
ACTH . Adrenokortikotropes Hormon
Add. . . . . Adduktion
AHB . . . Anschlußheilbehandlung
AK . . . . Antikörper
AMA . . . Antimitochondriale AK
ANA . . . . Antinukleäre Antikörper
a.p. . . . . anterior-posterior
AP . . . . Alkalische Phosphatase
ARA . American Rheuma Association
Aro. . . . . Außenrotation
AVK . . Arterielle Verschlußkrankheit
AZ . . . . . . Allgemeinzustand

B

BB . . . . Blutbild
bds. . . . . . . beidseits, bilateral
Bili . . . . Bilirubin
BSG . . . . Blutkörperchen-
. . . . senkungsgeschwindigkeit
BWK . . . . Brustwirbelkörper
BWS . . . . Brustwirbelsäule

C

ca. . . . . circa
C1–C7 . . . . . Zervikalsegment 1–7
CHE . . . . Cholinesterase
chron. . . . . chronisch
CRP . . . . C-reaktives Protein
CT . . . . Computertomogramm
CTS . . . . . . Karpaltunnelsyndrom

D

DD . . . . . . Differentialdiagnose
DEXA . . . Dual-Energy-Radiographic-
. . . . Absorptiometry
DL . . . . Durchleuchtung
DIP . . . Distales Interphalangealgelenk
DNS . . . . . Desoxyribonukleinsäure
DRA . . . Dual-Energy-Radiographic-
. . . . Absorptiometry
DS . . . . Druckschmerz

E

EIA . . . . Enzyme Immuno Assay
ELISA . . . . Enzyme Linked
. . . . . . Immuno Sorbent Assay
E'lyte . . . . Elektrolyte
EMG . . . . Elektromyographie
ENA . . . Extrahierbare nukleäre AK
ENG . . . . . . Elektroneurographie
E'phorese . . . . . . Elektrophorese
Erkr. . . . . Erkrankung
evtl. . . . . eventuell
Ext. . . . . Extension
EZ . . . . Ernährungszustand

F

F . . . . Frauen
Flex. . . . . Flexion

G

ggf. . . . . gegebenenfalls
GOT Glutamat-Oxalacetat-Transaminase
GPT . Glutamat-Pyruvat-Transaminase
γ-GT . . Gamma-Glutamyl-Transferase

H

h . . . . hour (Stunde)
Hb. . . . . Hämoglobin
HWK . . . . Halswirbelkörper
HWS . . . . Halswirbelsäule

I

ICR . . . . Interkostalraum
IE . . . . . . Internationale Einheiten
IFT . . . . . Immunfluoreszenztest
IgA, IgG . . . . Immunglobulin A, G
i.m. . . . . intramuskulär
Ind. . . . . Indikation
insbes. . . . . insbesondere
IP . . . . . . Interphalangealgelenk
Iro. . . . . Innenrotation
ISG . . . . Iliosakralgelenk
i.v. . . . . intravenös

J

J . . . . Jahr(e)

K

KG . . . . Krankengymnastik
/kg . . . pro Kilogramm Körpergewicht
KI . . . . Kontraindikation
Krea . . . . Kreatinin

L

LA . Lokalanästhesie, Lokalanästhetika
lat. . . . . lateral
LBH . . . . Lenden-Becken-Hüfte
Leukos . . . . Leukozyten
LDE Typisierung v. Larsen, Dale und Eck
LDH . . . . . . Laktatdehydrogenase
Lig. . . . . Ligamentum
LJ. . . . . Lebensjahr

LORA Late Onset Rheumatoid Arthritis
L1–L5 . . . . . Lumbalsegment 1–5
LWK . . . . . Lendenwirbelkörper
LWS . . . . . Lendenwirbelsäule

M, Mm. . Männer; Musculus, Musculi
max. . . . . maximal
MCP . . Metakarpophalangealgelenk
MCTD . . . . . . Mischkollagenose
(mixed connective tissue disease)
med. . . . . medial
medik. . . . . medikamentös
min. . . . . minimal
Min. . . . . Minute
mind. . . . . mindestens
ml . . . . Milliliter
Mon. . . . . Monat(e)
MT . . . . Metatarsal
MTP . . . . Metatarsophalangealgelenk
MTX . . . . Methotrexat

N., Nn. . . . . Nervus, Nervi
NaCl . . . . Natriumchlorid
NLG . . . Nervenleitgeschwindigkeit
NMR . . . . . . Kernspintomographie
NPP . . . . Nucleus pulposus Prolaps
NSAR . Nichtsteroidale Antiphlogistika
NW . . . . Nebenwirkungen

O.B. . . . ohne (pathologischen) Befund
OP . . . . Operation
OSG . . . . . . Oberes Sprunggelenk

p.a. . . . . posterior-anterior
Pat. . . . . Patient, Patientin
PCR . . . . Polymerase-Kettenreaktion
PHS Periarthropathia humeroscapularis
physik. . . . . physikalisch
PIP . Proximales Interphalangealgelenk
PIR . . . Postisometrische Relaxation
PMR . . . Progressive Muskelrelaxation
PNF . Propriozeptive neuromuskuläre Faszikulation
p.o. . . . . per os
Pro. . . . . Pronation
Prod. . . . . Produktion
PSS . . . . Progressive Systemische Sklerodermie

QCT . . . . Quantitative Computertomographie
QF . . . . Querfinger

RA . . . . . Rheumatoide Arthritis
RF . . . . Rheumafaktor
RIAP . Rotatorenintraartikulärplastik
Rö . . . . Röntgen
RR . . . . Blutdruck nach Riva-Rocci

s.c. . . . . subkutan
sec . . . . Sekunde
S1-S5 . . . . . . Sakralsegment 1–5
SIAS . Spina Iliaca Anterior Superior
SIPS Spina Iliaca Posterior Superior
SLE Systemischer Lupus Erythematodes
Sp.a. . . . Spondylitis ankylosans
sog. . . . . sogenannt
Sono . . . . Sonographie
Sup. . . . . Supination
Sy. . . . . Syndrom
Szinti . . . . Szintigraphie

T3,T4 . . . . Thyroxin
tägl. . . . . täglich
Tbc . . . . Tuberkulose
Ther. . . . . Therapie
Thrombos . . . . Thrombozyten
TLA . Therapeutische Lokalanästhesie
TP . . . . Trigger Point(s)

V.a. . . . . vor allem
V.a. . . . . Verdacht auf

U/l . . . . Units/Liter

Wo. . . . . Woche
WK . . . . Wirbelkörper
WS . . . . Wirbelsäule

z.B. . . . . zum Beispiel
zerebr. . . . . zerebral
ZNS . . . . . Zentrales Nervensystem

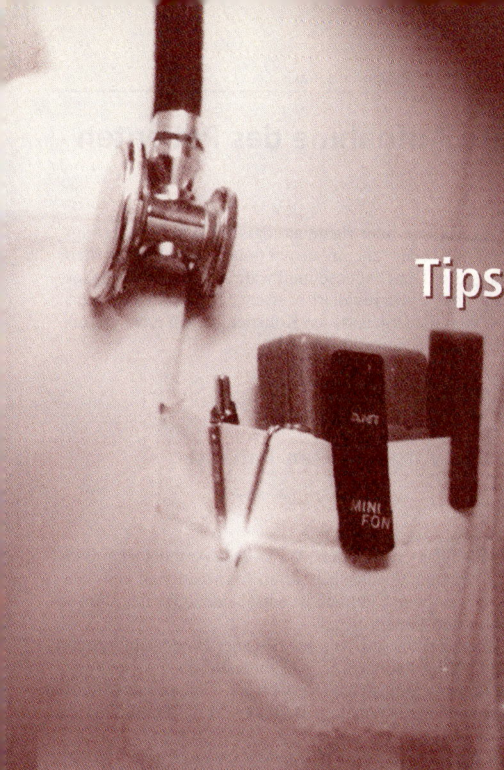

1

Tips für Station und Praxis

Thomas Bitsch
Norbert Köneke

1

1.1 Stationäre Aufnahme des Patienten

Die Aufnahme in eine Rheumaklinik oder rheumatologische Abteilung erfolgt entweder zur Diagnosestellung oder zur Intensivierung einer bestehenden Therapie bei bekannter Diagnose. Die Diagnose muß während des Aufenthaltes ständig kritisch hinterfragt und evtl. revidiert werden. Die Indikation zur stationären Aufnahme wird vom niedergelassenen Kollegen, einem Konsiliarius oder vom Kollegen in der Rheuma-Ambulanz gestellt.

1.1.1 Aufnahme des vorgemerkten Patienten

Ablauf einer Patientenaufnahme

- *Planung, Vorbereitung:* bei geplanten (Wieder-)Aufnahmen Ambulanzkarte und Rö-Aufnahmen besorgen. Vom therapeutischen Team Informationen einholen
- *Begrüßung und Vorstellung:* der erste Eindruck ist entscheidend für das Vertrauensverhältnis zwischen Arzt und Patient
- *Anamnese und Untersuchung:* Zeit lassen, zuhören. Eigener Untersuchungsraum (Arztzimmer mit Liege), nicht im Patientenzimmer untersuchen
- *Dokumentation:* Standarduntersuchungsbögen verwenden. Gelenkstatus bei der Untersuchung exakt dokumentieren. Wichtige Befunde für DD und Therapie markieren
- *Synopse aller technischen Befunde:* Labor, Rö, CT, MR und Arztbriefe in Ruhe und sorgfältig anschauen; ggf. Pat. auf unvollständige Unterlagen ansprechen
- *Erläuterung und Information:* (Verdachts-)Diagnose und therapeutisches Konzept dem Pat. erläutern, insbes. medikamentöse, physikalische und lokale Therapien
- *Einverständniserklärung:* Pat. muß über alle invasiven Maßnahmen (z.B. Gelenkinjektionen) aufgeklärt werden (☞ 1.4)
- *Anordnungen treffen:* Anordnungen schriftlich fixieren. Bei Anordnungen für Pflegepersonal Medikamente, Kostform, Eisbeutel, Salbenumschläge, Bedarfsmedikation nicht vergessen. Für KG, Ergo und Massage Therapieplan erstellen, dabei Ruhepause am Mittag einhalten
- *Bei Unklarheiten Rückruf beim behandelnden Arzt, Hausarzt:* Basistherapie? Höhe der Steroiddosis? Gelenkinjektion mit Steroiden? Laborwerte? Rö-Aufnahmen? Sonstige Medikation? Vorerkrankungen? Häusliche Versorgung?
- *Rücksprache mit Personal:* Pflegepersonal bei Besonderheiten zusätzlich mündlich informieren (Allergien, Epilepsie, psychische Belastungssituation, dringliche Therapie und Diagnose)
- *Oberarztvorstellung:* Jeden Pat. nach Untersuchung dem zuständigen (Fach-)Arzt vorstellen: Besprechung von DD, therapeutischem Konzept und Besonderheiten (Eigenkontrolle, Lerneffekt, eigene Absicherung).

Eine ordentliche Patientenaufnahme erspart viel Zeit im weiteren Verlauf der Betreuung!

1.1.2 Notfallaufnahme/Notfälle

Nach Erstuntersuchung Pat. dem zuständigen Oberarzt vorstellen: diagnostische und therapeutische Maßnahmen rasch und lückenlos einleiten. Personal informieren!

Rheumatologische Notfälle

Bei einem Notfall denken an:
- Die rheumatologische Grunderkrankung
- Medikamenten-NW
- Allgemeininternistische Begleiterscheinungen.

Immer erst Anamnese und ausführliche klinische Untersuchung, dann orientierende Stufendiagnostik.

Akute Monarthritis

Gichtanfall, infektiöse Arthritis nach Gelenkinjektion, infizierter Gelenkersatz.
- Gelenkpunktion: Zellzahl, Kristalle, Bakterien?
- Arthro-Sono: Synovitis mit flottierenden Synovialzotten, Ergußbildung, Zysten, Rupturen?
- Rö.: Arthritische Weichteil-, Kollateral- und Direktzeichen, Verkalkungen, Osteolysen?
- Labor: Entzündungszeichen, Hyperurikämie?

! Zum Ausschluß einer infektiösen Arthritis jede Monarthritis punktieren!

Akute Polyarthritis

RA, SLE, Psoriasisosteoarthropathie als Erstmanifestation oder im Verlauf. Parainfektiöser Rheumatismus.
- Labor: Entzündungszeichen, Immunserologie?
- Rö.: Arthritische Weichteil-, Kollateral- und Direktzeichen, Verkalkungen? Pulmonale Infiltrate? Kardiale Stauungszeichen?
- Arthro-Sono: Koxitis, Bakerzyste?
- Sono Abdomen, Pleura, Herz: Hepatosplenomegalie, Pleura-, Perikarderguß?

! Bei immunsupprimierten Pat. (Steroide, Basistherapeutika) immer auch an latente Sepsis denken!

Akuter Wadenschmerz

Baker-Zyste mit oder ohne Ruptur, Muskelfaserriß, Achillessehnenruptur, Thrombose, arterieller Verschluß bei Vaskulitis (Panarteriitis nodosa).
- Arthro-Sono: Baker-Zyste, dorsale Kapselaussackung, Achillessehnenruptur, Muskelhämatom?
- Doppler-Sono: Phlebothrombose, Aneurysma, Arterienverschluß?
- Phlebographie: Phlebothrombose?
- Angiographie: Vaskulitiszeichen?

! Eine rupturierte Bakerzyste imitiert oft eine Phlebothrombose, deshalb zuerst Arthro-Sono!

Akutes HWS-, BWS-, LWS-Syndrom

Fraktur unter Steroiden, Spontanfraktur bei Neoplasma, Spondylitis, Spondylodiszitis, NPP, Blockierung, Takayasu-Arteriitis.

- Labor: Entzündungszeichen?
- Rö.: Fraktur, Spondylitis-, Spondylodiszitiszeichen, Bandscheibendegeneration?
- Echo: Endo-, Myo-, Perikarditis, Aortenbogenveränderungen?
- CT bzw. NMR: NPP, Infektionszeichen?

! Immer auch an nicht-rheumatologische Ursachen denken (Herzinfarkt, Lungenembolie, Aortenaneurysma, Pyelonephritis, Pankreatitis, gynäkologische Erkrankungen)!

Akuter Kopfschmerz

Atlantoaxiale Instabilität bei RA, Vaskulitis bei Kollagenose, Arteriitis temporalis und andere Vaskulitiden.

- Labor: Entzündungszeichen?
- Rö.: Zeichen der Zervikalarthritis?
- CT bzw. NMR: Vaskulitis, Raumforderung, Blutung?
- Liquorpunktion: Vaskulitis, Meningitis?

! Immer auch an nicht-rheumatologische Ursachen denken (Migräne, hypertensive Krise, Trigeminusneuralgie, Sinusitis)!

Akuter Schulterschmerz

PHS acuta, PHS pseudoparalytica mit Rotatorenmanschettenruptur, Impingement-Syndrom.

- Arthro-Sono: Erguß, Bursitiszeichen, Rotatorenmanschettenruptur, Verkalkungen?
- Rö.: Arthritische Weichteil-, Kollateral- und Direktzeichen, Verkalkungen?

! Immer auch an nicht-rheumatologische Ursachen denken (Gallenkolik, Herzinfarkt)!

Akute periphere Nervenlähmung

Engpaßsyndrom, NPP, Mononeuritis bei systemischen Vaskulitiden.

- Arthro-Sono: Artikulosynovitis (Karpaltunnel), Tenosynovitis (M. tibialis post.)?
- Rö.: Wirbelkörperfraktur?
- Labor: Vaskulitiszeichen?
- Neurophysiologische Untersuchung (NLG, EMG): Denervierungszeichen?
- CT bzw. NMR: NPP-Hinweise?

! Auch an unerwünschte Wirkungen der Basistherapeutika (Cyclophosphamid, Methotrexat) denken!

Akuter Arterienverschluß

Nekrotisierende Vaskulitis bei RA, Kollagenosen, Polymyalgia rheumatica/Arteriitis temporalis.

- Labor: Entzündungszeichen, Immunserologie?
- Doppler-Sono: Arterienverschluß?
- Angiographie: Arterienverschluß, Vaskulitiszeichen?

! An Antiphospholipid-Syndrom (☞ 9.1.1) denken!

Fieber

SLE-, RA-Schub, M. Still, Pneumonie, Sepsis. (Stufendiagnostik bei Fieber unklarer Genese ☞ 6.8).

! Sepsis immer gezielt ausschließen, gerade bei immunsupprimierten Pat.!

Dyspnoe

Pneumonitis bei Kollagenosen, MTX-Pneumonitis, Pneumonie, kardiale Dekompensation unter Steroiden. Asthma-Anfall (NSAR-induziert). Peri-, Myokarditis, Koronaritis bei systemischen Vaskulitiden und Kollagenosen. Blutungsanämie unter Steroiden und NSAR.

- Labor: Entzündungszeichen, Anämie?
- Rö-Thorax: Infiltrate, kardiopulmonale Stauungszeichen?
- EKG: Endo-, Myo-, Perikarditis, Ischämie?
- Echo: Endo-, Myo-, Perikarditis, Perikarderguß?
- Proximale Intestinoskopie: Ulkusblutung?

! Immer auch an nicht kardiopulmonale Ursachen denken (Anämie bei gastrointestinaler Blutung)!

Akutes Abdomen

Magenperforation unter Steroiden und NSAR, Polyserositis bei Kollagenosen und Vaskulitiden.

- Labor: Entzündungszeichen, Immunserologie?
- Sono-Abdomen: Aszites?
- Rö-Thorax und Abdomen: Perforationszeichen, Ileus?
- Proximale Intestinoskopie: Ulkus?

! Bei V.a. Mesenterialgefäßverschluß (Vaskulitis) sofortige Operation!

Akute Psychose

SLE, Vaskulitis.

- Labor: Entzündungszeichen, Immunserologie?
- Liquorpunktion: Vaskulitiszeichen?
- MR: Vaskulitiszeichen?

! Immer auch an Steroidpsychose und Steroidentzugs-Syndrom (☞ 15.3) denken!

Akuter Sehverlust

Arteriitis temporalis.

- Labor: Entzündungszeichen?
- Sono Temporalarterien: sog. Halo als Entzündungshinweis?
- Temporalarterienbiopsie: mononukleäre Zellinfiltrate, Fremdkörperriesenzellen?

! Bei V.a. Arteriitis temporalis nicht erst Biopsie abwarten, sondern sofort Steroidtherapie (☞ 9.2.4) einleiten!

Akute Dermatose

- Kollagenose, Vaskulitis, NW der NSAR oder Basistherapeutika.
- Labor: Entzündungszeichen, Immunserologie?

! Auch Steroide können eine akute Dermatose (generalisierte Erythrodermie) auslösen!

Nierenfunktionsverschlechterung

SLE, nekrotisierende Vaskulitiden.

- Labor: Entzündungszeichen, Immunserologie, Nierenretentionswerte, Urinstatus, quantitative Eiweißausscheidung mit Immunfixation zur Differenzierung eines glomerulären bzw. tubulären Schadens
- Sono-Abdomen: Nierenbeckenkelch-Stauung, Pyelonephritis-, Glomerulonephritis-Zeichen?
- Nierenbiopsie: Glomerulonephritis?

! Bei Verschlechterung der Nierenretentionswerte und einer Proteinurie immer Nierenbiopsie anstreben!

1.1.3 Strategie zur Erarbeitung der Diagnose

- Anamnese
- Rheumatologische Untersuchung (☞ 2.2); Topographische Lokalisation der Erkrankung (☞ Abb. 7.11)
- Allg. Status (Ausmaß der Funktionsbehinderung: Essen, Aufstehen, Kämmen, Gehstrecke, Bettlägerigkeit) (☞ 7.1.5)
- Interpretation der Befunde, Symptomwertigkeit abwägen
- DD-Liste erstellen: mit dem Häufigen rechnen, ans Seltene denken
- Arbeitsdiagnose formulieren
- Zusatzuntersuchungen: apparative und invasive Diagnostik?
- Beurteilung des Leidensdruckes.

Vordiagnosen nicht blind übernehmen; auch an psychosomatische Erkrankungen denken.

1.1.4 Therapieplan

Am Ende der stationären Aufnahme sollte folgendes Konzept vorliegen

- Arbeitsdiagnose
- Diagnostisches Prozedere
- Therapeutisches Konzept.

Beim Erstellen des Therapieplanes ist zu berücksichtigen

- *Medik. Ther.:* Basistherapie (☞ 15.4), Steroide (☞ 15.3) und NSAR (☞ 15.2)hinterfragen: Wirksamkeit? NW? Dosisänderungen? Umstellung? Einleitung? Hierzu ist eine Tabelle der Basistherapeutika (s.u.) mit Wirkung und NW empfehlenswert (falls dem Pat. nicht erinnerlich sollte eine Aktenrecherche erfolgen)
- *Physik. Ther.:*
  - den Pat. fragen, welche Therapie bisher am besten war: Kälte? Wärme? Stangerbad? Überwärmungsbad? Fango? (☞ 17.3, 17.4, 17.5, 17.6)
  - gezielte, indikationsabhängige Verordnung

- *KG:* Rückenschulung, Bechterew-Gruppe, Osteoporose-Gruppe. Einzel-/Gruppentherapie, Intensität unter Berücksichtigung der Krankheitsaktivität und der individuellen Belastbarkeit (Konzept mit dem Pat. besprechen/erarbeiten) (☞ 17.2)
- *Ergo:* Handprogramm, funktionelle Therapie und Hilfsmittelversorgung allgemein ansprechen (☞ 17.7)
- *Orthopädietechnik:* Versorgung vorausplanen und Hilfsmittel nach funktionellen Gesichtspunkten überprüfen: Handschiene nötig? Kniegelenksbandagen zur Stabilisierung ausreichend? Einlagenversorgung oder Schuhversorgung notwendig? Gehhilfen zu lang? (☞ 17.8)
- *Psychosomatik:* Hinweise auf Entspannungstechniken (PMR nach Jacobson, Autogenes Training) geben. Vorsichtig auf psychische Zusammenhänge hinweisen und ggf. Termin mit psychosomatischen Kollegen oder Psychologen vereinbaren. Pat. muß darüber informiert sein! (☞ 17.20)
- *Operative Ther.:* mögliche operative Intervention (Baker-Zysten-Exstirpation, Hüft-TEP) ansprechen. Bei Weichteilrheumatismus Zurückhaltung wegen Gefahr der Somatisierung (☞ 17.19).

- Der Therapieplan (Medik. und physik. Ther., KG, Ergo, Psychosomatik) sollte mit dem Pat. bei der Aufnahme besprochen werden!
- Eigenmächtige Änderungen der Medikation beeinträchtigen die Compliance. Änderungen können von Oberarzt oder Chefarzt oder bei den Visiten vorgenommen werden!
- Bei allen verordneten Hilfsmitteln muß häusliche Relevanz und Alltagsbewältigung oberstes Gebot sein!

1.2 Stationsmanagement, Organisation

Ziele
- Verbesserung der Zusammenarbeit (Teamwork) und Kommunikation im Klinikalltag.
- Informationsaustausch mit KG, Ergotherapeuten., Orthopädiemechaniker
- Effektiveres Arbeiten durch bessere Organisation, Koordination und Planung.
- Erwerb von Vertrauen bei Pat. und Personal durch korrektes ärztliches Verhalten.

1.2.1 Visiten

Stationsvisite

- *Allgemeines:* Die tägliche Stationsvisite ist Hauptkontaktmöglichkeit zwischen Pat. und Arzt. Daher höchste Aufmerksamkeit. DD immer im Auge behalten
- *Zeiteinteilung:* Visite zu einer Zeit, wenn alle Pat. anwesend sind (Mittagszeit, nach den Therapien). Gleiche Zeiteinteilung beibehalten (z.B. 11.00 h–13.00 h), damit sich die Pat. darauf einstellen können

1

- *Gespräch:* „Patientenzentrierte Visitenführung", damit Pat. bei Visite zu Wort kommt. Informationsbedürfnis des Pat. berücksichtigen → Führung des Pat. erlernen. Persönliche Gespräche (psychiatrische Therapie, Konflikte, Beziehungsprobleme) und eingehende Untersuchungen (Kontrolle des neurologischen Status, segmentale Untersuchung der WS) gehören nicht zur Visite und sollten separat durchgeführt werden
- *Patient:* Subjektives Befinden (Schmerzen? Schwellungen? Bewegungseinschränkungen?). Aktueller Status. Therapieplan (Medikamente? Physikalische Therapie? KG?). Apparative Befunde (Labor? Rö? Densitometrie? Muskelbiopsie?)
- *Personal:* Einbeziehung in die Visite. Auf Beobachtungen Wert legen (Übelkeit nach MTX-Infusion? Appetit? Gehen zur Toilette? Schlafposition? Depression? Nächtliche Dyspnoe? Besuche von Verwandten? Angst vor Gelenkinjektion?)
- *Anordnungen:* Laborkontrolle, Rö-Aufnahmen (Voraufnahmen besorgen), Therapieplan ändern (Medikamente umstellen, Kaltluft und Ultraschall hinzufügen, KG ändern, Autogenes Training). Verhaltensmaßregeln für Pat. Organisatorische Hinweise. Entlassung festlegen
- *Verhalten:* Teamorientiertes Verhalten (alle ziehen an einem Strang), keine Zurechtweisung des Personals oder Kollegen vor dem Pat. Kein Herumkommandieren. Auf angemessenen Ton achten. Vermeiden von medizinischen Diskussionen am Krankenbett
- *Dokumentation*
  Befundänderungen
  - z.B. Morgensteifigkeit? Besserung der Myalgien? Gonarthritis?
  - Komplikationen, z.B. Lähmung? Hautausschlag? Pruritus?
  - Gesprächsnotizen (Rentenbegehren? Häusliche Versorgung?) im Krankenblatt vermerken. Zuordnung der Befundänderung zu ggf. durchgeführten therapeutischen Maßnahmen
- *Weiterversorgung:* Selbsthilfegruppen, Krankengymnastik am Wohnort und häusliche Versorgung rechtzeitig ansprechen. Entlassung ca. 1 Wo. im voraus planen.

Visite in der physiotherapeutischen Abteilung

- Visitation bei KG, Masseuren, Ergo
- Akzeptanz des therapeutischen Teams
  - Verbesserung der Compliance
  - Direkte Korrekturmöglichkeit
  - Lerneffekt.

Kurvenvisite

- Optimierung der Medikation
- Befunde auf Vollständigkeit prüfen
- Weitere Untersuchungen planen
- Literaturstudium (DD?)
- Vorbereitung auf Chefarzt-/Oberarztvisite.

Chefarzt-, Oberarztvisite

- Ziel: kritische (auch selbstkritische) Würdigung des bisherigen Vorgehens und die Planung und Festlegung weiterer Maßnahmen (nur bei entsprechender Vorbereitung für alle Beteiligten effektiv)

- Vorbereitung:
  - Diagn., relevante Befunde und Ther.-konzept für jeden Pat. sollten präsent sein
  - Ggfs. Kopfblatt im Dokumentationssystem anlegen: Verlaufsbogen mit Erstdiagnose, Diagnoseänderungen, Nebendiagnosen, Differentialdiagnose, therapeutischem Konzept (relevante Infos auf einem Blick)
- Vorstellung: am besten immer gleichen Vorstellungsritus beibehalten
  - Arbeitsdiagnose: z.B. RA
  - Hauptproblematik: z.B. Omarthritis, Baker-Zyste, Karpaltunnel-Syndrom, polyartikulärer Schub mit Fieber, rheumatische Vorfußdeformität
  - Therapeutisches Konzept: z.B. Einleitung einer Basistherapie, Steroiddosis, NSAR, chemische Synoviorthese, Arthrodesenschuh, Handschiene, OP
- Gezielte Fragen zum weiteren Prozedere stellen: DD? Apparative Diagnostik (Szinti, CT, Muskelbiopsie)? Therapieänderung (Basismedikament, Synoviorthese, OP)?

1.2.2 Bettenplanung

Eine optimale Bettenplanung erfordert einen vollständigen aktuellen Überblick über Stationsbelegung, Heilungsverlauf und Warteliste der ambulanten Patienten

- Entlassungs-/Aufnahme-Plan anlegen
- Festlegen der Entlassungstermine bei Visite ca. 5–7 Tage vor geplanter Entlassung
- Pat. rechtzeitig auf häusliche Versorgung ansprechen (Rollstuhl, Haushaltshilfe)
- Absprache der Aufnahmen mit Ambulanz (Einbestelliste)
- Rechtzeitig Verlegung (OP, Nachsorgekliniken) einleiten
- Nicht zu viele Pat. an einem Tag einbestellen oder entlassen (2–3 Pat. aufnehmen/entlassen)
- Möglichkeit einer Notaufnahme berücksichtigen (1–2 Notbetten bereithalten).

1.2.3 Entlassung, Verlegung und Beurlaubung

- *Entlassungsuntersuchung:* am Entlassungstag abschließende Untersuchung – wichtig zur Berurteilung des Krankheitsverlaufes unter der Therapie und Basis für ambulante Kontrolluntersuchungen (Morgensteifigkeit, Handkraft, Bewegungsausmaße)
- *Abschlußgespräch:* am Ende der Untersuchung Verhaltensmaßregeln und hausärztliche bzw. ambulante Weiterbetreuung besprechen
- *Entlassungspapiere:* Kurzbrief mit Pat. besprechen. Nennung der abschließenden Diagnosen mit symptomorientiertem Charakter (Aufbau eines Arztbriefes ☞ 1.3.2). Dauer der Medikation festlegen. Kontrolluntersuchungen vermerken (z.B. BB, Leber-, Nierenwerte und E'lyte). Ambulanten Kontrolltermin vereinbaren. Zusammenfassenden Laborausdruck beifügen. Auch Hilfsmittelversorgung erwähnen. Ein vollständiger Kurzbrief ist die wesentliche Gedächtnisstütze beim Verfassen des Arztbriefes!
- *Entlassung gegen ärztlichen Rat:* offenes Gespräch mit Pat. und Angehörigen führen, ggf. Pat. aufklären. Gespräch dokumentieren

1

- *Verlegung:* Verlegungsbericht mit weiterem Prozedere am besten schon einige Tage vorher diktieren, so daß Bericht mit Rö-Aufnahmen und Laborausdruck mitgegeben werden kann. Telefonische Rücksprache mit zuständigen Stations- oder Oberarzt
- *Beurlaubung:* die allgemeinen Bedingungen der Krankenhausbehandlung (Vertrag nach § 112, Abs. 2, Nr. 1 SGBV) beachten. Wenn eine stat. Behandlung notwendig ist, ist eine Beurlaubung nur in Ausnahmefällen möglich:
  - Bei Langzeitpat., wenn Beurlaubung unumgänglich notwendig ist, oder der Behandlungserfolg hierdurch gefördert werden kann (max. 4 Tage)
  - zur Erledigung unaufschiebbarer persönlicher Angelegenheiten ist eine Beurlaubung bis 24 h möglich, wenn sie ärztlich vertretbar ist
  - Berurlaubung darf nur mit Zustimmung des leitenden Abteilungsarztes oder seines Vertreters ausgesprochen werden
  - Beurlaubungen sind der jeweils zuständigen Krankenkasse in der Entlassungsanzeige mitzuteilen.

1.2.4 Nachtdienst

- *Besonderheiten auf Station:* Problematische und gefährdete Pat., sowie besondere therapeutische Maßnahmen (24.00 h-Infusion, Blutkulturabnahme) dem Diensthabenden mitteilen. Vor dem Wochenende Übergabe dieser Pat. auch dem Hintergrunddienst (Oberarzt/Chefarzt)
- Orientierung über Örtlichkeiten und Standort des **Notfallkoffers**
- *Kontrollgang:* Gegen 22.00 h über alle Stationen gehen und nach Besonderheiten fragen
- Telefonische Anweisungen nur bei bekannten Pat. geben. Bei Unklarheiten Pat. anschauen
- *Unklarheiten:* Hintergrunddienst verständigen, z.B. bei Gelenkerguß: Gelenkpunktion? Rheumaschub: Steroidstoßther.? Blutiges Erbrechen: Gastroskopie?
- *Morgenbesprechung:* Besonderheiten berichten (z.B. Komplikationen). Themen, die alle etwas angehen, auf den Tisch bringen.

1.3 Dokumentation

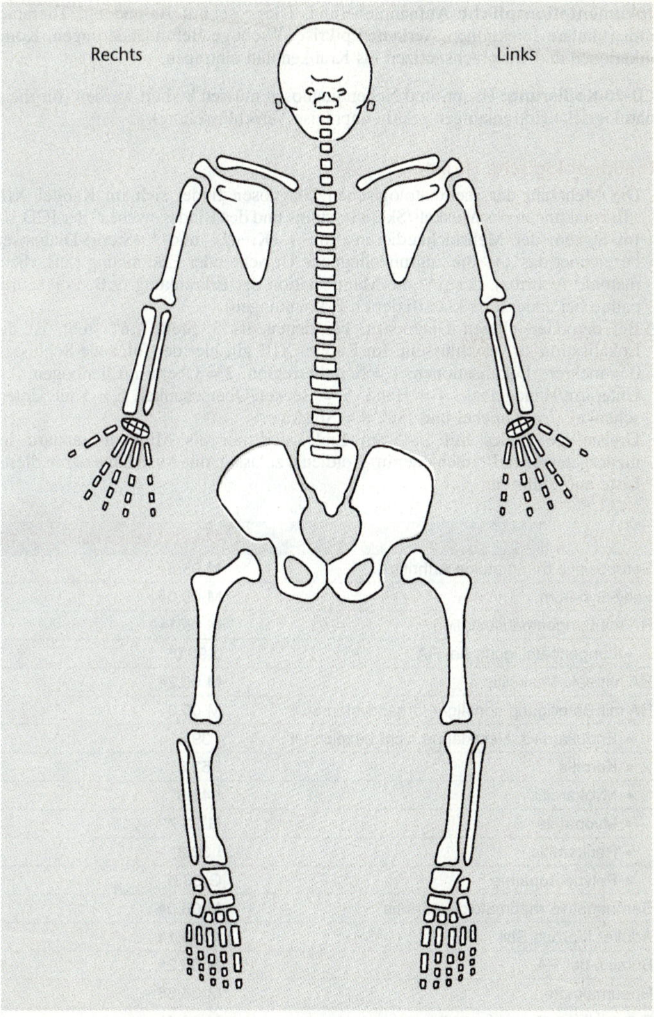

Abb. 1.1: Dokumentationsschema [L 157]

1

1.3.1 ICD-Klassifikation

Dokumentationspflicht: Aufnahmebefund, Diagnose mit Befundung, Therapie, intraartikuläre Injektionen, Verlauf, Epikrise. Wichtige Befundänderungen, Komplikationen und Gesprächsnotizen ins Krankenblatt eintragen.

ICD-10-Kodierung: Haupt- und Nebendiagnosen müssen kodiert werden (für rheumatologische Erkrankungen relativ unpräzise Verschlüsselung).

Rheumatologische Hitliste

- Die Mehrzahl der rheumatologischen Diagnosen findet sich im Kapitel XIII „Erkrankungen des Muskel-/Skelettsystems und des Bindegewebes" der ICD 10.
- Im System der Mehrfachkodierung mit + (Kreuz)- und * (Stern)-Diagnosen bezeichnet das „+" die zugrundeliegende Ursache oder Erkrankung (z.B. rheumatoide Arthritis), der „*" die Manifestation der Erkrankung (z.B. Polyneuropathie bei andernorts klassifizierten Erkrankungen).
- Bei den vierstelligen Diagnosen, bei denen als 5. Stelle „#" steht, ist die Lokalisation zu verschlüsseln. Im Kapitel XIII gilt hier der folgende Schlüssel: 0 = mehrere Lokalisationen, 1 = Schulterregion, 2 = Oberarm/Ellenbogen, 3 = Unterarm/Handgelenk, 4 = Hand, 5 = Becken/Oberschenkel, 6 = Knie/Unterschenkel, 7 = Knöchel und Fuß, 8 = Sonstige.
- Dreistellige Codes mit „.-" am Ende sind nur als Minimal-Standard im niedergelassenen Bereich oder im Notdienst zulässig, mit Ausnahme der in dieser Liste aufgeführten.

Erkrankung	Klassifikation nach ICD 10
Seropositive rheumatoide Arthritis	M 05.8#
Felty-Syndrom	M 05.0#
RA mit Lungenmanifestation	M 05.1+
• Lungenbeteiligung bei RA	J 99.0*
RA mit sek. Vaskulitis	M 05.2#
RA mit Beteiligung sonstiger Organsysteme	M 05.3+
• Endokarditis, Herzklappe nicht bezeichnet	I 39.8*
• Karditis	I 52.8*
• Myokarditis	I 41.8*
• Myopathie	G 73.7*
• Perikarditis	I 32.8*
• Polyneuropathie	G 63.6*
Seronegative rheumatoide Arthritis	M 06.0#
Adulter Morbus Still	M 06.1#
Bursitis bei RA	M 06.2#
Rheumaknoten	M 06.3#
Entzündliche Polyarthropathie	M 06.4#
Sonstige seronegative Polyarthritis	M 06.8#

Erkrankung	Klassifikation nach ICD 10
Psoriasisosteoarthropathie	L 40.5+
• Arthritis der DIP-Gelenke	M 07.0#*
• Arthritis mutilans	M 07.1#*
• Spondylitis psoriatica (z.B. IS-Arthritis)	M 07.2#*
• Sonstige psoriatische Arthritiden	M 07.3#*
• Juvenile Arthritis bei Psoriasis	M 09.0#
Crohn-Krankheit des Dünndarms	K 50.0+
Crohn-Krankheit des Dickdarms	K 50.1+
Crohn-Krankheit des Dünndarms u. Dickdarms	K 50.8
• Arthritis bei M. Crohn	M 07.4#*
Colitis ulcerosa (Ileokolitis)	K 51.1+
• Arthritis bei Colitis ulcerosa	M 07.5#*
Spondylitis ankylosans	M 45
Sakroileitis	M 46.1
Diszitis, nicht näher bezeichnet	M 46.4#
Sonstige Spondylopathie	M 46.9#
Juvenile chronische Arthritis (seronegativ), polyartikulär	M08.3#
Juvenile chronische Arthritis, oligoartikulär beginnend	M08.4#
Sonstige Polyarthropathien	
Borreliose	A 69.2+
• Arthritis bei Borreliose	M 01.2#*
Reiter-Syndrom	M02.3#
Sonstige reaktive Arthritiden	M02.8#
Eitrige Arthritis durch Staphylokokken	M 00.0#
Eitrige Arthritis durch Streptokokken	M 00.2#
Polyarthritis, nicht näher bezeichnet	M 13.0
Monarthritis, **andernorts nicht** klassifiziert	M 13.1#
Jaccoud-Arthritis	M 12.0#
Villonoduläre Synovialitis	M 12.2#
Idiopathische Gicht	M 10.0#
Gicht durch Nierenfunktionsstörung	M 10.3#
Chondrocalcinose	M 11.2#
Anderweitig klassifizierte Blutkrankheiten	D 50-D 76+
• Arthropathie bei anderweitigen Blutkrankheiten	M 36.3*
Neubildungen **(separat zu verschlüsseln)**	
• Arthropathie bei Neubildungen	M 36.1*
Diabetes (IDDM) mit sonst. Komplikationen	E 10.6+

1

Erkrankung	Klassifikation nach ICD 10
Diabetes (NIDDM) mit sonst. Komplikationen	E 11.6+
• Diabetische Arthropathie	M 14.2*
Hypothyreose, anderweitig klssifiziert	E 03.8+
Hyperthyreose mit diffuser Struma	E 05.0+
Autoimmunthyreoiditis	E 06.3+
Hämochromatose	E 83.1+
• Arthropathie bei sonstigen endokrinen Erkrankungen	M 14.5*
• Myopathie bei endokrinen Erkrankungen	G 73.5*
Sarkoidose	D 86.8+
Erythema nodosum	L 52+
• Arthropathie bei sonstigen n.b. Krankheiten	M 14.8*
• Myositis bei Sarkoidose	M 63.3*
Primäre generalisierte Osteoarthrose	M 15.0
Heberden-Arthropathie	M 15.1
Bouchard-Arthropathie	M 15.2
Erosive Osteoarthrose	M 15.4
Primäre Coxarthrose beidseitig	M 16.0
Sonstige sekundäre Coxarthrose beidseitig	M 16.6
Primäre Gonarthrose beidseitig	M 17.0
Sonstige sekundäre Gonarthrose beidseitig	M 17.4
Primäre Rizarthrose beidseitg	M 18.0
Kollagenosen und Vaskulitiden	
Panarteriits nodosa	M 30.0
Panarteriitis mit Lungenbeteiligung (Churg-Strauss)	M 30.1
Polyangiits-Overlap-Syndrom	M 30.8
Hypersensitivitäts-Angiitis	M 31.0
Wegenersche Granulomatose	M 31.3
Takayasu-Syndrom	M 31.4
Riesenzellarteriitis bei Polymyalgia rheumatica	M 31.5
Sonstige Riesenzellarteriitis	M 31.6
Sonstige nekrotisierende Vaskulitis	M 31.8
Systemischer Lupus erythematodes (Organbet.)	M 32.1+
• Perikarditis	I 32.8*
• Libmann-Sacks-Endokarditis	I 39.-*
• Lungenbeteiligung	J 99.1*
• Glomeruläre Nierenerkrankungen	N 08.5*
• Tubulo-Interstitielle Nierenbeteiligung	N 16.4*
Sonstige Formen des SLE	M32.8

Erkrankung	Klassifikation nach ICD 10
Dermatomyositis	M 33.1
Polymyositis	M 33.2
• Dermatomyositis	M 36.0*
Progressive systemische Sklerose (PSS)	M 34.0
CREST-Syndrom	M 34.1
Sjögren-Syndrom	M 35.0+
• Kerato-Konjunktivits	H 19.3*
• Myopathie	G 73.7*
• Lungenbeteiligung	J 99.1*
Mischkollagenose	M 35.1
Polymyalgia rheumatica	M 35.3
Antiphospholipid-Syndrom	D 68.8
Raynaud-Syndrom	I 73.0
Degenerative Stammskeletterkrankungen	
Sonstige Spondylose mit Myelopathie	M 47.1+
• Myelopathie bei anderen Krankheiten	G 99.2*
Sonstige Spondylose mit Radikulopathie	M 47.2
Spondylose ohne Radiculopathie/Myelopathie	M 47.8
Spinalstenose	M 48.0
Spondylosis hyperostotica	M 48.1
Baastrup-Syndrom	M 48.2
Zervikaler Bandscheibenschaden mit Myelopathie	M 50.0+
• Myopathie bei anderen Krankheiten	G 99.2*
Zervikaler Bandscheibenschaden mit Radikulopathie	M 50.1
Sonstige zervikale Bandscheibenverlagerung	M 50.2
Lumbale Bandscheibenschäden mit Myelopathie	M 51.0+
• Myopathie bei anderen Krankheiten	G 99.2*
Lumbale Bandscheibenschäden mit Radikulopathie	M 51.1
Sonstige lumbale Bandscheibenverlagerung	M 51.2
Sonstige lokalisierte Erkrankungen	
Schnellender Finger	M 65.3
Tenovaginitis stenosans	M 65.4
Sonstige Tenovaginits	M 65.8
Ruptur einer Poplitealzyste	M 66.0
Ruptur der Synovialis	M 66.1
Adhäsive Entzündung der Schultergelenkskapsel	M 75.0
Läsionen der Rotatorenmanschette	M 75.1
Tendinitis calcarea im Schulterbereich	M 75.3

1

Erkrankung	Klassifikation nach ICD 10
Impingement-Syndrom der Schulter	M 75.4
Bursitis im Schulterbereich	M 75.5
Tractus-iliotibialis-Syndrom	M 76.3
Tendinitis der Achillessehne	M 76.6
Chronische Schmerzerkrankungen	
Fibromyalgie	M 79.0
Anhaltende somatoforme Schmerzstörung	F 45.4
Osteoporose	
Postmenopausale Osteoporose mit Fraktur	M 80.0
Idiopathische Osteoporose mit Fraktur	M 80.5
Sonstige Osteoporose mit Fraktur	M 80.8
Postmenopausale Osteoporose ohne Fraktur	M 81.0
Idiopathische Osteoporose ohne Fraktur	M 81.5
Sonstige Osteoporose ohne Fraktur	M 81.8
• Osteoporose bei Plasmozytom (C 90.0+)	M 82.0*
Sonstige Knochenerkrankungen	
Senile Osteomalazie	M 83.1
Skelettflourose	M 85.1
idiopathische aseptische Knochennekrose	M 87.0
Knochennekrose durch Arzneimittel	M 87.1
Algodystrophie (M. Sudeck)	M 89.0

1.3.2 Arztbrief

- *Aufgabe:* Dokumentation, Epikrise für Krankenblatt, Information des Empfängers
- *Schulung des klinischen Denkens:* DD, Therapie und Verlauf können nochmals aufgearbeitet werden. Fragen notieren und mit Kollegen oder Oberarzt besprechen. Jeder kann diagnostische und therapeutische Maßnahmen vergessen. Selbstkritik hat einen hohen Lerneffekt
- *Visitenkarte:* Akzeptanz des therapeutischen Vorgehens und Qualität der kollegialen Zusammenarbeit sind auch von einer korrekten Form abhängig
- *Übermittlungsdauer:* Arztbrief am Entlassungstag zu diktieren ist die goldene Regel. Erinnerungen sind noch frisch. Bei älteren Briefen fehlen die individuellen diagnostischen und therapeutischen Konzepte
- *Darstellung:* knappe und präzise Formulierungen. Guter Stil, Klarheit, Logik.

Aufbau eines Arztbriefes

Briefkopf: Anschrift, Absender, Telefon, Fax, Datum, Anschrift einweisender Kollege/ nachrichtlich an

Patientendaten, Dauer des stationären Aufenthaltes: Name, Vorname, Geb.-Datum, Aufenthalt von, bis

Anrede: Sehr verehrte Frau Kollegin..., sehr geehrter Herr Kollege...

1. Diagnose: Auf ausführliche Diagnose mit relevanten Nebenbefunden sollte unbedingt geachtet werden (nicht nur „Rheumatoide Arthritis" oder „PHS" oder „Lumboischialgie"), sondern z.B.:

- Erstmanifestation einer seropositiven Rheumatoiden Arthritis mit extraartikulärer Manifestation, Karpaltunnelsyndrom bds. und Baker-Zyste li bei exsudativer Gonarthritis.
- PHS acuta bei Supraspinatussehnen-Verkalkung und Bursitis subacromialis re
- Stammskelettbetontes tendomyotisches Schmerzsyndrom bei sternosymphysaler Belastungshaltung
- Rheumatoide Arthritis mit Kopfschmerzen bei atlantoaxialer Instabilität und pseudoradikulärem LWS-Syndrom bei Spondylodiszitis L4/L5.

2. Anamnese: Krankheitsbezogene und allgemeine Vorgeschichte. Körperlicher Untersuchungsbefund.

3. Apparative Diagnostik: Labor, Rö-Befundung, EKG, Sono, Arthrosono, Echo, Szinti, CT, Haut-Muskelbiopsie, Kapillaroskopie...

4. Epikrise

- Wesentliche Befunde: z.B. Polyarthritis, Bakerzyste, Schultersteife, Vorfußdeformität, Schubsituation, DD
- Diagnostik: Labor, Rö, Kapillaroskopie, Muskelbiopsie, Echo
- Therapie: Einleitung der Basistherapie, Steroide, Plasmapherese, KG, Phys. Ther.
- Krankheitsverlauf schildern
- Komplikationen nicht verschweigen
- Weiteres Prozedere festlegen, z.B. Kontrolluntersuchungen, Hilfsmittel, OP.

Multimodales Therapiekonzept
KG, Physik. Ther., Ergo, Orthopädietechnik, Lokaltherapie (Injektionen, Synoviorthesen), Psychosomatik (Schmerzbewältigungsgruppe, Autogenes Training, PMR) abschließend aufführen.

5. Therapievorschlag
Auf Dauer der Medikation und Dosisänderungen sollte geachtet werden (in 2 Wo. Pleon® 1–0–2; in 3 Wo. 2–0–2 für weitere 4 Mon., dann ambulante Kontrolluntersuchung).
Wichtig: Hausarzt über notwendige regelmäßige Blutkontrollen unter Basistherapie unterrichten! Merkblatt mitgeben.

6. Ambulanter Vorstellungstermin: Über Rheuma-Ambulanz Termin festlegen. Notfalltermin-Möglichkeit einräumen!

Grußformel, Unterschrift

Tips, Tricks & Fallen

- Befunde, die nicht aufgeschrieben werden, sind verlorene Befunde
- Wichtige Informationen mit Farbmarker markieren (z.B. Allergien, Zervikalarthritis, Marcumar)
- Skizzen anfertigen (z.B. Hauteffloreszenzen, Gelenkmännchen)
- Verlaufsdokumentation (z.B. Handkraft, Umfangsdifferenzen, Ott, Schober, Finger-Boden-Abstand, Neutral-Null-Methode).
- Jedem Pat. eine Merkblatt über das von ihm verwendete Basistherapeutikum mitgeben. Es soll Angaben enthalten über
  - mögliche unerwünschte Wirkungen
  - mögliche Wechselwirkungen mit Medikamenten
  - erforderliche Kontrolluntersuchungen
  - Unterbrechung der Behandlung
  - Angaben, wann Rücksprache mit der Klinik nötig ist (Telefonnummer angeben).

1.4 Aufklärungspflicht

Grundregeln

- Der *Umfang der Aufklärung* richtet sich nach der Dringlichkeit des „Eingriffes" (hierunter können auch „eingreifende" med. Ther.-Verfahren, z.B. Chemother., gefaßt werden), Bildungs- und Erfahrungsstand des Pat.
- Die Aufklärung sollte dem Pat. die *Selbstbestimmung*, d.h. eine *abwägende Wahrnehmung seiner Interessen* ermöglichen
- Über *typische Eingriffrisiken* ist unabhängig von der Komplikations-Rate aufzuklären
- Eine OP stellt für jeden Pat. eine Ausnahmesituation dar, in der seine Aufnahmefähigkeit verändert sein kann. Darum
  - Informationen ausdrücklich gliedern
  - Aufklärungsgespräch möglichst wiederholen (auch Angehörige müssen oft mehrmals aufgeklärt werden)
  - Wichtige Punkte schriftlich festhalten, nicht nur für den Staatsanwalt, auch für den Pat!
- Die Aufklärung hat außer bei Notfällen rechtzeitig, d.h. zumindest am Tag vor dem Eingriff und auf keinen Fall nach der Prämedikation zu erfolgen!
- Es ist notwendig, die Aufklärung vom Pat. durch Unterschrift bestätigen zu lassen oder vor Zeugen vorzunehmen. Denn: In fast allen Arzthaftungsprozessen muß der Arzt beweisen, daß der Pat. hinreichend aufgeklärt worden ist!
- *Kinder und Jugendliche* zwischen 14–18 J können selbst einwilligen, wenn sie fähig sind, die Bedeutung und die Folgen des Eingriffs und der Narkose für sich selbst zu erkennen. Sonst ist die Einwilligung des Erziehungsberechtigten einzuholen. Bei *entmündigten Pat.* benötigt man die Einwilligung des jeweiligen Vormundes.

Aufklärung und Einwilligung zur OP

Der Operateur stellt die OP-Ind., der Anästhesist beurteilt die Narkosefähigkeit, konsiliarisch herangezogene Ärzte die Frage präoperativer Verbesserungsmöglichkeiten.

- *Die Aufklärung durch Operateur umfaßt:* Art und Umfang des Eingriffs, Vorgehensweise, typische Komplikationen, Operationszeitpunkt, prä- und postop. Maßnahmen, Fragen des Pat.
- *Der Anästhesist* bespricht die in Frage kommenden Narkoseverfahren mit deren typischen Risiken, präop. Flüssigkeits-, Nahrungs- und Nikotinkarenz, Prämedikation, postop. Betreuung; stets unter Berücksichtigung der Wünsche, Ängste und Fragen des Pat. Je weniger dringlich die OP-Indikation, desto ausführlicher ist dabei über die Risiken zu sprechen.

Der Pat. muß grundsätzlich über alle relevanten Umstände seiner Erkrankung und ihrer Ther. aufgeklärt werden. Hiervon hängt die juristische Wirksamkeit der Einwilligung zu einem ärztlichen Eingriff ab.

1.5 Ambulante Patienten

- Komplette Anamnese und Untersuchung zuerst durchführen
- Zur Erstdiagnose auf Vorbefunde (Briefe, Rö-Aufnahmen, Labor) zurückgreifen, ggf. den überweisenden Kollegen telefonisch kontaktieren. Aktuelles Rö und Labor durchführen
- Bei Erstmanifestation der Erkrankung stationären Aufenthalt zur Patientenschulung, intensiviertem multimodalem Therapiekonzept und Einleitung einer Basistherapie empfehlen
- Weitere Fragestellungen:
  - Umstellung der Medikation, z.B. Änderung der Basistherapie? Steroide?
  - Minimierung des Nebenwirkungsprofiles?
  - Patientenschulung?
  - Operative Therapien?
- Unter Berücksichtigung der Vorbefunde Stellung zur Wirksamkeit der Therapie beziehen
- Dosisänderungen bei Remission oder Schubsituation
- Auf Nebenwirkungen gezielt hinweisen
- Compliance überprüfen.

1.6 Gutachtenpatient

Einbestellung des Patienten zur Begutachtung mit großem zeitlichen Spielraum.

Gutachtenanforderung

- Der Sachverständige soll seine Meinung, Begründung und Argumentation in einer dem medizinischen Laien (z.B. dem Richter) verständlichen Sprache formulieren
- Eine klinische Untersuchung, sowie aktuelle Befunde (Rö, Labor, Sono) sind meistens erforderlich
- Ein Gutachten nach Aktenlage kann ausreichend sein, falls der Sachverhalt aufgrund vorhandener Unterlagen klar beurteilbar ist oder wenn aufgrund spezieller Fragestellung eine weitere Untersuchung keine neuen Gesichtspunkte bringen kann
- Ärztliche Schweigepflicht: Sozialversicherung und Sozialgerichtsbarkeit ist durch gesetzliche Regelungen geregelt. Der angeschriebene Arzt ist verpflichtet, Auskunft zu erteilen. Ansonsten: schriftliche Entbindung des Arztes von der Schweigepflicht einholen.

Arten von Gutachten

- *Formulargutachten:* z.B. Rentengutachten. Vorteil: schnelle und einfache Erstellung; Nachteil: die Aussagefähigkeit der Formblätter ist oft begrenzt
- *Freies Gutachten:* Zusammenhangsgutachten (Ursächlichkeit einer Gesundheitsstörung). Dient der abschließenden Begutachtung, z.B. zur Festlegung eines Dauerschadens
- *Zusatzgutachten:* Häufig in der Rheumatologie nach vorausgegangenem internistischen und orthopädischen Gutachten. Ggf. kann rheumatologischerseits noch ein neurologisches bzw. psychiatrisches Zusatzgutachten vorgeschlagen werden. Die zusammenfassende Würdigung erfolgt durch den Hauptgutachter nach Eingang des Zusatzgutachtens.

Pflichten des Sachverständigen (§ 407a ZPO)

- Prüfen: fällt der Auftrag in das eigene Fachgebiet und kann er ohne weitere Sachverständige erledigt werden? Wenn nicht, Gericht verständigen
- Den Auftrag nicht an andere weitergeben
- Namen von Mitarbeitern am Gutachten und Umfang ihrer Tätigkeit dem Gericht mitteilen (Ausnahme: untergeordnete Hilfsdienste)
- Sind Inhalt und Umfang des Gutachtens nicht eindeutig, beim Gericht nachfragen
- Gericht rechtzeitig informieren, wenn die voraussichtlichen Kosten erkennbar außer Verhältnis zum Streitgegenstand stehen oder den angeforderten Kostenvorschuß erheblich übersteigen
- Das Gericht kann die Herausgabe von Akten, Untersuchungsergebnisse und andere Unterlagen verlangen. Unterlagen dann unverzüglich ans Gericht schicken, sonst wird die Herausgabe angeordnet.

Hinweise für den ärztlichen Gutachter

- *Prüfung des Gutachtenauftrages:* Begutachtungsfragen verständlich und präzise, vollständig und geeignet? Notwendige Spezialuntersuchungen? Zusatzgutachten? Wichtig für Zeitplan!
- *Neutralität des Gutachters:* Wahren der Interessen aller Beteiligten. Gegenüber der Untersuchungsperson neutral verhalten. Äußerungen dürfen nicht Anlaß zur Besorgnis einer Voreingenommenheit geben
- *Aufklärung und Beratung:* vor Untersuchungseingriffen erforderliche Selbstbestimmungs- und Risikoaufklärung
- *Schweigepflicht des Gutachters:* spezielle Begutachtungsergebnisse dürfen nicht schon bei der Untersuchung bekannt gegeben werden!
- *Aktenlage:* auf den für die Beurteilung relevanten Akteninhalt knapp und präzise eingehen. Benennung der entsprechenden Seiten und Akten in Klammern (erleichtert das Auffinden)
- *Untersuchungsbefunde:* körperliche Untersuchung inklusive rheumatologischen Befunden nach anerkannten Untersuchungsmethoden (Neutral-Null-Methode, Blockierungen, Hypermobilität, Handkraft mit Vigorometer, Gaenslen-Zeichen, Ott, Schober, Finger-Boden-Abstand, Mennell). Zusatzuntersuchungen (Rö., Labor, Sono, Kapillaroskopie) mit knapper interpretierender Beurteilung in für den Laien verständlicher Form
- *Zusammenfassung und Beurteilung:* wichtigster Teil des Gutachtens. Soll in sich schlüssig sein. Relevante Daten aus der Vorgeschichte sowie relevante Untersuchungsergebnisse sollen hier kurz wiederholt und zu der gutachterlichen Fragestellung in Bezug gesetzt werden. Wörtliche Wiederholung der Fragestellung mit knapper, präziser und allg. verständlicher Beantwortung.

Rheumatologische Besonderheiten

- Bei *chronisch-entzündlichen Erkrankungen* ist neben der jeweiligen Funktionseinschränkung die Auswirkung auf Alltag und Beruf zu berücksichtigen. Dabei spielt der generelle Allgemeinzustand des Rheumatikers eine wesentliche Rolle. Hierzu sind die Aktivitätskriterien der unterschiedlichen Grunderkrankungen (RA, SLE, Sp.a.) hinzuzuziehen. Funktionsuntersuchungen (Handkraft, Faustschluß, Gangbild) sind bei der Begutachtung unerläßlich. Darüberhinaus ist auch eine Beeinträchtigung durch intensivierte Therapiekonzepte (Zytostatika) zu berücksichtigen
- Bei *degenerativen Erkrankungen* spielen nicht nur die Bewegungseinschränkungen, sondern vor allem die periartikulären Begleiterscheinungen (Muskelatrophie, Insertionstendopathie, Myogelose, Instabilität) eine große Rolle. Die röntgenologische Feststellung degenerativer Veränderungen allein rechtfertigt noch nicht eine Behinderung im Sinne des Schwerbehindertengesetzes
- Bei der *Osteoporose* ist der Grad der Behinderung (GdB) von der klinischen muskulären und ligamentären Symptomatik und der Funktionseinschränkung abhängig und nicht von einem osteodensitometrischen Befund.

- Äußerungen des Begutachteten (Klagen und Beschwerden) klar von objektiven Untersuchungsergebnissen unterscheiden. Vermeiden subjektiv gefärbter Formulierungen!
- Bei der Ermittlung der Gesamt-GdB durch alle Behinderungen dürfen die einelnen GdB nicht addiert werden! Die Auswirkungen der einzelnen Behinderungen in ihrer Gesamtheit unter Berücksichtigung ihrer wechselseitigen Beziehungen zueinander sind ausschlaggebend!

1

- Leichte Gesundheitsstörungen mit einer GdB von 10% führen normalerweise nicht zu einer Erhöhung der Gesamt-GdB bei einer relativ hohen weiteren Einzel-GdB (z.B. 50%)!
- Mehrere leichte Behinderungen (z.B. 20%) nebeneinander führen meist nicht zu einer erhöhten Einzel-GdB!

Aufbau eines Gutachtens

- Briefkopf
- Auf Veranlassung (z.B. Sozialgericht) vom (Datum) wird über (zu Begutachtender) folgendes fachinternistisches/rheumatologisches Gutachten erstellt
- Aktenzeichen
- Das Gutachten stützt sich auf die Unterlagen (z.B. der Sozialgerichtsakten), auf die eigenanamnestischen Angaben unter besonderer Berücksichtigung der funktionellen Gesichtspunkte, auf mitgebrachte neue Befundberichte und auf die internistisch/rheumatologische Untersuchung am (Datum)
- In dem Gutachtenauftrag wird darum gebeten, zu folgenden Fragen Stellung zu nehmen: (Fragen aufführen)
- Vorgeschichte nach Aktenlage
- Beschwerdesymptomatik und Krankheitsvorgeschichte nach Angaben des zu Begutachtenden
- Körperlicher Untersuchungsbefund: Allgemeininternistischer Status, Rheumatologischer Status, gegliedert in Wirbelsäule, Hüften, Kniegelenke, OSG und Vorfüße, Schultern, Ellenbogen, Handgelenke und Langfinger
- Weitergehende Untersuchungen: Labor, Röntgen, Arthrosonographie, Kapillarmikroskopie, Fragebogentest, visuelle Analogskala (Schmerzskala).
- Gutachterliche Beurteilung: zu Frage 1, zu Frage 2...

Hierbei stellt die Grundlage zur Beurteilung die „Anhaltspunkte für die ärztliche Gutachtertätigkeit im sozialen Entschädigungsrecht und nach dem Schwerbehindertengesetz" von 1996 dar.

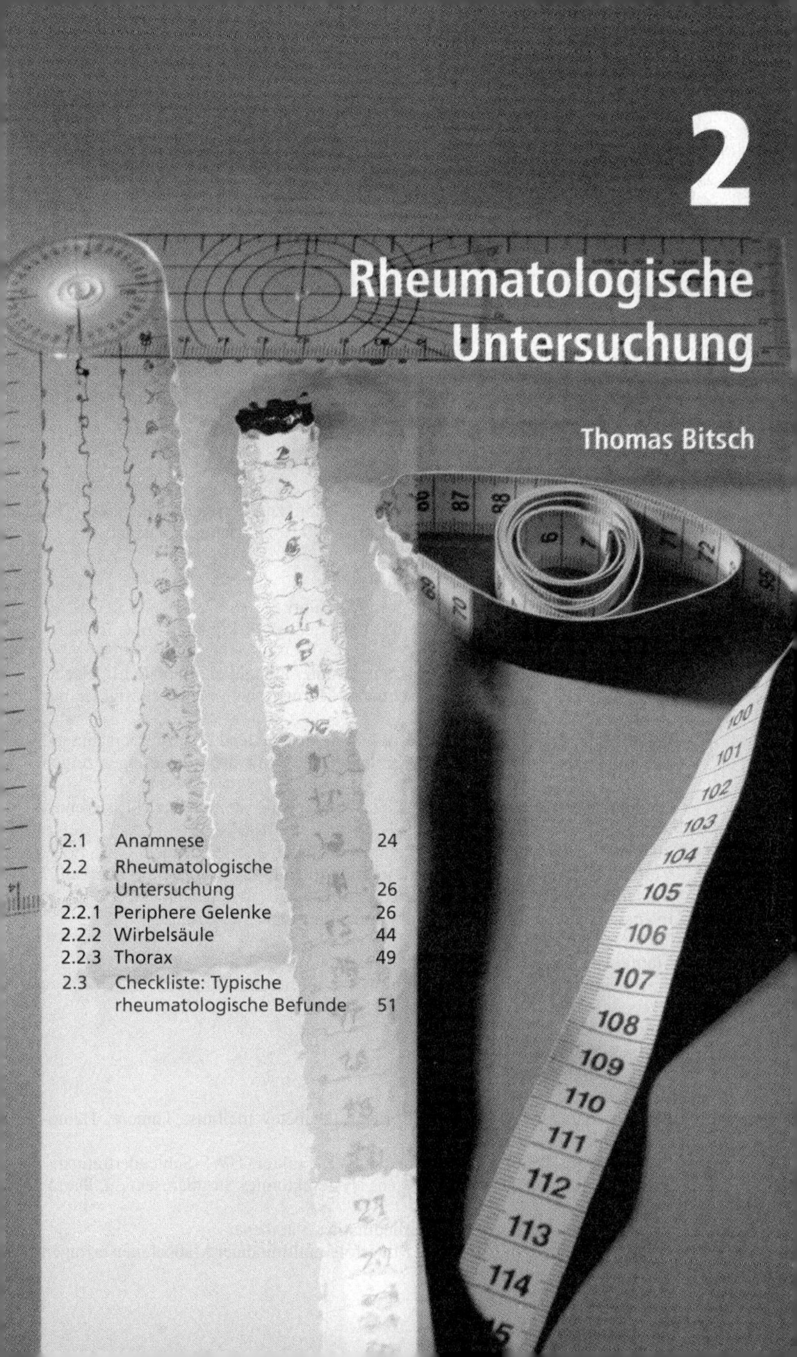

2 Rheumatologische Untersuchung

Thomas Bitsch

- Zeitdruck nicht anmerken lassen, geduldig sein, aktiv zuhören.
- Entspannte Atmosphäre schaffen, dem Pat. die Scheu und Angst nehmen.
- Taktgefühl zeigen, auf Sprache des Pat. einstellen.
- Erfassung der Persönlichkeit des Pat.
- Individualität der Erkrankung und des Pat. berücksichtigen.
- Pat. auf frei zugänglicher Liege untersuchen.
- Pat. sollte bis auf kurze Unterhose (und BH bei Frauen) entkleidet sein.

2.1 Anamnese

Eine gute Anamnese führt in über 60 % schon zur korrekten Diagnose. Die sorgfältige klinische Untersuchung führt in ca. 90 % zur richtigen Diagnose.

Systematischer Aufbau einer Anamnese

- Grund des Kommens (Eingangsfrage): Was führt Sie zu uns?
- Aktuelle Beschwerden: Hauptbeschwerden, jetzige Erkrankung mit *Schmerzanamnese:*
  - Zeitliches Auftreten und Häufigkeit (wann, allmählich, plötzlich). Nachtschmerz, Anlaufschmerz, Dauerschmerz, Morgenschmerz und -steifigkeit, nur ab und zu, wie oft?
  - Lokalisation und Ausstrahlung: wo, wohin ausstrahlend, Ganzkörperschmerz, diffus, lokalisiert? Genaue Schmerzlokalisation mit dem Zeigefinger zeigen lassen
  - Qualität, Schmerzcharakter: stechend, brennend, stumpf, „elektrisierend", wandernd?
  - Intensität: evtl. visuelle analoge Schmerzskala (1–10) verwenden
  - Verlauf: akut, chron., progredient, intermittierend, beschwerdefreie Intervalle?
  - Begleitumstände: Tageszeit, Haltung, Arbeitsplatz, Wochenende?
  - Intensivierende und lindernde Faktoren: Wärme, Kälte, Urlaub?
- Allgemeinanamnese
  - Mattigkeit, Abgeschlagenheit, Müdigkeit
  - Fieber: intermittierend mit Schüttelfrost, remittierend, subfebril
  - Dyspnoe
  - Angina pectoris
  - Schluckstörungen, Globus
  - Stuhl- und Urinverhalten
- Eigenanamnese:
  - Vorerkrankungen: M. Crohn, Psoriasis, Diabetes mellitus, Tumore, Hämophilie, Hepatitis
  - Unfälle: OSG-Trauma, Beckenfraktur, WK-Fraktur, HWS-Schleudertrauma
  - OP: Karpaltunnel, Tennisellenbogen, Hysterektomie, Strumaresektion, Darmresektion
  - Allergien: LA, Antibiotika, Antirheumatika, Parabene
  - Bisherige Therapien: Erfolg und Mißerfolg multimodaler Maßnahmen erfragen

- Medikamentenanamnese: Dosis und Einnahmedauer
  - Basistherapeutika, Steroide, NSAR, Myotonolytika
  - Schilddrüsenhormone: Tendopathien und Myotonien bei Hyper-/Hypothyreose
  - Beta-Blocker: Induktion Psoriasis vulgaris und Psoriasisarthritis
  - Antibiotika: Vaskulitis-Induktion
  - ACE-Hemmer: Myopathie mit Myositis
  - Lipidsenker: Myopathie
- Sozialanamnese: Beruf, Arbeitslosigkeit, Sport, Familienstand, Rente, Rentenantrag, Kuraufenthalte
- Familienanamnese: Psoriasis, Gicht, entzündlich-rheumatische Erkrankungen, Tumore.

Zusatzfragen bei jeder rheumatologischen Anamnese

- Funktionsstörungen, Aktivitäten des tägl. Lebens (ADL): Flasche öffnen, Kämmen, Schuhe schnüren, Gehstrecke, Aufstehen und Hinsetzen
- Haut: Psoriasis (schuppende Kopfhaut, Krusten am Haaransatz, Schuppen im Gehörgang, nässender Bauchnabel, Rötung und Schuppung an Ellenbogen- und Kniestreckseite), Vaskulitis- und Kollagenose-Zeichen (Erythema nodosum, „Hautverdickungen" in Gesicht und Hals, Veränderung des Gesichtsausdrucks, insbes. bei PSS (Photographien!), Fingerkuppenrhagaden, Haarausfall)
- Schleimhaut: Bläschen, Ulzerationen, Beläge
- Augen: Fremdkörpergefühl, Brennen, Trockenheit, Sehstörungen, „rotes Auge"
- Magen-Darm: Durchfälle, weiche Stuhlkonsistenz, Globus, Schluckstörungen, Tenesmen, Schleim- und Blutbeimengungen
- Harntrakt: Urethritis- und Balanitis-Zeichen, Geschlechtskrankheiten
- Zeckenbiß, Insektenstich.

Tips, Tricks & Fallen

- Die Hauptursache von Fehldiagnosen ist eine unzulängliche Anamnese
- In der Rheumatologie sind die Nebenbeschwerden oft richtungsweisend für die korrekte Diagnose: Hautschuppung, Schluckstörungen, trockene Augen und Mund, Diarrhoen, Urethritis, Konjunktivitis
- Eine Morgensteifigkeit über 30 Min. ist arthritisverdächtig
- Fehlinterpretation schuppender und pustulöser Effloreszenzen an Fußsohlen und Handinnenflächen als Mykose (DD Psoriasis inversa)
- OPs können Erstmanifestation einer entzündlich-rheumatischen Erkrankung widerspiegeln: Karpaltunnelsyndrom, Bursitis subacromialis
- NSAR und Basistherapeutika können Hypersensitivitäts-Vaskulitis auslösen
- Immer an Arbeitsplatzproblematik und Rentenbegehren denken.

2.2 Rheumatologische Untersuchung

2

Gliederung in Inspektion, Palpation und Funktionsprüfung. Palpation ist die schwierigste Untersuchung am Bewegungsapparat! Sie erfordert viel Übung und Erfahrung und eine geschulte Hand.

2.2.1 Periphere Gelenke

Inspektion

- Ruhestellung des Gelenkes (neutrale Position)? Schwellung? Rötung? Schonhaltung? Lähmungen? Kontrakturen?
- Hautveränderungen (Falten verstrichen – prall gespannt)?
- Fehlstellungen und Deformierungen?
- Muskelatrophie/-hypertrophie?
- Narben?

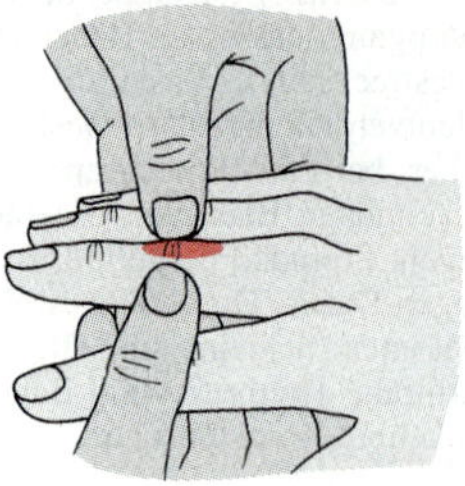

Abb. 2.1: Palpation eines Fingergelenkes [L 157]

Palpation

- Kapselkonsistenz: Palpation der Fingergelenke von dorsolateral (mit zwei Fingern, ☞ Abbildung 2.1). Sulzig-schwammig und/oder fluktuierend (RA-Synovitis)? Derbe Schwellung (Arthrose bzw. Psoriasisarthropathie)? Synovialzyste? Druckschmerz? Überwärmung? Krepitation?
- Knöcherne Anbauvorgänge: Fersensporn plantar/dorsal? Osteophyten?
- Muskeltonus: vermindert, vermehrt, Hartspann, Myogelosen, Maximalpunkte der Sehnenansätze?

Funktionsprüfung

- Aktives Bewegungsausmaß (Neutral-Null-Methode): Messung des Bewegungsausmaßes von definierter Null-Stellung aus (= anatom. Normalstellung mit aufrechtem, geradem Stand und hängenden Armen). Normalwerte (☞ 3. und 4. Umschlagseite)

Dokumentation nach der Neutral-Null-Methode

1. Zahl: Vom Körper weggeführte Bewegung
2. Zahl: 0-Stellung (falls nicht erreicht, 1. bzw. 3. Zahl)
3. Zahl: Zur Körpermitte hinführende Bewegung

Beispiel Kniegelenk: Ext./Flex. = 5°/0°/140°. Streckdefizit von 40° = 0°/40°/140°

- Passives Bewegungsausmaß: globale und segmentale Beweglichkeit unter manuellen Gesichtspunkten („joint play") und sog. Endgefühl (weich-, fest- und hartelastisch): muskulärer, kapsulärer oder knöcherner Stopp?
- Bewegungsschmerz, Endphasenschmerz, Instablität, Subluxation
- Beurteilung von Muskelverkürzungen: Muskeldehnungstests.

Einteilung der Muskelkraft (nach Brunner)

5	normal	volles Bewegungsausmaß gegen Widerstand
4	gut	volles Bewegungsausmaß gegen leichten Widerstand
3	schwach	volles Bewegungsausmaß gegen die Schwerkraft
2	sehr schwach	volles Bewegungsausmaß ohne Schwerkraft-Einwirkung
1	Spur	sicht/tastbare Aktivität, Bewegungsausmaß unvollständig
0	Null	komplette Lähmung, keine Kontraktion
Zusatz: S = Spastizität, K = Kontraktur.		

Globale Funktionsprüfung

- Kraftgriffe (Hakengriff, Zylindergriff, Hammergriff) und Präzisionsgriffe (Spitzgriff, Schlüsselgriff):
  - Hakengriff: Tasche tragen
  - Zylindergriff: Stehende Flasche vom Tisch heben
  - Hammergriff: Hammer von Tischoberfläche abheben
  - Spitzgriff: Daumen gegen Fingerkuppen anderer Finger
  - Schlüsselgriff: Daumenkuppe gegen radiale Seite des Zeigefingers bis zum Mittelglied
- Gehzeit: Zeit, in der Pat. 10 m zurücklegt, inkl. Aufstehen und Wiederhinsetzen
- Knopftest: Zeit, in der Pat. 5 Knöpfe auf- und wieder zuknöpfen kann.

Tips, Tricks & Fallen

- Bewegungseinschränkung in nur einer oder zwei Bewegungsrichtungen spricht für Schrumpfung der Gelenkkapsel: Kapselmuster nach Cyriax!
- Unterscheidung von Muskelstopp, Bänder-/Kapselstopp und Knochenstopp ist eminent wichtig für die Therapie!
- Immer auch an Hypermobilität denken! Gelenk weniger stabil – ligamentärer Schmerz!
- Die Handkraft eignet sich gut als Verlaufskontrolle bei entzündlich-rheumatischen Erkrankungen!

Differenzierung des degenerativen vom entzündlichen Schmerz

Art des Gelenkschmerzes	Degenerativ	Entzündlich
Anlaufschmerz	Kurzdauernd (morgens)	Heftiger Morgenschmerz
Belastungsschmerz	Im Laufe des Tages	Bei jeder Belastung
Ruheschmerz	Kaum	Meist auch in Ruhe
Nachtschmerz	Keiner (außer Schulter)	Häufig
Dauerschmerz	In Spätfällen	Bei massiver Entzündung

Charakteristika des entzündeten Gelenkes

Artikulo-Synovialitis

- Schmerzarmut in funktioneller (neutraler) Gelenkposition
- Kapselmuster mit typischer Bewegungseinschränkung (z.B. Hüfte: Iro./Ext./Abd.)
- Bewegungsschmerz in allen Richtungen
- Schwellung der Gelenkkapsel
- Gelenkerguß
- Druckschmerz von Gelenkspalt und Gelenkkapsel
- Überwärmung.

Teno-Synovialitis

- Schonhaltung der Gelenke im Entlastungszustand der Sehne
- Bewegungseinschränkung ohne Kapselmuster, oft nur in einer Ebene
- Sehnenspezifischer Bewegungsschmerz
- Umschriebene Schwellung und Druckschmerzhaftigkeit
- Sehnenkrepitation.

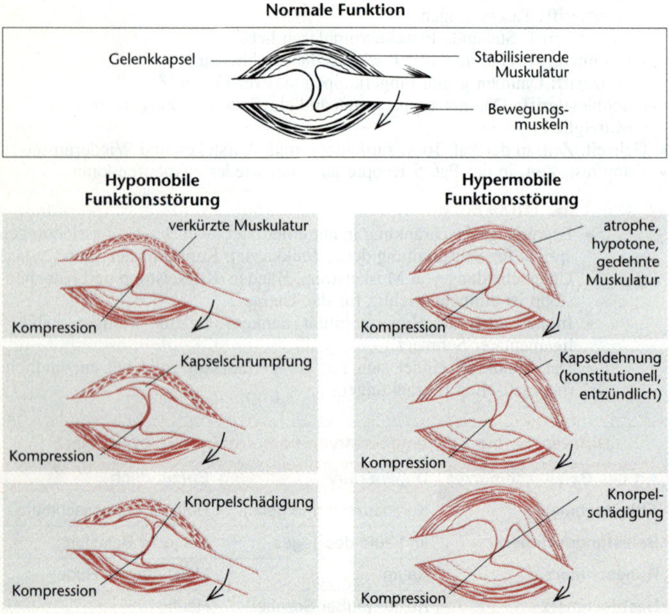

Abb. 2.2: Funktionsstörungen bei pathol. Strukturveränderungen im Gelenk [L 157]

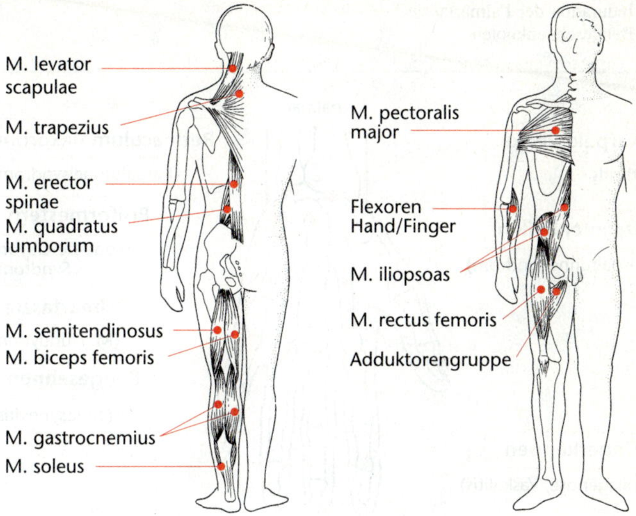

Abb. 2.3: Häufig verkürzte tonische Muskel [L 157]

Hand

Inspektion

- Fehlstellungen: Ulnardeviation, Schwanenhalsdeformität, Knopflochdeformität, 90/90-Deformität des Daumens, Kontrakturen der Beugesehne bzw. Palmarfaszie, Subluxationsstellung der Elle mit volarem Abgleiten des Karpus (Caput-ulnae-Syndrom)
- Schwellungen: MCP, PIP, DIP, Handgelenk, Beugesehnen, Strecksehnen, Knoten, Handrücken
- Atrophien: Mm. interossei, Daumenballen, Kleinfingerballen
- Hautveränderungen: Pergamenthaut, livide Verfärbung, Vaskulitiszeichen an Fingerkuppen, Nekrosen, Akrosklerose
- Nagelveränderungen: Psoriasiszeichen, Uhrglasnägel.

Palpation

- Gaenslen-Handgriff = Kompressionsschmerz der Fingergrundgelenke bei Kapselschwellung
- Handgelenk und Karpaltunnel: Kapselschwellung, Synovialprolaps
- Druckschmerz: Processus styloideus ulnae und radii (Styloiditis), Pisiformestern (Loge de Guyon), Tabatière mit Sehnen (Os scaphoideum), Strecksehnen und Beugesehnen (Tenosynovitis)

- Atrophie der Hohlhand mit Daumenballen
- Induration der Palmarfaszie
- Beugesehnenknoten.

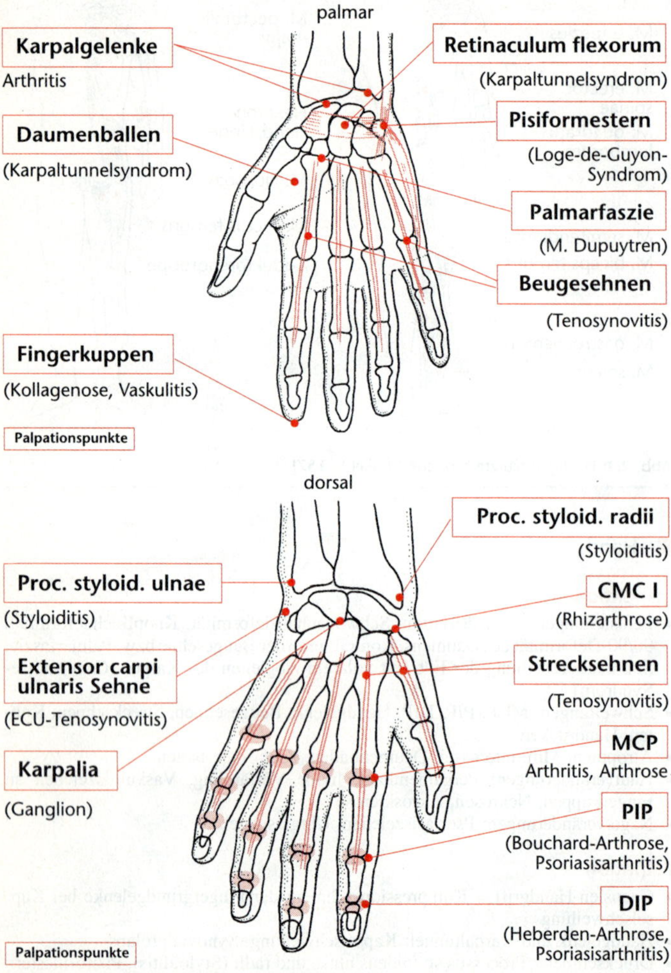

Abb. 2.4: Palpationspunkte Hand [L 157]

Funktionsprüfung

- Aktive und passive Beweglichkeit: Palmarflex., Dorsalext., Radial- und Ulnarabd.
- Fingerkuppen-Hohlhandabstand: Distanz von Fingerkuppe zur queren Hohlhandfalte (in cm). Klaffender oder endgradiger kleiner bzw. großer Faustschluß
- Beurteilung der Muskelkraft: Griffstärke mit speziellem Dynamometer (Martin-Vigorimeter) oder mit RR-Manschette messen: RR-Manschette aufrollen und auf 30 mm Hg aufpumpen, dann den Pat. die Manschette greifen und zusammendrücken lassen. Notierung des Mittelwertes der 3 höchsterreichten Werte pro Hand.

Ellenbogen

Inspektion

- Schwellung der Gelenkkonturen
- Schonhaltung in mittlerer Flex. und Mittelstellung von Pro.-Sup.
- Streckdefizit: Schwellung
- Rheumaknoten
- Bursitis olecrani-Zeichen: Tischtennisballgroßer Tumor über Olekranon.

Palpation

- Ellenbogenstreckseite mit Humeroradial- und Humeroulnargelenk: Kapselschwellung
- Druckschmerz: Epikondylus humeri radialis (Extensoren) und ulnaris (Flexoren), Ellenbeuge (Bizepssehne mit Bursa bicipitoradialis) u. Olekranon (Trizepssehne)

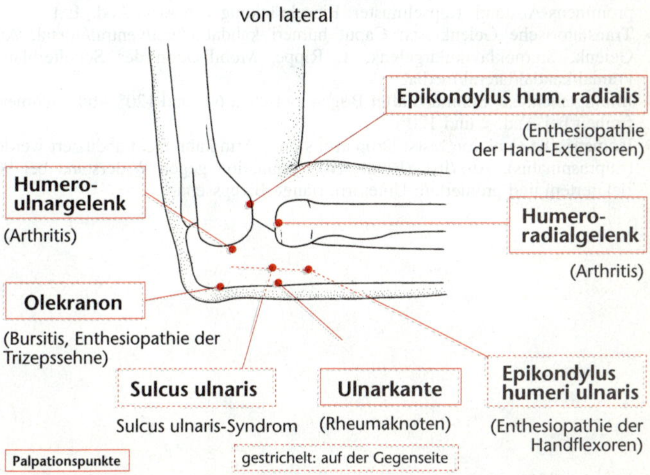

Abb. 2.5: Palpationspunkte Ellenbogen [L 157]

Funktionsprüfung

- Aktive und passive Beweglichkeit: Ext., Flex., Pro., Sup.
- Stabilitätstests der Kollateralbänder
- Nacken- und Schürzengriff.

■ Schulter

Inspektion

- Beobachtung beim Entkleiden, Schonhaltung, z.B. Protraktionsstellung
- Entzündungszeichen, Umfangsvermehrung
- Atrophien (N. suprascapularis-Läsion)
- Deformitäten
- Stufe am Akromion: AC-Arthritis, Instabilität.

Palpation

- Überwärmung
- Kapselschwellung ventral oder dorsal
- Druckschmerz: Processus coracoideus, Tuberculum minus, Sulcus intertubercularis, Tuberculum majus, AC-Gelenk, Sternoklavikulargelenk, Tuberositas deltoidea
- Trigger points: M. supraspinatus, M. levator scapulae, M. pectoralis minor und major
- Muskelatrophien: M. supraspinatus, M. teres major, M. deltoideus.

Funktionsprüfung

- Aktive und passive Beweglichkeit: Nackengriff, Schürzengriff, Daumen-Vertebra prominens-Abstand. Kapselmuster: Einschränkung von Aro., Abd., Ext.
- Translatorische Gelenktests: Caput humeri kaudal/lateral/ventral/dorsal, AC-Gelenk, Sternoklavikulargelenk, 1. Rippe, Mobilisation des Schulterblattes kranial/kaudal/lateral/medial
- Impingementtest: Schmerzhafter Bogen zwischen 60° und 120° Abd.: Schmerzfreiheit bei Abd. < und 120°
- Isometrische Funktionstests: Drop arm sign = Arm kann nicht abduziert werden (Supraspinatus), Aro./Iro. (Rotatoren), Supination gegen Widerstand bei 90° flektiertem und proniertem Unterarm (lange Bizepssehne).

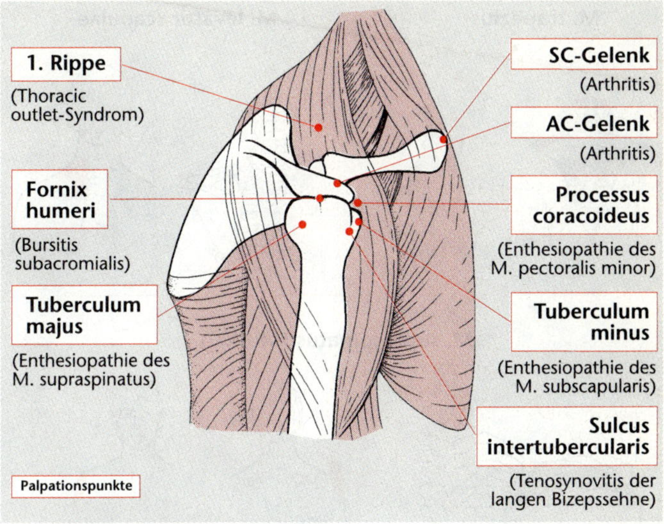
1. Rippe
(Thoracic outlet-Syndrom)
Fornix humeri
(Bursitis subacromialis)
Tuberculum majus
(Enthesiopathie des M. supraspinatus)
Palpationspunkte
SC-Gelenk
(Arthritis)
AC-Gelenk
(Arthritis)
Processus coracoideus
(Enthesiopathie des M. pectoralis minor)
Tuberculum minus
(Enthesiopathie des M. subscapularis)
Sulcus intertubercularis
(Tenosynovitis der langen Bizepssehne)

Abb. 2.6: Palpationspunkte Schulter [L 157]

2

M. trapezius

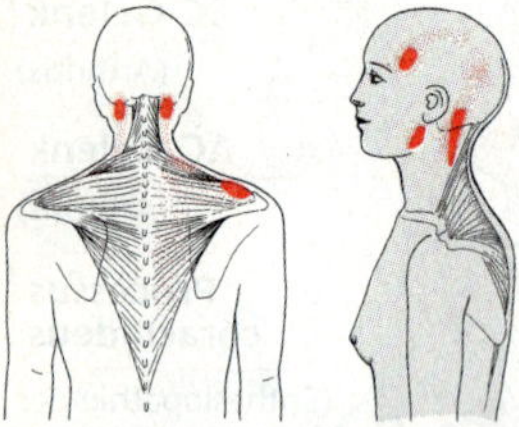

M. levator scapulae

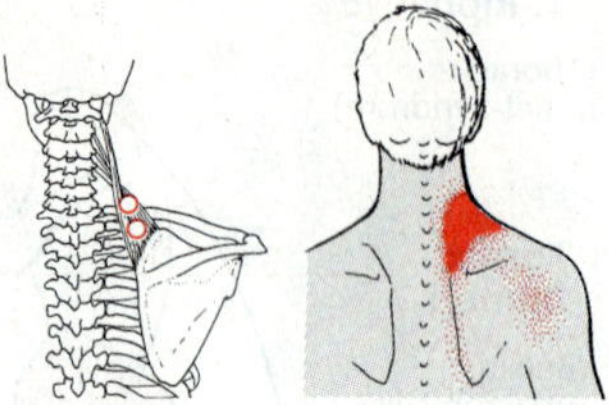

M. supraspinatus (Muskel)

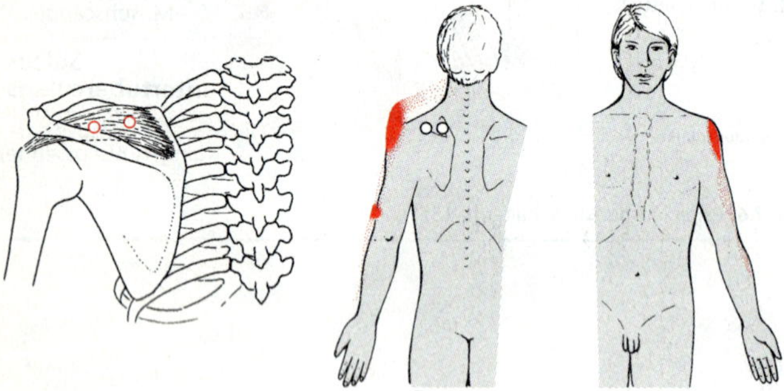

M. supraspinatus (Sehne)

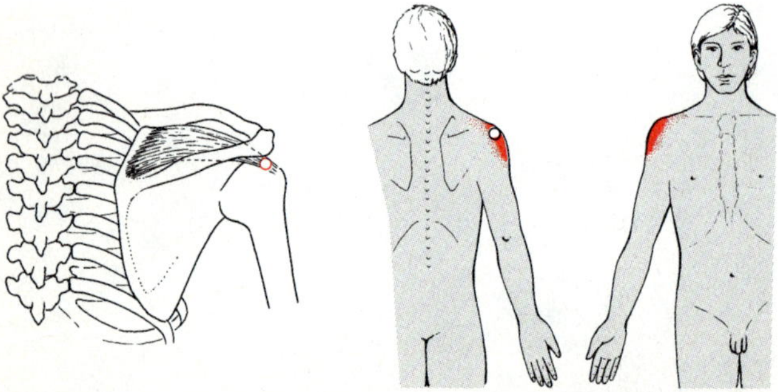

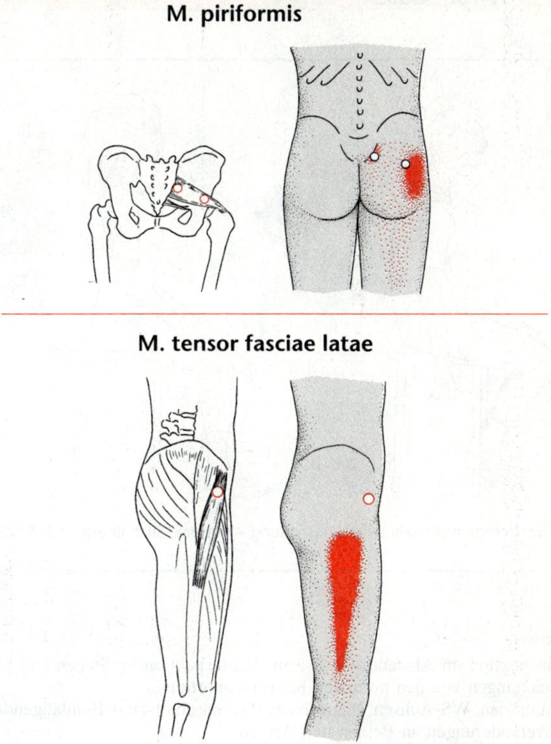

Abb. 2.11: Myofasziale Triggerpunkte der Lenden-Becken-Hüft-Region [E 113]

2

2.2.2 Wirbelsäule

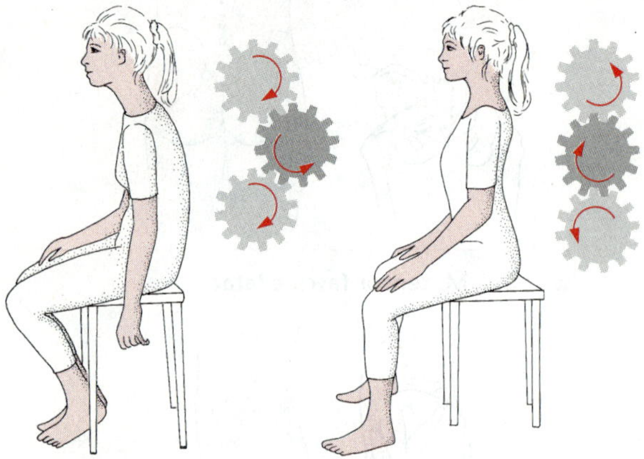

Abb. 2.12: Sternosymphysale Belastungshaltung – normale Sitzhaltung nach BRÜGGER [T 126]

Inspektion

- Ferninspektion im Abstand von 2–3 m, Nahinspektion im Stehen und Sitzen
- Abweichungen von den normalen Körperproportionen
- Asymmetrien: WS-Achsen, Beinachsen, Beckenschiefstand, Beinlängendifferenz
- Formveränderungen an Beinen und Armen
- Form und Stellung von Rumpf, Hals, Kopf, Schultergürtel und Armen
- Ruhehaltung und aufrechte Sitzhaltung: Kyphose, Gibbus, lokale Abflachung, sternosymphysale Belastungshaltung (☞ Abb. 2.12).

Palpation

- Stauchungsschmerz: Spondylitis, Osteoporose
- Druck- und Rüttelschmerz, Fersenfallschmerz: Spondylitis, WK-Fraktur, NPP
- Klopfschmerz
  - Mäßig: Segmentlockerungen, M. Scheuermann, degenerativ
  - Stark: Frakturen, Osteoporose, Sp.a., Hämangiom
  - Sehr stark: NPP, Spondylitis, Tumore
- Stufe in der Dornfortsatzreihe: Spondylolisthesis
- *Kibler-Hautfalte* (☞ Abb. 2.13): Hautfalte mit Daumen und Zeigefinger beider Hände abheben und senkrecht zum Verlauf der Dermatome „entlangrollen" (parallel zur WS). In hyperalgischen Zonen tastbare Verdickung der Falten und derbe Konsistenz

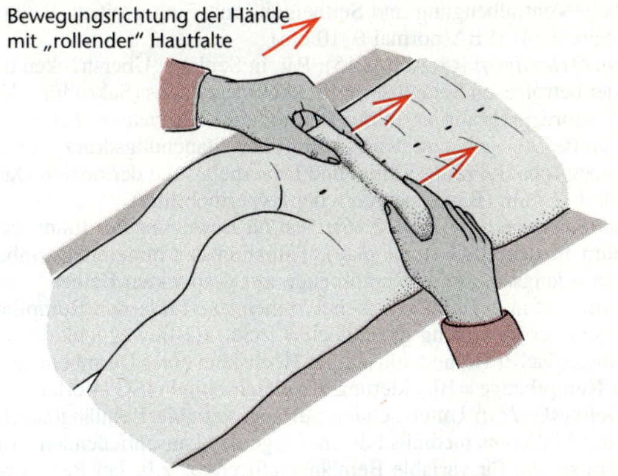

Abb. 2.13: Kibler-Hautfalte [L 157]

- *Bindegewebsstrich nach Leube und Dicke:* Mittel- und Ringfinger erzeugen kleine Hautfalte, die auf der Unterlage (Faszie) durchgezogen wird. Registrierung des Widerstandes im Unterhautgewebe wie bei Kibler-Falte
- *Segmentale Irritationspunkte nach Sell:* reflektorische Gewebsirritationen (neuralgische Schmerzen) an Bindegewebe, Muskulatur und Periost, die von blokkierten Segmenten ausgehen. Irritationspunkte befinden sich meist in Nähe des Austritts des segmentalen Spinalnervs
  - Palpation in die Tiefe mit Mittelfingerkuppe unmittelbar neben der Dornfortsatzreihe zwischen Processus spinosus und M. erector trunci
  - Abschieben des M. erector trunci nach lateral
  - Palpation auf Druckdolenz und Konsistenzvermehrung
- Muskeltonus: Myogelosen, Trigger points (☞ Abb. 12.2): Kettentendomyosen, Fibromyalgie
- Thoraxkompressionsschmerz: Prellung, Rippenfraktur, Blockierungen
- Rippenbogen-Becken-Abstand < 3 QF ist ein Hinweis auf Osteoporose und Osteochondrose.

Funktionsprüfung

- Wirbelsäulenbeweglichkeit in allen Ebenen: Seitneigung, Ext., Flex., Rotation mit Neutral-Null-Methode
- *LWS-Beweglichkeit nach Schober* (☞ Abb. 2.14): Meßstrecke: Dorn S1 – 10 cm nach kranial. Bei Rumpfbeuge nach vorne vergrößert sich der Abstand der beiden Meßpunkte normalerweise um ca. 4–6 cm
- *BWS-Beweglichkeit nach Ott* (☞ Abb. 2.14): Dorn C7 – 30 cm nach kaudal. Bei Rumpfbeuge nach vorne vergrößert sich der Abstand der beiden Meßpunkte normalerweise um ca. 4–6 cm)

- *HWS-Beweglichkeit* mit Kinn-Jugulum-Abstand (normal 0–2 cm)
- *BWS-Kyphose* mit Hinterhauptwandabstand („Flèche“, normal 0–2 cm)
- Globale Ventralbeugung und Seitneigung mit Fingerspitzen-Fußboden-Abstand (☞ Abb. 2.14) (FBA normal 0–10 cm)
- *Mennell-Handgriff* (☞ Abb. 2.15): Pat. in Seitlage. Überstrecken des Hüftgelenkes der betroffenen Seite löst im ISG Schmerzen aus (Sakroiliitis-Verdacht). Der Griff erfordert Erfahrung in der Beurteilung! Alternative: Pat. in Seitlage, Knie und Hüfte 90° gebeugt. Kurzer kräftiger Stauchungsdruck auf obengelegene Darmbeinschaufel (Sakroiliitis) und Dauerbelastung der oberen Darmbeinschaufel für 1–2 min. (Bänderschmerz bei Hypermobilität)
- *Vorlaufphänomen* (☞ Abb. 2.16): Test für Bewegung des Iliums gegenüber dem Sakrum in dem ISG (joint play). Palpation der hinteren Darmbeinstachel im Stehen – langsame max. Rumpfbeuge mit gestreckten Beinen
  - Normalbefund: Darmbeinstachel stehen am Ende der Rumpfbeuge wie bei Beginn der Bewegung gleichhoch = freie ISG-Beweglichkeit
  - Pathologischer Befund: einseitiger Hochstand eines Darmbeinstachels am Ende der Rumpfbeuge = Blockierung des gleichseitigen ISG (Vorlaufphänomen pos.)
- *Derbolowsky-Test*: Untersuchung auf sog. variable Beinlängendifferenz. Palpation des Malleolus medialis bds. im Liegen und anschließendem Aufsitzen. Diff. > 1 cm spricht für variable Beinlängendifferenz, z.B. bei Beckenverwringung
- *Dreiphasentest* (☞ Abb. 2.17): Pat. entspannt in Bauchlage
  - Phase I: Hyperextension im Hüftgelenk (Bewegungsausmaß 20°). Stopp durch Gelenkkapsel und Lig. iliofemorale
  - Phase II: Bewegung im ISG. Bewegungshemmung des „joint play“ im ISG durch Ligg. sacroiliaca
  - Phase III: Konvergenzbewegung der Wirbelbogengelenke der LWS. Hyperextension der LWS lumbosakral (Facettenschluß L5/S1)
  - Normalbefund: Schmerzfreie und unbehinderte Beweglichkeit in allen 3 Phasen
  - Pathologischer Befund: Schmerzen und eingeschränkte Beweglichkeit Phase I (Psoasverkürzung, Koxitis, Koxarthrose mit Kapselschrumpfung), Phase II (Sakroiliitis, ISG-Blockierung) und Phase III (NPP oder Blockierungen L4–S1). Vermehrte Lordorsierung bei Hypermobilität.

Tips, Tricks & Fallen

- Exakte Bewegungsausmaße (Schober und Ott s.o., Atembreite ☞ 2.2.3) sind für Verlaufskontrolle wichtig
- Bewegungseinschränkung der WS in allen Bewegungsrichtungen ist Alarmzeichen: Prolaps, Entzündung oder Tumor
- Positives Vorlaufphänomen nicht nur bei ISG-Blockierung, sondern auch bei Beckenverwringung und muskulärer Dysbalance der LBH-Region (verkürzte Ischiokruralmuskulatur, M. iliopsoas, M. erector trunci).

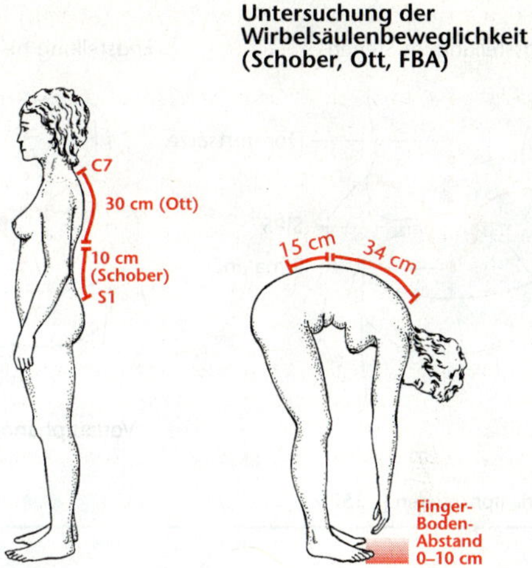

Abb. 2.14: Wirbelsäulenbeweglichkeit [L 157]

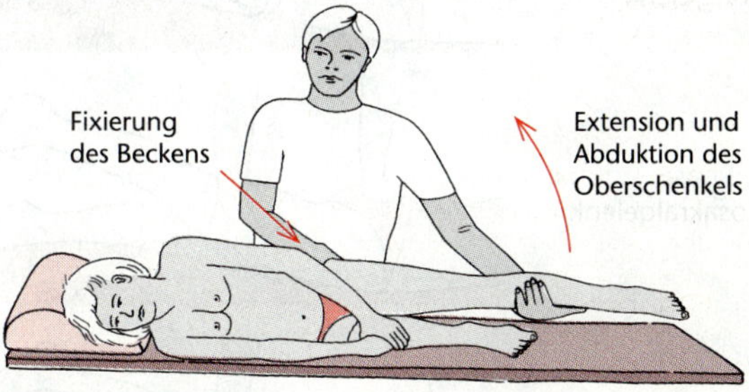

Abb. 2.15: Mennell-Handgriff [L 190]

2

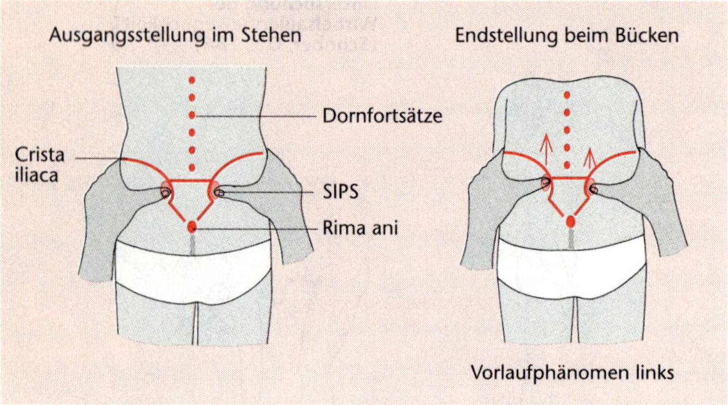

Abb. 2.16: Vorlaufphänomen [L 157]

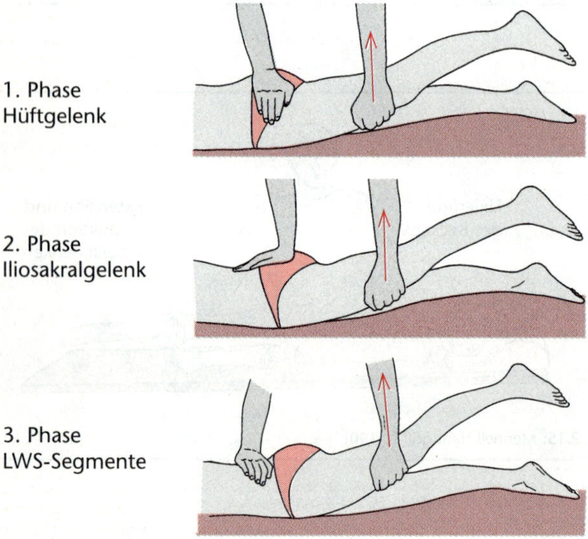

Abb. 2.17: Dreiphasentest [L 157]

2.2.3 Thorax

Inspektion

- Brustkorbformen (z.B. Emphysemthorax)
- Sternumvorwölbungen: Verdickung (Manubriosternalarthritis), Luxatio sternoclavicularis
- Rippen: Symmetrie, Verdickungen parasternal oder sternoklavikular, Klavikulagruben, Stellung der Rippen an der unteren Thoraxapertur, Einziehung oder Vorwölbung der Interkostalräume
- Atemtyp: Bauchatmung – Brustatmung.

Palpation

- Processus xiphoideus: Druckschmerz auch bei Störung von 7. Rippe und BWK 7
- Muskelursprünge: M. serratus anterior (1.–9. Rippe), M. pectoralis major und minor
- Irritationspunkte der Kostotransversalgelenke: 2 QF lateral der Dornfortsatzreihe. Palpation von lateral entlang dem Rippenverlauf bis unter den M. erector trunci.

Funktionsprüfung

- Atembewegungen der Rippen: Palpation im Interkostalraum (Blockierungen?)
- 1. Rippe: Verschieben des Trapeziusoberrandes nach dorsal – Palpation mit der Handkante (seitengleicher Stand?) und Mobilisationsimpuls nach kaudal in Richtung gegenüberliegende Hüfte (Schmerzen? Beweglichkeit?)
- Atembreite (abhängig vom Lebensalter und Trainingszustand): Messung des Thoraxumfanges bei maximaler Inspiration und Exspiration (< 6 cm sind pathologisch)
  - Brustatmung: Meßstelle unter der Achselhöhle bei herabhängenden Armen (Umfangsdifferenz ca. 8 cm)
  - Obere Flankenatmung (am häufigsten angewendet): Meßstelle oberhalb der Mamillarlinie (Männer) oder unterhalb der Brustdrüse (Frauen); Umfangsdifferenz ca. 9 cm
  - Untere Flankenatmung: Meßstelle unterer Brustkorbrand; Umfangsdifferenz 11 cm.

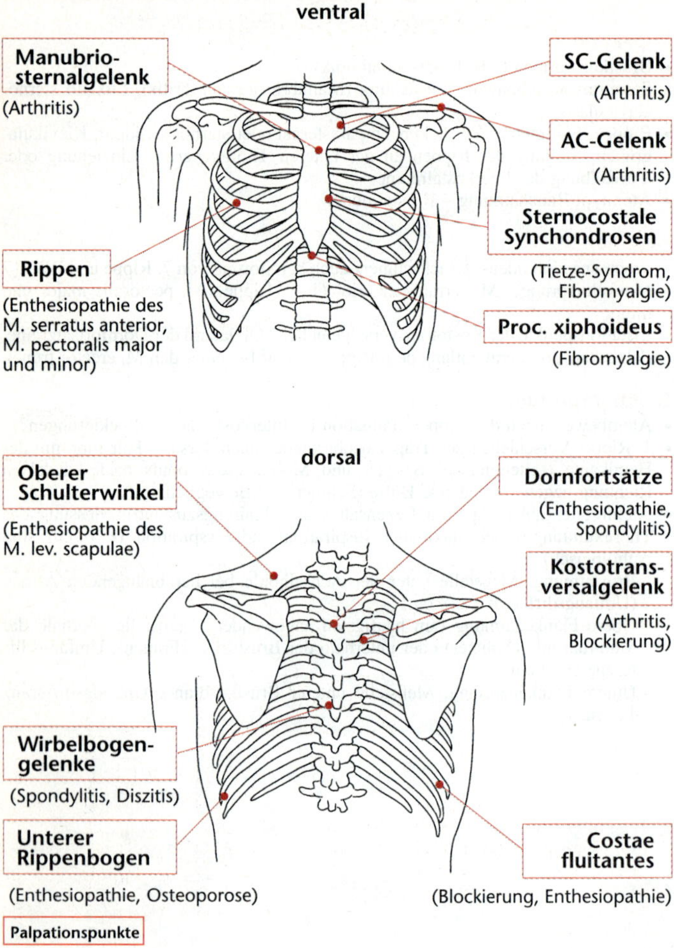
ventral
Manubrio-sternalgelenk
(Arthritis)
SC-Gelenk
(Arthritis)
AC-Gelenk
(Arthritis)
Sternocostale Synchondrosen
(Tietze-Syndrom, Fibromyalgie)
Rippen
(Enthesiopathie des M. serratus anterior, M. pectoralis major und minor)
Proc. xiphoideus
(Fibromyalgie)
dorsal
Oberer Schulterwinkel
(Enthesiopathie des M. lev. scapulae)
Dornfortsätze
(Enthesiopathie, Spondylitis)
Kostotrans-versalgelenk
(Arthritis, Blockierung)
Wirbelbogen-gelenke
(Spondylitis, Diszitis)
Unterer Rippenbogen
(Enthesiopathie, Osteoporose)
Costae fluitantes
(Blockierung, Enthesiopathie)
Palpationspunkte

Abb. 2.18: Palpationspunkte Thorax [L 157]

2.3 Checkliste: Typische rheumatologische Befunde

Haut/Schleimhaut

- Rheumaknoten (Ellenbogenstreckseiten): RA (☞ 7.1), insbes. seropositive Verlaufsform
- Konfluierende, makulopapulöse Effloreszenzen: Juvenile chronische Arthritis (☞ 7.2.1), M. Still (☞ 7.2.3)
- Unterschenkelgeschwüre, fleckförmige Pigmentierungen: Rheumatoide Vaskulitis (☞ 7.1)
- Trockene Haut, schuppende Exantheme: Sjögren-Syndrom (☞ 9.1.5)
- Glänzende, feste, nicht abhebbare Haut an Extremitäten und Gesicht: PSS (☞ 9.1.2), Mischkollagenose (☞ 9.1.4)
- Einrisse an Fingerkuppen, Raynaud-Symptomatik: Kollagenosen (☞ 9.1) und Vaskulitiden (☞ 9.2)
- Schmetterlingserythem, makulopapulöse Exantheme an sonnenexponierten Stellen, Sonnenempfindlichkeit: SLE (☞ 9.1.1)
- Violette Verfärbung und Schwellung der Oberlider, Teleangiektasien: Dermatomyositis (☞ 9.1.3)
- Schuppende Effloreszenzen an Ellenbogen- und Kniestreckseiten, Rima ani, retroaurikulär, Haaransatz, periumbilikal; inverse Psoriasis plantar und palmar; Gehörgangschuppungen: Psoriasisosteoarthropathie (☞ 8.3)
- Hyperkeratosen an Fußsohlen, Handflächen und subungual: M. Reiter (☞ 8.2), Sp.a (☞ 8.1)
- Erythema nodosum, Hyperpigmentierungen, Pyoderma gangränosum, Stomatitis: Darmassoziierte Arthropathien (☞ 8.4)
- Erythema nodosum: Löfgren-Syndrom (☞ 8.10)
- Erythema multiforme, Erythema nodosum, Mundulzerationen: M. Behçet (☞ 9.2.9)
- Livedo reticularis („landkartenähnliche" Hautzeichnung): Vaskulitiden (☞ 9.2)
- Petechien (bei normaler Thrombozytenzahl): Hypersensitivitäts-Vaskulitis (☞ 9.2.5).

Kopf/Hals/Augen

- Struma: Hyper-/Hypothyreose
- Haarausfall (diffus, lokalisiert): Kollagenosen (☞ 9.1)
- Verdickung des Zungenbändchens, Ulzerationen, Beläge: Kollagenosen (☞ 9.1) und Vaskulitiden (☞ 9.2)
- Tophuszeichen an Ohren, Augenlid, Nase: Gicht (☞ 11.1.1)
- Schwellung vor dem äußeren Gehörgang: Arthritis des Temporomandibulargelenkes bei RA (☞ 7.1)
- Parotisschwellung: Sjögren-Syndrom (☞ 9.1.5)
- Augenbeteiligung
  - Konjunktivitis: M. Reiter (58 %) (☞ 8.2), SLE (3–20 %) (☞ 9.11), Wegenersche Granulomatose (☞ 9.2.2). Borreliose (☞ 8.8), Poly-/Dermatomyositis (selten) (☞ 9.1.3)
  - Keratokonjunktivitis sicca: Sjögren-Syndrom (> 90 %) (☞ 9.1.5), sekundär bei RA (☞ 7.1), SLE (☞ 9.1.1)

2

- Episkleritis/Skleritis: Wegenersche Granulomatose (16–29 %) (☞ 9.2.2), Polychondritis (20 %) (☞ 9.2.10). Colitis ulcerosa (☞ 8.4), Borreliose (☞ 8.8) und RA (☞ 7.1)
- Keratitis: Poly-/Dermatomyositis (☞ 9.1.3) und Panarteriitis nodosa (☞ 9.2.1)(selten)
- Uveitis: Sarkoidose (25 %) (☞ 8.10), Colitis ulcerosa (☞ 8.4), M. Behçet (☞ 9.2.9), Borreliose (selten) (☞ 8.8)
- Iridozyklitis: Juvenile chronische Arthritis (17 %) (☞ 7.2.1), Sp.a. (25 %) (☞ 8.1), M. Reiter (12 %) (☞ 8.2), M. Crohn (5 %) (☞ 8.4)
- Retinopathie: SLE (cotton wool-Herde) (☞ 9.1.1), Arteriitis temporalis (Ischämie) (☞ 8.2.4)

• Exophthalmus: Autoimmunthyreoiditis, Wegenersche Granulomatose (☞ 9.2.2)
• Braunverfärbung der Skleren: Ochronose (☞ 11.2).

Lunge

Unterschiedliche Manifestationen bei entzündlich-rheumatischen Erkrankungen:

• Pleuritis: z.B. SLE (☞ 9.1.1)
• Interstitiell-fibrosierende Veränderung: z.B. PSS (☞ 9.1.2), Sarkoidose (☞ 8.10)
• Alveolitis/Pneumonitis: z.B. Kollagenosen (☞ 9.1), Vaskulitiden (☞ 9.2)
• Rundschatten: z.B. Rheumaknoten bei RA (☞ 7.1), Granulom bei Wegenerscher Granulomatose (☞ 9.2.2)
• Opportunistische Infektionen unter Immunsuppression: Zytostatika (☞ 15.4), Steroide (☞ 15.3)
• NW von Medikamenten (☞ 15.4.2): MTX-Pneumonitis, Alveolitis unter Sulfasalazin, Hyperreagibilität unter Leflunamid.

Vergleich typischer physikalischer Lungenbefunde

Diagnose	Perkussionsbefund	Stimmfremitus	Auskultation
Kardiale Stauung	Dämpfung (oder normal)	normal oder ↑	feuchte, eher spätinspiratorische, nichtklingende RGs
Pneumon. Infiltrat	Dämpfung	↑	feuchte, ohrnahe, frühinspiratorische, klingende RGs
Pleuraerguß	Dämpfung	aufgehoben	fehlendes AG
Atelektase	Dämpfung	↓	abgeschwächtes bis fehlendes AG
Chron. Bronchitis	normal	normal	trockene RGs, Exspirium verschärft
Lungenfibrose	normal	normal	inspiratorische, trockene, nicht klingende RGs
Pneumothorax	hypersonor	aufgehoben	fehlendes AG
Lungenemphysem	hypersonor	aufgehoben	abgeschwächtes AG

Lungenfibrose

- Vaskulitiden: Churg-Strauss-Syndrom (☞ 9.2.3), Goodpasture-Syndrom, Wegenersche Granulomatose (☞ 9.2.2), Panarteriitis nodosa (☞ 9.2.1)
- Kollagenosen (☞ 9.1): SLE, PSS, Mischkollagenose, Poly-/Dermatomyositis
- RA und Sonderformen (☞ 7.1)
- Spondylarthropathien: Sp.a. (☞ 8.1)
- Medikamenten-NW (☞ 15.4): Cyclophosphamid (z.B. Endoxan®), MTX (z.B. Lantarel®), Busulfan (z.B. Myleran®).

Rundschatten der Lunge

- Vaskulitiden: Wegenersche Granulomatose (☞ 9.2.2), Churg-Strauss-Sy. (☞ 9.2.3), Panarteriitis nodosa (☞ 9.2.1)
- RA (☞ 7.1) und Sonderformen: Rheumaknoten, Kaplan-Syndrom
- Sarkoidose (☞ 8.10)
- Opportunistische Infektion unter Immunsuppressiva (☞ 15.4): Tbc, Aspergillom, Aktinomykose
- Pseudotumor bei Interlobärerguß
- Rundatelektase
- Bronchialkarzinom, Metastase.

Tips, Tricks & Fallen

- Bei trockenem Husten mit Dyspnoe und Tachypnoe an Lungenfibrose denken
- Der *Pleuraerguß* bei RA ist von sog. Komet- oder auch Kaulquappenzellen, niedriger Glukosekonzentration und hoher LDH gekennzeichnet
- Bei inspiratorischem Stridor und Heiserkeit an Arthritis der Krikoarytaenoidgelenke bei RA denken.

Herz/Kreislauf

- Perikarditis mit/ohne Erguß, Myokarditis, Endokarditis: RA (☞ 7.1), juvenile chronische Arthritis (☞ 7.2.1), SLE (☞ 9.1.1), Mischkollagenose (☞ 9.1.4), PSS (☞ 9.1.2), Rheumatisches Fieber (☞ 8.9)
- Amyloidose: RA (☞ 7.1), juvenile chronische Arthritis (☞ 7.1.2)
- Perikarditis, Myokarditis, Libmann-Sacks-Vegetationen auf Mitral- oder Aortenklappe, Aorteninsuffizienz bei fibrinoider Nekrose, Koronararteriitis: SLE (☞ 9.1.1), RA (☞ 7.1)
- Myokardfibrose: PSS (☞ 9.1.2)
- Mesaortitis mit Aorteninsuffizienz: Sp.a. (☞ 8.1)
- Mitralsegelprolaps: Hypermobilitäts-Syndrom (☞ 6.19).

Der Perikarderguß bei RA ist von sog. Komet- und Kaulquappenzellen, niedriger Glucose und hoher LDH gekennzeichnet.

Abdomen/Nieren

Hepatosplenomegalie

- Zeichen der Aktivität der Grunderkrankung: RA (☞ 7.1), juvenile chronische Arthritis (☞ 7.2.1), Felty-Syndrom (☞ 7.2.6), PSS (Stauung!) (☞ 9.1.2), Vaskulitiden (☞ 9.2), SLE (☞ 9.1.1), Sjögren-Syndrom (☞ 9.1.5)
- Infektion: Sepsis, Tbc unter Immunsuppression (☞ 15.3 und 15.4)
- Medikamenten-NW: NSAR (☞ 15.2), Basistherapeutika (☞ 15.4)

- Stoffwechselerkrankungen: Hämochromatose, M. Wilson (☞ 11.2)
- Myeloproliferatives Syndrom
- Tumor: M. Hodgkin, Lebermetastasen, hepatozelluläres Karzinom
- Sarkoidose (☞ 8.10).

2

Splenomegalie ist ein Kardinalbefund bei Felty-Syndrom.

Nephropathie

- Glomerulonephritis: SLE (☞ 9.1.1), Dermatomyositis (☞ 9.1.3), Wegenersche Granulomatose (☞ 9.2.2), Panarteriitis nodosa (☞ 9.2.1), Purpura Schönlein-Henoch (☞ 9.2.5), Rheumatisches Fieber (☞ 8.9)
- Amyloidose: RA (☞ 7.1), Sp.a. (☞ 8.1)
- Medikamenten-NW: NSAR, Gold, D-Penicillamin, Cyclosporin A (☞ 15.4).

- Die Glomerulonephritis ist die häufigste Nephropathie bei Vaskulitiden/Kollagenosen
- Bei Kreatininanstieg, Hypertonie, Ödemen und schwerem Krankheitsgefühl immer an rapid progressive Glomerulonephritis denken.

Lymphknotenvergrößerung

- Felty-Syndrom (☞ 7.6.2), juvenile chron. Arthritis (☞ 7.2.1), M. Still (☞ 7.2.3)
- Kollagenosen: SLE, PSS, Poly-/Dermatomyositis
- Infektionen: opportunistische Inf. unter Immunsuppression (☞ 15.3 und 15.4)

Exakte Palpation von submandibulärer Lymphknotenschwellung (Lymphom?) und Parotisschwellung (Sjögren-Syndrom?).

Neurostatus

Die Neuropathie ist ein häufiges Begleitsymptom rheumatischer Erkrankungen. Sowohl bei entzündlich-rheumatischen Erkrankungen (insbes. Vaskulitiden und Kollagenosen), als auch bei degenerativen Erkrankungen (Spondylosis deformans) ist ein Neurostatus erforderlich.

- Sensibilitätsstörungen
- Motorische Ausfälle: Gang, Zehengang, Hackengang, Plantar-, Dorsalflexion der Zehen
- Armhalteversuch und Beinhalteversuch: latente zentrale Parese
- Reflexstatus:
  - Eigenreflexe: ASR, PSR, RPR, BSR, TSR
  - Kloni: Patellaklonus (Patella ruckartig nach distal schieben), Fußklonus (ruckartige Dorsalflexion des Fußes) als Ausdruck gesteigerter Reflextätigkeit
  - Fremdreflexe: Bauchhautreflexe (Th9–Th12, Zucken der Bauchmuskulatur durch Streichen der Nadel von lateral nach medial über die Bauchdecke)
  - Pathologische Reflexe: Babinski (Bestreichen der äußeren Fußsohle in Richtung Zehen), Gordon (Kneten der Wade), Oppenheimer (Bestreichen der Tibiavorderkante)
- Lasègue-Zeichen: Plötzlich einschießender Schmerz in Oberschenkelrückseite, Wade und Fuß

- Bragard-Zeichen: Differenzierung Lasègue – Pseudo-Lasègue
  - Senken des Beines, bis Schmerz gerade verschwunden
  - Kräftige Dorsalext. im OSG
  - Auslösen des Ischiasdehnungsschmerzes
- Gekreuzter Lasègue: Ischiasschmerz der kranken Seite bei Heben des Beines auf gesunder Seite
- Umgekehrter Lasègue: Femoralisdehnungsschmerz
- Valleixsche Druckpunkte.

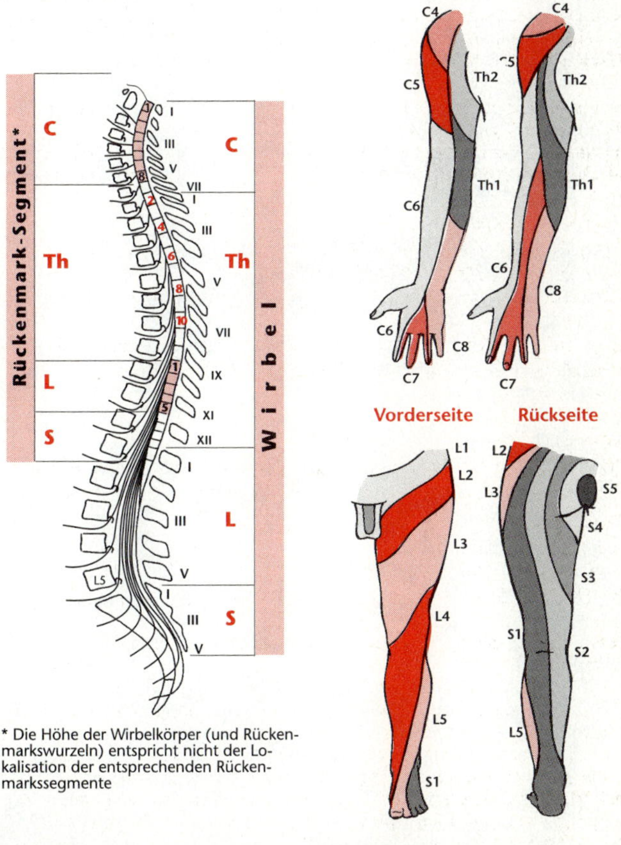

* Die Höhe der Wirbelkörper (und Rückenmarkswurzeln) entspricht nicht der Lokalisation der entsprechenden Rückenmarkssegmente

Abb. 2.19: Dermatome von oberer und unterer Extremität (rechts) Wirbelkörper und korrespondierende Rückenmarkssegmente (links) [L 190]

- Pseudo-Lasègue (langsam einsetzender ziehender Muskelschmerz) bei verkürzter Ischiokruralmuskulatur
- Exakte Sensibilitätsprüfung bei V.a. Mononeuritis multiplex (z.B. bei RA, Vaskulitiden).

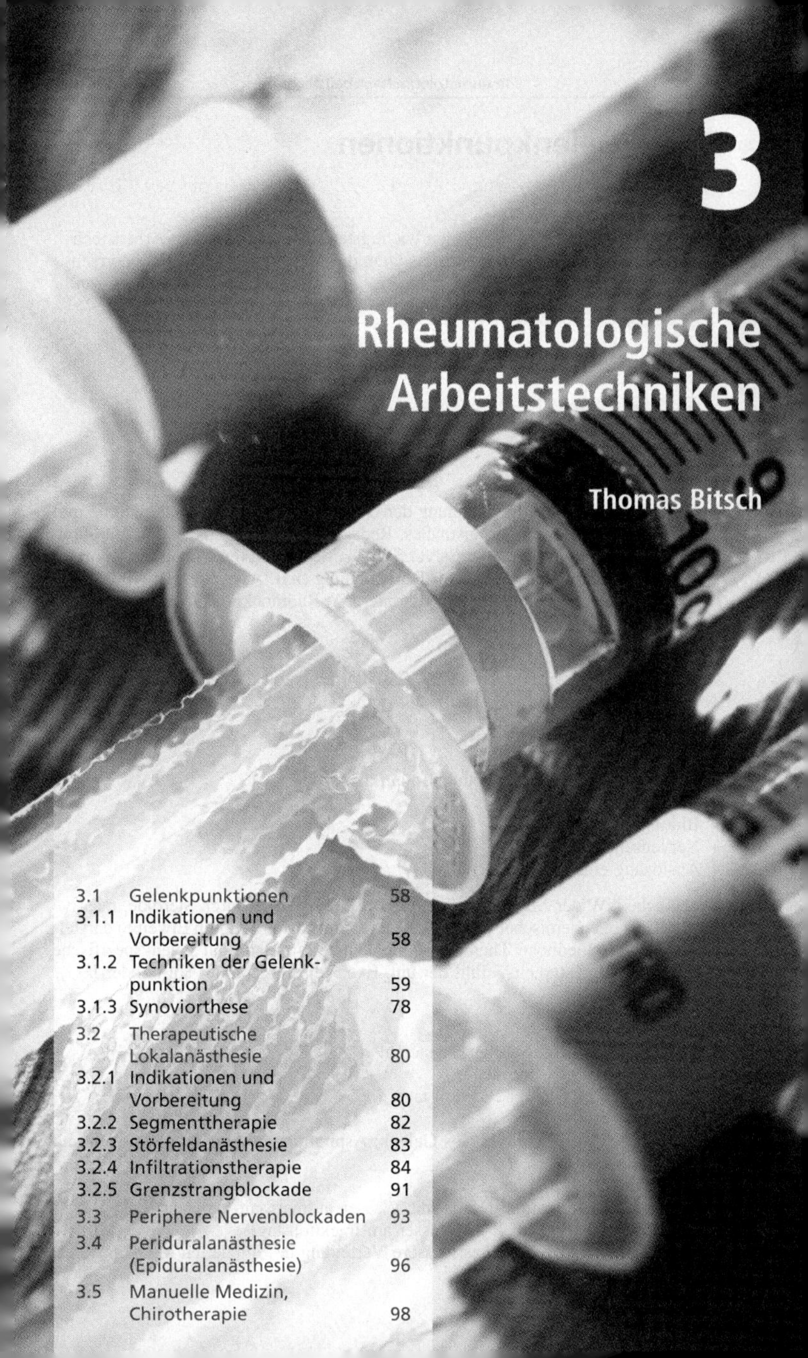

3

Rheumatologische Arbeitstechniken

Thomas Bitsch

3.1 Gelenkpunktionen

Gelenkpunktionen gehören zu den wichtigsten rheumatologischen Arbeitstechniken. Zur Diagnose und Therapie sollten die folgenden Techniken beherrscht werden. Die Anleitung stellt hierbei nur eine Hilfestellung im Alltag dar – die Technik per se ist von einem erfahrenen Kollegen zu erlernen.

3.1.1 Indikationen und Vorbereitung

Therapeutische Indikation

- *Entlastungspunktion:* Entspannung der Gelenkkapsel mit Schmerzlinderung und Besserung des Bewegungsausmaßes, Reduzierung der Gelenkdestruktion durch Entfernung von Pus und aggressiver Synovialflüssigkeit (enzymatische Knorpelgradation) und Verbesserung der Durchblutung (z.B. A. capitis femoris)
- *Injektion von Medikamenten:* Kortikoide, LA, Radionuklide, Morrhuate.

Diagnostische Indikation

- Mikroskopie: Arthritis? Arthrose? Kristallarthropathie?
- Bakteriologie: infektiöse Arthritis?

Vorbereitung

Pat. über Risiken der Gelenkpunktion aufklären:

- Gelenkinfektion
- Blutung
- Nervenschädigung
- Auslösung eines Rheumaschubes.

Spezifische NW der Medikamente (z.B. Hüftkopfnekrose durch Steroide, massive Gonarthritis bei chemischer Synoviorthese, allergische NW durch Eiweiße) darstellen und unterschiedliche Therapiemöglichkeiten abwägen. Auf gelenkspezifische NW hinweisen (Taubheitsgefühl der unt. Extr. bei Injektion der Hüfte oder ISG).

Vorgehen

Immer unter streng aseptischen Kautelen!

- Einmalunterlage verwenden
- Pat. bequem in sicherer Position lagern
- Desinfektion
- Vorschieben der Kanüle bis ins Gelenk: Aspiration von Synovialflüssigkeit und Injektion
- Nach Punktion Pflaster
- Pat. auf Kontaminationsgefahr mit Wasser aufmerksam machen (kein Bewegungsbad und Ultraschall im Wasser am Injektionstag)
- Durchbewegen des Gelenkes: bessere Verteilung des injizierten Medikamentes.

Tips, Tricks & Fallen

- Vor jeder Injektion mit aggressiven Medikamenten (Synoviorthesen) „Probeinjektion" mit LA vornehmen: brennender Schmerz = periartikulär; dumpfes Druckgefühl = intraartikulär
- Bei kleinen Gelenken (DIP, IP) und arthritisch oder arthrotisch veränderten Gelenken Injektion evtl. unter Durchleuchtung durchführen
- Bei geringstem V.a. infektiöse Arthritis keine Steroide injizieren
- Diagnostische Punktion und Einleitung der Antibiose bei V.a. septische Arthritis (☞ 14.1).

3.1.2 Techniken der Gelenkpunktion

Obere Extremität

Schultergelenk

- *Ventraler Zugang:* sicherster Zugang, da exakte topographische Landmarken vorliegen. Pat. in Rückenlage. Oberarm leicht in Aro. Aufsuchen des Proc. coracoideus: bei Aro./Iro. des Oberarmes bleibt Proc. coracoideus stehen; Tuberculum minus und Sulcus intertubercularis rotieren mit. Einstich knapp laterokaudal des Proc. coracoideus 2–3 cm tief
- *Dorsaler Zugang:* Pat. sitzend. Oberarm leicht in Iro. Aufsuchen der lateralen Akromionecke. Einstich knapp medial davon mit Zielrichtung auf Proc. coracoideus 3–4 cm tief
- *Kanüle:* zur Entlastungspunktion 1,20 x 40 mm; zur Injektion 0,50 x 40 mm.

Exakte Differenzierung der Palpationspunkte Proc. coracoideus, Tuberculum minus, Sulcus intertubercularis und Tuberculum majus zur Injektion (☞ Abb. 3.25).

3

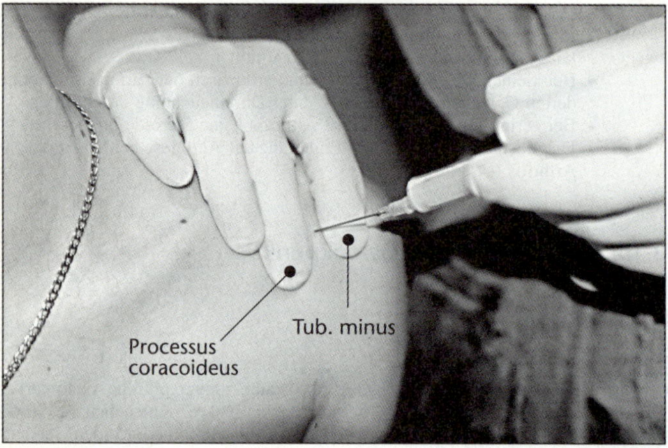

Abb. 3.1: Gelenkpunktion Schultergelenk: ventraler Zugang [M 113]

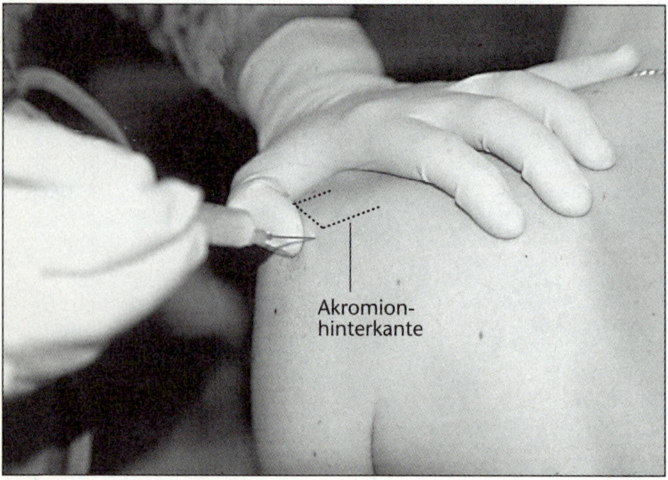

Abb. 3.2: Gelenkpunktion Schultergelenk: dorsaler Zugang [M 113]

Akromioklavikulargelenk

- Gelenkspalt aufsuchen vom lateralen Klavikulaende her oder von Akromionhöhe. Einstich senkrecht 1 cm tief
- *Kanüle:* 0,45 x 25 mm.

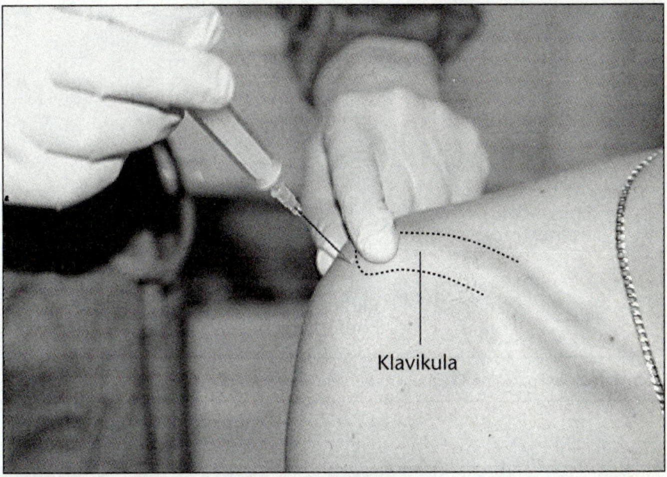

Abb. 3.3: Gelenkpunktion Akromioklavikulargelenk [M 113]

Ellenbogengelenk

- *Humeroulnargelenk, lateraler Zugang:* geeignet bei exsudativer Arthritis zur diagnostischen und therapeutischen Punktion (Synoviorthese)
  - Pat. sitzend an Behandlungsliege mit aufgelegtem Arm in 90° Flexion und Pronationsstellung. Ellenbogen mit Kissen unterlegen. Aufsuchen der meist elastischen Kapsel in Mitte zwischen Olekranon und Epikondylus lateralis humeri. Einstich nach distal gerichtet 2–4 cm tief
  - Kanüle: 0,90 x 40 mm
- *Humeroradialgelenk:* identische Position
  - Aufsuchen des Gelenkspaltes zwischen Radiusköpfchen und Epikondylus unter Pronation/Supination. Einstich senkrecht 2–3 cm tief
  - *Kanüle:* 0,50 x 40 mm.

3

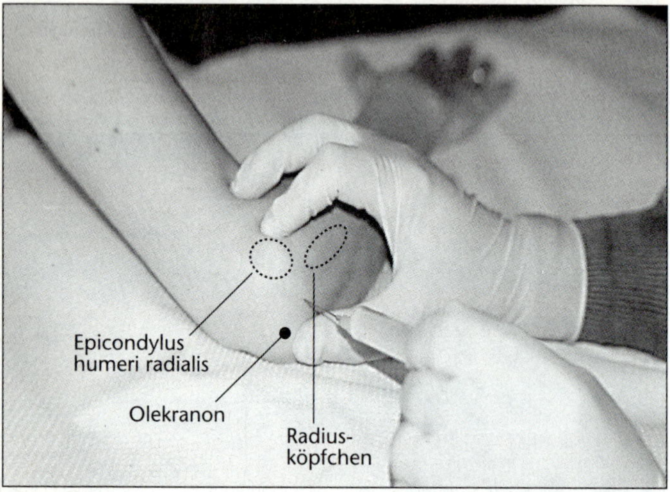

Abb. 3.4: Gelenkpunktion Ellenbogen: humeroulnarer Zugang [M 113]

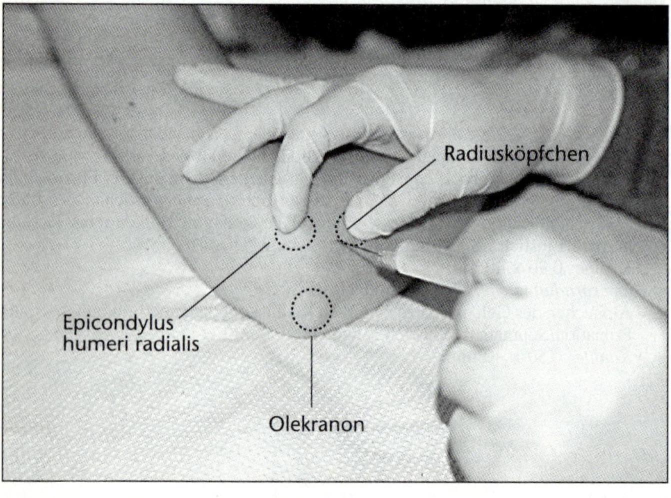

Abb. 3.5: Gelenkpunktion Ellenbogen: humeroradialer Zugang [M 113]

Handgelenk

- *Radiokarpalgelenk, dorsoradialer Zugang:* Handgelenk mit Kissen unterlegen, volar flektiert (20°) und leicht ulnar abduziert
  - Aufsuchen des Proc. styloideus radii. Einstich knapp distal davon 1–2 cm tief
  - *Kanüle:* 0,45 x 25 mm
- *Ulnokarpalgelenk, dorsoulnarer Zugang:* Handgelenk mit Kissen unterlegen, volar flektiert (20°) und leicht radial abduziert
  - Aufsuchen des Proc. styloideus ulnae. Einstich knapp distal davon 1 cm tief
  - *Kanüle:* 0,45 x 25 mm
- *Distales Radioulnargelenk, dorsaler Zugang:* Hand in Pronation
  - Aufsuchen des Ulnaköpfchens, Palpation nach medial in die Tiefe (Extensoren müssen entspannt sein). Einstich senkrecht 2–3 cm tief
  - *Kanüle:* 0,50 x 40 mm.

Bei einer Handgelenksarthritis ist die Injektion in alle 3 Gelenke (Radiokarpal-, Ulnokarpal- und distales Radioulnargelenk) oft unerläßlich.

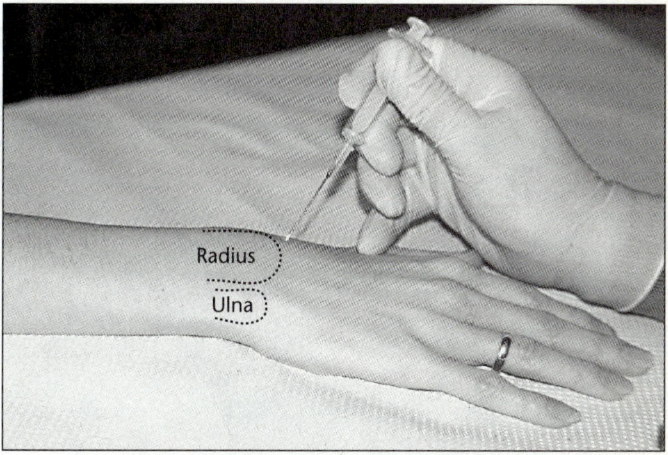

Abb. 3.6: Gelenkpunktion Hand, radiokarpal [M 113]

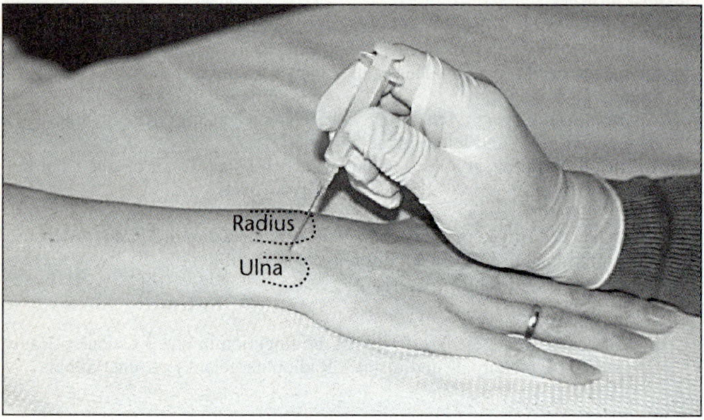

Abb. 3.7: Gelenkpunktion Hand, distales Radioulnargelenk [M 113]

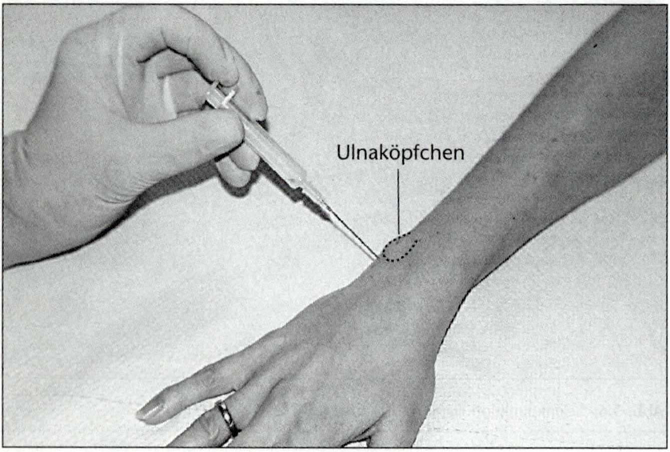

Abb. 3.8: Gelenkpunktion Hand, Ulnokarpalgelenk [M 113]

MCP

- *Dorsolateraler/dorsomedialer Zugang:* Gelenke entspannt lagern, Flexion 30°. Exakte Palpation des Gelenkspaltes von dorsolateral oder dorsomedial. Einstich senkrecht von lateral oder medial. Probeinjektion mit LA
- *Kanüle:* 0,45 x 25 mm.

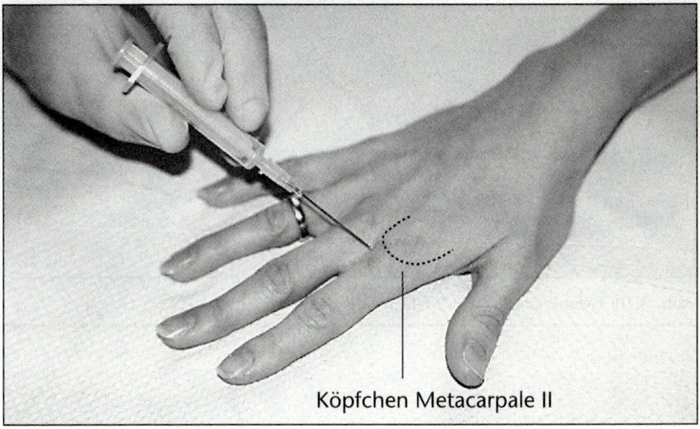

Abb. 3.9: Gelenkpunktion MCP [M 113]

PIP und DIP

- *Lateraler Zugang:* Lagerung in leichter Flexion. Exakte Palpation des Gelenkspaltes unter leichter Bewegung des Gelenkes und evt. Aufklappen des Gelenkspaltes. Probeinjektion mit LA
- *Kanüle:* 0,45 x 25 mm.

- MCP, PIP und DIP sind knapp distal der Hautbeugefalte – immer distaler als man denkt
- Gelenkspalt kann durch Traktion (Hilfsperson „zieht" Finger/Zeh bei fixiertem Unterarm/Vorfuß) einfacher gefunden werden.

Karpometakarpal-I-Gelenk

- *Dorsomedialer und dorsolateraler Zugang:* Aufsuchen des Gelenkspaltes unter Abd. und Add. Einstich von dorsolateral und dorsomedial 0,5 cm tief
- *Kanüle:* 0,45 x 25 mm.

Zur klinischen Besserung ist fast immer die dorsomediale und dorsolaterale Injektion erforderlich.

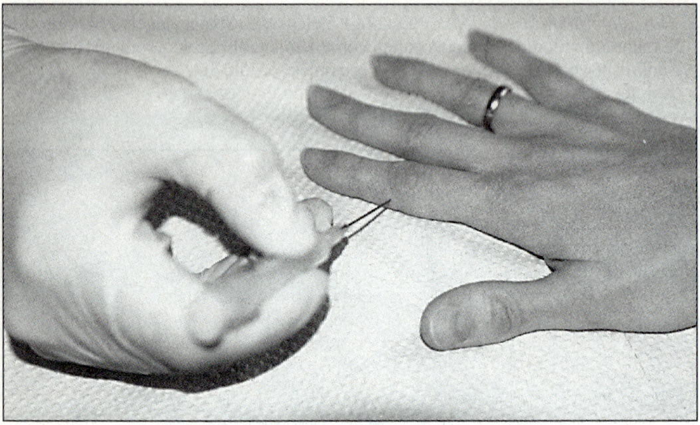

Abb. 3.10: Gelenkpunktion PIP [M 113]

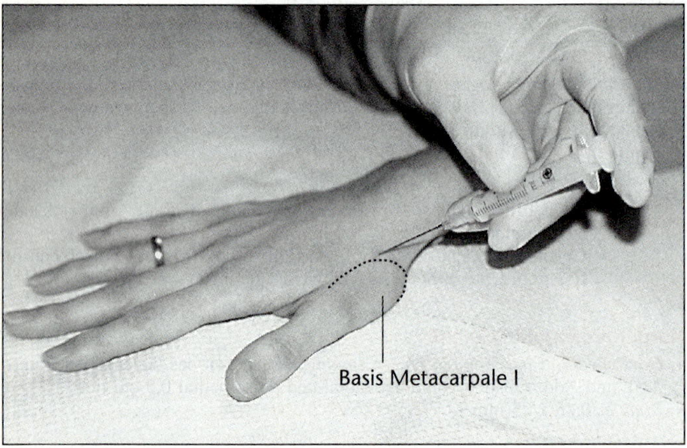

Abb. 3.11: Gelenkpunktion Karpometakarpal I [M 113]

Untere Extremität

Hüftgelenk

- *Ventraler Zugang:* sicherer Zugang zur Entlastungspunktion. Pat. in Rückenlage, Neutral-Null–Stellung. Aufsuchen der A. femoralis in Verbindungslinie Symphyse – SIAS (IVAN= Innen Vene Arterie Nerv; kaudo-lateral Gelenkspalt). Einstich senkrecht 2–3 cm kaudo-lateral der Arterie bis auf Knochenkontakt 5–7 cm tief (Weichteile komprimieren)
- *Lateraler Zugang:* Pat. in Rückenlage, Neutral-Null–Stellung. Aufsuchen des Trochanter major mit Trochanterspitze. Einstich senkrecht knapp proximal der Trochanterspitze parallel zur Unterlage bis zum Knochenkontakt 6–8 cm tief (Weichteile komprimieren)
- *Kanüle:* zur Injektion 0,60 x 60 mm, ggf. 0,60 x 80 mm; zur Entlastungspunktion 0,90 x 70 mm.

Der Hüftgelenksspalt ist immer weiter kranial als man denkt! Bei Unsicherheit deshalb Injektion unter Durchleuchtung (Lerneffekt bringt Sicherheit).

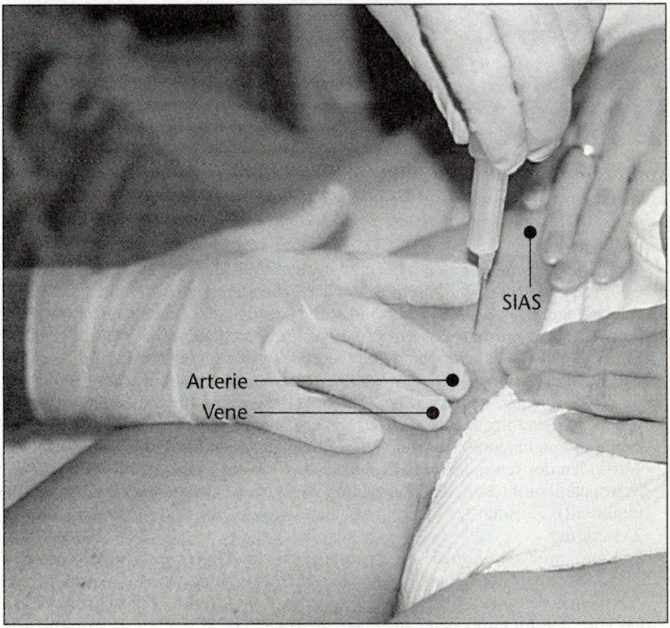

Abb. 3.12: Gelenkpunktion Hüftgelenk, ventraler Zugang [M 113]

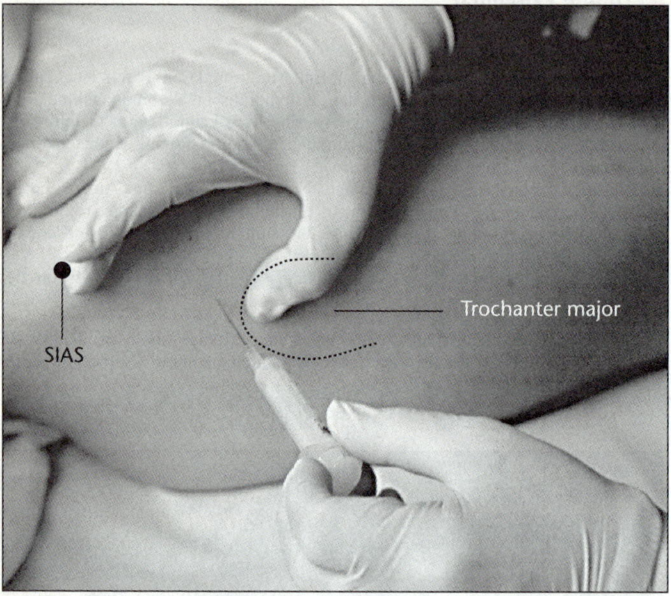

Abb 3.13: Gelenkpunktion Hüftgelenk, lateraler Zugang [M 113]

Kniegelenk

- *Lateral-proximaler Zugang:* bevorzugt zur Entlastungspunktion bei massivem Gelenkerguß, Synoviorthesen mit anschließenden Gelenkspülungen. Pat. in Rückenlage, Knie leicht flektiert mit Rolle oder Kissen. Aufsuchen des lateralen Patellarandes. Einstich 2–3 cm proximal im oberen Rezessus. Ausdrücken des Ergusses mit der anderer Hand von Gegenseite (Umfassen der Patella von distal und Kompression des oberen medialen Recessus mit Langfingern)
- *Lateraler Zugang:* bevorzugt bei Injektionen ohne Ergußbildung, Gelenkspülungen bei Gonarthrose. Pat. in Rückenlage, Knie fast gestreckt. Aufsuchen des lateralen Patellarandes, Patellamobilisation nach lateral von der Gegenseite zum Auffinden des retropatellaren Gelenkspaltes (oft schwierig bei Gonarthrose mit Retropatellararthrose). Auf entspannte Muskulatur achten (auch während der Punktion!). Einstich senkrecht von lateral (Mitte oberer – unterer Patellapol) 2–3 cm tief
- *Zugang „mediales Knieauge":* bevorzugt zur Injektion von LA/Steroiden. Pat. sitzt seitlich auf der Behandlungsliege mit frei herabhängendem Unterschenkel. Aufsuchen des unteren Patellapols und des Lig. patellae. Einstich medial des Lig. patellae im Grübchen („mediales Knieauge")
- *Kanüle:* zur Injektion 0,90 x 40 mm; zur Entlastungspunktion und Spülung 1,20 x 40 mm.

Bei ausgeprägtem Kniegelenkserguß (evtl. auch noch mit Baker-Zyste) ist zur vollständigen Entlastungspunktion eine Kompression von dorsal mit Knierolle oder 2 weiteren Händen erforderlich.

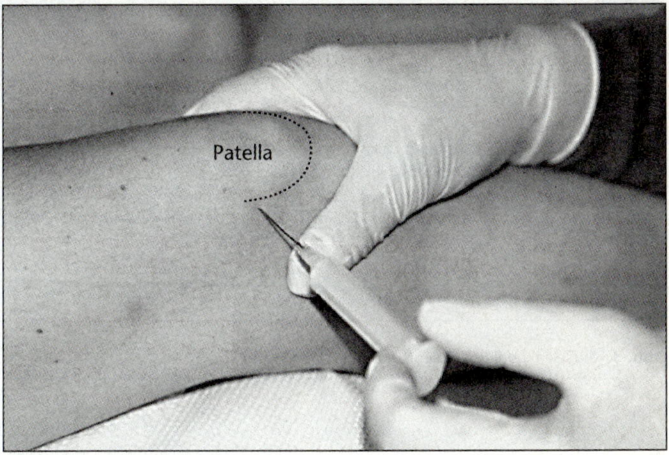

Abb. 3.14: Gelenkpunktion Knie: lateral-proximaler Zugang [M 113]

3

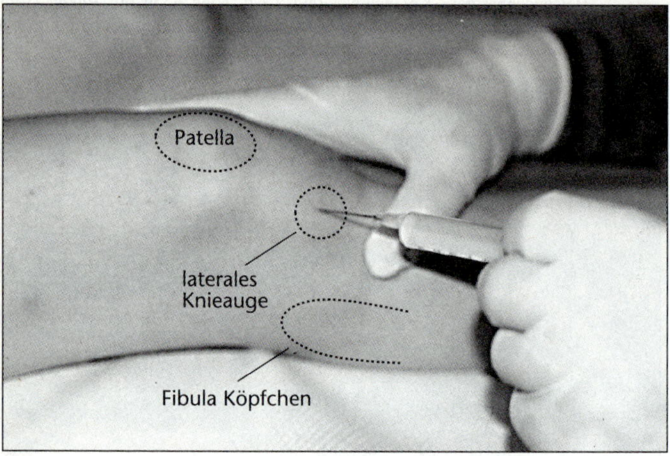

Abb. 3.15: Gelenkpunktion Knie: lateraler Zugang [M 113]

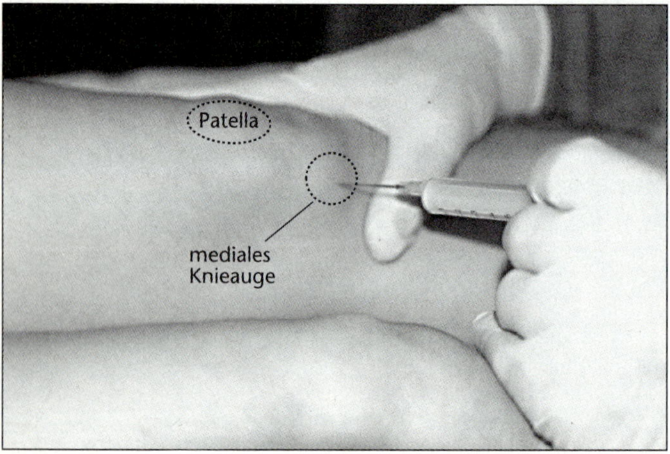

Abb. 3.16: Gelenkpunktion Knie: „mediales Knieauge“ [M 113]

Oberes Sprunggelenk

- *Ventraler Zugang:* bevorzugt zur Entlastungspunktion und Gelenkspülung. Pat. in Rückenlage, Neutral-Null-Stellung, Achillessehne mit kleinem Kissen unterlagert. Aufsuchen der M. tibialis anterior-Sehne bei aktiver Dorsalextension des Fußes. Palpation in die Tiefe lateral der M. tibialis anterior-Sehne und Suchen des Gelenkspaltes unter Gelenkbewegung (Ext.-Flex.). Einstich senkrecht 3–4 cm tief. Geringe Einstichtiefe: Korrektur der Nadellage durch kraniale oder kaudale Richtungsänderung: Ertasten des Gelenkspaltes mit Kanüle
- *Ventrolateraler Zugang:* bevorzugt bei Synovitis über Malleolus lateralis. Pat. in Rückenlage, Neutral-Null-Stellung, Achillessehne mit kleinem Kissen unterlagert. Aufsuchen des Malleolus lateralis. Einstich am Vorderrand des Malleolus lateralis 1–2 cm tief
- *Ventromedialer Zugang:* bei Synovitis über Malleolus medialis, Tarsaltunnelsyndrom. Analog wie ventrolateral
- *Kanüle:* 0,50 x 40 mm; zur Entlastungspunktion und Spülung 1,20 x 40 mm.

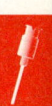

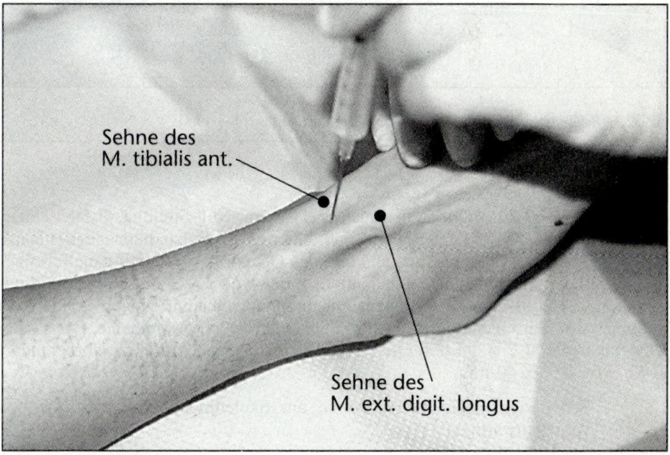

Abb. 3.17: Gelenkpunktion OSG: ventraler Zugang [M 113]

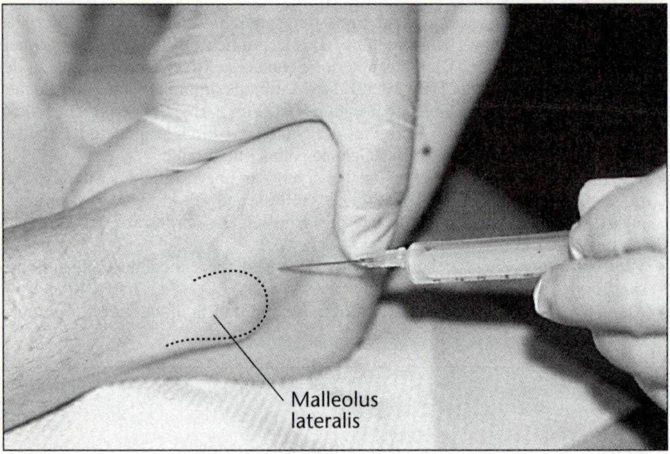

Abb. 3.18: Gelenkpunktion OSG: ventrolateraler Zugang [M 113]

Unteres Sprunggelenk

- *Dorsomedialer Zugang:* Pat. in Bauchlage, Neutral-Null-Stellung, distaler Unterschenkel mit Kissen unterlagert, Fuß hängt über Behandlungsliege hinaus. Aufsuchen des Malleolus medialis und des Gelenkspaltes durch gabelförmiges Umgreifen von Malleolus medialis und lateralis von dorsal und Pronation/Supination des Kalkaneus. Einstich daumenbreit dorsomedial (knapp kranial und dorsal des Sustentaculum tali) mit Stichrichtung auf prominente Basis vom Metakarpale V 3–5 cm tief. Öfter Nadelkorrektur beim Einführen vornehmen
- *Kanüle:* 0,60 x 60 mm.

Schwierige Injektion: Anatomie am Skelettmodell vor der Injektion vergegenwärtigen.

Talonavikulargelenk

- *Medialer Zugang:* Pat. in Rückenlage, Achillessehne mit Kissen unterlagert. Aufsuchen der Malleolus medialis-Spitze. Der Gelenkspalt läßt sich 2 QF in Richtung Großzehe palpieren. Einstich senkrecht 1 cm tief
- *Kanüle:* 0,45 x 25 mm.

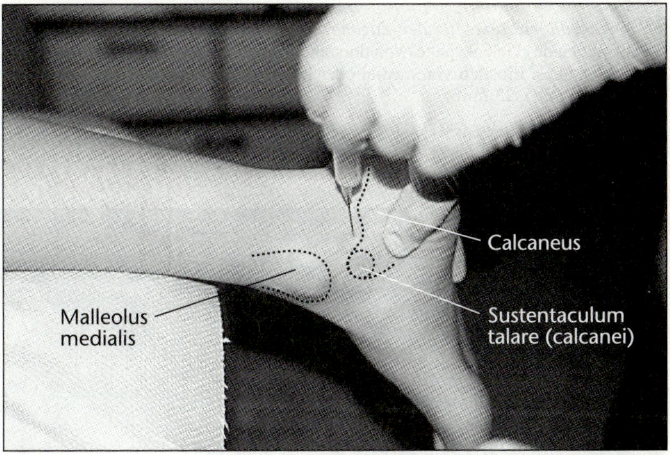

Abb. 3.19: Gelenkpunktion unteres Sprunggelenk: dorsomedialer Zugang [M 113]

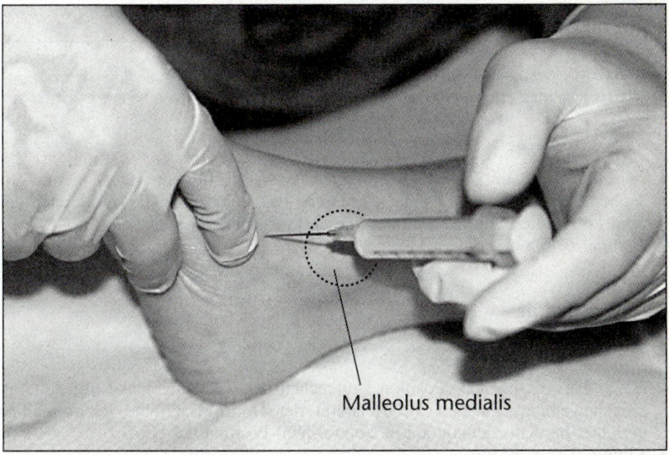

Abb. 3.20: Gelenkpunktion Talonavikulargelenk [M 113]

MTP

- *Dorsomedialer/dorsolateraler Zugang:* Pat. in Rückenlage, Vorfuß entspannt. Aufsuchen des Gelenkspaltes von dorsomedial oder dorsolateral unter Bewegung des Gelenkes. Einstich von medial oder lateral. Probeinjektion
- *Kanüle:* 0,45 x 25 mm.

Der Gelenkspalt ist weiter proximal als man denkt.

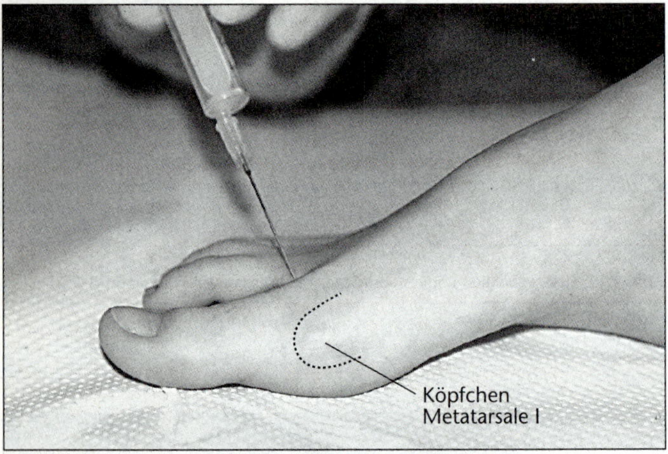

Abb. 3.21: Gelenkpunktion MTP [M 113]

PIP und DIP

- *Lateraler/medialer Zugang:* Pat. in Rückenlage, Vorfuß entspannt lagern. Aufsuchen des Gelenkspaltes unter Bewegung des Gelenkes, evtl. Aufklappen des Spaltes. Einstich von medial oder lateral. Probeinjektion
- *Kanüle:* 0,45 x 25 mm.

Wirbelsäule

Wirbelbogengelenke

- *HWS:* Pat. in sitzender Position. Aufsuchen der Facettengelenke mit Anteflexionsbewegung. Einstich 2 QF lateral der Dornfortsatzreihe leicht median gerichtet bis Knochenkontakt in Neutral-Null-Position der HWS.
- *Kanüle* 0,50 x 40 mm
- *BWS:* Pat. in sitzender Position oder Bauchlage. Aufsuchen der Dornfortsätze. Einstich 1 QF neben der Dornfortsatzreihe senkrecht bis Knochenkontakt

(Dornfortsatzspitze liegt bei BWK I–IV 2 QF, bei BWK V–IX 3 QF und bei BWK X–XII 2 QF kaudaler als Facettengelenke).

- *Kanüle* 0,50 x 40 mm, ggf. 0,60 x 60 mm
- *LWS:* Pat. in sitzender Position oder auch Bauchlage. Aufsuchen der Dornfortsätze. Einstich 2 QF neben der Dornfortsatzreihe und 1 QF kranial der Dornfortsatzspitze senkrecht bis Knochenkontakt (Dornfortsatzspitze liegt 1 cm kaudal des Facettengelenkes)
- *Kanüle:* 0,60 x 60 mm, ggf. 0,60 x 80 mm.

Im mittleren BWS-Bereich liegen die Facettengelenke 3 QF kranialer als die zu palpierenden Dornfortsätze; im oberen und unteren BWS-Bereich 2 QF kranialer.

Iliosakralgelenk

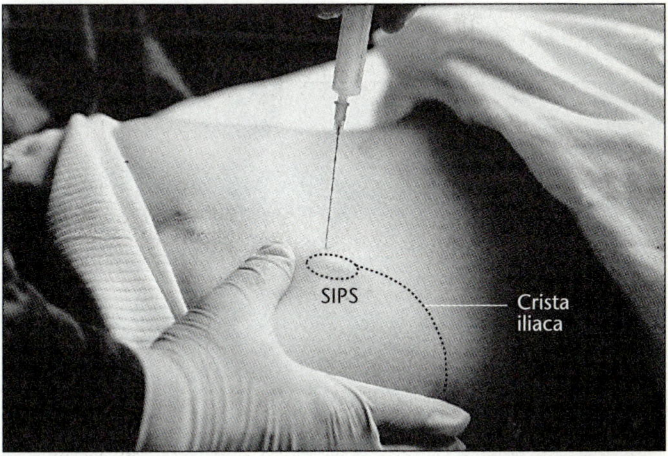

Abb. 3.22: Gelenkpunktion Iliosakralgelenk [M 113]

- *Oberer Pol:* Zugang: Pat. in Bauchlage. Aufsuchen des LWK V-Dornfortsatzes und der SIPS. Einstich knapp lateral des LWK V-Dorns im 45°-Winkel in Richtung SIPS bis Knochenkontakt (6–8 cm tief). Fächerförmige Infiltration nach kranial und kaudal unter direktem Knochenkontakt und der Bandstrukturen
- *Kanüle:* 0,60 x 80 mm
- *Unterer Pol:* Zugang: Pat. in Bauchlage. Aufsuchen der SIPS. Einstich 1 QF medial und 2 QF kaudal davon senkrecht bis zum Knochenkontakt (3 cm tief). Fächerförmige Infiltration.
- *Kanüle:* 0,60 x 80 mm.

Eine intraartikuläre Injektion des Iliosakralgelenkes gelingt nur in seltenen Fällen – die periartikuläre Infiltration des dorsalen Kapsel-Bandapparates hat jedoch die gleiche therapeutische Effizienz. Fächerförmige Infiltration unter Knochenkontakt sehr wichtig.

Kostotransversalgelenk

- Pat in Rückenlage, entspannt. Aufsuchen des Kostotransversalgelenkes von lateral aus: Palpation entlang der Rippe bis Angulus costae, dann streng medialwärts bis 2 QF paramedian. Einstich 2 QF seitlich der Dornfortsatzreihe senkrecht bis zum Knochenkontakt. Interkostalräume mit 2-Fingerschutztechnik abschirmen! Cave: Pleuraverletzung
- *Kanüle:* 0,50 x 0,40 mm.

Sternoklavikulargelenk/Sternokostale Synostosen

- Palpation des Gelenkspaltes von der Klavikula oder den Rippen her. Einstich senkrecht 1–2 cm tief
- *Kanüle:* 0,45 x 25 mm.

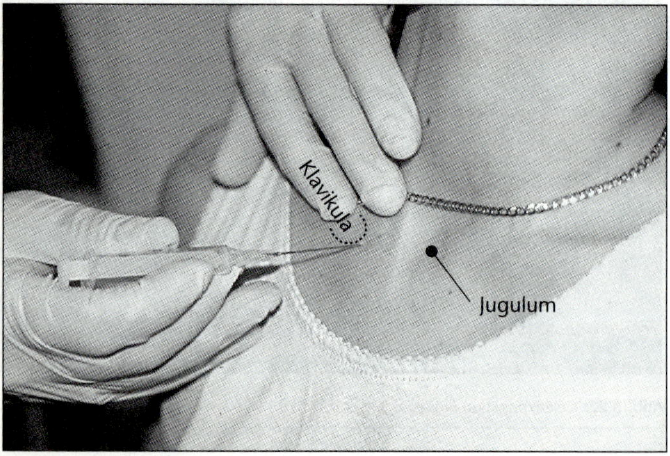

Abb. 3.23: Gelenkpunktion Sternoklavikulargelenk [M 113]

Kiefergelenk

- Aufsuchen des Gelenkspaltes durch leichtes Öffnen und Schließen des Mundes. Einstich senkrecht 1–2 cm tief
- *Kanüle:* 0,45 x 25 mm.

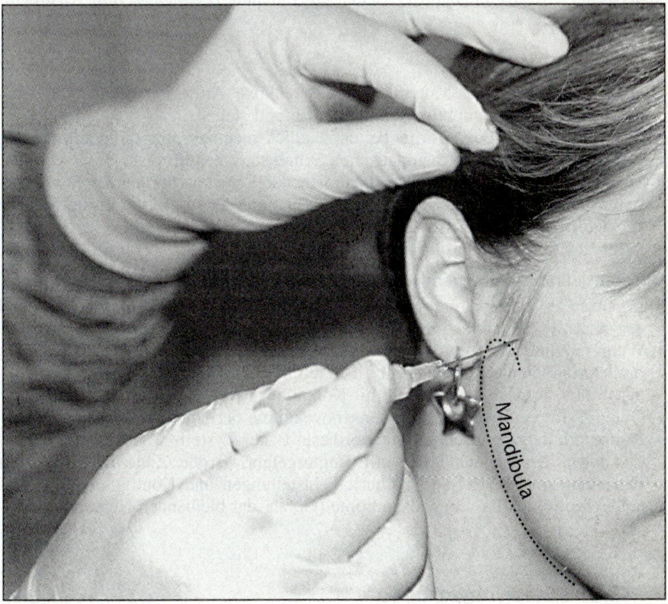

Abb. 3.24: Gelenkpunktion Kiefergelenk [M 113]

3.1.3 Synoviorthese

Intraartikuläre Injektion eines Medikamentes oder Radionuklids mit dem Ziel der Verödung entzündlich-proliferativer Strukturen der Gelenkkapsel vom Gelenkinnern aus. Die Bezeichnung „Synoviorthese" besagt sinngemäß, daß die krankhaft „entgleiste" Synovialmembran wieder in Richtung Normalisierung „zurechtgerückt" werden soll.

Indikation

- Aktive, rezidivierende Monarthritis (z.B reaktive Arthritis), bei der Gewebsproliferation und Ergußbildung im Vordergrund stehen
- Mon-, Oligo- und Polyarthritis bei entzündlich-rheumatischer Grunderkrankung
- Arthritis, die bei einem rheumatischen Schub stark beteiligt ist
- Steroid-refraktäre Arthritis oder unzureichende Langzeitwirkung der Steroide
- Arthritis-Rezidiv nach operativer Synovektomie (auch wenn diese vor OP versagte)
- Arthrosen und Kristallarthropathien mit Begleitsynovitis.

Differentialindikation chemische Synoviorthese – operative Synovektomie

- Ergänzendes Therapieregime zwischen der intraartikulären Steroidinjektion und der operativen Synovektomie
- Wenn möglich zuerst Synoviorthese, dann operative Synovektomie. Ausnahme: rasch progredienter Verlauf mit zu befürchtender Gelenkdestruktion (Gelenkinstabilität, Kapselschrumpfung mit Kontraktur und Deformierungen)
- Gute OP-Ergebnisse: Strecksehnensynovektomie der Hand
- Kontraind. der chemischen Synoviorthese: Baker-Zyste bzw. zystenartige Aussackungen der Gelenkkapsel mit Rupturgefahr. Große Zottenbildungen mit Fibrinmassen (Arthro-Sono vorher). Fehlstellungen und Kontrakturen. Begleitende Tenosynovitis. Engpaßsyndrome (Gefahr der bleibenden Nervenkompression).

■ Chemische Synoviorthese

Morrhuate-Synoviorthese

Gemisch aus Natriumsalzen von ungesättigten Fettsäuren aus Lebertran (ehemals Varicocid®, jetzt als Natriummorrhuate von internationaler Apotheke zu beziehen). Zytolyse durch Schädigung der Zellmembran mit massiver Nekrose der Synovialmembran und resorptiver Entzündung. Nach klinischen Ergebnissen keine Knorpelveränderungen – tierexperimentell Knorpeldestruktionen. In manchen Zentren Deutschlands große Erfahrung.

Durchführung

- Abpunktion des Gelenkergusses
- Injektion von LA (z.B. Carbostesin® 0,25 %) als Probeinjektion. Brennen (Hinweis auf periartikuläre Injektion) oder Druckgefühl (Hinweis auf intraartikuläre Injektion)?
- Intraartikuläre Instillation des Natriumsalzgemisches von Fettsäuren aus Lebertran. Relation von LA zu Morrhuate 1:1 bis 1:2. Dosierung Morrhuate für kleine Gelenke (MCP, MTP, PIP, DIP) 0,1–0,2 ml; für mittlere Gelenke (OSG,

Ellenbogen) 1–3 ml; für große Gelenke (Knie, Hüfte, Schulter) 10–15 ml. Bei Kindern je nach Gelenkgröße geringere Mengen
- Injektion von max. einem großen Gelenk (Knie) oder 2–3 kleinen Gelenken (MCP, PIP, DIP)
- Kompression des Stichkanales mit Kompresse, um periartikulären Rückfluß zu vermeiden
- Durchbewegen des Gelenkes zur Verteilung der injizierten Flüssigkeit
- Entlastungspunktion großer Gelenke und Spülung mit NaCl nach 8–10 h
- Ruhigstellung für 2 Tage. Kühlung des Gelenkes mit Eispackungen oder Eiswasser
- Wiederholung nach Abklingen der akuten Synovitis.

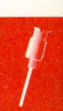

Osmiumsäure-Synoviorthese

Stark eiweißfällende Substanz mit nur langsamer Gewebediffusion. Breite Anwendung in Schweiz und Skandinavien. Keine Registrierung als Arzneimittel in Deutschland.

Durchführung

Wie Morrhuate-Synoviorthese, jedoch intraartikuläre Instillation von Osmiumtetroxyd (1 %) in wässriger Lösung (je nach Gelenkgröße 0,1–10 ml) zusammen mit Steroid-Kristallsuspension (z.B. Triamcinolon® 10–20 mg) und LA (z.B. Scandicain® 1 %) in ausreichender Dosierung.

Zytostatika-Synoviorthese

Lokale Suppression der Wucherungen synovialer Zellen (z.B. tumor like lesions bei RA nach Fassbender). Keine weite Verbreitung, da Gefahr der NW (Malignom-Induktion? Destruktion des Gelenkknorpels?), Erprobung bleibt auf einzelne Zentren beschränkt.

Durchführung

Wie Morrhuate-Synoviorthese, jedoch intraartikuläre Instillation von Cyclophosphamid (z.B. Endoxan®) oder Methotrexat (z.B. Lantarel®). Therapeutische Effekte in einzelnen Studien. Noch nicht etabliert.

Radiosynoviorthese

Differentialindikation zur „chemischen Synoviorthese“: Pat. über 40. LJ., da Strahlenschaden nicht sicher auszuschließen. Bei aktiver RA mit mono-oligoarthritischer Verlaufsform als Alternative zur Synovektomie. Trotz Nachweis einer Chondrozytolyse radiologisch Reduktion der RA-Progression. Gute Ergebnisse der Kombination arthroskopische Synovektomie mit anschließender Radiosynoviorthese.

Durchführung

Wie Morrhuate-Synoviorthese, jedoch intraartikuläre Instillation von Radionukliden m. kurzer Reichweite u. unterschiedl. Strahlungsenergie: für kleine Gelenke (Finger, Zehen, Hände) 1 mCi Erbium 169; für mittlere und große Gelenke (Hüfte, Schulter, Ellenbogen, OSG) 3–5 mCi Rhenium 186; für Kniegelenk 5 mCi Yttrium 90. Wiederholung nach 6 Monaten ist möglich.

Radioisotope zur Radiosynoviorthese

Radioisotop	Reichweite	Gelenk	Halbwertzeit
Yttrium	5–11 mm	Knie	2,7 d
Rhenium	1,2–3,6 mm	Hüfte Schulter Ellenbogen OSG	3,7 d
Erbium	0,3–1,2 mm	Finger Zehen Hände	9,5 d

Tips, Tricks & Fallen

- Synoviorthesen nur im erfahrenen Team durchführen! Keine „Erprobung“ in Eigenregie
- Die Injektion muß streng intraartikulär erfolgen, sonst Gefahr der Gewebsnekrose
- Jede Synoviorthese unter stationären Bedingungen durchführen, da sehr unterschiedliche lokale Entzündungsreaktionen auftreten können
- Eine überwachte Nachbehandlung (KG, Ultraschall, Iontophorese, ggf. Steroide) ist für ein gutes funktionelles Ergebnis ausschlaggebend
- Niemals in einer Sitzung Injektion an einem Fingerstrahl (MCP und DIP und PIP), da Gefahr der Gangrän bei extremer Schwellung
- Bei exsudativer Gonarthritis ist ggf. eine dreimalige chemische Synoviorthese notwendig!

3.2 Therapeutische Lokalanästhesie

3.2.1 Indikationen und Vorbereitung

Therapeutische Indikation: Schmerzlinderung und Schmerzausschaltung durch Unterbrechung pathologisch nozizeptiver Reflexe, aber auch antihistaminische und antiphlogistische Wirkung.

Diagnostische Indikation: vor einer therapeutischen Injektionsserie kann eine Differenzierung schmerzverursachender Strukturen vorgenommen werden.

Kontraindikation

- Überempfindlichkeit gegen LA
- Gerinnungsstörungen (angeboren oder medikamentös induziert, z.B. Liquemin®, Marcumar®, Aspirin®)
- Sepsis, Entzündung im zu infiltrierenden Bereich
- Ablehnung durch den Pat. (Pat. nie dazu überreden und NW verharmlosen).

Vorbereitung

- Aufklärung des Pat. und schriftliche Einwilligung bei Aufnahme einholen
- Injektionen wenn möglich niemals sitzend, sondern immer liegend (bessere Fixation! Psychogene Synkope! Komplikationen beim Sturz!)
- Bei jeder peripheren Nervenblockade oder größeren Mengen LA zur Anästhesie venösen Zugang legen
- Notfallinstrumentarium muß immer bereitgelegt sein. RR-Manschette griffbereit
- Vor jedem Eingriff Lokalisation exakt aufsuchen
- Achten auf neurale, vasale und pleurale Strukturen.

Wirkdauer häufig eingesetzter LA

Substanz	Wirkdauer
Lidocain (z.B. Xylocain®, Xyloneural®)	60–120 Min.
Mepivacain (z.B. Scandicain®, Meaverin®)	90–180 Min.
Bupivacain (z.B. Carbostesin®, Bupivacain)	4–10 h

Maßnahmen bei toxischen NW und allergischen Reaktionen von LA

Allgemeinmaßnahme	Sauerstoff (4 l/min), Beine hochlagern bei RR ↓
Schwindel, Unruhe, Ohrensausen	Dormicum® (5–10 mg) langsam i.v. Valium® (2,5–10 mg) langsam i.v.
Krämpfe	Dormicum® (5 mg) i.v. oder Valium® (10 mg) i.v., evtl. nach 10 Min wiederholen; Trapanal® (25– 50 mg) i.v.
Laryngospasmus	Intubation und Beatmung Trapanal® 3–5 mg/kg, Succinylcholin® 1 mg/kg.
Bradykardie	Atropin® (0,5–1 mg) i.v.
Vasovagale Reaktion	Horizontallage, Atropin® (0,5 mg) i.v.
Blutdruckabfall	Dopamin® 200 mg in 50 ml NaCl 0,9 % einschleichend 3–5 µg/kg beginnen, bis 10 µg/kg steigern.
Allergische Reaktionen	Tavegil® (2 mg) oder Fenistil® (4 mg) langsam i.v. bei starkem Juckreiz Solu-Decortin® H (250–500 mg) i.v.
Anaphylaktischer Schock	Sofortbehandlung; Weiterbehandlung auf Intensiv Suprarenin® (1:1 000) langsam fraktioniert Sauerstoff-Zufuhr, Atemmaske, Intubation Ringerinfusion „im Schuß“, großlumiger Zugang Euphyllin® 0,48 g i.v. bei Bronchospasmus Solu-Decortin® H 1 g i.v., Tavegil® 2–4 mg i.v.
Asystolie	Kardiopulmonale Reanimation

Die TLA kann nur dann wirksam sein, wenn die pathogene Region und die reizvermittelnde Struktur erreicht wird. Deshalb ist die Strukturdiagnose (Kenntnis der Anatomie) sehr wichtig.

3.2.2 Segmenttherapie

3

LA in Schmerz(-projektions)zonen der schmerzhaften Struktur: Reflexzonen, Dermatome.

Techniken der Quaddelung

- Kanüle: 0,45 x 25 mm
- Einstich im spitzen Winkel fast tangential zur Haut
- Streng intrakutane Applikation des LA
- Pro Quaddel 0,2 ml LA, ggf. Mitinjektion von wenig Luft.

Häufige Quaddelmuster

- HWS, BWS, LWS: Medianlinie über den Spitzen der Processus spinosi und 2–3 cm paramedian rechts und links eine Quaddelreihe
- HWS-Spinne: Unterrand Processus spinosus C7, 1 QF unterhalb Protuberantia occipitalis externa, Trapeziusaußenrand, Querfortsatz C1, Mitte Nackenrand-Schulterhöhe, knapp neben Schulterhöhe, innerer Skapularand, dorsale Achselfalte
- Sakralregion: Dorn L5, Quaddelreihe rechts und links von außen-oben nach innen-unten, SIPS
- Schulter: Quaddelkranz von vorderer bis hinterer Axillarfalte über die Schulterhöhe. Quaddel 2 QF unterhalb Akromionaußenseite und in Höhe Tuberositas deltoidea
- Knie: Kreis um Patella, 3 Quaddeln über Gelenkspalt medial und lateral, 1 Quaddel an Tuberositas tibiae, Grübchen medial und lateral („Knieaugen"), 3 Quaddeln dorsal in Kniegelenksquerfalte
- Hüfte: Halbkreis kaudal offen (nach unten offenes U), Trochanter major im Mittelpunkt
- Sprunggelenk: Vor und hinter dem Malleolus medialis und lateralis. Mitte Fußrücken über Gelenkspalt vom OSG.

Projektionsschmerzzonen

In die Hauptprojektionszonen zervikaler, thorakaler und lumbaler Segmente wird eine Quaddelreihe (3–5 Quaddeln) gesetzt.

C6–Ausstrahlung	Epicondylus humeri lateralis, laterales Ende der Ellenbogenfalte, proximales und distales Drittel der Unterarmradialseite, Handrücken im Winkel Metakarpale I und II.
C7–Ausstrahlung	Quaddelpunkte lateral-dorsal vom C6–Dermatom, Mitte Handrücken, über MCP III.
C8–Ausstrahlung	Epikondylus humeri medialis, ulnares Ende der Ellenbogenfalte, Quaddelpunkte auf Ulnarseite, radiale Seite des Os pisiforme, Kleinfinger.

L4–Ausstrahlung	Fibulaköpfchen, unterer Patellapol, innere Wade im mittleren Drittel, Malleolus medialis.
L5–Ausstrahlung	Trochanterspitze, Fibulaköpfchen, seitliche Wade am Übergang vom oberen zum mittleren Drittel, handbreit über Malleolus lateralis, unter und vor dem Knöchel, über Großzehengrundgelenk.
S1–Ausstrahlung	Mitte Glutealfalte, Mitte dorsaler Oberschenkel, Mitte Kniegelenksquerfalte, Wade zwischen Gastroknemiusköpfe, zwischen Achillessehne und Malleolus lateralis, seitlich am Fußrand über Kleinzehengrundgelenk.

Tips, Tricks & Fallen

- Die streng intrakutane Injektion ist das Geheimnis zum Erfolg
- Bei akuter Symptomatik kurze Infiltrationsintervalle (Tage), bei chronischem Krankheitsbild längere Intervalle (Wochen).

3.2.3 Störfeldanästhesie

LA in pathologisch vorgeschädigtes Gewebe (Störfeld): Narben, Zähne, Tonsillen, Nasennebenhöhlen, Adnexe, Prostata.

Herdwirksame Störstellen

- Zähne: devitale Zähne, Restostitiden, Wurzelreste, verlagerte und retinierte Zähne, Amalgamreste
- Zahnhalteapparat: Granulome, Wurzelzysten, tiefe paradontotische Taschen
- Tonsillen: chronische Tonsillitis, Tonsillektomie-Narben
- Nasennebenhöhlen: chronische polypöse Sinusitis
- Adnexe: Adnexitis
- Prostata: chronische Prostatitis
- Narben: werden häufig überschätzt; gestörte Wundheilung ist verdächtig.

Herdfernstörungsrelationen (nach Tilscher und Eder)

- Seitenregel: Herd und Fernstörung liegen primär homolateral
- Tonsillen: Arthropathien der großen Gelenke (Knie), hohes Lumbalsyndrom
- Zahn-Kieferregion: Tiefes Lumbalsyndrom (untere Molaren), Kopfschmerzen
- Kieferhöhlen: Schmerzsyndrom interskapulär, Okziput–C3
- Adnexe, Prostata: Sp.a., M. Reiter, ligamentär-muskuläre Kreuzschmerzen
- Narben: Quadrantenorientierte Fernstörungen im Sinne neuralgiformer Schmerzen.

Techniken der Störfeldinjektion

Narben (NPP-OP, Spondylodese, Bursektomie, Karpaltunnel)

- Unterspritzung der gesamten Narbe. Einstich am Ende der Narbe. Kanüle intrakutan vorschieben. Injektion beim Zurückziehen der Nadel
- *Kanüle:* 0,50 x 40 mm.

Tonsillen

- Pat. mit weit geöffnetem Mund, Zunge im Mund mit Spatel zur Seite gehalten. Einstich in den unteren Tonsillenpol vom kontralateralen Mundwinkel aus 0,5 cm tief (Aspiration!)
- *Kanüle:* 0,50 x 40 mm.

Nasennebenhöhlen

- Pat. sitzend. Aufsuchen des Austrittspunktes des N. infraorbitalis: Schnittstelle Nasolabialfalte und Horizontale in Höhe unterer Nasenrand. Einstich nach kranial-medial (Verlauf Nasolabialfalte) 2–3 cm tief bis Knochenkontakt. Zusätzlich Einstich zwischen den Augenbrauen genau in der Medianlinie 1–2 cm tief bis Knochenkontakt
- *Kanüle:* 0,45 x 25 mm.

Chronische Beckenherde

- Pat. nach Blasenentleerung in Rückenlage. Aufsuchen der A. femoralis am oberen Schambeinrand. Einstich 1 QF medial senkrecht, leicht kaudal gerichtet 5–6 cm tief
- *Kanüle:* 0,60 x 0,60 mm.

3.2.4 Infiltrationstherapie

LA in direkt schmerzhafte Struktur: Sehnen, Bänder, Gelenke, Gelenkkapsel, Muskulatur.

Techniken der Infiltration

- Aufsuchen des Schmerzpunktes mit Palpation (Bandinsertion, Sehne, myofasziale Triggerpunkte)
- Genaue Lokalisation der Einstichstelle
- Abgrenzung und Fixierung der Behandlungsstruktur mit Zweifingerschutztechnik (☞ Abb. 3.25)
- Gewebekompression: verkürzt den Injektionsweg und vermindert den Nadelstichschmerz
- Infiltration des LA (z.B. 2–3 ml Scandicain® 1 %)
- Korrekte Lage: kurzzeitige Zunahme der Schmerzintensität mit anschließender Schmerzreduktion
- Wiederholungen: Serie von 5–10 Infiltrationen), ggf. wasserlöslicher Steroidzusatz (z.B. Celestan®) oder Homöopathika (z.B. Traumeel®, Zeel®)
- Kanüle: so lang als notwendig, so dünn wie möglich.

Keine Steroidkristalle in Sehnen injizieren (Rupturgefahr).

Technik der Muskelinfiltration, Triggerpunkt-(TP-)infiltration

Obere Extremität

M. levator scapulae

Pat. in Seitlage, Kopf mit Kissen unterlagert. Maximalpunkte aufsuchen, häufig im Winkel Nacken/Trapeziusoberrand (oberer TP) und Angulus superior scapulae (unterer TP). Einstich (oberer TP) von dorsal medialwärts in Richtung Querfortsätze 2–4 cm tief. Einstich (unterer TP) von dorso-kranial nach ventro-kaudal 2–4 cm tief bis Knochenkontakt. *Kanüle:* 0,50 x 40 mm.

TLA des oberen aktiven und oft hypersensitiven TP kann den unteren TP inaktivieren, aber nicht umgekehrt! Alleinige TLA des unteren TP kann zur Schmerzverstärkung des oberen TP führen.

M. supraspinatus

- Pat. in Seitlage, kranke Seite oben. Aufsuchen des TP medial, lateral oder am tendomuskulären Übergang. Einstich senkrecht 3–4 cm tief. Aufsuchen des TP mit der Nadel (evtl. weitere TP)
- *Kanüle:* 0,50 x 40 mm.

Häufige Assoziation von TP Supraspinatus mit TP Infraspinatus.

M. infraspinatus/teres minor

- Pat. in Seitlage, kranke Seite oben. Aufsuchen des TP (medialer Skapularand oder unterhalb der Spina). TP des M. teres minor oberflächlich an Skapulaaußenrand zwischen M. infraspinatus und M. teres major. Einstich senkrecht 3–4 cm tief und Lokalisierung weiterer TP
- *Kanüle:* 0,50 x 40 mm.

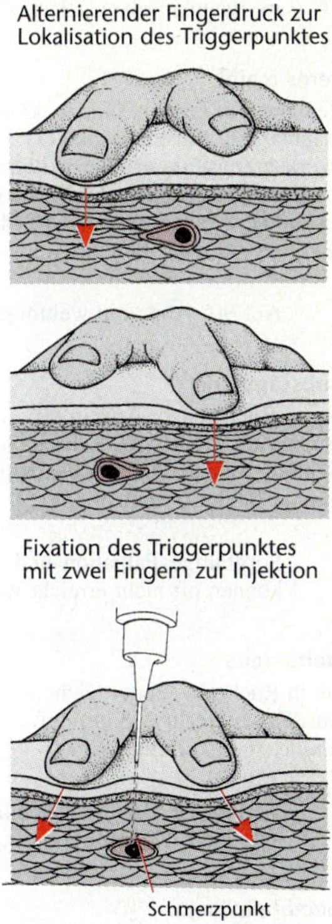

Abb. 3.25: Zweifingerschutztechnik [L 157]

Gefahr des Pneumothorax, da oft dünne Skapula bzw. fibröse Membran. Auf keinen Fall auf Knochenkontakt warten.

M. trapezius

- Oberer Anteil: Pat. in Rückenlage. Palpation des TP und Abheben des Trapeziusoberrandes mit Daumen und Zeigefinger. Einstich zwischen Fingern (somit Vermeiden einer Pleuraverletzung)
- Mittlerer und unterer Anteil: Pat. in Seitenlage, kranke Seite oben. Palpation des TP, ggf. Lateralisierung der Scapula. Einstich senkrecht 0,5–1 cm tief mit Zielrichtung auf Rippen (Finger decken Interkostalraum ab)
- *Kanüle:* 0,45 x 25 mm.

TP des Trapezius sind „Psychohinweise“ (Schulterlasten!). Häufigster TP im rheumatischen Alltag.

M. teres major

- Medialer TP: Pat. in Seitlage, kranke Seite oben. Aufsuchen des TP am unteren Skapularand. Einstich senkrecht 3–4 cm tief
- Lateraler (posteriorer oder axillärer) TP: Pat. in Rückenlage, Arm in 90° Abd. und Aro. Einklemmen der Muskelmasse von hinterer Axillarfalte aus. Einstich bis Schmerzverstärkung meist 3–4 cm tief
- *Kanüle:* 0,50 x 40 mm.

3

Auf 90° Abd. und weitmögliche Aro. achten.

M. subscapularis

- Pat. in Rückenlage, Arm in 90° Abd. und Aro. Aufsuchen des lateralen TP am Skapulaaußenrand von Achselhöhle aus. Einstich in Tiefe der Achselhöhle in Richtung Skapula entlang den Rippen 5–6 cm tief
- *Kanüle:* 0,60 x 60 mm.

Sorgfältige Palpation und Technik ist absolut notwendig. Mediale TP können oft nicht erreicht werden.

M. deltoideus

- Pat. in Rückenlage oder leicht seitlich. Aufsuchen des TP anterior und posterior. Einstich senkrecht 2–3 cm tief
- *Kanüle:* 0,45 x 25 mm.

Verletzung der V. cephalica und versehentliche Gelenkinjektion bei anteriorer TP-Infiltration.

M. pectoralis major

- Pat. in Rückenlage. Aufsuchen der TP. Einstich senkrecht 2–3 cm tief unter Schutz der Interkostalräume. Laterale Muskelpartie mit Fingern umfassen
- *Kanüle:* 0,45 x 25 mm.

Bei fehlender Besserung nach TP-Infiltration des klavikulären Anteiles vom M. deltoideus an M. subclavius denken.

Untere Extremität

M. gluteus maximus/medius (D-Punkt nach Hackett)/minimus

- Pat. in Bauchlage. Aufsuchen des D-Punktes 2 QF kranial und lateral der SIPS. Einstich senkrecht 4–6 cm tief bis Knochenkontakt. Aufsuchen weiterer TP in M. gluteus maximus und medius. Fixation mit Zweifingerschutztechnik
- *Kanüle:* 0,60 x 60 mm.

M. piriformis

- Pat. in Seitlage, kranke Seite oben, Hüfte 90° flektiert, Knie auf Liege. Aufsuchen des lateralen TP (Verbindungslinie Trochanter major-SIPS: mittleres bis äußeres Drittel). Provokation des TP mit tiefem Daumendruck. Einstich senkrecht zur Haut 4–6 cm tief bis zur Schmerzverstärkung
- *Kanüle:* 0,60 x 60 mm.

Die laterale TP-Infiltration inaktiviert fast immer auch den medialen TP.

Wirbelsäule

A-, B-, C- Punkte nach Hackett

- Insertionsstellen der Nackenmuskulatur. Palpation von TP (Protuberantia occipitalis externa mit Trapeziusinsertion), A-Punkt (M. semispinalis capitis) 1 QF paramedian davon, B-Punkt (M. splenius capitis) 1 QF lateral davon und C-Punkt (M. sternocleidomastoideus) am Mastoid. Einstich senkrecht 2 cm tief bis Knochenkontakt
- *Kanüle:* 0,45 x 25 mm.

M. erector trunci/iliocostalis und longissimus

- Pat. in Bauchlage. Aufsuchen der TP. Einstich senkrecht 2–3 cm tief bis Schmerzverstärkung
- *Kanüle:* 0,45 x 25 mm.

Techniken der Infiltration des Bandapparates, Sehnen

Obere Extremität (☞ Abb. 3.26)

Processus coracoideus

(M. pectoralis minor, coracobrachialis, kurze Bizepssehne)

- Pat in Rückenlage. Aufsuchen des Proc. coracoideus (unveränderte Lage bei Iro./Aro. der Schulter). Einstich senkrecht 3–4 cm tief bis Knochenkontakt Fächerförmige Infiltration der kaudalen Anteile (Sehneninsertionen)
- *Kanüle:* 0,50 x 40 mm.

Tuberculum majus

(M. supraspinatus, infraspinatus, teres minor)

- Pat. sitzend. Aufsuchen des Tuberculum majus mit Rotationsbewegungen des Armes. Supraspinatusinsertion: Hand auf Rücken in max. Iro. Einstich von ventral 3–4 cm tief bis Knochenkontakt. M. infraspinatus- und M. teres minor-Insertion: Arm in Iro. Einstich von lateral 3–4 cm tief bis Knochenkontakt
- *Kanüle:* 0,50 x 40 mm.

Tuberculum minus

(M. subscapularis, teres major, latissimus dorsi)

- Pat. in Rückenlage, Arm in Aro. Aufsuchen des Tuberculum minus mit Rotationsbewegung des Armes. Einstich senkrecht von ventral 3–4 cm tief bis Knochenkontakt. Fächerförmige Infiltration
- *Kanüle:* 0,50 x 40 mm.

Sulcus intertubercularis

(lange Bizepssehne)

- Pat. in Rückenlage. Aufsuchen des Sulcus intertubercularis durch Rotationsbewegung des Armes. Einstich senkrecht von ventral 2–3 cm tief. Richtungsänderung und Vorschieben der Nadel nach kranial
- *Kanüle:* 0,50 x 40 mm.

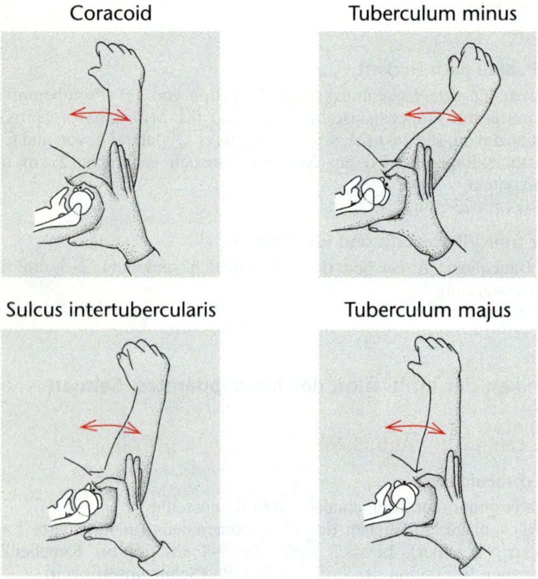

Abb. 3.26: Differenzierung der Palpationspunkte Processus coracoideus – Tuberculum minus – Sulcus intertubercularis – Tuberculum majus [L 157]

Nur exakte Differenzierung der unterschiedlichen Insertionen am Tuberculum majus und minus sichert den therapeutischen Erfolg.

Epikondylus humeri lateralis und medialis

(Extensoren und Flexoren der Hand)

- Aufsuchen des prominenten, gut palpablen Epikondylus medialis und lateralis. Einstich senkrecht 1–2 cm tief bis Knochenkontakt. Fächerförmige Infiltration proximaler und distaler Anteile
- *Kanüle:* 0,45 x 25 mm.

Beugesehnen Digiti I–V

Pat. stabil gelagert mit Handinnenfläche nach oben (seitlich sitzend an Liege, Unterarm mit Hand aufliegend), Hand mit Kissen unterlagert, so daß Überstreckung der Finger möglich ist. Exakte Lokalisation des Beugesehnenknötchens oder einer Krepitation unter Flexionsbewegung des Fingers auch erneut nach Desinfektion. Einstich in Mitte der Grundgelenksbeugefalte 0,5 cm tief mit flacher Nadelführung nach proximal im Sehnenverlauf und Injektion (0,5 ml). Nach kurzem Zuwarten Vorschieben der Nadel entlang dem Beugesehnenverlauf bis 4 cm. Injektion beim Rückzug der Nadel (2–3 ml).
Kanüle: 0,50 x 40 mm.

Karpaltunnel

- Volarer Zugang: Handgelenk mit Kissen unterlegen, leichte Ext. Aufsuchen der distalen volaren Handgelenksquerfalte und der M. palmaris longus-Sehne (Daumen und Kleinfinger zusammen in Beugestellung). Einstich knapp radial der M. palmaris longus-Sehne senkrecht 1–2 cm tief
- Alternative: Handgelenk mit Kissen unterlegen, Ext. von 20°. Aufsuchen Ende der mittleren geraden Handlinie (Lebenslinie). Einstich fast parallel zum Unterarm und Vorschieben der Nadel in den Karpalkanal 3–5 cm tief
- *Kanüle:* 0,50 x 40 mm.

Untere Extremität

Trochanter major/Liertzer-Punkt

(Glutaealmuskulatur)

- Trochantermassiv: Pat. in Seitenlage, kranke Seite nach oben. Aufsuchen des Trochanter major und Palpation des Umrisses. Einstich senkrecht 4–6 cm tief bis Knochenkontakt (man erwartet den Kontakt viel früher!). Fächerförmige Infiltration unter Knochenkontakt und leichtem Nadelrückzug. Auch kraniale Anteile mitinjizieren
- *Kanüle:* 0,60 x 60 mm (längere Nadel nehmen als man denkt zur Infiltration kranialer Strukturen)
- Liertzer-Punkt: Aufsuchen einer Druckdolenz handbreit distal des Trochanter major an der Oberschenkelaußenseite Einstich senkrecht 4 cm tief
- *Kanüle:* 0,50 x 40 mm.

Trochanter minor

(M. iliopsoas)

- Pat. in Rückenlage, Hüftgelenk in leichter Flex., Abd. und Aro. Einstich senkrecht knapp unterhalb der Beugefalte nach Tiefenpalpation des Femurknochens. Einstich 6–8 cm tief bis Knochenkontakt. Aufsuchen der medialen Knochenbegrenzung mit der Nadel und Injektion
- *Kanüle:* 0,60 x 60 mm oder 0,80 x 80 mm.

Pes anserinus

(M. sartorius, M. semitendinosus, M. gracilis)

- Pat. liegend mit gebeugtem Knie. Aufsuchen der Druckdolenz an vorderer-medialer Knieseite. Einstich schräg in Richtung Tibia 2–3 cm tief bis Knochenkontakt
- *Kanüle:* 0,45 x 25 mm.

3

Fibulaköpfchen

(M. biceps femoris, Lig. collaterale laterale)

- Pat. in Rückenlage, Knie gebeugt. Aufsuchen des Fibulaköpfchens mit größter Druckdolenz (vorderer oder hinterer Anteil?). Einstich senkrecht 1–2 cm tief bis Knochenkontakt
- *Kanüle:* 0,45 x 25 mm.

Fersenbein

(plantare und dorsale Insertion)

- Pat. in Bauchlage, Fuß an Liege überhängend. Aufsuchen der größten Druckdolenz plantar bzw. dorsal. Einstich senkrecht 2–3 cm tief bis Knochenkontakt. Bei Druckdolenz an seitlicher Achillessehne Einstich seitlich über Kalkaneus und Vorschieben der Nadel 3–4 cm an Sehnenvorderseite (direkte Achillessehneninfiltration vermeiden!)
- *Kanüle:* 0,50 x 40 mm.

Tarsaltunnel

- Pat. in Bauchlage, Fuß an Liege überhängend. Aufsuchen des Malleolus medialis. Einstich 1 QF hinter und unter dem Malleolus medialis von dorsal und Vorschieben der Nadel in Richtung Fußsohle bis 4 cm. Infiltration beim Rückzug der Nadel auf gesamter Länge
- *Kanüle:* 0,50 x 40 mm.

Wirbelsäule

Interspinöse Ligamente

- HWS in Anteflexion, BWS in Kyphosierung und LWS mit Kissen in Flexion unterlagert. Aufsuchen der Processus spinosi. Einstich streng median interspinös bis zum Knochenkontakt (Cave: L5/S1 mit Gefahr der Periduralanästhesie bei lordosebedingter Duranähe). Infiltration interspinös und supraspinös beim Zurückziehen der Nadel
- *Kanüle:* 0,50 x 40 mm.

Ligamentum iliolumbale

- Pat. in Bauchlage, Becken mit Kissen unterlagert. Aufsuchen des Interspinalraumes L4/L5. Einstich 2–3 QF paramedian senkrecht 4–5 cm tief bis Knochenkontakt (Proc.transversus L5). Infiltration (2–3 ml). Zurückziehen der Nadel, Stichrichtung lateral in Richtung Crista iliaca und erneute Infiltrationen (2–3 ml). Erneutes Zurückziehen und Infiltration unter Knochenkontakt (2–3 ml an Crista iliaca)
- *Kanüle:* 0,60 x 80 mm.

Tuber ossis ischii

(M. biceps femoris, semitendinosus, semimembranosus)

- Pat. in Seitenlage, kranke Seite nach oben, Beine angewinkelt. Aufsuchen der Maximalpunkte an gut palpablem Knochenrand. Einstich 4–6 cm tief bis Knochenkontakt. Fächerförmige Infiltration
- *Kanüle:* 0,60 x 60 mm.

Spina iliaca anterior superior

(M. tensor fasciae latae, sartorius)

- Pat. in Rückenlage. Aufsuchen der druckdolenten SIAS. Einstich senkrecht 2–4 cm tief bis Knochenkontakt. Fächerförmige Infiltration
- *Kanüle:* 0,50 x 40 mm.

Steißbeinspitze

- Pat. in Bauchlage mit Kissen am Becken unterlagert. Tupfer in Rima ani bei Desinfektion. Aufsuchen der Steißbeinspitze von kranial her. Einstich senkrecht 2–3 cm tief bis Knochenkontakt. Fächerförmige Infiltration median und an seitlichen Arealen
- *Kanüle:* 0,50 x 40 mm.

Sorgfältigste Desinfektion der Rima ani.

3.2.5 Grenzstrangblockade

LA in vegetative Leitungsbahnen bzw. Ganglien mit direkter Organbeeinflussung.

Ganglion stellatum

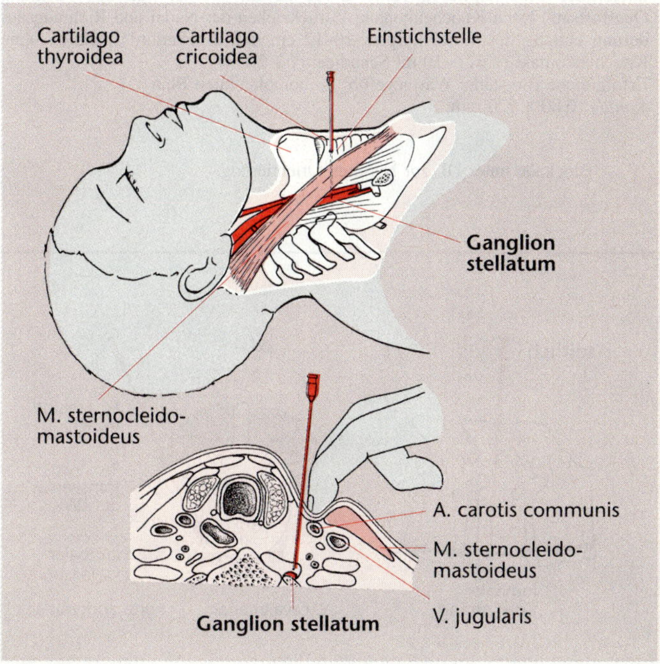

Abb. 3.27: Ganglion-Stellatum-Blockade [L 157]

Durchführung

- Pat. in Rückenlage, Kopf überstreckt mit Kissen im Nacken. Keine Rotation. Orientierungspunkte aufsuchen: A. carotis und Trachea. Wegdrücken der Arterie mit 3 Fingern nach lateral. Einstich senkrecht medial der A. carotis und lateral der Trachea im unteren Halsdrittel bis Knochenkontakt (Costa I-Querfortsatz). Aspiration. Injektion von LA (z.B. 5 ml Scandicain® 2 %).
- Erfolgreiche Blockade: Wärmegefühl im oberen Quadranten. Horner-Syndrom (Ptosis, Miosis, Enophthalmus) kann auch ausbleiben
- *Kanüle:* 0,60 x 60 mm.

3

Blockade nur unter Intubationsbereitschaft.

Lumbale Sympathikusblockade

- Pat. in Bauchlage. Orientierungspunkt aufsuchen: LWK III-Dorn. Einstich 8 cm lateral der Medianlinie in Höhe LWK III im Winkel von 30° Richtung Querfortsatz. Nach Knochenkontakt Zurückziehen der Nadel und Richtungsänderung entlang des Wirbelkörpers 10–12 cm tief. Aspiration! Injektion ohne Knochenkontakt (z.B. 5–10 ml Scandicain® 2 %)
- Erfolgreiche Blockade: Wärmegefühl im homolateralen Bein
- *Kanüle:* 0,80 x 120 mm.

Blockade unter DL zur besseren Orientierung.

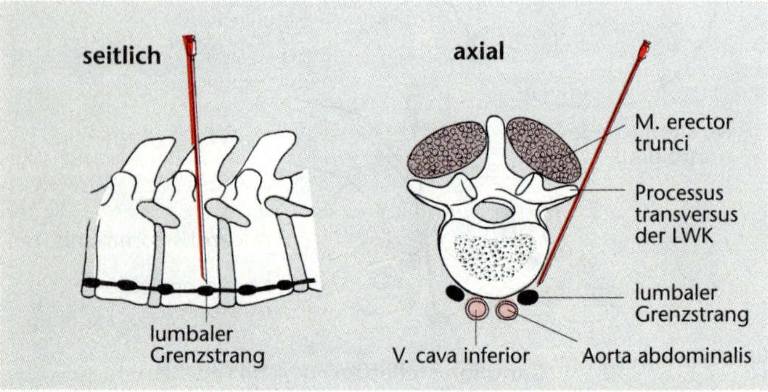

Abb. 3.28: Lumbale Grenzstrangblockade [L 157]

3.3 Periphere Nervenblockaden

Obturatoriusblockade

- Pat. in Rückenlage. Orientierungspunkte aufsuchen: SIAS, Tuberculum pubicum, Lig. inguinale. Schamhaare evtl. teilweise abrasieren. Einstich senkrecht 1 QF unterhalb und lateral vom Tuberculum pubicum 4–5 cm tief bis Knochenkontakt. Richtungsänderung leicht nach lateral und kranial 6–7 cm tief. Aspiration! Injektion von LA (z.B. 10–15 ml Scandicain® 1 %).
- Erfolgreiche Blockade: Schmerzreduktion im Hüftgelenk, eingeschränkte Add., breitbeiniger Seemannsgang
- *Kanüle:* 0,60 x 80 mm.

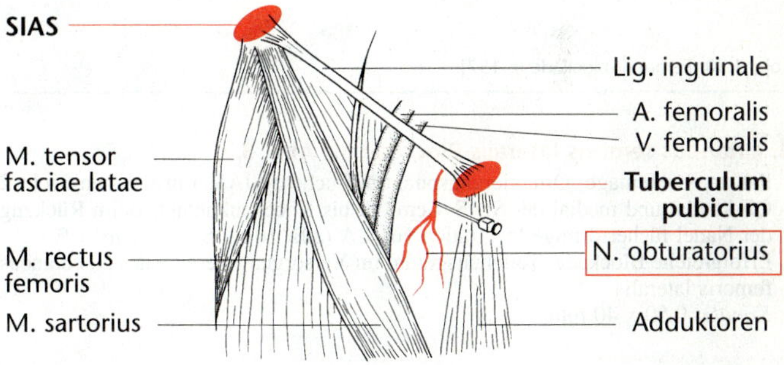

Abb. 3.29: Obturatoriusblockade [L 157]

Femoralisblockade

- Pat. in Rückenlage. Orientierungspunkte aufsuchen: A. femoralis, Lig. inguinale. Einstich senkrecht 1 QF lateral der A. femoralis und 1 QF distal des Leistenbandes 3–4 cm tief bis Zuckungen auftreten. Aspiration! Bei versehentlicher Punktion der Arterie Stichrichtung nach lateral. Injektion von LA (z.B. 5–10 ml Scandicain® 1 %). Erfolgreiche Blockade: Taubheitsgefühl im Versorgungsgebiet des N. femoralis
- *Kanüle:* 0,50 x 40 mm.

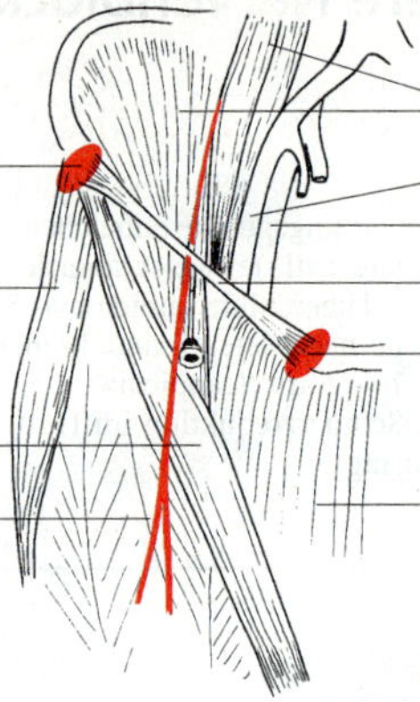

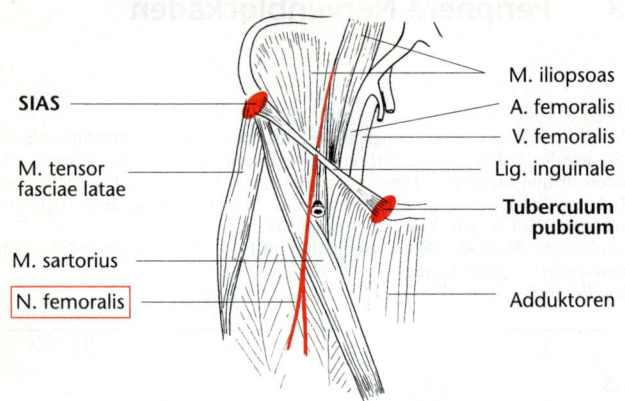

Abb. 3.30: Femoralisblockade [L 157]

N. cutaneus femoris lateralis-Blockade (☞ Abb. 3.7)

- Pat. in Rückenlage. Orientierungspunkt aufsuchen: SIAS. Einstich senkrecht 2 QF kaudal und medial der SIAS 4 cm tief bis Knochenkontakt. Beim Rückzug der Nadel fächerförmige Infiltration von LA (z.B. 10 ml Scandicain® 1 %)
- Erfolgreiche Blockade: Taubheitsgefühl im Versorgungsbereich des N. cutaneus femoris lateralis
- *Kanüle:* 0,50 x 40 mm.

3-in-1-Block

Blockade des N. obturatorius, N. femoralis und N. cutaneus femoris lateralis mit einer einzigen Injektion

- Pat. in Rückenlage. Orientierungspunkte aufsuchen: A. femoralis, Lig. inguinale. Einstich wie Femoralisblockade 1 QF lateral der A. femoralis und 1 QF distal des Leistenbandes. Falls möglich Punktion der Nervenfaszienloge mit Stimulationskanüle. Richtungsänderung der Nadel kranialwärts. Oberschenkelkompression mit RR-Manschette (80 mm Hg). Aspiration! Injektion einer größeren Menge LA (z.B. 25 ml Scandicain® 1 %)
- Erfolgreiche Blockade: Taubheitsgefühl im Versorgungsbereich aller 3 Nerven
- *Kanüle:* 0,60 x 60 mm.

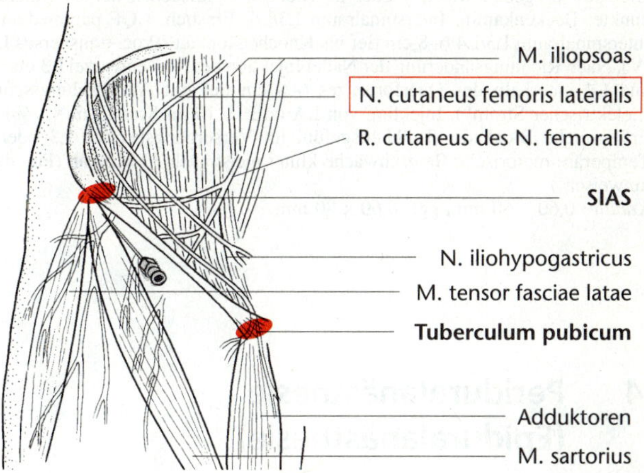

Abb. 3.31: N. cutaneus femoris lateralis-Blockade [L 157]

Suprascapularisblockade

- Pat. stabil sitzend. Orientierungspunkte aufsuchen: Akromion, Spina scapulae, medialer Skapularand. Einstich am Oberrand der Spina in Mitte der Verbindungslinie Akromion- innerer Skapularand nach kaudal (50°) und leicht lateral gerichtet 4–6 cm tief bis Knochenkontakt (neben der Incisura scapulae!). Injektion von LA (z.B. 5–10 ml Scandicain® 1 %). Cave: Pleuraverletzung
- Erfolgreiche Blockade: Taubheitsgefühl im Versorgungsbereich von C4–C6
- *Kanüle:* 0,60 x 60 mm.

Lumbale Nervenwurzelblockade (Reischauer-Blockade)

L5 oder S1-Blockade

- Pat. in Bauchlage, Becken mit Kissen unterlagert oder in Seitlage leicht kyphosiert. Aufsuchen der Orientierungspunkte: Beckenkamm, Interspinalraum L4/L5. Einstich 3 QF paramedian von Interspinalraum L4/L5 6–8 cm tief bis Knochenkontakt (Proc. transversus LWK V). Nach Richtungsänderung der Nadel Injektion der Nervenwurzel L5 oberhalb und S1 unterhalb des Querfortsatzes 6–8 cm tief mit Ausstrahlungsschmerz („elektrischer Strom"). Injektion von LA (z.B. 5–10 ml Scandicain® 1 %)
- Erfolgreiche Blockade: Taubheitsgefühl im Versorgungsbereich L5 oder S1. Temporäre motorische Beinschwäche klingt meist nach 30 Min. ab (Pat. darauf hinweisen!)
- *Kanüle:* 0,60 x 60 mm, ggf. 0,60 x 80 mm.

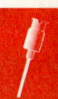

L3 oder L4–Blockade

- Gleiches Vorgehen wie L5- oder S1-Blockade. Aufsuchen der Orientierungspunkte: Beckenkamm, Interspinalraum L3/L4. Einstich 3 QF paramedian von Interspinalraum L3/L4 6–8 cm tief bis Knochenkontakt (Proc. transversus LWK IV). Nach Richtungsänderung der Nadel Injektion der Nervenwurzel L3 oberhalb und L4 unterhalb des Querfortsatzes 6–8 cm tief mit Ausstrahlungsschmerz („elektrischer Strom"). Injektion von LA (z.B. 5–10 ml Scandicain® 1 %)
- Erfolgreiche Blockade: Taubheitsgefühl im Versorgungsbereich L3 oder L4. Temporäre motorische Beinschwäche klingt meist nach 30 Min. ab (Pat. darauf hinweisen!)
- *Kanüle:* 0,60 x 60 mm, ggf. 0,60 x 80 mm.

3.4 Periduralanästhesie (Epiduralanästhesie)

Kaudalblock

- Pat. in Bauchlage. Orientierungspunkt aufsuchen: Rima ani, Cornua sacralia mit prallelastischer Delle zwischen den Knochenhöckerchen. Einstich median fast parallel der Behandlungsliege. Überwinden eines Widerstandes (Bandstrukturen). Vortasten mit Nadel in Sakralkanal, dabei oft Absenken der Nadel unter Horizontale nötig! Einführen der Nadel 5–6 cm tief. Aspiration! Injektion von LA (z.B. 10 ml Scandicain® 2 %)
- Erfolgreiche Blockade: Besserung der Lumbalgie
- *Kanüle:* 0,60 x 60 mm.

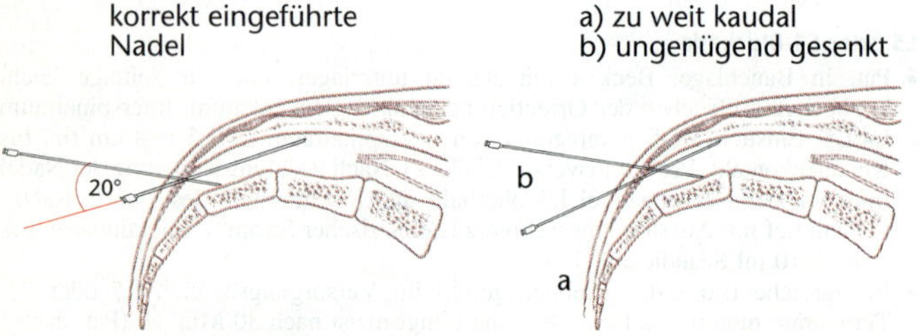

Abb. 3.32: Kaudalblock [L 157]

Lumbale epidurale Blockade

- Pat. sitzend, Katzenbuckel. Orientierungspunkte aufsuchen: Beckenkamm, Interspinalraum L4/5. Einstich exakt interspinös L4/5 mit Periduralkanüle (stumpfer Anschliff, Mandrin). Bei erhöhtem Widerstand beim Vorschieben (Lig. interspinale) Entfernen des Mandrins der Kanüle. Aufsetzen einer mit 10 ml NaCl gefüllten Spritze und Vorschieben der Kanüle unter Stempeldruck. Unter behutsamem Vorschieben mit konstantem Stempeldruck wird Spritzenlösung plötzlich widerstandslos injiziert = Periduralraum (loss of resistance-Methode). Injektion von LA (z.B. 10–15 ml Scandicain® 2 %)
- Erfolgreiche Blockade: Wärmegefühl, Kribbeln und Sensibilitätsverlust. Pat. auf passagere motorische Schwäche hinweisen!
- *Kanüle:* Periduralkanüle.

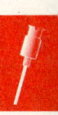

Beim Vorschieben der Nadel mit Finger am Rücken abstützen, um plötzliches Tiefertreten der Nadel zu vermeiden.

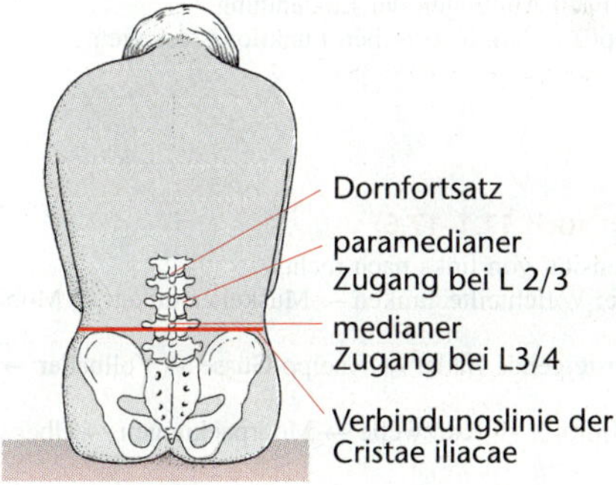

Abb. 3.33: Lumbale Epiduralblockade [L 157]

3.5 Manuelle Medizin, Chirotherapie

Die Wahl der Behandlungstechnik, d.h. Gelenktechnik oder muskuläre Technik, richtet sich nach dem aktuellen manualdiagnostischen Befund, der Befundlokalisation, der Chronizität der Erkrankung und der Effektivität vorangegangener Therapien.

Hauptindikationen in der Rheumatologie

- Wirbelsäule: Spondylarthropathie mit chronisch schleichendem Verlauf
- Schultersteife
- Ellbogen: Streckdefizit nach Abklingen der Entzündung
- Muskuläre Stabilisierung von Hand und Fingern
- Koxarthrose
- Knie: Streckdefizit nach Abklingen der Entzündung
- OSG-Arthrose mit postinflammatorischen Funktionsstörungen.

Therapie

Reflextherapien (☞ auch 17.1–17.6)

(zunehmende Reizintensität von links nach rechts)
- **Manuelle Therapie:** Weichteiltechniken → Muskeltechniken → Mobilisationen → Manipulationen
- **Balneotherapie:** ansteigende Bäder → Kneipp-Güsse → Vollbäder → Thermalbäder
- **Thermotherapie:** Infrarot → Kurzwelle → Moorpackungen → Überwärmungsbad.

Weichteiltechniken

- Behandlungsschwerpunkt: Muskulatur, Faszien, nervale Strukturen
- z.B. Quer- und Längsdehnung und/oder Deep friction nach Cyriax
- Vorbereitung spezifischer Gelenkmobilisation.

Gelenktechniken

- Behandlungsschwerpunkt: artikuläre/periartikuläre Strukturen
- Mobilisation (Lösen-Straffen-Dehnen, Gleitmobilisation) oder Manipulation (Mobilisation mit schnellem Impuls und kleiner Kraft, kurzem Weg, kurzer Zeit)
- Qualität und Quantität der manuellen Gelenkmethoden
  - Stufe I (Lösen): Aufhebung der Kohäsionskräfte im Gelenk („Gelenkatmen“)
  - Stufe II (Straffen): Straffung des Kapselbandapparates
  - Stufe III (Dehnen): Dehnen der Weichteile im kollagenen Belastungsbereich bis zur physiologischen Grenze.

Behandlungstechnik peripherer Gelenke orientiert an **Konvex-Konkav-Regel** (nach Kaltenborn) mit Fixierung eines Gelenkpartners und Bewegung des anderen.

Das Problem bei Rheumapatienten ist nicht die Mobilisation bei hypomobilen Funktionsstörungen, sondern die Stabilisation bei Hypermobilität. Dies erfordert konsequentes Gelenktraining unter Berücksichtigung von Muskelkraft und Koordination. Ideal: Kombination von stabilisierenden muskulären Therapien mit PNF-Techniken (☞ 12.2.9). Manuelle Techniken sind Gegenstand der chirotherapeutischen Weiterbildung.

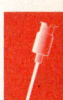

Kontraindikationen

KI für Mobilisation

- Fehlen einer hypomobilen Funktionsstörung (Blockierung)
- Radikuläre Läsionen
- Pathomorphologische Veränderungen
- Hypermobilität.

KI für Manipulation

- Entzündliche Prozesse
- Destruierende Prozesse
- Degenerative Veränderungen
- Traumen mit Verletzung anatomischer Strukturen
- Verdacht auf Beteiligungen der A. vertebralis
- Psychische Störungen.

Die berufliche Qualifikation kann bei den Ärzteseminaren der „Deutschen Gesellschaft für Manuelle Medizin (DGMM)“ mit der Zusatzbezeichnung „Chirotherapie“ erworben werden.

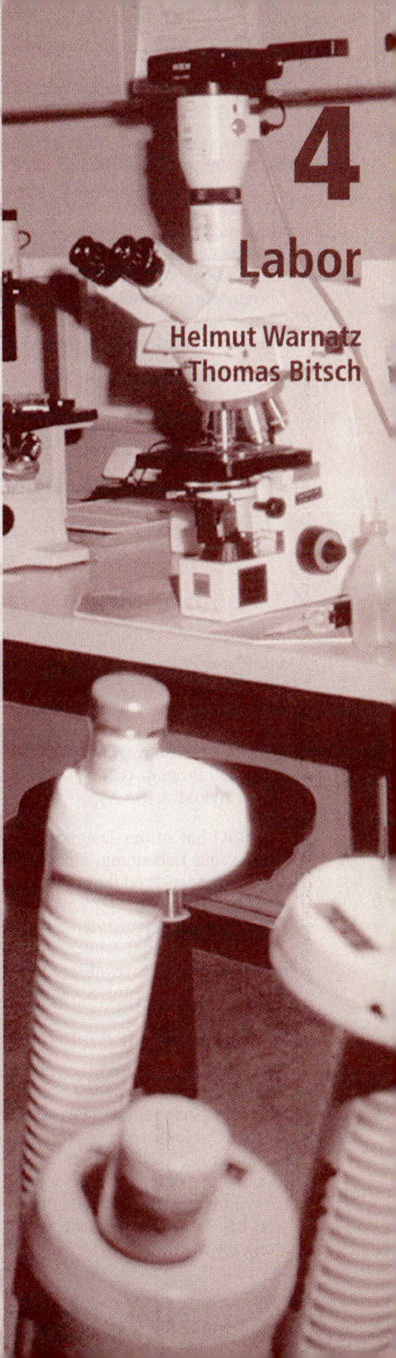

4 Labor

Helmut Warnatz
Thomas Bitsch

Das Problem bei Schmerzpatienten ist nicht die Mobilisation [illegible] Funktionsstörungen, sondern die Stabilisation bei Hypermobilität, [illegible] Gelenktraining unter Berücksichtigung von Muskelkraft und Koordination. Ideal: Kombination von stabilisierenden [illegible] Therapeuten (z.B. PNF, Brunkow → 12.2.9). Manuelle Techniken sind Bestandteil der physiotherapeutischen Weiterbildung.

Kontraindikationen

KI für Mobilisation

- Fehlen einer reversiblen Funktionsstörung (Blockierung)
- Artikuläre Instabilität
- Radiomorphologische Veränderungen
- Hypermobilität

KI für Manipulation

- Entzündliche Prozesse
- Destruierende Prozesse
- Degenerative Veränderungen
- Patienten mit Variationen anatomischer Strukturen
- Verdacht auf Beteiligungen der A. vertebralis
- Psychische Störungen

Die curriculäre Qualifikation kann bei den Ärztekammern oder der Deutschen Gesellschaft für Manuelle Medizin (DGMM) bzw. die Zusatzbezeichnung „Chirotherapie" erworben werden.

Labordiagnostik ist immer im Zusammenhang mit dem klinischen Bild der Erkrankung zu sehen. Die Ind. zur Labordiagnostik ergibt sich aus den klinischen Leitsymptomen. Der klinische Wert der Laborergebnisse wird nach Sensitivität, Spezifität und prädiktivem Wert eingestuft. Die rheumatologische Labordiagnostik umfaßt:

- Untersuchungen zur ätiopathogenetischen Zuordnung des Krankheitsbildes
- Untersuchungen, die Hinweise auf Aktivität der Erkrankung geben und prognostische Hinweise ermöglichen
- Laborparameter, die den Funktionszustand der Organsysteme bewerten lassen; dies insbesondere auch zum Monitoring bei antirheumatischer Therapie.

4.1 Entzündungsparameter

4.1.1 BSG, CRP

Akute-Phase-Proteine sind Plasmaproteine, deren Konzentration als Antwort auf Gewebsläsionen, Entzündungen und Infektionen ansteigen. Zu den Akute-Phase-Proteinen gehören Proteinase-Inhibitoren, wie Alpha-1-Antitrypsin und Alpha-2-Makroglobulin, Transport-Proteine wie Transferrin und Haptoglobin, Gerinnungs- und Komplement-Proteine sowie Moleküle mit schlecht definierter Funktion wie C-reaktives Protein (CRP), High density lipoprotein (HDL), Apolipoprotein, Serum-Amyloid A (SAA).

- Die BSG hat in der Diagnostik der RA (☞ 7.1) und anderer Arthritiden eine signifikante Bedeutung. Die Senkungsbeschleunigung hängt hauptsächlich von der Fibrinogen-Produktion ab, aber auch andere Akute-Phase-Proteine spielen eine Rolle
- CRP wird von Hepatozyten sezerniert. Es ist ein Produkt des humanen CRP-Gens, das am Chromosom 1 lokalisiert ist. Die CRP-Produktion wird durch Zytokine, insbesondere IL-6 reguliert. Der Plasma-Spiegel von CRP wird nahezu ausschließlich durch seine Syntheserate bestimmt

Nachweismethoden

- *BSG*: Verfahren von Westergren in Zitratblut. Fehlerquelle für falsch-hohe Werte sind zu hoher Zitratanteil, schräg gestelltes Senkungsröhrchen oder zu hohe Umgebungstemperatur (Fensterbank!). BSG verwertbar bei Bestimmung von 20–24 °C. Normwerte in Abhängigkeit von Alter und Geschlecht beachten:
  – Männer < 50. LJ. 15 mm; > 50. LJ. 20 mm in der 1. h
  – Frauen < 50. LJ. 20 mm; > 50. LJ. 30 mm in der 1. h
- *CRP:* Präzise standardisierte und automatisierte Immunassays. Mittlerer Normalwert bei 0,8 mg/dl. Höchste Werte liegen bis zu 1 000-fach über dem mittleren Normalwert.

CRP und rheumatische Krankheitsbilder	
CRP im Referenzbereich	• Arthrose • Fibromyalgie
CRP mäßig erhöht (–5 mg/dl)	• RA (mäßig bis leicht aktiv) • Psoriasisarthropathie • Gicht • Sarkoidose • Kollagenosen, insbes. Poly-/Dermatomyositis, PSS, Sjögren-Syndrom • Vaskulitiden (mäßig bis leicht aktiv) • Darmassoziierte Spondylarthropathie
CRP deutlich erhöht (> 5 mg/dl)	• RA (hochaktiv) • Spondylarthropathie (hochaktiv), ggf. mit Spondylitis/Spondylodiszitis • Vaskulitiden; Polymyalgia rheumatica/Arteriitis temporalis • Sepsis unter immunsuppressiver Therapie

Tips, Tricks & Fallen

- CRP besitzt klinische Bedeutung als Aktivitätsparameter, insbes. bei RA; es zeigt die Röntgenprogression bei Einzelpatienten mit RA im frühen Stadium effizient an
- Es gibt Pat. mit aktiver RA, die keine CRP-Erhöhung besitzen. Auch bei aktivierter Arthrose finden sich gelegentlich CRP-Erhöhungen
- Das Fehlen einer Akute-Phase-Antwort bei Pat. mit SLE, PSS, Poly- und Dermatomyositis und Sjögren-Syndrom selbst bei hoher Krankheitsaktivität ist dem Kliniker bekannt
- Die routinemäßige Bestimmung von CRP als Verlaufsparameter bei RA ist heute unerläßlich.

4.1.2 Blutbild mit Leukozytendifferenzierung

Die Entzündungsreaktion bewirkt durch die Bildung von Zytokinen und Hormonen (Interleukin-3, G-CSF, GM-CSF) eine gesteigerte Ausschleusung von Leukozyten und deren Vorstufen. Die Bedeutung von BB mit Differential-BB liegt außer in der Entzündungsdiagnostik rheumatischer Erkrankungen in der Therapieüberwachung von Basistherapeutika (☞ 15.4.2). Die Anämie ist zwar oft Zeichen der Entzündungsaktivität, jedoch kann zusätzlich eine Eisenmangelanämie auftreten → DD abklären (Ferritinspiegel).

4.1.3 Serumeiweiß-Elektrophorese, Immunfixation

Zum Nachweis einer Dysproteinämie mit den daraus resultierenden DD-Überlegungen stellt die Auftrennung der Serumproteine nach Ladung und Größe eine Ergänzung dar. Bei chronischen Entzündungen ungeklärter Genese gibt sie Hinweise auf Leber- und Nierenerkrankungen. Bei V.a. monoklonale Gammopathie kann mittels der Immunfixation der Nachweis der monoklonalen Immunglobuline erbracht werden.

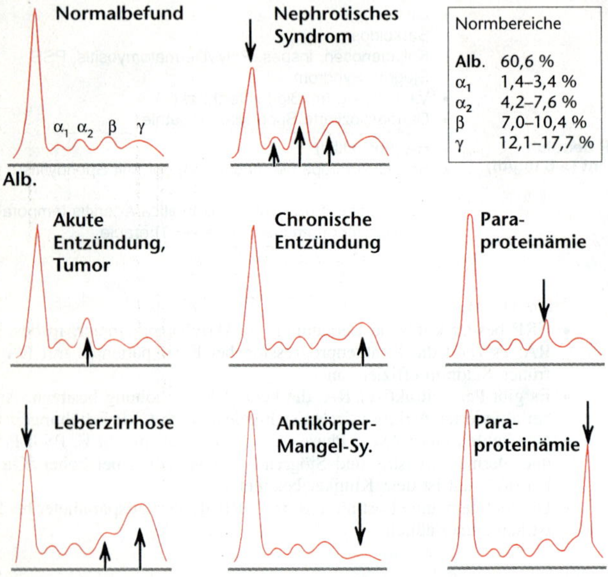

Abb. 4.1: Veränderungen der Serumeiweiß-Elektrophorese [L 157]

Nachweismethode

Elektrophoretische Auftrennung auf vorbehandelter Zelluloseazetat-Mikrofolie, so daß auf dem Agarosesystem auch monoklonale Banden sichtbar gemacht werden können. Die Identifizierung erfolgt durch Zugabe spezifischer Antiseren, wodurch sich die jeweiligen Präzipitationszonen ergeben.

Besonderheiten bei der Beurteilung der Immunfixation

- Mehrere Banden: Das Vorliegen verschiedener Polymerisationsgrade der Leichtketten kann (fälschlich) zur Diagnose einer Doppelparaproteinämie führen
- Artefakte: Immunkomplexe, die aufgrund ihrer polyklonalen Genese sowohl eine Immunpräzipitation mit Anti-κ und Anti-λ als auch mit dem entsprechenden AK gegen die beteiligte Schwerkette zeigen. Empfehlung: Wiederholung der Immunfixation mit 2-Mercaptoäthanol (100 µl der Probe zu 10 µl einer 1:10 Lösung von 2-Mercaptoäthanol)

- Diagnose „freie Leichtketten“: Zur Diagnosesicherung ist zusätzlich auf Anwesenheit von IgD und IgE zu prüfen, um ein IgD- bzw. IgE-Paraprotein nicht zu übersehen
- Prozonenphänomen: Ausbleiben der Immunpräzipitation im Zentrum der Proteinbande wegen Antigenüberschuß (hohe Paraproteinkonzentration). Im oberen und unteren Bandenrandbereich kommt es jedoch zur Antigen-AK-Reaktion, so daß eine „Doppelparaproteinämie“ vorgetäuscht wird. Empfehlung: Wiederholung mit mehreren unterschiedlichen Proteinverdünnungen.

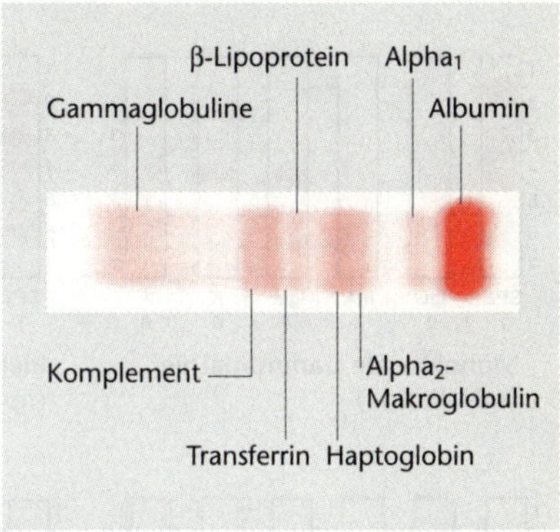

Abb. 4.2: Immunelektrophorese-Diagramm mit den charakteristischen Proteinbanden [L 157]

Tips, Tricks & Fallen
- Bei einer Hypergammaglobulinämie auch immer an monoklonale Immunglobuline denken
- Oligoklonale Banden kommen bei entzündlich-rheumatischen Erkrankungen, insbes. seropositiver RA durchaus vor
- Nicht alle monoklonalen Banden sind dem sog. „malignen“ Typ zuzuordnen.

4.1.4 Immunglobulinbestimmung

Die quantitative Immunglobulinbestimmung ist wegen ihrer geringen Spezifität für die Entzündungsdiagnostik von geringer Bedeutung. Bei Autoimmunerkrankungen (insbes. SLE, ☞ 9.1.1, Sjögren-Syndrom, ☞ 9.1.5) ermöglicht sie jedoch die Beurteilung von Immunglobulinmangelzuständen.

Zur DD einer vermehrten Infektneigung (AK-Mangel) ist sie bei entzündlich-rheumatischen Erkrankungen auch unter immunsuppressiver Therapie sinnvoll. Ergänzend ist bei bronchopulmonalen (Sinusitis, Otitis, Pneumonie) und allergischen (Asthma bronchiale) Erkrankungen sowie einigen Autoimmunerkrankungen (SLE, Sp.a. ☞ 8.1) eine IgG-Subklassenbestimmung indiziert. Die Verteilung der 4 Subklassen liegt im Serum bei 60–70 % IgG 1, 20–30 % IgG 2, 4–8 % IgG 3 und 2–6 % IgG 4. Aufgrund von passagerem und fluktuierendem Subklassenmangel sind zur Diagnose des IgG-Subklassenmangels immer Mehrfachbestimmungen erforderlich.

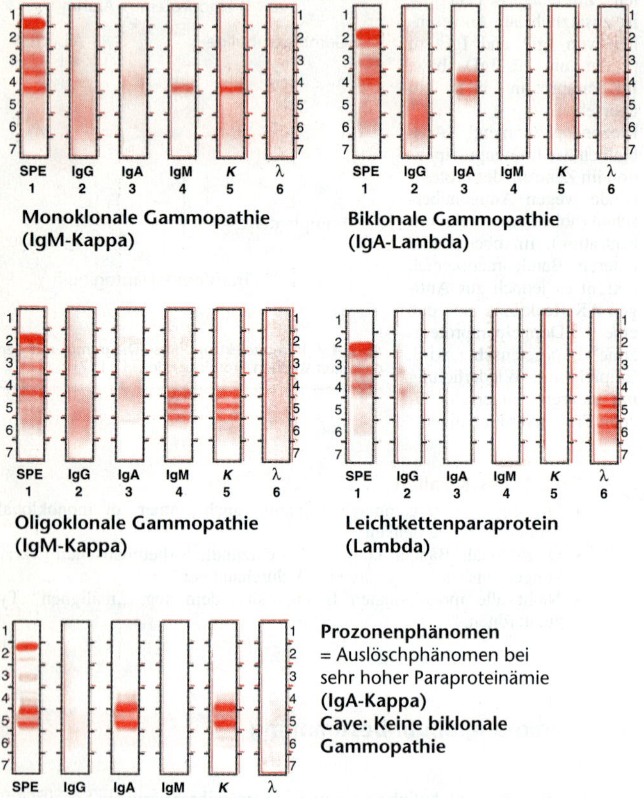

Abb. 4.3: Gammopathien [L 157]

Nachweismethode

IgM, IgG und IgA quantitativ immunnephelometrisch, mit radialer Immundiffusion oder mit Immunturbidimetrie. IgE mit Elisa oder mit partikelverstärkter Immunnephelometrie. IgG-Subklassenbestimmung mit verschiedenen Methoden (radiale Immundiffusion, Particel-counting-Immunoassay, Radioimmunoassay, Enzymimmunoassay und Dotblot-Methoden), am häufigsten mit radialer Immundiffusion. Schwierigkeiten in der Reproduzierbarkeit der Testergebnisse sind zu berücksichtigen.

4.1.5 Komplementfaktoren

Die Bestimmung von Komplementfaktoren (C_3 und C_4) ist von klinischer Bedeutung bei SLE (☞ 9.1.1) und anderen Immunkomplexvaskulitiden (☞ 9.2). Bei Immunkomplexbildung kommt es zum Verbrauch von Komplementfaktoren. Dieser wird in der Regel durch quantitative Bestimmung von C_3 nachgewiesen. Als Methoden zum quantitativen Nachweis von C3 kommen die Immundiffusion sowie nephelometrische Methoden in Frage. Der Normalspiegel der Komplementkomponente C_3 liegt zwischen 80 und 200 mg/dl, C_4 zwischen 16 und 47 mg/dl.

Tips, Tricks & Fallen
- Komplementverminderung findet sich bei intravaskulärer Immunkomplexbildung, bsd. bei der Lupus-Nephritis → Monitoring der Aktivität einer Lupus-Nephritis
- Beim SLE finden sich häufig Defekte des Komplementsystems bsd. der Komplementfaktoren C_4 und C_2
- Eine Erhöhung von Komplementfaktoren, insbesondere von C_3 findet sich bei entzündlichen Prozessen vom Typ der RA.

4.1.6 Immunkomplexe

Immunkomplexe kommen zirkulierend oder als Ablagerung im Gewebe bei verschiedenen Erkrankungen, insbesondere bei Immunvaskulitiden aber auch bei infektiösen rheumatischen oder nicht rheumatischen Erkrankungen vor.
- Der Nachweis von Immunkomplexablagerungen erfolgt an histologischen Schnitten mittels der Immunfluoreszenztechnik oder durch Nachweis von Ablagerungen mittels der Elektronenmikroskopie
- Methoden zum Nachweis von zirkulierenden Immunkomplexen
  - Kryopräzipitation zum Nachweis von Kryoglobulinen
  - Solubilisierung mittels Polyethylenglykol
  - Komplementfixation unter Bindung von C_{1q}, meist als Solid-phase C_{1q}-Bindungsassay
  - Bindung von Immunkomplexen über Komplementkomponenten (z.B. C_3 an Rajizellen)
  - Nachweis von Immunglobulinaggregaten im Rheumafaktorassay oder im Staph-Protein-A-Bindungsassay.

Aufgrund großer Streubreite in Abhängigkeit der Methode hat sich die Immunkomplexbestimmung nicht bewährt.

4.1.7 Kryoglobuline

Kryoglobuline sind bei Kälte reversibel ausfallende Serumeiweiße. Sie können in Form von Immunkomplexen (☞ 4.1.6) auftreten und sind fakultativ komplementbindend. Nur in speziellen Fällen ist die Bestimmung von diagnostischer Bedeutung.

- Einteilung:
  - Typ I: monoklonal IgM (IgG, IgA)
  - Typ II: polyklonal und monoklonaler Anteil
  - Typ III: polyklonal
- Vorkommen:
  - Typ I: M. Waldenström, Plasmozytom, Malignes Lymphom
  - Typ II: Malignes Lymphom, gemischte essentielle Kryoglobulinämie, Kollagenosen
  - Typ III: Chronische und akute Infektionen, chronische Lebererkrankungen, RA, Kollagenosen, gemischte essentielle Kryoglobulinämie (= Purpura-Arthralgie-Nephritis-Syndrom)
- Nachweis:
  5 ml Blut in vorgewärmte Spritze entnehmen, Inkubation mind. 1 h bei 37 °C, Präzipitation und Zentrifugation bei 4° C mit anschließender Immune'phorese.

Inzidenz sekundärer Kryoglobulinämien bei entzündlich-rheumatischen Erkrankungen

SS	30 %
SLE	35 %
RA	40 %
PSS	50 %
Behçet-Syndrom	75%
Borreliose	90 %
Poststreptokokken-Glomerulonephritis	100 %

Tips, Tricks & Fallen

- Kryoglobuline dienen als Prognosekriterium für das Auftreten extraartikulärer Manifestationen bei RA
- Orientierender Test: BSG bei Zimmertemperatur und im Kühlschrank: bei Kryoglobulinämie Aggregation und BSG-Erhöhung in Kälte
- Monoklonale Kryoglobuline sind kontrollbedürftig: Entwicklung eines Neoplasmas?
- Kryoglobuline können bei verschiedenen Grunderkrankungen, aber auch als eigenständiges Krankheitsbild auftreten.

4.2 Labordiagnostik bei infektiöser und reaktiver Arthritis

Labortests bei reaktiver Arthritis (☞ 8.2) sollen die für die Auslösung der Arthritis verantwortlichen Infektionserreger nachweisen. Dabei handelt es sich um urogenitale Infektionen, bsd. durch Chlamydia trachomatis und Mykoplasmen, oder um darmpathogene Keime (hier insbesondere Yersinia enterocolitica, Salmonella, Shigella, Campylobacter jejuni etc.). Helicobacter pylori als Ursache derzeit in der Diskussion.

Labordiagnostik bei Verdacht auf postinfektiöse/reaktive Arthritis

Klinischer Verdacht	Erreger	Nachweis von Erregern/Erregerbestandteilen	serologischer Antikörpernachweis
Reaktive Arthritis, Reiter-Syndrom (akute Mon- oder Oligoarthritis)	Yersinien Salmonellen Shigellen Campylobacter jejuni (Helicobacter pylori)	Stuhl-Kultur; z.Zt. der Arthritis oft nicht mehr positiv (15–60 %)	Bakterienagglutinationstest (Widal) meist 8–12 Wochen positiv. Bei Yersinien zusätzlich ELISA oder Immunoblot und Bestimmung von IgG/IgA-AK Bei Campylobacter Komplementbindungsreaktion.
	Chlamydia trachomatis	Urethral-/Zervikal-Abstrich Morgenurin (Kultur, Antigennachweis mit PCR)	EIA IFT ELISA als Antigen MOMP und LPS, IgG- und IgA-AK
	Chlamydia pneumoniae		ELISA
Rheumatisches Fieber	β-hämolys. Streptokokken der Gruppe A	Rachenabstrich (Kultur)	AK gegen Streptolysin-O; Streptokinase, Hyaluronidase, DNase
Lyme-Borreliose	Borrelia burgdorferi	Kultur aus Synovialflüssigkeit negativ Evtl. Borrelien-DNS-Nachweis mit PCR	ELISA mit Mischantigen, Immunfluoreszenztest Immunoblot (frühe Immunantwort IgM/IgG Osp (p39, p41), späte Immunantwort IgG mit Osp (p41) im Blut, evtl. Liquor
Bruzellose	Brucella melitensis	Blutkultur	Bakterienagglutination KBR

Nachweismethoden

Kulturen zum Erregernachweis

- Reaktive Arthritis bei Chlamydia und Mykoplasma-Infektion: Kulturen von Abstrichen aus der Urethra oder der Cervix uteri
- Darmpathogene Keime: Stuhlkultur. Bei chronischer Yersiniose finden sich die Bakterien in der Lamina propria des Darmes und in den mesenterialen Lymphknoten oft noch Wo. nach der akuten Infektion.

Antigennachweis

- Chlamydia-Antigene in Harnröhrenabstrichen mittels Immunfluoreszenz-Untersuchung unter Verwendung monoklonaler Antikörper gegen das Protein der äußeren Membran (MOMP). Dabei werden einzelne Elementarkörperchen identifiziert. Weiterhin werden Mikrotests unter Verwendung von Antikörpern gegen Chlamydia-spezifische LPS eingesetzt. Sensivität und Spezifität dieser AK-Tests sind in der Regel hoch
- Chlamydia-Antigene, insbesondere im Gelenk, zunehmend durch Methoden, die auf Hybridisierung und auf PCR-Reaktion beruhen
- Yersinia-, Salmonella- und Shigella-Antigene wurden in der Synovialflüssigkeit bzw. im Synovialgewebe mit Hilfe organismusspezifischer AK bzw. Immunoblotting nachgewiesen. Yersinia-Antigene können noch viele Jahre nach einer gesicherten Infektion im Synovialgewebe isoliert werden.

Organismusspezifische AK

- Bei enteritischen Infektionen werden häufig Agglutinationstests, z.B. die Widal-Reaktion, zum AK-Nachweis gegen Salmonellen, Shigellen, Campylobacter-Antigene etc. eingesetzt. Sie messen im wesentlichen IgM-AK. Da zu einem späteren Zeitpunkt eher IgG-AK vorhanden sind, kann die Widal-Reaktion bei Auftreten der Arthritis bereits wieder negativ sein
- Bei Chlamydien-Infektionen erfolgt der AK-Nachweis i.d.R. durch ELISA. Ein positiver IgG-AK-Nachweis ist ein Hinweis auf einen zurückliegenden Infekt mit dem Erreger;aber kein kausaler Zusammenhang. Auch IgA-AK (immunologische Frühantwort auf Schleimhautinfektion) zeigen nicht zuverlässig eine akute Infektion an (hohe Durchseuchungsrate). Erregerspezifische T-Zellen können in Kulturen durch Inkubation von T-Zellen der Patienten mit reaktiver Arthritis in Gegenwart von bakteriellen Antigenen geführt werden. Sensibilisierte T-Zellen proliferieren unter diesen Bedingungen und zeigen einen erhöhten Umsatz von Nukleinsäuren. Auch hier sagt der positive Test nichts über die pathogene Bedeutung der Antigene aus.

AK gegen Streptolysin O

Bei 80 % der Pat. mit akutem rheumatischen Fieber erhöht. Signifikante AK-Titer finden sich auch gegen andere Streptokokkenenzyme, Streptokinase, Hyaluronidase, Deoxyribonuklease und Nikotinamidadenindinukleotid. Der klassische Test (Inhibition der Hämolyse durch Streptolysin O in Gegenwart von Antistreptolysin im Serum des Pat.) ist heute noch üblich. Einfacher, weniger zeitaufwendig und kostengünstiger ist der Streptozym-Test, ein Agglutinationstest, der AK gegen eine Mischung von Streptokokken-Antigenen nachweist. Der Test ist ähnlich sensitiv und spezifisch wie der klassische Test.

Tips, Tricks & Fallen

- Die klinische Bedeutung der AK-Teste ist fraglich; ein positiver AK-Nachweis sagt nur etwas darüber aus, daß der Pat. mit dem Antigen in Berührung gekommen ist, ein pathogenetischer Zusammenhang ist damit nicht erwiesen
- Bei Pat. mit typischer Symptomatik kann eine positive Kultur oder der Nachweis von Erregerantigenen die Diagnose sichern
- Auch ein Patient mit RA (☞ 7.1) oder Psoriasisarthritis (☞ 8.3) kann einen positiven Nachweis von Chlamydien oder Salmonellen zeigen, ohne daß ein pathogenetischer Zusammenhang besteht
- AK gegen Streptolysin O finden sich bei Pat., die einen Streptokokken-Infekt durchgemacht haben. Höhere AK-Titer (> 200 IU/ml) zusammen mit der klinischen Symptomatik weisen auf ein akutes rheumatisches Fieber hin. Die Schwere der Erkrankung korreliert nicht mit dem AK-Titer (☞ 8.9)
- Das rheumatische Fieber ist in Mitteleuropa inzwischen selten geworden → ASL-Titer nur bei gezieltem Verdacht bestimmen
- Die Interpretation von Borrelien-AK ist schwierig: in der frühen Lyme-Erkrankung sind nur etwa die Hälfte der Patienten serologisch positiv. Andererseits finden sich positive AK-Titer, ohne daß entsprechende klinische Symptomatik vorhanden ist. Die Bewertung eines positiven oder negativen AK-Nachweises ist nur in Korrelation zur klinischen Symptomatik zu treffen (☞ 8.8).

4.3 Autoantikörper

4.3.1 Rheumafaktoren (RF)

- RF sind Immunglobuline, die gegen die Fc-Region des IgG gerichtet sind
- Antigene des terminalen Fc-Stücks von IgG für den Rheumafaktor sind teils
  - Alloantigene (genetisch determinierte Varianten der Gm-Typen) der einzelnen IgG-Subklassen
  - Subklassen-spezifische Antigene. Der Rheumafaktor des Serums ist in der Regel gegen IgG 1 und IgG 2, die Rheumafaktoren der Synovialflüssigkeit bevorzugt gegen IgG 3 gerichtet
- AK gegen die Fab-Region des IgG kommen im Normalserum vor und sind nicht spezifisch für die RA
- RF sind meist polyklonal; d.h. sie gehören allen Immunglobulin-Klassen an
- RF werden bei RA vorwiegend in der Synovialmembran erkrankter Gelenke synthetisiert. Hier finden sich Ablagerungen von IgG- und IgM-Rheumafaktoren. Rheumafaktor-spezifische B-Zell-Precursor-Zellen finden sich lokalisiert im Synovialgewebe, allerdings nur bei seropositiven Pat.
- Stimuli für die RF-Produktion durch B-Lymphozyten sind einerseits Immunkomplexe, andererseits polyklonale B-Zell-Aktivatoren, aber auch konventionelle

Recall-Antigene. Zirkulierende RF werden z.B. bei subakuter bakterieller Endokarditis als Antwort auf Immunkomplexe, die bakterielle Antigene und IgG enthalten, produziert

- RF treten bei 75 bis 80 % der Pat. mit RA während des Verlaufes der Erkrankung auf. Sie finden sich auch im Serum von Patienten mit infektiösen und anderen Autoimmunerkrankungen, Hyperglobulinaemie, B-Zell-lymphoproliferativen Erkrankungen und im höheren Alter. Die pathogene Rolle der RF ist weiterhin unklar. Die Komplement-Bindung wird durch Bildung IgG-haltiger Immunkomplexe vermehrt. Damit besteht die Möglichkeit, Entzündungsprozesse durch Immunkomplex-bedingte Phagozytosevorgänge zu aktivieren. Das Vorkommen seronegativer RA einerseits und RF-Nachweis bei anderen Erkrankungen und im Alter sprechen dagegen, daß dem RF die wesentliche Rolle bei der RA zukommt (☞ 7.1)
- Das Auftreten der RF bei Pat. mit RA ist assoziiert mit den MHC-Antigenen HLA-Dw4, HLA-Dw14 oder HLA-DR1 (☞ 4.4).

Nachweismethoden

- *Latex-Fixationstest:* Agglutination von mit humanem IgG beladenen Latex-Partikeln; häufigste Methode. Als Titer wird die höchste Serum-Verdünnung angegeben, die die Agglutination bewirkt. Ein Titer > 1:20 wird als positiv angesehen
- *Waaler-Rose-Test:* Agglutination von Kaninchen-Erythrozyten, die mit xenogenem IgG sensibilisiert sind. Er gilt als spezifischer als der Latex-Test für die RA, da Kaninchen-IgG Antiallotyp- und Anti-Fab-Antikörper nicht bindet. Der Waaler-Rose-Test wird deshalb häufig als 2. Test zum Nachweis des RF verwendet. Andererseits sind RF, die nur mit xenogenem Fc reagieren wahrscheinlich ohne pathologische Bedeutung
- *Nephelometrische Methoden* werden zur RF-Bestimmung bevorzugt. Während Agglutinationsverfahren insbesondere den IgM-RF nachweisen, werden mit diesen Verfahren teilweise auch IgG und IgA-RF erfaßt. Der IgG-RF neigt zu Selbstaggregation und entzieht sich damit dem serologischen Nachweis. Spezielle Methoden zum Nachweis des IgG-RF sind schwierig zu reproduzieren und haben deshalb in die klinische Routine bislang keinen Eingang gefunden
- Radioimmunoassay (RIA)
- Enzyme-linked-immunabsorptions-assay (ELISA).

Tips, Tricks & Fallen

- Hohe RF-Titer sind tendenziell mit schwerem Verlauf der RA und mit extraartikulären Manifestationen assoziiert (☞ 7.1)
- Frühes Auftreten der RF in Assoziation mit den MHC-Haplotypen HLA-Dw4, HLA-Dw14 oder HLA-DR1 gilt als prognostisch ungünstig
- RF im Serum können jahrelang dem Beginn der RA vorausgehen; Personen mit hohem RF haben ein erhöhtes Risiko für die Entwicklung der RA
- Hohe IgG-, IgA-RF im frühen Verlauf der RA weisen auf eine erosive Gelenkerkrankung hin
- Bei etablierter RA korrelieren hohe IgM-RF mit der Gelenkerkrankung und Rheumaknoten, nicht aber mit der systemischen Krankheitsaktivität. Bei rheumatoider Vaskulitis und Rheumaknoten finden sich meist IgG- und IgM-RF. Der Nachweis von IgM-RF-haltigen Immunkomplexen weist ebenfalls auf extraartikuläre Manifestation der RA hin!

4.3.2 Kernantikörper (ANA)

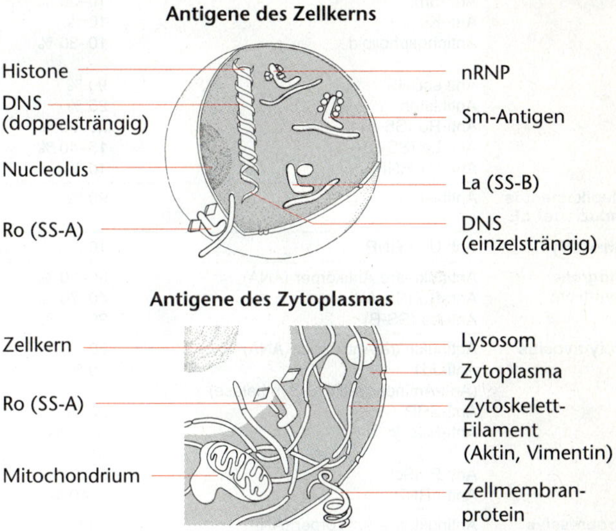

Abb. 4.4: Lokalisation unterschiedlicher Autoantikörper [L 157]
– Antigene des Zellkerns
– Antigene des Zytoplasmas

- Antinukleäre AK (ANA) sind Auto-AK, die in erster Linie gegen intranukleäre Nukleinsäuren, Nukleoproteine oder Ribonukleoproteine gerichtet sind und insbes. bei Kollagenosen auftreten
- Bei positivem ANA-Befund erfolgt die weitere Differenzierung durch Bestimmung der ENA (extrahierbare nukleäre Antikörper)
- Die Konzentration einiger Auto-AK korrelieren mit der Krankheitsaktivität
- Einige ANA/ENA sind mit bestimmten Krankheitsbildern aus dem Formenkreis der immunologischen Systemerkrankungen assoziiert
- Einige Auto-AK sind direkt pathogen
- Auto-AK bei SLE gehören der IgG-Klasse und seltener der IgM-Klasse an. Sie sind meist in den Subklassen IgG 1 und IgG 3 angereichert, seltener in der IgG 2-Subklasse (Anti-Sm-AK). Die spezifischen Auto-AK sind häufig in hohen Konzentrationen vorhanden. Es handelt sich um eine polyklonale Immunantwort auf das jeweilige Autoantigen. Es kommen aber auch monoklonale AK vor.

ANA und ENA bei immunologischer Systemerkrankung

Erkrankung	Autoantikörper	Häufigkeit
SLE	Antinukleäre Antikörper (ANA)	90 %
	Anti-dsDNS	60–90 %
	Anti-Sm	10–30 %
	Anti-Ku	10 %
	Antiphospholipid	10–30 %
	Anti ssDNS	90 %
	Antihiston	25 %
	Anti-Ro (SS-A)	20–60 %
	Anti-La (SS-B)	15–40 %
	Anti-U1 RNP	10 %
Medikamentös induzierter LE	Antihiston	90 %
Sharp-Sy.	Anti U1n RNP	100 %
Sjögren-Syndrom	Antinukleäre Antikörper (ANA)	80–90 %
	Anti-Ro (SS-A)	40–70 %
	Anti-La (SS-B)	30–50 %
Polymyositis	Antinukleäre Antikörper (ANA)	30 %
	Anti-Jo1 (Anti-Aminoacyl-tRNS-Synthetase)	20 %
	Anti-SRP	25 %
	Anti-Mi2	5–10 %
	Anti PmScl	5–10 %
	Anti-nRNP	5–10 %
Progressive Systemische Sklerose	Antinukleäre Antikörper (ANA)	90 %
	DNS-Topoisomerase I (Scl70)	20–30 %*
	Anti-Centromer	50–90 %**
	Anti-PmScl	< 5 %
	Anti-RNS-Polymerase I, II, III	
	Antinukleoläre Antikörper	30–80 %
Wegenersche Granulomatose	Anti-Proteinase 3 (cANCA)	60–90 %
	Anti-Myeloperoxidase (pANCA) (☞ 4.3.13)	

* Diffuse Sklerodermie; ** Limited Sklerodermie

Nachweismethoden von Autoantikörpern

Immunfluoreszenz

Der Standard-Kernantikörpertest wird an fixierten Zellen (HEp-2-Zellen, Rattenleberzellen) auf Objektträgern durchgeführt, die mit Patienten-Serum und nachfolgend mit konjugiertem Anti-Human-IgG (oder IgM) inkubiert werden. HEp-2-Zellen sind menschliche Larynx-Carcinom-Zellen mit großen Zellkernen und ohne extrazelluläre Matrix, die in Kultur mitosenreich sind. Die Objektträger werden unter dem Immunfluoreszenz-Mikroskop auf Intensität (Titerhöhe) und unterschiedliche Muster (Patterns) der Fluoreszenz ausgewertet. Der Kern, die Kernmembran, das Nukleoplasma, der Nukleolus, das Zytoplasma und verschiedene Mitosezellen werden untersucht. Für diese Beurteilung ist viel Übung erforderlich.

Lokalisation und Muster der Fluoreszenz geben Informationen über den jeweiligen AK (☞ Abb. 4.5):

- *Zirkuläres nukleäres Fluoreszenzmuster:* bei verschiedenen Kollagenosen, insbes. bei SLE im Schub (☞ 9.1.1). Ringförmige Membranfluoreszenz durch AMA bei primär biliärer Zirrhose und durch AK gegen Lamin bei Autoimmunhepatitis
- *Homogenes Fluoreszenzmuster:* Gleichmäßige Färbung über den gesamten Kern durch AK gegen dsDNS und Histone bei SLE und medikamentös-induziertem SLE (☞ 9.1.1)
- *Gesprenkelte Fluoreszenz:*
  - Unterschiedlich große Sprenkelung durch AK gegen Ribonukleoproteine bei MCTD oder durch nRNP und Sm-AK bei SLE und Mischkollagenose (☞ 9.1.4)
  - Einzelne Sprenkelung im verdichteten Chromosomenmaterial durch AK gegen die Chromosomen-Zentromere (Kinetochor) bei CREST-Syndrom und Varianten der PSS (☞ 9.1.2)
  - Nukleäre Tupfen (dots) bei Autoimmunhepatitis und primär biliärer Zirrhose.
- *Nukleoläre Fluoreszenz bei PSS:* eher homogenes Muster durch AK gegen Nukleolin, Pm/Scl; eher gesprenkeltes Muster durch AK gegen Scl-70
- *Zytoplasma-Fluoreszenz:* Eher feine Sprenkelung durch AK gegen Jo1 bei Myositis; eher große Sprenkelung durch AK gegen M2 bei primär biliärer Zirrhose (☞ 9.1.3).

Gelpräzipitation

Patienten-Serum diffundiert gegen lösliche Extrakte (meist Kaninchen-Thymusextrakte) in Agarose. Dabei diffundieren entweder sowohl Antigen als auch AK in der Ouchterlony-Immundiffusion, oder sie wandern im elektrischen Feld (Counter-Immunelektrophorese). Bei Bindung von Antigen und AK bilden sich Präzipitationslinien, deren Identität durch bekannte Referenz-Antiseren bestimmt werden kann.

Immunoassay

Entweder als ELISA oder als Radioimmunoassay. Dabei wird das gereinigte Antigen an eine Festphase adsorbiert. Das verdünnte Patienten-Serum bindet sich an die Festphase; die Menge gebundenen Patienten-Serum IgG wird durch ein konjugiertes Anti-IgG (z.B. mit alkalischer Phosphatase) oder durch ein radioaktiv markiertes Anti-IgG nachgewiesen.

Immunpräzipitation (Farr-Test)

Radioaktiv markierte Doppelstrang-DNS wird mit dem Patienten-Serum inkubiert. Die gebildeten Immunkomplexe werden separiert und durch Amonsulfate präzipitiert. Die quantitative Bestimmung der AK erfolgt im Gamma-Counter.

Westernblotting

Ein Antigen-Extrakt wird durch Polyacrylamidgel-Elektrophorese getrennt. Danach werden die Proteine auf einem Nitrozellulose-Papier geblottet. Streifen der Nitrozellulose-Papiere werden dann sequentiell mit Verdünnung des Patientenserums inkubiert und die Banden mittels Autoradiographie oder Enzymtest sichtbar gemacht. Das Molekulargewicht der Proteine wird dann durch Vergleich mit Molekulargewichtsstandards ermittelt.

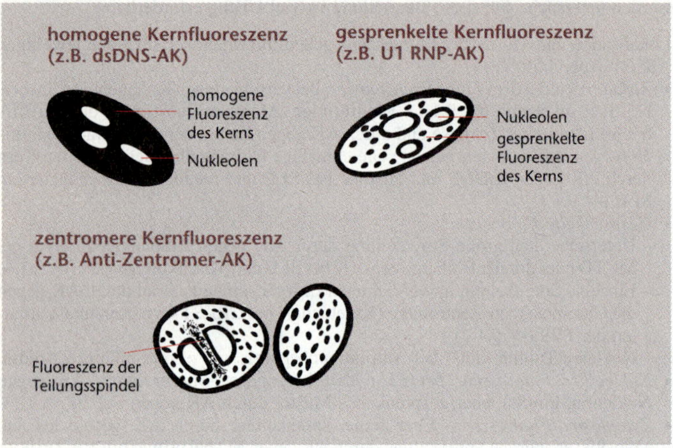

Abb. 4.5: Immunfluoreszenzmuster auf humanen Epithelzellen (HEp-2-Zellen) [M 113]

ANA-Fluoreszenzmuster (HEp-2–Zellen) und ihre Antigenspezifität

Kernfluoreszenz	Antigenspezifität
Homogen	dsDNS, ssDNS, Histone
Feingranulär	SS-B (La), Mi-2
Feingranulär zytoplasmatisch	SS-A (Ro)
Retikulär	Ku
Grobgranulär	U1-RNP, Sm, Scl-70
Zentromer	Zentromerpolypeptide
Nukleolär – ringförmig – homogen – schollig – granulär – punktiert	 – Scl-70 – Pm-Scl – Fibrillarin – RNS-Polymerase – NOR-90

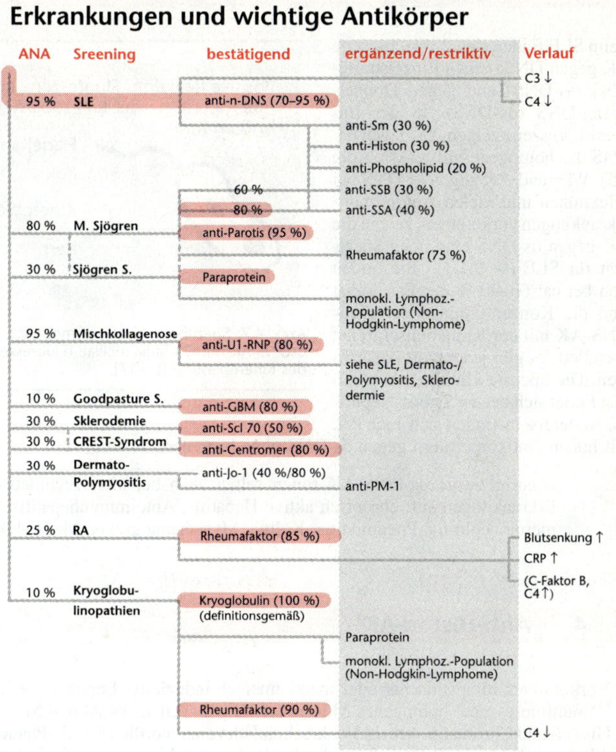

Abb 4.6: ANA-Screening mit Stufendiagnostik [L 157]

Ein ANA-Screening ist bei V.a. Kollagenose indiziert (☞ 9.1). Zum Eingangs-Screening eignet sich die indirekte Immunfluoreszenz unter Verwendung der HEp-2–Zelle (☞ Abb. 4.5). Die weitere Differenzierung erfordert bei positivem HEp-2–Zellbefund einen zusätzlichen DNS-Nachweis (☞ Abb. 4.7) und in der weiteren Stufendiagnostik zur DD ein ANA-Profil (= ENA-Differenzierung) (☞Abb. 4.6).

4.3.3 AK gegen DNS

Beim SLE finden sich 2 verschiedene AK gegen DNS: gegen Einzelstrang-DNS (ss-DNS) und gegen Doppelstrang-DNS (ds-DNS). In der Immunfluoreszenz zeigen AK gegen ds-DNS das homogene Muster (☞ Abb. 4.5). Während AK gegen ss-DNS bei Infektionen und vielen Autoimmunerkrankungen vorkommen, zeigen die AK gegen ds-DNS eine hohe Spezifität für SLE (☞ 9.1.1). Sie finden sich bei ca. 60–90 % der Pat. Meist sind die Konzentrationen der Anti-DNS-AK mit der Krankheitsaktivität korreliert, es gibt jedoch oft Ausnahmen. Die höchste klinische Assoziation findet sich bei der Lupus-Nephritis. Andererseits finden sich auch Pat. mit hohen Antikörpertitern gegen ds-DNS ohne Nierenerkrankung.

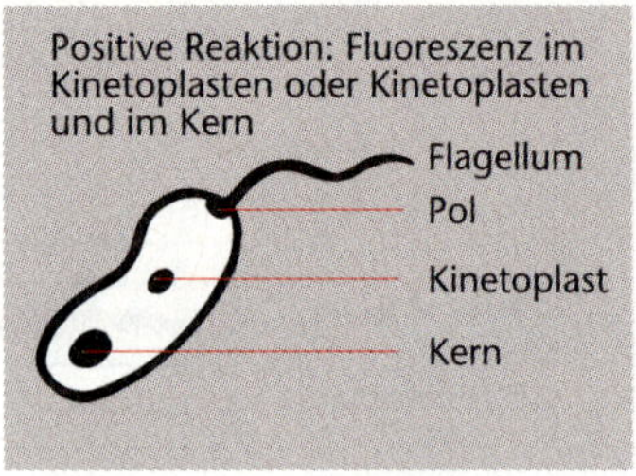

Abb. 4.7: Spezifische Nachweismethode von dsDNS-AK mit Crithidia luciliae (Fluoreszenz des Kinetoblasten) [L 157]

Niedrig titrige ds-DNS-AK treten selten auch bei nicht-rheumatischen Erkrankungen auf: chronisch aktive Hepatitis, Autoimmunhepatitis, Glomerulonephritis, Pneumonitis, Kolitis, Myasthenia gravis, M. Hodgkin.

4.3.4 Anti-Histon-AK

- Vorkommen: idiopathischer oder medikamenten-induzierter Lupus (☞ 9.1.1)
- Immunfluoreszenz: homogenes Muster auf HEp-2–Zellen (☞ Abb. 4.5)
- Histon- und Chromatin-AK sind wahrscheinlich verantwortlich für LE-Phänomen
- AK gegen H2A-, H2B-DNS-Komplex bei Procainamid-Chinidin-induziertem LE (☞ 9.1.1)
- AK gegen H1, H3, H4, H2A, H2B, ssDNS bei Hydralazin, Chlorpromazin-induziertem LE
- AK gegen Histon auch bei juveniler chronischer Arthritis (☞ 7.2.1).

4.3.5 Anti-Ku-AK

Ku ist ein Heterodimer, das zwei Proteine von 70 und 86 Kilodalton enthält. Ku bindet sich vorzugsweise an die Enden von ds-DNS und spielt eine Rolle bei der DNS-Replikation bzw. Reparation. Anti-Ku-AK produzieren eine nukleäre und nukleoläre Immunfluoreszenz. Sie finden sich bei Sklerodermie, Polymyositis, Overlap-Syndrom und bei Kollagenosen (☞ 9.1).

4.3.6 Anti-Sm, Anti-RNP und Anti-U1–RNP

Die Sm-Proteine (B, B', D und E) sowie Ribonukleoproteine (RNP: A, C und das 68 kDa-Antigen) sind komplexiert mit den uridinreichen sn-RNP (small nuclear RNP). Jedes sn-RNP-Partikel besteht aus einer U-RNS, gebunden an Sm-Protein. Die Sm-Proteine finden sich bei allen sn-RNP. Anti-Sm-AK finden sich bei SLE bei 10 % der weißen und 30 % der schwarzen Patienten. Der AK ist diagnostisch hochspezifisch für SLE. Seine klinische Relevanz ist allerdings fraglich. Es werden Assoziationen mit Nieren- und ZNS-Beteiligung angenommen.

AK gegen Sm-Protein sind in der Regel mit RNP-Antikörpern assoziiert. Pat. mit hohen Titern gegen U1-RNP haben ein Overlap-Syndrom (MCTD, Sharp-Syndrom) mit Symptomen des SLE, der Polymyositis und Sklerodermie. In der Immunfluoreszenz findet sich das sog. speckled pattern (gesprenkeltes Muster ☞ Abb. 4.5). Ca. 40 % der Anti-RNP-Seren binden an U1-RNP (☞ 9.1).

4.3.7 Anti-SS-A (Ro) und Anti-SS-B (La)

Vorkommen von AK gegen SS-A (Ro) und SS-B (La)

	SS-A (Ro) in %	SS-B (La) in %
Sjögren-Syndrom		
– primär	70–100	40–94
– mit Lymphom	70	67
– bei SLE	60–90	30–60
– bei RA	15	5
SLE		
– ANA positiv	25–57	5–15
– ANA negativ	68–84	–
– mit C_2-Mangel	50–75	–
– mit Beginn > 60. LJ.	83	3
– neonatal	>> 95	–
Kutaner Lupus erythematodes	65	–

La ist ein Kernphospoprotein, das an das RNS-Polymerase-3-Transkript bindet. Es wird angenommen, daß La ein Transkriptions-Terminationsfaktor ist. Das Ro-Antigen umfaßt Proteine verschiedener Molekulargewichte (60 und 52 Kilodalton). Diese Proteine haben keine Sequenz-Homologie und sind durch verschiedene Gene kodiert. Die Funktion ist unbekannt. Sie sind komplexiert in kleine, wahrscheinlich zytoplasmatische RNS.

Die Häufigkeit der Ro- und La-AK hängt von dem verwendeten AK-Test ab. Ro-AK finden sich bei 60 % der SLE-Seren bei Nachweis durch Immundiffusionstechniken und bei weniger als 20 % bei Westernblotting.

La-AK finden sich demgegenüber bei 20 % der Seren in der Immundiffusion und bei 60 % der Seren durch Westernblotting. Beim Sjögren-Sy. besteht eine Spezifität für das Ro-52-Antigen. Meist kommen AK gegen beide Antigene vor. In der Immunfluoreszenz zeigen Anti-Ro und Anti-La-AK das gesprenkelte Muster (☞ Abb. 4.5).

Anti-Ro-, Anti-La-AK sind assoziiert mit subakutem kutanen Lupus erythematodes. Hier finden sich Anti-Ro-AK bei 70 % der Pat. Anti-Ro-AK sind von besonderer klinischer Bedeutung beim Neugeborenen-HLE. Kinder von Müttern mit Anti-Ro-AK zeigen ein vorübergehendes Hautexanthem. Mehr als 80 % der Mütter von Kindern mit kongenitalem kardialem Leitungsblock besitzen AK gegen Ro, die diaplazentar auf die Kinder übertragen werden (☞ 9.1.1).

4.3.8 Anti-Ribosomale AK

Anti-Ribosomale AK sind gegen zytoplasmatische Antigene gerichtet. Sie kommen bei 10 % der Pat. mit SLE (☞ 9.1.1) im Intervall, aber bei 40 % der Pat. mit aktiver Erkrankung vor. Sie sind gegen drei Phosphoproteine (P-0, P-1, P-2) gerichtet. Anti-P-AK sind spezifisch für SLE; sie finden sich selten bei anderen Autoimmunerkrankungen.

4.3.9 Antizentromer-AK

Antizentromer-Körper-Anfärbung in der Immunfluoreszenz findet sich bei 30 % der Pat. mit limitierter Sklerose (CREST-Syndrom ☞ 9.1.4). Sie unterscheiden sich vom feingranulären Muster dadurch, daß auch Mitosezellen positiv sind (☞ Abb. 4.5). Die spezifischen Zentromer-Antigene wurden CNP A, CNP B und CNP C genannt und haben ein Molekulargewicht von 19, 80 und 140 kDa. Antizentromer-AK finden sich neben anderen ANA (☞ 4.3.2).

4.3.10 Anti-Scl 70-AK

Das Scl 70-Antigen ist identisch mit der Topoisomerase 1, einem Kernenzym, das für die Entknäuelung der DNS vor der Replikation und für die RNS-Transkription verantwortlich ist. Anti-Scl-70-AK treten bei 20 % der Pat. mit systemischer Sklerose (☞ 9.1.2) auf. Etwa die Hälfte davon haben eine diffuse Sklerodermie.

4.3.11 PmScl-AK

Der PmScl-AK ist ein antinukleolärer AK, der bei Myositis und Sklerodermie und vor allem beim Overlap-Syndrom (☞ 9.1.4) auftritt. Das Antigen ist bislang nicht eindeutig isoliert. Er kommt bei weniger als 10 % der Patienten mit Polymyositis (☞ 9.1.3) vor.

4.3.12 AK bei Dermatomyositis

Anti-Jo-1-AK ist der häufigste AK bei Polymyositis (☞ 9.1.3), ein AK gegen Acyl-tRNS-Synthetase, der bei ca. 20 % aller Myositis-Pat. auftritt. Anti-Jo-1 ist ein AK gegen die zytoplasmatische Histidyl-tRNS-Synthetase. Wegen der zytoplasmatischen Lokalisierung des Antigens zeigen Pat. mit diesen Auto-AK meist negative ANA.

- Neben den Jo-1-AK finden sich selten AK gegen Anti-Pl-7 (Treonyl-tRNS-Synthetase), gegen Pl-12 (Alanyl-tRNS-Synthetase), gegen UJ (Isoleucyl-tRNS-Synthetase) und gegen EJ (Glycyl-tRNS-Synthetase). Pat. mit Anti-Synthetase-AK sind charakterisiert durch Fieber, Polyarthritis, Raynaud-Phänomen und interstitielle Lungenerkrankung, assoziiert mit Myositis
- AK gegen Signal-Recognition-Partikel (Anti-SRP) sind antizytoplasmatische AK bei Dermatomyositis. Diese AK finden sich bei Erkrankungen mit akutem Beginn einer schweren Muskelerkrankung, die nur schwer auf Therapie reagiert. Hier finden sich keine interstitiellen Lungenerkrankungen, keine Arthritis oder Raynaud-Phänomene, aber häufiger Herzkomplikationen
- Anti-Mi-2-AK sind ANA, die eine hohe Assoziation mit Dermatitis zeigen. Sie finden sich bei 5 bis 10 % der Myositis-Patienten. Anti-Mi-2-AK kommen nicht zusammen mit Antisynthetase-AK vor.

4.3.13 Antineutrophile zytoplasmatische AK (ANCA)

- ANCA-Erstbeschreibung 1982 durch Davies bei nicht-klassifizierbarer Vaskulitis, 1985 von Woude bei Wegenerscher Granulomatose (☞ 9.2.2)
- Der Nachweis erfolgt mit Immunfluoreszenz-Technik unter Verwendung von humanen Neutrophilen bzw. Monozyten. Es werden 3 Fluoreszenzmuster unterschieden (☞ Abb. 4.8). Während cANCA hochspezifisch für die Wegenersche Granulomatose sind, finden sich pANCA bei verschiedenen Vaskulitiden (☞ 9.2) (z.B. mikroskopische Polyangiitis, Churg-Strauß-Syndrom), aber auch Kollagenosen und entzündlichen Darmerkrankungen (☞ 8.4)
- Der „atypische ANCA“ (sog. Schneegestöber-Muster) ist bei einem Teil von Colitis ulcerosa/M. Crohn-Pat. und seltener bei Kollagenosen nachweisbar
- Zur weiteren Differenzierung eines positiven ANCA steht ein ELISA zur Verfügung, mit dem AK gegen gereinigte Enzyme aus neutrophilen Granulozyten nachgewiesen werden. Relevant sind Proteinase-3-AK bei Wegenerscher Granulomatose und Myeloperoxidase-AK u.a. bei mikroskopischer Polyangiitis (☞ 9.2.1).

ANCA assoziierte Erkrankungen	
Systemische Vaskulitiden – Wegenersche Granulomatose – Churg-Strauß-Syndrom – Klassische Polyarteriitis nodosa – Sonstige Vaskulitiden	 cANCA, kaum pANCA pANCA selten cANCA/pANCA selten
RA	pANCA, atypische ANCA
SLE	pANCA
Colitis ulcerosa, M. Crohn	atypische ANCA, pANCA
Chronische Hepatitiden	atypische ANCA, pANCA
HIV	cANCA

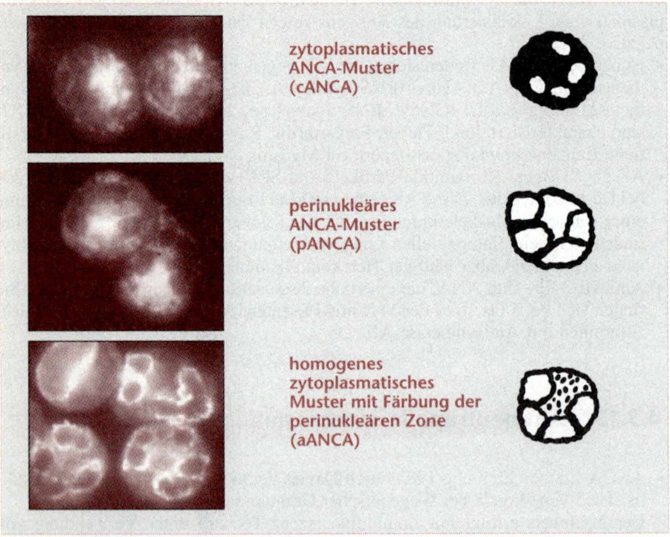

Abb. 4.8: ANCA-Muster in der Immunfluoreszenz [L 157]

4.3.14 Anti-Phospholipid-AK

Kardiolipin-AKS sind die ersten serologischen Befunde bei Lupus-erythematodes-Pat. gewesen. Die AK binden an saure Phospholipide. Diese finden sich auch im Serum, gebunden an Lipoproteine und spielen eine wichtige Rolle bei der Koagulation. Ihr Nachweis erfolgt im ELISA-Test und ist Voraussetzung für die Diagnose des Antiphosholipid-Syndroms (☞ 9.1.1).

4.4 HLA-Antigene

Immungenetische Merkmale weisen auf eine Disposition bei bestimmten entzündlich-rheumatischen Erkrankungen hin. Der Nachweis der MHC-Antigene wurde in der klinischen rheumatologischen Routine eingeführt, da eine Reihe von Erkrankungen eine hohe Assoziation mit bestimmten HLA-Antigenen zeigen. Der Nachweis erfolgt entweder im Mikrozytotoxizitätstest nach Terasaki unter Verwendung von Allo-Antiseren und Komplement oder im Durchflußzytometer unter Verwendung von immunfluoreszenz-markierten Allo-Antiseren.

HLA-assoziierte Erkrankungen	
HLA-B27	• Sakroiliitis • Reiter-Syndrom • Reaktive Arthritis • Axiale Form der Psoriasisarthritis • Spondarthritis bei Colitis ulcerosa • M. Crohn • Spondylitis ankylosans
HLA-B5	Behçet-Erkrankung
HLA-CW6, HCA-B13, HCA-B17	Psoriasisarthritis
HLA-DR1, HLA-DR4 und HLA-DW14	RA
HLA-DR2, HLA-DR3	• SLE • Sjögren-Syndrom

In der klinischen Routine hat sich die Testung von HLA-B27 bei V.a. Sp.a. durchgesetzt. Neuerdings wird die Bestimmung der Haplotypen HLA-DR1, -DR4, -DW14 zum Nachweis einer prognostisch ungünstigen Verlaufsform der RA im Frühstadium empfohlen.

Häufigkeit von HLA-B27 bei entzündlich-rheumatischen Erkrankungen	
Sp.a	90 %
M. Reiter	90 %
Reaktive Arthritis (Yersinien)	90 %
Darmassoziierte Spondylarthropathie	70 %
Psoriasisarthropathie mit WS-Beteiligung	60 %
Juvenile chronische Arthritis	30 %
RA	10 %
Normalbevölkerung	6–8 %

4.5 Parameter des Knochenstoffwechsels

Die Veränderungen des Knochenumbaus mit den matrixdegradierenden Osteoklasten und den matrixbildenden Osteoblasten lassen sich mit einigen serologischen Parametern erfassen. Diese sind im rheumatologischen Alltag nicht nur für die Osteoporose (☞ 13.1, high turn over?), sondern auch zur DD (M. Paget ☞ 13.3, Hyperparathyreoidismus ☞ 11.2.2) wichtig.

4

Klinische Parameter der Knochenresorption

- *Hydroxyprolinausscheidung:* Hauptbestandteil der Knochenmatrix, der bei vermehrtem Knochenabbau ins Blut gelangt und über die Niere ausgeschieden wird. Da der größte Teil des neusynthetisierten Kollagenmoleküls mit Hydroxyprolin in die organische Matrix eingebaut wird, gelangt nur ein kleiner (meßbarer) Teil in die Zirkulation. Quantifizierung im 24-h-Sammelurin. Auf Fleisch- und gelatinefreie Ernährung 2 Tage vor der Sammelperiode achten
- *Pyridiniumderivate (sog. crosslinks):* Quantifizierung von Bruchstücken der Quervernetzung von Kollagen im Knochen (Deoxypyridinolin) bzw. Kollagen in Knorpel, Knochen und Bändern (Pyridinolin), die während des Knochenabbaues freigesetzt werden und im Urin ausgeschieden werden. Die Messung wird nicht durch diätetische Faktoren oder die Neubildung von Kollagen beeinflußt (im Gegensatz zu Hydroxyprolin). Deoxypyridinolin im Urin ist derzeit die beste Methode zur Erfassung der Knochenresorptionsrate
- *Kalziumausscheidung:* Quantifizierung im 24-h-Sammelurin unter Berücksichtigung der Kreatininclearance und des Serumkreatinins.

Klinische Parameter der Knochenneubildung

- *Alkalische Phosphatase:* Enzym mit hoher Aktivität in den Osteoblasten zur Mineralisation der Knochengrundsubstanz. Die Isoenzyme der AP (Leber-/Nieren-/Knochentyp) ist zur DD aufzutrennen
- *Osteokalzin:* Ein von Osteoblasten sehr häufig gebildetes Matrixprotein, das in geringer Konzentration bei der Knochenneubildung im Serum quantifiziert werden kann. 80 % des neugebildeten Osteokalzins werden an Hydroxylapatit im Knochen gebunden, so daß nur 20 % als intaktes Osteokalzin zur Messung in die Zirkulation gelangen, was jedoch rasch zu Fragmenten degradiert: Messung sehr unterschiedlich und teilweise ungenau
- *Prokollagen I:* Da Prokollagen-I-Propeptide in gleichem Maß wie neusynthetisiertes Kollagen entstehen, sind sie guter Index (Aktivitätsmarker) für einen Knochenaufbau-Parameter. Cave: tageszeitlicher Rhythmus mit frühmorgens höheren Werten. Polypeptide sind thermostabil – längere Transport- und Gefrierzeiten sind möglich.

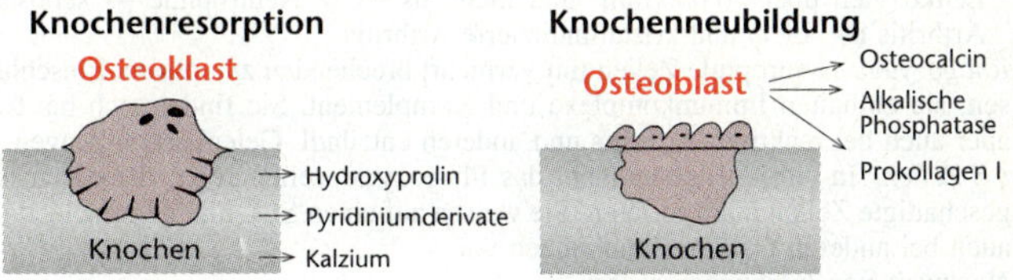

Abb. 4.9: Klinische Parameter der Knochenresorption und Knochenneubildung [L 157]

4.6 Synoviaanalyse

Das Gelenkpunktat wird unter sterilen Bedingungen gewonnen und nach Zufügen von gelöstem EDTA bzw. Heparin ungerinnbar gemacht. Bei einer sofortigen Analyse ist kein Gerinnungszusatz erforderlich.

Untersuchung folgender Parameter

- Volumen
- Farbe
  - Klar, gelblich, grünlich
  - Bei hämorrhagischem Erguß können die Blutbeimengungen technisch durch die Punktion bedingt sein. Beim Hämarthros erscheint das Punktat insgesamt blutig; typisch für Erguß bei Hämophilie, bei villonodulärer Synovialitis, nach Trauma oder Gelenkfremdkörper
- Transparenz
  - Das Punktat eines normalen oder nicht entzündlichen Gelenkes ist transparent, d.h. man kann durch das Punktat hindurch Gedrucktes lesen
  - Der entzündliche Erguß ist opal, wolkig, so daß durch ihn nicht gelesen werden kann
  - Der purulente Erguß ist undurchsichtig, grünlich, gräulich bis rötlich gefärbt.
  - Im Punktat können Flocken (Fibrin) oder sichtbare Partikel enthalten sein, z.B. Debris von Knorpel, Synovialzotten etc.
- Leukozytenzahl und Differentialzählung
  - Leukozyten in der Zahlkammer zählen
  - Differenzierung zwischen Neutrophilen und mononukleären Zellen ist meist ausreichend
  - Leukozyten unter 2 000/mm^3 und Neutrophile unter 25 % → nicht entzündlicher Erguß bei Arthrose (☞ 10), aber auch bei SLE (☞ 9.1.1), systemischer Sklerose (☞ 9.1.2), Sichelzellanämie, Hypothyreose (☞ 11.2.1) u.a.

- Leukozyten zwischen 3 000 und 50 000/mm³, Neutrophile unter 90 % → reaktive Arthritis (☞ 8.2), RA (☞ 7.1), kristallinduzierte Arthritis (☞ 11.1)
- Leukozyten über 50 000/mm³ und mehr als 95 % Neutrophile → septische Arthritis (☞ 14.1) und kristallinduzierte Arthritis

- *Rhagozyten:* Neutrophile Zellen mit vermehrt brechenden zytoplasm. Einschlüssen; sie enthalten Immunkomplexe und Komplement. Sie finden sich bei RA, aber auch bei reaktiver Arthritis und anderen entzündl. Gelenkerkrankungen
- *LE-Zellen:* In-vitro-Zellphänomen, das Phagozytosezellen zeigt, die durch AK geschädigte Zellen inkorporieren. Sie weisen auf einen SLE hin, kommen jedoch auch bei anderen Gelenkerkrankungen vor
- *Nachweis von Infektionserregern*
  - Kulturen: Bei trüben Ergüssen (Leukozytenzahl über 50 000). Die Ergebnisse der Kultur bei den häufigsten Erregern (grampositive Kokken) liegen frühestens nach 24 h vor. Bei gonorrhoeischer Arthritis ist das Kulturergebnis häufig negativ. Bei Monarthritiden und Oligoarthritiden muß bei Verdacht eine Kultur auf Mycobacterium tuberculosis (☞ 14.2) oder Pilze angelegt werden
  - Gramfärbung des Ausstrichpräparates von Synovialzellen: ermöglicht die Sofortdiagnose einer Infektion und ist bei V.a. septische Arthritis anzufertigen. Bei nicht geübten Untersuchern finden sich oft falsch positive Ergebnisse.
- *Untersuchungen im polarisierten Licht*
  - Kristalle, insbesondere Urat-Kristalle sind bereits unter normalem Mikroskop nachweisbar. Hohe Spezifität für Gicht (☞ 11.1.1): Kristallnachweis beweisend, erhöhter Serumharnsäurespiegel nicht! Bei geringer Kristallhäufigkeit und insbesondere CPPD-Kristallen (bei Chondrokalzinose ☞ 11.1.2) werden sie oft übersehen und erfordern die Untersuchung im polarisierten Licht
  - Weitere Kristalle werden von Lipiden gebildet
- *Untersuchungen von geringerer Bedeutung*
  - Messung der Viskosität: erfolgt üblicherweise im Tropfentest, wobei die Länge des „Fadens“ beim Abtropfen als Hinweis auf erhöhte Viskosität gilt. Quantitative Methoden sind zeitaufwendig und haben klinisch keine Bedeutung. Hohe Viskosität weist auf nicht entzündliche, niedrige Viskosität auf entzündliche Ergüsse hin
  - Mucin-clotting-Test: Durch Eintropfen in verdünnte Essigsäure bildet sich bei muzinhaltigem Erguß ein Präzipitat. Ausgeprägte Verklumpung findet sich bei Ergüssen mit hohem Gehalt an hochmolekularen Hyaluronsäuren. Die Methode ist zur DD entzündlicher und nicht entzündlicher Ergüsse nicht geeignet
  - Quantitative Messungen des Gesamt-Protein-Gehaltes: nicht entzündliche Synovialergüsse haben einen niedrigen Protein-Gehalt. Je ausgeprägter die Entzündung um so mehr nähern sich die Proteinwerte denen des peripheren Blutes. Ähnliches gilt für Immunglobuline und Komplementfaktoren
  - Rheumafaktor: kann im Gelenk infolge lokaler Produktion bei RA (☞ 7.1) höher als im Blut sein und wird oft in Synovialflüssigkeit früher als im Blut nachgewiesen
  - Komplementspiegel: Erhöhte Komplementspiegel finden sich bei RA und Reiter-Syndrom (☞ 8.2)
  - Glukose und Laktat: Bei septischer Arthritis ist Glukose erniedrigt, der Laktat-Gehalt erhöht. Diese Untersuchungen lassen eine sichere Differenzierung in infektiös/nicht-infektiös nicht zu.

Differentialdiagnose der Synovialflüssigkeit

Diagnose	Farbe	Trübung	Zellzahl ca. /μl	Neutrophilenanteil ca.	Sonstiges
normal	strohgelb	klar	100	10 %	–
Arthrose	strohgelb	klar	< 1 000	10–20 %	–
RA	gelb	trüb, flockig	5 000–50 000	50–75 %	Rhagozyten + + +
Reaktive Arthritis	gelb	klar bis leicht trüb	> 2 000–10 000	50 %	Rhagozyten +
Gicht	milchig	trüb	> 10 000	90 %	Harnsäurenadeln intrazellulär
Pseudogicht	gelb bis milchig	trüb	20 000	90 %	Kalziumpyrophosphat-Kristalle
Tuberkulose	graugelb	trüb, flockig	20 000 bis 50 000	50 %	Mykobakterien
Eitrige Arthritis	purulent	rahmig, flockig	> 50 000	95 %	Eiter-Erreger z.B. Staphylococcus aureus

DD Kristalle in der Synoviaanalyse

Diagnose	Kristall	Nachweis
Arthritis urica	Mononatriumurat	Polarisationsmikroskopisch: nadelförmige, negativ doppelbrechende, oft intrazelluläre Kristalle
Chondrokalzinose	Kalziumpyrophosphatdihydrat (CPPD)	Polarisationsmikroskopisch: meist rhombische Kristalle von variabler Größe, schwach positiv doppelbrechend
Kalzifizierende Periarthritis, Apatit-Arthropathie	Basische Kalziumphosphate (Apatitkristalle)	kleine Kristalle, nicht doppelbrechend
Primäre Oxalose	Kalziumoxalat	Briefkuvertform mikroskopisch

5

Apparative Diagnostik

Gerwin Lingg
Horst Sattler
Stefan Kessler
Thomas Bitsch

Im diagnostischen Spektrum rheumatischer Erkrankungen haben sich einige apparative Verfahren fest etabliert (Rö, Arthrosono). Einige besitzen je nach Fragestellung bei einer bestimmten Erkrankung einen festen Stellenwert (Szinti, CT, MR, Osteodensitometrie, Histologie) und einige haben ergänzenden Charakter (Kapillaroskopie, Thermographie).

☑ Diagnostische Ebenen

Das diagnostische Spektrum zur Differenzierung einer rheumatischen Erkrankung, insbes. zur DD der Arthritis, kann in mehrere Ebenen eingeteilt werden:

1. diagnostische Ebene
Klinik – Anamnese – Labor

2. diagnostische Ebene
Arthrosonographie – Röntgen – Synoviaanalyse

3. diagnostische Ebene
CT – MR – Szintigraphie

4. diagnostische Ebene
Arthroskopie – Arthrotomie

Bei speziellen Fragestellungen (Vaskulitis, Osteoporose) und zur DD können weitere Untersuchungsmethoden hinzugezogen werden: z.B. Histologie, Osteodensitometrie, EMG.

5.1 Konventionelles Röntgen

5.1.1 Aufnahmetechnik und Befundung

- Die konventionelle Rö-Aufnahme in zwei Ebenen ist Ausgangspunkt und Grundlage jeder bildgebenden Diagnostik bei V.a. Erkrankungen der Knochen und Gelenke
- Ggf. zusätzliche Aufnahmen unter Belastung (z.B. Kniegelenke im Stehen, BWS/LWS im Stehen, Fußgewölbe seitlich im Stehen, AC-Gelenke unter Tragebelastung) oder Spezialprojektionen (z.B. Tunnelaufnahme des Kniegelenkes, Tangentialaufnahme des Sulcus intertubercularis am Humerus etc.) anfertigen lassen
- Alle Befunde grundsätzlich im Kontext von Alter und Geschlecht des Pat., sowie von Anamnese, Klinik und Laborwerten interpretieren. Bei rheumatologischen Erkrankungen ist zu beachten, daß sich radiologische Befunde verschiedener Leiden sehr ähnlich sein können. Alle Einzelsymptome berücksichtigen!

- Großen Wert auf eine sinnvolle Reihenfolge der verschiedenen Untersuchungsverfahren legen. Dies erspart dem Pat. unnötige Strahlenbelastungen, verkürzt das Intervall bis zur Diagnosestellung und spart unnötige Kosten.

Folgende radiologisch-diagnostischen Elemente sind herauszuarbeiten

- Radiologische Merkmale der einzelnen Erkrankungen *(= Morphologie)*
- *Verteilungsmuster* im Skelett
- Dokumentation und Wertung des *Verlaufs*
- Erkennung und Dokumentation von *Komplikationen*
- Erkennung *biopsiepflichtiger Läsionen.*

Morphologie von Gelenkläsionen

Röntgenanatomie des Gelenkes

- Knochen: kalkdicht, im Rö-Bild sichtbar
- Knorpel (als Gelenkflächenüberzug): im Rö-Bild unsichtbar
- „bare areas“ (knorpelfreie Knochenflächen zwischen Gelenkknorpelrand und Kapselansatz): im Rö-Bild nicht als eigenständige Struktur abgrenzbar
- Kapsel (von Synovialmembran ausgekleidet, durch Bandstrukturen verstärkt): im Rö-Bild häufig als Weichteilschatten erkennbar
- Gelenkspalt (mit Synovialflüssigkeit gefüllt): im Rö-Bild zusammen mit Knorpel, „leerer Raum“.

Systematische Bildanalyse von Gelenkläsionen

- Weichteilmantel: artikulär, periartikulär
- Gelenkspalt: Breite
- Gelenkflächenkonturen: subchondrale Grenzlamelle, „bare areas“
- Gelenknaher Knochen: Mineralisierung, Form, Läsionen.

- Bildanalyse immer in gleicher Reihenfolge!
- Der radiologische Gelenkspalt umfaßt immer Knorpel **und** anatomischen Gelenkspalt mit Synovialflüssigkeit.

Weichteilzeichen (Teil 1 der Befundung)

Zunahme der Weichteildicke

- *Generalisiert:* diffuses Ödem (M. Sudeck, Stadium I+II), Wachstum vermehrt (Akromegalie), teigige Schwellung (Myxödem)
- *Umschrieben:* spindelförmig (gelenkbezogen, z.B. Arthritis), oval (Bursitis, z.B. RA), linear (Sehne, z.B. Tenosynovitis), großbogig (Synovialprolaps, z.B. Handgelenk), im Strahl (Daktylitis), knotig (z.B. Gicht ☞ 11.1.1, RA ☞ 7.1).

Abnahme der Weichteildicke

- *Generalisiert:* PSS (☞ 9.1.2), SLE (☞ 9.1.1), Sharp-Syndrom, M. Sudeck (Stadium III)
- *Umschrieben:* Akren (frühe Sklerodermie ☞ 9.1.2), neurogen.

Weichteilverkalkungen, -verknöcherungen

- *Periartikulär:* Sehnen, Bursen (z.B. sog. kalzifiziernde Periarthritis), Subkutis und interstitiell (z.B. PSS, Dermatomyositis, Polymyositis)
- *Artikulär:* Knorpel (z.B. Chondrokalzinose ☞ 11.1.2, Hämochromatose ☞ 11.1.4, Gicht, Ochronose ☞ 11.2).

Gelenkspalt (Teil 2 der Befundung)

Veränderungen des „radiologischen Gelenkspaltes" können Hinweis sein auf Erkrankungen mit primärer Beteiligung

- Des gelenküberziehenden *hyalinen Knorpels* (z.B. Arthrose ☞ 10)
- Des in manchen Gelenken als (Halb-)Scheibe eingelagerten *Faserknorpels*
- Der *Synovialmembran* oder der *Synovialflüssigkeit* mit Ergußbildung (z.B. Arthritis).

Konzentrische Gelenkspaltverschmälerung: Meist entzündlicher (arthritischer) Prozeß, der primär den gesamten Gelenkspalt betrifft. Nicht entzündliche Ursachen sind z.B. atrophische Prozesse bei Immobilisation, schlaffer Lähmung, Reflexdystrophien und andere trophische Störungen (Knorpelatrophie!).
Exzentrische Gelenkspaltverschmälerung: Meist degenerativer Prozess in ungleichmäßig belasteten Gelenken mit Knorpelschwund in der zunächst betroffenen Druckaufnahmezone (z.B. Coxa vara, Coxa valga).

- Scheinbare Gelenkspaltverbreiterung bei neuropathischer Arthropathie, pyogener Arthritis, Arthritis tuberculosa, Arthritis urica und RA
- Die *konzentrische* Gelenkspaltverschmälerung ist fast immer Hinweis auf Arthritis – die *exzentrische* Gelenkspaltverschmälerung spricht für einen degenerativen Prozeß in Überlastungszonen.

Subchondrale Grenzlamelle und subchondrale Spongiosa (Teil 3 der Befundung)

Die subchondrale Grenzlamelle setzt sich aus der schmalen tragenden Kortikalisschicht und einem feinen Band verkalkten Knorpels zusammen. Pathologische Veränderungen der Grenzlamelle:

- Bandförmig vermehrte subchondrale Sklerose (z.B. als Reaktion auf degenerativen Knorpelschwund)
- Schliffflächen (z.B. bei vollständig arthrotisch aufgebrauchtem Knorpel)
- Abbau der Grenzlamelle (z.B. Demineralisation bei Arthritis)
- Umschriebene Erosionen/Destruktionen (z.B. bei Arthritis, aber auch mit erhaltener zarter Kortikalis im Sinne nichtentzündlicher Druckerosionen unterschiedlichster Ursache).

- Grenzlamellenveränderungen sind radiologische Frühzeichen
- *Merke:* „bare-areas" des Knochens zw. Knorpelrand und Kapselansatz müssen bei Verdacht auf Synovialisarthropathien genau auf Erosionen untersucht werden, da hier entzündliche Veränderungen einen direkten Zugang zum Knochen haben und diesen früh angreifen.

DD

- Umbau der Grenzlamelle mit Sklerosierung der Spongiosa
  - Primäre Arthrose
  - Sekundäre Arthrose (postentzündlich oder nach anderen Präarthrosen, z.B. Dysplasien)
- Erosionen/Destruktionen der subchondralen Grenzlamelle
  - Rheumatoide Arthritis (RA)
  - Juvenile rheumatoide Arthritis
  - Arthritis psoriatica
  - Spondylitis ankylosans (mit peripherer Beteiligung)
  - Reiter-Syndrom
  - Enteropathische Arthritiden
  - Lyme-Arthritis
  - Hyperparathyreoidismus/renale Osteoarthropathie
  - Kollagenosen (selten!)
  - Nicht entzündlich: Druckerosionen (Kortikalis erhalten).

Gelenknaher Knochen (Teil 4 der Befundung)

Demineralisation des subchondralen Knochens (= gelenknahe Osteoporose)

- Arthritis (Kollateralphänomen)
- Inaktivitätsosteoporose (☞ 13.1)
- M. Sudeck (☞ 6.13)
- Transitorische Osteoporose.

Gelenknahe zystoide Läsionen

- Unspezifisch (kleinzystisch)
- Arthrose (Geröllzysten mit Sklerosesaum) ☞ 10
- Gicht (Tophus ohne Sklerosesaum ☞ 11.1.1)
- Arthritis, allgemein (Signalzyste, Begleitzyste)
- RA (Signalzyste, Pannusinvasion, intraossäre Rheumaknoten) ☞ 7.1
- Intraossäres Ganglion (posttraumatische Synovialzyste)
- Zystische Knochentuberkulose (Knochenkaverne) ☞ 14.1.5
- Sarkoidose (intraossäre Granulome = M. Jüngling) ☞ 8.10
- Multizentrische Retikulohistiozytose
- Pigmentierte villonoduläre Synovitis
- Synovialsarkom (häufiger extraossär).

Marginale Osteophyten: Arthrose.

Ossäre Proliferationen: Psoriasisarthritis (☞ 8.3), M. Reiter (☞ 8.2), Sp.a.

Gelenknahe Destruktionen mit Deformierungen

Hämophilieosteoarthropathie ☞ 11.3 (Epi- u. Metaphysen-Deformierung), Neurogene Arthropathie (Destruktion *beider* Gelenkflächen), diabetische Osteoarthropathie (☞ 11.2).

Akroosteolysen an Händen und Füßen

- Sklerodermie (PSS) ☞ 9.1.2
- Lupus erythematodes disseminatus (SLE) ☞ 9.1.1
- Mischkollagenose (Sharp-Syndrom) ☞ 9.1.4
- Hyperparathyreoidismus (☞ 11.2).

5.1.2 Halswirbelsäule (HWS)

HWS in 2 Ebenen

Indikation: Zervikozephales und zervikobrachiales Schmerzsyndrom, RA, Sp.a.

Aufnahmetechnik: Gesamte HWS in 2 Ebenen (a.p. und seitl.) mit angrenzender Schädelbasis und zervikothorakalem Übergang. Bei Überlagerung des Dens axis oder der lat. Atlantoaxialgelenke zusätzlich a.p. durch geöffneten Mund (= Dens-Zielaufnahme). Bei V.a. arthritische Instabilität Funktionsaufnahme in Inklination.

Befundung

- Regelrechte Segmentation? z.B. Blockwirbel
- Harmonische Lordose? z.B. Abflachung, Kyphosierung
- Korrektes Alignement? WK-Vorder- und -Hinterkanten!
- WK-Fehlstellungen? z.B. Achsenfehlstellungen, Rotationsfehlstellungen, Listhesen
- Knochen-Weichteil-Kontrast (= Mineralsalzgehalt) regelrecht? Spongiosastruktur auffällig?
- WK-form und -konturen regelrecht? z.B. Anbauten, Frakturen
- Abschlußplatten regelrecht? z.B. bandförmige Sklerosen, unscharfe Konturen
- Zwischenwirbelräume höhengemindert? normal: C2 < C3 < C4 < C5 < C6 > C7
- Wirbelbogengelenke, Unkovertebralgelenke, Dornfortsätze, Querfortsätze unauffällig?
- Atlasdislokation? z.B. ventral, transversal
- Weichteilverkalkungen, -verknöcherungen? z.B. in Lig. nuchae, Ligg. interspinalia, Lig. longitudinale anterius.

5

Typische Befunde

RA (☞ 7.1)

Destruktionen am Dens axis oder den lateralen atlanto-axialen Gelenkflächen, aber auch transversale Dislokation im Segment C1/C2 (a.p.-Strahlengang) und ventrale atlantoaxiale Dislokation = VAAD (seitliche und Inklinations-Aufnahme) bei entzündlicher Lockerung des Lig. transversum atlantis. Auch auf Höhertreten des Dens axis (Aufwärtsdislokation, sog. vertebrobasiläre Impression) achten!
Bei V.a. juvenile Arthritis (☞ 7.2.1) auf Fusion der Wirbelbogengelenke und Bandscheibenräume, sowie auf Wirbelkörperwachstumsstörungen achten!

Degenerative Veränderungen (☞ 10)

- Chondrosen: Verringerungen der Diskushöhe
- Osteochondrosen: Verringerungen der Diskushöhe mit bandförmigen Osteosklerosen der Grund- und Deckplatten
- Spondylosen: submarginale osteophytäre Anbauten an den Wirbelkörpern.

Sp.a. (☞ 8.1)

Syndesmophyten, syndesmophytäre Überbauungen, entzündliche Veränderungen an den Wirbelbogengelenken (Spondylarthritiden) bis zur Fusion, seltener auch Spondylodiszitiden mit höhengemindertem Diskus und unscharf begrenzter Verdichtung der Abschlußplatten des betroffenen Segments!

Schrägaufnahmen der HWS

- *Indikation:* Frage nach knöcherner Einengung von Neuroforamina (z.B. radikuläre Zervikalsyndrome), Frage nach Spondylarthrosen/Spondylarthritiden
- *Aufnahmetechnik:* Die jeweils filmfernen Neuroforamina kommen zur Darstellung
- *Befundung:* Knöcherne Einengung von Neuroforamina, z.B. durch Retrospondylosen, Unkarthrosen, Spondylarthrosen? Glatte Begrenzung der Gelenkfortsätze und Interartikularportionen?

Funktionsaufnahmen der HWS

- *Indikation:* Frage nach abnormer Beweglichkeit/Blockierung einzelner Segmente, Frage nach atlanto-axialer Dislokation
- *Aufnahmetechnik:* Seitliche Aufnahmen in maximaler Inklination und Reklination. Cave: Keine Reklinationsaufnahme bei frischem Trauma, bzw. V.a. Densfraktur!
- *Befundung:*
  - Stufenbildung in einzelnen Segmenten als Hinweis auf Gefügelockerung mit Spondylolisthese?
  - Blockade in einzelnen Segmenten (verminderte Beweglichkeit)?
  - Atlantoaxialdistanz in Inklination > 3 mm (bei Kindern > 4 mm) als Hinweis auf ventrale atlantoaxiale Dislokation (VAAD)?

5.1.3 Brustwirbelsäule (BWS)

BWS in zwei Ebenen

Indikation: lokale und ausstrahlende Schmerzen, Bewegungseinschränkung, Sp.a., degenerative Erkrankungen, insbes. DD zur Längsbandossifikation, Spond.hyp. (DISH-Syndrom), Osteoporose, M. Scheuermann.

Aufnahmetechnik: bei a.p.-Aufnahme im Liegen Zentralstrahl auf den 7. BWK (ca. 3 cm oberhalb des Processus xiphoideus) gerichtet; Beine im Knie leicht gebeugt. Seitaufnahme im Stehen oder Liegen mit anteflektierten Armen und Zentralstrahl auf den 6. BWK bei um 10° kopfwärts gekippter Röhre.

Befundung

- Segmentation: z.B. Übergangswirbel, Kurzrippen, rippenloser BWK 12, Halsrippe
- Kyphose: z.B. Hyperkyphose (evtl. angulär), Abflachung der Kyphose
- WK-Form: z.B. Kompressionsfrakturen, Chorda dorsalis persistens, M. Scheuermann
- Abschlußplattenkontur: z.B. Impressionsfrakturen
- Bogenwurzeln im a.p.-Bild vollständig abgrenzbar? Cave Tumorosteolysen!
- Wirbelbogengelenke, oft nur zum Teil freiprojiziert!
- Kostovertebral- und Kostotransversalgelenke
- Knochen-Weichteil-Kontrast (Mineralsalzgehalt)? Spongiosastruktur auffällig?

Typische Befunde

M. Scheuermann

Ventrale Höhenminderung einzelner BWK (ohne Hinweis auf Fraktur); vergrößerter Sagittaldurchmesser der BWK; Schmorlsche Knorpelknötchen; wellige Abschlußplattenkonturen.

Sp.a. (☞ 8.1)

- Syndesmophyten: feine, vertikal ausgerichtete, marginale Ausziehungen am WK-Rand (oft am thorako-lumbalen Übergang)
- Spondylitis anterior: kleiner Kantendefekt mit perifokaler Sklerose
- „scheinende Ecken": kleine, unscharf begrenzte Verdichtungszonen der ventralen WK-Kanten ohne Konturdefekt
- Kasten- und Tonnenwirbelform.

5

Spondylosis hyperostotica (DISH) (☞ 10.4.1)

Massiv ausgeprägte, bogig vorgewölbte Spondylophyten in mehreren Segmenten plus Längsbandossifikation; bandförmige Knochenappositionen überwiegend rechtsseitig und ventral an BWS.

5.1.4 Lendenwirbelsäule (LWS)

LWS in 2 Ebenen

Indikation: lokale und ausstrahlende Schmerzen, Bewegungseinschr., V.a. Sp.a.

Aufnahmetechnik: a.p. und seitlich (zur Vermeidung von Bewegungsunschärfen im Liegen). Bei funktionellen Fragestellungen und bei Fehlhaltungen (Skoliose, Hyperlordose, etc.) im Stehen.

Befundung
- Segmentation, z.B. Zahl der LWK („Übergangswirbel"), Bogenschlußstörungen, Teilsakralisation LWK 5 (z.T mit Assimilationsgelenken der Querfortsätze)
- Achsenabweichung? Rotationsfehlstellungen? Hyper-/Hypolordose? Spondylolisthesen?
- WK-Form, -Höhe, -Kontur, z.B. Kasten-/Tonnenform, ventrale Höhenminderung, Abschlußplatten-Ballonierungen, Impressions-/Kompressionsfrakturen
- Unscharf begrenzte Sklerosezonen der Abschlußplatten mit Höhenminderung des Zwischenwirbelraumes? Hinweis auf Spondylodiszitis
- Kleine Sklerosen der Wirbelkörpervorderkanten? V.a. „scheinende Ecken"
- Etwas größere, unscharf begrenzte Sklerosen d. WK-Vorderkanten? Spondylitis ant.
- Spondylophyten? *submarginal,* degenerativ bedingt
- Syndesmophyten? primär zarte, im Anulus fibrosus oder prädiskalen Raum vertikal vorwachsende *marginale* Vertebralosteophyten bei Sp.a.

- Parasyndesmophyten? nicht knöchern überbrückend in „Stierhornform", als paradiskale Knochenspangen oder paravertebrale Ossikel bei M. Reiter und Arthritis psoriatica
- Wirbelbogengelenke: z.B. degenerativ/entzündlich verändert, fusioniert
- Iliosakralgelenke: Sakroiliitis, Arthrose?
- Knochen-Weichteil-Kontrast (Mineralsalzgehalt) u. Spongiosastruktur, Osteoporose.

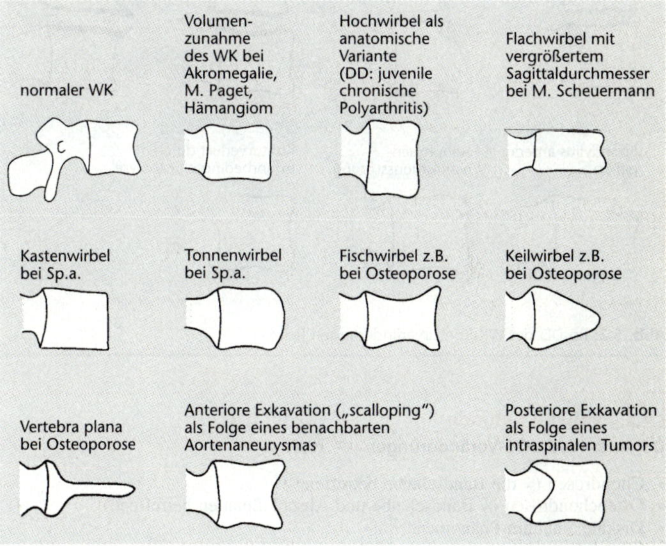

Abb. 5.1: Wirbelkörperformen [L 157]

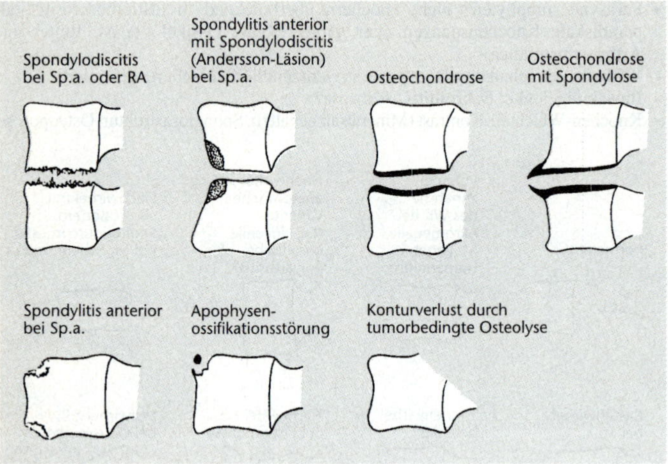

Abb. 5.2: Rö-DD der WK-Konturveränderungen [L 157]

Typische Befunde

Degenerative LWS-Veränderungen (☞ 10.4)

- Chondrosen (= die Bandscheibe betreffend)
- Osteochondrosen (= Bandscheibe und Abschlußplatten betreffend)
- Diskale Vakuum-Phänomene
- Spondylosen (= *submarginale* Vertebralosteophyten)
- Retro- und Ventrolisthesen (mit oder ohne Spondylolysen).

Osteoporose (☞ 13.1): Knochen-Weichteil-Kontrast vermindert; Abschlußplatten balloniert; Impressions-/Kompressionsfrakturen von WK!

Sp.a. (☞ 8.1)

- Sakroiliitis
- Syndesmophyten: meist am thorakolumbalen Übergang beginnend
- „scheinende Ecken": kleinere Sklerosen ohne Defektbildung an den vorderen WK-Randleisten
- Spondylitis anterior (= Romanus-Läsion): etwas größere Sklerosen mit Konturdefekten an den vorderen WK-Randleisten
- Spondylodiszitis: Konturdefekte der Abschlußplatten (= Andersson-Läsion) mit mehr linearen Defekten (Typ B) oder umschriebenen Defekten mit fokaler Sklerose (Typ A)
- Entzündliche Veränderungen der Wirbelbogengelenke bis zur Fusion
- Seltener: Dornfortsatz-Osteolysen, Bandossifikationen, Fibroostitiden.

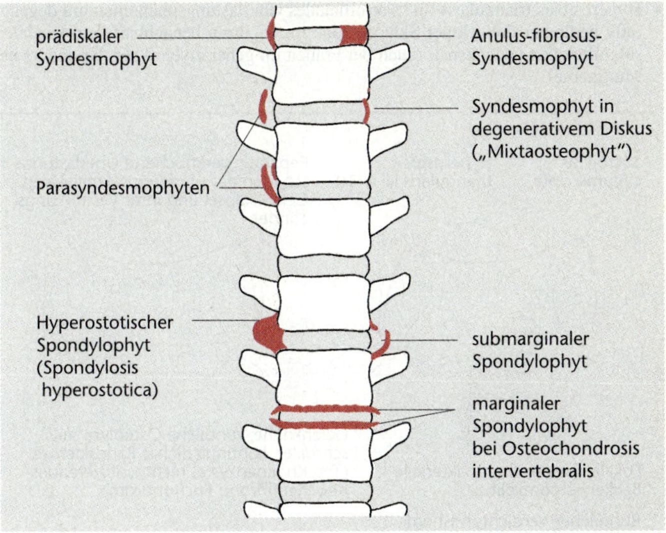

Abb. 5.3: Rö-DD der Vertebralosteophyten [E 157]

5.1.5 Iliosakralgelenke (ISG)

Indikation: lokale Schmerzen, V.a. Sp.a., V.a. ausgeprägte Arthrosen, Blockade.

Aufnahmetechnik: LWS in 2 Ebenen oder Beckenübersicht oder Aufnahme nach Barsony (Röhre um 30° kaudokranial gekippt) oder Aufnahme nach Warner (ventro-dorsal) liegend in „Steinschnittlage" unter weitgehender Aufhebung der LWS-Lordose.

Befundung

- Gelenkspaltweite: „Pseudoerweiterung" durch marginale, girlandenförmige Knochenresorption bei Sp.a., aber auch bei Arthritis psoriatica, M. Reiter, Gicht, Osteomalazie und Hyperparathyreoidismus
- Gelenkspaltkontur: Gelenkspalten wirken verwaschen bei entzündl. Veränderungen, aber auch bei degenerativ bedingten ventralen Kapsel-Band-Ossifikationen
- Zeichen der Ankylose? z.B. „ausgelöscht" wirkende Gelenkspalten bei (entzündlich bedingter) Durchbauung, „Sternzeichen" bei Bandverknöcherung mit Ankylose
- Bild der floriden Sakroiliitis („buntes Bild" nach Dihlmann)? Kombination von subchondralen, unscharf begrenzten Sklerosen, Brückenbildungen und Erosionen (Überwiegend erst auf Schichtaufnahmen, bzw. im CT eindeutig abgrenzbar)

- Hyperostosis triangularis ilii? sakroiliakales Überlastungsphänomen mit degenerativ bedingter dreieckiger Sklerosezone im Os ilium benachbart dem kaudalen sakroiliakalen Gelenkspalt (auch bei Frauen im generativen Alter, besonders bei Multiparae).

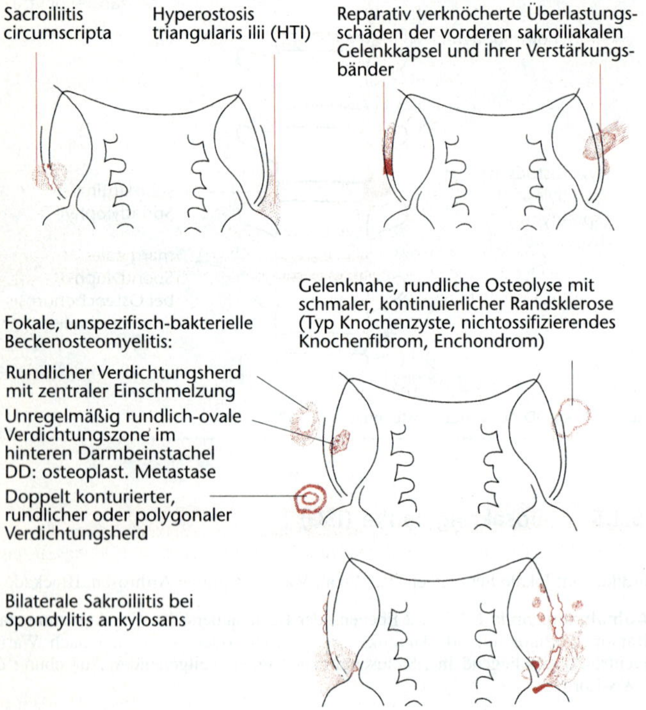

Abb. 5.4: Rö-DD von Veränderungen der Sakroiliakalgelenke [E 140]

Graduelle Einteilung der Sakroiliitis

(nach Benett und Burch, 1967)

- Grad 0 = ISG unauffällig
- Grad 0–1 = geringe, zweifelhafte Veränderungen, bestehend aus angedeuteten Unschärfen der Gelenkkonturen oder zweifelhaften Sklerosierungen, evtl. noch im Bereich der Norm
- Grad 2 = geringe, aber schon eindeutige Sklerosierungen mit oder ohne Erosionen, sowie Verschmälerung oder Irregularitäten der Gelenkkonturen
- Grad 3 = ausgeprägte Sklerosierungen mit deutlichen Erosionen und/oder Veränderungen des Gelenkspaltes einschließlich intraartikulärer Knochenknospen oder transartikulärer Knochenbrücken
- Grad 4 = vollständig knöchern durchbauter Gelenkspalt.

Anmerkung: Wegen der stark eingeschränkten Information des konventionellen Summationsröntgenbildes der ISG gegenüber tomographischen Verfahren, sowie großer interindividueller und geschlechtsbezogener Unterschiede kann die Graduierung nach BENETT und BURCH im Rahmen von Röntgen-Übersichtsaufnahmen nur mit großen Einschränkungen als Stadieneinteilung der Sakroiliitis empfohlen werden!

5.1.6 Schultergürtel

Schultergelenk in 2 Ebenen

Indikation: lokale Schmerzen, Bewegungseinschränkung, Schwellung.

Aufnahmetechnik: a.p. (in leichter Iro.), axial oder ggf. Außenrotationsaufnahme; bei V.a. AC-Arthritis evtl. zusätzliche AC-Zielaufnahme; bei V.a. AC-Gelenksprengung zusätzliche a.p.-Aufnahmen unter Tragebelastung (beide Seiten auf einer Aufnahme).

Befundung

- Weichteilschwellungen? Vergrößerung der Bursa subdeltoidea lateral des Tuberculum majus (in außenrotierter Aufnahme)
- Weichteilverkalkungen in Sehnen (besonders Supraspinatussehne) oder Bursen?
- Form der abgbildeten Knochen – z.B. Humeruskopfdeformität
- Stellung des Humeruskopfes in der Gelenkpfanne – auf Humeruskopfhochstand (in beiden Ebenen!) als mögliches Zeichen einer Rotatorenmanschettenruptur achten
- Stellung des lateralen Klavikulaendes zum Akromion – AC-Sprengung?
- Gelenkkontur und Gelenkflächen glenohumeral und akromioklavikular – Marginale Usuren (z.B. am Ober- und Unterrand des Collum anatomicum)
- Degenerative Anbauten an Humerus, Tuberculum majus, Cavitas glenoidalis oder AC-Gelenk? Osteophyten
- Erosionen mit umgebender Weichteilverdichtung: Gicht?
- Verkalkungen des Gelenkknorpels und der Disken: Chondrokalzinose?
- Fibroostosen: Sehnenansatzverknöcherungen

- Fibroostitiden – bilateral-symmetrisch bei entzündl.-rheumatischem Geschehen
- Resorptionen an den lateralen Klavikulaenden – primärer Hyperparathyreoidismus/renale Osteopathie.

Nicht tangential getroffene Veränderungen der Gelenkfläche erscheinen a.p. als zystoide Aufhellungen ,,im" Humeruskopf. Entzündliche Veränderungen im AC-Gelenk meist zuerst schlüsselbeinseitig.

Sternoklavikulargelenk

Indikation

lokale Schmerzen, Schwellung, Pustulosis palmaris et plantaris.

Aufnahmetechnik

Zielaufnahme 45° schräg.

Befundung

Form und Stellung unauffällig? Vermehrte Sklerose? Destruktionen?

- Die Form des sternalen Klavikulaendes ist variabel (z.B. Becherform, Fischmaulform). Randsklerosierte Konturfurchen am Klavikula-Unterrand durch Bandansatz des Lig. costoclaviculare und am Oberrand als Ursprungsfurche des M. sternocleidomastoideus nicht mit Destruktionen verwechseln!
- Neben Osteomyelitis, M. Paget, Lues etc. auch an sog. Ostitis condensans claviculae, ischämische Nekrose (M. Friedrich) und an das aquirierte Hyperostose Syndrom (AHS) denken.

5.1.7 Ellenbogengelenk in 2 Ebenen

- *Indikation:* lokale Schmerzen, Schwellung
- *Aufnahmetechnik:* exakt a.p. (in voller Streckung) und seitlich; evtl. Spezialaufnahme Radiusköpfchen
- *Befundung:* Ergußzeichen? Weichteilschwellung? Weichteilverkalkungen? Gelenknahe Demineralisierung? Erosionen?
- *Arthritiszeichen:* ,,Supinatorkerbe" an proximaler Ulna durch Entzündung in Synovialtasche der Gelenkkapsel, Periostreaktionen bei M. Reiter (☞ 8.2) und Arthritis psoriatica (☞ 8.3), Destruktionen des Knochens an den Kapselrezessus, gelenknahe zystoide Osteolysen.

5.1.8 Hand in 2 Ebenen (☞ Abb. 5.5)

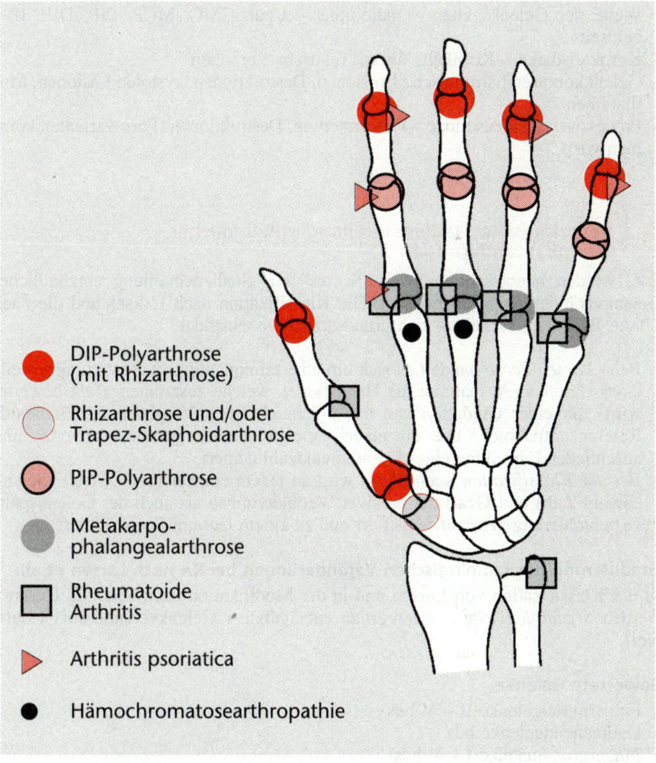

Abb. 5.5: Manuelles Befallmuster polyartikulärer Erkrankungen [E 140]

Indikation: lokale Schmerzen, Schwellungen, V.a. RA (obligat) und andere entzündlich-rheumatische Erkrankungen, Arthritisausschluß bei Polyarthrose.

Aufnahmetechnik: dorsovolare Aufnahme, als 2. Ebene radialseitig um 20–25° angehoben. Schrägaufnahme zur Darstellung von Früherosionen radiovolar und dorsoulnar. Alternative: Nørgaard-Aufnahme.

Befundung

- Weichteilschwellungen? Finger, Mittelhand, Handwurzel, Handgelenk
- Knochen-Weichteil-Kontrast (Mineralsalzgehalt) - Demineralisation gelenknah oder generalisiert
- Spongiosastruktur regelrecht?
- Form, Größe Anzahl und Stellung aller Knochen des Handskeletts
- Weite der Gelenkspalten – radio-ulnar, karpal, CMC, MCP, PIP, DIP, IP I beidseits
- Kortikalisdicke – Kortikalis überall randscharf erhalten?
- Gelenkkonturen harmonisch? Erosionen, Destruktionen, zystoide Läsionen, Mutilationen
- Processus styloideus ulnae – Deformierung, Destruktionen (Formvarianten kommen vor!).

Radiologische Stadieneinteilung entzündlicher Gelenkveränderungen

Z.Z. werden hauptsächlich zwei „Scores" zur Stadieneinteilung entzündlicher Gelenkveränderungen angewendet: Die Klassifikation nach LARSEN und die nach SHARP. Beide unterscheiden sich grundsätzlich voneinander:

- *Beim Larsen-Score* handelt es sich um eine semiquantitative Bewertung jeweils eines Gelenks (Ausnahme: die Handwurzel, welche zusammengefaßt bewertet wird) mit einer Gradation von 0 bis 5 durch einen Vergleich mit Standard-Referenzaufnahmen. Die einzelnen Gelenke werden getrennt bewertet und anschließend im Sinne einer Gesamtpunktzahl addiert
- *Bei der Klassifikation nach Sharp* wird an jedem einzelnen bewerteten Gelenk sowohl **Zahl** und **Grad** der erosiven Veränderungen als auch der Gelenkspaltverschmälerung getrennt registriert und zu einem Gesamt-Score addiert.

Graduierung der radiologischen Veränderungen bei RA nach Larsen et al.:

In der Klassifikation von Larsen und in der Modifikation nach Rau und Herborn werden *5 radiologische Schweregrade* entzündlicher Gelenkveränderungen definiert.

Bewertete Gelenke

- Fingermittelgelenke II – V bds.
- Daumenendgelenke bds.
- Fingergrundgelenke I – V bds.
- Handgelenke bds.
- Zehengrundgelenke II – V bds.
- Großzehenendgelenke bds.

Die semiquantitative Evaluation nach Larsen erfolgt mittels Standard-Referenz-Röntgenaufnahmen, die kommerziell erhältlich sind (Department of Radiology, Oslo Sanitetsforening Rheumatism Hospital). Problem der Larsen-Einteilung ist die oft sehr inhomogene Verteilung von Schweregraden entzündlicher Destruktionen auf die verschiedenen Gelenkgruppen, bzw. Einzelgelenke. Die Vorteile des Ratingen-Score liegen im kürzeren Zeitbedarf und der Anwendbarkeit auch für im Scoring unerfahrene Untersucher.

Stadium	Larsen-Score	Larsen Modifikation nach Rau und Herborn (Ratingen-Score)
Grad 0	Kein pathologischer Befund	Kein pathologischer Befund
Grad 1	Geringe unspezifische Veränderungen: • periartikuläre Weichteilschwellung • gelenknahe Entkalkung • Gelenkspaltverschmälerung (< 25 %)	Erosionen der Gelenkfläche < 20 %
Grad 2	Gering, aber sicher destruierende Veränderungen: • Erosionen • Gelenkspaltverschmälerungen	Erosionen der Gelenkfläche 20–40 %
Grad 3	Mäßig destruierende Veränderungen: • deutliche Erosionen • deutliche Gelenkspaltverschmälerungen	Erosionen der Gelenkfläche 40–60 %
Grad 4	Schwer destruierende Veränderungen • erhebliche Erosionen • erhebliche Gelenkspalt-verschmälerungen • Knochendeformationen an den gewichttragenden Gelenkenden	Erosionen der Gelenkfläche 60–80 %
Grad 5	Mutilierende Veränderungen: • Gelenkflächen zerstört • evtl. Dislokation, knöcherne Ankylose als Folgezustände	Erosionen der Gelenkfläche > 80 %

Graduierung der radiologischen Veränderungen bei RA nach Sharp et al.

Nach Sharp et al. werden nur die Hände (Fingergelenke und Handwurzeln) in einen Bewertungs-Score einbezogen, der getrennt für die Zahl der *Erosionen* pro Einzelgelenk und die *Gelenkspaltweiten* angegeben werden muß. Im ursprünglich entwickelten System wurden 27 Gelenke je Hand bewertet, so daß insgesamt 54 Gelenke an den Händen eines Patienten in Hinblick auf Erosionen und Gelenkspaltweiten untersucht und mit Punktwert versehen werden mußten. In einem vereinfachten Schema (☞ Abb. 5.6) kann die Zahl der Gelenke zur Bewertung der *Erosionen* auf insgesamt 35 und zur Bewertung der *Gelenkspaltweite* auf 36 pro Patient reduziert werden. Das Problem des Scores nach Sharp, der sicherlich eine sehr viel exaktere Situationsbeschreibung der entzündlichen Veränderungen darstellt als die Larsen-Einteilung, ist der große Zeitaufwand zur Befundung und Score-Addition. In wissenschaftlichen Studien zeigte er sich aber für diskrete Befundänderungen als sehr viel sensibler.

Bewertungsschema nach Sharp

Erosionen: Punktwerte von *1 bis 4* für *diskrete bis mäßiggradige* entzündliche Befund am jeweiligen Gelenk, sowie den Punktwert *5* für Erosionen, *die mehr als 50% der beiden Gelenkflächen* des jeweiligen Gelenkes umfassen.

Gelenkspaltweite: 0 = normal; *1* = fokal verringert; *2* = diffus verringert (< *50 %* der ursprünglichen Weite); *3* = wie 2, jedoch 50% der ursprünglichen Weite; *4* = Ankylose.

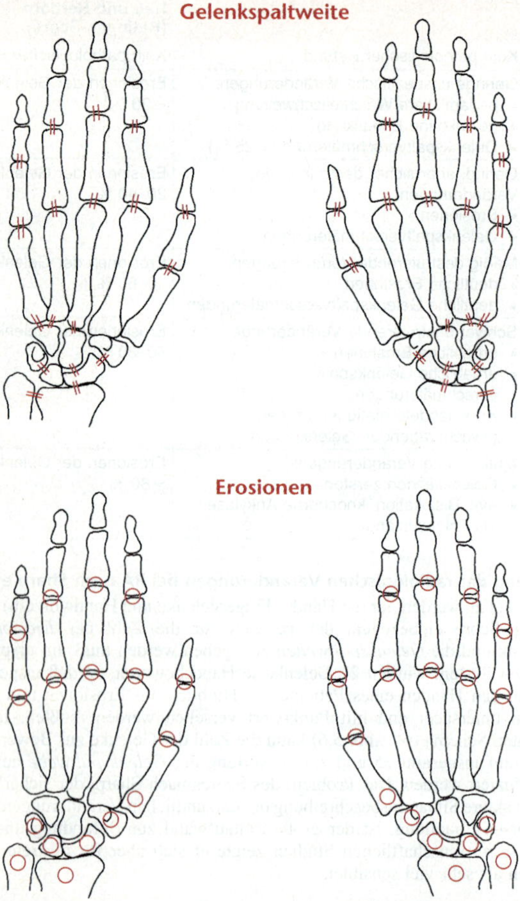

Abb. 5.6: Reduziertes Schema zur Bewertung der entzündlichen Situation nach SHARP et al. (oben: Schema zur Bewertung der Gelenkspaltweiten - 18 Gelenke pro Hand; unten: Schema zur Bewertung der Erosionen - 17 Gelenke pro Hand). Untersuchung der **Gelenkspaltweite** (*Parallellinien*) von: *10 PIP, 10 MCP, CMC III-V bds., Os trapezium-Os naviculare bds., Os triquetrum-Os lunatum bds., Os capitatum-Os naviculare-Os lunatum bds., radio-carpal bds., radio-ulnar bds.*; Untersuchung der **Erosionen** (*fette Punkte*) an: *10 PIP, 10 MCP, CMC I bds., Os trapezoideum bds. (zusammengefaßt zu einem Wert), Os naviculare bds., Os lunatum bds., Os triquetrum (mit Os pisiforme) bds., distaler Radius bds., distale Ulna bds. [L 157]*

Typische Befunde (☞ Abb. 5.5)

RA (☞ 7.1)

- Weichteilzeichen sind u.a. spindelförmige Ergüsse mit Kapselschwellungen um die PIP und MCP, sowie Schwellungen der Sehnenscheide des M. extensor carpi ulnaris über dem Processus styloideus ulnae
- Arthritische *Kollateralphänomene:* gelenknahe Entkalkung, Demineralisation der subchondralen Grenzlamelle
- Arthritische *Direktzeichen*
  - im Frühstadium: konzentrische Gelenkspaltverschmälerung, Signalzysten (kleine Osteolysen), Erosionen/Destruktionen (kleine/größere Konturdefekte der Gelenkflächen)
  - im Spätstadium: Fehlstellungen, Mutilationen, Ankylosen, Synostosierung der Karpalia („Os carpale"), zystoide Osteolysen
- Lamelläre Periostreaktionen (selten)
- Typisches Befallsmuster mit Bevorzugung der PIP und MCP, oft symmetrisch. Früherosionen überwiegend an Radialseiten der MC-Köpfchen. Frühdestruktionen am Processus styloideus ulnae.

Arthritis psoriatica (☞ 8.3)

- Nebeneinander von Destruktionen *und* Osteoproliferationen: wichtigstes Unterscheidungsmerkmal zu anderen Arthritiden
- Ossifizierende Kapsulitis (Bild der „Mausohren" im Rö-Bild): charakteristisches Frühzeichen
- Weichteilschwellung eines gesamten Strahls („Wurstfinger")
- Befallsmuster: entweder transversal (mit Befall aller – meist – DIP und/oder PIP), oder axial unter Einbeziehung aller Gelenke eines Strahls. Mischbilder sind häufig, irreguläre Verteilungsmuster ebenfalls.

Arthritis urica (☞ 11.1.1)

- Scharfrandige, gelenknahe Osteolysen, die ovalär oder unregelmäßig konfiguriert bis in die Diaphyse reichen können
- Halbmondförmige, randständige Knochendefekte mit überhängenden Randstrukturen (Tophusarrosion) und „Tophusstachel"
- Lamelläre Periostreaktionen
- Zentral im Gelenk lokalisierte Erosionen/Destruktionen („Becherform")
- Knotige Weichteilschwellungen.

5.1.9 Beckenübersicht/Hüftgelenke

Hüftgelenke in 2 Ebenen

Indikation: lokale/ausstrahlende Schmerzen, Bewegungseinschränkung (z.B. Koxarthrose, Koxitis).

Aufnahmetechnik: a.p. meist in Form einer Beckenübersichtsaufnahme (Seitenvergleich der Hüftgelenke!) mit 10° innenrotierten Beinen (Großzehen sollten sich berühren) und als 2. Ebene axiale Aufnahme der Hüftgelenke (z.B. nach Lauenstein).

Befundung

- Skelettreifung abgeschlossen? Ossifikation und Fusion der Beckenkamm-Apophysen
- Untere LWS-Segmente und ISG bds. unauffällig?
- Beckenform, Knochen-Weichteil-Kontrast (Mineralsalzgehalt) und Spongiosastruktur
- Fibroostosen oder Fibroostitiden?
- Symphyse degenerativ oder entzündlich verändert?
- Hüftgelenkspfannen regelrecht oder dysplastisch? Centrum-Eck-Winkel (CE-Winkel) nach Wiberg: normal > 25° bei Erwachsenen, > 20° bei Kindern von 4–13 Jahren
- Collum-Diaphysen-Winkel (CCD-Winkel) regelrecht? normal 120–140° (altersabhängig)
- Femurkopf harmonisch gerundet oder deformiert?
- Gelenkspalt konzentrisch (Koxitis) oder exzentrisch (Koxarthrose) verschmälert?
- Positives Plaque-Zeichen (= Knochenappostion an der Schenkelhals-Vorderseite) auf der axialen Aufnahme als Frühzeichen einer Koxarthrose?
- Osteophytäre (= degenerative) Anbauten an Femurkopf, Pfannenrändern, Pfannenboden?
- Zystoide Aufhellungen in den gelenknahen Knochenanteilen?
  - Mit Sklerosesaum = degenerative „Geröllzysten"
  - Unscharf begrenzt = entzündliche Destruktionen
- Subchondrale Grenzlamellen intakt? Erosionen/Destruktionen der Gelenkflächen
- Periartikuläre Weichteile; auf perikoxale Fettstreifen achten
- Weichteilverkalkungen, -verknöcherungen?

5

5.1.10 Kniegelenk in 2 Ebenen

Indikation: lokale Schmerzen, Schwellung, Erguß (V.a. Arthrose, Arthritis).

Aufnahmetechnik: a.p. in vollständiger Streckung, sowie seitlich in 30° Beugung. Ggfs. a.p.-Aufnahme im Stehen zur exakten Beurteilung der Gelenkspaltweite und der Achsen als Einzelaufnahmen. Ggf. Tunnelaufnahme nach FRIK bei V.a. Osteochondrosis dissecans.

Befundung

- Weichteilschwellung? Atrophie der Muskulatur? Seitenvergleich!
- Gelenkerguß? Ergußzeichen ist eine Verschattung des Recessus suprapatellaris
- Hinweis auf Baker-Zyste? dorsale Weichteilverschattung an typischer Stelle im seitlichen Bild
- Weichteilverkalkungen, -verknöcherungen in Bandapparat oder Gelenkkapsel? gut abgegrenzte, rundliche Knochenstrukturen im Kapselbereich (degenerativ entstandene verknöcherte Kapselchondrome oder Kapselosteome)
- Knochen-Weichteil-Kontrast (Mineralsalzgehalt) vermindert? Gelenknahe Demineralisation?
- Form der Femurkondylen, des Tibiaplateaus, der proximalen Fibula regelrecht?
- Varus- oder Valgus-Fehlstellung?
- Gelenkspalt normal weit? normal bis 4 mm (femoro-tibial); bei Verschmälerung: medial/lateral/gleichförmig?

- Meniskusverkalkungen? Hyalinknorpelverkalkungen?
- Gelenkkonturen und subchondrale Grenzlamellen intakt?
- Subchondrale bandförmige Sklerosierung, Geröllzysten, osteophytäre Anbauten an lateralen Tibiakanten, lateralen Kondylenrändern und zipflige Ausziehungen der Kreuzbandhöcker als Hinweise auf Gonarthrose?
- Zeichen der Femoropatellararthrose? Zipflige Ausziehungen/Anbauten an den Patellapolen
- Extraartikuläre Destruktionen mit Tophi als Hinweis auf Gicht? selten!

Tips, Tricks & Fallen

- Charakteristische erosive Veränderungen sind meist erst spät nachweisbar
- Bei Arthritiden sind Erosionen zuerst an den lateralen und dorsalen Tibiaplateaukanten zu erwarten, oft mit konzentrischer Gelenkspaltverschmälerung, Gelenkerguß und fleckiger Entkalkung kombiniert.

5.1.11 Sprunggelenke und Fuß

Sprunggelenk in 2 Ebenen

Indikation: Schmerz, Schwellung (V.a. Arthrose, Arthritis), V.a. Fersensporn.

Aufnahmetechnik: a.p. mit um 15° innenrotierten Füßen und streng seitlich mit übereinanderprojizierten Malleolen. Bei Fragestellung Fersensporn nur seitlich, bei Traumen auch axial.

Befundung

- Weichteilschwellung? Achillobursitis (dorsal des Kalkaneus auf seitlicher Aufnahme)
- Ergußzeichen? Verdichtung der Weichteile unmittelbar ventral und dorsal des OSG-Spaltes (auf seitlicher Aufnahme)
- Knochen-Weichteil-Kontrast (Mineralsalzgehalt) regelrecht?
- Anatomische Varianten (ohne Krankheitswert)? Os trigonum (dorsal dem unteren Sprunggelenk angelagert), akzessorische Knochen kaudal der Malleolen (Os subfibulare, Os subtibiale), Fußwurzelbereich (Os peronaeum) (☞ Abb. 5.7)
- Gelenkspaltverschmälerungen?
- Erosionen/Destruktionen? neben eigentlichen Gelenkflächen auch auf dorsale Kalkaneuskante im seitlichen Strahlengang wegen Achillobursitis-Defekt achten!
- Fibroostosen: z.B. dorsaler oder plantarer Fersensporn
- Fibroostitiden: unscharf begrenzte, flau wirkende entzündliche knöcherne Anbauten oft gleichzeitig mit Konturdefekten (☞ Abb. 12.5)
- Osteophytäre (degenerative) Anbauten an Gelenkausläufern?

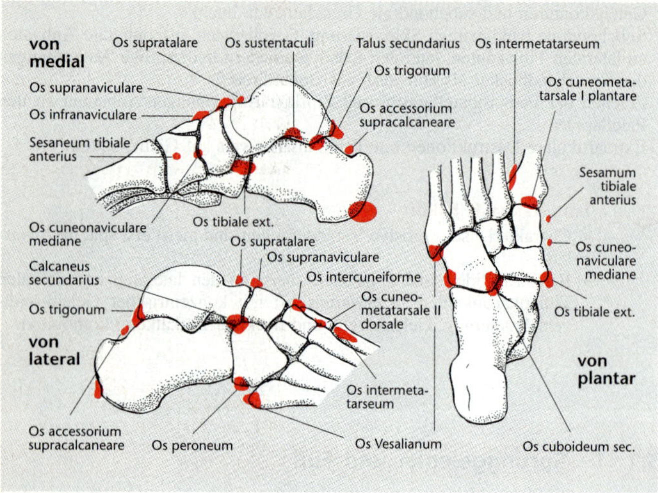

Abb. 5.7: Akzessorische Fußknochen [L 157]

Vorfuß in 2 Ebenen

Indikation: lokale Schmerzen, Schwellung, V.a. entzündliche Gelenkerkrankung, V.a. Gicht, V.a. Großzehengrundgelenksarthrose.

Aufnahmetechnik: dorso-plantare Aufnahme und 2. Ebene (Schrägaufnahme) mit um 30° angehobener Fußaußenkante.

Befundung

- Generalisierte/umschriebene Weichteilschwellungen? Seitenvergleich!
- Knochen-Weichteil-Kontrast (Mineralsalzgehalt) – Demineralisation?
- Fehlstellungen? Hallux valgus, Spreizfuß
- Weite der Gelenkspalten der Gelenkreihen (MTP, PIP, DIP) - Seitenvergleich!
- Gelenkkonturen: Erosionen, Destruktionen, zystoide Läsionen, Mutilationen, Osteoproliferationen.

Typische Befunde

RA (☞ 7.1)

- Spindelförmige periartikuläre Weichteilschwellung um die betroffenen Gelenke (= arthritische Weichteilzeichen) mit vermehrter Distanzierung der MTP-Köpfe
- Gelenknahe Demineralisation des betroffenen Fußskeletts (= arthritisches Kollateralphänomen)
- Typisches Befallsmuster: beginnend am MTP V (oft symmetrisch) mit Ausbreitungsrichtung von lateral nach medial. Merke: Bei Gicht umgekehrte Richtung von MTP I nach lateral!
- Im weiteren Verlauf an den Vorfüßen häufiger Mutilationen als Ankylosen. Ankylosen hingegen mehr im Mittel- und Rückfußbereich
- Zehenfehlstellungen durch Destruktion der Kapsel-Band-Strukturen erst in fortgeschrittenen Stadien.

Arthritis psoriatica (☞ 8.3)

- Bei „Transversaltyp" zu Beginn der Erkrankung „DIP-Prädominanz" plus IP-I-Befall
- Bei „Axialtyp" Befall aller Gelenke eines Strahls (mit Daktylitis = „Wurstzehe")
- Kombination von Destruktionen und Osteoproliferationen
- Akroosteolysen, Ankylosen, Mutilationen (häufig nebeneinander an benachbarten Zehen).

5.1.12 Kiefergelenk seitlich

Indikation: lokale oder ausstrahlende Schmerzen (insbes. bei bekannter entzündlicher Gelenkerkrankung), V.a. arthrogene Kieferklemme.

Aufnahmetechnik: konventionelle Tomographie oder CT-Untersuchung haben hier eine große Bedeutung. Ausgangsbasis sind Rö-Zielaufnahmen mit geschlossenem und geöffnetem Mund.

Befundung

- Erosionen/Destruktionen bei Arthritiden
- Knöcherne Ankylosen sind möglich, insbesondere bei Sp.a.
- Gelenkspaltverschmälerung, subchondrale Sklerose, Randosteophyten, Entrundung des Mandibulaköpfchens, Begradigung der Gelenkpfannenkontur der Fossa mandibularis bei Arthrosen.

5.2 Röntgenkontrastuntersuchungen

5.2.1 Arthrographie

Kontrastdarstellung eines Gelenks im konventionellen Röntgenbild; heute zunehmend durch MR abgelöst.

- Monokontrast: Ausschließlich Verwendung von KM (Hüfte, OSG, Handgelenk)
- Doppelkontrast: Verwendung von KM und Luft (Knie, Schulter, Ellenbogen).

Kontraindikationen: Echte Jodallergie (selten), Hauterkrankungen und Hautinfekte im Punktionsbereich. Relative KI: vermehrte Blutungsneigung, Hyperthyreose.

5

Schultergelenk

Indikation: Rotatorenmanschettenruptur, Ruptur der langen Bizepssehne. Relative Indikationen: Kapselschrumpfung (Frozen Shoulder), hier therapeutische Arthrographie. Kapselablösungen sowie Knorpel- und Knochenabsprengungen (Bankart-Läsion) nach vorderer Schulterluxation CT überlegen.

Technik: Steriles Vorgehen. Rückenlage. Arm leicht außenrotiert. Unter DL-Kontrolle streng sagittale Nadelführung mit Punktion des Gelenks im unteren Drittel. 4 bis 6 ml KM und 10 ml Luft injizieren. Rö-Aufnahmen in 3 Ebenen (Iro., Aro. und Abd.). Bei speziellen Fragestellungen auch axiale Aufnahme sowie Aufnahme des Sulcus intertubercularis.

Befundung
- KM-Übertritt aus dem Gelenk in die Bursa subacromialis/subdeltoidea = komplette Ruptur
- Kleiner senkrechter KM-Streifen über dem Gelenk ohne Bursafüllung = inkomplette Ruptur
- Fehlende KM-Aussparung der Bizepssehne = Ruptur
- Verkleinerter Gelenkraum = Kapselschrumpfung.

Kniegelenk

Indikation: Heute bereits überwiegend durch die überlegene NMR oder durch Arthroskopie ersetzt. Meniskusrupturen (Längsrisse, Querrisse, Korbhenkelrisse), degen. Meniskusveränderungen, Meniskusfehlbildungen (Scheibenmeniskus), Seitenbandverletzungen, Kapselrupturen, Kreuzbandverletzungen (geringe Aussagekraft), Synovialzysten z.B. Bakerzysten (heute meist mit Ultraschall diagn.).

Technik: Steriles Vorgehen. Punktion in Rückenlage. Knie auf Keil gelagert, leicht gebeugt. Wegdrücken der Patella bei entspanntem Quadrizeps. Punktionsstelle lateralseitig 1 QF kaudal und 1 QF dorsal des oberen Patellapols. Ggfs. Erguß abpunktieren (Labor!). 4–6 ml KM, 2 x 20 ml Luft. Rö-Zielaufnahmen unter DL nach Doppelkontrastfüllung. Möglichst Feinstfokusröhre (0,2 bis 0,3 mm), mindestens aber Feinfokus (0,6 mm), Röhrenabstand 110 cm, Rasterkassette mit hochauflösendem Film und feinstzeichnender Folie. Anfertigung von Serienaufnahmen (8 Aufnahmen pro Meniskus). Der Pat. wird dabei langsam stufenweise gedreht, so daß alle Abschnitte zur Darstellung kommen.

Befundung

- Riss = KM- und Luftstreifen im Meniskus
- Längsriss über mehrere Meniskusabschnitte mit nach innen verlagertem zentralen Anteil = Korbhenkelriß.

Radiologe sieht Meniskus-Querschnitt, Operateur oder Arthroskopeur sieht Meniskus in Aufsicht.

Handgelenk

Indikation: Akutes Trauma mit Frage der Ruptur des triangulären Faserknorpels, posttraumatische Restbeschwerden oder Funktionsstörungen, Handgelenksganglien.

Technik: Steriles Vorgehen. Punktion von dorsal-radial her zw. Skaphoid und Radiusgelenkfläche unter DL. Hand liegt leicht flektiert auf strahlendurchlässigem Keil. Rö-Aufnahmen in 4 Ebenen sowie Funktionsaufnahmen in ulnarer und radialer Abd.

Befundung: Discus triangularis ist normalerweise als dreieckförmige KM-Aussparung sichtbar. Bei Ruptur KM-Füllung der Lücke im Knorpel. Bei Diskusruptur meist auch KM-Übertritt in den Rec. sacciformis. Bei Ruptur der scapho- oder triquetrolunären Bandverbindungen KM-Übertritt ins mittkarpale Kompartiment.

Hüftgelenk

Indikation: Insgesamt selten. Bei V.a. bakterielle Koxitis evtl. auch bei V.a. rheumatische Koxitis kann die diagnostische Hüftpunktion mit einer Arthrographie kombiniert werden, da diese Auskunft über die Nadellage sowie den Zustand des Knorpels und des Gelenkraums (adhäsive Kapsulitis) gibt. Osteochondrosis dissecans, neoplastische Synovialchondromatose, pigmentierte villonoduläre Synovialitis. Unklarer Rö-Befund bei Frage nach TEP-Lockerung.

Technik: Steriles Vorgehen. Punktion in Rückenlage. Zugang in sagittaler Richtung in Höhe des lateralen Kopf/Halsübergangs. Injektion von bis zu 10 ml KM nach Abpunktion des Ergusses. Erguß ins Labor schicken. Möglichkeit der Injektion von Medikamenten.

Befundung: Veränderungen der normalen Kapselform (ganglionäre Aussackungen, Kapselschrumpfung). Kontrastmittelaussparungen (Synovialzotten, Gelenkchondrome, Osteochondrosis dissecans). TEP-Lockerung.

5.2.2 Tenographien und Bursographien

Indikation: Insgesamt sehr selten, evtl. falls Sonographie keine Klärung ermöglicht. Tenovaginitis stenosans. Digitus saltans. Tenovaginitis rheumatica, hierbei auch kombiniert mit therapeutischen Injektionen, Sehnenrupturen. Bei gelenknahen Weichteilschwellungen Differenzierung zwischen Synovialprolaps des Gelenks und Schwellung gelenknaher Bursen.

Technik: Steriles Vorgehen. Nach Palpation der Sehne bzw. Bursa direkte Punktion und Instillation von KM.

Befundung: Bei Tenovaginitis stenosans und rheumatica narbige Schrumpfungsprozesse des fibrösen Kanals durch bindegewebige Proliferation. Fehlende KM-Aussparung bei Ruptur. Bei Digitus saltans Nachweis von kleinen knötchenförmigen KM-Aussparungen. Beschreibung der Wandstruktur (synovialitische Zotten) und Beschreibung der Bursenform sowie der Lokalisation.

5.2.3 Angiographie

Phlebographie

Indikation

- *Armphlebographie:* Ausschluß oder Bestätigung eines Paget-von-Schroetter-Syndroms, Verdrängung oder Kompression der V. subclavia bei aquiriertem Hyperostosesyndrom (sternokostoklavikuläre Hyperostose). Abklärung eines Thoracic-outlet-Syndroms
- *Beinphlebographie:* DD einer primären tiefen Beinvenenthrombose oder einer Venenkompression durch Bakerzyste, falls Sonographie keine Klärung bringt. Abklärung einer postoperativen tiefen Beinvenenthrombose.

Arteriographie

Arteriographien der Hände und Füße sind in der Rheumatologie am häufigsten, seltener intestinale Angiographie (Niere, Bauchgefäße).

Indikation: Vaskulitiden, insbes. **PAN** zum Nachweis von Aneurysmen in der Peripherie, an Niere, Leber und Viszeralarterien sowie segmentalen Stenosen. Problematik: Vaskulitische Veränderungen kommen auch bei anderen entzündlich-rheumatischen Erkrankungen, nicht zuletzt auch bei der RA, vor.

5.3 Schnittbildverfahren (CT, MR)

5.3.1 Aufnahmetechnik

CT

- *Iliosakralgelenke:* Dünnschnittechnik z.B. 3 mm Schichtdicke und 3 mm Schichtabstand (mit dickeren Schichten sind feine Knochenknospen und Brückenbildungen häufig nicht darstellbar). Schnittführung semikoronar in Bauchlage (gute Übersicht über große Gelenkabschnitte), alternativ axiale Schnittführung in Rückenlage, falls Bauchlage nicht möglich
- *WS:* degenerative und entzündliche Veränderungen des Bandscheibenraums mit hochauflösender Dünnschnittechnik (3 mm Schichtdicke und 3 mm Schichtabstand oder 2 mm Schichtdicke und 2 mm Schichtabstand).
  Bei Frage nach knöchernen Destruktionen oder Ankylosen am kraniozervikalen

Übergang (bei RA oder Sp.a.) En-Bloc-Untersuchung mit 3 mm Schichtdicke und 3 mm Schichtabstand oder 5 mm Schichtdicke und 5 mm Schichtabstand.
- *Große Gelenke* (Schulter, Hüfte, Knie, OSG, seltener Ellenbogen und Hand): Hochauflösende Dünnschnittechnik mit 3 mm Schichtdicke und 3 mm Schichtabstand. Ggf. Kombination mit Arthrographie als CT-Arthrographie
- *Hand und Füße:* Primär koronare Schnittführung (sehr selten)
- *Temporomandibulargelenke:* Dünnschnittechnik, primär koronare Schnittführung.

Durchführung von zweidimensionalen und dreidimensionalen Rekonstruktionen je nach Fragestellung.

MR

Auch hier vor der Untersuchung Definition der Zielregion, um adäquate räumliche Auflösung zu erreichen. Hierzu Anwendung von Oberflächen- oder Spezialspulen mit relativ kleinem Meßfeld (field of view = FOV) zum Beispiel Wirbelsäulenspule, Kopfspule, Schulterspule, Hüftspule.

Obligates Basisprogramm

- *T1-gewichtete Spinecho-Sequenzen* ermöglichen eine detailgenaue Darstellung der Morphologie. Pathologische Veränderungen des Knochenmarks und des Fettgewebes (sowie auch tiefe Erosionen, größerere subchondrale Zysten, Osteomyelitis, Ödem, Knochennekrosen) führen zu einer Signalminderung. Gelenkerguß und synoviale Proliferationen sind signalarm und zeigen geringen Kontrast.
- *T2-gewichtete Spinecho-Sequenzen* weisen Flüssigkeitsansammlungen (Gelenkergüsse) mit hoher Signalintensität nach („arthrographischer Effekt"). Pathologische Veränderungen mit Zunahme von Wasser, z.B. Ödem, werden signalreich dargestellt. Räumliche Auflösung und Detailgenauigkeit sind jedoch bei T2-gewichteten Sequenzen weniger gut.
- *T1-gewichtete Spinecho-Sequenz* nach intravenöser Injektion eines paramagnetischen *Kontrastmittels* (Gadolinium-DTPA): synoviale Proliferationen zeigen eine deutliche Zunahme der Signalintensität. Dadurch ist die Ausdehnung und Lokalisation des Pannus exakt beurteilbar. Kontrast zum Gelenkerguß, der nur gering anreichert, wird deutlich. Synoviale Anreichungen sind allerdings nicht spezifisch für primär entzündliche Gelenkerkrankungen. Sie kommen auch bei aktivierten Arthrosen (Synovialitis chondrodentritica), sowie seltener posttraumatisch und postoperativ vor.

5.3.2 Hauptindikationen

Iliosakralgelenke (ISG)

Frage nach einer frühen Sakroiliitis, die durch konventionelle Röntgendiagnostik nicht ausreichend zu beantworten ist.

Szinti ☞ 5.4

MR

Bei sehr früher Sakroiliitis kann das Marködem der Gelenkspaltumgebung und eventuell auch eine sehr geringe Ergußbildung sichtbar gemacht werden (T2–betonte Bilder). Die meisten Phänomene sind allerdings unspezifisch. Marködeme und

Ergüsse werden unter anderem auch nach Traumen und Gelenkkontusionen beobachtet. Aussagen zu ossären Veränderungen (z.B. Erosionen) sind kaum möglich, da Knochenkompakta kein Wasser enthält (= kein Signal). Aufgrund fehlender Strahlenbelastung Indikation bei sehr jungen Patienten.

CT

Typische röntgenmorphologische Veränderungen wie irreguläre Sklerosen, Destruktionen und kleine Knochenknospen können mit hochauflösender CT frühzeitig und diagnostisch eindeutig dargestellt werden. Wesentlich höhere Auflösung an der Kortikalis als MR. Differentialdiagnostisch können Sakroiliakalgelenkslockerungen, bakterielle Infektionen, Ermüdungsfrakturen, Arthrosen und Tumore mit CT sehr gut von einer Sakroiliitis abgegrenzt werden. Gute Darstellbarkeit von degenerativen Kapsel-Band-Ossifikationen, retroartikulären Fibroostosen und der Hyperostosis triangularis ilii als sakroiliakalem Streßphänomen (dreieckförmige Sklerosierungszone am unteren Gelenkausläufer).

Schultergelenk

MR

Durch Anwendung von Gadolinium-DTPA ist intraartikulärer Pannus sowie Pannuswachstum in die umgebenden Bursen und Sehnenscheiden darstellbar, als auch Pannusinvasion ins Knochenmark nachzuweisen.
Etablierte Indikation: Rotatorenmanschettenruptur (Überlegenheit gegenüber der Schulterarthrographie durch gleichzeitige Darstellung der umgebenden Weichteilstrukturen). Präoperativ vor Schultergelenksersatz bei rheumatischen Arthritiden. Pannuslokalisation. Osteomyelitis. Humeruskopfnekrose.

CT

Die Weichteilumgebung des Schultergelenks ist ebenfalls darstellbar, insbes. Muskulatur (Alle Muskeln der Rotatorenmanschette verlaufen parallel zur axialen Schnittebene). Vorteile gegenüber MR: Präzisere Darstellung der kortikalen Knochenstrukturen. Bessere Darstellung von Weichteilverkalkungen. Kombination mit konventioneller Arthrographie bei habitueller Schulterluxation.

Kniegelenk

MR

Überlegene Methode für degenerative und posttraumatische Veränderungen, jedoch auch für entzündliche Destruktionen. Beste Darstellung der Kreuzbänder. Nachweis von Gelenkerguß und Pannus. Insbes. Nachweis des subchondralen Pannuswachstums (mit Arthroskopie nicht sichtbar zu machen).
Indikation: Meniskusschäden. Kniegelenksbinnenschäden traumatischer Genese (Kreuzbandrisse) und degenerativer Genese (größere Knorpeldefekte). Relative Indikation: Präoperative MR bei entzündlich-rheumatischer Erkrankung (Pannuslokalisation) auch vor Synovektomien.

CT

Differenzierte Darstellung ossärer Strukturen, insbes. von Knochendestruktionen bei RA.
Indikation: Darstellung entzündlicher Knochendestruktionen und deren Weichteilbeteiligung bei RA und bakterieller Arthritis, insbesondere auch bei nicht verfügbarem MR.

Hüftgelenk

MR

Intraossäres Ödem und Ergußnachweis als Frühzeichen entzündlicher Veränderungen (nicht spezifisch, da gleichartige Veränderungen bei Hüftgelenkskontusion und Perfusionsstörungen, evtl. sogar bei initialen Tumoren vorkommen). Frühstadium der Femurkopfnekrose. RA: Darstellbarkeit von entzündlichem Pannus, insbes. nach Gabe von Gadolinium-DTPA. Nachweis von intraossärem Pannuswachstum.
Indikation: Frühdiagnose der Femurkopfnekrose, präoperative MR bei RA und schweren Arthrosen, auch vor Synovektomie.

CT

Femurkopfnekrose, früher nachweisbar als mit konventionellem Röntgen, jedoch später als mit MR (Szinti etwas früher, aber weniger spezifisch). Bei RA überlegene Darstellung der ossären Destruktionen sowie Darstellbarkeit auch des Ergusses. Bei Kombination mit Arthrographie Möglichkeit der diagnostischen Ergußgewinnung und Darstellbarkeit von Knorpelulzera.
Indikation: Präoperative CT vor Umstellungsosteotomie z.B. wegen umschriebener Femurkopfnekrose zur Lokalisation des betroffenen Quadranten. *Relative Indikation:* Präoperative Untersuchung bei RA zur besseren Lokalisation der Destruktionen. Überlegene Methode in der Traumatologie bei hüftgelenksnahen Frakturen.

Sprunggelenk

MR

Überlegene Darstellung des intraartikulären Entzündungssubstrats, insbes. Erguß und Pannus. Nachweis avaskulärer Areale bei Osteochondrosis dissecans.
Indikation: Posttraumatische und degenerative Gelenkschäden. Präoperativ und vor Synovektomie bei entzündlich-rheumatischen Erkrankungen. Nachweis minderperfundierter Zonen bei Osteochondrosis dissecans.

CT

Knochendestruktionen und umgebende Weichteile sind sehr gut darstellbar, insbes. Synovialprolaps, Bursitiden und Tenovaginitiden.
Indikation: selten bei RA zur präoperativen Darstellung von Knochendestruktionen und entzündlichen Weichteilveränderungen.

Handgelenk

MR

Überlegene Darstellung des intraartikulären Entzündungssubstrats bei Arthritiden. Nach Trauma u.U. Nachweis einer Ruptur des triangulären Faserknorpels.

CT

Bei primär koronarer Schnittführung als CT-Arthrographie ebenfalls Nachweis von Handgelenksbinnenschäden. Bei entzündlichem Karpaltunnelsyndrom in axialer Schnittführung Nachweis einer Synovialitis der Beugersehnen.

Obere HWS

MR

Nachweis von Pannus und seiner intraspinalen Ausdehnung sowie einer sekundären zervikalen Myelopathie bei RA. Darstellung von Wirbeldislokationen und Gefügestörungen. *Nachteil:* keine Kortikalisdarstellung. Funktionsaufnahmen in der Erprobung.

CT

Überlegene Darstellung ossärer Destruktionen und der überraschend häufigen kleinen Frakturen bei RA. Pannus ist ebenfalls abgrenzbar; hier ist jedoch die MR weit überlegen. Durch Funktionsuntersuchungen ist der Nachweis von Gefügestörungen und Wirbelverschiebungen möglich. Übersichtliche Darstellung durch 2- und 3-dimensionale Rekonstruktionen möglich.

Übrige WS

Degenerative Veränderungen

MR

Darstellung von Bandscheibenprotrusionen und -vorfällen. *Vorteil:* übersichtliche anatomische Darstellung an LWS, BWS und HWS. Relativ gute Differenzierung postoperativ zwischen frischem Narbengewebe und Rezidivprolaps, insbesondere nach Gabe von Gadolinium-DTPA. *Nachteil:* Keine eindeutige Differenzierung zwischen Spondylophyten und verkalkten Bandscheibenvorfällen. Fehleinschätzung von Spinalstenosen wegen ungenauer Darstellung der kortikalen Knochenstrukturen.

5

CT

Gleichwertige Darstellung von intraspinalen Vorfällen wie MR, jedoch Überlegenheit bei der Darstellung von weit lateral gelegenen, insbesondere auch intraforaminären Vorfällen sowohl an der LWS als auch an der HWS. *Vorteile:* Exakte orthograde maßstabsgerechte Darstellung der Knochenstrukturen, damit überlegene Aussage zur primären und sekundären Spinalstenose. Exakte Darstellung der „Facettenhypertrophie“ bzw. von degenerativen Veränderungen der Wirbelbogengelenke. Genaue Darstellung von Spondylolysen und deren knöcherner und Weichteilkomponente.

Entzündliche Veränderungen

MR

Rheumatische und bakterielle Spondylodiszitis: Darstellung des intraossären Ödems. Auch schwere Osteochondrosen verursachen intraossäre Ödeme, daher ist die Differenzierung nicht selten schwierig. Gute Darstellung des intraspinalen und perivertebralen entzündlichen Weichteilsubstrats.

CT

Überlegene Darstellung der ossären Destruktionen bei rheumatischer und mikrobieller Spondylodiszitis. Gute Darstellung des entzündlichen Weichteilsubstrats. Darstellung von Abszessen nach i.v. Kontrastmittelgabe.

5.4 Nuklearmedizinische Untersuchungen

5.4.1 Untersuchungstechniken

Radiopharmaka: 99^{m} Technetium-Phosphatkomplexe als knochenaffine Radionuklide. Anreicherung bei Entzündungen, Knochenreparation und heterotopen Knochenneubildungen. Nach i.v. Injektion von 99^{m} Technetium-Pertechnetat Bindung an Serum-Albumin, damit Darstellbarkeit des Blutpools bei entzündlich veränderter Synovialmembran.

- *Statische Szintigraphie:* 2 h (und später) nach i.v. Injektion des Tracers ausschließliche Darstellung des Knochens (Mechanismus bis heute nicht ganz klar. Diskutiert werden u.a. Bindung an Kollagen und an Hydroxylapatit, sowie Anlagerung an verkalkte Knorpelsäulen)
- *„Drei-Phasen-Knochen- und Gelenkszintigraphie“:*
  - Angiographische oder Perfusionsphase unmittelbar nach Tracerinjektion mit groborientierender Darstellung der Gefäße (Angiogramm geringer Auflösung)
  - Nach 2 Min. „Blutpoolphase“ mit Anreicherung in gut durchblutetem Gewebe, z.B. auch in der entzündlich veränderten Synovialmembran
  - Nach 2 h ossäre Aufnahme
- *„Zwei-Phasen-Knochen- und Gelenkszintigraphie“:* Nur Blutpoolphase und Spätphase.

5.4.2 Hauptindikationen

Iliosakralgelenke (ISG)

Heute noch sehr häufig angewandt, Ergebnisse aber völlig unspezifisch: Generell sehr hohe Aktivitätsbelegung bei jugendlichen und jungen Erwachsenen ohne klare Normwertgrenzen. Sog. „Indizes“ sind problematisch und täuschen „exaktes“ Ergebnis vor, das es hier nicht gibt. Falsch-positive Ergebnisse bei Fehlbelastungen durch Beinlängendifferenz, Skoliose und anatomische Varianten (Assimilationsgelenk). Seitendifferenter Beginn der Sakroiliitis bei Sp.a. nur bei ca. 10 %. Falsch-negative Ergebnisse sind bei florider Sakroiliitis nicht selten, insbes. aber bei bereits erfolgter partieller Ankylosierung. Szinti der ISG bedarf bei Frage nach Sakroiliitis sehr kritischer Interpretation, sinnvoll dagegen bei Frage nach bakterieller Sakroiliitis. Gleiches gilt für SPECT-Verfahren (Single-Photon-Emission-Computed-Tomography).

Weitere Gelenke

In der Ganzkörper-Szinti kann das Verteilungsmuster der Arthritiden dargestellt werden. Frühe synovialitische Veränderungen zeigen sich in der Blutpoolphase als ringartige Struktur um die großen Gelenke. Besonders bei den kleinen Gelenken der Hände und Füße gute Darstellung von frühen synovialitischen Veränderungen und ihrem Verteilungsmuster. Arthrosen stellen sich als intensive Mehrbelegungen in der Spätphase dar. Eine aktivierte Arthrose kann sich aber auch als Mehrbelegung in der Blutpoolphase (Hyperämie der Synovialmembran) darstellen; auch hier typische Verteilungsmuster z.B. am Kniegelenk und an der Wirbelsäule.

5.5 Osteodensitometrie

Konventionelle Rö-Bilder (BWS und LWS) zeigen Demineralisation erst, wenn mind. 30–50 % der Knochenmasse verloren gegangen sind.

Konventionell röntgenologische Verfahren

- *Morphometrie:* Ausmessung von konventionellen Rö-Aufnahmen, z.B. Barnet-Nordin-Index zur Ausmessung der LWK-Höhe, heute z.T. computerisiert (Spine-Deformity-Index nach Minne). Ausmessung der Kompaktadicke am Röhrenknochen, z.B. kombinierte Kortikalisdicke nach Meema
- *„Photodensitometrie":* Prinzip der vergleichenden Schwärzungsmessung des abgebildeten menschlichen Knochens mit definierten Vergleichskörpern (Keile oder Treppen aus Aluminium, Tierknochen, Elfenbein oder Hydroxylapatit) auf konventionellem Röntgenfilm.

„Direkte absorptiometrische Verfahren"

Prinzip: Messung der Absorption bzw. Schwächung von ionisierenden Strahlen beim Durchgang durch biologische Materie, insbesondere Knochen.

- *Single-Photon-Absorptiometry (SPA):* Mittels einer Jod-125-Radionuklidquelle mißt ein Translationsscanner am Unterarm in mäanderförmiger Abtastung ein definiertes Knochenareal.
  Bewertung: Da es sich um eine „lineare" Messung handelt, ergibt sich ein Längenwert mit stark eingeschränkter Aussagekraft. Die Methode ist weitgehend verlassen
- *Dual-Photon-Absorptiometry (DPA):* eine Radionuklidquelle fährt LWS und Schenkelhals mäanderförmig ab, ein „Flächenwert" wird errechnet (g/cm^2 als Bone Mineral Density). Von der DRA weitestgehend abgelöst. Im Vergleich zur DRA sehr viel geringere Auflösung und längere Untersuchungsdauer.
  Nachteile und Fehlerquellen: WK-Durchmesser nicht bekannt. Die dorsalen Wirbelelemente (Wirbelbögen und Gelenkfortsätze), die bei der perimenopausalen Osteoporose nicht betroffen sind, werden mitgemessen, ebenso Aortenkalk, Lymphknotenkalk. Dadurch kann es bei Pat. mit degenerativen Veränderungen ab dem mittleren Lebensalter zu erheblichen Verfälschungen kommen. Ab Mitte 50 sind daher immer zusätzliche LWS-Röntgenaufnahmen in 2 Ebenen erforderlich (in diesem Fall ist die Strahlenblastung nicht geringer als beim QCT)
- *Dual-Energy-Radiographic-Absorptiometry* (DRA Synonyma: DPX, DEXA, DXA, QDR): Verbesserung der DPA durch Ersatz der Radionuklidquelle durch eine Röntgenröhre. Vorteile: kürzere Meßzeiten, bessere Auflösung und höhere Präzision. Sehr gute Reproduzierbarkeit bei Gesunden von rund 1 %, bei Osteoporosekollektiven 3 bis 6 %. Indikation: Perimenopausale Screening-Untersuchung, Osteopenien bei jungen Patienten, Verläufe. Nachteile und Fehlerquel-

len: wie bei DPA. Die „Normwerte" bzw. Vergleichskollektive der beiden größten Hersteller differieren deutlich

- *Quantitative Computertomographie (QCT):* Messungen mit **einer** Strahlenenergie (SE-QCT = Single-Energy-QCT) und **Zwei**energiemessungen (DE-QCT = Dual-Energy-QCT). Volumetrische Messung eines definierten mittvertebralen Spongiosaareals in der Regel von 1 cm Höhe. Vorteile: Volumetrische Messung kommt der tatsächlichen Knochendichte sehr viel näher als die Flächenprojektionsverfahren DPA und DRA. Hohe Reproduzierbarkeit. Zusätzlich unabhängige Messung von Spongiosa und Kortikalis möglich. Darstellung der Spongiosaarchitektur als weiteres Kriterium der Knochenfestigkeit. Früherkennung der Fluorose. Durch die volumetrische Spongiosamessung ist eine frühestmögliche Erfassung der menopausalen Osteoporose (die sich zunächst ausschließlich an der Spongiosa zeigt) möglich
- *Periphere Computertomographie (P-QCT-Messungen):* Am Unterarm und mit aufwendigerem Gerät auch an der Tibia. Gängiges Gerät kostengünstig. Die Korrelation der peripheren Osteopenie zur Stammskelettosteopenie ist jedoch nach wie vor strittig, weshalb die Methode die Stammskelett-QCT nach überwiegender Meinung noch nicht ersetzen kann.

Nicht-ionisierende Verfahren

- *Quantitativer Ultraschall (QUS):* Prinzip der Transmissionsmessung am Kalkaneus mit Messung der Ultraschallabsorption und Geschwindigkeit mit Frequenzen zwischen 0,1 und 1 MHz. Bisherige Ergebnisse: Mäßige Korrelation zu den oben beschriebenen Verfahren, trotzdem relativ guter Prädiktionswert für Frakturen. Offenbar handelt es sich um eine zusätzliche unabhängige Meßgröße
- *Quantitative Magnetresonanz (QMR):* Noch im experimentellen Stadium. Prinzip: Spongiosa zeigt variable Kontraste je nach Verhältnis von Knochenmark zu trabekulärem Knochen.

5.6 Arthrosonographie

5.6.1 Grundlagen

Je nach Gelenk werden unterschiedliche Schallfrequenzen eingesetzt
- Hüfte: 3,5 MHz
- Knie: 5 MHz
- Schulter, Ellenbogen, OSG, Hand, Fuß, AC- und SC-Gelenk: 7 MHz
- Hand und Fingergelenke: 7–13,5 MHz je nach Fragestellung.

5

Vor- und Nachteile der Arthrosonographie

Vorteile	Nachteile
Darstellung des entzündlichen Substrates	Nicht alle Gelenkkompartimente sind frei einsehbar
Teilweise Miterfassung ossärer Veränderungen	Begrenzte Aussagefähigkeit zu Gelenkbinnenschäden (Kreuzbänder, Meniskus)
Darstellung der Gelenkkinetik	Mangelhafte Differenzierungsmöglichkeiten des entzündlichen Prozesses
Problemlose Verlaufsbeobachtung	Die Diagnostik ossärer Veränderungen ist begrenzt
Uneingeschränkte Ausdehnung der Diagnostik auf weitere Gelenke	Die Einsatzmöglichkeit an der WS ist stark limitiert.
Hohe Akzeptanz bei Patienten	
Kostengünstig, nebenwirkungsfrei	
Masseneinsatz möglich	

Die Nutzung hoher Frequenzen hat den Vorteil der besseren Auflösung, aber den Nachteil der expotentiell abnehmenden Eindringtiefe. Wegen der Schallschattenbildung durch Luft ist zur Ankopplung ein wasserlösliches Kontaktgel und bedarfsweise eine „Vorlaufstrecke" notwendig.

Hauptindikationen

Prozesse an Schulter-, Knie- und Hüftgelenken stellen die Hauptindikationen bei rheumatischen Erkrankungen dar.
- *Schulter:* Omarthritis, Bursitis, Tenosynovitis der langen Bizepssehne, Rotatorenmanschettendefekte, Schulterinstabilität, AC-Arthritis, Verkalkungen der Bursen und Sehnen
- *Knie:* Gonarthritis, Baker-Zyste, aktivierte Gonarthrose, Osteochondrosis dissecans, Bandinstabilität, Tumore
- *Hüfte:* Koxitis, Bursitis trochanterica und iliopectinea, Koxarthrose, M. Perthes, Epiphysenlösung
- *Ellenbogen:* Kubitalarthritis, aktivierte Kubitalarthrose, periartikuläre Verkalkungen (Epicondylus humeri medialis und lateralis), Tumore, Rheumaknoten

- *Hand:* Karpalarthritis (radiokarpal, ulnokarpal, distal radioulnar), Tenovaginitis, Ganglion
- *Finger:* MCP-Arthritis, aktivierte Arthrose, Beugesehnenknoten, Verkalkungen
- *Sprunggelenk:* Artikulosynovitis, Tenosynovitis, Bursitis prä- und postachillea, Achillessehnendefekte
- *Fuß:* Arthritis, Tenovaginitis, Bursitis (z.B. Bursitis subachillea).

Artefakte

Die Arthrosonographie ist belastet durch die Tatsache der Artefaktbildung, die zur Fehlbeurteilung führen kann:

- *Reverbationsartefakte* (Wiederholungsechos): parallelverlaufende Grenzflächen „fangen" Ultraschallwellen „ein" → zur Mehrfachdarstellung auf Monitorbild
- *Bogenartefakte:* bogenförmige, von starken „Reflektoren" produzierte Ausläufer der Schallkeule werden im echofreien umgebenden Areal sichtbar (z.B. Kalkherd in der Zyste)
- *Kometenschweifartefakte:* Cholesterinkristalle und Metall führen zu sehr hellen Reflexbändern in Form eines Kometenschweifs als Schallschatten
- *Laufzeitfehler:* Mehrfachreflexionen an ungünstigen knöchernen Konturen (z.B. Gelenkspalt) führen zu „geometrischer Verzerrung"
- Besonderheiten der Arthro- und Weichteilsonographie
  - Anisotropie an Sehnen: Sehnen sind nur dort echoreich, wo sie vom Schallstrahl orthograd getroffen werden. Werden sie schräg getroffen, sind sie echoarm
  - „Pseudo-Läsionen" beim schrägen Eintreffen von Ultraschallwellen auf Knochenoberflächen
  - Muskeln zeigen nur dort eine echoreiche Septierung, wo Septen orthograd getroffen werden.

Tips, Tricks & Fallen

- Ungünstig getroffene Muskulatur kann so „echofrei" erscheinen, daß sie einen Pseudoerguß vortäuscht! Abhilfe: Nachweis von Muskelsepten im „Pseudoerguß" durch Veränderung des Schallwinkels
- Der M. supraspinatus erscheint im dorsalen Längsschnitt so echofrei, daß eine „Pseudo-" Bursitis subdeltoidea und im ventralen Längsschnitt ein „Pseudo-" Erguß vorgetäuscht wird
- Die Kombination von statischer und dynamischer Gelenkuntersuchung erhöht die diagnostische Aussagekraft!

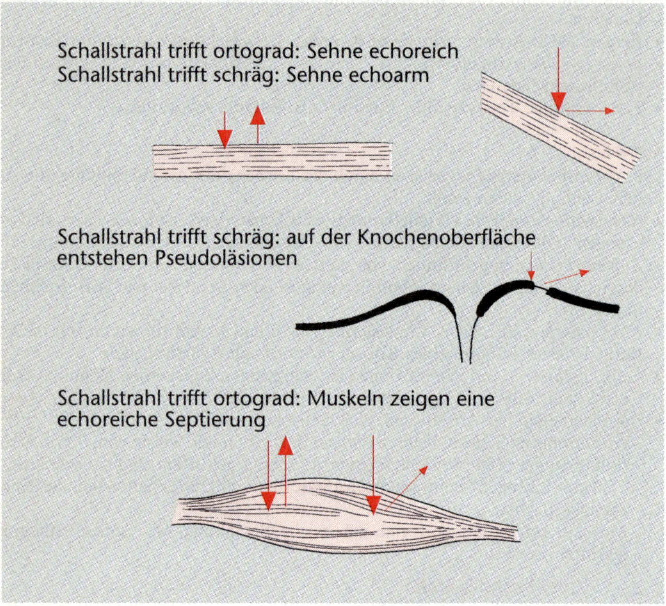
Schallstrahl trifft ortograd: Sehne echoreich
Schallstrahl trifft schräg: Sehne echoarm
Schallstrahl trifft schräg: auf der Knochenoberfläche entstehen Pseudoläsionen
Schallstrahl trifft ortograd: Muskeln zeigen eine echoreiche Septierung

Abb. 5.8: Besonderheiten der Arthro- und Weichteilsonographie
Anisotropie der Sehnen – „Pseudo-Läsionen" – Muskelseptierung [L 157]

5.6.2 Schulter

Schnittführungen und Leitstrukturen an der Schulter

- Dorsaler Horizontalschnitt: Humeruskopf quer, Skapularand, M. infraspinatus, M. deltoideus
- Dorsaler Längsschnitt: Akromion, Humeruskopf, Collum und Humerusschaft, Längsachse
- Lateraler Längsschnitt (= Frontalschnitt): Darstellung einer „Vogelkopf"-Formation mit Rotatorenmanschette als „Vogelschnabel", Akromion, Humeruskopf, Collum, Humerusschaft, M. deltoideus
- Ventraler Querschnitt: Humeruskopf mit Tuberculum majus und minus, Sulcus intertubercularis und langer Bizepssehne quer als echoreiche, runde Struktur
- Längsschnitt über dem Sulcus: Humeruskopf, Humerusschaft und lange Bizepssehne längs

- Längsschnitt über dem Tuberculum majus: Humeruskopf mit Tuberculum majus, Humerusschaft, M. deltoideus
- Längsschnitt über dem Tuberculum minus: Humeruskopf, Tuberculum minus, Humerusschaft, M. deltoideus
- Fornix-paralleler Schnitt: Akromion, Korakoid mit Lig. coracoacromiale, Verlagerung nach kaudal in Richtung Tuberculum majus bis die Rotatorenmanschette als „Rad“ oder „Reifen-Muster“ erscheint
- Längsschnitt in der Fossa axillaris: Humeruskopf, Collum, Humerusschaft, M. latissimus dorsi (dorsalseitig), A. axillaris. Bei Kompression Darstellung der V. axillaris
- Querschnitt in der Fossa axillaris: Humeruskopf als Halbkreis mit darüberliegendem, echofreiem, hyalinen Knorpel.

Sonographische Kriterien

Rotatorenmanschette

Im Mittelpunkt des Interesses am Schultergelenk stehen Veränderungen an der *Rotatorenmanschette* und ihre Folgeerscheinungen. Strukturen, die unter dem Akromion liegen, können wegen des Knochenschattens nicht dargestellt werden. Auch Rupturrandveränderungen können nicht sicher beurteilt werden.

Sichere Rupturzeichen

- Fehlende Darstellung der Rotatorenmanschette, sog. „Humeruskopfglatze“: Der Humerus ist direkt unter dem M. deltoideus im Frontalabschnitt zu erkennen
- Pathologische Ausdünnung: Spindelförmige Ausdünnung des sog. „Rad- oder Reifenmusters“ im Fornix-parallelen Schnitt
- Nachweis einer Diskontinuität.

Unsichere Rupturzeichen

- Umschriebene echoreiche Herde, auch echoreiches Band
- Konturveränderungen der Oberfläche mit Konturunterbrechung
- Inhomogenität der Rotatorenmanschette mit echoarmer Struktur

Stufenbildung der Rotatorenmanschette.

Bursitis subdeltoidea, coracobrachialis oder acromialis

Echoarme Formationen ventral, dorsal oder lateral. Echoreiche Formationen mit nachfolgender mehr oder minder ausgeprägter Schallschattenbildung entsprechen Kalkherden innerhalb dieser Bursitiden oder der Rotatorenmanschette.

Omarthritis

- Ventrale Exsudation im Bereich des Sulcus intertubercularis
- Dorsale Exsudation im Bereich des eigentlichen Gelenkspaltes
- Echoarme „Kapselverdickung“ besonders perikapital im axillären Schnitt
- Echoarme, tropfenförmige Ausweitung des axillären Recessus.

Die dynamische Untersuchung der Schulter liefert wertvolle Hinweise für die Funktion der Rotatorenmanschette!

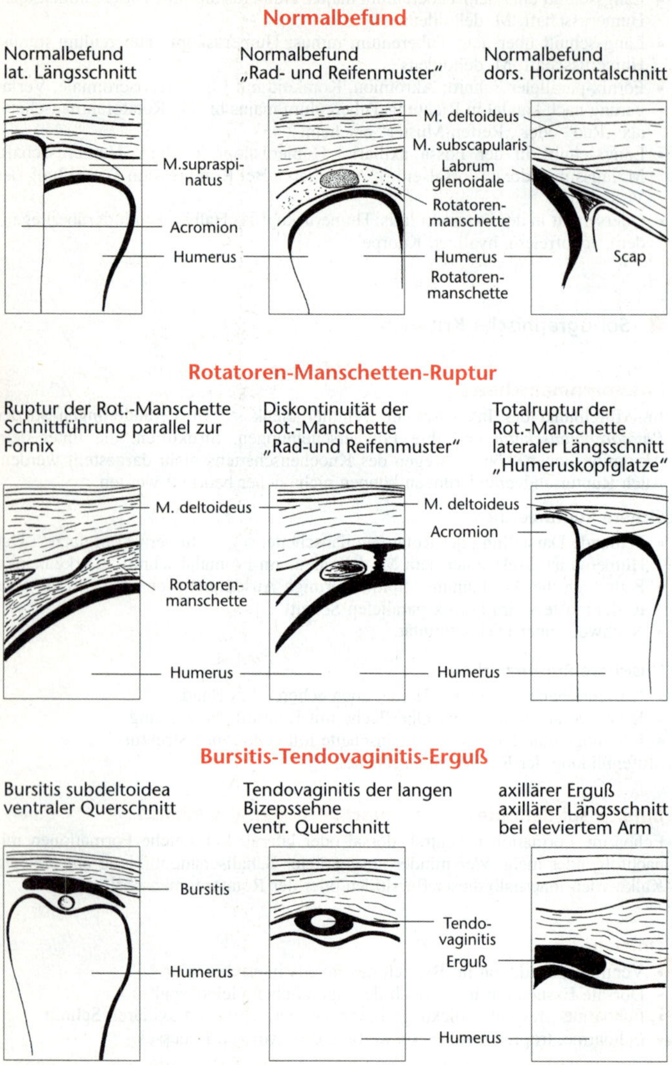
Normalbefund
Normalbefund
lat. Längsschnitt
M.supraspinatus
Acromion
Humerus
Normalbefund
„Rad- und Reifenmuster“
M. deltoideus
M. subscapularis
Labrum glenoidale
Rotatorenmanschette
Humerus
Rotatorenmanschette
Normalbefund
dors. Horizontalschnitt
Scap
Rotatoren-Manschetten-Ruptur
Ruptur der Rot.-Manschette
Schnittführung parallel zur Fornix
M. deltoideus
Rotatorenmanschette
Humerus
Diskontinuität der Rot.-Manschette
„Rad-und Reifenmuster“
M. deltoideus
Acromion
Humerus
Totalruptur der Rot.-Manschette
lateraler Längsschnitt
„Humeruskopfglatze“
Bursitis-Tendovaginitis-Erguß
Bursitis subdeltoidea
ventraler Querschnitt
Bursitis
Humerus
Tendovaginitis der langen Bizepssehne
ventr. Querschnitt
Tendovaginitis
Erguß
Humerus
axillärer Erguß
axillärer Längsschnitt
bei eleviertem Arm

Abb. 5.9: Sonographische Leitbefunde an der Schulter [L 157]

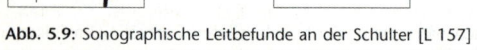

5.6.3 Knie

Schnittführungen und Leitstrukturen am Knie

- Längsschnitt suprapatellar: Patella, medialer oder lateraler Kondylus und Femurschaft
- Querschnitt suprapatellar: Femurschaft und Querschnitt über den beiden Kondylen mit der Fossa intercondylaris
- Längsschnitt infrapatellar: Patellaunterrand, medialer oder lateraler Kondylus, Hoffascher Fettkörper, Tibiavorderkante mit Tibiaplateau
- Querschnitt infrapatellar: Beide Femurkondylen mit Fossa intercondylaris
- Längsschnitt über dem medialen Gelenkspalt: Medialer Epicondylus femoris und mediale Tibia
- Längsschnitt über dem lateralen Gelenkspalt: Lateraler Epiconylus femoris und laterale Tibia
- Längsschnitt über der Fossa intercondylaris: A. femoralis und A. poplitea. Bei Kompression der Wade Darstellung der V. poplitea. Knöcherne Leitstrukturen sind Femurschaft im Bereich der Fossa intercondylaris und mediale Hinterfläche der Tibia
- Dorsaler Querschnitt: Dorsale Zirkumferenz des medialen und lateralen Kondylus sowie der Fossa intercondylaris mit A. poplitea getroffen.

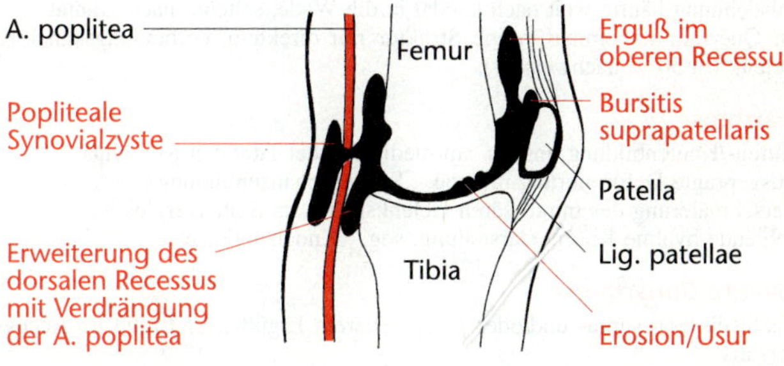

Abb. 5.10a: Sonographische Leitbefunde am Knie [L 157]

Sonographische Kriterien

Gonarthritis

- Ausgeprägte perikondyläre echoarme synoviale Schwellung, oft beginnend im Bereich des oberen oder unteren Rezessus, in der sog. „ossären Gelenktasche" im medialen oder lateralen Kondylus
- Echoarme Ausfüllung des Gelenkspaltes

- Kleine erosive oder größere usurähnliche Destruktionen an Femur oder Tibia (sollte unbedingt in 2 Ebenen nachweisbar sein)
- Nachweis einer Mitbeteiligung von Bursa gastrocnemica, semimembranosa oder der Bursa des M. biceps femoris
- Nachweis und Darstellung der Ausdehnung einer poplitealen Synovialzyste, die sich im Extremfall bis weit in die Wade hinein erstrecken kann (s.u.).

Bursitiden

Auftreten auch ohne direkte Gelenkaffektion als entzündliche Veränderungen im periarthritischen Weichteilmantel.

- *Bursa semimembranosa:* Echoarme, irreguläre Formation unter dem M. semimembranosus
- *Bursa gastrocnemica:* Echoarme, irreguläre Formation im Längsverlauf des medialen Gastrocnemicuskopfes
- *Bursa des biceps femoris:* Echoarme, irreguläre Formation unter dem M. biceps femoris, oft bis weit nach kranial sich erstreckend
- *Bursa anserina:* Echoarme Raumforderung mit angedeuteter Schallverstärkung im Bereich des Pes anserinus
- *Bursa infrapatellaris:* Echoarme Raumforderung unter dem Lig. patellae.

Baker-Zysten

Echoarm, gemischt echoarm, echoreich oder echofrei. Erscheint teilweise solide durch intensiv echoreiche Fibrinfüllung

- Lokalisation typischerweise in der medialen Fossa poplitea
- Ausdehnung häufig weit nach kaudal in die Wade, seltener nach kranial
- Im Querschnitt kommaförmige Struktur mit direktem Verbindungskanal zum Gelenk (in 50 % nachweisbar).

Gonarthrose

- Stufen-/Kantenbildung, insbes. am medialen oder lateralen Kondylus
- Ausgeprägte Deformierung mit sog. ,,Sprungschanzenbildung“
- Verschmälerung des intraossären Gelenkspaltes im Seitenvergleich
- Fehlende hyaline Knorpeldarstellung, sog. ,,Knochenglatze“.

Aktivierte Gonarthrose

- Nachweis von supra- und/oder parapatellarem Erguß oder Erguß im Recessus dorsalis
- Perikondyläre synoviale Kapselschwellung
- Beteiligung von Bursen, insbes. Bursitis der Bursa gastrocnemica medialis
- Erfassung und Nachweis von synovialen Zystenbildungen, insbes. sog. ,,Baker-Zyste“ (s.o.).

Tips, Tricks & Fallen

- Nahezu pathognomonisch für den Nachweis einer Gonarthritis ist die echoarme Verbreiterung der Synovialmembran unterhalb der Patella dorsal des Hoffaschen Fettkörpers als perikondyläre, echoarme Kapselverbreiterung
- Extrem selten kann ein synoviales Sarkom oder ein Fibrosarkom sonographisch auch eine Baker-Zyste vortäuschen!

Gonarthrose

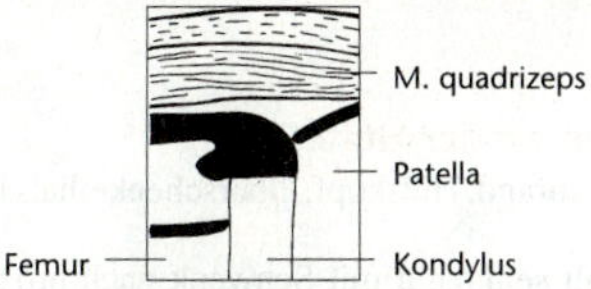

Kantenbildung am Kondylus durch ossäre Appositionen mit suprapat. Erguß ventr. Längsschnitt

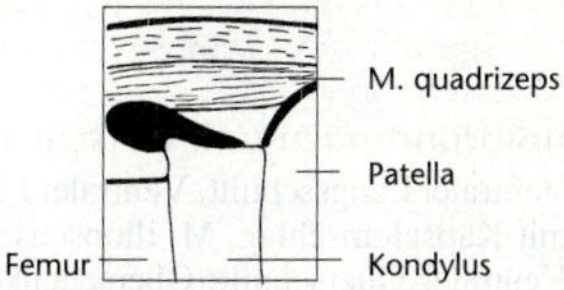

„Sprungschanzen"-Bildung durch ossäre Appositionen am Kond. mit suprapat. Erguß ventr. Längsschnitt

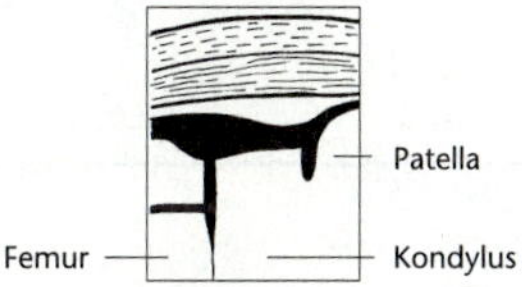

Stufenbildung durch ossäre Appositionen mit suprapat. Erguß ventr. Längsschnitt

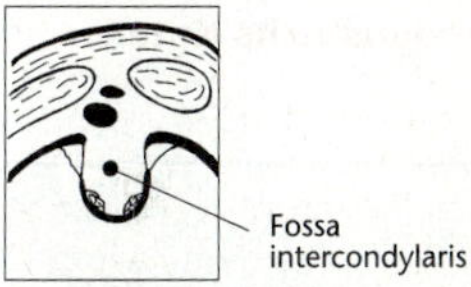

Ossäre Appositionen verschmälern die Fossa intercondylaris

Gonarthritis-Bursitis

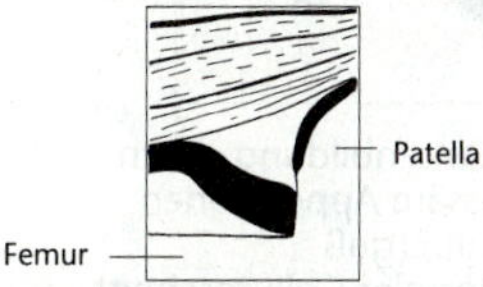

Suprapat. Erguß und Bursitis suprapatellaris bei Gonarthrose und Gonarthritis

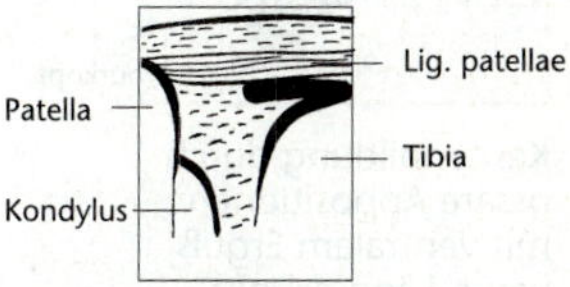

Bursitis infrapatellaris profunda unspezif. Bursitisbefall

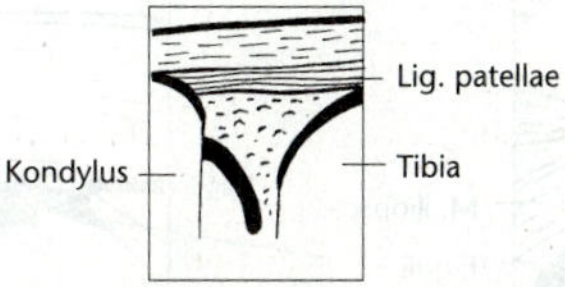

Pericondyläre infrapatellare Synovialitis bei Gonarthritis, z.B. rheum. Arthritis, Psoriasisarthritis

Abb. 5.10b: Sonographische Leitbefunde am Knie [L 157]

5.6.4 Hüfte

Schnittführungen und Leitstrukturen an der Hüfte

- Ventraler Längsschnitt: Ventraler Pfannenrand, Hüftkopf, Oberschenkelhals längs mit Kapselumschlag, M. iliopsoas
- Ventraler Querschnitt: Oberschenkelhalt senkrecht mit Schwenk nach proximal und distal
- Dorsaler Schnitt: Hüftkopf mit Glutealmuskulatur in mehreren Ebenen.

Sonograhische Kriterien

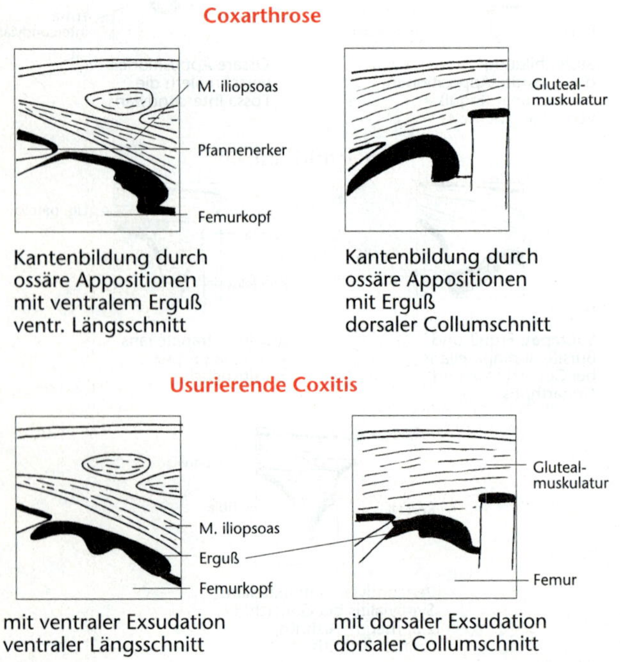

Abb. 5.11: Sonographische Leitbefunde der Hüfte [L 157]

Koxitis

Echoarme Verbreiterung der perikapitalen Synovialmembran und Verbreiterung des Recessus auf > 8–10 mm gemessen am Umschlagpunkt. Bei chronischer Koxitis Verdickung der Gelenkkapsel.

Bursitis iliopectinea

Echoarme, liquide Raumforderung zwischen dem Lig. iliopubicum und dem Lig. iliofemorale unter dem M. iliopsoas, die sich weit nach kranial erstrecken kann.

Bursitis trochanterica

Echoarme Raumforderungen mit echofreien, teils echoarmen Binnenstrukturen und angedeuteter dahinterliegender Schallverstärkung unter den Muskelansätzen am Trochanter major.

Koxarthrose

Strukturveränderungen des Caput femoris mit Stufen- und Kantenbildung als Hinweise auf ossäre Appositionen.

Tips, Tricks & Fallen

Da eine Kapselschwellung der Hüfte dem klinischen Nachweis oft entgeht, ist bei geringstem klinischen Verdacht auf eine Koxitis (Kapselmuster) die Arthrosono unerläßlich.

5.6.5 Ellenbogen

Schnittführungen und Leitstrukturen am Ellenbogen

- Dorsaler Längsschnitt: Humerusschaft, Fossa olecrani, Trochlea, Olekranon
- Dorsaler Querschnitt: Humerusschaft, Fossa olecrani, Trochlea mit Knorpelsaum, M. trizeps brachii
- Ventraler Längsschnitt radialseitig: Humerusschaft, Capitulum humeri, Radiusköpfchen, Fossa radii, M. brachioradialis
- Ventraler Längsschnitt ulnarseitig: Humerusschaft, Trochlea, Processus coronoideus, Fossa coronoidea
- Ventraler Querschnitt über der Trochlea: Doppel-U-förmige Knorpeldarstellung der ventralen Trochlea
- Ventraler Querschnitt über dem Radiusköpfchen: Halbkreisförmige Darstellung des höher liegenden Knorpelüberzuges am Radiusköpfchen.

Sonographische Kriterien

Kubitalarthritis

- Echoarme Verbreiterung der Synovialmembran, besonders in der Fossa olecrani von dorsal, Fossa radii von ventral radialseitig oder Fossa coronoidea von ventral ulnarseitig
- Echoarme Verbreiterung der Synovialmembran über dem ventralen Abschnitt der Trochlea
- Nachweis von Erosionen oder Usuren.

Kubitalarthrose

- Knöcherne Veränderung mit osteophytärer Randzackenbildung in Verbindung mit Ergußbildung im Bereich des Gelenkspaltes und im Bereich der Umschlagsfalten der Kapsel an Fossa radii, Fossa olecrani und Fossa coronoidea
- Mehr oder minder ausgeprägte echoarme Verbreiterung der Synovialmembran.

Rheumaknoten

Tubuläre runde oder ovaläre echoarme Formationen im Bereich der dorsalen Ulnakante bis zum Olekranon mit homogenem Reflexbild.

Gichttophi

Echoreiche, „feinkörnige" Strukturierung meist im Bereich der Fossa olecrani mit Schallschattenbildung (Schattensuche mit höchst möglicher Frequenz erforderlich!).

5

Kubitalarthritis

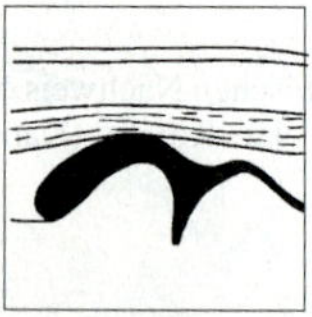

im Humeroulnargelenk mit Synovialitis im Gelenkspalt, peritrochleär, tropfenförmige Ergußbildung in der Fossa coronoidea
ventr. Längsschnitt

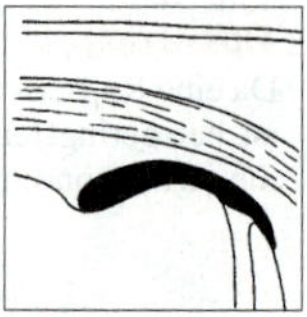

im Humeroradialgelenk mit Synovialitis im Gelenkspalt und um das Capitulum humeri tropfenförmiger Erguß in der Fossa radii
ventr. Längsschnitt

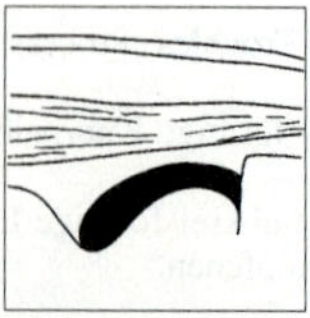

im Humeroulnargelenk Synovialitis peritrochleär tropfenförmige Exsudation in der Fossa olecrani
dorsaler Längsschnitt

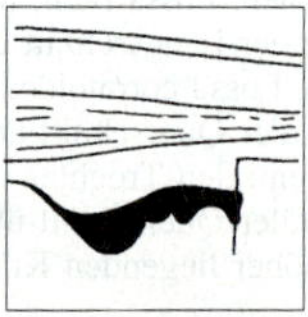

im Humeroulnargelenk Erosionen/Usuren mit Pannus (destr. Synovialitis) peritrochleär
dorsaler Längsschnitt

Abb. 5.12: Sonographische Leitbefunde am Ellenbogen [L 157]

Bursitiden

Verdickung im Bereich des Olekranon mit „chaotischem" Reflexbild. Echoreiche und echoarme Areale in ungeordneter Zusammensetzung, Einzelreflexe mit oder ohne Schallschattenbildung als Hinweis auf mögliche Kristallherde.

Eine sichere arthrosonographische Differenzierung einer Synovialitis bei aktivierter Arthrose gegenüber einer Kubitalarthritis ist aus dem Einzelbefund nicht möglich!

5.6.6 Hand und Finger

Schnittführungen und Leitstrukturen am Handgelenk

- Dorsaler Querschnitt: Radius, Ulnaköpfchen. Distaler Schwenk mit Karpalia
- Dorsaler Längschnitt über Radius/Ulna: Radius/Ulna distal mit Discus ulnaris
- Palmarer Querschnitt über Karpaltunnel: Darstellung der Flexorensehnen und des N. medianus
- Palmarer Längschnitt radial/ulnar: Discus ulnaris, Radius/Ulna distal, Flexorensehnen.

Sonographische Kriterien

Karpalarthritis

Echoarme Erweiterung der Gelenkkapsel im Karpalbereich. Differenzierung der verschiedenen Kompartimente (radiocarpal, ulnocarpal, distal radioulnar) möglich. Darstellung des N. medianus im Karpaltunnel und Aufsuchen von echoarmen (Arthritis, Tenosynovitis) oder echoreichen (Neurinom) Strukturen.

Tenosynovitis

Partieller oder kompletter echoarmer „Hof" um die dann abgrenzbare betroffene Sehnenstruktur. Manchmal nur umschriebene Tenosynovitis mit echofreien (liquiden) Strukturen im jeweils betroffenen Sehnenanteil mit zarter angedeuteter sog. „Schallverstärkung".

Fingergelenksarthritis

Frühestmögliche Erfassung einer Synovialitis der Fingergelenke mit Verdickung der Synovialmembran.

Ganglien

Glatt begrenzte, gut konturierte, echofreie, rundliche oder ovaläre Formationen, die sich mit der Sehne nicht mitbewegen.

Verkalkungen

Echoreiche Formationen mit unterschiedlicher Form und Struktur und unterschiedlich intensiven Schallschatten. DD Fremdkörper.

- Die Arthrosonographie des Karpaltunnels hat einen festen Stellenwert in der Abklärung des Karpaltunnelsyndroms (☞ 12.5.1): z.B. Frage der Erstmanifestation einer RA (Tenosynovitis der Flexoren ☞ 7.1)
- Differenzierung von Artikulosynovitis, Tenosynovitis und Raumforderungen (Ganglion) mit Arthrosono möglich.

Karpalarthritis

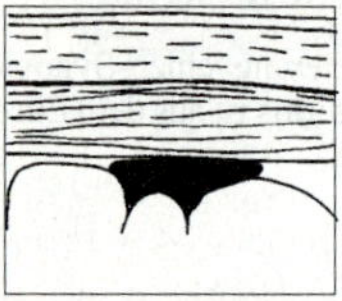

Synovialitis über dem
Radionaviculargelenk
volarer Längsschnitt
über dem Radiocarpalgelenk

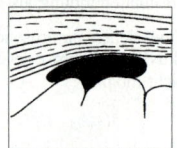

Synovialitis über dem
Ulnolunatumgelenk
volarer Längsschnitt
über dem Ulnocarpalgelenk
(medianer Schnitt)

Fingergelenk

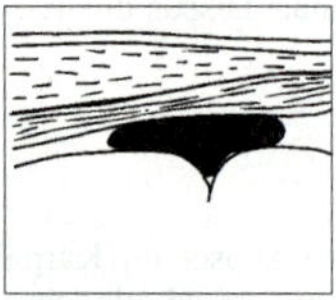

MCP-Arthritis am Dig. II
Synovialitis über dem
Fingergrundgelenk
volarer Längsschnitt

Abb. 5.13: Sonograpische Leitbefunde am Handgelenk [L 157]

5

5.6.7 Sprunggelenk

Schnittführungen und Leitstrukturen am Sprunggelenk

- Ventraler Längsschnitt: Tibiavorderkante, Talus, Navikulare
- Ventraler Querschnitt: Kranialwärts Tibiavorderkante, kaudalwärts Talusrolle quer
- Dorsaler Längsschnitt: Tibiahinterkante, Talus dorsalseitig, Kalkaneus mit Achillessehne
- Dorsaler Querschnitt: Talus mit quergetroffener Achillessehne und darunterliegendem Kargerschen Dreieck (Fettkörper).

Sonographische Kriterien

Sprunggelenksarthritis
Echoarme Verbreiterung der Synovialmembran ventral im oberen und unteren Sprunggelenk sowie dorsal zwischen dem Talus und der Tibia. Oft erstreckt sich der ventrale Erguß weit nach kranial.

Bursitis praeachillea
Echoarme, liquide Raumforderung unterhalb der Achillessehne, deren Inhalt durch Palpation unter die Achillessehne verlagert werden kann. Die postachilläre Bursitis (Bursitis subcutanea calcanei) zeigt sich von dorsal subkutan vor der Achillessehne und ist nur begrenzt palpatorisch zu verlagern, sog. ,,pump bumps".

Xanthelasmen
Irreguläre, meist echoarme umschriebene Raumforderungen in Projektion auf die Achillessehne.

Sprunggelenksarthritis

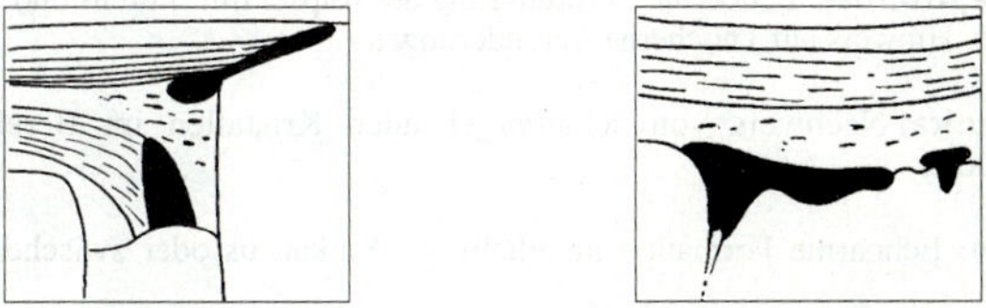

Dorsaler Erguß am oberen Sprunggelenk
Bursitis präachillea
(Bursitis subtendinea calcanei)
Längsschnitt über der Achillessehne

Sprunggelenksarthritis
Synovialitis im Gelenkspalt des oberen Sprunggelenks
(Articulatio talocruralis)
und im unteren Sprunggelenk
(Articulatio talonaviculare)
Längsschnitt über dem Dorsum pedis

Abb. 5.14: Sonographische Leitbefunde am Sprunggelenk [L 157]

Tips, Tricks & Fallen

Die arthrosonographische Differenzierung von Artikulosynovitis und Tenosynovitis (z.T. klinisch schwierig ☞ 2.2.1) hat große therapeutische Relevanz.

5.6.8 Fuß

Schnittführungen und Leitstrukturen am Fuß

- Längsschnitt über dem Fersenbein: Kalkaneus, Plantarfaszie
- Diagonalschnitt vom medialen Rand des Kalkaneus zu den MTP-Köpfchen IV und V: Tendo des M. flexor digitorum longus, M. flexor digitorum brevis und M. quadratus plantae
- Längsschnitt über den Metatarsalen I–V: Knöcherne Kontur der Metatarsalköpfchen
- Querschnitt über dem Mittelfuß in Höhe der Ossa cuneiforme: Knöcherne Kontur des Os cuneiforme mediale, intermedium und laterale. Metatarsalköpfchen IV und V
- Querschnitt über den Metatarsalköpfchen: Halbkreisförmige Reflexion über den Metatarsalköpfchen I–V
- Längsschnitt über den Zehengrundgelenken: Metatarsalia und entsprechende Grundglieder der Zehengrundgelenke.

5

Sonographische Kriterien

Arthritis: Echoarme Umsäumung der MTP und Darstellung von Erosionen/Usuren

Aktivierte Arthrose: Echoarme Verbreiterung der Kapsel mit Stufen- und Kantenbildung als Hinweis auf knöcherne Veränderungen

Arthritis urica: Nachweis von schattengebenden Kristallen im Bereich des Gelenkraumes

Bursitiden: Echoarme Formation unterhalb des Kalkaneus oder zwischen MTP-Köpfchen.

Vorfußarthritis

umsäumende Synovialitis über dem Köpfchen der Metatarsalia II-IV plantarer Querschnitt

Synovialitis am Köpfchen des Metatarsale II und der Basis der Grundphalange II plantarer Längsschnitt

Abb. 5.15: Sonographische Leitbefunde am Fuß [L 157]

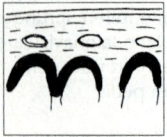

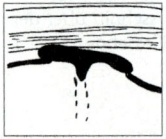

Tips, Tricks & Fallen

Bei klinisch asymptomatischer MTP-Arthritis und fraglichem Palpationsbefund (insbes. bei Erstmanifestation einer RA ☞ 7.1) kann der Nachweis einer Synovialitis arthrosonographisch erbracht werden!

5.7 Kapillarmikroskopie

Lichtmikroskopische Untersuchung von kapillarmorphologischen Abnormalitäten mit einem Auflichtmikroskop. Ergänzung der Apparatur zur computerunterstützten Geschwindigkeitsveränderung der die Kapillaren durchfließenden Erythrozytensäule unter Kälteprovokation: dynamische Kapillarmikroskopie.

Indikation: Kollagenosen und Vaskulitiden, RA mit Autoimmunphänomenen. Raynaud-Syndrom.

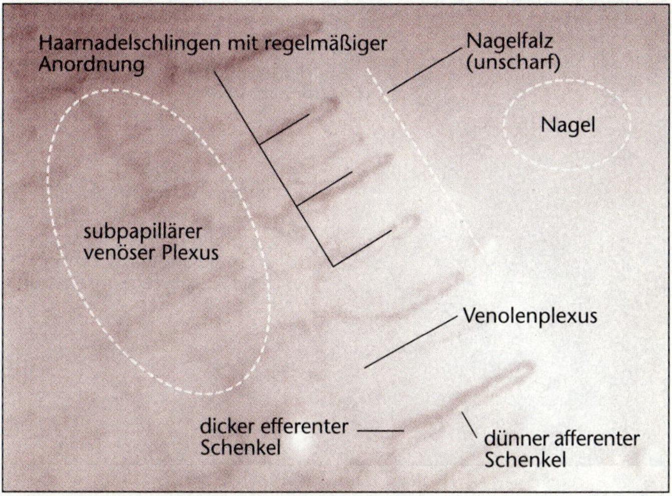

Abb. 5.16: Kapillarmikroskopie, Normalbefund [M 113]

Durchführung

- Öl auf Nagelfalz auftragen
- Übersicht 4,5 und 10fach
- Gezielte Beurteilung 45fach
- Untersuchung aller Finger, ggf. auch der Zehen.

Dynamische Kapillarmikroskopie mit Kälteprovokation

- Aufblasen von dekomprimiertem CO_2 auf den Nagelfalz: 60 Sek. bei 10° bis 20 °C
- Erythrozytengeschwindigkeit und Flußstoppdauer vor, während und nach der Kühlung: signifikante Unterscheidung der Parameter bei Pat. mit und ohne Raynaud-Syndrom.

Befunde

5

Normale Haarnadelschlinge: anhand der normalen Flußrichtung des Blutes läßt sich ein etwas dünnerer afferenter Schenkel von einem dickeren efferenten Schenkel unterscheiden. Die beiden Schenkel vereinigen sich in einem Übergangssegment am Scheitel der „Haarnadel“.
Pathologische Befunde: Hyperämie, Hypoämie, venokapilläre Stase, neurovaskuläre Dystonie, ektatische Kapillardystrophie, Mikrovaskulitis. „Megakapillaren“ mit rarefiziertem Gefäßmuster sind charakteristisch für Sklerodermie (☞ 9.1.2)!

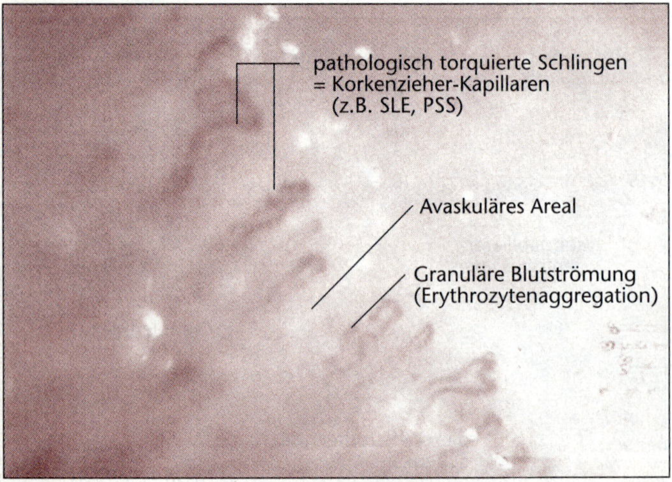

Abb. 5.17:
Kapillarmikroskopie, Dysmorphien: Korkenzieherkapillaren, Riesenkapillaren [M 113]

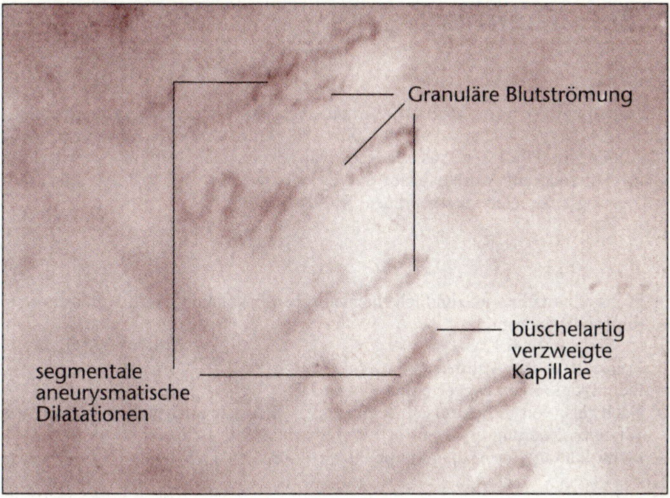

Abb. 5.18: Kapillarmikroskopie, Dysmorphien mit Stase und segmentalen aneurysmatischen Dilatationen [M 113]

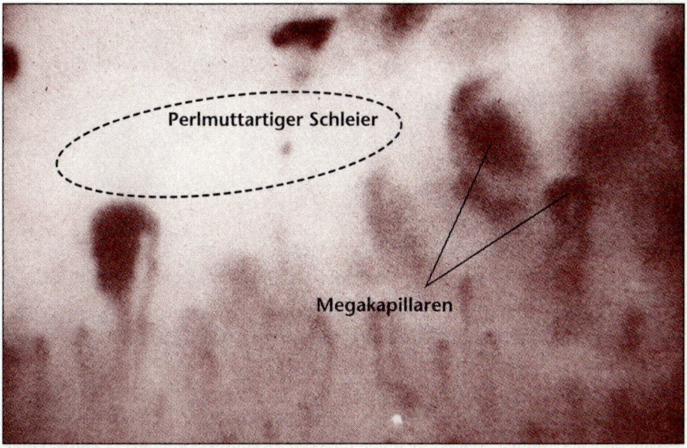

Abb. 5.19: Megakapillaren, perlmuttartiger Schleier (z.B. SLE, PSS) [M 113]

5.8 Thermographie

Darstellung der Verteilung der Wärmeenergie des Körpers im Infrarotbereich als *Kontaktplattenthermographie* oder als kontaktlose *Infrarottelethermographie*. Im Bereich der Akren kann von einer engen Korrelation zwischen Durchblutung und Wärmeabgabe ausgegangen werden. In der Praxis spielt die Thermographie eine untergeordnete Rolle.

Indikation

- Frühstadium einer entzündlich-rheumatischen Erkrankung: RA, Kollagenosen
- Raynaud-Syndrom
- M. Sudeck (☞ 6.13)
- Frühstadium der Arthrose (☞ 10.1)
- Identifikation von trigger points (☞ 12.2.1)
- Nachweis von reflektorisch segmentalen Störungen: hypotherme Zone bei Wirbelblockierung
- Identifikation von Akupunkturpunkten (☞ 18.2, ☞ 17.3).

5

Durchführung

Quantifizierung eines Raynaud-Syndroms:

- Kältereiz: Ganzhandwasserbad (15 °C, Expositionszeit 2 Min.) beider Hände
- Thermogramm (Temperatur in Abhängigkeit von Kälte- und Wärmereizen) vor, direkt nach und alle 5 weiteren Min. bis zur 30. Min. und nach Kühlung
- Die Wiedererwärmungszeit ist beim Raynaud-Syndrom verlängert: Die normale Ausgangstemperatur wird erst innerhalb von 15 Min. erreicht.

5.9 Histologie

5.9.1 Hautbiopsie

Histologische Untersuchung von Haut und Unterhaut. Lichtmikroskopie und ggf. Immunhistologie.

Indikation: Kollagenosen und Vaskulitiden.

Durchführung

- Desinfektion
- LA
- Einstich der Stanze senkrecht unter leichten Drehbewegungen bis zum Widerstandsverlust
- Herausziehen des Hautzylinders, Ablösen von Unterhautfettgewebe mit Skalpell

- 1 Probe in Formalin (Lichtmikroskopie), 1 Probe in flüssigen Stickstoff (Immunhistologie)
- Hautnaht. Pflasterverband.

5.9.2 Muskelbiopsie

Histologische Untersuchung der quergestreiften Muskulatur. Lichtmikroskopie, Immunhistologie und ggf. Elektronenmikroskopie.

Indikation: Myositiden, insbes. granulomatöse Myositis (z.B. Sarkoidose), metabolische Myopathien, Muskeldystrophien. Polymyositis, Einschlußkörperchenmyositis, nekrotisierende Myositis. Vaskulitis.

Durchführung: Chirurgisches Konsil. Exakte Lokalisation vorher festlegen (M. quadrizeps, M. gastrocnemius).

Tips, Tricks & Fallen

- Muskelbiopsie immer vom klinisch befallenen Muskel vornehmen, sonst falsch negative Befunde! Entnahmestelle dem Chirurgen mitteilen und aufzeichnen!
- Zur Enzymhistochemie und Immunhistochemie Muskelgewebe tiefgefrieren, **nicht** fixieren!

5.9.3 Knochenmarkpunktion

Histologische und zytologische Untersuchung des Knochenmarks.

- **Ind.:** Unklare Blutbildkonstellationen (Anämie, Thrombo- und Leukopenie).
- **DD:** Plasmozytom, Lymphome, Polycythämia vera, Leukämie, aplastische Anämie, Metastasen solider Tumore, Osteomyelosklerose/-fibrose.

Durchführung

Jamshidi-Punktion an SIPS

- Pat. in Bauchlage oder Seitenlage mit angewinkelten Knien
- Orientierungspunkte aufsuchen: Beckenkamm, SIPS
- Hautdesinfektion, ggf. Rasur
- Großzügig LA von Haut und Periost (fächerförmig). Aufsuchen der SIPS mit Nadel und Abgrenzung nach medial (ISG) und lateral (Glutaealmuskulatur)
- Erneute Hautdesinfektion
- Hautinzision mit Skalpellklinge Nr.11
- Lochtuch, sterile Handschuhe
- Aufsetzen der Jamshidi-Nadel bis Knochenkontakt. Einstich der Nadel 0,5 cm tief in lateraler Richtung mit Druck unter Drehbewegungen. Abrutschen und zu tiefen Einbruch der Nadel durch Fixation der Gegenhand vermeiden!

- Nach Einführen der Stanznadel durch die Kompakta (geringerer Widerstand) und festem Halt der Nadel im Knochen Entfernen des Mandrins und Vorführen unter Drehbewegungen 2–3 cm tief
- Feststellen der Biopsielänge mit Sonde
- Lockern der Nadel mit Drehbewegungen der Spitze und vorsichtiges Entfernen
- Ausstoßen der Biopsie mit Sonde von der Gegenseite
- Erneutes identisches Vorgehen zur Aspiration (sehr schmerzhaft), 1 cm neben der bisherigen Punktionsstelle
- 10 ml Spritze mit 1–2 ml Zitrat aufsetzen und Aspiration von 2–5 ml Mark
- Ausstriche sofort herstellen (12 Ausstriche!)
- Wundkompression, Pflasterverband, 1 h Bettruhe in Rückenlage mit Sandsack.

Sternalpunktion
- Pat. in Rückenlage. Hautdesinfektion
- LA am Corpus sterni. Distanz Haut-Knochenkontakt merken!
- Abstandhalter einstellen, so daß Kompakta gerade durchstochen werden kann
- Einstich der Nadel unter Drehbewegungen bis der Widerstand nachläßt. Fixation mit der Gegenhand (Gefahr: Verletzung großer Gefäße, Herzbeuteltamponade, Pneumothorax)!
- Entfernen des Mandrins und Aspiration von 2 ml Mark
- Ausstriche sofort herstellen (12 Ausstriche!)
- Wundkompression, Pflasterverband, 1 h Bettruhe in Rückenlage mit Sandsack.

Tips, Tricks & Fallen
- Die Kombination von KM-Aspirat, KM-Trepanat und peripherem Blutausstrich haben eine hohe Aussagekraft, wenn Fragestellung, klinische Angaben und relevante hämatologische Laborwerte (BB, Diff, Fe, Ferritin, Transferrin, Haptoglobin, LDH, Immunglobuline, Paraproteine, BSG etc.) auf der Anforderung nicht fehlen
- Peripheren Ausstrich nicht vergessen!

5.10 Doppler-Sonographie

Duplex-Sonographie der Temporalarterien seit einigen Jahren etabliert (neben konventionellem Doppler-Sono von Extremitätenarterien und extrakraniellen Gefäßen).

Indikation: V.a. Riesenzellarteriitis (Arteriitis temporalis Horton, ☞ 9.2.4)

Durchführung: hochauflösendes Doppler-Sono mit 10- bis 20-MHz-Schallkopf und Duplex-Verfahren.

Echoarme Bande in der Gefäßwand (Halo) ist Hinweis auf Vaskulitis, evtl. in Zukunft Ersatz für Temporalarterienbiopsie.

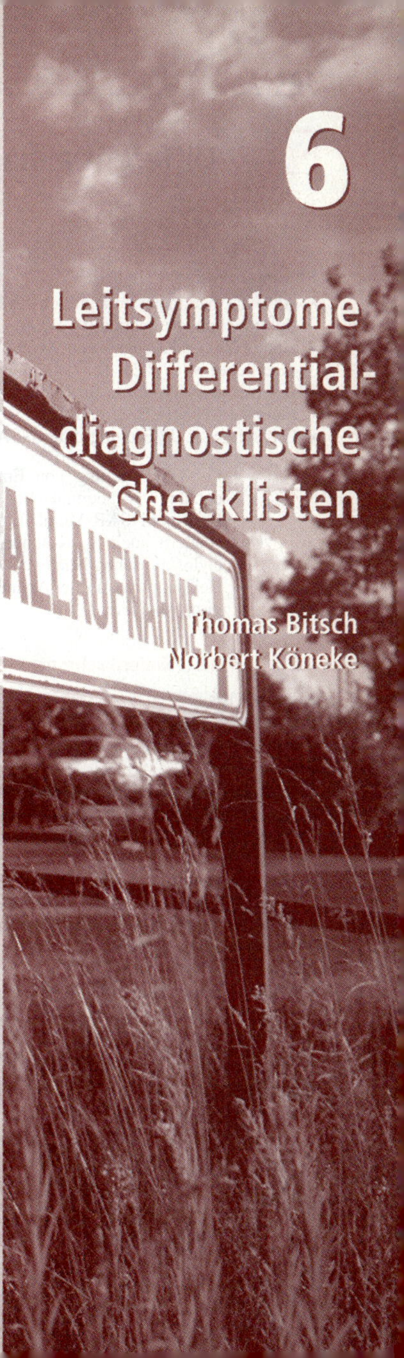

6

Leitsymptome Differentialdiagnostische Checklisten

Thomas Bitsch
Norbert Köneke

Differentialdiagnostische Checklisten

6.1 Anämie

Rheumatologische Ursachen

- Aktivitätsparameter entzündlich-rheumatischer Erkrankungen, z.B.: RA (☞ 7.1), Polymyalgia rheumatica (☞ 9.2.4)
- Hämolyse bei Kollagenosen (☞ 9.1), Vaskulitiden (☞ 9.2), familiärem Mittelmeerfieber (☞ 7.2.2)
- Aplastisches Syndrom unter Basistherapeutika (☞ 15.4): Sulfasalazin (z.B. Pleon®), MTX (z.B. Lantarel®), D-Penicillamin (z.B. Trolovol®)
- Gastrointestinale Blutung unter NSAR (☞ 15.2) und Steroiden (☞ 15.3).

- Oft Überlagerung von Entzündungsanämie und Blutungsanämie bei entzündlich-rheumatischen Erkrankungen
- Bei einer NSAR-Medikation nicht nur an eine gastroduodenale Blutung, sondern auch an Kolonerosionen/-ulzerationen denken, die oft dem endoskopischen Nachweis entgehen.
- Bei symptomatischer Anämie nicht erst Ferritin abwarten, sondern sofort gastroskopieren!

6.2 Arthritis – Gelenkschmerz

Monarthritis

- Kristallarthropathien: Gicht (☞ 11.1.1), Chondrokalzinose (☞ 11.1.2)
- Aktivierte Arthrose: Gonarthrose (☞ 10.2), Koxarthrose (☞ 10.3)
- Posttraumatische Arthritis
- Synovitis villonodularis, Hämangiom
- Septische Arthritis (z.B. Gonokokk., unsterile Punktion, Staphylokokken in ca. 25 % bei Pat. mit vorbestehender entzündlich-rheumatischer Manifestation), Osteomyelitis (☞ 14.1)
- Hämophilie (☞ 11.3)
- Osteochondrosis dissecans, M. Perthes (= ischämische Nekrose des Hüftkopfes)
- Malignome: Ewing-Sarkom, Neuroblastom, Metastase
- Borreliose (Gonarthritis).

selten:

- Spondylarthropathien: Sp.a. (☞ 8.1), Psoriasisarthropathie (☞ 8.3)
- Löfgren-Syndrom, infantile Sarkoidose (☞ 8.3)
- Polymyalgia rheumatica (☞ 9.2.4)
- Reaktive Arthritis: M. Reiter (☞ 8.2).

Oligoarthritis

- Reaktive Arthritis: M. Reiter (☞ 8.2), Poststreptokokkenrheumatismus (☞ 8.9)
- Spondylarthropathie: Psoriasisarthropathie (☞ 8.3), Sp.a (☞ 8.1)
- Kollagenosen: SLE (☞ 9.1.1), progessive systemische Sklerose (☞ 9.1.2), Polymyositis (☞ 9.1.3), Sjögren-Syndrom (☞ 9.1.5)
- Vaskulitiden: Wegenersche Granulomatose (☞ 9.2.2), Panarteriitis nodosa (☞ 9.2.1)
- RA und RA-Sonderformen (☞ 7.1 und 7.2)
- Löfgren-Syndrom (☞ 8.10).

selten: Hämochromatose (☞ 11.1.4); Thalassämie, Sichelzellanämie (☞ 11.3).

Polyarthritis

- RA und RA-Sonderformen (☞ 7.1 und 7.2)
- Kollagenosen: SLE, Mischkollagenose (☞ 9.1)
- Spondylarthropathien: Psoriasisarthritis (☞ 8.3), Arthritis bei chronisch entzündlichen Darmerkrankungen (☞ 8.4), Lyme-Arthritis (☞ 8.81)
- Paraneoplastische Arthritis (☞ 12.4.5).

Bei klinisch imponierender Monarthritis (z.B. Gonarthritis) immer kompletten Gelenkstatus erheben (Hüfte, MTP, ulnokarpal). Oft besteht dann doch eine Polyarthritis.

6.3 Beckenschiefstand

- Beinlängendifferenz
  - Entzündlich-rheumatische Erkrankung: juvenile chron. Arthritis (☞ 7.2.1), SLE (☞ 9.1.1)
  - Osteomyelitis, infektöse Arthritis (☞ 14.1)
  - M. Perthes, Epiphyseolysis capitis femoris
  - Posttraumatische Epiphysenschädigung
  - Fehlverheilte Fraktur mit Knochensubstanzdefekt
  - Gonarthritis mit Beugekontraktur, z.B. Gonokokken-Arthritis (☞ 14.1.1)
  - Gonarthrose (☞ 10.2)
  - Poliomyelitis
- Koxarthrose mit Flexions-Adduktionskontraktur (☞ 10.3)
- ISG-Blockierung, Beckenverwringung (☞ 2.2.2 und 6.21)
- Muskuläre Verkürzungen: M. iliopsoas, ischiokrurale Muskulatur, Adduktoren
- Z.n. Arthrodese, Entfernung v. Gelenkendoprothese, Z.n. Varisierungsosteotomie
- Skoliose der WS.

Bei der Beurteilung des Beckenschiefstandes immer echte bzw. variable Beinlängendifferrenz unterscheiden (☞ 2.2.2)

6.4 Diarrhoe

Rheumatologische Ursachen

- Reaktive, parainfektiöse Arthritis (☞ 8.2): Yersiniose, Campylobacter-Enteritis, Salmonellose, Lambliasis, Kryptosporidiose, Shigellen
- Kollagenosen (☞ 9.1): SLE, PSS, Mischkollagenose
- Vaskulitiden: Panarteriitis nodosa (☞ 9.2.1)
- Reizdarmsyndrom bei Fibromyalgie (☞ 12.1)
- M. Crohn, Colitis ulcerosa (☞ 8.4)
- M. Whipple (☞ 8.8.4)
- Kollagene Kolitis: Assoziation zu Autoimmunerkrankungen
- Amyloidose: bei langem Verlauf einer entzündlich-rheumatischen Erkrankung
- Medikamente: Agranulozytose unter Basistherapeutika (☞ 15.4), NSAR-Diarrhoe, NW unter Leflunomid
- AIDS (☞ 14.1.4)
- Tbc: intestinale Manifestation (☞ 14.2).

Bei Diarrhoe unter einer immunsuppressiven Therapie immer an opportunistische Infektionen denken (auch Mykose).

6.5 Dysphagie, Globusgefühl

Rheumatologische Ursachen

- Kollagenosen (☞ 9.1): PSS, CREST, Mischkollagenose, Sjögren-Syndrom (☞ 9.1)
- Autoimmunthyreoiditis: akute Phase mit Zeichen der thyreogenen Arthro-, Myopathie (☞ 11.2)
- Fibromyalgie (☞ 12.1)
- Hypomobilität der Kopfgelenke (Okziput/ C1- und C2/C3-Blockierung)
- Medikamente: Immunsuppressiva (☞ 15.4) und Steroide (☞ 15.3), NSAR (☞ 15.2).

Vegetative Symptome können auch bei Kollagenosen vorkommen.

6.6 Dyspnoe

Ätiol. bei rheumatischen Erkrankungen.: Pneumonitis, Lungenfibrose, Pneumonie, Amyloidose, eingeschränkte Atemexkursion, Myokardfibrose, Endo-, Myo-, Perikarditis, Aorteninsuffizienz, Sarkoidose, Kardiomyopathien (z.B. medik.-toxisch).

Rheumatologische Ursachen

- Vaskulitiden (☞ 9.2): Churg-Strauss-Syndrom (☞ 9.2.3), Wegenersche Granulomatose (☞ 9.2.2), Panarteriitis nodosa (☞ 9.2.1)
- Kollagenosen: SLE (☞ 9.1.1), PSS (☞ 9.1.2), Polymyositis (☞ 9.1.3)
- RA und Sonderformen (☞ 7)
- Spondylarthropathien (☞ 8.1): Sp.a., M. Crohn, Colitis ulcerosa (☞ 8.4)
- Rheumatisches Fieber (☞ 8.9)
- Medikamente (☞ 15.4.2): Cyclophosphamid (z.B. Endoxan®), MTX (z.B. Lantarel®), Leflunomid (z.B. Arava®), Sulfasalazin (z.B. Pleon®).

Im rheumatologischen Alltag ist die wichtigste DD bei der RA unter MTX-Therapie: Pneumonitis – Lungenfibrose.

6.7 Erythema nodosum

2–5 cm große subkutane hellrote bis livide Knoten bevorzugt an den Unterschenkelstreckseiten, seltener an den Beugeseiten der Arme

- Akute Sarkoidose (Löfgren-Syndrom) (☞ 8.10)
- Reaktive Arthritis (☞ 8.2): Yersinien, Salmonellen, Campylobacter, Rheumatisches Fieber
- Enteropathische Arthritis (☞ 8.4): M. Crohn, Colitis ulcerosa
- Vaskulitis: M. Behçet (☞ 9.2.9)
- Medikamente: Antirheumatika (☞ 15.2), Sulfonamide, hormonelle Kontrazeptiva, Impfstoffe.

- Erythema nodosum im rheumatologischen Alltag: am häufigsten Löfgren-Syndrom (selten ohne initiale bihiläre Lymphadenopathie)
- Erythema nodosum ist ein monomorphes Symptom unterschiedlicher Pathogenese. Biopsie trägt nicht zur DD bei.
- Verwechslung mit Effloreszenzen des Sweet-Syndroms möglich.

6.8 Fieber unklarer Genese

Fieberpersistenz > 3 Wo., das mehrmals über 38 °C hinausgeht und dessen Ursache nach 1 Wo. stationärer Diagnostik nicht gefunden wurde. Häufigkeitsverteilung der Ursachen: ca. 50 % Infektion, ca. 30–35 % maligne Grunderkrankung, ca. 10–15 % Kollagenosen/Vaskulitiden.

Rheumatologische Ursachen

- Still-Syndrom (☞7.2.3)
- Kollagenosen: SLE (☞ 9.1.1), PSS (☞ 9.1.2), Mischkollagenose (☞ 9.1.4), Polymyositis (☞ 9.1.3)
- Vaskulitiden: Polymyalgia rheumatica/Arteriitis temporalis (☞ 9.2.4), M. Behçet (☞ 9.2.9), Wegenersche Granulomatose (☞ 9.2.2), Panarteriitis nodosa (☞ 9.2.1)
- Spondylarthropathie mit Spondylodiszitis: Sp.a. (☞ 8.1), M. Crohn, Colitis ulcerosa (☞ 8.4)
- Löfgren-Syndrom (☞ 8.10)
- Virale Arthritis: z.B. Parvovirus-B19 (☞ 14.1.2)
- Lungenembolie bei Antiphospholipid-Syndrom (☞ 9.1.1 Sonderformen)
- Paraneoplastisches Syndrom (☞ 12.4.5)
- M. Whipple (☞ 8.11)
- Familiäres Mittelmeerfieber (☞ 7.2.2)
- AIDS (☞ 14.1.4)
- Hämolytische Krise: z.B. SLE (☞ 9.1.1)
- Chronic fatigue Syndrom (☞ 12.1)
- Arzneimittelnebenwirkung (☞ 15.2 und 15.4)
- Münchhausen-Syndrom: vorgetäuschtes Fieber.

- Statt ungezielter Serodiagnostik, differentialdiagnostische Eingrenzung aufgrund von Anamnese und Begleitbefunden
- Entzündlich-rheumatische Erkrankung und Immunsuppressiva: Die Unterscheidung opportunistischer Infektionen von einem Krankheitsschub ist gelegentlich schwierig
- Bei V.a. Arzneimittelfieber Auslaßversuch.

Stufendiagnostik bei Fieber unklarer Genese

I. Stufe: Routinediagnostik

- Sorgfältige Anamnese (Auslandsaufenthalt, Tierkontakt etc.)
- Entzündungsparameter (CRP, BSG), BB, Diff., E'phorese, E'lyte, Leber- und Nierenwerte
- Rö-Thorax, EKG, Abdomen-Sono, Echo
- Gelenkpunktion: Synoviaanalyse, Direktnachweis (Gonokokken) und Kultur (Tbc)
- Blutkulturen: je 3 aerobe und anaerobe im Abstand von 24 h, idealerweise beim Fieberanstieg
- RF, ANA, dsDNS-AK, ENA, C_3, C_4, Streptokokken- und Staphylokokkenexotoxine (ASL, Streptozym, Antihyaluronidase, Anti-DNAse), Kryoglobuline
- Serodiagnostik auf Toxoplasmen, Gonokokken, CMV, Hepatitis A-E, EBV, Coxsackie, HIV, Adenoviren, Arboviren, Parvovirus B19, Chlamydien, Mykoplasmen, Leptospiren, Brucellen, Salmonellen, Yersinien, Hanta-Viren
- Urinkulturen: mind. 2 Kulturen auch auf Tbc
- Stuhl auf pathogene Keime: Salmonellen, Shigellen, Yersinien, Campylobacter, Wurmeier, Parasiten
- Sputum auf Tbc, Pilze, Bakterien
- Magensaft und Urinkultur auf Tbc
- Tine-Test oder Multitest Merieux
- TSH basal, fT_4, Schilddrüsen-AK (TPO)
- Hämoccult: 3 Proben

6

II. Stufe: Erweiterte Diagnostik

- Wiederholung der kompletten körperlichen Untersuchung
- 3 Blutkulturen aerob und anaerob möglichst im Fieberanstieg (Endokarditis!)
- Blutausstriche
- Hb-E'phorese, Erythrozyten-Enzyme, Haptoglobin, Gerinnungsstatus
- Porphyrine im Urin
- Szinti: Knochen-, Lungen-Ventilations-Perfusions-, Leukozyten-Szinti
- CT-Thorax, CT-Abdomen, ggf. NMR
- Biopsien: Knochenmark, Haut-Muskel, Leber, Niere, Lunge

III. Stufe: Invasive Diagnostik

- Gastroduodenoskopie
- Koloskopie
- Bronchoskopie
- Magen-Darm-Passage
- Lymphknotenexstirpation (nur bei vergrößerten Lymphknoten)
- Laparoskopie, Laparotomie

IV. Stufe: Ultima ratio-Therapie

Abwägen der Therapieversuche nach einer Wahrscheinlichkeitsdiagnose:

- Endokarditis: Penicilline parenteral hochdosiert
- Sepsis: Antibiotika/Antimykotika-Kombination parenteral hochdosiert
- Tbc: 4fach-Kombination der Tuberkulostatika
- Vaskulitis: Steroide parenteral hochdosiert
- Medikamenten-Fieber: Auslaßversuch und evtl. (cave!) Reexpositionsversuch

6.9 Fußschmerzen

- Rheumatischer Vorfuß: RA (☞ 7.1)
- Calcaneopathia rheumatica: Spondylitis ankylosans (☞ 8.1), reaktive Arthritis (☞ 8.2), Psoriasisarthropathie (☞ 8.3)
- Fußdeformität: Platt-, Senk-, Spreiz-, Hohl-, Klump-, Sichel-, Spitzfuß
- Zehendeformität: Hallux valgus, Krallen- und Hammerzehen, Digitus-V-superductus
- Enthesiopathie: M. peronäus longus, M plantaris, M. tibialis post., M. tibialis ant.
- Morton-Metatarsalgie (☞ 12.5.10)
- Fraktur
- Aseptische Knochennekrose: M. Köhler I und II
- Coalitio tarsi: Verschmelzung der Fußwurzelknochen (kalkaneonavikular, talokalkaneal)
- Hallux rigidus (Arthrose des Großzehengrundgelenkes)
- Fersensporn (☞ 12.2.2) knöcherner zehenwärts gerichteter Sporn an der Medioplantarseite des Kalkaneus mit Tenosynovitis
- M. Paget (☞ 13.3)
- M. Ledderhose (Fibrose der Plantarfaszie)
- Tarsaltunnelsyndrom (☞ 12.5.9)
- Clavus (Schwielenbildung)
- Achillodynie
- Arthrose von OSG, subtalar, talonavikular, kuneonavikular (☞ 10)
- Peronealsehnenluxation
- Unguis incarnatus
- Haglund-Ferse
- Polyneuropathien
- Ungeeignete Schuhe.

Hartnäckige Fußschmerzen sind oft Zeichen der Calcaneopathia rheumatica

6.10 Haarausfall

- Kollagenosen, insbes. SLE (☞ 9.1)
- Hyper- und Hypothyreose (☞ 11.2)
- Eisenmangel
- Folsäuremangel: MTX (z.B. Lantarel®), Sulfasalazin (z.B. Pleon®), Antibiotika (z.B. Bactrim®)
- Streß
- Medikamente (☞ 15.4): Sulfasalazin (z.B. Pleon®), MTX (z.B. Lantarel®), Cyclophosphamid (z.B. Endoxan®), Thyreostatika (z.B. Favistan®), Antibiotika, Steroide (☞ 15.3)
- Zink- und Selenmangel: RA und Sonderformen (☞ 7), Kollagenosen (☞ 9.1), Vaskulitiden (☞ 9.2), enteropathische Spondylarthropathie (☞ 8.4)
- Vitamin-H-Mangel: Immunsuppressiva.

Haarausfall kann der Manifestation einer Kollagenose Monate vorausgehen.

6.11 Hämarthros

- Gerinnungsstörung (Thrombozytopenie) bei entzündlich-rheumatischer Erkrankung: SLE (☞ 9.1.1)
- Synovitis villonodularis (80 % am Kniegelenk), Hämangiom
- Postpunktionell: diagnostische und therapeutische (Synoviorthese) Punktion
- Medikamente:
  - Thrombopenie unter Immunsuppressiva: Cylophosphamid (z.B. Endoxan®)
  - Antikoagulantien: Phenprocoumon (z.B. Marcumar®), hochdosierte Heparintherapie
- Hämophilie-Arthropathie (☞ 11.3)
- Patellaluxation; Trauma: Kreuzbandruptur, Meniskusruptur, Hoffa-Einriß, Tibiakopffraktur.
- Erhöhte Blutungsbereitschaft anderer Genese (thrombotisch-thrombozytopenische Purpura u.ä.

Hämorrhagischer Kniegelenkserguß mit Kapselschwellung, Überwärmung und Bewegungseinschränkung ist verdächtig auf eine Synovitis villonodularis.

6.12 Handschmerzen

- Arthritis bei entzündlich-rheumatischer Erkrankung, insbes. RA (☞ 7.1), Psoriasisarthritis (☞ 8.3) und Kristallarthropathien (☞ 11.1)
  - radiokarpal
  - ulnokarpal mit Diskusläsion
  - distal radioulnar
- Tenosynovitis bei entzündlich-rheumatischer Erkrankung, insbes. RA (☞ 7.1), Kollagenosen (☞ 9.1)
  - Strecksehnen, insbes. von M. extensor digitorum und M. extensor carpi ulnaris
  - Beugesehnen im Karpaltunnel und Hohlhandbereich
  - Tendovaginitis de Quervain (1. Strecksehnenfach)
- Karpaltunnelsyndrom (☞ 12.5.1), Loge du Guyon-Syndrom (☞ 12.5.4), Pronator teres-Syndrom (☞ 12.5.1)
- Arthrosen: radiokarpal, CMC I, Trapez-Skaphoid (☞ 10.1)
- Algodystrophie (M. Sudeck ☞ 6.13,Tab.) PHS (☞ 12.3.1)
- Funktionsstörung Capitatum/Lunatum, Lunatum/Radius, ulnokarpal mit Diskus ulnaris
- Handgelenksganglion
- Reflektorische Schmerzausstrahlung bei Schulter-Ellenbogenerkrankungen
- Wurzelkompressionssyndrome der HWS (☞ 10.4)
- Intraossäre Ganglien
- Lunatummalazie
- Skaphoidpseudarthrose
- Fibromyalgie (☞ 12.1).

6.13 Handschwellung

Ätiol.: Artikulosynovitis (Handgelenk, MCP, PIP), Tenosynovitis (Streck- und Beugesehnen), Haut- und Weichteilentzündung, neurovegetativ, vaskulär, lymphatisch, metabolisch

- RA und Sonderformen (☞ 7)
- Kollagenosen: SLE (☞ 9.1.1), Frühsymptom von PSS mit sog. „puffy hands" (☞ 9.1.2) und Mischkollagenose (☞ 9.1.4)
- Vaskulitiden (☞ 9.2)
- Psoriasisarthropathie (☞ 8.3): Beugesehnen- und Weichteilbeteiligung stehen oft im Vordergrund
- Algodystrophie (M. Sudeck) Stadium I (☞ 6.13, Tab.)
- Kristallarthropathie: Chondrokalzinose, Gicht (☞ 11.1)
- Ganglion
- Karpaltunnelsyndrom (☞ 12.5.1)
- Thorakale Engpaß-Syndrome: Halsrippe, Skalenus-, Hyperabduktions-, Kostoklavikuläres Syndrom (☞ 12.5.5)
- Autoimmunthyreoiditis (M. Basedow), Hyper- und Hypothyreose (☞ 11.2)
- Radiusfraktur: Bagatelltrauma bei Osteoporose wird leicht übersehen
- Armvenenthrombose (Paget-von Schroetter-Syndrom)
- Thrombophlebitis, Lymphadenitis: Zeckenbiß, Insektenstich, peripherer Zugang
- Lymphödem
- Prämenstruelles Syndrom.

- Bei Handschwellung immer an Algodystrophie (M. Sudeck) denken!
- Bagatelltraumen werden oft übersehen (Handgelenkeinschnürende Einkaufstüte, Handprellung).

Algodystrophie – Reflexdystrophisches Syndrom – M. Sudeck

Stadium I (Stadium der Hyperämie)

- **Klinik:** Hyperämie, ödematöse Schwellung, starke diffuse Schmerzen.
- **Rö.:** diffuse, manchmal schon fleckige, gelenknahe Osteoporose.
- **Ther.:** Calcitonin (z.B. Cibacalcin®) 100 IE tägl. für 6 Wo., NSAR (Diclofenac, z.B. Voltaren® Resinat) 75–150 mg tägl. Sedativa (Diazepam, z.B. Valium®) 10–20 mg tägl. und ggf. Amitriptylin 25–50 mg tägl. zur Schmerzdistanzierung. Konsesuelle Reflextherapie (Iontophorese, Galvanisation), vorsichtige Bewegungstherapie. Stellatumblockaden.

Stadium II (Stadium der Dystrophie)

- **Klinik:** Haut- und Muskelatrophie, Rückbildung der Schwellung.
- **Rö.:** ausgeprägte fleckige Entkalkung, Grenzlamellenschwund, Usurierungen, Erosionen.
- **Ther.:** Medikamente wie Stadium I, Intensivierung der Übungstherapie, dosierte Thermotherapie (Peloide, Armbäder, Bewegungbad)

Stadium III (Stadium der Atrophie)

- **Klinik:** Muskelatrophie, Kapselschrumpfung, Kontrakturen, Pigmentveränderungen, Nagelwachstumsstörungen.
- **Rö.:** diffuse Osteoporose mit „glasartigem" Knochen und Bälkchenvergröberung.
- **Ther.:** KG, Ergo und Reflextherapien intensiviert (Gelenkmobilisation, Kontrakturdehnung).

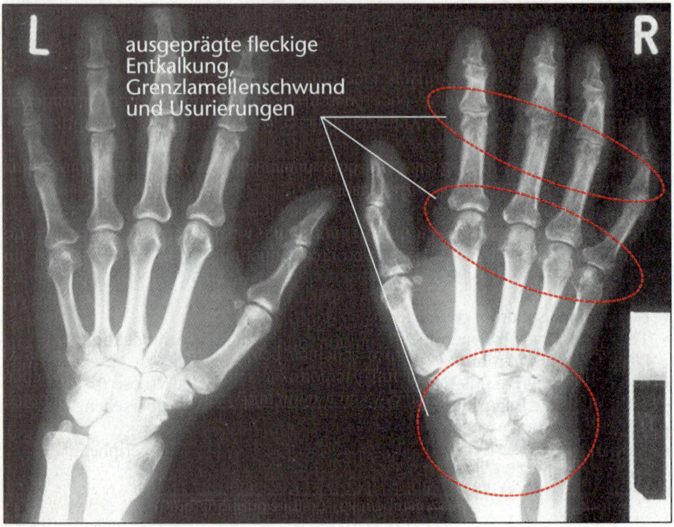

Abb. 6.1: Algodystrophie rechte Hand [M 113]

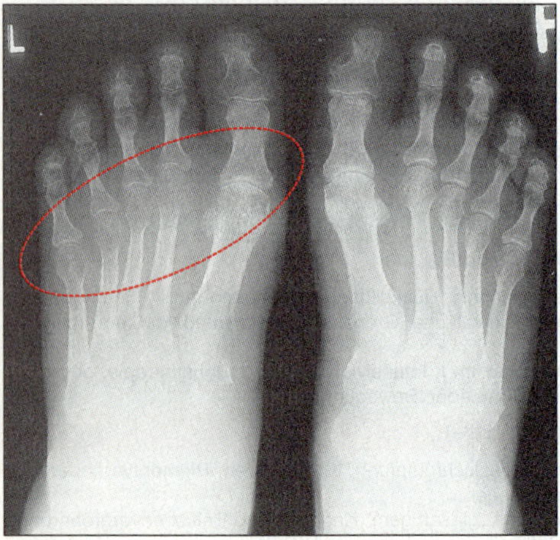

Abb. 6.2: Algodystrophie linker Fuß [M 113]

6.14 Heiserkeit

Rheumatologische Ursachen

- Arthritis der Krikoarythenoidgelenke bei RA (☞ 7.1)
- Kollagenosen: PSS (☞ 9.1.2), Mischkollagenose (☞ 9.1.4)
- Vaskulitiden (☞ 9.2)
- Amyloidose (☞ 11.2)
- Myasthenia gravis (☞ 12.4.3)
- Polyneuropathien unterschiedlicher Genese
- Hypo- und Hyperthyreose (☞ 11.2)
- Medikamente: Steroide, insbes. inhalative Steroide, Antidepressiva, Neuroleptika, Antihistaminika, Metoclopramid, Alizaprid, Zytostatika und Antibiotika
- Begleitlaryngitis: Rhinitis, Sinusitis, Tonsillitis
- Laryngitis gastrica: Refluxösophagitis bei Kollagenosen (☞ 9.1) oder medikamentös
- Kopfgelenkfunktionsstörungen.

Jede Heiserkeit, die länger als 3 Wo. fortbesteht, muß HNO-ärztlich abgeklärt werden.

6.15 Hepatosplenomegalie

Rheumatologische Ursachen

- Zeichen der Aktivität der Grunderkrankung: RA (☞ 7.1), juvenile chronische Arthritis (☞ 7.2.1), Felty-Syndrom (☞ 7.2.6), PSS (kardiale Stauung!) (☞ 9.1.2), Vaskulitiden (☞ 9.2), SLE (☞ 9.1.1), Sjögren-Syndrom (☞ 9.1.5)
- Opportunistische Infektionen unter immunsuppressiver Therapie: Sepsis (☞ 6.8 Fieber unklarer Genese), Tbc (☞ 14.2)
- Hämochromatose (☞ 11.1.4)
- Sarkoidose (☞ 8.10)
- Virusinfektion (z.B. CMV, EBV, HIV ☞ 14.4)
- Parasitosen (z.B. Toxoplasmose)
- Bakterielle Infektionen (z.B. Brucellose ☞ 14.1.3, Listeriose, Q-Fieber).

6.16 Hüft- und Oberschenkelschmerz (Erwachsene)

- Koxitis bei entzündlich-rheumatischen Erkrankungen: RA (☞ 7), parainfektiös
- Spondylitis/Sakroiliitis (☞ 8.2) bei entzündlich-rheumatischen Erkrankungen: Spondylarthropathien (☞ 8)
- Periarthropathie bei Koxarthrose (☞ 10.3), Gonarthrose (☞ 10.2)
- Lokalisierte Tendomyopathie (☞ 12.2): M. iliopsoas, M. tensor fasciae latae, M. sartorius, M. quadrizeps femoris, Adduktoren, M. piriformis
- Generalisierte Tendomyopathie: Fibromyalgie (☞ 12.1)
- Bursitis subtrochanterica und iliopectinea (☞ 10.3)
- Osteopathien: Osteoporose (☞ 13.1), M. Paget (☞ 13.3)
- Oberschenkelhalsfraktur: Spontanfraktur bei Osteoporose (☞ 13.1)
- Hüftkopfnekrose (durch Kortikosteroideinnahme bedingt) (☞ 15.3)
- Hypo- und Hypermobilität der unteren LWS und ISG (☞ 2.2.2)
- NPP (☞ 10.4.4), Osteochondrose (☞ 10.4), Spinalkanalstenose (☞ 10.4.5)
- Beinlängendifferenz (☞ 6.3 Beckenschiefstand)

- Infektiöse Koxitis, Gonarthritis: Tbc (☞ 14.2), Gonorrhoe (☞ 14.1.1)
- Coxa saltans: Hüftschnappen durch Springen des Tractus iliotibialis über den Trochanter major
- Engpaß-Syndrome (☞ 12.5): N. cutaneus femoris lateralis, N. ilioinguinalis, N. iliohypogastricus, N. genitofemoralis, N. obturatorius
- Osteomyelitis (☞ 14.1).

Bei geringstem Verdacht auf Koxitis oder Hüftkopfnekrose sofortige apparative Diagnostik (Sono, MRT).

6.17 Hüft- und Oberschenkelschmerz (Kinder)

- Koxitis bei entzündlich-rheumatischen Erkrankungen: juvenile chronische Arthritis (☞ 7.2.1)
- Spondylitis/Sakroiliitis bei entzündlich-rheumatischen Erkrankungen: Spondylarthropathie (☞ 8)
- Koxitis fugax
- Infektiöse Koxitis, Gonarthritis, Osteomyelitis (☞ 14)
- M. Perthes
- Epiphyseolysis capitis femoris
- Coxa saltans: Hüftschnappen durch Springen des Tractus iliotibialis über den Trochanter major
- Hüftdysplasie, Hüftluxation
- Ewing-Sarkom, Osteosarkom
- Spondylolyse, Spondylolisthesis (☞ 10.4).

Koxitis im Kindesalter kann Erstmanifestation einer juvenilen chronischen Arthritis sein.

6.18 Hustenreiz

Rheumatologische Ursachen

- Sjögren-Syndrom (☞ 9.15)
- Sicca-Symptomatik bei entzündlich-rheumatischen Erkrankungen: RA (☞ 7.1), Kollagenosen (☞ 9.1)
- Sarkoidose (☞ 8.10)
- Frühsymptom bei interstitieller Lungenbeteiligung bei Kollagenosen (PSS (☞ 9.2.1), Sjögren-Syndrom (☞ 9.1.5), systemischen Vaskulitiden (Wegenersche Granulomatose (☞ 9.2.2), Churg-Strauss-Syndrom (☞ 9.2.3), mikroskopische Polyangiitis (☞ 9.2.1 – Sonderform)
- Medikamente: Psychopharmaka (z.B. Amitriptylin®), Pneumonitis unter MTX (☞ 15.4.2), Sulfasalazin (z.B. Pleon®), Leflunomid (z.B. Arava®)
- Psychische Belastungssituation
- Ösophagusmotilitätsstörung (Überschlucken) bei Kollagenosen: PSS (☞ 9.1.2), Mischkollagenose (☞ 9.1.4)
- Refluxösophagitis bei Kollagenosen (☞ 9.1) oder medikamentös.

Hustenreiz unter MTX-Therapie kann auf bronchiale Irritation und Pneumonitis hinweisen.

6.19 Hypermobilität

Vergrößerung der aktiven und passiven Beweglichkeit eines Gelenkes durch verlängerte (überdehnte) Ligamente, Lockerung der Gelenkkapsel, Schwäche oder Koordinationsstörung der das Gelenk stabilisierenden Muskeln.

- Hypermobilitätssyndrom (Marfan-Syndrom): Bindegewebserkrankung unterschiedlichen Ausmaßes (Störung des Kollagenstoffwechsels) mit generalisierter Bindegewebsschlaffheit
  - Gelenküberstreckbarkeit: Hände, Ellenbogen, Genua recurvata und valga
  - Knick-Senkfüße
  - Habituelle Schulter- und Patellaluxation
  - Skoliose, Kyphoskoliose, Trichter- und Kielbrust
  - Mitralsegelprolaps-Syndrom, Aortenaneurysma
  - Myopie, Augenlinsen(sub)-luxation
- Entzündlich-rheumatische Erkrankungen nach Abklingen der Krankheitsaktivität
- Segmentale Hypermobilität bei Hypomobilität benachbarter Strukturen
  - Z.n. Spondylitis, Spondylodiszitis, Sakroiliitis
  - Sp.a. mit ossärer bzw. ligamentärer Ossifikation
  - Synostosierende Osteochondrose
  - Angeborener Blockwirbel
  - Funktionsstörung der vertebralen Übergangsregionen craniozervikal, cervikothorakal, thorakolumbal, lumbosakral, iliosakral
- Sport: Kunstturnen, Trampolinspringen, Speerwerfen, (Stab-) Hochsprung, Ringen. Muskuläre und ligamentäre Insuffizienz nach Beendigung des Leistungssports
- Hormonelle Veränderungen: Schwangerschaft (ISG und Symphyse), Klimakterium, Kontrazeptiva
- Posttraumatisch: HWS-Schleudertrauma
- Hyperparathyreoidismus (☞ 11.2)
- Akromegalie (☞ 11.2)
- Paresen.

- Eine persistierende Entzündung (z.B. Sakroiliitis) kann sowohl zu Hypomobilität (knöcherne Durchbauung) als auch zu Hypermobilität (Dehnung der Band-Kapselstrukturen) führen
- Die vertebralen Übergangsregionen sind „anfällig" für funktionelle Störungen.

Therapie bei Hypermobilität

- Stabilisation durch Muskeltraining: Medizinische Trainingstherapie
- Verbesserung der Koordination
- Mobilisation hypomobiler Gelenke zur Beseitigung der kompensatorischen Hypermobilität
- Taping
- Bandagen: z.B. Genutrain®, Malleotrain®
- Orthesen: Knie-Brace, stabilisierende Mieder, Beckengurt
- Sklerosierung: Glukose 16 % intraartikulär (Facettengelenke) bzw. ligamentär (Kollateralband).

6.20 Hypomobilität

Einschränkung der aktiven und passiven Beweglichkeit in einem Gelenk durch strukturelle oder funktionelle Veränderungen an den Gelenkflächen oder im Weichteilmantel (Gelenkkapsel, Ligamente, Muskulatur). Durch Verlagerung der physiologischen Umdrehungsachse kommt es zur eingeschränkten Gleitbewegung mit Kippbewegungen und somit zur Kompression von Teilen der Gelenkflächen

- Arthritis
- Arthrose (☞ 10)
- Weichteilrheumatismus: lokalisierte (☞ 12.2) und generalisierte (☞ 12.1) Tendomyopathien (muskuläre Dysbalance, sternosymphysale Belastungshaltung, Fibromyalgie)
- Enthesopathien (☞ 12.2.2)
- Muskelkontrakturen
- Myositis (☞ 12.4.6).

Therapie bei Hypomobilität

- Weichteiltechniken
  - Massagen (☞ 17.4): Muskel-, Quer-, Marnitz-, Bindegewebs-, Periostmassage
  - Postisometrische Relaxation
- Mobilisationstechniken (☞ 17.2.4)
- Muscle energy-Techniken
- Muskeldehnung
  - Stretching
- Gelenktechniken
  - Mobilisation: Traktion, Gleitmobilisation, Manipulation
  - Automobilisation
- Koordinationstraining: PNF (☞ 17.2.9), Trainingstherapie (☞ 17.2.5)
- Muskelkräftigung.

6

6.21 ISG-Symptomatik

Lumbalgien und Lumboischialgien mit pseudoradikulärer Schmerzausstrahlung

- Spondylarthropathien: Sp.a. (☞ 8.1), Psoriasisarthritis (☞ 8.3), parainfektiöse bzw. reaktive Arthritis (☞ 8.2), darmassoziierte Arthritis (M. Crohn, Colitis ulcerosa) (☞ 8.4), SAPHO-Syndrom (☞ 8.6)
- ISG-Arthrose (☞ 10.4.6)
- Hypomobilität (sog. Blockierung) und Hypermobilität des ISG, Beckenverwringung (☞ 2.2.2)
- RA und Sonderformen (☞ 7.1 und 7.2): juvenile chronische Arthritis Typ V (nach Schaller)
- Kristallarthropathie: Gicht (☞ 11.1.1), Chondrokalzinose (☞ 11.1.2)
- Tbc (☞ 14.2), Bruzellose (☞ 14.1.7)
- Ostitis condensans ilii (DD ☞ 10.4.6)
- Osteopathien: Osteoporose (☞ 13.1), Osteomalazie (☞ 13.2)
- Hyperparathyreoidismus (☞ 11.2), Hypogonadismus (☞ 11.2), M. Paget (☞ 13.3)
- Plasmozytom, Metastasen
- Sportliche Fehlbelastung: Weitsprung, Dreisprung
- Beckenringlockerung in der Schwangerschaft.

- Viszerovertebrales Reflexsyndrom:
  - Divertikulose
  - Kolon-NPL
  - Obstipation (Störung der Ileozökalklappe)
  - Ovarialprozeß
  - Pyelonephritis.

- Zur Beurteilung einer ISG-Symptomatik ist die Differenzierung von Hypomobilität und Hypermobilität unerläßlich, da die Therapie sehr unterschiedlich ist!
- Immer an sog. „entzündlichen Rückenschmerz" denken, der auf eine Sakroiliitis hinweist
- ISG-Symptome werden oft vom viszeralen System ausgelöst/unterhalten: Ausschluß einer abdominellen Organerkrankung!

6.22 Knie- und Unterschenkelschmerz (Erwachsene)

- Gonarthritis bei entzündlich-rheumatischer Erkrankung: RA (☞ 7.1), SLE (☞ 9.1.1), Gicht (☞ 11.1.1)
- Bakterielle Gonarthritis bei Gonorrhoe (☞ 14.1.1)
- Iatrogene septische Gonarthritis (nach Punktion) (☞ 14.1)
- Poplitealzyste: Baker-Zyste bei RA (☞ 7.1) oder Gonarthrose (☞ 10.2)
- Gonarthrose (☞ 10.2), Periarthropathia genu (☞ 12.3.3)
- Chondrokalzinose (☞ 11.1.2)
- Koxarthrose (☞ 10.3), Periarthropathia coxae (☞ 12.3.2)
- Femoropatellares Schmerzsyndrom: Chondropathia patellae
- Bursitis supra-, prä-, infrapatellaris (☞ 12.3)
- Meniskopathie, Meniskusganglion
- Hämophilie-Arthropathie (☞ 11.3)
- Osteoporose (☞ 13.1), Osteomalazie (☞ 13.2.), M. Paget (☞ 13.3)
- Osteonekrose, Osteomalazia patellae
- Algodystrophie (M. Sudeck) (☞ 6.13, Tab.)
- Villonoduläre Synovitis
- Kompartment-Syndrom (☞ 6.37)
- Osteosarkom, Riesenzelltumor, synoviales Sarkom.
- Osteomyelitis (☞ 14.1)
- Tiefe Beinvenenthrombose
- Durchblutungsstörung bei Vaskulitis: Panarteriitis nodosa (☞ 9.2.1)
- Lokalisierte Myositis: Polymyositis (☞ 9.1.3).

- Bei Kniegelenksschmerzen an Koxitis und Periarthropathia coxae denken
- Rupturierte Baker-Zyste imponiert klinisch wie tiefe Unterschenkelvenenthrombose. Diagnostische Abklärung mit Arthro-Sono (☞ 5.6.3).

6.23 Knie- und Unterschenkelschmerz (Kinder)

- Gonarthritis bei entzündlich-rheumatischer Erkrankung: juvenile chronische Arthritis (☞ 7.2.1), infektiöse (☞ 14.1) und reaktive (☞ 8.2) Arthritis, Gicht (☞ 11.1.1), Kollagenosen (☞ 9.1)
- Femoropatellares Schmerzsyndrom: Chondropathia patellae
- Osteomyelitis (☞ 14.1)
- M. Perthes
- Epiphyseolysis capitis femoris
- Hüftgelenksdysplasie
- M. Osgood-Schlatter: aseptische Nekrose der Tibiaapophyse
- M. Sinding-Larsen-Johansson: Osteonekrose des distalen Patellapols
- Osteochondrosis dissecans: aseptische Nekrose überwiegend des lateralen Randes des medialen Femurkondylus, seltener des lateralen Kondylus und der Patellarückfläche
- Meniskopathie: Scheibenmeniskus, Meniskusganglion
- Beinlängendifferenz (☞ 6.3)
- Hämophilie-Arthropathie (☞ 11.3)
- „Wachstumsschmerzen" = Ausschlußdiagnose.

Bei Kniegelenksschmerzen auch an die Hüfte (M. Perthes, Epiphyseolysis capitis femoris, Dysplasie) denken.

6.24 Kokzygodynie

Sammelbegriff für Beschwerden im Steißbeinbereich

- Psychogen: meistens bei Frauen
- Lokalisierte Tendomyopathie der Beckenbodenmuskulatur (☞ 12.2)
- Generalisierte Tendomyopathie: Fibromyalgie (☞ 12.1)
- Fehlstellung des Os coccygis nach Sturz, chronischer Druckeinwirkung (Sitzen), Geburt, ISG-Funktionsstörungen (☞ 6.21)
- Subluxation/Luxation des Os coccygis im Sitzen nach dorsal
- Hypermobilität des Os coccygis im Sitzen
- NPP, Diskusverschmälerung
- Gynäkologische Erkrankungen.

Therapie bei Kokzygodynie

Die Kokzygodynie bedarf eines multimodalen Therapiekonzeptes:
- Psychosomatik: Entspannungstechniken, analytisches Gespräch
- KG, Ergo: Beckenbodengymnastik: Beseitigung der muskulären Dysbalance am Beckenboden mit Dehnung und Querfriktionen von M. gluteus maximus (unterer Anteil), M. levator ani und M. coccygeus. Arbeitsplatzgestaltung, Sitzring
- Infiltrationen der ventrolateralen Bandinsertionen, der Synchondrosis sacrococcygialis und des Hiatus sacralis mit LA (z.B. Scandicain® 1 %): mehrfach wiederholen (☞ 3.4.1)
- Akupunktur (☞ 18.2)
- Steißbeinmobilisation und Steißbeinmanipulation.

6.25 Kopf- und Nackenschmerz

Rheumatologische Ursachen

- Spannungskopfschmerz bei lokalisierter Tendomyopathie (☞ 14.2) von kurzen Nackenmuskeln, M. semispinalis cervicis, M. splenius capitis, M. sternocleidomastoideus, Kaumuskulatur
- Spannungskopfschmerz bei generalisierter Tendomyopahtie: Fibromyalgie (☞ 14.1), sternosymphysale Belastungshaltung (☞ 2.2.2)
- Hypo- und Hypermobilität der Kopfgelenke und der HWS
- Zervikalarthritis, segmentale Instabilität bei entzündlich-rheumatischen Erkrankungen: RA (☞ 7.1), Psoriasisarthropathie (☞ 8.3), Sp.a (☞ 8.1)
- Vaskulitiden: Polymyalgia rheumatica/Arteriitis temporalis (☞ 9.2)
- Kollagenosen: SLE (☞ 9.1)
- Osteochondrose, Unkovertebralarthrose, NPP (☞ 10.4.4)
- HWS-Tumor, Abszeß, Hämatom
- Anomalien: Os odontoideum (Densanomalie), basiläre Impression, Blockwirbel
- Migräne (begleitend bei SLE, Antiphospholipid-Syndrom): klopfend, Halbseitenkopfschmerz mit Übelkeit, Erbrechen, Lichtscheu, Geräuschempfindlichkeit. Vegetative Begleitsymptome (Schwitzen, Durchfall, Tachykardien)
- Neuralgie des N. occipitalis major.

Bei RA mit Nackenschmerzen immer an Zervikalarthritis denken (Rö in Inklination).

6.26 Kreuz- und Rückenschmerz (Erwachsene)

- Osteochondrose, Spondylose, Spondylarthrose, Rezessusstenose (☞ 10.4)
- Spondylarthritiden (☞ 8: Spondylitis, Spondylodiszitis, ISG-Arthritis)
- Polymyalgia rheumatica (☞ 9.2.4)
- Generalisierte (☞ 12.1) und lokalisierte (☞ 12.2) Tendomyopathie
- Hypomobilitäten: thorakolumbal, costotransversal, ISG (☞ 6.21)
- Hypermobilitätssyndrom, iliosakrale Bandinsuffizienz, Beckenverwringung (☞ 2.2.2)
- Engpaßsyndrom: kutaner Ramus dorsalis von L1 und L2 (Kreuzung an Crista iliaca dorsal), N. ilioinguinalis, N. iliohypogastricus, N. genitofemoralis
- Osteoporose (☞ 13.1), Osteomalazie (☞ 13.2)
- M. Baastrup (☞ 10.4.3)
- Kyphose, Skoliose, Beinlängendifferenz (☞ 6.3), Vorfußdeformität
- Spondylolisthese, Spondylolyse, Facettensyndrom (☞ 10.4.2)
- Trauma, posttraumatisch
- Koxarthrose (☞ 10.3), Gonarthrose (☞ 10.2)
- Borreliose (☞ 8.8), Herpes zoster.

- Immer auch an extravertebrale Ursachen der Rückenschmerzen denken:
  - Viszeral: KHK, Pleuritis, Pankreatitis, Cholelithiasis, Nephrolithiasis, Aortenaneurysma
  - Neurogen: intraspinale Prozesse, Herpes zoster
  - Myogen: Myopathien
  - Psychosomatisch: Depression
- An neoplastische Prozesse denken:
  - Plasmozytom
  - Maligne Lymphome, Leukämien.

6.27 Kreuz- und Rückenschmerz (Kinder)

- Spondylarthritiden (☞ 8): Spondylitis, Spondylodiszitis
- Juvenile chronische Arthritis (☞ 7.2.1)
- M. Scheuermann
- Spondylolisthese, Spondylolyse mit Facettensyndrom (☞ 10.4.2)
- Statischer Rückenschmerz, Haltungsschwäche
- Hypermobilitätssyndrom (☞ 6.19)
- Vertebra plana
- Wirbelfraktur, z.B. auch bei Osteoporose (☞ 13.1)
- Tethered cord-Syndrom: „gespanntes Rückenmark" durch Behinderung des physiologischen Aszensus des Rückenmarks.

6.28 Leistenschmerz

- Koxitis
- Koxarthrose (☞ 10.3)
- Schenkelhalsfraktur (Osteoporose) (☞ 13.1)
- Bursitis iliopectinea
- Insertionstendopathie des M. iliopsoas (☞ 12.2)
- N. ilioinguinalis-Syndrom
- Lymphadenopathie (M. Still). (☞ 7.2.3)
- Maigne-Syndrom: thorakolumbale Funktionsstörung.

6.29 Lymphknotenschwellung

Rheumatologische Ursachen

- Kollagenosen: SLE (☞ 9.1.1), Sjögren-Syndrom (☞ 9.1.5)
- Still-Syndrom (☞ 7.2.3)
- Vaskulitiden: Kawasaki-Syndrom (☞ 9.2.8)
- Löfgren-Syndrom (☞ 8.10)
- AIDS (☞ 14.1.4).

Lymphknotenschwellung bei Sjögren-Syndrom ist verdächtig auf Lymphom (☞ 9.1.5).

6.30 Mundtrockenheit

- Sjögren-Syndrom (☞ 9.1.5) (zusätzlich Xerophthalmie)
- Medikamente: Antihistaminika, Betablocker, Anticholinergika, Antidepressiva
- Hyperthyreose (☞ 11.2).

Bei Xerostomie immer Abklärung einer Xerophtalmie: (v.a. Sjögren-Sy.).

6.31 Muskelschwäche, -schmerzen, -atrophie

- Kollagenosen: SLE (☞ 9.1.1), Poly-/Dermatomyositis (☞ 9.1.3), PSS (☞ 9.1.2), Mischkollagenose (☞ 9.1.4), Sjögren-Syndrom (☞ 9.1.5)
- Vaskulitiden: Polymyalgia rheumatica (☞ 9.2.4)

- RA und Sonderformen (☞ 7.1 und 7.2): insbes. bei sog. autoimmuner Prägung, Alters-RA (☞ 7.2.5)
- Autoimmunthyreoiditis, Hypo- und Hyperthyreose (☞ 11.2)
- Myasthenia gravis (☞ 12.4.3)
- Sarkoidose (☞ 8.10)
- Überbeanspruchung: Sternosymphysale Belastungshaltung (☞ 2.2.2), Übertraining
- Vitamin-E-Mangel
- Eosinophilie-Myalgie-Syndrom, Shulman-Syndrom (☞ 9.1.2)
- Katabolie: Konsumierende Erkrankungen
- Hyper- und Hypothyreose (☞ 11.2)
- Hyper- und Hypoparathyreoidismus (☞ 11.2)
- M. Addison, M. Conn, M. Cushing
- Metabolische Myopathien (☞ 12.4.2): Defekt im Kohlenhydrat-, Lipid-, Purin-, Mitochondrienstoffwechsel
- Paraneoplastisches Syndrom (☞ 12.4.5)
- Borreliose (☞ 8.8)
- Parainfektiöse Arthritis (☞ 8.2): Coxsackie-B (Bornholm-Epidemie), Influenza, Echo, EBV, VZV, Parvovirus B19
- AIDS (☞ 14.1.4)
- Fibromyalgie (☞ 12.1)
- Polyneuropathie, Mononeuritis multiplex, Stiff-man-Syndrom
- Myositis ossificans progressiva
- Muskeldystrophie
- Medikamente: D-Penicillamin (☞ 15.4.2), Steroide (☞ 15.3), Antimalarika (☞ 15.4.2), Colchizin (☞ 11.1.1), Cholesterinsynthese-Hemmer, Cox2-selektive NSAR.

6.32 Raynaud-Syndrom

Anfallsartig auftretende Vasospasmen im Bereich der peripheren Gefäße der Finger und Zehen, die durch Kälte, emotionalen Streß und lokale Kompressionsphänomene induziert und unter Wärmeeinfluß oder medikamentös wieder gelöst werden können.

- Primäres Raynaud-Syndrom: anfallsartig auftretende Vasospastik, die weder auf Fingerarterienverschlüsse noch auf eine Grunderkrankung (z.B. Kollagenose) zurückgeführt werden kann
- Sekundäres Raynaud-Syndrom: vasospastische Phänomene bei gleichzeitigem Nachweis von Fingerarterienverschlüssen oder einer Grunderkrankung.

Epidemiologie

- Prävalenz: 5 % in Deutschland
- F:M = 4:1
- Hauptmanifestationsalter: 20.–50. LJ.

Pathogenese

- Generalisierte Konstriktion der kleinen Gefäße durch erhöhten Sympathikotonus
- Hypothalamische Dysregulation
- Synapsenstörung im Bereich der Fingerarterien
- Viskositätserhöhung, z.B. durch Kälteagglutinine oder Paraproteinämie.

Ätiologie des sekundären Raynaud-Syndroms

- Rheumatologische Erkrankungen: Mischkollagenose (☞ 9.1.4), PSS und Sonderformen (☞ 9.1.2), Panarteriitis nodosa (☞ 9.2.1), SLE (☞ 9.1.1), Wegenersche Granulomatose (☞ 9.2.2), Poly-/Dermatomyositis (☞ 9.1.3), RA (☞ 7.1), Dupuytrensche Kontraktur
- Neurologische Erkrankungen: Multiple Sklerose, Neuritis, Poliomyelitis, Syringomyelie, spinale Tumore, zerebrale Endangiitis, apoplektischer Insult, Kausalgie, Karpaltunnel-Syndrom (☞ 12.5.1)
- Schultergürtelsyndrome, Wirbelsäulenerkrankungen (Skoliose)
- Hämatologische Erkr.: Kälteagglutinine, Kryoglobuline, Paraproteinämie
- Endokrinologische Erkrankungen (Hypothyreose, Phäochromozytom)
- Intoxikationen (PVC, Schwermetalle, Serotonin, Pilze, Ergotamin)
- Medik. NW: Clonidin, Noradrenalin, hormonelle Kontrazeptiva, Bleomycin, Beta-Blocker, Vinblastin
- Traumata (Preßlufthammer, Kettensäge, Röntgenstrahlen, lokal-thermisch)
- Paraneoplastische Syndrome (Karzinome)
- Thesaurismosen (Fabry-Syndrom)
- Lymphatische Abflußstörungen (Yellow nail syndrom)
- Bakterielle Infektionen (Entamoebia histolytica)
- Arterielle Gefäßdysplasien
- Nicolau-Syndrom (= Embolia cutis medicamentosa).

Klinik

- Initiale Zyanose → ausgeprägte Weißverfärbung → überschießende Rötung
- $^1/_3$ aller Pat. zeigt nur Weißverfärbung oder nur Zyanose der Finger
- Oft bilateral und symmetrisch am II.–V. Finger, fast nie am Daumen; 2 % an Füßen
- Handrücken und Handinnenflächen sind nicht mitbetroffen
- Induktion durch kritische Umgebungstemperatur von 15–20 °C, emotionalen Streß
- Dauer: wenige Min. bis zu 1 h (im Mittel 25 Min.).

Diagnose

Ursachenabklärung eines sekundären Raynaud-Syndroms (s.o.).

Angiologische Untersuchung:

- Dynamische Kapillarmikroskopie
- Thermographie mit Kältereiz: verlängerte Wiedererwärmungszeit
- Elektrooszillographie
- Rheographie (Angiographie)
- Venenverschlußplethysmographie
- Doppler-Ultraschall
- Standardisierte Kälte- und Wärmeprovokationstests.

Therapie

- Prophylaxe: Kälteschutz und Vermeidung von Nässeexposition (Handschuhe, Wärmegeräte)
- Nikotinverbot
- Physik. Ther.:
  - Ultraschall des Ganglion stellatum (0,6–1,0 W/cm^2) gepulst tägl. 10 Min.
  - Paraffinbad tägl. mehrmals beide Hände
  - Reflexzonenmassage

– Stabile Längsgalvanisation
- Autogenes Training, Biofeedback, analytisches Gespräch über Reduktion emotioneller Streßfaktoren
- Medik. Ther.:
  – Kalziumantagonisten wie Nifedipin (z.B. Adalat®) 3 x 5 mg tägl.
  – Thrombozytenaggregationshemmer wie Acetylsalicysäure (z.B. Aspirin®) 100–200 mg tägl.
  – Transkutane Applikation von Nitroglycerin (z.B. Isoket® Salbe) und Nifedipin (z.B. Adalat®)
  – Tranquilizer wie Diazepam (z.B. Valium®) 3 x 10 mg tägl.

Therapie bei Fingerarterienverschlüssen mit Nekrosen
- Prostaglandine (z.B. Prostavasin®) 2 x 2 Ampullen tägl. (= 2 x 40 µg Alprostadil) in je 250 ml NaCl über 2–4 h
- Orale Prostaglandine derzeit in Erprobung
- Plasmapherese
- Sympathektomie, Stellatum-Blockade.

- Das Raynaud-Syndrom kann der Manifestation von Kollagenosen um Monate bis Jahre vorausgehen
- Das Raynaud-Syndrom ist keine Vaskulitis

6.33 „Rheumaknoten"

- Rheumaknoten im engeren Sinne (subkutan, derb; über Streckseiten, z.B. Ellenbogen, Handrücken, Finger): seropositive RA (☞ 7.1)
- Rheumaknoten im weiteren Sinne: SLE (☞ 9.1.1), Panarteriitis nodosa (☞ 9.2.1), Streptokokkenrheumatismus (☞ 8.9)
- Heberden-Knoten (bilateral DIP; initial weich und druckdolent; im Verlauf knochenhart): Fingerendgelenkpolyarthrose (☞ 10.1)
- Bouchard-Knoten (bilateral PIP; initial weich und druckdolent; im Verlauf knochenhart): Fingermittelgelenkpolyarthrose (☞ 10.1)
- Knuckle pads (MCP, subkutane Streckseiten; weich, flach, linsengroß): unspezifisch, Zehen-Fingergelenkpolster-Syndrom
- Gichtknoten (subkutan an Gelenkstreckseite, Ohrmuschel, Sehnenscheiden mit weißer, pastöser Konsistenz): Gicht (☞ 11.1.1)
- Kalkknoten (subkutan an Finger, Sehnen und in Weichteilen; hart und indolent): Mischkollagenose (☞ 9.1.4), PSS (☞ 9.1.2)
- Kapsel-Haut-Verdickungen bei chronischer Druckeinwirkung: Arbeitsplatzanamnese!
- Synovialprolaps oder sog. Arthrozele (dorsolateral an MCP, PIP; weich): unspezifisch, bei Arthritis
- Ganglion (Hand- und Fußrücken; gelenk- und sehnenscheidenbezogen; weich bis hart): unspezifisch, postarthritisch, Fehlbelastung.
- Methotrexat (z.B. Lantarel®)–Knoten: Knoten an Streckseiten von Ellenbogen, DIP, PIP unter längerer Basistherapie von MTX

6.34 Schwindel

Rheumatologische Ursachen

- Hypo- und Hypermobilität/Instabilität der Kopfgelenke und obere HWS (☞ 6.19 und 6.20)

- Unkovertebralarthrose mit Einengung der A. vertebralis (☞ 10.4.7)
- RA mit Beteiligung der sog. 5. Extremität (☞ 7.1)
- Vaskulitiden mit ZNS-Beteiligung: SLE (☞ 9.1.1)
- Vaskulitis der großen Gefäße: Takyasu-Arteriitis.

6.35 Schulter-Arm-Schmerz

- Degenerativ: Osteochondrose und Spondylarthrose; mittlere und untere HWS, Unkovertebralarthrose mit oder ohne radikuläre Symptomatik (☞ 10.4)
- RA (☞ 7.1), juvenile chronische Arthritis (☞ 7.2.1), Sp.a. (☞ 8.1), Psoriasisarthritis (☞ 8.3): Spondylitis, Spondylodiszitis, atlantoaxiale Instabilität, basiläre Impression
- Polymyalgia rheumatica (☞ 9.2.4), Poly-/ Dermatomyositis (☞ 9.1.3), myalgiformer Beginn einer RA (☞ 7.1)
- Blockierungen (Okziput/C1, C1/C2, zervikothorakaler Übergang) (☞ 6.20)
- Fibromyalgie und Sonderformen (☞ 12.1): Kettentendomyosen (☞ 12.2), sternosymphysale Belastungshaltung (☞ 2.2.2)
- Insertionstendopathien (☞ 12.2.2): M. supraspinatus, M. levator scapulae, M. trapezius, M. biceps brachii
- Chondrokalzinose (☞ 11.1.2)
- PHS, alle Formen (☞ 12.3)
- Angeborene Anomalien: Blockwirbel, basiläre Impression, Os odontoideum (Densanomalie).

6

Schulter-Arm-Schmerzen können Zeichen einer Organmanifestation sein: Dermatom C3 und C4 über Beteiligung des N. phrenicus.

6.36 Schulterschmerz

- Omarthritis, AC-Arthritis, SC-Arthritis bei entzündlich-rheumatischen Erkrankungen: Spondylarthritiden (☞ 8), RA (☞ 7), Polymyalgia rheumatica (☞ 9.2.4), Kristallarthropathien (☞ 11.1)
- PHS (☞ 12.3.1), Omarthrose, AC-Arthrose, SC-Arthrose
- Lokalisierte Tendomyopathie: M. supraspinatus, M. deltoideus, M. pectoralis major und minor, Mm. scaleni, M. trapezius, M. levator scapulae, M.splenius cervicis
- Generalisierte Tendomyopathie (☞ 12.2): Fibromyalgie (☞ 12.1)
- Engpaß-Syndrome (☞ 12.5): N. suprascapularis-, Karpaltunnel-, Sulcus ulnaris-, Supinator-Logen-, Pronator teres-, Skalenus-, Hyperabduktions- und kostoklavikuläres Syndrom
- Zervikalarthritis bei entzündlich-rheumatischen Erkrankungen: RA (☞ 7.1), Sp.a. (☞ 8.1), Psoriasisarthropathie (☞ 8.3)
- Spondylose, Osteochondrose, NPP (☞ 10.4)
- HWS-Schleudertrauma, posttraumatisch
- Algodystrophie (M. Sudeck ☞ 6.13 Tab.)

Das Schultergelenk besteht aus 5 Gelenken, die immer alle zu untersuchen sind: glenohumeral, subakromial, akromioklavikular, sternoklavikular und thorakoskapular.

6.37 Thoraxschmerz

Ätiol. bei rheumatologischen Erkrankungen: Endo-, Myo-, Perikarditis, Koronaritis, Aortitis, Aortenaneurysma, Pleuritis, Lungenembolie, WK-Impression, Spondylitis, Diszitis, SC-Arthritis, Manubriosternalarthritis, Neuritis.

Rheumatologische Ursachen

- Kollagenosen (☞ 9.1)
- Vaskulitiden: z.B. Takayasu-Syndrom (☞ 9.2.7)
- Hypomobile Rippenfunktionsstörung, sog. Kostovertebralgelenksblockierung (☞ 6.20)
- Spondylarthritiden (☞ 8)
- Tietze-Syndrom (schmerzhafte Schwellungen der Sternokostalverbindungen der 2.–4. Rippe)
- Tendomyopathie (sternocostal) (☞ 12.1 und 12.2)
- Manifeste Osteoporose (☞ 13.1).

- Der Thoraxschmerz ist bei der Takayasu-Arteriitis führendes Symptom und zugleich Alarmzeichen (Aneurysmaruptur)
- Bei Lungenembolie an Antiphospholipid-Syndrom denken.

6.38 Waden- und Knöchelschwellung

- Poplitealzysten: Aussackung der dorsalen Kniegelenkskapsel (sog. Baker-Zyste) bzw. Bursa des M. gastrocnemius und M. semimembranosus. Baker-Zysten können rupturieren. Symptome wie bei Phlebothrombose (Arthrosono!)
- Gonarthritis, OSG-Arthritis bei entzündlich-rheumatischen Erkrankungen: RA (☞ 7.1), Löfgren-Syndrom (☞ 8.10), Kristallarthropathien (☞ 11.1), Kollagenosen (☞ 9.1)
- Ganglion, Synovialom
- Tenosynovitis: M. tibialis ant. und post., M. extensor digitorum, M. peronaeus
- Tendomyopathie der Unterschenkelstrecker (Fehlbelastung)
- „Lokalisierte" Vaskulitis: Panarteriitis nodosa (☞ 9.2.1), Urtikaria-Vaskulitis (☞ 9.2)
- Tibiafraktur: insbes. unteres Drittel unter Fluoridtherapie bei Osteoporose (☞ 13.1) (Bagatelltrauma)
- Kompartment-Syndrom: Weichteilschwellung, Muskelschmerz und Sensibilitätsstörung durch interstitielles Ödem mit erhöhtem Logendruck im vorderen (M. tibialis anterior-Loge), fibularen (M. peronaeus-Loge), oberflächlich dorsalen (M. trizeps surae) und tiefen dorsalen (M. tibialis posterior, Zehenbeuger) Kompartment durch Muskelüberlastung (Sport, Schuhwerk), Fraktur, OP (Umstellungsosteotomie), einschnürende Verbände und Gips
- Osteochondrosis dissecans
- Kapselaussackung bei Hypermobilitätssyndrom (☞ 6.19)
- Lymphödem
- Lipödem.

Bei unklaren starken Unterschenkelschmerzen immer an Kompartment-Syndrom denken.

Lymphödem

Sicht- und tastbare Ansammlung eiweißreicher Flüssigkeit im Interstitium. Chronische progrediente Erkrankung, die durch entsprechende Behandlung zwar zum Stillstand, jedoch nie zur völligen Ausheilung gebracht werden kann. In frühem Stadium evtl. Rückbildung, später Entwicklung bis zur Elephantiasis möglich.

- **Primäres Lymphödem:** Fehl- bzw. Unterentwicklung des Lymphgefäßsystems = mechanische Insuffizienz; ca. 87 % der Patienten sind Frauen. *Ursachen:* genetisch, sporadisches Auftreten
- **Sekundäres Lymphödem:** Herabgesetzte Transportkapazität der Lymphgefäße durch Lymphgefäß- und Lymphknotenobliteration, Kontinuitätsunterbrechung der Kollektoren. *Ursachen:* Folge einer Malignombehandlung, Lymphographie, unsachgemäße Eingriffe, Lymphadenektomien (Leiste, Kniekehle), spontane Formen, Malignome, Lymphangiosis carcinomatosa, Lymphangitis, Lymphadenitis, Infektionen (bakteriell, z.B. Erysipel, Pilze, Parasiten, z.B. Filariasis), Traumata, degenerative Lymphangiopathien, sog. ,,lymphatische Kinder": inadäquate Abwehrreaktion.

Klinik

- Schwellungen der Beine (> Arme)
- Generalisierte Lymphödeme: zusätzlich Schwellung des Gesichtes, der Genitalien, des Rumpfes, sogar mit Perikarderguß, Chylothorax und ödematösen Darmschlingen
- Meist schmerzfrei, allerdings bei fortgeschrittenem Lymphödem Schwere- und Spannungsgefühl der betroffenen Extremität, v.a. bei Wärmeexposition und im Tagesverlauf zunehmend
- Stemmer-Zeichen = verbreiterte, verhärtete, schwer oder überhaupt nicht abhebbare Hautfalten an den Zehen, insbes. 2. + 3. Zehe
- Verlauf: chronisch progredient.

Diagnostik

Anamnese

Schleichender Beginn, Häufigkeitsspitze der Erstmanifestation im 17. Lj., initial in 75 % unilateral, bei ca. 25 % von diesen später zusätzliches kontralaterales Ödem.

Inspektion

- Anfangs weiche, später derbe irreversible Schwellung
- Vertiefte natürliche Hautfalten (Zehen, OSG ventral, Kniekehle, inguinal)
- Asymmetrischer Befall, mehr oder weniger örtlich betont (Fußrücken, Knöchel, Knieinnenseite, Oberschenkelrückseite, Beckenschaufel)
- Säulenförmige Deformierung der Unterschenkel oder des gesamten Beines
- Pannikulitis beim fortgeschrittenen Lymphödem.

Palpation

- Stadium I: weiche Schwellung, Dellen mühelos einzudrücken, weitgehend Schmerzfreiheit, Stemmer-Zeichen negativ
- Stadium II: Indurationen durch zunehmende interstitielle Fibrosierung bzw. Sklerose, Dellen schwer eindrückbar, Stemmer positiv.

Ein negatives Hautfaltenzeichen nach Stemmer schließt ein Lymphödem im Frühstadium nicht aus.

Sonographie

Epi- und subfasziale Ödeme, erweiterte Lymphspalten (Schallkopf > 5 MHz), Suche nach Malignomen und vergrößerten Lymphknoten, Beurteilung der Nieren.

Cw-Doppler-Sonographie, Duplex-Sonographie

Suche nach venöser Abflußstörung, ggf. Abklärung einer pAVK (wichtig vor Kompressionstherapie). Farbkodierte Duplex-Sonographie: Unterscheidung zwischen mildem und chronisch aggressivem Verlauf mit Sklerosierung der Lymphgefäße.

Lymphszintigraphie

Qualitative Beurteilung der Transportfunktion durch Injektion von an Nanokolloid gebundenem ^{99m}Tc, dessen Aktivitätsanreicherung gemessen werden kann. Primäre und sekundäre Formen sind nicht unterscheidbar.

Lymphographie

Darstellung veränderter Lymphgefäße durch Injektion eines Kontrastmittels, keine Differenzierung.

CT, MRT

Suche nach Malignomen und Lymphknotenmetastasen.

Differentialdiagnostik

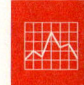

- Sekundäres Lymphödem
- Chronisch venöse Insuffizienz/Venenthrombose
- Venöse Kompression
- Angiodysplasien
- Kardiale Ödeme
- Nephrotische/hypoproteinämische Ödeme
- Endokrine Ödeme
- Orthostatische Ödeme.

Die Diagnose „primäres Lymphödem“ darf nur gestellt werden, wenn mit größter Sorgfalt ein sekundäres Lymphödem, z.B. durch ein Malignom, ausgeschlossen wurde.

Komplikationen

- Erysipel
- Lymphostatische Arthropathie
- Periostosen
- Ligamentosen
- Hautveränderungen: Pannikulitis, Papillomatose, Xanthome, Pigmentierungen
- Lymphokutane Fisteln
- Fußmykosen
- Maligne Entartung: Stewart-Trewes-Syndrom. Dauer der malignen Entartung bei primären Lymphödemformen 20–30 J.

Therapie

Komplexe Physikalische Entstauungstherapie (KPE nach Földi)

- *1. Phase, Entstauung (stationär):* Manuelle Lymphdrainage und lymphologische Bandagierung, antimykotische Therapie, entstauende Bewegungstherapie
- *2. Phase, Konsolidierung (ambulant):* Hautpflege, Kompressionsstrümpfe und/oder Kompressionsbandagen, Bewegungstherapie, weitere Lymphdrainage.

Bei sekundärem Lymphödem Ursache mittherapieren: bei Malignomen palliativ, ebenfalls durch individuelles Behandlungskonzept.

Manuelle Lymphdrainage

Mobilisierung der Ödemflüssigkeit und Steigerung des Abtransports über die Lymphgefäße durch spezielle Grifftechniken. **KI:** dekompensierte Herzinsuffizienz, Erysipel, pAVK, Neuropathien, Bypass-OP.

Kompressionstherapie

Lymphologische Bandagierung mit textilelastischen Kurzzugbinden, evtl. ergänzt durch druckverstärkende Einlagen. Bei der Strumpfversorgung möglichst hohe Kompressionsklasse wählen (***Cave:*** Einschnürungen vermeiden!). Voraussetzung: Pat. kann die Strümpfe anziehen und verträgt sie.

Bewegungstherapie

Speziell entwickeltes Übungsprogramm zur Aktivierung der Muskel- und Gelenkpumpen → Förderung von Lymphabfluß und Entödematisierung. Atemgymnastik fördert die thorako-abdominelle Saugwirkung. Auch diese Übungen lymphologisch bandagiert durchführen.

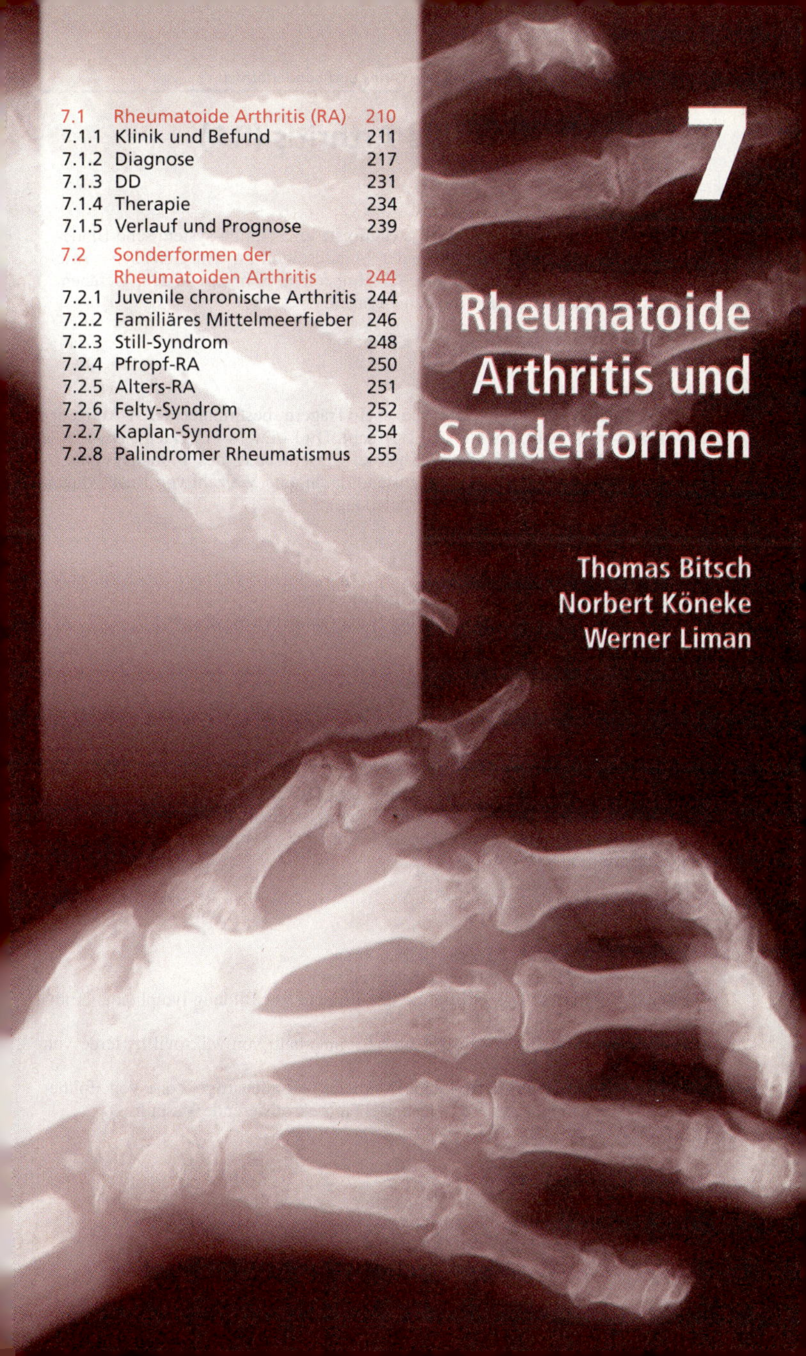

7

Rheumatoide Arthritis und Sonderformen

Thomas Bitsch
Norbert Köneke
Werner Liman

7.1 Rheumatoide Arthritis (RA)

Synonym: Chronische Polyarthritis. Häufigste entzündlich-systemische Bindegewebserkrankung mit überwiegender Manifestation an den Gelenken sowie extraartikulärer Einbeziehung von Schleimbeuteln, Sehnenscheiden, Gefäßen, Augen, serösen Häuten und inneren Organen.

Ätiologie

Ungeklärt. Erhöhtes Krankheitsrisiko bei Trägern bestimmter HLA-Antigene: Dw4/Dw14 (48,5fach), Dw4/Dw1 (21,7fach), Dw14/Dw14 (15,2fach), Dw4/Dw4 (14,7fach), Dw14/Dw1 (8,1fach). Theorie: Verschiebung des Immunsystems in einen autoimmunen Gleichgewichtszustand durch eine Vielzahl von Reaktivitäten und Autoreaktivitäten (Th1/Th2-Verschiebung).

Pathogenese

- Exsudation (Ergußbildung) und Zellrekrutierung
- Zelldifferenzierung und Proliferation (tumorähnliches Wachstum)
- Gelenkdestruktion
- Fibrosierung und Reparation.

7

Die lokale Immunreaktion wird in Anwesenheit proinflammatorischer Zytokine (Interleukin 1, 2, 6 und TNF-alpha) von endogenen Antigenen (Immunglobulin G und Spaltprodukte, Kollagene, Proteoglykane) unterhalten. Präsentation der Antigene gegenüber krankheitsspezifischen CD_{4+}-T-Zellen in Anwesenheit bestimmter MHC-Klasse II-Antigene und Aktivierung der CD_{4+}-T-Zellen. Aktivierung weiterer Zelltypen (Makrophagen, B- und T-Zellen, Synovialzellen). Freisetzung von Wachstumsfaktoren, AK und Enzymen. Daraus resultiert die Synovialitis und letztlich die Gelenkdestruktion.

Histopathologie

- Villöse Hypertrophie der Synovialmembran
- Proliferation der oberflächlichen Synovialiszellen
- Lymphoplasmazelluläre Infiltration mit Tendenz zur Bildung lymphoider Knötchen
- Fibrinablagerung an der Oberfläche oder innerhalb von Mikrovilli, Herde von Zellnekrosen
- Rheumaknoten: zentrale fibrinoide Nekrose, palisadenartige Zone von Epitheloidzellen, Lymphozyten und Plasmazellen (nekrotisierende Vaskulitis).

Epidemiologie

- Weltweit homogen verbreitet (Umgebungsfaktor weltweit)
- Prävalenz 1 %; nimmt mit steigendem Alter zu (> 55. LJ. 2 %). F : M = 3 : 1
- Hauptmanifestationsalter: 35.–45. LJ.

7.1.1 Klinik und Befund

Prodromalstadium

- Sehr häufig: Rasche körperliche und geistige Ermüdbarkeit, allgemeines Krankheitsgefühl, neu aufgetretene Hyperhidrosis palmaris, anamnestisch Sehnenscheidenentzündungen ohne Grund (Karpaltunnelsyndrom (☞ 12.5.1), Strecksehnen der Hände, M. tibialis anterior-Sehne)
- Häufig: Flüchtige Arthralgien, flüchtige Temporomandibulararthralgien, Parästhesien, Morgensteife (☞ 2.1), positives Gaenslen-Zeichen (Druckschmerzhaftigkeit aller MCP, z.B. beim Händedruck, sog. Begrüßungsschmerz) (☞ Abb. 2.2), Akrozyanose, Cutis marmorata, Appetitlosigkeit
- Seltener: Blaßwerden einzelner Finger, flüchtige Myalgien, Gewichtabnahme ohne Grund.

Frühstadium

- Morgensteifigkeit (> 60 Min.)
- Kraftlosigkeit der Hände (☞ 2.2)
- Symmetrische Polyarthritis kleiner Gelenke (MCP, MTP, Hand) mit positivem Gaenslen-Zeichen und palmarem Flexionsschmerz (☞ 2.2.1)
- Monarthritischer Beginn in 20 %.

Vollbild

Hände

- MCP: Gaenslen-Zeichen
- Kapselschwellung: weich-fluktuierend (Erguß, Synovialitis) oder pannös-federnd (Synovialitis)
- Sehnenschwellung: Handrücken (M. extensor digitorum communis, M. extensor carpi ulnaris), oft auch mit spontaner Strecksehnenruptur; proximal des Karpaltunnels (Beugesehnen); Hohlhand, insbes. 2., 3. und 4. Beugerfach (M. flexor digitorum superficialis und profundus)
- Druckschmerz: Processus styloideus radii (Kollateralbandläsion), Pisiforme-Stern (Ligg. pisohamatum und pisometacarpeum), Processus styloideus ulnae (Kollateralband, Discus und M. extensor carpi ulnaris-Sehne)
- Engpaßsymptome: Karpaltunnel, Loge du Guyon (Ulnarisloge, ☞ 12.5.4)
- Subluxation der MCP: Verlust des Handgewölbes mit flacher Hand. Asymmetrische Beschwielung der Handinnenfläche
- Muskelatrophie: Thenar, Interdigitalmuskulatur
- Inkompletter kleiner (DIP, PIP) und großer (MCP) Faustschluß: Fingerkuppen-Hohlhand-Abstand notieren (☞ 2.2.1)
- Reduktion der Handkraft: Oft nur 0–10 KPa möglich (Vigorimeter). Alternative: aufgerollte, auf 30 mm Hg aufgepumpte RR-Manschette drücken lassen (☞ 2.2.1).

Mögliche Deformitäten im weiteren Verlauf der Erkrankung

- *Handskoliose:* Radialabduktion und Palmarflexion der Handwurzel mit Ulnardeviation der Langfinger (50 % der Pat. nach 5–10 Jahren)
- *Caput ulnae-Syndrom:* Dorsalluxation des destruierten Caput ulnae mit überbeweglichem Ulnaköpfchen (Klaviertastenphänomen)
- *Knopflochdeformität:* Beugestellung der PIP, Überstreckung der DIP
- *Schwanenhalsdeformität:* Überstreckung der PIP, Beugestellung der DIP
- 90°/90°-Deformität des Daumens: Beugestellung im MCP, Überstreckung im IP.

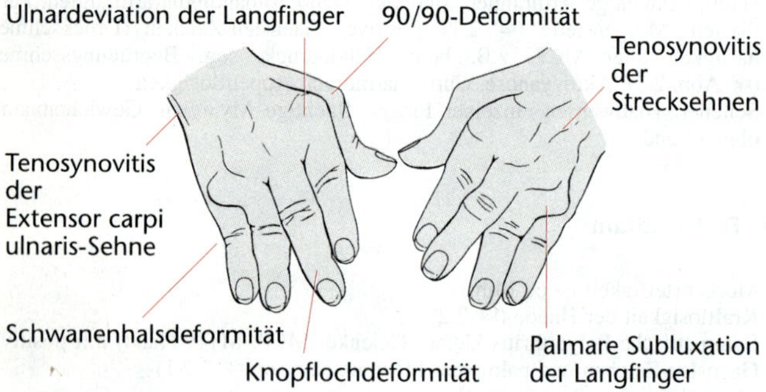

Abb. 7.1: Rheumatische Handdeformität [L 157]

Füße

- Kompressionsschmerz aller MTP: Gaenslen-Zeichen am Vorfuß oft richtungsweisend für RA. DD vertikaler Druckschmerz der MTP-Köpfchen II–IV bei Morton-Metatarsalgie (☞ 12.5.10)
- Kapselschwellung: MTP V-Beginn mit Ausbreitung nach medial. MTP oft asymptomatisch
- Sehnenschwellung: Streckseite (M. tibialis anterior, M. extensor digitorum longus und extensor hallucis longus); Retromalleolär medial (M. tibialis posterior, M. flexor digitorum longus und flexor hallucis longus); Retromalleolär lateral (M. peronaeus longus und brevis)
- Druckschmerz: MTP I-Köpfchen medial und MTP I–V-Köpfchen plantar (Bursitis)
- Engpaßsymptome: Tarsaltunnelsyndrom (☞ 12.5.9)
- Subluxation der MTP: Verlust des Fußgewölbes mit charakteristischer Fußsohlenbeschwielung über MTP II, III und IV-Köpfchen.

Mögliche Deformitäten im weiteren Verlauf der Erkrankung

- *Hallux valgus:* Zehendeformität mit Lateralabweichung der Großzehe im MTP I und Iro. bei evtl. zusätzlichem Metatarsus primus varus. Meist mit Spreizfuß, Pseudoexostose, Hammer- und Krallenzehen II–IV
- *Hallux rigidus:* Arthrose von MTP I mit schmerzhaft eingeschränkter Dorsalextension und evtl. kompensatorischer Überstreckung im IP (Abrollen schmerzhaft)
- *Hammerzehen:* Beugekontraktur der DIP
- *Dreieckiger Spreizfuß:* Hallux valgus und/oder rigidus mit Digitus quintus varus. Charakteristische rheumatische Vorfußdeformität
- *Windmühlenvorfuß:* Lateraldeviation aller Zehen
- *Pes planovalgus:* Platt-Knickfuß mit Schmerzen beim Barfußgehen (Arthritis des subtalaren Gelenkes).

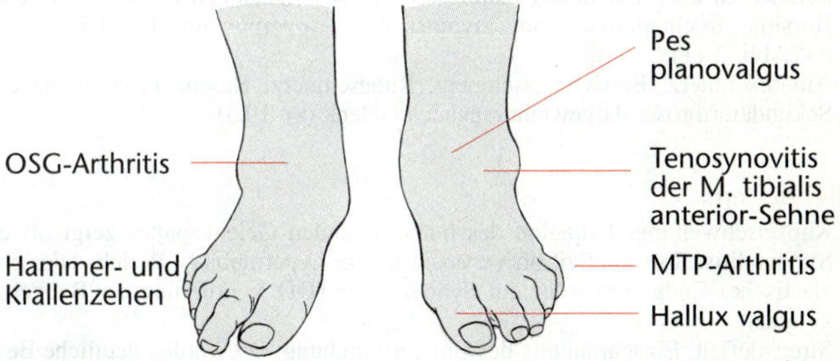

Abb. 7.2: Rheumatische Fußdeformität [L 157]

Knie

- Kapselschwellung: Synovialitis und Erguß ventral (prä-, infra-, parapatellar), insbes. oberer medialer und lateraler Rezessus und dorsal (sog. Baker Zyste). Tanzende Patella bei Kompression des oberen Rezessus
- Streckdefizit und Beugekontraktur: Kissen unter dem Knie zur Schonhaltung?
- Muskelatrophie: M. quadrizeps femoris, insbes. M. vastus medialis
- Instabilität mit Fehlstellungen: Schwierigkeiten beim Abwärtsgehen von Treppen (Kreuzbänder, Kollateralbänder). Sekundäre Valgusfehlstellung
- Pseudothrombose: Unterschenkel-Knöchelödem mit vermehrter Venenzeichnung, Schwellung, Rötung, Überwärmung und extremer Berührungsempfindlichkeit durch Absacken und Ruptur der Poplitealzyste = sog. Baker Zyste (oft zwischen medialem Kopf des M. gastrocnemius und Sehneninsertion des M. biceps femoris).

Schulter

- Kapselschwellung (☞ Abb. 2.6): Ventral am besten palpabel (dorsal kräftiger Muskelmantel)
- Druckschmerz (☞ Abb. 3.26): Glenohumeraler Gelenkspalt, Sulcus intertubercularis (Tenosynovialitis der langen Bizepssehne), Tuberculum majus und minus (Rotatorenmanschette), AC-Gelenk, SC-Gelenk und myofasziale Triggerpunkte (☞ Abb. 2.7)
- Muskelatrophie: Abflachung der Schulterkonturen und Humeruskopfhochstand
- Globale Funktionseinschränkung: Nackengriff, Schürzengriff, Abd. und Elevation (☞ 2.2.1).

Hüfte

- Kapselmuster: Einschränkung Iro./Ext./Abd., Kapselschwellung meist nicht palpabel (☞ 2.2.1)
- Schmerzen über Trochanter major und Oberschenkelaußenseite (☞ Abb. 2.10): Bursitis trochanterica und myofasziale Tripperpunkte der LBH-Region (☞ Abb. 2.11)
- Anlaufschmerz, Bewegungsschmerz, Ruheschmerz: Rasche Progredienz einer Sekundärarthrose, da gewichttragendes Gelenk (☞ 10.3).

Ellenbogen

7

- Kapselschwellung: Palpation des humeroradialen Gelenkspaltes zeigt oft eine Synovialitis. Streckdefizit oft versteckt (zuvor hypermobil?). Weich- oder prallelastisches Endgefühl weist auf Synovitis hin (DD Verkürzung der Beugemuskulatur)
- Streckdefizit, Einschränkung der Unterarmdrehung: Oft werden deutliche Bewegungseinschränkungen vom Pat. nicht beobachtet, da Kompensation von Schulter und Hand
- Tischtennisballgroße, fluktuierende Schwellung über Olekranon: Bursitis. DD Rheumaknoten mit weicher Konsistenz und fehlender Druckdolenz.

Besondere Gelenke

- Temporomandibulargelenk: Kopf- und Gesichtsschmerz, Schwellung vor dem äußeren Gehörgang. Palpation des Mandibulaköpfchens. Funktionsprüfung: Abstand zwischen oberer und unterer Zahnreihe > 40 mm
- Krikoarytaenoidgelenk: Heiserkeit, inspiratorischer Stridor
- Sternomanubrialgelenk: Häufig asymptomatisch. Schwellung und Druckdolenz.

HWS (sog. 5. Extremität)

Entzündliche Zerstörung von Dens axis, der Ligg. alaria, transversum und apicis dentis führen zur Bandinstabilität der Kopfgelenke Okziput/C1/C2. Gelenk- und Ligamententzündung in mittlerer und unterer HWS führen zur Dislokation der Wirbelkörper untereinander:

- Atlanto-axiale Dislokation (Insuffizienz des Lig. transversum atlantis): nach mehrjährigem Verlauf häufig befallen (bis 40 %)
- Laterale und dorsale Atlasdislokation (Denserosionen mit Bandinsuffizienz): selten

- Pseudobasiliäre Impression (vertikale Densimpression bei lateraler atlantoaxialer Arthritis): nicht häufig, jedoch Gefahr der Bulbärsymptomatik
- Stufenleiterdislokation (Spondylodiszitis): Chronische Instabilität der HWS, bevorzugt C3–C7, relativ häufig (20 %)
- Erosion, Destruktion, Osteolyse der Dornfortsätze: C7 am häufigsten.

Klinische Hinweiszeichen für eine Zervikalarthritis

- Nackenschmerzen mit Ausstrahlung nach frontal (Schläfenschmerz)
- Zeichen der vertebrobasilären Insuffizienz: Schwindel, Übelkeit, Nystagmus
- Zeichen der zervikalen Myelopathie: Parästhesien der Extremitäten, Paresen, Muskelschwäche
- Zeichen einer bulbären Störung: Dyspnoe, Dysphagie, Dysphonie
- Lhermitte-Zeichen: Plötzliche elektrisierende Mißempfindungen der gesamten WS oder Extremitäten bei abrupter Flexion der HWS
- Druckdolenz der Dornfortsätze: Lokalschmerz über C7.

Osteoporose bei RA

(☞ 13.1). Allein die entzündlich-rheumatische Grunderkrankung führt zur Osteoporose. Medikamentöse (Steroide), hormonelle (Wechseljahre) und lokale Faktoren (Immobilisation) begünstigen einen verminderten Knochenanbau bzw. einen vermehrten Knochenabbau.

- Beginn des steroidbedingten Knochenabbaus bereits in den ersten Monaten nach Krankheits- und Therapiebeginn (MTX, Steroide)
- Knochenmasseverlust unter Kortikoiden → deutlich erhöhtes Frakturrisiko
- Bei aktiver RA unter Steroidgabe > 10 mg/d Prednison auch unter Prophylaxe mit 50.000 IE Vitamin D wöchentlich + Kalzium 1000 mg/d Abnahme der vertebralen Knochendichte (3-Jahres-Verlauf).

Rheumaknoten

- Zeichen der extraartikulären Manifestation bei seropositiver RA (DD)
- Prädilektionsstellen: subkutan an Streckseiten der Arme, Ellenbogen (Olekranon), Handgelenke, Sprung-, Zehen- und Kniegelenke
- Selten in Skelettmuskulatur, Wirbelkörper, Herz, Lunge, Pleura, Peritoneum, Milzkapsel, Ohrmuschel, Nasenrücken, Larynx, Augenlid, Auge, Sklera, Kopfhaut, Stimmbänder, Dura mater, Penis
- Rheumaknoten sind nur bei RF-positiven Pat. zu erwarten.

Organmanifestation

(☞ 2.3). 2–5 % aller RA-Pat. zeigen klinisch eine extraartikuläre Manifestation im Sinne einer Vaskulitis (Rheumatoide Vaskulitis).

- Haut: Rheumaknoten (s.o.), Nagelfalzläsionen, Nekrose der Finger und Zehenkuppen (stecknadelkopfgroß). Selten Gangrän, Ulcus cruris
- Nervensystem: Sensorische Neuropathie. Selten Mononeuritis multiplex, ZNS
- Lunge: Pleuritis, interstitielle Lungenfibrose, pulmonale Rheumaknoten. Selten Bronchiolitis, pulmonale Hypertonie, Kaplan-Syndrom
- Herz: Perikarditis mit Erguß. Selten Myokarditis, Endokarditis, koronare Angiitis
- Augen: Selten Episkleritis, Skleritis
- Niere: Amyloidose. Selten Papillennekrosen. DD Medikamenten-NW
- Gastrointestinaltrakt: Selten Ulzerationen, Kolitis

- Muskulatur: Myositis
- Sekundäres Sicca-Syndrom: bis zu 30 % der RA-Pat. entwickeln Xerophthalmie/Xerostomie.

Funktionelle Vasopathien

- Palmarerythem
- Akrozyanose
- Livedo racemosa
- Raynaud-Syndrom.

Tips, Tricks & Fallen

- Hände und Füße sind die Visitenkarte des Rheumatikers: Handveränderungen werden früher beobachtet als Fußveränderungen. Immer auch Untersuchung der (asymptomatischen) MTP
- Die Zahl der geschwollenen Gelenke korreliert mit der radiologischen Progression
- Eine fixierte Schwanenhalsdeformität bedeutet eine Katastrophe für die Handfunktion: Faustschluß, Spitzgriff und das Ergreifen von Gegenständen werden unmöglich, deshalb frühzeitiges Erkennen und Therap. (OP)
- Bei eingeschränkter Unterarmdrehung immer proximales und distales Radioulnargelenk testen
- Kniegelenksschmerzen können auf Koxitis hinweisen. Kapselmuster überprüfen. Gefahr der raschen Arthrose bzw. Hüftkopfnekrose dieses gewichttragenden Gelenkes
- Bei Heiserkeit und/oder inspiratorischem Stridor an Krikoarytaenoidgelenksarthritis denken
- Nackenschmerzen bei RA nicht als degenerative Veränderungen abwerten: Zervikalarthritis. Bei längerem Verlauf der RA HWS-Beteiligung regelmäßig überprüfen
- Die Rheumatoide Vaskulitis hat einen aggressiven Verlauf bzgl. Gelenkdestruktion.

Klinische Studienparameter

CSSRD-Index: Druckschmerzhaftigkeit von 60, Schwellung von 58 Gelenken (Hüftschwellung ist der Palpation schlecht zugänglich).
Ritchie-Index: Druckschmerzhaftigkeit von 50 Gelenken.
Lansbury-Index: Schwellung der Gelenke mit unterschiedlicher Gewichtung.
ARA-Index: Gesamtzahl geschwollener u. schmerzender/druckempfindl. Gelenke. Bei beidseitigem Befall beide Gelenke zählen.

Gelenk	CSSRD	Ritchie
Temporomandibular	+	+
Sternoklavikular	+	+
Acromioklavikular	+	+
Schulter	+	+
Ellenbogen	+	+
Hand	+	+
Gelenk	**CSSRD**	**Ritchie**
MCP I–V	+	+
PIP (IP) I–V	+	+
DIP II-V	+	
Hüfte	+	+
Knie	+	+
OSG	+	+
Subtalar	+	+
MTP I–V	+	+
PIP (IP) I–V	+	

7.1.2 Diagnose

- Arthritis von 3 oder mehr Gelenken, die > 6 Wo. andauert und entweder radiologische Veränderungen (alternativ: Schwellung der MCP) oder einen RF (alternativ: Schwellung der Handgelenke) zeigt
- Die Frühdiagnose ist eine Ausschlußdiagnose, insbes. gegenüber SLE (☞ 9.1.1), Mischkollagenosen (☞ 9.1.4), seronegativen Spondylarthritiden (☞ 8) und reaktiven Arthritiden (☞ 8.2)
- Klassifikationskriterien: die ARA-Kriterien (1958) sind zwar weniger spezifisch, dafür sensitiver als die ACR-Kriterien (1987). Die ACR-Kriterien bewerten das klinische Bild stärker.

Klassifikationskriterien der RA (ACR, 1987)

- Morgensteifigkeit (mind. 1 h Dauer) > 6 Wo.
- Arthritis in 3 oder mehr Gelenkregionen (fluktuierende Kapselschwellung) > 6 Wo.
- Arthritis an Hand- oder Fingergelenken (Hand, MCP, PIP) > 6 Wo.
- Symmetrische Arthritis (gleichzeitig, beidseits dieselbe Gelenkregion) > 6 Wo.
- Rheumaknoten (subkutane Knoten, gelenknahe Streckseiten, Knochenvorsprünge)
- RF-Nachweis (Methode mit positivem RF-Nachweis < 5 % der normalen Kontrollgruppe)
- Radiologische Veränderungen (gelenknahe Osteoporose und/oder Erosionen)

4 der 7 Kriterien müssen zur Klassifikation erfüllt sein.

Klassifikationskriterien der RA (ARA, 1958)

- Morgensteifigkeit > 6 Wo.
- Bewegungsschmerz oder Druckdolenz in mind. 1 Gelenk > 6 Wo.
- Schwellung in mind. 1 Gelenk > 6 Wo.
- Schwellung in mind. einem weiteren Gelenk
- Symmetrische Schwellung
- Subkutane Knoten über knöchernen Vorsprüngen auf der Streckseite oder juxtaartikulär
- Typische Röntgenveränderungen (gelenknahe Demineralisierung)
- Positiver RF-Test
- Synovialflüssigkeit: pathologisches Muzinpräzipitat
- Charakteristische Histopathologie der Synovialmembran
- Charakteristische Histopathologie der Rheumaknoten

Die Anzahl der Kriterien bestimmt den Sicherheitsgrad der Diagnose.
- Klassische RA: 7 der 11 Kriterien sind erfüllt
- Eindeutige RA: 5 der 11 Kriterien sind erfüllt
- Wahrscheinliche RA: 3 der 11 Kriterien sind erfüllt.

7

Röntgen

- Die Rö.-Untersuchung (☞ 5.1) hat für Diagnose und Verlaufsbeobachtung einen hohen Stellenwert
- Nach radiologischen Frühzeichen mit der Lupe suchen
- Kontrolluntersuchungen in den ersten Jahren jährlich, bei aggressiven Verlaufsformen alle 6 Mon. Die radiologische Progression ist in den ersten beiden Jahren am stärksten ausgeprägt
- Röntgengraduierung nach Larsen oder Sharp (☞ 5.1). Im klinischen Alltag Graduierung in „Frühzeichen – mäßig – ausgeprägt“ sinnvoll.

Hand

- *Frühzeichen:* Weichteilzeichen, bandförmige Demineralisierung, gelenknahe fleckige Demineralisierung (gesprenkeltes, marmoriertes Aussehen), Grenzlamellenschwund, -verdünnung, Signal-, Begleitzysten. Arrosionen und Erosionen insbes. MCP II, MCP III (dorsoradiale Nørgaard-Erosionen), PIP III, Processus styloideus ulnae und radii, Os scaphoideum, Os pisiforme und Os triquetrum. Scheinbare Diaphysensklerose (Diaphysenverdichtung) der Röhrenknochen durch gelenknahe Entkalkung
- *Verlauf:* Gelenkspaltverschmälerungen, tiefergreifende Usuren und Destruktionen, Mutilationen, Ankylosen, Gelenkfehlstellungen wie Deviation und Subluxation. Verschmelzung der Karpalia (Os carpale), osteolytische Zuspitzung der distalen Ulna, muschelförmige Ausfräsung des Radius ulnarseits (Scalop-Sign).

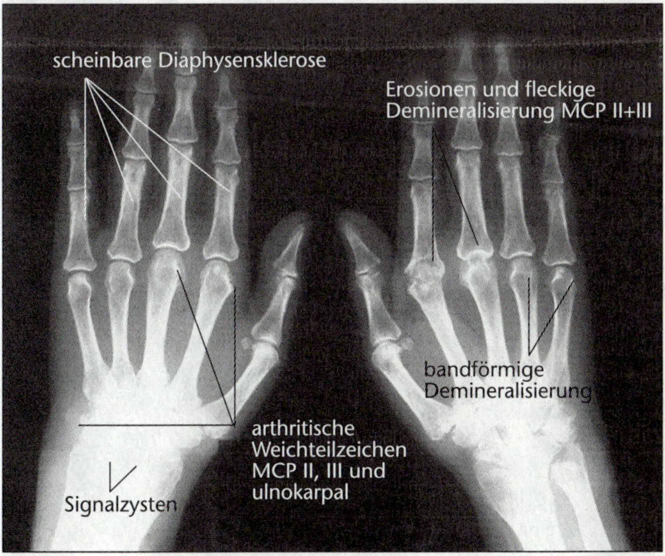

Abb. 7.3a: RA Hand Frühzeichen [M 113]

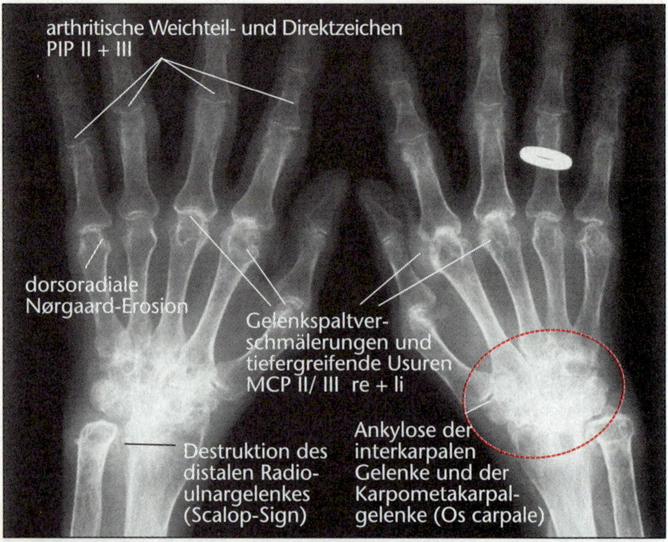
arthritische Weichteil- und Direktzeichen
PIP II + III
dorsoradiale
Nørgaard-Erosion
Gelenkspaltver-
schmälerungen und
tiefergreifende Usuren
MCP II/ III re + li
Ankylose der
interkarpalen
Gelenke und der
Karpometakarpal-
gelenke (Os carpale)
Destruktion des
distalen Radio-
ulnargelenkes
(Scalop-Sign)

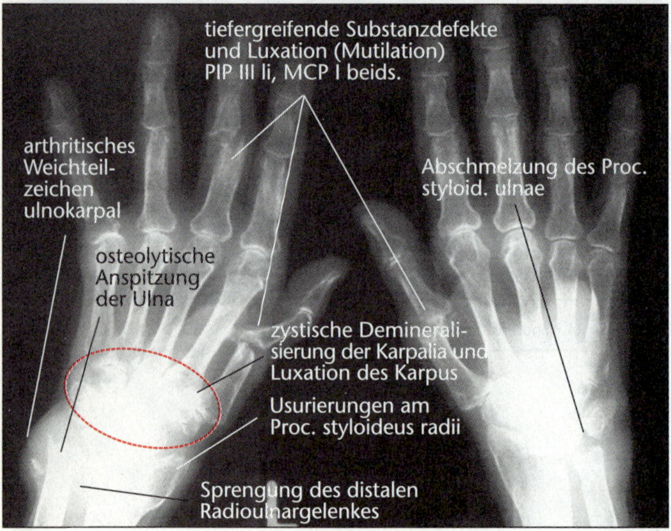
tiefergreifende Substanzdefekte
und Luxation (Mutilation)
PIP III li, MCP I beids.
arthritisches
Weichteil-
zeichen
ulnokarpal
Abschmelzung des Proc.
styloid. ulnae
osteolytische
Anspitzung
der Ulna
zystische Demineralisierung der Karpalia und
Luxation des Karpus
Usurierungen am
Proc. styloideus radii
Sprengung des distalen
Radioulnargelenkes

Abb. 7.3b: RA Hand, Verlauf, **Abb. 7.3c**: RA Hand, destruierende Verlaufsform [M 113]

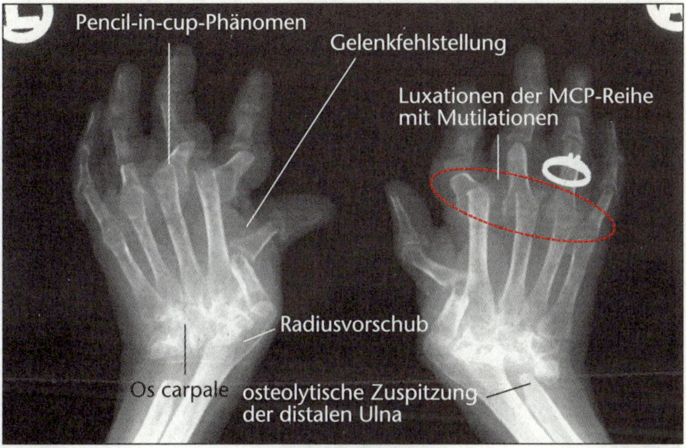

Abb. 7.3d: RA Hand, mutilierende Verlaufsform [M 113]

Fuß

- *Frühzeichen:* Weichteilzeichen, Arrosionen und Erosionen an MTP V medial und lateral, MTP I–IV medial sowie mediales Köpfchen der Grundphalanx I (IP). Kleinfleckige Demineralisierung und Fibroostitis-Zeichen der Sesambeine
- *Verlauf:* MTP-Destruktionen und Mutilationen. Hallux valgus und Pes quintus varus. Sekundärarthrose talokrural, subtalar, talokalkaneonavikular, zwischen Os cuneiforme III und Os cuboideum.

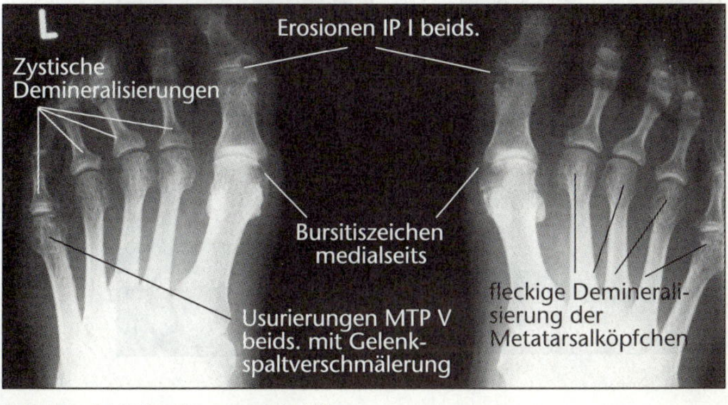

Abb. 7.4a: RA Fuß, Frühzeichen [M 113]

- *Frühzeichen:* Subchondrale Demineralisierung der Femurkondylen, insbes. ventral. Erosionen und subchondrale Zysten medial und lateral
- *Verlauf:* Gelenkspaltverschmälerung, Valgusfehlstellung.

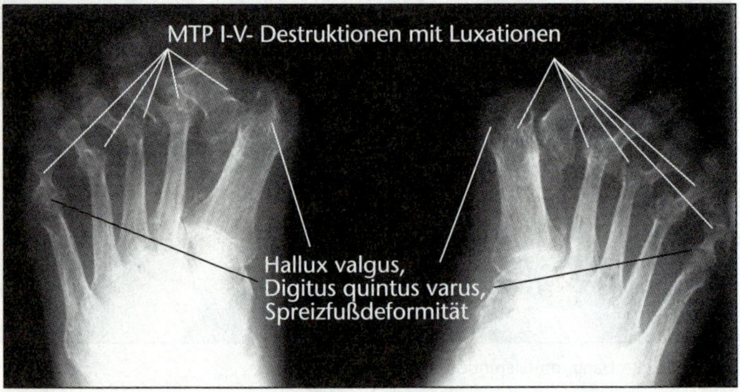

Abb. 7.4b: RA Fuß, Verlauf [M 113]

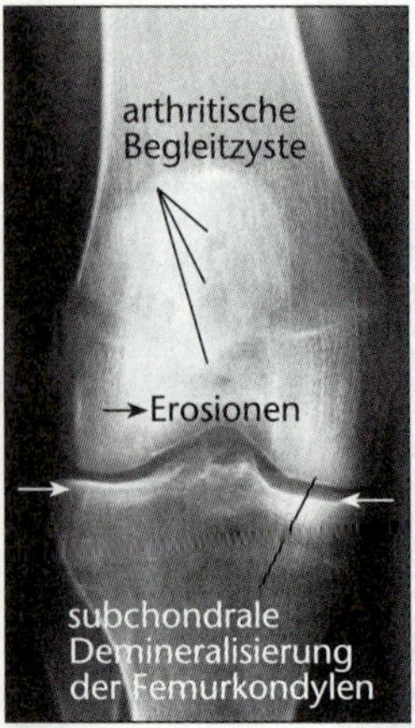

Abb. 7.5a: RA Knie, Frühzeichen (ap)

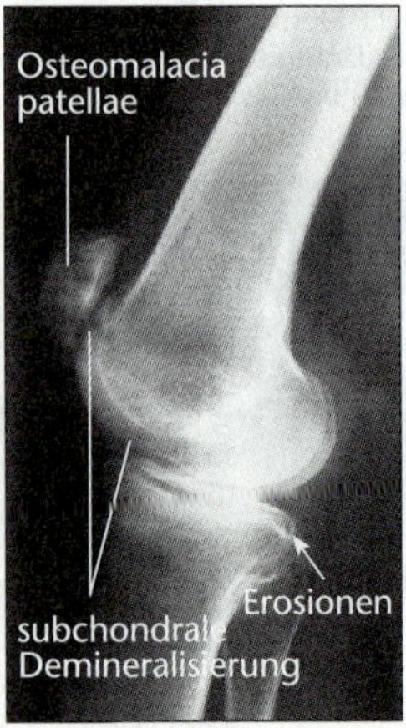

Abb. 7.5b: RA Knie, Verlauf (seitlich) [M 113]

Schulter

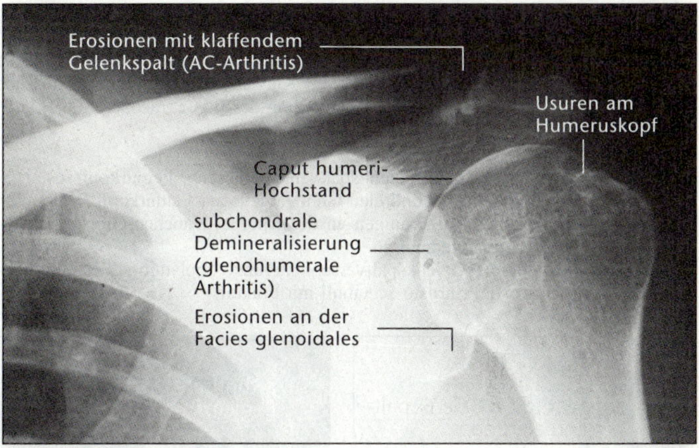

Abb. 7.6a: RA, Schulter Frühzeichen [M113]

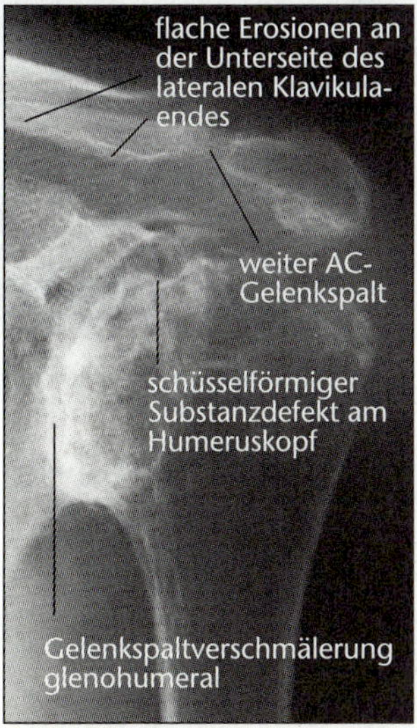

Abb. 7.6b: RA Schulter, Verlauf [M 113]

- *Frühzeichen:* Randusuren an der oberen Kontur des Collum anatomicum, Erosionen und subchondrale Demineralisierung (glenohumerale Arthritis). Erosion am distalen Klavikulaende mit klaffendem Gelenkspalt (AC-Arthritis)
- *Verlauf:* Tiefgreifende, schüsselförmige Substanzverluste am Humeruskopf, insbes. kraniolateral. Humeruskopfhochstand mit kranialer Subluxation. Flache Erosionen an der Unterseite des lateralen Klavikulaendes 2–4 cm vom Ende entfernt (Bursitis subacromialis und Zerstörung des Lig. coracoacromiale).

Hüfte

- *Frühzeichen:* Konzentrische Gelenkspaltverschmälerung, Femurkopferosionen, partieller Schwund der subchondralen Grenzlamelle am Femurkopf. Fehlen von Osteophyten. Zystoide Aufhellungen an der Knorpel-Knochen-Grenze. Arthritische Begleitzyste im Azetabulum
- *Verlauf:* Konzentrische Gelenkspaltverschmälerung, Abplattung des Femurkopfes, Hüftkopfnekrose, Protrusio acetabuli mit Fraktur.

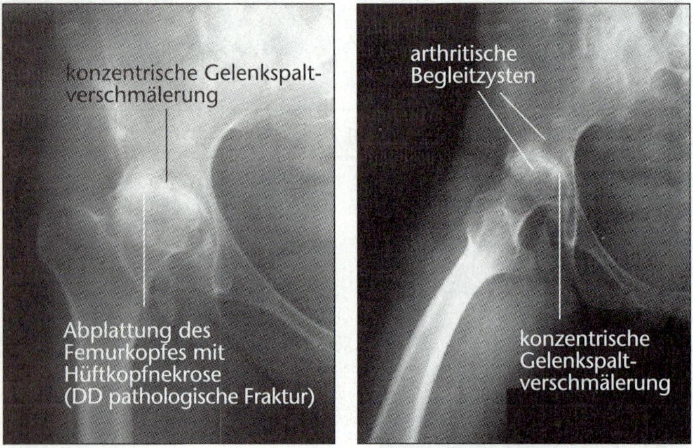

Abb. 7.7: RA Hüfte: a) Frühzeichen, b) Beckenübersicht mit Protrusio acetabuli [M 113]

Ellenbogen

- *Frühzeichen:* Rarefizierende Fibroostitis an Olekranon und Humerusepikondylen. Gelenknahe Demineralisierung und lamelläre periostale Knochenneubildungen
- *Verlauf:* Osteophyten an Radiusköpfchen, Processus coronoideus. Subluxation des Radiusköpfchens (Zerstörung des Lig. anulare radii). Gelenknahe zystoide Osteolysen, insbes. des Humeroradialgelenkes.

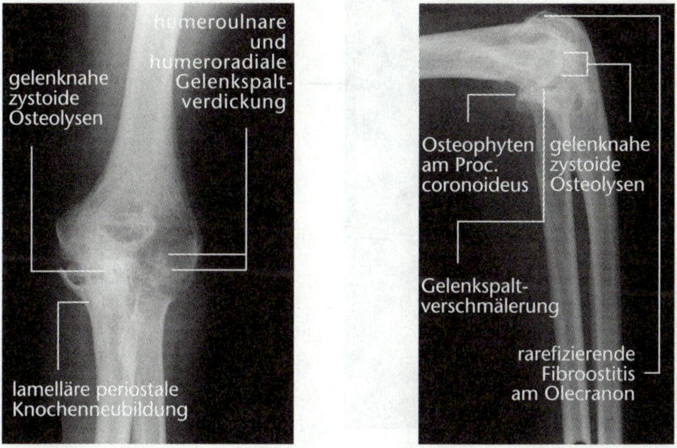

Abb. 7.8: RA Ellenbogen, a) Frühzeichen a.p. b) Frühzeichen seitlich [M 113]

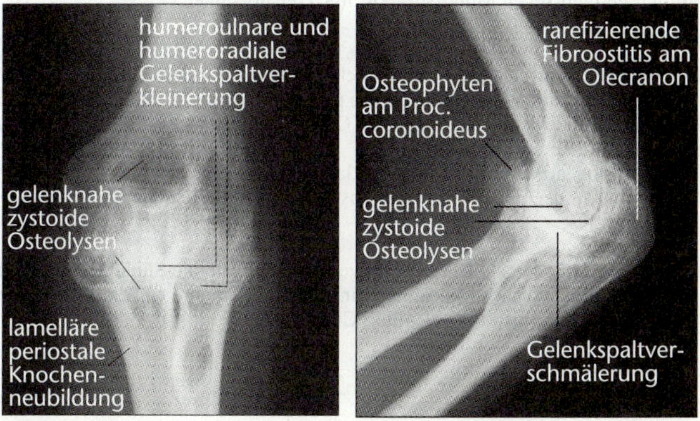

Abb. 7.8: RA Ellenbogen c) Verlauf a.p. d) Verlauf seitlich [M 113]

Temporomandibulargelenk

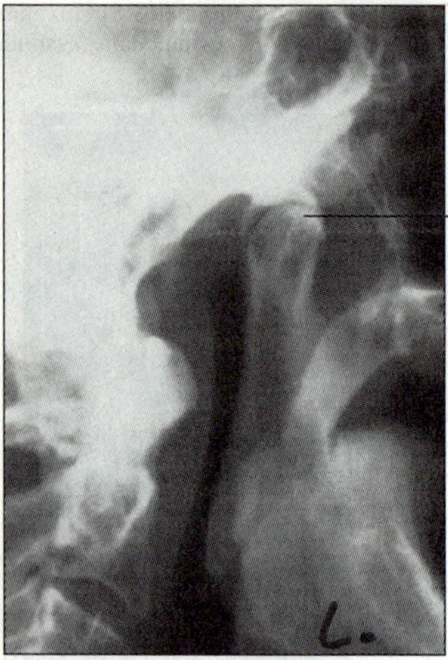

Abb. 7.9: RA Temporomandibulargelenk [M 113]

7

Gelenkspaltverschmälerung, Erosion des Mandibulaköpfchens, Abflachung der Fossa glenoidalis. Beurteilung anhand Schüller-Stenvers-Aufnahmen bei geöffnetem und geschlossenen Mund, ggf. DL mit Zielaufnahmen.

HWS

Konventionelle Aufnahmen (p.a., seitlich) reichen zur Beurteilung einer atlantoaxialen Manifestation nicht aus. Dens a.p.-Zielaufnahme, Anteflexion und Retroflexion seitlich sowie ggf. Tomographie Okziput/C1/C2 p.a. und seitlich dienen zur Ergänzung

- Denserosionen zwischen vorderem Atlasbogen und der Facies articularis anterior des Dens, an der Facies articularis posterior des Dens und an der Densspitze
- Densosteolyse
- Densfraktur
- Ventrale atlantodentale Dislokation, vertikale und laterale Subluxation/Luxation
- Diszitis mit subaxialer Dislokation einzelner bzw. mehrerer Segmente (Stufenleiterphänomen), insbes. C3/C4 und C4/C5.

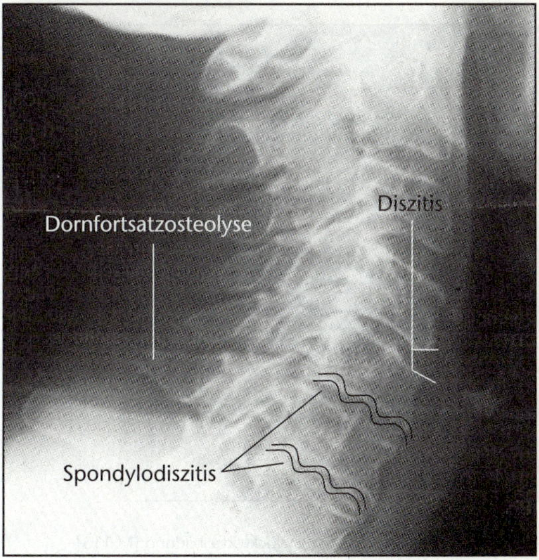

Abb. 7.10a: RA Zervikalarthritis [M 113]

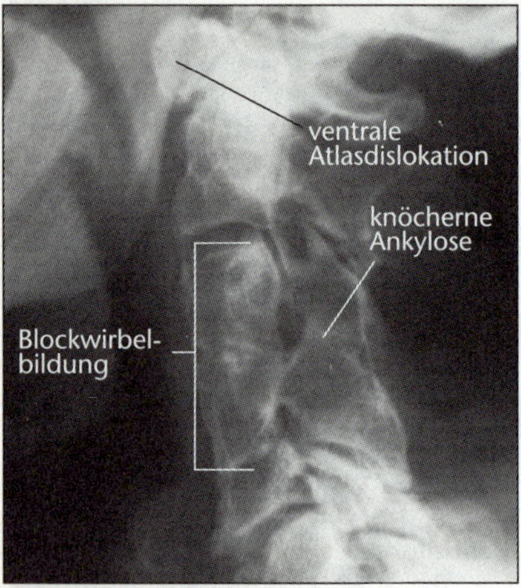

7

Abb. 7.10b: Zervikalarthritis mit Blockwirbelbildung [M 113]

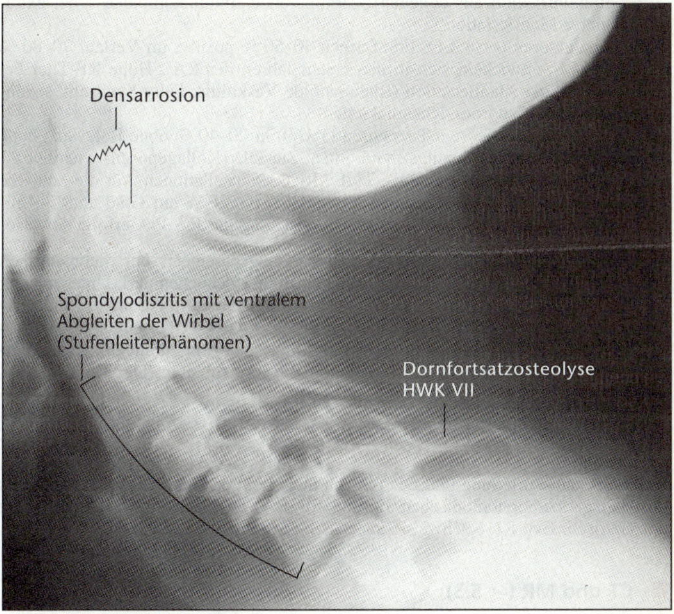

Abb. 7.10c: Zervikalarthritis: sog. Stufenleiterphänomen [M 113]

Sono

☞ 5.6. Zur Diagnose und Quantifizierung des Entzündungsprozesses (Proliferation – Exsudation) besitzt die Arthosonographie bei RA einen hohen Stellenwert an folgenden Gelenken:

- Hüfte: Koxitiszeichen mit abgehobener/verdickter Gelenkkapsel und/oder Erguß
- Schulter: Bursitis subacromialis, Kapselschwellung, Erguß, Tenosynovialitis der langen Bizepssehne, Rotatorenmanschettenruptur
- Knie: Baker-Zyste mit/ohne Ruptur
- OSG, Handgelenk: Artikulosynovitis oder Tenosynovitis.

Labor

- Unspezifische Entzündungszeichen (☞ 4.1): BSG mäßig (< 40 mm/h) bis deutlich beschleunigt (> 50 mm/h), CRP (> 1 mg/dl), Eisen ↓, Kupfer ↑, Dysproteinämie mit γ-Globuline ↑. Hb ↓ (normochrom und normozytär), Thrombos ↑, Leukos ↓ (Felty-Syndrom). Immunglobuline ↑, insbes. IgG (monoklonale Gammopathie mit Immunfixation ausschließen). Zirkulierende Immunkomplexe ↑ bei extraartikulärer Manifestation

- Rheumafaktoren (☞ 4.3.1): Frühformen 40–50 % positiv, im Verlauf 70–80 % positiv (RF entwickeln sich in den ersten Jahren der RA). Hohe RF-Titer bei extraartikulärer Manifestation (Rheumatoide Vaskulitis, Felty-Syndrom, sekundäres Sjögren-Syndrom, Rheumaknoten)
- ANA (☞ 4.3.2): Niedrige Titerstufen (1:160) in 20–40 % ohne Relevanz, hohe Titerstufen bei Überlappungs-Syndromen. Zur DD (Kollagenosen) wichtig
- HLA-Antigene (☞ 4.4.) unnötig: evtl. „Risikokonstellationen" für die Schwere des Verlaufs (HLA-DR4) und die Entwicklung von NW auf Gold und D-Penicillamin (HLA-DR3); engmaschige Überwachung der RA-Pat. erfolgt sowieso.

Cave: Fehlinterpretation der Entzündungsparameter bei rheumatischen Erkrankungen → im Zweifelsfall immer Knochenmark-Untersuchung (☞ 5.9.3) auf: Anämie (DD Aplastische Anämie), Thrombozytose (DD Myeloproliferative Erkrankungen), Leukozytose (DD Leukämie), Leukopenie (DD Felty-Syndrom, myeloproliferative Erkrankungen), Hypergammaglobulinämie (DD Plasmozytom), BSG-Erhöhung (DD Tumor).

Synoviaanalyse (☞ 4.6)

Zur Aktivitätsbeurteilung und DD (entzündlich-nicht entzündlich) erforderlich. Es gibt keinen pathognomonischen Befund für RA, auch Rhagozyten sind relativ unspezifisch. Evt. RF-Nachweis früher als im Serum.

CT und MR (☞ 5.3)

Der Stellenwert dieser Untersuchungen ist für die RA noch nicht ausreichend definiert. Das CT eignet sich zur Darstellung von Krikoarytaenoidgelenke und ISG (zur DD). Der gute Kontrast zwischen knöchernem und Weichteilgewebe beim MR ist eine große Hilfestellung bei der präoperativen Darstellung der HWS, insbes. der Kopfgelenke.

Szinti (☞ 5.4)

Domäne der Untersuchung in der Frühphase zur Differenzierung Polyarthritis-Polyarthralgie und zur Darstellung „versteckter Gelenke" (sog. 5. Extremität, Hüfte, ISG). Die Registrierung des Speichermusters kann auf eine RA hinweisen, jedoch zur Vermeidung von Fehlinterpretationen (aktivierte Polyarthrose, Psoriasisosteoarthropathie) Klinik und Rö. immer hinzuziehen.

Histologie (☞ 5.9)

- Rheumaknotenexstirpation: DD (Gicht, Bursitis olecrani) am Ellenbogen
- Muskel-/Haut-/Nervenbiopsie: zur DD (Kollagenose, Überlappungs-Syndrom), evtl. zum Nachweis vaskulitischer Veränderungen
- Synoviabiopsie: überflüssig, da sie keine DD Zuordnung erbringt.

Tips, Tricks & Fallen

- Radiologische Frühzeichen der RA zeigen sich an (asymptomatischen) MTP oft vor Veränderungen an den Hand- und Fingergelenken
- Nach 3jährigem Verlauf zeigen 70 % aller Pat. arthritische Direktzeichen an Händen und Füßen
- Zystoide Aufhellungen am Humeruskopf können sich in der Rö-Axialaufnahme als Erosionen entpuppen
- Bei hohem RF-Titer immer an extraartikuläre Manifestationen denken
- ANA haben einen diagnostischen Stellenwert in der Frühphase (DD Kollagenose) und im Verlauf der RA (hochtitrige ANA = Tendenz zu aggressiverem Verlauf)
- Manchmal geringe Entzündungsaktivität und deutliche radiologische Progression: Entkopplungsphänomene.

7.1.3 DD

- Kollagenosen und Vaskulitiden, insbes. SLE (☞ 9.1.1) und Polymyalgia rheumatica (☞ 9.2.4)
- Seronegative Spondylarthropathien, insbes. Sp.a. (☞ 8.1), Psoriasisarthropathie (☞ 8.3) und reaktive Arthritis (☞ 8.2)
- Metabolische Arthropathien, insbes. Gicht (☞ 11.1.1) und Hämochromatose (☞ 11.1.4)
- Degenerativer Rheumatismus, insbes. (erosive) Fingerpolyarthrose (☞ 10.1)
- Extraartikulärer Rheumatismus, insbes. Periarthropathien (☞ 12.3) und Fibromyalgie (☞ 12.1).

DD Manifestationsalter

- Jüngeres LJ.: Juvenile chronische Arthritis (☞ 7.2.1), Sp.a. (☞ 8.1), M. Reiter (☞ 8.2), reaktive Arthritis (☞ 8.2), Psoriasisarthropathie (☞ 8.3), Streptokokkenarthritis (☞ 8.8.2), akute Gicht (☞ 11.1.1)
- Älteres LJ.: Polymyalgia rheumatica (☞ 9.2.4), Fingerpolyarthrose (☞ 10.1), Chondrokalzinose (☞ 11.1.2), chronische Gicht (☞ 11.1.1), paraneoplastische Arthritis (☞ 12.4.5).

DD Gelenktopologie der Arthritis

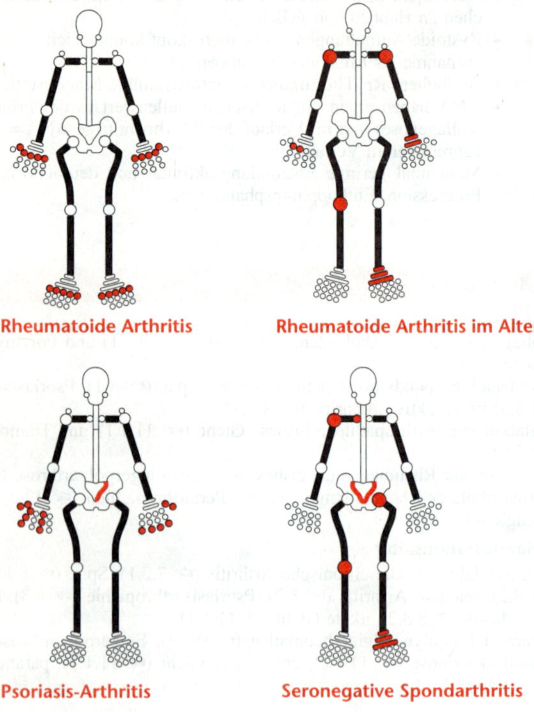

Abb. 7.11: Gelenktopologie [M 113]

DD Monarthritis, Oligoarthritis, Polyarthritis

- Monarthritis: Gicht, Chondrokalzinose, Sp.a., reaktive Arthritis, aktivierte Arthrose, posttraumatische Arthritis, akute Sarkoidose, villonoduläre Arthritis, Polymyalgia rheumatica, septische Arthritis (bakteriell, viral), hämophile Arthropathie
- Oligoarthritis: Reaktive Arthritis, M. Reiter, Psoriasisarthropathie, Sp.a., SLE, Kollagenosen, Vaskulitiden, Poststreptokokkenrheumatismus, Sonderformen RA
- Polyarthritis: SLE, Mischkollagenose, paraneopl. Arthritis, Sonderformen d. RA.

DD Akuität des Krankheitsbeginns

- Akut (in Stunden): Gicht, Chondrokalzinose, reaktive Arthritis, infektiöse Arthritis, akute Sarkoidose, villonoduläre Arthritis
- Subakut (in Tagen): Sp.a., M. Reiter, reaktive Arthritis, SLE, Mischkollagenose, Kollagenosen, Sarkoidose, Sonderformen der RA (juvenile chronische Arthritis), Psoriasisarthropathie, Polymyalgia rheumatica
- Schleichend (in Wochen): Sonderformen der RA (Felty-Syndrom), Sp.a., alle Kollagenosen, Psoriasisarthropathie.

DD Verlaufsform

- Selbstlimitierend (3, 6 Mon.): Löfgren-Syndrom, reaktive Arthritis
- Chron. rezidivierend: Kollagenosen, Psoriasisarthropathie, Sonderformen der RA
- Chronisch migratorisch: Sp.a., darmassoziierte seronegative Spondylarthropathien, Poststreptokokkenrheumatismus, Sarkoidose, Gicht.

DD Systemische Mitreaktion

- Haut: Psoriasisarthropathie, Vaskulitiden, Kollagenosen, reaktive Arthritis, Sarkoidose
- Schleimhaut: M. Behçet, Kollagenosen
- Augen: Sp.a., M. Reiter, Sjögren-Syndrom, juvenile chronische Arthritis, Kollagenosen, Vaskulitiden
- Lunge: Sarkoidose, Kollagenosen, Vaskulitiden; seltener Sp.a
- Niere, Herz: Kollagenosen und Vaskulitiden.

DD „Rheumaknoten"

- Rheumaknoten im weiteren Sinne: SLE, Panarteritis nodosa, Streptokokkenrheumatismus
- Heberden-Knoten (bilateral DIP; initial weich und druckdolent; im Verlauf knochenhart): Fingerendgelenkpolyarthrose
- Bouchard-Knoten (bilateral PIP; initial weich und druckdolent; im Verlauf knochenhart): Fingermittelgelenkpolyarthrose
- Knuckle pads (MCP, subkutane Streckseiten; weich, flach, linsengroß): unspezifisch, Zehen-Fingergelenkpolster-Syndrom
- Gichtknoten (subkutan an Gelenkstreckseite, Ohrmuschel, Sehnenscheiden mit pastöser Konsistenz): Gicht
- Kalkknoten (subkutan an Finger, Sehnen und in Weichteilen; hart und indolent): Mischkollagenose, PSS
- Xanthome (subkutan, Achilles- und Patellarsehne, Finger, Ellenbogen; weich): Hypercholesterinämie
- Synovialprolaps (dorsolateral an MCP, PIP; weich): bei allen chronischen Arthritiden
- Ganglion (Hand- und Fußrücken; über Gelenken und Sehnenscheiden; weich bis hart): unspezifisch, postarthritisch, Fehlbelastung.

Tips, Tricks & Fallen

- Überlappungssyndrome von RA und SLE sind möglich
- Bei einer chronischen Polyarthritis ohne erosive Röntgenzeichen immer an SLE denken
- An Sonderformen der RA (Pfropfarthritis, late onset-RA, myalgiformer onset, M. Still) denken.

7.1.4 Therapie

Die Basis ist ein vertrauensvolles Verhältnis zwischen dem Pat., seiner Familie und dem Arzt.

Therapieziele

- Verlangsamung des entzündlichen Krankheitsprozesses
- Verbesserung der Lebensqualität (Schmerzlinderung, Aktivitäten des tägl. Lebens)
- Erhalten von Funktion und Kraft der Gelenke, insbes. der Hände
- Stabilisierung der psychosozialen Situation.

Nach gesicherter Diagnose ist die Therapie immer multimodal: Krankengymnastik, Ergotherapie, Physikalische Therapie, Psychosomatik, medikamentöse systemische und lokale Therapie, Operationen.

Krankengymnastik

(☞ 17.2)
- Frühfunktionelle Behandlung in Anpassung an Krankheitsaktivität
- Hohe Krankheitsaktivität: Traktion zur Schmerzlinderung, insbes. Schulter, Hüfte, Knie, ggf. im Schlingentisch. Lagerung in schmerzarmer Position, „Durchbewegen" der Gelenke
- Niedrige Krankheitsaktivität: Mobilisierung (knöchene, kapsuläre, muskuläre Einschränkung?), Stabilisierung, Ausgleich der muskulären Dysbalancen. Abstimmung mit Arzt je nach Entzündungsphase und Stadium der Deformität
- Körperliche Übungen (50 % der Zeit für Hände, 50 % für den gesamten Körper), die nach einer Einarbeitung (z.B. am Ende des stationären Aufenthaltes) vom Pat. selbst durchgeführt werden sollen
- Rückenschulung, Gangschule.

Ergotherapie

(☞ 17.7)
- Übend und ablenkende Therapie
- Schienenversorgung
- Gelenkschutz.

Physikalische Therapie

(☞ 17) Schmerzlinderung und Einsparung von Medikamenten ist in deutlichem Maße möglich
- Akutes Stadium: Reize abbauen. Kurze und gering dosierte Anwendungen. Kryotherapie (☞ 17.6.3), Hydrotherapie (☞ 17.5.1)
- Chronisches Stadium: Reize setzen. Längere und intensive Anwendungen. Milde Wärmetherapie (☞ 17.3.4, 17.6.2).

Psychosomatik (☞ 19)

- Vorbereiten auf ein Leben mit der Krankheit
- Patientenschulung: Verbesserung der Compliance (Deckungsgleichheit zwischen ärztlichen Vorstellungen und der Bereitschaft des Pat. zur Mitarbeit) führt zum Einsparen der Medikamente
- Information als Motivation
- Infomation erhöht die Akzeptanz von Medikamenten, KG, Physikalischer Therapie, Ergo
- Therapie durch Pat. zu 49 %, vom Arzt zu 51 %
- Erlernen von Schmerz- und Krankheitsbewältigungsstrategien: Körperwahrnehmungsübungen, Streßbewältigung, sexuelle Probleme. Vermittlung zur Rheumaliga
- Entspannungsverfahren: Progressive Muskelrelaxation nach Jakobson.

Medikamentöse systemische Therapie

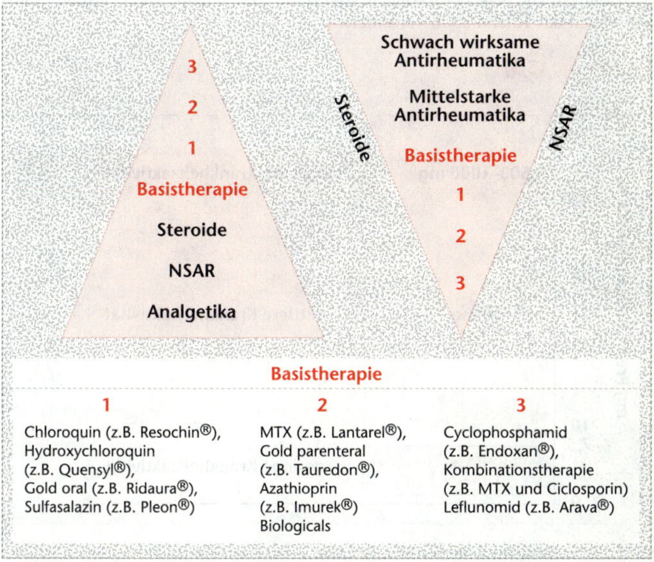

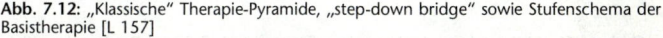

Abb. 7.12: „Klassische" Therapie-Pyramide, „step-down bridge" sowie Stufenschema der Basistherapie [L 157]

NSAR (☞ 15.2)

- Geringe Krankheitsaktivität: NSAR bedarfsorientiert (Diclofenac 75 mg, z.B. Voltaren® Resinat)
- Mittlere Krankheitsaktivität: Regelmäßige Einnahme im mittleren Dosisbereich (Diclofenac 75–150 mg tägl., z.B. Voltaren® Resinat 1–0–1)
- Hohe Krankheitsaktivität: Dosisanpassung bis Maximaldosis und ggf. Wechsel der NSAR-Gruppe (z.B. Rantudil® forte 2 x 1).

Besonderheiten

- Einnahmeintervalle an Halbwertszeit des NSAR anpassen
- Unzureichende Wirkung: Änderung der NSAR-Gruppe (Ansprechen individuell)
- NSAR mit langer Halbwertszeit (Piroxicam, z.B. Felden®) verbessern zwar die Compliance, erlauben jedoch keine rasche Dosisanpassung an eine wechselnde Schmerzsymptomatik. Deshalb im instabilen Zustand kurzwirksame NSAR (Diclofenac, z.B. Voltaren® Disper oder Acemetacin, z.B. Rantudil®), im stabilen Zustand langwirksame NSAR (Piroxicam, z.B. Felden®)
- Ausgeprägte Morgensteifigkeit: NSAR abends in Retardform (z.B. Voltaren® retard)
- Cox2-selektive NSAR (z.B. Vioxx®, Celebrex®) haben wahrscheinlich geringere gastrointestinale NW, doch können Myopathien, Exantheme und Konzentrationsstörungen das Rheumabild verschleiern.

Steroide (☞ 15.3)

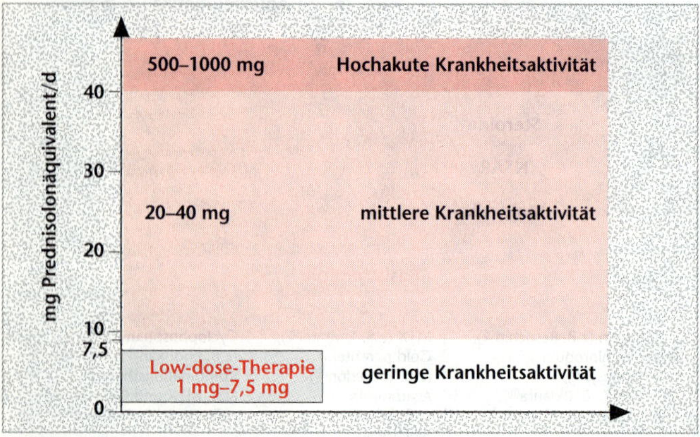

Abb. 7.13: Stufenschema der Steroide [L 157]

- Geringe Krankheitsaktivität: Low-dose-Therapie (1–7,5 mg Prednisolon tägl., z.B. Decortin® H). Dosisanpassung „von unten": Beginn mit 1–2 mg, Erhöhung in 1–2 mg-Schritten bis zur deutlichen Schmerzlinderung bzw. Besserung der Morgensteifigkeit

- Mittlere Krankheitsaktivität: Stoßtherapie (20–40 mg Prednisolon tägl., z.B. Decortin® H) für 1–2 Wo., dann rasche Dosisreduktion bis zur Low-dose-Therapie (< 7,5 mg Prednisolon tägl.)
- Hochakute Krankheitsaktivität, viszerale Manifestation: Pulstherapie (z.B. 500–1 000 mg Urbason®) an 3 aufeinanderfolgenden Tagen.
- Aktivitätskriterien der RA

Besonderheiten

- Niedrige Dosen können das Beschwerdebild günstig beeinflussen (1–7,5 mg Prednisolon tägl.)
- Niedrige Steroiddosis anstreben (< 7,5 mg Prednisolon tägl.)
- Frühmorgendliche Gabe (6–7 h)
- Ausgeprägte Morgensteifigkeit: Aufsplitten der Gesamtdosis auf 2/3 morgens und 1/3 abends
- Streßsituationen (Operation): Kurzfristige Dosiserhöhung um 10–50 mg tägl.

- Kombination von Steroiden mit NSAR sollten vermieden werden: Potenzierung der Ulkusgefahr.
- Die Information des Pat. über die Steroidtherapie ist sehr wichtig. Eine mangelnde Therapietreue kann für den Pat. lebensbedrohliche Folgen haben (z.B. bei extraartikulärer Manifestation oder autoimmuner Prägung der RA).

10 Gebote für den Arzt bei der Verordnung von Steroiden

1. So wenig wie möglich, so viel wie nötig
2. Adäquate Tablettengröße
3. Patientenaufklärung: Wirkung und Ziel der Behandlung
4. Schriftliche Therapieempfehlung (Medikamentenverordnungsplan)
5. Steroid-Ausweis ausstellen
6. Wiederholungsrezept nur mit klinischer Kontrolle
7. Dosisreduktion engmaschig überprüfen
8. Kollegen informieren
9. Ärztliche Kontrollen (BZ-Tagesprofil, Augen, RR) führen zur Verbesserung der Compliance
10. Geduldiger, aufmerksamer Begleiter des Pat. sein

10 Gebote für den Patienten bei der Einnahme von Steroiden

1. Nicht mehr einnehmen als unbedingt nötig bzw. vom Arzt verordnet
2. Gesamte Tagesdosis morgens vor 8 Uhr, am besten mit Milch oder Joghurt
3. Niemals die Behandlung ohne Rücksprache mit dem Arzt abbrechen
4. Auf ausgeglichene Ernährung achten
5. Täglich wiegen und das Gewicht aufschreiben
6. Für genügend körperliche Aktivität sorgen
7. Auf eventuell auftretende Rückenschmerzen achten und sie sofort dem Arzt mitteilen
8. Den Arzt verständigen, wenn eine akute Krankheit auftritt oder bei Schwangerschaft
9. Einen Kortisonausweis stets bei sich führen
10. Regelmäßige Kontrollen beim Arzt durchführen lassen.

Basistherapeutika (☞ 15.4)

Die Ind. zur Einleitung einer Basistherapie ist schwierig und erfordert viel Erfahrung. Sie sollte einem internistischen Rheumatologen vorbehalten sein.

Grundsätzlich bedarf eine klinisch aktive RA einer Basistherapie (☞ 15.4.2)
- Geringe Krankheitsaktivität: Chloroquin (z.B. Resochin®), Hydroxychloroquin (z.B. Quensyl®), Gold oral (z.B. Ridaura®)
- Mittlere Krankheitsaktivität: Sulfasalazin (z.B. Pleon® RA), Gold parenteral (z.B. Tauredon®), Azathioprin (Imurek®)
- Hohe Krankheitsaktivität: Methotrexat (z.B. Lantarel®), D-Penicillamin (z.B. Metalcaptase®). Alternativ: Ciclosporin A (z.B. Sandimmun® Optoral), Leflunomid (z.B. Arava®)
- Hochakute Krankheitsaktivität mit Rheumatoider Vaskulitis: Cyclophosphamid (z.B. Endoxan®), TNF-alpha-Rezeptorantagonisten (z.B. Remicade®). Experimentelle Therapien (Kombinationstherapie, 7S-Immunglobuline, ggf. in Kombination mit großvolumigen Plasmapheresen oder Immunadsorption).

Besonderheiten
- Keine Einleitung der Basistherapie vor Sicherung der Diagnose (ACR-Kriterien!)
- Häufige Behandlungsfehler: Therapieabbruch vor Wirkbeginn, Fehleinschätzung von NW.

Osteoporose-Therapie

Prophylaxe indiziert bei erhöhter Entzündungsaktivität der RA und notwendiger Steroidmedikation > 6 Mon. (> 7,5 mg/d) (☞ 13.1.4).
- Niedriges Frakturrisiko: Kalzium 800 mg/d + Vitamin D_3 (z.B. IDEOS®)
- Mittleres Frakturrisiko: Kalzium 800 mg/d + aktives Vitamin D 1 µg/d (z.B. Bondiol®) → Umgehung der körpereigenen Regulation, zusätzliche Wirkung auf Knochen-, Muskel- und Nervenstoffwechsel
- Hohes Frakturrisiko: Bisphosphonate 10 mg/d (z.B. Fosamax®) oder selektive Östrogenrezeptor-Modulatoren (z.B. Evista®)
- Bei persistierenden Osteoporose-Wirbelsäulenschmerzen Versuch der Linderung durch Umstellung auf aktives Vitamin D.

Medikamentöse Lokaltherapie

(☞ 3.1 und 3.2)
- Akutstadium: Kalte Quark-, Enelbinpackung 20 min., Kühlschrankkalte NSAR-Gels/Emulgels (z.B. Target® Gel, Voltaren® Emulgel) mehrmals tägl.
- Subakut- und chronisches Stadium: Durchblutungsfördernde Salben (z.B. Thermo Rheumon® Creme)
- Intraartikuläre Injektionen: Synoviorthesen (☞ 3.1.3), LA/Steroide (☞ 3.1.2)
- Periartikulär Injektionen/Infiltrationen: Sehneninsertionen, Sehnenscheiden (☞ 3.2.4).

Orthopädietechnik

(☞ 17.8)
- Handlagerungsschienen: Nachtschiene Unterarm-Hand
- Dynamische Schienen: Ein- bzw. Zweigelenk-Handfunktionsschienen

- Schwanenhalsringe
- Gehhilfen: Kniegelenksbandage (z.B. Genutrain®), Unterarmgehstütze, Fritz-Stock
- Schuhversorgung: langsohlige Einlage mit Vorfußpelotte und Weichbettung nach Abdruck, Schmetterlingsrolle, Schuhanfertigung nach Maß
- Sonstige Hilfsmittel: Witschi-Kissen, Zervikalstütze, Sitzkeil.

Operative Therapie

(☞ 16)

- Frühsynovektomie, Spätsynovektomie
- Sehnenrekonstruktionen
- Resektions-Interpositions-Arthroplastik, Arthrodesen, Endoprothesen.

7.1.5 Verlauf und Prognose

Wenn die RA-Symptome länger als 6 Mon. andauern, wird die Erkrankung mit hoher Wahrscheinlichkeit progressiv chronisch.

Verlaufsformen

- Pseudo-linear-progressiv (50–70 %): 1/4 rapid, 3/4 schleichend progredient mit nur kurzen Teilremissionen
- Mäßig-mild-progredient (15–30 %): chronisch-rezidivierend mit längeren Teil- und kurzen Vollremissionen
- Nicht progredient (< 10 %): unregelmäßig rezidivierend mit längeren Vollremissionen. Palindromer, atypischer Verlauf. Selbstlimitierung (?).

Prognose

Hinweise für eine schlechte Prognose sind:

- Initial schlechte Funktionskapazität
- Symmetrischer Gelenkbefall
- Über 30 betroffene Gelenke
- Extraartikuläre Manifestation
- Hohe humorale Entzündungsaktivität
- Hoher RF-Titer, Autoimmunphänomene
- Früherosionen
- Weibliches Geschlecht
- Niedriges Bildungsniveau (schlechte Compliance)
- Initial schlechtes Ansprechen auf NSAR und Steroide.

Remissionskriterien

Vollremission: mind. 5 der Kriterien werden über 2 Mon. erfüllt:

- Morgensteife < 15 Min.
- Kein allgemeines Krankheitsgefühl
- Keine Gelenkschmerzen anamnestisch
- Fehlende Druckempfindlichkeit

- Keine Synovialitis, Tenosynovialitis
- BSG: Frauen < 30 mm/h, Männer < 20 mm/h

Teilremission: Kriterien für Vollremission werden nicht erfüllt, jedoch liegt deutliche Besserung vor bzw. Reduktion von Steroiden/NSAR.

Rheumaschub

- Floride Arthritis mehrerer Gelenke mit Überwärmung
- Neu aufgetretene Arthralgien: springende, wandernde Gelenkschmerzen
- Zunahme systemischer Allgemeinsymptome: Müdigkeit, Abgeschlagenheit, Inappetenz, Frösteln
- Verlängerung der Gelenksteife: Morgensteife – Mittagssteife – Ganztagessteife
- Arthritiszunahme: Überwärmung, Ergußbildung.

Mortalität

- 2fach erhöht gegenüber Gesunden, insbes. Frauen
- Verkürzung der Lebenserwartung bei Männern bis zu 5 J., bei Frauen bis zu 15 J.
- Hauptursachen: Infektionen, renale und pulmonale Erkrankungen (Vaskulitis, Amyloidose). Seltener: Myelokompression nach Bagatelltrauma bei HWS-Instabilität
- Funktionskapazität ist guter Voraussageparameter für frühe Mortalität
- Die Fünfjahresüberlebensrate von Pat. mit über 30 befallenen Gelenken oder schlechter funktioneller Leistungsfähigkeit liegt bei 40–50%. Sie ist vergleichbar mit Pat. bei einer Dreigefäß-KHK oder einem M. Hodgkin Stadium IV.

Funktionskapazität

Enge Korrelation von Funktionsverlust und Entzündungsaktivität in den ersten 5 Krankheitsjahren: mit jedem Rheumaschub verschlechtert sich die Funktion. Im späteren Verlauf wird die Funktion weniger durch die Entzündung beeinflußt.

ACR-Klassifikationskriterien (1991)

Zur globalen Funktionseinschätzung
- *Stadium I:* Die Aktivitäten des tägl. Lebens (Beruf, Freizeit, Selbstversorgung) sind uneingeschränkt durchführbar
- *Stadium II:* Selbstversorgungs- und berufliche Aktivitäten sind uneingeschränkt, Freizeitaktivitäten nur eingeschränkt möglich
- *Stadium III:* Berufliche und Freizeitaktivitäten sind eingeschränkt, die Selbstversorgung ist noch uneingeschränkt möglich
- *Stadium IV:* Alle Aktivitäten sind eingeschränkt

Selbstversorgung: Anziehen, Essen, Baden, Haarpflege, Toilette.
Berufliche und Freizeitaktivitäten: Patientenspezifisch, alters- und geschlechtsabhängig.

Die Ergebnismessungen von dem Verlaufsfragebogen DAS (= arztbezogene Messung) und RADAI (= patientenbezogene Messung) werden zum Standard in der Ergebnisdokumentation.

Krankheitsaktivitätsscore „DAS" (Disease activity score) – 28

Krankheitsaktivitätsindex, basierend auf der Anzahl der geschwollenen und der Anzahl der druckdolenten Gelenke sowie der BSG; korreliert stark mit den durch die Entzündung bedingten Symptomen und den physischen Funktionseinschränkungen; erfaßt auch kleine, klinisch relevante Veränderungen.

Bestimmung des „DAS" – 28

- **Anzahl geschwollener Gelenke:** Palpation der Synovitis (weiche Schwellung) über dem Gelenkspalt dorsolateral an 28 Schlüsselgelenken (MCP, PIP, IP, Handgelenk, Ellbogen, Schulter, Knie); Beurteilung schwierig → Synovitis wird deshalb bei dolenter passiver Gelenkmobilisation in allen Achsen angenommen.
- **Anzahl druckempfindlicher Gelenke:** Palpation der Synovialis über dem Gelenkspalt dorsolateral an 28 Schlüsselgelenken (MCP, PIP, IP, Handgelenk, Ellbogen, Schulter, Knie).

Rechte Seite

	kein	leicht	mittelstark	stark
Schulter	0	1	2	3
Ellbogen	0	1	2	3
Handgelenk	0	1	2	3
Fingergelenke	0	1	2	3
Hüfte	0	1	2	3
Knie	0	1	2	3
Fußgelenk	0	1	2	3
Zehengelenke	0	1	2	3

Linke Seite

	kein	leicht	mittelstark	stark
Schulter	0	1	2	3
Ellbogen	0	1	2	3
Handgelenk	0	1	2	3
Fingergelenke	0	1	2	3
Hüfte	0	1	2	3
Knie	0	1	2	3
Fußgelenk	0	1	2	3
Zehengelenke	0	1	2	3

RADAI – Patienten-Fragebogen

Besteht aus 5 Fragen; *Frage 1 und 2:* Pat. beurteilt selbst die aktuelle Krankheitsaktivität sowie die Krankheitsaktivität in den letzten 6 Mon.; *Frage 3 und 4:* Schmerzstärke und Dauer der Morgensteifigkeit; *Frage 5:* Pat. gibt Schmerzgrad von 0–3 für bestimmte Gelenke/Gelenkgruppen an, anhand einer Gelenkliste mit 8 Gelenken bzw. Gelenkgruppen jeder Körperseite.

Patientenfragebogen RADAI

Bitte beantworten Sie diese Fragen über Ihre Arthritis

1) Wie aktiv war Ihre Arthritis (entzündliche Gelenkserkrankung) **im allgemeinen** während des **letzten Monats?**
Kreuzen Sie den Grad der Aktivität auf der untenstehenden Skala an.

überhaupt nicht aktiv ☐☐☐☐☐☐☐☐☐☐☐ *extrem aktiv*

2) Wie aktiv ist Ihre Arthritis **heute** bezüglich **Druckempfindlichkeit und Schwellung der Gelenke?**
Kreuzen Sie den Schweregrad auf der untenstehenden Skala an.

überhaupt nicht aktiv ☐☐☐☐☐☐☐☐☐☐☐ *extrem aktiv*

3) Wie stark ist Ihr **Arthritisschmerz** heute?
Kreuzen Sie bitte den Schweregrad Ihrer Arthritisschmerzen an.

keine Schmerzen ☐☐☐☐☐☐☐☐☐☐☐ *unerträgliche Schmerzen*

4) Waren Ihre Gelenke (Hände) steif, als Sie heute morgen aufwachten?

☐ **Nein** ☐ **Ja**

Wenn ja, wie lange dauerte diese Steifigkeit heute morgen?

☐	*weniger als 30 Minuten*	☐	*2–4 Stunden*
☐	*30 Minuten bis 1 Stunde*	☐	*mehr als 4 Stunden*
☐	*1–2 Stunden*	☐	*den ganzen Tag*

Algorithmus zur Berechnung des RADAI

Standardisierung der Fragen auf eine Skala von 0–10 (Frage 4 – Morgensteifigkeit mit 6 Kategorien – wird mit 10/6 multipliziert; Frage 5 – Gelenkliste mit einem maximalen Score von 16 x 3 = 48 – wird mit 10/48 multipliziert) → 0 bedeutet keine, 10 eine maximale Krankheitsaktivität. Voraussetzung für ein rationelles Scoren: einfaches Computerprogramm mit programmiertem Algorithmus zur Berechnung des RADAI.

Interpretation des RADAI

- **Eigenschaften:** Der RADAI ist ordinal. Eine Verdoppelung entspricht dementsprechend nicht unbedingt einer doppelt so starken Krankheitsaktivität. Entscheidend bei der Interpretation ist in erster Linie die Richtung: Zunahme, Abnahme oder Gleichbleiben.
- **Medianwert** (25 % und 75 % Quartile): 4,0 (2,0; 5,4)
- **Minimaler relevanter Unterschied:** minimaler, vom Pat. als relevant beurteilter Unterschied von einzelnen Fragen; auf einer numerischen Skala von 0–10 gradiert; liegt bei ca. 10 %–15 %, also 1,0–1,5 (1); da das Verhalten der 5 Fragen eng miteinander assoziiert ist, dürfte eine Änderung von 1,0 in einer Frage auch von einer entsprechenden Veränderung in den anderen Fragen begleitet sein → auch für den RADAI ist von einem minimalen klinisch relevanten Unterschied von 1,0–1,5 auszugehen.

Anwendung des RADAI in der Praxis

Geeignet für die Verlaufsuntersuchung in Ergänzung zum DAS oder bei Kontrollen, bei denen keine standardisierte klinische Untersuchung mit Erhebung des DAS erfolgt.

Da auch einzelne Gelenke bzw. Gelenkgruppen erfragt werden, können sich schleichend entwickelnde und vom Pat. unbemerkte oder verdrängte Probleme erfaßt werden. Durch die Beurteilung Krankheitsverlaufs durch den Pat. selbst wird dessen Eigenverantwortung gefördert, therapeutische Vorschläge werden für ihn besser nachvollziehbar.

Tips, Tricks & Fallen

- Die Gelenkdestruktion ist individuell sehr unterschiedlich: einzelne Gelenke können mutilieren (z.B. Finger und Zehen), andere bleiben unverändert (z.B. Karpalia, Schulter, Knie)
- Eine Remission ist sehr selten und nur von kurzer Dauer. Weniger als 2 % aller Pat. erleben auch unter einer Basistherapie eine Remission von dreijähriger oder längerer Dauer
- Die vom Pat. festgelegte Funktionsfähigkeit hat einen hohen Stellenwert, da sie nicht der subjektiven ärztlichen Interpretation unterliegen
- 10 Jahre nach Krankheitsbeginn sind über 50 % der Pat. arbeitsunfähig.

7.2 Sonderformen der Rheumatoiden Arthritis

7.2.1 Juvenile chronische Arthritis

Vor dem 16. LJ. auftretende, länger als 6 Wo. andauernde Arthritis. Unterteilung in verschiedene Subgruppen mit unterschiedlichen Begleitrisiken Der Begriff „juvenile idiopathische Polyarthritis" (JIP) gewinnt in Europa zunehmend an Bedeutung.

Epidemiologie

- Prävalenz: 7–15 auf 10 000 Kinder und Jugendliche
- Mädchen: Jungen je nach Subgruppe sehr unterschiedlich: Typ I 8:10, Typ II 8:1, Typ III 6:1, Typ IV 7:1 und Typ V 1:10.

7

Formen der juvenilen chronischen Arthritis (nach Schaller)	
Typ I	Systemischer Beginn (Still-Syndrom). 20–25 % progrediente symmetrische Arthritis, Anämie, hohes Fieber, Leukozytose, Polyserositis, Exanthem. Beginn überwiegend in früher Kindheit
Typ II	Polyartikulär-seronegativ. 10–15 % progrediente symmetrische Arthritis, Anämie. 25 % ANA-positiv. Beginn in gesamter Kindheit
Typ III	Polyartikulär-seropositiv. 50 % progrediente symmetrische Arthritis. 100 % RF-positiv, 75 % ANA-positiv. Beginn im späten Kindesalter, Übergang in Erwachsenenform möglich
Typ IV	Oligoartikulär mit frühem Beginn. Asymmetrische Oligoarthritis großer Gelenke, 50 % chronische Iridozyklitis. 50 % ANA-positiv. Beginn im Kleinkindalter
Typ V	Oligoartikulär mit spätem Beginn. Asymmetrische Oligoarthritis großer Gelenke, häufig Sakroiliitis, Übergang in Sp.a. möglich. 10 % akute Iridozyklitis. 75 % HLA-B27-positiv. Beginn im Schulalter.

Ätiologie

Genetische Prädisposition: Typ III gehäuft HLA-DR4. Typ II vor dem 5. LJ. gehäuft HLA-DRw8 und HLA-DQb4. Typ V gehäuft HLA-B27.

Klinik und Befund

- Oligo-/Polyarthritis: meist asymmetrisch
- Morgensteifigkeit: Polyarthritis der MCP und PIP ähnlich der Erwachsenenform eher selten

- Systemische Begleitsymptome: Fieber, Hepatosplenomegalie, Lymphadenopathie, pulmonale und kardiale Symptome. Amyloidosezeichen (Niereninsuffizienz)
- Iridozyklitis: Augenlicht in Gefahr
- Tiefsitzender Kreuzschmerz: Sakroiliitis
- Kopfschmerzen, zervikale Myelopathie: Zervikalarthritis (häufiger als bei Erw.)
- Daktylitis: „Wurstfinger/-zehen", Endgelenkbefall. DD Psoriasisarthropathie.

Diagnose

- *Anamnese:* Polyarthritis, Oligoarthritis, Sakroiliitis, systemische Manifestation. Beinlängen/Armdifferenz durch beschleunigtes Knochenwachstum des entzündeten Gelenkes oder Wachstumsretardierung (☞ 6.3)
- *Labor:* BSG ↑, Anämie, ANA häufig niedrigtitrig. HLA-B27 bei V.a. Typ V
- *Rö:* Arthritische Weichteil-, Direkt- und Kollateralzeichen. Oft frühzeitiger Schluß der Wachstumsfuge im entzündeten Gelenk
- *Sono:* Nachweis eines Gelenkergusses bzw. Synovialisverdickung. Hüftsono ist wichtig (☞ 5.6.4).

Rö.-Minimalprogramm bei juveniler chronischer Arthritis

- Hände beidseits dv
- Knie beidseits ap und seitlich
- OSG beidseits ap
- HWS in Anteflexion seitlich
- Beckenübersicht.

DD

- Reaktive Arthritis (☞ 8.2), Poststreptokokkenrheumatismus (☞ 8.9), parainfektiös (z.B. Hepatitis B, Zytomegalie, Röteln)
- Infektiöse Arthritis, Osteomyelitis (☞ 14)
- Familiäres Mittelmeerfieber (☞ 7.2.2)
- Juvenile Kollagenosen: SLE (☞ 9.1.1), Poly-/Dermatomyositis (☞ 9.1.3)
- Coxitis fugax: Entzündung der Hüftgelenkskapsel, häufig im Anschluß an einen (grippalen) Infekt auftretend, reversibel nach 1–2 Wo.
- Arthralgien bei hämatologischen Erkrankungen: Leukämie, Thallassämie (☞ 11.3), Hämophilie (☞ 11.3.1)
- Malignome: Ewing-Sarkom, Neuroblastom
- M. Perthes: Ischiämische Nekrose des Hüftkopfes im Kindesalter (3.–12. LJ.)
- Epiphyseolysis capitis femoris: Gleiten bzw. Kippen über Wo. und Mon., selten akute Lösung der prox. Femurkopfepiphyse während der Pubertät (Jungen 12–16 J, Mädchen 10–14 J)
- Osteochondrosis dissecans
- Osteoidosteom
- Sarkoidose: Infantile Form im Säuglings- und Kleinkindesalter (☞ 8.10)
- Trauma.

Therapie

- *KG, Ergo, Physik. Therapie:* Anpassung an Krankheitsaktivität, Alter und psychosoziale Belastung. Kindergarten bzw. schulische Betreuung
- *Medikamentöse Therapie:* Dosisanpassung je nach Körpergewicht
  - NSAR (☞ 15.2): Naproxen (z.B. Proxen®) 10–15 mg/kg, Diclofenac (z.B. Voltaren®) 2–3 mg/kg, Indometacin (z.B. Amuno®) 2–3 mg/kg
  - Steroide (☞ 15.3): Ind. nur bei viszeralen Komplikationen. Stoßtherapie besser als Dauermedikation, ggf. alternierende Gabe von Deflazacort (z.B. Calcort®) 6–12 mg tägl. Der lokalen Steroidgabe (z.B. Lederlon®) i.a. sollte immer der Vorzug gegeben werden. Aufgrund zusätzlicher Wachstumsretardierung sollten höhere Steroidgaben als Dauertherapie vermieden werden
  - Basistherapeutika (☞ 15.4): Methotrexat (z.B. Lantarel®) 10–15 mg/m^2 KO/Wo. mit ausgezeichnetem Effekt und wenig NW. Andere Basistherapeutika (Sulfasalazin, D-Penicillamin) sind nicht einem Plazebo überlegen, haben ein erhöhtes Spektrum an NW und sind auch nicht zugelassen
- *Operative Therapie* (☞ 16): Synovektomien selten, da Steroide guten Erfolg zeigen.
  Umstellungsosteotomien. Endoprothetik nach Abschluß des Knochenwachstums
- *Orthopädietechnik* (☞ 17.8): Handschienenversorgung, Schuhversorgung, Korsett.

Aufgrund der differenzierten diagnostischen und therapeutischen Überlegungen sollte die Betreuung der jungen Pat. einer erfahrenen Abteilung für pädiatrische Rheumatologie vorbehalten sein, z.B.:

- Rheumaklinik Bad Bramstedt (Dr. R.M. Küster)
- 2. Kinderklinik Krankenhaus Berlin-Buch (Dr. Th. Biedermann)
- Kinderklinik Cottbus (Prof. J. Oppermann)
- Rheumakinderklinik Garmisch-Partenkirchen (Prof. H. Truckenbrodt)
- Pädiatrische Rheumatologie der Uni-Klinik Halle-Wittenberg (Frau Dr. V. John)
- St. Josef-Stift Sendenhorst (Dr. G. Ganser).

Neben diesen ganztags kinderrheumatologisch geführten Zentren gibt es an zahlreichen Universitätskinderpolikliniken kinderrheumatologische Sprechstunden.

7.2.2 Familiäres Mittelmeerfieber

DD der juvenilen chronischen Arthritis
Seltene, zyklisch verlaufende entzündliche Erkrankung unbekannter Pathogenese bei Menschen bestimmter ethnischer Herkunft (Türken) mit rezidivierenden Fieberschüben, Hauterscheinungen, Gelenk-, Bauch- oder Thoraxschmerzen.

Epidemiologie

- Sehr selten
- Erkrankungsbeginn: 2.–9. LJ
- In Deutschland überwiegend Türken
- Weltweit sephardische Juden, Armenier, Araber, Türken, Ashkenazi-Juden
- Familienanamnese in 20 % positiv: autosomal-rezessiver Erbgang.

Klinik und Befund

Symptome des familiären Mittelmeerfiebers

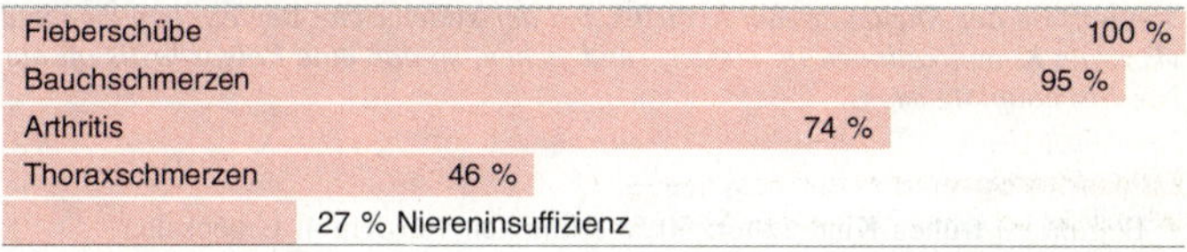

Diagnose

- *Anamnese:* Fieberschübe mit Bauchschmerzen und Mono-, Oligo- bzw. Polyarthritis mit Dominanz großer Gelenke (Knie, OSG, Schulter). Eigenanamnestisch Probelaparotomien und Appendektomie (Peritonitis!)
- *Labor:* Entzündungsparameter ↑. Krea, Harnstoff und Harnsäure ↑. Beta-2-Mikroglobulin ↑. Dysproteinämie (Nephrotisches Syndrom), Urinstatus (Proteinurie). 24 h-Sammelurin auf Krea-Clearance und Eiweiß. Erhöhte Aktivität der Dopamin-Beta-Hydroxylase im Serum
- *Metaraminol-Provokationstest:* Provokation eines milden Krankheitsschubes
  - Aufklärung über NW (Kopfschmerzen, RR-Erhöhung, Palpitationen) und Einwilligung der Eltern, ggf. Dolmetscher hinzuziehen
  - Kinder < 30 kg KG: 5 mg Metaraminol (z.B. Araminum®) i.v., bei negativem Testresultat 10 mg i.v. in 250 ml NaCl über 4 h unter Monitoring
  - Kinder > 30 kg KG sofort 10 mg Metaraminol (z.B. Araminum®) i.v. in 250 ml NaCl über 4 h unter Monitoring
  - Abgeschwächte Symptomatik nach 48 h
  - Provokationstest durch Colchizingabe unterdrückbar
- *Rö.:* nicht-erosive Arthritis. Nur in protrahierten Verläufen Gelenkspaltverschmälerung bis zur Ankylose. Sakroiliitis ein- und doppelseitig. Verzögertes Knochenalter möglich. Rö-Thorax
- *Sono:* Pleuraerguß, Perikarderguß, abdominelle Serositis
- *Nierenbiopsie:* in bis zu 60 % Nierenamyloidose, die in bis zu 25 % zur terminalen Niereninsuffizienz führt (☞ 11.2)
- *Rektumbiopsie:* Amyloidosenachweis.

Therapie

Colchizin: Therapie der Wahl zur Verhinderung der Amyloidose (z.B. Colchicum®-Dispert) 1–2 mg tägl. als Dauermedikation.

Tips, Tricks & Fallen

- Der Zeitraum bis zur Diagnosestellung beträgt durchschnittlich 4 J.
- Bei rechtzeitiger Diagnosestellung läßt sich die Nierenamyloidose durch Colchizin-Prophylaxe verhindern
- Falsche Diagnose belastet den Pat. mit NW der Colchizinmedikation.

7.2.3 Still-Syndrom

Sonderform der Rheumatoiden Arthritis, bei der systemische Begleitsymptome und viszerale Komplikationen im Vordergrund stehen, so daß eine Polyarthritis oft nur Nebenschauplatz ist.

Epidemiologie

- Beginn im frühen Kindesalter: 50 % erkranken vor dem 4. Lebensalter
- Beginn im Jugendalter: vereinzelt
- Beginn im Erwachsenenalter (adulter M. Still): sehr selten. Höchstwahrscheinlich hohe Dunkelziffer (milde Verlaufsformen, Fehldiagnosen).

Klinik und Befund

- Fieberschübe mit septischem Charakter: septisch, remittierend mit abendlichen Spitzen. Häufig > 3 Wo. Dauer
- Hepatosplenomegalie
- Lymphknotenvergrößerungen: Zervikal, nuchal, inguinal, abdominal
- Polyarthritis: Hand-, Ellbogen- und Kniegelenke bevorzugt, jedoch sämtliche Gelenke möglich. (Sub-) Luxationen und Ankylosen möglich. Häufig Karpalarthritis mit Karpaltunnelsyndrom (☞ 12.5.1)
- Cephalgien: HWS-Befall 2/3 der Kinder. Auf sog. „5. Extremität" achten (☞ 7.1)
- Makulopapulöses Exanthem: Rumpfbetont, fein- bis grobfleckig, hellrot, konfluierend
- Kachexie bei chronischem Verlauf: AZ widerspiegelt den konsumierenden Entzündungsprozeß
- Zeichen der Niereninsuffizienz bei chronischem Verlauf: Amyloidose (☞ 11.2).

7

Diagnose

- *Anamnese:* Fieberschübe mit Kachexie, Polyarthritis (insbes. Karpalarthritis mit eingeschränkter Dorsalext.) und Tenosynovitis, Hepatosplenomegalie, Lymphadenopathie, Pleuritis, Karditis, Neuropathie
- *Labor:* Entzündungszeichen (BSG ↑↑, CRP ↑↑↑, Leukozytose bis 30 000/mm^3, Anämie). GOT ↑, GPT ↑, γ-GT ↑. Urinstatus, 24h-Sammelurin auf Kreatininclearance und Eiweiß, ggf. Diskelektrophorese (glomeruläre oder tubuläre Proteinurie?). Zur DD Blutkulturen, ANA, HLA-B27. RF und ANA sind negativ
- *Rö:* Hände, Füße, betroffene Gelenke (Hüfte, Knie, Schulter), ISG, HWS. Arthritische Weichteil-, Direkt- und Kollateralphänomene, insbes. CMC II und III, interkarpal. MCP fast immer unauffällig. Zervikalarthritis mit (partieller) Blockwirbelbildung. Sakroiliitis. Thorax zur DD
- *Szinti:* Aktivitätsanreicherung an asymptomatischen Gelenken (Zervikalarthritis, Sakroiliitis, Koxitis). Nach Vorliegen des Szinti gezieltes Rö
- *Sono:* Abdomen-Sono, Echo, Arthro- und Weichteilsono unerläßlich
  - Hepatosplenomegalie, Lymphome, Pleuraerguß. Konsumierende Erkrankung (Tumor?)
  - Perikarderguß
  - Koxitis, Radiokarpalarthritis/Tenosynovitis
- *Knochenmarkpunktion:* Histologie und Zytologie zur DD (Leukämie?)
- *Lymphknotenbiopsie:* evtl. zur DD.

Symptome des Still-Syndroms im Kindesalter (nach Kölle 1975)

Fieberschübe	100 %
Synovitiden	100 %
Anämie	95 %
Splenomegalie	80 %
Hepatomegalie	80 %
Lymphadenopathie	75 %
Karditis	60 %
Pleuritis, Peritonitis	60 %
Nephropathie	14 %
Iridozyklitis	2 %

Symptome des Still-Syndroms im Erwachsenenalter (adulter M. Still)

Fieberschübe	100 %
Synovitiden	100 %
Exanthem	90 %
Pharyngitis	60 %
Lymphadenopathie	60 %
Splenomegalie	50 %
Hepatomegalie	40 %
Gewichtsverlust	35 %
Pleuritis, Perikarditis	25 %
Pneumonitis	10 %
Nephropathie	5 %

DD

DD ist schwierig! Infektiöse und neoplastische Erkrankungen müssen ausgeschlossen werden

- Infektiöse Erkrankungen: Pneumonie, Pyelonephritis, Otitis media, Myokarditis
- Lymphatische Leukämie, Lymphome und andere hämatologische Erkrankungen
- Reaktive Arthritis, insbes. Poststreptokokkenrheumatismus (☞ 8.2)
- SLE und andere Kollagenosen im Kindesalter (☞ 9.1)
- Kawasaki-Syndrom (☞ 9.2.8) und andere Vaskulitiden (☞ 9.2).

Therapie

- *KG, Ergo, Phys. Therapie:* ☞ 7.1
- *Psychosomatik* (☞ 19): sehr wichtig bei Kindern und Jugendlichen (Familie, Freunde, Schule)

- *Medikamentöse Therapie* (☞ 15):
  - Hohe Krankheitsaktivität: Steroide (z.B. Decortin® H 100 mg tägl.) für 1–2 Wo., dann Reduktion auf Erhaltungsdosis (☞ 15.3), Basistherapie mit Cyclophosphamid, z.B. Endoxan® 50–100 mg/d). Bei Kindern nur kurze Steroidtherapie anstreben. Steroidstoßherapie bei Karditis (☞ 15.7). 7S-Immunglobuline (Studien liegen noch nicht vor)
  - Mittlere Krankheitsaktivität: Low-Dose-Steroide (z.B. Decortin® H 1–7,5 mg tägl.), Basistherapeutika (Azathioprin, z.B. Imurek® 100–150 mg tägl.; Methotrexat, z.B. Lantarel® 10–40 mg/Wo.). Bei Kindern Dosisanpassung
  - Niedrige Krankheitsaktivität: NSAR bedarfsorientiert (☞ 15.2). Bei Kindern Naproxen (z.B. Proxen® 10–15 mg/kg tägl.), Low-Dose-Steroide. Steroide nur mit größter Zurückhaltung einsetzen (Wachstumshemmung, Osteoporose, aseptische Knochennekrose)
- *Injektionen* (☞ 3.1): Steroide großzügig i.a. soviel wie möglich und früh mit Triamcinolonhexacetonid (z.B. Lederlon®). Ind. zur Synoviorthese (☞ 3.1.3) sehr selten bei therapierefraktärer Oligoarthritis bzw. dominierendem größeren Gelenk (Gonarthritis, Omarthritis)
- *OP* (☞ 16): Synovektomie bei Therapieresistenz. Achsenkorrektur bei schweren Deformitäten und Kontrakturen.

Prognose

- Kindesalter: hängt ab von der Entwicklung einer Amyloidose, die zur Niereninsuffizienz führt
- Erwachsenenalter: in 30 % schwere Schübe mit Karpalarthritiden, die zu Ankylosen führen. Auch Ankylosen der HWS.

- Bei Fieber unklarer Genese immer an Still-Syndrom denken
- Eine Karpalarthritis ist immer verdächtig auf ein Still-Syndrom
- RF und ANA sind beim Still-Syndrom nicht nachweisbar
- Eine Pharyngitis ist charakteristisch für einen adulten M. Still.

7.2.4 Pfropf-RA

Eine RA, die sich auf eine bestehende Polyarthrose aufpfropft.

Klinik und Befund

- Polyarthritis: Wechsel von langjährigen Polyarthralgien (Morgensteifigkeit < 30 Min.) zu einem polyarthritischen Beschwerdebild (Morgensteifigkeit > 30 Min., Schwellungen)
- Häufig Heberden- und Bouchard-Polyarthrose, auf die sich die synovitischen Schwellungen aufpfropfen
- Allgemeines Krankheitsgefühl.

Diagnose

- *ARA-Kriterien* (☞ 7.1)
- *Labor:* Entzündungsparameter ↑ (BSG, CRP)
- *Rö:* Arthritische Weichteil-, Direkt- und Kollateralphänomene.

DD

Wichtigste Fragestellung ist immer Heberden-Bouchard-Polyarthrose (☞ 10.1) bzw. Psoriasisarthropathie (☞ 8.3).

Therapie

- Grundsätzlich wie RA (☞ 7.1)
- Intensivierung der lokalen Maßnahmen, insbes. Gelenkinjektionen mit LA/ Steroiden (z.B. Scandicain® 1 % mit Lederlon®) unter DL (☞ 3.1)
- Oft gutes Ansprechen auf Low-Dose-Steroidtherapie (Prednisolon, z.B. Decortin®H 1–7,5 mg tägl.).

Tips, Tricks & Fallen

- Eine Morgensteifigkeit > 30 Min. ist immer verdächtig auf eine RA und deren Sonderformen
- BSG ist wichtiger Parameter zur Differenzierung -ose und -itis: altersentsprechende Normwerte beachten; mit zunehmendem Alter verschiebt sich der Normwert nach oben
- Oft sehr schwierige Rö-Unterscheidung von erosiver (destruierend-mutilierender) Arthrose, Psoriasisarthropathie und RA.

7.2.5 Alters-RA

Synonym: (late onset rheumatoid arthritis = LORA). Eine nach dem 60. LJ. auftretende RA, die eine modifizierte Symptomatik zur früher beginnenden Verlaufsform aufweist. Überlappungen bzw. Sonderform zur Polymyalgia rheumatica werden diskutiert.

Klinik und Befund

- Häufig akute Mon- oder Oligoarthritis, große Gelenke (Schulter, Knie, Hüfte) dominieren
- Häufig klinisch aggressiver Verlauf wie bei RS$_3$PE-Syndrom
- Ausgeprägte Allgemeinsymptome: Fieber, Gewichtsabnahme, Mattigkeit
- Rasche Muskelatrophie
- Häufig extraartikuläre Manifestationen.

Diagnose

- *ARA-Kriterien:* ☞ 7.1
- *Labor:* Entzündungsparameter ↑↑↑ (BSG, CRP)
- *Rö:* Arthritische Weichteil-, Direkt- und Kollateralzeichen an den klinisch befallenen Regionen.

Therapie

- Oft gutes Ansprechen auf Low-dose-Steroidtherapie: Prednisolon, z.B. Decortinn®H 1-7,5 mg tägl.
- Eine Basistherapie ist nur bei persistierend hoher Entzündungsaktivität, höherem Steroidbedarf und extraartikulärer Manifestation indiziert.

Tips, Tricks & Fallen

Oft ist eine strikte Trennung von Alters-RA und Polymyalgia rheumatica (☞ 9.2.4) nicht möglich.

7.2.6 Felty-Syndrom

Variante einer seropositiven, nodösen RA mit Splenomegalie und Leukozytopenie.

Epidemiologie

- 1 % aller RA-Pat., die schon seit > 10 J. an einer RA leiden
- 2/3 aller Pat. sind postmenopausal.

Pathogenese

- Leukopenie: Zytotoxische AK, Destruktion von Granulozyten, Immunkomplexe, gesteigerte Sequestration in der Milz. Knochenmark: hyperplastische Granulopoese
- Splenomegalie: ungeklärt.

Klinik und Befund

- RA: seit > 10 J. schwere, progredient-destruierende Verlaufsform (☞ 7.1)
- Rheumaknoten: oft knollenartig an Ellenbogenstreckseite (☞ 7.1)
- Extraartikuläre Manifestationen: Unterschenkelulzerationen (Vaskulitis), Perikarditis, Mononeuritis multiplex, Episkleritis
- Sekundäres Sjögren-Syndrom (☞ 9.1.5)
- Eingeschränkte Immunabwehr mit rezidivierenden Infektionen: eitrige Bronchitis, Laryngitis, Sinusitis. Furunkulose, Harnwegsinfekte, Endokarditis
- Gewichtsverlust: oft sehr rasch auftretend
- Leberzirrhose-Zeichen: Hautpigmentierungen
- Zunahme des Bauchumfanges: Hepatosplenomegalie.

Diagnose

- *Anamnese:* Langjährige RA mit nodöser, extraartikulärer Verlaufsform
- *Labor:* Leukopenie (500–4 500 Leukos), Granulozyten ↓, Thrombos ↓ (selten), AP ↑, GOT ↑, GPT ↑, γ-GT ↑. RF ↑↑↑, ANA ↑ mit Anti-Histon-AK, pANCA (bis 40 % positiv). Zur DD Hepatitisserologie (A-E, Zytomegalie, Epstein-Barr), AMA (primär biliäre Zirrhose). Cholinesterase ↓ bei Zirrhose
- *Rö:* Destruierende Verlaufsform mit größeren Substanzdefekten, Fehlstellungen und Ankylosen
- *Sono:* Hepatosplenomegalie, Leberzirrhose-Zeichen, Perikarderguß, Pleuraerguß, Endokarditis
- *Knochenmarkpunktion:* Zentrale oder periphere Leukopenie (toxische Schädigung, Osteomyelofibrose, lymphoproliferative Erkrankungen)
- *Leberbiopsie:* Chronisch aktive/persistierende Hepatitis, Leberzirrhose.

DD

- Medikamentös induzierte Leukopenie (☞ 15.4): Sulfasalazin (z.B. Pleon® RA), MTX (z.B. Lantarel®), Cyclophosphamid (z.B. Endoxan®)
- Leberzirrhose: postinfektiös, primär biliär, Hämochromatose, M. Wilson
- Vaskulitis (☞ 9.2): SLE (☞ 9.1.1) (Leukopenie ist die Folge der Lymphopenie), Panarteriitis nodosa (☞ 9.1.2)
- Lymphome, Leukämie: Verdrängung der weißen Reihe im Knochenmark.

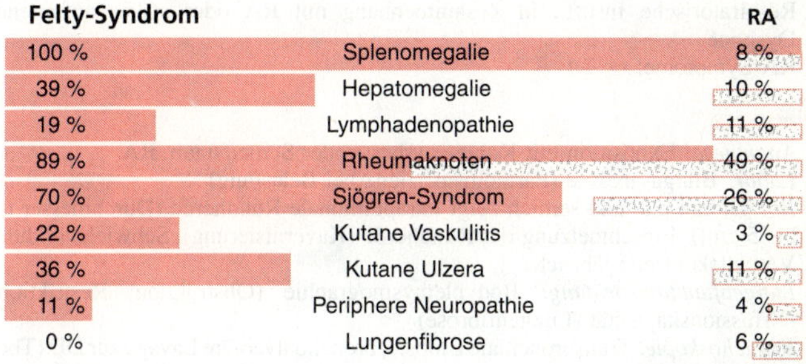

Abb. 7.14: Extraartikuläre Manifestationen bei Felty-Syndrom und RA (nach Sibley 1991)

Therapie

- Grundsätzlich wie bei der aggressiven Verlaufsform der RA (☞ 7.1). Basistherapie meistens indiziert: MTX (z.B. Lantarel®) 10–25 mg/Wo. mit guten Therapieerfolgen. Steroide bessern Leukopenie (Markausschwemmung)
- Bei aggressiven Verläufen mit extra-artikulärer Beteiligung: Steroid-Stoßtherapie (z.B. 500–1 000 mg Urbason®) für 3 Tage oder Cyclophosphamid (z.B. Endoxan®) 100 mg tägl. oder als Stoßtherapie (z.B. 1000 mg alle 4–6 Wo.) unter BB-Kontrollen
- Experimentell (☞ 15.4.3) (Studien liegen noch nicht vor): 7S-Immunglobuline (z.B. Polyglobin®), evtl. in Kombination mit Plasmapherese.

Häufigste Fragestellung einer langjährigen RA, die eine Leukozytopenie entwickelt: Felty-Syndrom. Medikamentös-toxische Schädigung. Leberzirrhose. Knochenmark- und evtl. Leberbiopsie sind unerläßlich.

7.2.7 Kaplan-Syndrom

Sonderform der RA mit Bildung von intrapulmonalen Knoten bei bekannter Pneumokoniose (Silikose).

Häufigkeit

Mit Rückgang der Silikose sehr selten. Früher 30 % der RA-Pat.

Klinik und Befund

- Respiratorische Insuff.: in Zusammenhang mit RA oder später auftretende Dyspnoe
- RA-Symptome: ☞ 7.1

Diagnose

- *Anamnese:* Exposition mit Kohle-, Asbest- oder Schleifstaub. RA
- *Labor:* Blutgasanalyse (Partialinsuffizienz bei Belastung)
- *Rö:* Thorax p.a. und seitlich zeigt intrapulmonale Rundherde (Durchmesser 0,5 bis 5 cm!), Einschmelzung der Rundherde (Kavernisierung), Schwielenbildung. Verlaufskontrolle jährlich
- *Lungenfunktionsprüfung:* Bodyplethysmographie (Obstruktion, Restriktion), Diffussionskapazität (Lungenfibrose)
- *Bronchoskopie:* Transbronchiale Biopsie, bronchoalveoläre Lavage zur DD (Tbc).

7

DD

- Silikose, Silikotuberkulose, Rundherdpneumokoniose
- Intrapulmonale Rheumaknoten bei RA
- Panarteriitis nodosa (☞ 9.2.1), Churg-Strauss-Syndrom (☞ 9.2.3) mit einschmelzenden Lungeninfiltraten (Kavernenbildung häufig!)
- Bronchialkarzinom, Adenom.

Therapie ☞ 7.1.

Tips, Tricks & Fallen

- Eine Silikose kann einer Lungenfibrose bei RA sehr ähnlich sein
- Hinter einer Silikose kann sich eine Tbc verbergen. Unter immunsuppressiver Therapie der RA sind deshalb Rö.-Kontrollen sehr wichtig
- Bei „Bergbaulunge“ häufig RF ohne klinischen Hinweis für RA.

7.2.8 Palindromer Rheumatismus

Rezidivierende, anfallsartige, akute Arthritis ohne dauerhafte Gelenkschädigung. Diskutiert wird eine Sonderform der RA (Prodromalstadium? Atypische Manifestation/Verlaufsform?)

Klinik und Befund

- Arthritis
  - Monarthritis, Oligoarthritis: Knie, Handgelenk, Schulter
  - Aperiodisch auftretend: Wo. bis Mon. Pause. Dauer 1–4 Tage
  - Anfallsartiger Charakter mit Weichteilbeteiligung wie Gichtanfall. Schwellung von Handrücken, Unterarmstreckseite, Achillessehne
  - Knötchen an Hand- und Fingersehnen
- Fehlender Hinweis für Haut-, Augen- und darmassoziierte Symptome.

Diagnose

- Ausschlußdiagnose
- *Labor:* Unspezifische Entzündungszeichen (BSG ↑)
- *Rö:* Normalbefund auch noch nach Jahren trotz rezidivierender Arthritis.

DD

- Erstmanifestation (Prodromalstadium) einer RA (☞ 7.1.1)
- Kristallarthropathie (Gicht, Chondrokalzinose) (☞ 11.1)
- Hydrops intermittens: periodisch auftretende Gelenkergüsse ohne erkennbare Grunderkrankung
- Reaktive Arthritis (☞ 8.2)
- Vaskulitiden (☞ 9.2)
- Kollagenosen(☞ 9.1)
- Paraneoplastisches Syndrom (☞ 12.4.5).

Therapie

- *Physik. Ther.:* Kryotherapie, Ultraschall, ggf. milde Wärme
- *Medik. Ther.:* NSAR (Ibuprofen, z.B. Imbun® 800 mg) bedarfsorientiert, lokale NSAR-Externa (z.B. Voltaren® Emulgel). Keine Ind. zur Einleitung einer Basistherapie.

Tips, Tricks & Fallen

- Der palindrome Rheumatismus muß als potentielle RA angesehen werden, deshalb regelmäßige klinische, serologische und radiologische Verlaufskontrollen
- Wegen fehlender radiologischer Destruktion und DD (insbes. Gicht, Kollagenosen) keine Einleitung einer Basistherapie.

8

Spondylarthropathien und ähnliche Arthritiden

Jürgen Braun
Thomas Bitsch

Spondylarthropathie ist der Überbegriff für eine Reihe von entzündlich rheumatischen Erkrankungen, die neben klinischen Gemeinsamkeiten wie der charakteristischen Beteiligung des Achsenskeletts, einer typischen Oligoarthritis und verschiedenen extraartikulären Manifestationen eine hochgradige Assoziation mit dem genetischen Marker *HLA B 27* aufweisen.

Die Termini *Spondylarthropathie, Spondylarthritis* und *Spondarthritis* werden, zum Teil mit dem Zusatz „seronegativ" versehen, synonym verwendet. Die Deutsche Gesellschaft für Rheumatologie verwendet offiziell den Begriff *Spondarthritis*. Die Autoren haben angesichts der Tatsache, daß sich der Terminus *spondylarthropathy* international zunehmend durchsetzt, den Begriff *Spondylarthropathie* verwendet. Die EULAR verwendet zunehmend den Begriff der *Spondyloarthritis,* der sich höchstwahrscheinlich auch international bald durchsetzen wird.

Übersicht über die Spondylarthropathien

- Ankylosierende Spondylitis (M. Bechterew)
- Reaktive Arthritis (inkl. Reiter-Syndrom)
- Psoriasisarthritis (Subgruppe mit Befall der unt. Extr./WS)
- Arthritis bei chronisch entzündlichen Darmerkrankungen
- Undifferenzierte Spondylarthropathie.

Die Spondylarthrose ist eine degenerative Wirbelsäulenerkrankung und keine Spondylarthropathie. Der eher der RA-ähnliche Subtyp der Psoriasisarthritis ist nicht zu den Spondylarthropathien zu zählen.

Klinische Gemeinsamkeiten der Spondylarthropathien

- Entzündlicher Rückenschmerz (Sakroiliitis, Spondylitis)
- Vorwiegend die untere Extremität betreffende meist asymmetrische Oligoarthritis
- Enthesiopathie
- Daktylitis
- Extraartikuläre Manifestationen: Psoriasis, Urethritis, entzündliche Darmveränderungen, Uveitis.

Kriterien der europ. Studiengruppe für Spondylarthropathie

(ESSG, 1991)

Hauptkriterien (aktuell oder anamnestisch) *entweder*

- Entzündlicher Rückenschmerz *oder*
- Asymmetrische periphere Arthritis mit Betonung der unteren Extremitäten

und eins der folgenden Nebenkriterien :

- Familienanamnese (Verwandter 1. oder 2. Grades mit Sp.a., Psoriasis, akuter Uveitis, reaktiver Arthritis od. chron. entzündl. Darmerkrankung)
- aktuell oder anamnestisch: Psoriasis, chron. entzündl. Darmerkrankung, alternierender Gesäßschmerz, Enthesiopathie, akute Diarrhoe (innerhalb von 1 Monat vor Beginn der Arthritis), Urethritis (Nicht-Gonokokken Urethritis oder -Zervizitis innerhalb 1 Mon. vor Beginn der Arthritis)
- Sakroiliitis (radiologische Sakroiliitis bilateral Grad 2–4 oder unilateral Grad 3–4).

Achtung! Dies sind Klassifikationen, die sich für epidemiologische Studien, aber nur eingeschränkt für Diagnosen bei individuellen Patienten eignen (z.B. fehlen anteriore Uveitis und Daktylitis).

Klinische Diagnosekriterien für entzündl. Rückenschmerz

- Beginn vor dem 45.LJ.
- Langsamer Beginn
- Dauer länger als 3 Mon.
- Morgensteifigkeit
- Besserung durch Bewegung.

Für die klinische Diagnose „entzündlicher Rückenschmerz" müssen 4 von 5 Kriterien erfüllt sein.

8.1 Spondylitis ankylosans (M. Bechterew)

Die wesentlichen Leitsymptome der Spondylitis ankylosans (Sp.a.) sind „entzündlicher Rückenschmerz" sowie zunehmende Steifheit, Schmerzen und Bewegungseinschränkung in der WS und im Thorax. Weitere mögliche Symptome sind Iritis, anteriore Uveitis und periphere Arthritis. Höchste HLA B-27-Assoziation (95%).

Ätiologie

- Ätiopathogenese ist nicht bekannt
- Grundlage der Assoziation mit HLA-B27 ist bisher unklar
- Klebsiellen, Shigellen, Yersinien, Chlamydien und Salmonellen werden als Auslöser diskutiert.

Epidemiologie

- In Deutschland sind etwa 8 % der Bevölkerung HLA B27 positiv. An einer Sp.a. erkranken 0,1–0,5 % der gesamten und 2–5 % der HLA B27-pos. Bevölkerung. Mehr als 90 % der HLA B27-positiven Menschen bleiben gesund!
- Wenn ein Verwandter 1.Grades an einer Sp.a. erkrankt ist, beträgt das Risiko einer Sp.a. 20 %, bei eineiigen Zwillingen 60 %

- Nachdem für die Sp.a. früher ein Verhältnis von betroffenen M zu F von 16 : 1 angegeben wurde, geht man heute eher von 2–3 : 1 aus, wobei zu berücksichtigen ist, daß Frauen insgesamt leichtere Verläufe haben, seltener geröntgt werden und damit häufiger der Diagnose entgehen. Wichtig in diesem Zusammenhang ist auch, daß schwere Fälle von radiologisch evidenter Sakroiliitis klinisch asymptomatisch verlaufen können
- Das mittlere Alter bei Symptombeginn ist 26 Jahre, die Krankheit beginnt selten vor dem 16. und nach dem 45. LJ.

Verlaufsformen der Sp.a. *(modifiziert nach Gran und Husby 1992)*

- Klassische Sp.a.: Sakroiliitis, Spondylitis, Enthesiopathie
- Schnell progredient destruierende Form: Bambusstabwirbelsäule
- Chronische Sakroiliitis: nur ISG betroffen
- Rein spinale Form: ohne ISG-Beteiligung
- Asymptomatische Form: radiologisch ISG betroffen
  - Mit/ohne periphere Gelenkbeteiligung
  - Mit/ohne anteriore Uveitis.

Klinik und Befund

Skelettmanifestationen

- Sakroiliitis (98 %, ☞ 6.21 ISG-Symptomatik), Spondylitis
- Stammnahe Arthritis (Schulter-, Hüftgelenke) (☞ 6.2)
- Periphere Arthritis (20-30 %)
- Enthesiopathie (20-30 %) (☞ 12.2.2)
- Spondylodiszitis
- Osteoporose (☞ 13.1).

Extraskelettale Manifestationen

- Anteriore Uveitis (Iridozyklitis)
- Kardiovaskuläre Beteiligung
- Pulmonale Beteiligung
- Cauda equina Syndrom
- Kolitis
- Amyloidose (☞ 11.2).

Stadien der Spondylitis ankylosans

- In Frühstadien sind Anamnese (entzündlicher Rückenschmerz?, Schmerzen, Einschränkung der Beweglichkeit der WS?, andere Sp.a.-Symptome?) und Familienanamnese (spezifische Symptome oder Diagnose einer Sp.a.?) wegweisend. Die körperliche Untersuchung kann auch gänzlich unauffällig sein. Vor allem junge Frauen werden oft fehleingeschätzt und landen beim Psychiater.
- In späteren Stadien kann die Diagnose oft schon vom Aspekt durch die fixierte Stellung der WS gestellt werden (☞ 2.2.2)
  - Mennell' Zeichen
  - Hinterkopf zu Wand-Distanz (normal < 5 cm)

- Schober (normal > 5 cm)
- Ott (normal > 3 cm)
- Thoraxexkursion (normal > 2,5 cm)
- Finger-Bodenabstand (normal und ausreichend trainiert < 5 cm)
- Lokaler Druckschmerz über den ISG (☞ 12.2)

Frühdiagnosekriterien für die Sp.a. (nach Mau und Mitarb. 1990)

Kriterien	Punkte
HLA B-27 positiv	1,5
Wirbelsäulenschmerz vom entzündlichen Typ	1
Ischialgiformer Spontanschmerz und/oder positives Mennellsches Zeichen (☞ 2.2.2 und Abb. 2.15)	1
Spontan- oder Kompressionsschmerz im knöchernen Thorax und/oder eingeschränkte Atembreite (< 2,5 cm)	1
Periphere Arthritis und/oder Fersenschmerz	1
Iritis/Iridozyklitis	1
Eingeschränkte Beweglichkeit der HWS und/oder LWS in allen Ebenen	1
BSG-Erhöhung	1
Rö-Wirbelsäulenzeichen: Syndesmophyten, Kasten-, Tonnenwirbel, Romanus-, Andersson- (☞ 5.1.4) Läsion, Arthritis der Kostovertebral- und/oder der Intervertebralgelenke	1

Ab mindestens 3,5 Punkten ist die Frühdiagnose der Sp.a. zu stellen. Ausschlußkriterien: Traumatische, degenerative oder andere nichtentzündliche WS-Erkrankungen, andere Spondylarthritisformen (z.B. Psoriasisarthritis), maligne, infektiöse, metabolische oder endokrinologische Erkrankung, andere Gründe für eine erhöhte BSG oder ein positiver RF.

- Enthesiopathien: Gelenke, Knorpel-Knochengrenzen, Syndesmosen, extraartikuläre Strukturen (Becken, Tuberositas ischii, Spina iliaca Symphyse, Trochanter major, Tuberositas tibiae, Patella-Oberrand, Schlüsselbeinunterkante, Kalkaneus, Malleolen, Wirbelfortsätze)
- Herzbeteiligung (☞ 2.3): Aortenklappeninsuffizienz, Aortitis, AV-Überleitungsstörungen
- Lungenbeteiligung (☞ 2.3): restriktive Lungenfunktionseinschränkung, Lungenfibrose (Oberlappen).

Diagnose

Bis zur Diagnosestellung des M. Bechterew vergehen auch heute noch durchschnittlich 6 Jahre!

Modifizierte Kriterien für die Spondylitis ankylosans

(New York, 1984)

Klinische Kriterien
- Tiefsitzender Rückenschmerz und Steifigkeit länger als 3 Mon., gebessert durch Bewegung, aber nicht durch Ruhe
- Eingeschränkte Beweglichkeit der Lendenwirbelsäule in sagittaler und frontaler Ebene
- Eingeschränkte Thoraxexkursion auf < 2,5 cm (korrigiert für Alter und Geschlecht)

Radiologisches Kriterium
- Sakroiliitis > Grad 2 bilateral oder Grad 3–4 unilateral (s.u.)

Sichere Sp.a
- 1. Grad 3–4 einer bilateralen Sakroiliitis *und* mindestens ein klinisches Kriterium
- 2. Grad 3 oder 4 einer unilateralen Sakroiliitis *oder* Grad 2 einer bilateralen Sakroiliitis *mit* mindestens dem klinischen Kriterium 1 *oder* den Kriterien 2 *und* 3

Wahrscheinliche Sp.a.
- Nur radiologische Kriterien einer bilateralen Sakroiliitis Grad 3–4 ohne klinische Kriterien.

8

Radiologischer ISG-Veränderungen nach „Atlas of standard radiographs"	
Grad 0	Normalbefund
Grad I	verdächtiger Befund
Grad II	milde, aber definitive Veränderungen, subchondrale Sklerosierungen
Grad III	Erosionen, Pseudodilatation
Grad IV	Ankylose

Röntgen
- WS (☞ 5.4.1): Andersson-Läsion (Spondylodiscitis), Romanus-Läsion (Spondylitis anterior), Syndesmophyten, Bambusstab, Ankylose der Wirbelbogengelenke
- ISG: Destruktions-, Sklerose- und Ankylosezeichen mit unterschiedlichem Nebeneinander der einzelnen Reaktionsmöglichkeiten. Tomographie ist sensitiver als Übersichtsaufnahme. Am sichersten zur Sicherung knöcherner Veränderungen: CT. MR und dynamisches MR (Frühdiagnose) wird, bei vorliegender

Erfahrung, zunehmend bei Kindern und Frauen eingesetzt (keine Strahlenexposition)

- Rippen-Wirbelgelenke: Verknöcherungen des Lig. costotransversarium laterale, intraartikuläre Verknöcherungen, Kapselossifikationen, Totalankylose des Gelenkes, unscharf begrenzter und erweiterter Gelenkspalt als Hinweis auf entzündliche Erosion
- Hüfte: Zeichen der chronischen Koxitis mit geringer paraarthritischer Sekundärarthrose, knöcherne Ankylose und Kapselossifikationen
- Szinti: entzündliche WS-Veränderungen stellen sich vor radiologischen Veränderungen dar. Mehrbelegung der ISG ist jedoch nicht hochspezifisch.

Cave: Diagnose M. Bechterew auf der Grundlage eines positiven Szintigramms!

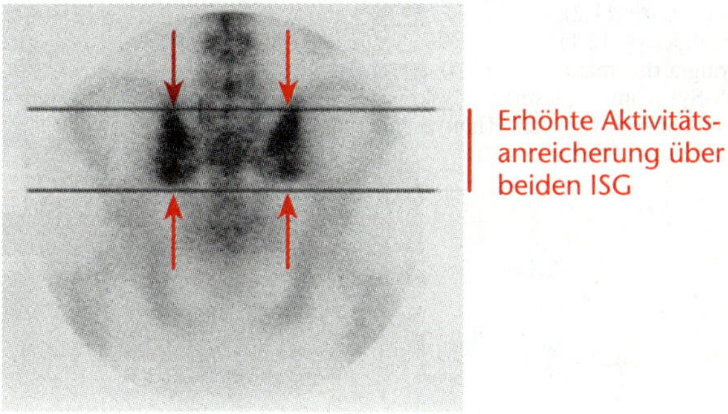

Abb. 8.1: Sakroiliitis beidseits, Szintigraphie [M 113]

DD entzündlicher Rückenschmerz/Sakroiliitis/Spondylitis (☞ auch 6.2.6, 6.2.7)

- Entzündlich: infektiöse Sakroiliitis durch Staphylokokken, Streptokokken u.a., tuberkulöse Spondylitis (☞ 14.3), Brucellose (☞ 14.1.3)
- Sarkoidose
- M. Behçet (☞ 9.2.9)
- Metabolisch: Gicht, Hypo-, Hyperparathyreoidismus (☞ 11.2)
- Manifeste Osteoporose (☞ 13.1)
- Osteomalazie (☞ 13.2)
- M. Paget (☞ 13.3)
- Osteitis condensans ilii (☞ 10.4.6, DD)

- „Mechanisch“: unspezifischer Rückenschmerz („Lumbago“), Diskusprolaps, degenerative WS-Veränderungen, M. Scheuermann, Kyphoskoliose.
- ISG-Metastasierung (Prostata-NPC, Mamma NPL)

DD der Ankylose/Syndesmophytenbildung

- Diffuse idiopathische skelettale Hyperostose (DISH, M. Forestière)
- Baastrup-Syndrom (☞ 10.4.3)
- Chondrokalzinose (☞ 11.1.2)
- Ochronose (☞ 11.2.5)
- Fluorose (☞ 13.1)
- Dialyse-Arthropathie mit WS-Beteiligung.

- Bei der Sp.a. Syndesmophyten – bei der Spondylarthrose Spondylophyten
- Differenzierung: Syndesmophyten wachsen nach kranial, Spondylophyten nach lateral.

DD Enthesiopathie (☞ 12.2.2)

- Degenerative Enthesiopathie (☞ 10)
- Metabolisch bedingte Enthesiopathie (Kalzium-Pyrophosphat-, Hydroxyapatit-, Homogentisinat-Ablagerungen) (☞ 11.1)
- Diabetes mellitus (☞ 11.2)
- Akromegalie (☞ 11.2)
- Fibromyalgie (☞ 12.1)
- Polymyalgia rheumatica (☞ 9.2.4)
- POEMS-Syndrom (Plasmazelldyskrasie, Polyneuropathie, Organomegalie, Endokrinopathie, M-Protein, Hautveränderungen)
- Neoplasien (☞ 12.4.5).

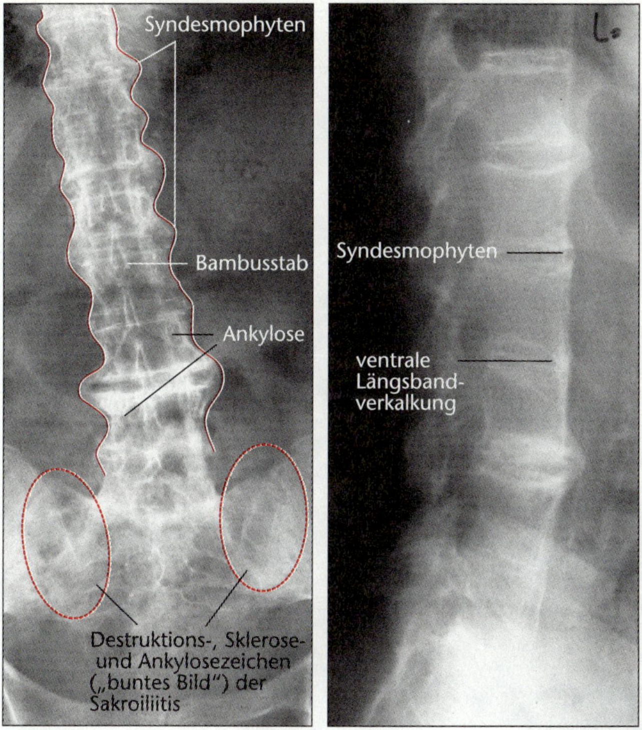

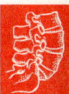

Abb. 8.2: Spondylitis ankylosans [M 113]

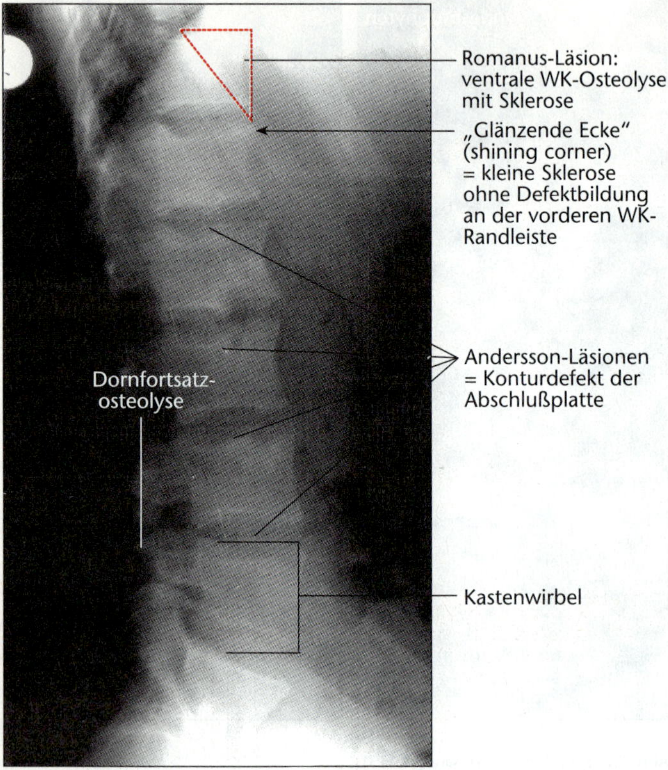

Abb. 8.3a: Spondylitis ankylosans Typ A und B [M 113]

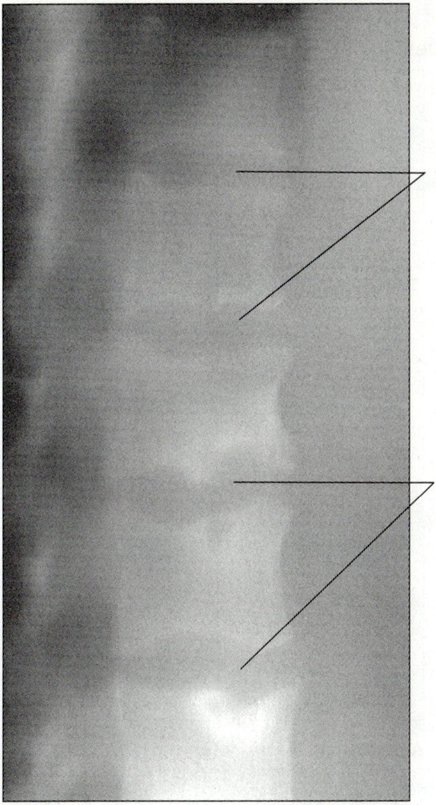

Abb. 8.3b: Tomographie Spondylitis ankylosans Typ A [M 113]

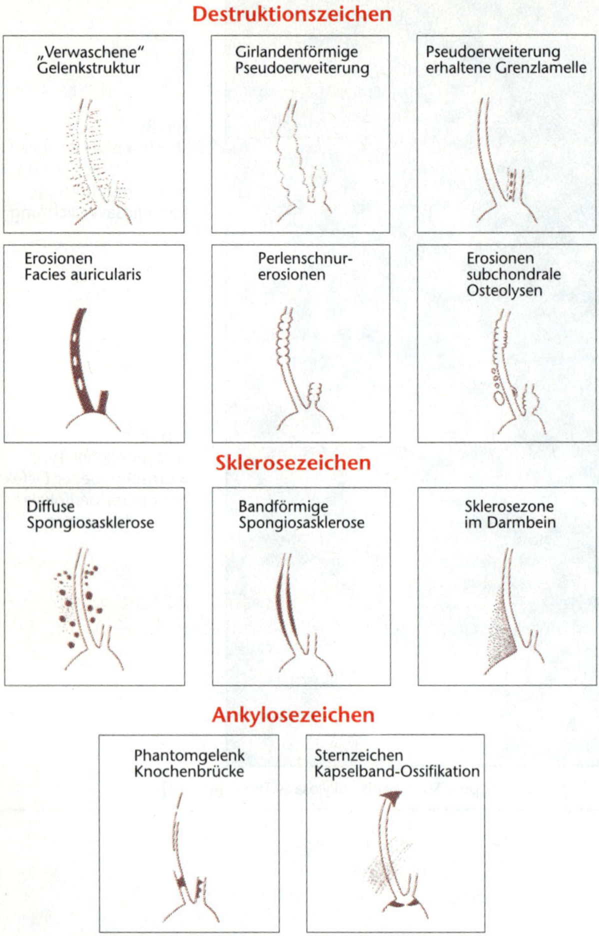

Abb. 8.4: Röntgenzeichen der Sakroiliitis bei Sp.a. [E 140]

Therapie

- *Allgemeines Behandlungskonzept:* Entgegenwirken von Versteifungtendenz der WS, Kyphosierung der BWS, Verschlechterung der Thoraxbeweglichkeit, Fortschreiten der muskulären Dysbalance
- *KG, Ergo:* Konsequente KG allein, in Gruppen und in der physiotherapeutischen Praxis kann bei vielen Pat. zu einer deutlichen Besserung der klinischen Symptomatik führen, dies wurde vor allem in kurzfristigen Verlaufsstudien gezeigt. Schon in frühen Krankheitsphasen sollten regelmäßig, d.h. mindestens täglich spezielle KG-Übungen erlernt und vor allem durchgeführt werden
- Sporttherapie: Bewegungstherapie mit Berücksichtigung der Prinzipien des sportlichen Trainings.
  - Ziele: Verbesserung der Beweglichkeit, der Muskelkraft und der allgemeinen aeroben Ausdauer. Steigerung der Langzeitmotivation
  - Sportartvoraussetzungen: keine starken Erschütterungen, keine Kyphosierung der WS, keine einseitigen Belastungen, kein hohes Verletzungsrisiko. Selbständiges Durchführen mit gewisser Freude ist unerläßlich, da lebenslange Bewegungstherapie
  - Sportarten: Schwimmen, Mountain Biking, Skilanglauf, Waldlauf, Volleyball, Aquajogging
- *Patientenschulung:* Erlernen der KG-Übungen für zu Hause (Stadien-adaptiert!), Vermeiden von längerem Verharren in ungünstigen Haltungen (Schreibtischarbeit), Verbessern der Atemtechnik, Vermeiden von Nikotin, Ermutigen zu Schwimmen und Badminton, Berufsberatung, Hinweis auf Selbsthilfeorganisationen
- *Physik. Ther. (☞ Kap. 17):* Hydrotherapie kann vor allem initial bei starker Bewegungs- und Funktionseinschränkung hilfreich sein. Wärmeanwendungen, Eisbehandlung, Kurzwellentherapie, Interferenzstrombehandlung, Ultraschall und transkutane Nervenstimulation können zu subjektiven und funktionellen Verbesserungen führen
- *Medik. Ther.:*
  - NSAR (☞ 15.2) bei Schmerzen, Steifheit und zur Verbesserung der krankengymnastischen Möglichkeiten (Höchstdosen symptomadaptiert): Indometacin (z.B. Amuno®) 150 bis 200 mg tägl., Naproxen (z.B. Proxen®) bis 1 500 mg tägl., Diclofenac (z.B. Voltaren®) bis 150 mg tägl., Ibuprofen (z.B. Tabalon®) bis 2 400 mg tägl., Piroxicam (z.B. Felden®) bis 20 mg tägl., Phenylbutazon (z.B. Butazolidin®) 400–600 mg tägl. in sehr schweren Fällen. In schweren Krankheitsphasen sind zum Teil hohe Dosen erforderlich. NSAR auch, um besser KG machen zu können
  - In mehreren Studien auch gutes Ansprechen auf Cox2-selektive NSAR
  - Basistherapeutika (☞ 15.4.2): Bei peripherer Arthritis: Sulfasalazin (z.B. Pleon® RA) 2–3 g/die. Bei im Vordergrund stehender Achsenskelettmanifestation in frühen Stadien: Versuch mit Sulfasalazin 2–3 g tägl. über mindestens 4 Mon. Zur Basistherapie mit Gold oder MTX liegen nur vereinzelte, zum Teil positive Berichte, vor
  - Biologicals (☞ 15.4.2): erste gute Erfahrungen mit TNF-α-Therapie. Zulassung ist beantragt
  - Kortikoide (☞ 15.3): low dose Steroide (z.B. Decortin® H) < 7,5 mg tägl. bringen selten eine Beschwerdelinderung. In akuten Phasen bei sehr schweren Verläufen ist eine Steroid-Stoßtherapie (z.B. Urbason®) 500–1 000 mg für 2–3 Tage möglich. Bei Uveitis Kortikoid-haltige Augentropfen

- *Injektionen* (☞ 3.2): Kortikoide intraartikulär in periphere Gelenke (z.B. Lederlon®) und peritendinös an Sehnenansätze (z.B. Celestan®). Sakroiliakalgelenke (z.B. CT-gesteuert, mittlere Beschwerdebesserung 9 Mon.). Bei Uveitis intraokuläre Steroidinjektion (Augen-Konsil)
- *Strahlentherapie*: lokale Bestrahlung bei ther.-refraktärer Enthesiopathie und bei schweren Verläufen als ultima ratio bei Rückenschmerzen (cave: erhöhtes Leukämie-Risiko). Bei Abbruch einer NSAR-Therapie wegen NW ist bei heftigen Schmerzen und Zunahme der Kyphose eine Strahlentherapie mit Radium-224 zu diskutieren (10 Behandlungen im Abstand von 1 Wo.)
- *Operative Ther.:* Ind. bei fortgeschrittener Sp.a.
  - Atlanto-axiale Dislokation: zervikale Fusion
  - Syndrom des „letzten" Gelenks: spinale Fusion
  - Haltungsverbesserung: Keilosteotomie
  - Begradigungs-OP bei fixierter BWS-Kyphose
  - Erosive Arthritis des Hüftgelenks: TEP.

Prognose

- Der Verlauf der Sp.a. ist sehr variabel und geht meist über Jahrzehnte
- Die Erkrankung kann in jedem Stadium völlig zum Stillstand kommen
- Etwa 10–20 % verlaufen progredient und führen zu weitgehender Einsteifung der WS und schweren Behinderungen. Vor allem bei frühem Beginn vor dem 18. LJ. kommen sehr schwere und rasch progrediente Verläufe vor
- Insgesamt 80 % der Sp.a.-Pat. bleiben aber bei eingeschränkter Beweglichkeit erwerbsfähig
- Die Gesamtprognose ist quoad vitam allgemein kaum reduziert; prognostisch ungünstig: schwere Einsteifung der WS in ungünstiger Stellung, Hüftgelenksbefall, sehr früher Beginn, Unwirksamkeit von NSAR.

  Mögliche Komplikationen: pulmonale Fibrose, Nierenamyloidose, IgA-Nephritis und kardiale Beteiligungen.

Tips, Tricks & Fallen

- Am schwierigsten ist die Frühdiagnose: Gute Anamnese und gezielte bildgebende Verfahren tragen zur Objektivierung bei
- Immer auch an neurologische Komplikationen denken: Cauda-equina-Syndrom, pathologische Frakturen der WS, atlanto-axiale Subluxation mit spinalem Querschnittssyndrom, epidurale Hämatome nach Bagatelltrauma, spastische Paraparese bei ausgeprägter BWS-Kyphosierung
- Sp.a. und RA stellen keine sich ausschließenden Krankheiten dar! Koexistenz ist möglich
- CRP-Bestimmung (quantitativ) eignet sich besser zur Frühdiagnose, Therapieüberwachung und Verlaufskontrolle als BSG!
- Wegen der Gefahr der Stigmatisierung von Pat. den Begriff „M. Bechterew" nur bei schweren Verlaufsformen verwenden.

8.2 Reaktive Arthritis

Reaktive Arthritiden treten wenige Tage bis Wochen nach einer auslösenden primär gelenkfernen Infektion im Urogenital-, Intestinal- oder Respirationstrakt auf. Definitionsgemäß läßt sich der Erreger aus der Synovialflüssigkeit nicht kultivieren. Als Leitsymptom steht eine asymmetrische Mon/Oligoarthritis mit Betonung der unteren Extremität im Vordergrund.

Ätiologie

- Noch nicht völlig klar
- Die Bakterien, die die vorausgehende triggernde Infektion bedingen, gelangen auf nicht geklärte Weise ins Gelenk, persistieren dort und lösen eine Immunantwort aus, die für die Arthritis verantwortlich ist
- Die Rolle von HLA B27 ist ebenfalls noch unklar; sie besteht möglicherweise in der Präsentation bakterieller Peptide.

Epidemiologie

- Prävalenz ca. 0,05 %
- M:F etwa gleich häufig. Alter eher < 40. LJ.
- Anamnestisch erfragbare vorhergehende Infektion in 50–70 %. Chlamydieninfektionen verlaufen häufig asymptomatisch. Neuinfektionen mit Chlamydien kommen nicht selten nach kürzerer Zeit zurückliegenden Wechsel des Sexualpartners vor.

Klinik und Befund

- *Anamnese:* Ist für die Diagnose meist entscheidend!
  - Vorausgegangene Infektion? (Blase, Niere, Prostata, Urethra)
  - Wechsel des Sexualpartners?
  - Evtl. nur geringe Stuhlgangsabnormität?
- *Untersuchng:*
  - Geschwollene, schmerzhafte, meist funktionseingeschränkte periphere Gelenke, meist der unteren Extremität; oft Einzelbefall
  - Enthesiopathie (Sehnenansatzreizung, am häufigsten Achillessehne)
  - Daktylitis (häufig der Zehen)
  - Sakroiliitis
  - Keratoderma blenorrhagicum (psoriasiforme Hauteffloreszenz, vor allem plantar)
  - Balanitis circinata (Entzündung der Glans penis)
  - Konjunktivitis
  - anteriore Uveitis.

Sonderform der reaktiven Arthritis: *M. Reiter* mit seiner klassischen Trias:
- Urethritis
- Arthritis
- Konjunktivitis.

Erregerspektrum der reaktiven Arthritis
Triggernde Ausgangsinfektion im:

Urogenitaltrakt	Enteraltrakt	Respirationstrakt
Chlamydia trachomatis Ureaplasma urealyticum Mykoplasma hominis	Yersinia enterocolitica Yersinia pseudotuberculosis Shigella flexneri Campylobacter jejuni Salmonella enteritidis Clostridium difficile Helicobacter pylori (in Diskussion)	Streptokokken Chlamydia pneumoniae
Außerdem: β-hämolysierende Streptokokken bei rheumatischem Fieber, Borrelia burgdorferi bei Lyme-Arthritis und verschiedene Viren (Parvo Virus B19, Rötelnvirus, Mumpsvirus, Hepatitisvirus, EBV).		

Diagnose

Diagnosekriterien

Asymmetrische Oligoarthritis mit Betonung der unteren Extremitäten *und* symptomatische Ausgangsinfektion im Urogenital- oder Enteraltrakt *oder* Erregerdirektnachweis im Urethral- oder Cervixabstrich, Stuhlkultur, Rachenabstrich *oder* vierfacher AK-Titerverlauf *oder* komplettes Reitersyndrom.

Mikrobiologie (☞ 4.2)

- Urethra/Cervixabstrich bei peripherer Arthritis der unteren Extremitäten
- Stuhlkultur bei Diarrhoe
- Rachenabstrich bei Pharyngitissymptomatik
- Gastroskopie mit Urease-Test + Histologie auf Helicobacter-pylori-Infektion.

- Ein positiver AK-Titer allein kann ohne passende Klinik nicht die Diagnose einer reaktiven Arthritis stellen. Beweisend ist nur ein Titerverlauf, der in der täglichen Praxis aber in der Regel aus Praktikabilitätsgründen nicht geführt wird und auch nicht geführt werden muß, da der Befund keine therapeutischen Konsequenzen hat. Vorsicht, häufig werden serologische Untersuchungen unkritisch eingesetzt und unkritisch bewertet!
- Der Mikroimmunfluoreszenztest (MIFT), der spezifischste Test für Chlamydieninfektionen, ist aufwendig und wird nur in wenigen Speziallaboratorien angeboten. Bei Yersinieninfektionen ist die konventionelle Agglutinationsreaktion (IgM-AK) spezifisch, aber nicht sehr sensitiv. ELISA und Immunoblot sind sensitiver, aber ziemlich unspezifisch.

PCR

Die PCR ist eine zunehmend eingesetzte molekularbiologische Technik. Mit ihr können kleinste Mengen von DNS oder RNS (z.B. von Bakterien in der Synovialflüssigkeit oder Synovialmembran) nachgewiesen werden.
Sie wird z.Z. nur in wissentschaftlichen Untersuchungen eingesetzt, da sie sehr aufwendig, störanfällig und noch nicht standardisiert ist. Zur Routinediagnostik, z.B. von Chlamydien bei V.a. reaktive Arthritis, ist sie noch nicht geeignet.

Serologie (☞ 4.2)

AK gegen

- Chlamydia trachomatis (MIFT, ELISA)
- Chlamydia pneumoniae (MIFT)
- Yersinia enterocolitica (Agglutination, ELISA, Immunoblot)
- Salmonella enteritidis (Agglutination, ELISA, Immunoblot).

Jede Bewertung eines positiven serologischen Ergebnisses verlangt die Kenntnis über die Durchseuchung der Normalbevölkerung mit diesem AK. So ist z.B. die serologische Durchseuchung mit AK gegen Chlamydien sehr hoch, dies betrifft meist Chlamydia pneumoniae.

HLA B27 spielt für die Diagnose keine Rolle!

Therapie

- *KG, Ergo:* funktionelle Übungsbehandlung. Traktion im Schlingentisch und manuelle Ther. im Akutstadium. Dosierte Mobilisation im subakuten und chronischen Stadium
- *Physik. Ther.:* Kryotherapie, Ultraschall, Iontophorese
- *Medik. Ther.:*
  - NSAR (☞ 15.2, z.B. Tabalon®, Amuno®) wie bei Sp.a., ggf, nur bedarfsorientiert (☞ 8.1)
  - Steroide (☞ 15.3, z.B. Decortin® H 2–4 mg tägl.) selten indiziert, höhere Dosen (z.B. 25–50 mg Decortin® H tägl.) nur kurzfristig bei schwerer systemischer Symptomatik für wenige Tage einsetzen
  - Basistherapeutika (☞ 15.4) nur bei chronischer Verlaufsform (> 3 Mon.) mit unterschiedlichem Erfolg: Sulfasalazin (z.B. Pleon® RA) 2–3 g tägl., Azathioprin (z.B. Imurek®) 100-150 mg/die, Methotrexat (z.B. Lantarel®) 10–25 mg/Wo. (nur Einzelfallberichte)
  - Antibiose: Ind. bei positivem Erregernachweis im Urogenital-, Enteral- bzw. Respirationstrakt und Nachweis von Helicobacter pylori
  - Chlamydien: Doxycyclin (z.B. Vibramycin®) 2 x 100 mg tägl., Erythromycin (z.B. Erythrocin®) 4 x 500 mg tägl., Ciprofloxacin (z.B. Ciprobay) 2 x 500 mg tägl. für 10–14 Tage. Ggf. Azithromycin (z.B. Zithromax®) 1 x 500 mg tägl. für 3 Tage
  - Enterale Erreger: Nur bei pos. Stuhlkultur: Ciprofloxacin (z.B. Ciprobay®) 2 x 500 mg tägl. für 2 Wo. Es gibt keine Hinweise, daß bei enteralen Erregern Antibiotika die Arthritis bessern
  - Clostridium difficile: Vancomycin 3 x 500 mg tägl. für 2 Wo. p.o.
  - Streptokokken: Penicillin 3 x 1 Mega tägl. für 2 Wo.
  - Helicobacter pylori: Triple-Therapie mit Protonenpumpen-Hemmer (z.B. Rifun®), Penicillin (z.B. Amoxicillin®) und Makrolidantibiotikum (z.B. Rulid®)
- *Injektionen (☞ 3.2):* lokale Kortikoide intraartikulär, peritendinös oder sogar intraokulär (Augen-Konsil).

Prognose

Die meisten reaktiven Arthritiden heilen innerhalb von < 1 Jahr ad integrum aus. Vor allem das komplette Reitersyndrom und die mit anderen Spondylarthropathie-Zeichen einhergehenden Formen neigen aber zur Chronifizierung (20–30 %).

- Gefahr der serologischen Fehlinterpretation und Diagnoseableitung: Jede Bewertung eines positiven serologischen Ergebnisses verlangt die Kenntnis über die Durchseuchung der Normalbevölkerung mit diesem AK
- Keine Antibiose bei lediglich positiven serologischen Befunden.

8.3 Psoriasisarthritis

Entzündlich-rheumatische Erkrankung in Assoziation mit einer Psoriasis: etwa 10–20 % der Psoriatiker haben auch einen Gelenkbefall (häufig mit Fingernagelbeteiligung assoziiert: Onychodystrophie). Dabei geht die Psoriasis der Arthritis in der Regel um Jahre voraus.

Formen der Psoriasisarthritis (nach Moll und Wright, 1973)

- I DIP- und PIP-Befall wie Heberden- und Bouchard-Polyarthrose (5 % der Pat.)
- II Deformierende mutilierende Polyarthritis (5 % der Pat.)
- III Symmetrische Polyarthritis, wie RA (20 % der Pat.)
- IV Asymmetrische Oligoarthritis, häufig HLA B27–assoziiert (60 % der Pat.)
- V Arthritis mit Achsenskelettbefall wie Sakroiliitis, Spondylitis und Assoziation mit HLA-B27 (10 % der Pat.)

Vor allem die Formen IV und V werden zu den Spondylarthropathien gezählt.

Ätiologie

Genetische Prädisposition:
- Psoriasis: HLA B13, HLA B17, HLA Cw6
- Psoriasisarthritis mit Achsenskelettbefall: HLA B27, HLA B17, HLA Cw6
- Psoriasisarthritis mit peripherer Arthritis: HLA B27, HLA B38, HLA B39, HLA DR7a.

Für die Diagnostik der Psoriasis ist keine HLA-Typisierung außerhalb von wissenschaftlichen Fragestellungen indiziert.

Epidemiologie

- Die Psoriasis ist eine der häufigsten Hauterkrankungen überhaupt (1–2 % der Bevölkerung)
- M:F = 1:1
- Manifestationsgipfel 15.–30. LJ. und um 55. LJ.

Klinik und Befund

- Arthritis (☞ Abb. 7.11): DIP, PIP der Hände und Füße. Strahlbefall (Wurstfinger) oder Transversalbefall. Asymmetrische Oligoarthritis bzw. Polyarthritis, insbes. auch SC-Gelenk und Synchondrosen (z.B. zwischen Manubrium und Corpus sterni). Mutilierende Verlaufsformen mit „Operngläshand" und „Teleskopfinger". Versteifungstendenz
- Enthesiopathien (☞ 12.2.2): Fingerbeugen, Phalangen, Trochanter major, Patella, distale Klavikula, Kalkaneus
- Psoriasis der Haut und Nagelveränderungen:
  - Erythematöse, scharf begrenzte runde schuppende Plaques, zum Teil juckend. Prädilektionsstellen: Ellenbogen, Knie, Analfalte, Kopfhaut, Umbilikalregion. Charakteristische Psoriasisphänomene: punktförmige Blutung bei weiterem Kratzen, letztes Häutchen (durch weiteres Kratzen entsteht ein dünnes Häutchen an der Basis des Plaques), Kerzenphänomen (lamelläre Schuppung beim Kratzen). Bei blanden Verläufen können die psoriatischen Läsionen versteckt sein und müssen bei der klinischen Untersuchung gesucht werden
  - Nageltüpfelung, Krümelnagel, partielle/totale weiße Nagelflecken (Leukonychie), Reil-Beausche Linien (Querfurchen). Punktförmige subunguale Hyperkeratose der oft verdickten Fingernägel. Gelb-grüne Nagelbettveränderungen. Ablösung der Nagelplatte vom Nagelbett (Onycholyse).

Diagnose

- *Anamnese:* Das klinische Bild ist oft diagnostisch (DD seborrhoisches Ekzem, Mykosen)
- *Labor:* Keine diagnostischen Parameter. BSG und CRP sind oft normal, bei hochfloriden Verlaufsformen unspezifische Entzündungszeichen
- *Rö:* Bindegewebsschwellung, Gelenkspaltverschmälerung, subchondrale Zysten, Erosionen, Ankylose, weniger gelenknahe Osteoporose. Typische Röntgenbefunde: Erosionen von DIP-Gelenken (DD Polyarthrose und Gicht!), tassenförmige Erosionen der distalen Phalanx, Osteolyse der terminalen Phalanx, Knochenproliferation neben Erosionen (sog. Proliferosion), Verschiebung von Knochenfragmenten ineinander. Kolbenphalanx=harmonische Verbreiterung („Auftreibung") des Phalanxschaftes (DD Vaskulitis, Gicht, Fluoridtherapie!). Fibroostosen- und Fibroostitis-Zeichen. Asymmetrische und/oder unilaterale Sakroiliitis, nicht-marginale asymmetrische Syndesmophyten (Parasyndesmophyten). Eine rein radiologische Diagnose ist problematisch und kann letztlich nur unter Vorbehalt des weiteren Verlaufs gestellt werden
- *Szinti:* zur Entdeckung subklinischer Arthritiden (SC-Gelenk, ISG, Spondylitis, Synchondrose Manubrium – Corpus sterni) und der Gelenktopologie ist das Szinti auch zur DD indiziert
- *Histo:* In klinisch zweifelhaften Fällen Hautbiopsie zur Bestätigung der Psoriasis vulgaris durchführen. In der Regel ist das histologische Bild wegweisend.

DD

- RA (☞ 7.1) ist die wichtigste und oft die schwierigste DD
- Metabolische Arthropathien, insbes. Gicht (☞ 11.1.1).

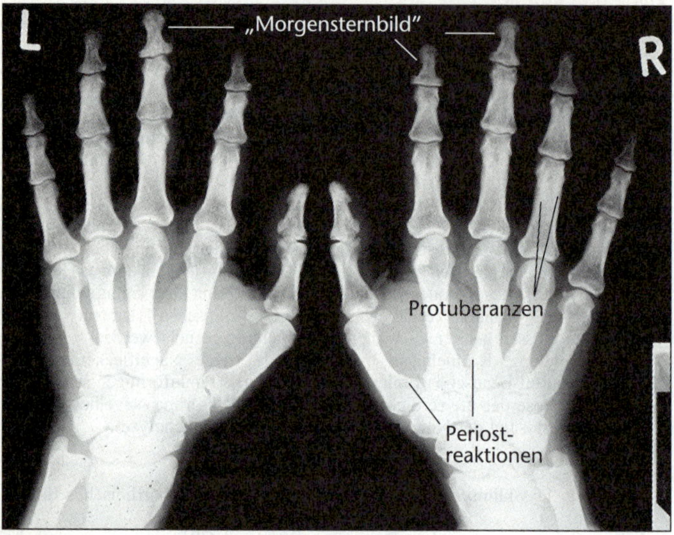

Abb. 8.5: Psoriasisarthritis; Hand: Frühzeichen [M 113]

8

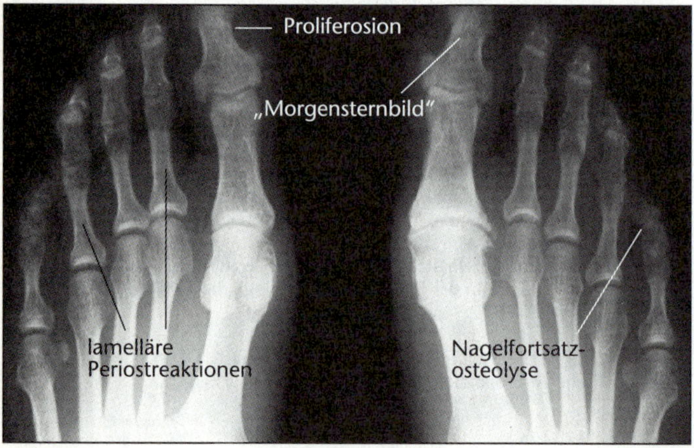

Abb. 8.6a: Psoriasisarthritis; Fuß: Frühzeichen [M 113]

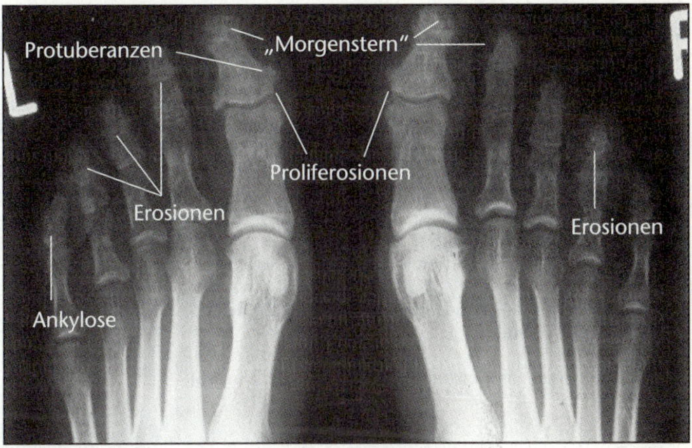

Abb. 8.6b: Psoriasisarthritis; Fuß: Transversalbefall [M 113]

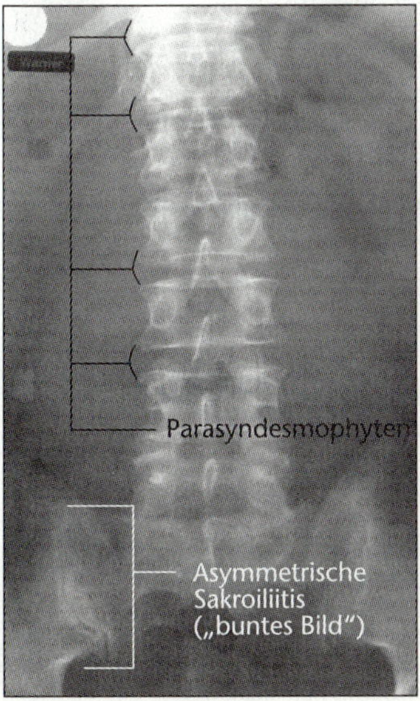

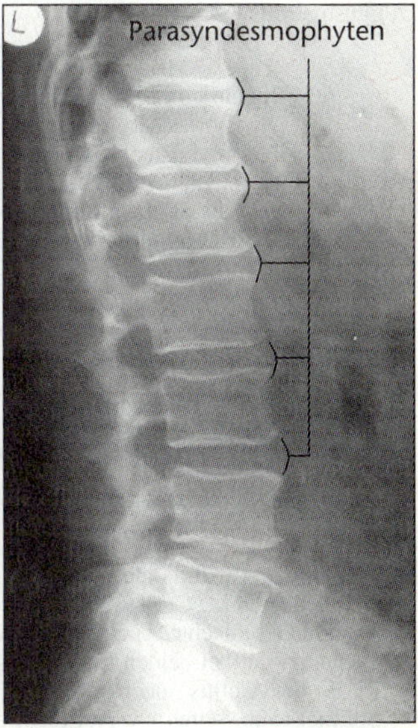

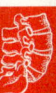

Abb. 8.7: Psoriasisarthritis WS: a) a.p. b) seitlich [M 113]

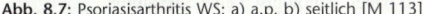

Therapie

- *KG, Ergo:* ähnlich wie RA an das jeweilige Krankheitsstadium angepasst
- *Physik. Ther.:* Ultraschall, Iontophoresen, Kurzwelle wie RA
- *Medik. Ther. (☞ Kap. 15):*
  - NSAR: bedarfsorientiert oder regelmäßig je nach Aktivität Diclofenac (z.B. Voltaren® Resinat) 75–150 mg tägl., Indometacin (z.B. Amuno®) 150 mg tägl
  - Steroide sind fast immer ineffektiv auf die Gelenksymptomatik
  - Basismedikamente: Sulfasalazin (z.B. Pleon® RA) 2–3 g tägl., Cave: kann Psoriasiseffloreszenzen auslösen! Methotrexat (z.B. Lantarel®) 15–25 mg/Wo., Azathioprin (z.B. Imurek®) 100–150 mg tägl., Ciclosporin A (z.B. Sandimmun® Optoral) 2,5 mg/kg tägl.
- Therapie der Psoriasiseffloreszenzen: Haut-Konsil veranlassen und Gesamtkonzept besprechen
  - Topische Kortikosteroide, Salicylsäure, Teerprodukte, Anthralen
  - UV-A plus Psoralen
  - Photo-Sole
  - Heilverfahren zur Umstimmung (Totes Meer, Ungarn).

Prognose

- Die Psoriasisarthritis verläuft in 30 % als destruierende Arthritis und verursacht bleibende Behinderungen; wenn parallel eine ankylosierende Spondylitis vorliegt, oft schwerer Verlauf. In 5 % mutilierende Arthritis mit schweren Deformationen.
- Sichere prognostische Parameter sind nicht bekannnt, insgesamt wahrscheinlich günstiger als RA.

Tips, Tricks & Fallen

- Beginn einer Psoriasisarthritis vor der Hautsymptomatik
- Die Psoriasisarthropathie ist geprägt vom Nebeneinander osteodestruktiver und osteoproliferativer Rö-Zeichen
- Eine hyperostotisch-enthesiopathische Form der Psoriasisarthropathie stellt die Spondarthritis hyperostotica pustulo-psoriatica (Schilling) dar: SAPHO-Syndrom (☞ 8.6).

8.4 Arthritis bei chronisch entzündlichen Darmerkrankungen

Epidemiologie

- Prävalenz der Colitis ulcerosa: 70–150/100 000 Einw.
- Prävalenz des M. Crohn: 20–40/100 000 Einw.
  - Beide Geschlechter sind gleich häufig betroffen
  - Altersgipfel bei beiden Erkrankungen 15.–35. LJ.
- 15 % der Colitis ulcerosa-Pat. bekommen eine Arthritis (meist kurz nach Colitis-Schub, selten vor Auftreten der Darmsymptomatik)
- 15 % der Colitis ulcerosa-Pat. haben radiologisch eine Sakroiliitis
- 5 % erleiden einen Sp.a.-ähnlichen WS-Befall

- 20 % der M. Crohn-Pat. bekommen eine Arthritis, 20 % eine Sakroiliitis, 6 % eine Spondylitis.

Klinik und Befund

- Asymmetrische Mon-/Oligoarthritis (häufig Kniegelenk und OSG beteiligt), Sakroiliitis, Spondylitis
- Extraintestinale Begleitsymptomatik: Erythema nodosum (☞ 6.7), Episkleritis, Uveitis.

Diagnose

- *Anamnese:* Chronische Diarrhoen, veränderte Stuhlkonsistenz, extraintestinale Manifestationen
- *Labor:* Unspezifische Entzündungszeichen (BSG, CRP). HLA B-27 bei 50 % der Pat. mit Achsenskelettbefall positiv, jedoch ohne diagnostische Bedeutung
- Koloskopie, Gastro-Duodenoskopie, Koloskopie: bis ins terminale Ileum vorgedrungen?
- *Histologie:* Granulome, Kryptenabszesse
- *Rö:* asymmetrische Sakroiliitis.

DD

Bakterielle Enteritis (Yersinien, Salmonellen, Campylobacter, Shigellen); Enteritis durch andere Erreger (Amöben, Lamblien, Würmer).

Prognose

- Meist günstig, oft schnelle Remissionen, selten Gelenkdestruktionen
- Der Befall der peripheren Gelenke korreliert mit der Darmsymptomatik, der WS-Befall nicht!
- Wenn parallel eine ankylosierende Spondylitis, oft sehr schwerer Verlauf.

Therapie

- *KG, Ergo:* wie Sp.a. bzw. reaktive Arthritis, je nach Verlaufsform
- *Physik. Ther.:* wie Sp.a.
- *Medik. Ther.:* Sulfasalazin (z.B. Pleon® RA) 2–3 g tägl. Steroide systemisch (z.B. Decortin® H) 20–40 mg tägl. initial mit Dosisreduktion auf low dose-Erhaltungstherapie und Steroide lokal (z.B. Colifoam® Rektalschaum, Budesonid®) in besonderen Fällen bei im Vordergrund stehender rektaler Beteiligung.

- Bei persistierender Gelenksymptomatik ungeklärter Genese und auffälliger Stuhlfrequenz ist immer die Ind. zur invasiven Darmdiagnostik gegeben
- Ausschluß infektiös-entzündlicher Enteritis (Stuhlkulturen)
- Die Arthritis verläuft in bis zu 70 % der Pat. parallel zur Darmsymptomatik! Immer auch an Diskrepanz zwischen Arthritis/Spondylitis und Kolitis denken.
- Sulfasalazin (z.B. Pleon RA®) ist gut für Darm und Gelenke, Mesalazin (z.B. Salofalk®) nur für den Darm.

8.5 Undifferenzierte Spondylarthropathie

Unter diesem Oberbegriff werden alle Spondylarthropathien zusammengefaßt, die klinisch nach den ESSG-Kriterien als Spondylarthropathie anzusehen sind, aber nicht den oben definierten und beschriebenen Subgruppen (M. Bechterew, reaktive Arthritis, Psoriasisarthropathie und Arthritis bei chronisch entzündlichen Darmerkrankungen) zuzuordnen sind. Hierzu sollten auch monosymptomatische Fälle von Spondylarthropathien gezählt werden, die sich auf der einen Seite durch typische Spondylarthropathie-Symptome wie Sakroiliitis und Enthesiopathie auszeichnen und auf der anderen Seite HLA B27 positiv sind.

Epidemiologie

Bisher kaum systematische Untersuchungen zur Prävalenz, wahrscheinlich häufigste Spondylarthropathie. Nach langem Verlauf häufig Übergang in Sp.a.

Klinik, Befund und Diagnose

- Chronische Sakroiliitis (meist F)
- Abortive Verlaufsformen der Sp.a.
- Frühe Stadien der Sp.a.
- Asymptomatische reaktive Arthritis
- Overlap-Syndrom.

DD zur Sp.a.: Ausmaß der radiolog. Veränderungen in den Sakroiliakalgelenken (< Grad II bilateral)

Therapie

NSAR und intraartikuläre Steroide wie bei reaktiver Arthritis (☞ 8.2): Nach 3 Mon. Krankheitsdauer Therapieversuch mit Sulfasalazin (z.B. Pleon® RA) 2–3 g tägl. gerechtfertigt, aber noch nicht durch Studien belegt.

8.6 SAPHO-Syndrom und verwandtes Krankheitsbild

Der Spondylarthropathien verwandtes Krankheitsbild mit der Kombination von folgenden charakteristischen Symptomen:

S = Synovitis

A= Akne

P= Psoriasis pustulosis palmaris et plantaris

H= Hyperostose

O= Osteitis

Synonyme: sternoklavikuläre Hyperostose, aquiriertes Hyperostose-Syndrom.

Einige Autoren betonen die Eigenständigkeit von Krankheitsbildern, die unter dem Sammelbegriff Sapho subsummiert werden wie z.B. sternoklavikuläre Hyperostose, Arthroosteitis pustulosa, Akne-assoziierte Arthritis, chronische multifokale Osteomyelitis und Tietze-Syndrom.

Epidemiologie

Kaum systematische Untersuchungen, eher seltene Erkrankung.

Ätiologie: unklare fragliche Relevanz zum Propionibacterium acnes.

Klinik und Befund

- Arthritische Symptome
  - Vorderer Thorax: SC-Gelenke, Kostosternalgelenke, Manubriosternalgelenk
  - Achsenskelett: Sakroiliitis, Spondylitis, Discitis
  - Periphere Gelenke: alle Gelenke möglich, keine sichere Dominanz bestimmter Regionen
- Knochenschmerzen
- Akne: Akne conglobata (z.T. mit Hidradenitis suppurativa), Akne fulminans (v.a. Männer betroffen).

Diagnose

Die Kombination der klinischen Symptome, die apparativ (Rö-Tomo der SC-Gelenke) bestätigt werden kann, führt zur Diagnose:

- *Labor:* RF, ANA, HLA-B27 normalerweise negativ
- *Rö:* Subchondrale Sklerose, Hyperostose, Ankylose, Bandverkalkungen, Spondylodiszitis.

Komplikationen

- Thoracic outlet Syndrom
- Subklaviathrombose
- Assoziation mit chronisch-entzündlichen Darmerkrankungen (15% der Fälle).

DD

- Sp.a. und Varianten (z.B. Colitis ulcerosa)
- Tietze-Syndrom: isolierte druckdolente Schwellung parasternal, am häufigsten 2. und 3. Rippenknorpel
- Osteomyelitis
- Tuberkulose
- M. Paget
- Knochentumore (Osteoidosteom, Malignom)
- M. Friedrich: aseptische Knochennekrose des sternalen Klavikulaendes.

Therapie

- *KG, Ergo*: wie Sp.a. (☞ 8.1)
- *Physik. Ther.:* wie Sp.a. (☞ 8.1)
- *Medik. Ther. (☞ Kap. 15, NSAR):* Steroide (z.B. Decortin® H) 10–20 mg tägl. Basistherapeutika mit wechselndem Erfolg: Sulfasalazin (z.B. Pleon® RA) 2–3 g tägl., Azathioprin (z.B. Imurek®) 50–150 mg tägl., ggf. Methotrexat (z.B. Lantarel®) 15–25 mg/Wo.

- Akne-Therapie: Clindamycin lokal (z.B. Sobelin® Aknelösung) bzw. systemisch (z.B. Sobelin®) 4 x 150 mg tägl. für 1–2 Wo. Haut-Konsil
- In therapierefrakt. Fällen Radiatio Versuch gerechtfertigt.

8.7 Juvenile Spondylarthropathie

Untergruppe der juvenilen chronischen Arthritis entsprechend der Nomenklatur der Erwachsenenrheumatologie, jedoch keine internationale Einigung, obwohl entsprechende Vorschläge gemacht wurden.

Epidemiologie

Die juvenilen Spondylarthropathien sind nach neueren Erkenntnissen die zweithäufigste chronisch entzündliche Gelenkerkrankung im Kindes- und Jugendalter. Zu den juvenilen Spondylarthropathien zählen (nach Huppertz 1994).

- Juvenile ankylosierende Spondylitis
- Reaktive Arthritis
- Juvenile Psoriasisarthritis
- Arthritis bei chronisch entzündlichen Darmerkrankungen
- Undifferenzierte Spondylarthropathie.

8

Diagnose und Klassifikation

Der Oberbegriff juvenile Spondylarthropathie kommt v.a. für die kindlichen entzündlichen Gelenkerkrankungen in Frage, die nach der Einteilung des ACR pauciartikulärer Typ der JCA II genannt werden. Diese Formen der JCA gehen klinisch mit Spondylarthropathie-Zeichen einher: Asymmetrische periphere Arthritis mit Betonung der unteren Extremitäten, Sakroiliitis, Enthesiopathie, Psoriasis, akute anteriore Uveitis, vorausgehenden Infektionen vor allem des Intestinaltraktes und Assoziation mit HLA-B27.

Diagnosekriterien der juvenilen chron. Arthritis

- Beginn < 16. LJ.
- Krankheitsdauer > 3 Mon.
- Schwellung oder Erguß oder eingeschränkte Gelenkbeweglichkeit, Empfindlichkeit, Überwärmung (2 von 3)
- Subtypendifferenzierung nach 6 Mon.: pauciartikulär: < 5 Gelenke, polyartikulär: > 4 Gelenke, systemisch: Arthritis, Fieber, Exanthem
- Andere: IgM-RF-positive Arthritis, Sp.a., Psoriasisarthritis, andere juvenile chronische Arthritiden.

Vor allem in früheren Stadien ist die diagnostische Einordnung schwierig. Dies ist v.a. der Fall, wenn eine reine periphere Arthritis ohne sonstige Hinweise vorliegt. Nach einer älteren aber häufig gebrauchten Klassifikation wurde die Einordnung der juvenilen chronischen Arthritis (JCA) des Subtyps mit oligoarithmetischem Beginn so vorgenommen:

- JCA Typ I: junge Mädchen mit chronischer anteriorer Uveitis, häufig ANA+
- JCA Typ II: ältere Jungen mit akuter anteriorer Uveitis, meist HLA B27+

Nach der folgenden vorgestellten neuen Klassifikation (modifiziert nach Huppertz) gehören Kinder dieser JCA Typ II zu den juvenilen Spondylarthropathien.

Diagnosekriterien juvenile Spondylarthropathie

A.: ungeklärte Schmerzen der lumbalen Wirbelsäule für mindestens 6 Wochen

B.: asymmetrische Arthritis oder Oligoarthritis überwiegend der unteren Extremitäten für mindestens 6 Wochen

C.: eines oder mehr der folgenden Items
- Familienanamnese für HLA B27-assoziierte Erkrankungen, Psoriasis, chronisch entzündliche Darmerkrankung, anteriore Uveitis oder Spondylarthropathie
- HLA B27
- Psoriasis
- chronisch entzündliche Darmerkrankung
- akute anteriore Uveitis
- Enthesiopathie
- Daktylitis
- Durchfall oder Urethritis innerhalb von 6 Wochen vor Beginn der Gelenksymptomatik.

Die Diagnose einer juvenilen Spondylarthritis ist zu stellen, wenn der Patient bei Beginn der Erkrankung 16 Jahre oder jünger ist und wenn 2 oder 3 Kriterien erfüllt sind.

Therapie und Prognose NSAR, intraartikuläre Kortikoide, seltener systemische Kortikoide, bei Persistenz Sulfasalazin (*cave:* Alters-angepaßte Dosierung, ☞ Kap. 15). Prognose in der Mehrzahl der Fälle günstig, abortive Verläufe ebenso wie Chronizität möglich. Nur ein kleiner Teil der juv. Spondylarthropathie geht in eine Sp.a. über.

8.8 Lyme-Arthritis (Borreliose)

Klinisch der reaktiven Arthritis ähnliche, durch Borrelia burgdorferi verursachte entzündliche Gelenkerkrankung. Die Lyme-Arthritis ist eine potentielle Multisystemerkrankung, die Nervensystem, Haut, Gelenke, Muskeln und das Herz befallen kann. Das rheumatologische Leitsymptom ist nicht selten die schmerzlose Monarthritis.

Ätiologie

Die Spirochäte Borrelia burgdorferi wird durch einen Zeckenbiß übertragen; auch Fliegen und Stechmücken werden als Vektoren vermutet. Auf noch unbekanntem Wege gelangen die Erreger in das Gelenk. Wahrscheinlich ist, daß die frustrane Immunreaktion auf die Erreger schädlicher ist als diese selbst. Borrelien können mit PCR im Gelenk nachgewiesen werden.

Epidemiologie

Die Zecke Ixodes ricinus ist in Europa weit verbreitet. Die Durchseuchung der Zecken mit Borrelien ist sehr unterschiedlich. Zeckenbisse und Erkrankungsbeginn sind in der warmen Jahreszeit viel häufiger. Für die Gesamtbevölkerung liegen keine genauen Zahlen zur Prävalenz der Arthritis vor. In waldreichen Gebieten ist die serologische Durchseuchung größer; über Endemien wurde berichtet.

8

Klinik und Befund

- Die Lyme-Erkrankung beginnt wenige Tage bis Wo. nach einem nur in der Hälfte der Fälle bemerkten Zeckenstich mit einer lokalen Hautsymptomatik in Form eines mehr oder weniger augenfälligen *Erythema chronicum migrans*: charakteristische anuläre Hautrötung mit zentraler Blässe und Induration
- In diesem Stadium I können uncharakteristische Allgemeinsymptome, Kopfschmerzen, Fieber und Lymphknotenschwellungen auftreten
- Nach 3–4 Wo. klingt die Symptomatik ab, Rezidive und chronische Verläufe sind jedoch möglich.

Stadien der Lyme-Erkrankung

Stadium I (Tage bis Woche):
- Erythema chronicum migrans
- Uncharakteristische Allgemeinsymptome
- Lymphadenosis cutis benigna.

Stadium II (Wochen bis Monate):
- Meningopolyneuritis (Bannwarth-Syndrom)
- Periphere Neuropathie (Facialisparese)
- Myokardbeteiligung (AV-Blockierungen)
- Gelenkbeteiligung (migratorische Arthritis).

Stadium III (Monate bis Jahre):
- Chronische Arthritis (Lyme-Arthritis im engeren Sinne): die Gonarthritis ist die häufigste Manifestation der Arthritis
- Acrodermatitis chronica atrophicans (livide Hautverfärbung mit zunehmender Atrophie)
- Uncharakteristische Allgemeinsymptome.

Diagnose

- *Anamnese:* vor allem zurückliegendes Erythema chronicum migrans und neurologische Symptome erfragen! Einen Zeckenstich haben viele gehabt; diese Angabe ist nicht diagnostisch! War es tatsächlich eine Zecke?
- *Labor:* Als AK-Screening werden IFT, IHA und ELISA eingesetzt, der ELISA ist inzwischem wohl am weitesten verbreitet. IgM-AK in den ersten Wo., unspezifische Titerpersistenz kommt vor. Auch IgG-AK können Jahre, auch unabhängig vom Vorliegen einer Erkrankung als „Seronarbe", die den stattgefundenen Kontakt mit Borrelien anzeigt, persistieren. In bestimmten Gebieten wurde eine Serodurchseuchung von 15 % gefunden. Noch nicht ganz klar ist, ob Immunoblot bestimmte Bandenmuster von AK gegen Borrelienantigene spezifische von unspezifischen Befunden differenzieren können.

Erregernachweis je nach klinischer Manifestation in unterschiedlichem Untersuchungsmaterial:
- Arthritis: Gelenkpunktat, Synoviabiopsie
- Erythema migrans: Hautbiopsie, Zitratblut
- Lymphozytom: Hautbiopsie, Zitratblut
- Karditis: Zitratblut, Herzmuskelbiopsie
- Lymphozytäre Meningoradikulitis: Liquor, Zitratblut
- Chronische Enzephalomyelitis: Liquor, Hirnbiopsie
- Acrodermatitis chronica atrophicans: Hautbiopsie.

Zum direkten Erregernachweis können Dunkelfeldmikroskopie, verlängerte Giemsafärbung, Carbolfuchsinfärbung, Silberfärbung, Immunfluoreszenz und Färbetechniken mit enzymimmunchemischem Nachweis verwendet werden.

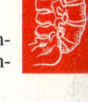

Serodiagnostische Testverfahren bei Lyme-Borreliose

Testverfahren	Spezifität	
Indirekte Hämagglutination (IHA)	gering (Kreuzreaktivität mit RF im Serum)	
Immunfluoreszenz		
IFT polyvalent	gering	
IgG-IFT ABS	hoch	(nur im Frühstadium)
IgM-IFT ABS	hoch	
ELISA		
ELISA polyvalent	gering	
IgG-ELISA	mittel	(nur im Frühstadium)
IgM-ELISA	mittel	
Westernblot		
IgG-WB	hoch	(abhängig von Zahl und Art der Banden)
IgM-WB	hoch	(im Frühstadium)

Die Sensitivität von IFT, ELISA und Westernblot ist hoch.

Antikörpertiter

In den ersten Wochen nach der primären Infektion haben fast alle Patienten einen meßbaren Antikörpertiter. Borellia burgdorferi enthält aber einige mit anderen Borrelien und Spirochäten kreuzreagierende Antigene. Unspezifisch erhöhte Titer sind dadurch ein häufiges Problem.

Steere empfiehlt für den ELISA einen spezifischen positiven Befund bei mindestens 8 Standardabweichungen über dem mittleren Bevölkerungsdurchschnitt für IgG (sicher negativ < 2) bzw. sogar für 15 IgM (sicher negativ < 5).
Der Immunoblot wird als spezifisch positiv bewertet wenn 2 von 8 Banden der Antigene 18, 21, 28, 37, 41, 45, 58, 93, kD für IgM bzw. 5 von 10 Banden 18, 21, 28, 30, 39, 41, 45, 58, 66, 93 kD für IgG vorliegen (Steere).
Für die Spätdiagnose ist das 93 kD das spezifische Antigen. Bei Vorliegen von Antikörpern gegen dieses Antigen plus zwei weiteren kann die Serodiagnose mit einer ausreichenden Zuverlässigkeit gestellt werden.

PCR

Der Stellenwert der PCR für die Diagnosestellung einer Lyme Arthritis ist nocht nicht klar. Die PCR ist nicht bei allen Lyme-Patienten positiv und nicht alle PCR-positiven sind AK-positiv. Wegen fehlender Standardisierung z.Zt. noch nicht für die Routinediagnostik zu empfehlen.

DD

8

- DD der Arthritis: M. Reiter, reaktive Arthritis (☞ 8.2), Syphilis, FSME, Psoriasisarthritis (☞ 8.3), M. Still (☞ 7.2.3)
- DD des Erythema chronicum migrans: Erythema anulare centrifugum (akutes rheumatisches Fieber?), Erysipel (Eintrittspforte?), Erysipeloid (Metzgereiarbeiter?), Lupus erythematodes-Effloreszenz (ACR-Kriterien?), Tinea superficialis (randständige Schuppung mit Pruritus?), Erythema exsudativum multiforme (Medikamente?), Urtikaria unterschiedlicher Genese
- DD des Lymphozytoms: Sarkoidose der Haut, Lupus vulgaris, Lupus erythematodes hypertrophicans, eosinophiles Granulom, maligne Hautlymphome, Lymphadenosis cutis circumscripta (lymphatische Leukämie der Haut)
- DD der Karditis: virale, bakterielle (Tbc!) und autoimmune Karditis
- DD der Neuroborreliose: Polyradikulitis (Guillain-Barré-Syndrom), Polyneuropathie unterschiedlicher Genese, NPP. Enzephalopathie unterschiedlicher Genese, insbes. Multiple Sklerose, Hirntumor und psychiatrische Erkrankungen
- DD der Acrodermatitis chronica atrophicans: Erfrierungen (Pernionen), chronisch venöse Insuffizienz, Akrozyanose, zirkumskripte Sklerodermie.

Therapie

- Zeckenstich: Entfernung der Zecke durch Drehen des Rumpfes, keine Antibiose!
- Erythema chronicum migrans: Amoxicillin (z.B. Amoxypen®) 4 x 500 mg tägl., Doxycyclin (z.B. Vibramycin®) 2 x 100mg tägl. für 20–30 Tage
- Spätere Stadien: Ceftriaxon (z.B. Rocephin®) 2 g tägl. oder Penicillin G 4 x 5 Mega tägl. für 14 Tage.

Anmerkung: Nach erfolgreicher Therapie fällt der Antikörpertiter ab!

Prognose

- Gutartige Verläufe in 80 % der Fälle
- Chronisch-rezidivierende oder persistierende Verläufe kommen bei allen Manifestationen vor
- Eine adäquate antibiotische Behandlung im Stadium I hat die größte Chance, die Erkrankung zu beenden.
- Bei Unbehandelten kann es in späteren Stadien zu ZNS- und Gelenk-Symptomen, seltener zu einer Karditis kommen.

Tips, Tricks & Fallen

- Unspezifische Allgemeinsymptome und eine positive Serologie machen noch keine Diagnose
- Je höher die Durchseuchung der Normalbevölkerung desto größer die Wahrscheinlichkeit, daß ein positiver Titer nicht diagnostisch ist!

8.9 Rheumatisches Fieber und reaktive Poststreptokokkenarthritis

Nach Racheninfektionen mit β-hämolysierenden Streptokokken der Gruppe A auftretende systemische Erkrankung mit akuter Entzündung von Gelenken, Herz, ZNS und Haut, die in Kombination oder isoliert auftritt. Die reaktive Poststreptokokkenarthritis ist eine abortive Verlaufsform des rheumatischen Fiebers, die nur die Gelenke betrifft.

Ätiologie

Im Rahmen der Immunreaktion gegen Streptokokken tritt eine Kreuzreaktivität zwischen subzellulären Strukturen des Herzmuskels und Streptokokkenantigenen auf, deren genauer Mechanismus noch geklärt werden muß. Ähnliche Autoimmunmechanismen entsprechend einem „molekularen mimikry" könnten auch für die Arthritis verantwortlich sein.

Epidemiologie

- Auftreten im Kindesalter (Altersgipfel 5.–9. LJ.)
- Seit der Verbesserung der allgemeinen Hygiene und der Einführung der Penicillintherapie ist die Inzidenz dramatisch zurückgegangen
- Inzidenz in Europa < 5/100 000 Einwohner
- Kleinere Epidemien sind vorgekommen
- Die reaktive Poststreptokokkenarthritis ist häufiger, genaue Zahlen liegen aber nicht vor.

Klinik und Befund

- Der Racheninfekt, der bei 30 % der Pat. asymptomatisch verläuft und sich zum Teil auch nur durch leichtes Halskratzen manifestiert, geht der Erkrankung 2–4 Wo. voraus

- Migratorische Polyarthritis für 1 Wo., mit bevorzugtem Befall der großen Gelenke (Knie, Sprunggelenke, Ellenbogen, Handgelenke)
- Endokarditis, Perikarditis: Auskultation des Herzens!! Perikardreiben? Neu aufgetretenes Herzgeräusch?
- Subkutane Knoten vor allem an Sehnen und Knochenvorsprüngen treten selten in frühen Stadien auf, meist in Kombination mit Karditis
- Erythema marginatum: ringförmiger nicht juckender schmerzloser Hautausschlag
- Chorea minor: rasche unwillkürliche ziellose Bewegungen.

Diagnose

Diagnosekriterien des Rheumatischen Fiebers

(Jones-Kriterien)

Hauptkriterien:
- Polyarthritis (50–70 %)
- Karditis (50 %)
- Subkutane Knoten (10–20 %)
- Erythema marginatum (1–2 %)
- Chorea minor (selten)

Nebenkriterien:
- Fieber (fast 100 %)
- Arthralgien (sehr häufig)
- Entzündungsparameter (erhöhte BSG, CRP)
- Verlängerte PQ-Zeit im EKG
- Anamnese eines rheumatischen Fiebers

Diagnosestellung bei 2 Haupt- oder 1 Haupt- und 2 Nebenkriterien.

8

Labor

Nachweis einer Streptokokkeninfektion durch Rachenabstrich. AK gegen Streptolysin, Hyaluronidase, Desoxyribonuklease. Nur ein deutlicher Titerverlauf ist diagnostisch, ein singulär erhöhter Titer beweist noch gar nichts!

Therapie

Ind. nur bei nachgewiesener Streptokokkeninfektion:
- Kinder: Penicillin V 4 x 250 000 IE für 10 Tage oder 600 000 IE Benzylpenicillin Benzathin i.m. (z.B. Tardocillin®)
- Erwachsene: Penicillin V 4 x 500 000 IE für 10 Tage oder 1 200 000 IE Benzathin-Penicillin (z.B. Tardocillin®) i.m.; alternativ Erythromycin (z.B. Erythrocin®) 4 x 500 mg tägl.
- Acetylsalicylsäure (z.B. Aspirin®) bei Erwachsenen bis 4–8 g tägl.; bei Kindern 100 mg/kg tägl.
- bei Karditis 40–60 mg Prednisolon (z.B. Decortin® H) tägl.

Vorbeugende Therapie

Nach der Initialbehandlung sollte eine Penicillinprophylaxe für 5 Jahre durchgeführt werden. Aus Compliancegründen am besten mit Benzathinpenicillin (z.B. Tardocillin®) i.m. 1 x/Mon. in der oben angegebenen Dosierung.

8.10 Arthritis bei Sarkoidose

Die Sarkoidose ist eine systemische Erkrankung mit granulomatösen Reaktionen, die in nahezu allen Körperregionen auftreten können.
Die akute Sarkoidose tritt in einer klassischen Kombination mit bihilären Lymphomen, Erythema nodosum und Arthritis der unteren Extremitäten auf (Löfgren-Syndrom).

Klinik, Befund und Diagnose

- Oligoarthritis (oft OSG-Arthritis beidseits), ☞ 6.2
- Erythema nodosum: schmerzhafte erhabene rötliche Knoten bilateral an den Streckseiten der unteren Extremitäten (☞ 6.7)
- Pulmonale Symptomatik: unspezifischer Reizhusten, selten Dyspnoe (☞ 2.3)
- Lungenfunktion: Diffusionskapazität vermindert, später restriktive Ventilationsstörung
- Rö: bihiläre Lymphadenopathie zum Zeitpunkt der Arthritis
  - Stadium I: polyzyklische Verbreiterung beider Hili
  - Stadium II: feinstreifige Zeichnungsvermehrung (bihiläre Lymphome)
  - Stadium III: Lungenfibrose (meist keine Lymphome)

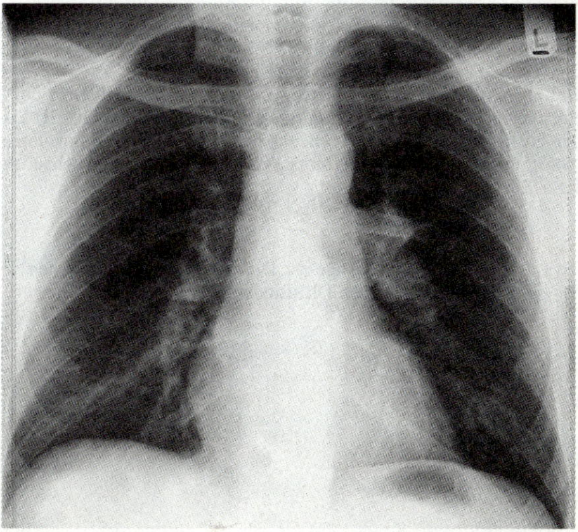

Abb. 8.8: Thorax p.a. mit bihilärer Lymphadenopathie bei akuter Sarkoidose

- Histologischer Nachweis von Granulomen bei fehlender Evidenz für eine andere Genese (Tbc-Ausschluß)
- Bronchoskopie mit bronchoalveolärer Lavage: lymphozytäre Alveolitis mit CD_4/CD_8-Quotient > 4 ist charakteristisch
- Labor: ACE erhöht (nicht spezifisch) evtl. Kalzium ↑
- Bronchoalveoläre Lavage zur Diagnosesicherung am besten, für Verlaufskontrollen Diffusionskapazität und ACE Spiegel.

Prognose

- Besondere Verlaufsform der Sarkoidose mit Parotisschwellung und Facialisparese (Heerfordt-Syndrom, DD Sjögren-Syndrom, ☞ 9.1.5) oder mit Uveitis (DD Spondylarthropathien ☞ Kap. 8). Außerdem: Leber- und ZNS-Beteiligung
- Selten: chronische Verlaufsform mit Ausbildung typischer gelenknaher Knochenzysten: Osteitis cystoides multiplex (M. Jüngling).

DD

Jede Mon-/Oligoarthritis. Oft DD des Erythema nodosum (☞ 6.7):
- Sarkoidose
- Yersiniose
- Tuberkulose
- M. Crohn
- Medikamente (Antibiotika, Antikonzeptiva)
- Streptokokkeninfekt
- Lymphom.

Therapie

- *KG, Ergo*: schmerzlindernde Traktion. Mobilisation und Gangschule (insbes. bei OSG-Arthritis) im Subakutstadium
- *Physik. Ther.*: Kryotherapie, Ultraschall, Phonophorese
- *Medik. Ther. (☞ Kap. 15):* NSAR (z.B. Voltaren® Resinat, Brexidol®) initial regelmäßig, nachher bedarfsorientiert. Steroide (z.B. Decortin® H) 20–40 mg tägl. in hochakuter Phase (mit raschem Ausschleichen je nach Lokalbefund) nur bei sonst therapierefraktärer Arthritis, da die mit Kortison behandelten Pat. häufiger Rezidive bekommen.

8

Tips, Tricks & Fallen

- Bronchoalveoläre Lavage zur Diagnosesicherung am besten
- Für Verlaufskontrollen Diffusionskapazität und ACE-Spiegel.

8.11 Morbus Whipple

Der M. Whipple ist eine seltene systemische Erkrankung mit feinstrukturell darstellbaren Bakterien, die sich als PAS-positive Einschlüsse in Makrophagen und Gewebe der Organe nachweisen lassen. Außer dem charakteristischen Dünndarmbefall sind Gelenke, ZNS, Endokard und seröse Häute betroffen.

Ätiologie

- Der Erreger Tropheryma whippelii (grampositives Bakterium) läßt sich mit Hilfe der Polymerasekettenreaktion (PCR) nachweisen
- Chronische Infektionskrankheit mit unklarer Immunpathologie.

Epidemiologie

- Seltenes Krankheitsbild: ca. 1 000 Fälle bekannt
- M:F = 10:1
- Altersgipfel: 40.–60. LJ.
- Überproportionaler Anteil von Pat. in ländlicher Umgebung bzw. Arbeitern in der Landwirtschaft
- eher keine Assoziation zu HLA-B27.

Klinik und Befund

Häufig

- Arthritis/Arthralgien: ähnlich dem Bild einer Sp.a. Erstmanifestation häufig an Gelenken. Größere Gelenke (Knie, OSG, Hand) sind häufiger befallen als kleine Gelenke. Oft chronische, migratorische, nicht-destruierende Arthritis bzw. Arthropathie. Zu 2/3 besteht ein polyartikuläres Beschwerdebild, das eine RA imitiert.
- Gewichtsverlust mit Steatorrhoe und Malabsorption
- Fieber
- Lymphknoten- und Milzvergrößerung.

Selten

- Polyserositis, Endo-, Myo-, Perikarditis
- Abdominelle Lymphadenopathie
- Neurologische Störungen
- Myopathie.

Diagnose

Anamnese und klinische Befunde des M. Wipple

Gewichtsverlust	90 %
Diarrhoe	80%
Arthralgien, Kreuzschmerzen	70 %
Arterielle Hypotonie	60 %
Abdominalschmerzen	60 %
Kardiale Symptome	50 %
Lymphadenopathie	50 %
Hyperpigmentation	30 %

- *Labor:* Entzündungsparameter (BSG, CRP) ↑. Blutkulturen zur DD des Fiebers. CD_4/CD_8-Ratio erniedrigt. Hypogammaglobulinämie, IgG-Subklassendefekt (☞ 4.1.4)
- *Rö.:* Oft nicht-destruierende Arthritis. Sakroiliitis
- *Histologie:* Dünndarm- bzw. Jejunalbiopsie mit typischen PAS-positiven zytoplasmatischen Granula in den Darmwand-Makrophagen. Kontrollbiopsie nach antibiotischer Therapie. Nachweis von Tropheryma whippelii mit PCR.

Therapie

- Langzeitantibiose über 1 Jahr mit Doxycyclin (z.B. Vibramycin®) 100–200 mg p.o. tägl. oder
- Langzeittherapie mit Cotrimoxazol (z.B. Bactrim®) 2 x 160 mg Trimethoprim und 800 mg Sulfamethoxazol unter Folsäure-Begleitmedikation (z.B. Folsan®) von 5 mg tägl. über ca. 1 Jahr
- Hochdosierte parenterale Penicillingabe (1,2 Mio Einheiten/d) mit Streptomycin (1 g/d) für 2 Wo. als Initialtherapie bei ZNS-Befall.

Prognose

- Nur selten bleiben Gelenkschäden bestehen, jedoch sind hartnäckige Arthralgien oft dominierend
- Rezidive nach Absetzen der Antibiose sind häufig.

Tips, Tricks & Fallen

- Die Arthritis des M. Whipple geht den übrigen Symptomen in der Hälfte voraus
- Der M. Whipple ist bei jeder mit Fieber einhergehenden Arthritis in Erwägung zu ziehen (☞ 6.8)
- Pathognomonisch ist die Lichtmikroskopie der Dünndarm- und Jejunalbiopsien
- Die antibiotische Therapie muß jahrelang fortgesetzt werden, da es sonst zu Rezidiven kommt!

8.12 Bypass-Arthritis

Nach einer Jejunokolostomie bzw. einer Jejunoileostomie zur Behandlung der therapierefraktären Adipositas kommt es in 20–40 % der Fälle zu rheumatischen Beschwerden in Form von Arthritiden, Arthralgien, Myalgien und Tendosynovitiden. Insgesamt ist dieses Krankheitsbild sehr selten.

Ätiologie

Bakterielle Überwucherung in der blinden Schlinge, die zu vermehrter Bildung von Immunkomplexen führt, die in den Gelenken abgelagert werden.

Klinik, Befund und Diagnose

- Polyarthralgien
- Oligoarthritis
- Bakterielle Fehlbesiedelung der Darmschlinge
- selten Polyarthritis.

Therapie

NSAR und Antibiotika sind eingesetzt worden. Klarere Behandlungsempfehlungen sind nicht möglich.

9 Kollagenosen und Vaskulitiden

Thomas Bitsch
Matthias Braun

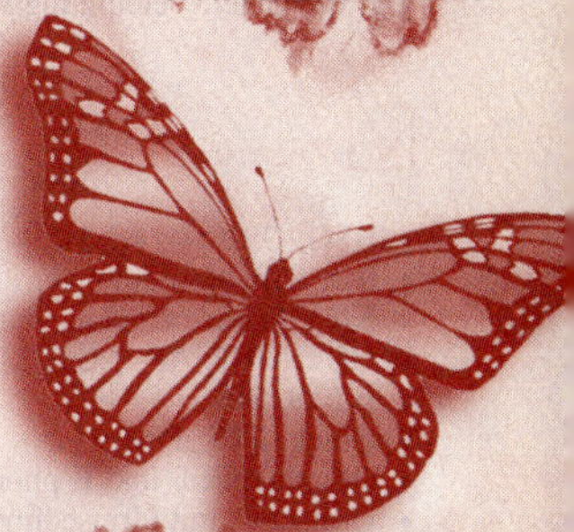

9.1 Kollagenosen

Sammelbegriff für chronisch-rheumatische Erkrankungen mit dem gemeinsamen pathomorphologischen Korrelat der fibrinoiden Nekrose.

Unter Aussparung der RA, der reaktiven Arthritis und der Autoimmunendokrinopathien versteht man heute unter „Kollagenosen im engeren Sinne":

- Systemischen Lupus erythematodes (SLE)
- Progressiv systemische Sklerose (PSS)
- Dermato-/Polymyositis
- Mischkollagenose (MCTD)
- Sjögren-Syndrom.

Gemeinsamkeiten dieser Erkrankungen sind zahlreiche Immun- und Autoimmunphänomene, klinische und serologische Überlappungen und eine ungewöhnliche Variabilität des Krankheitsverlaufes. Die Prognose ist vom Multiorganbefall abhängig; die Gelenkbeteiligung steht oft im Hintergrund.

☑ Diagnostisches Kollagenose-Screening

- BSG, CRP (☞ 4.1.1)
- BB, Diff, Retikulozyten
- Krea, Harnstoff, Harnsäure
- GOT, GPT, AP, γ-GT, LDH, CK
- E'lyte, BZ
- Quick, PTT, PTZ
- Gesamteiweiß und E'phorese
- Urinstatus mit Urinsediment
- 24 h-Sammelurin auf Kreatininclearance, Eiweiß und Diskelektrophorese
- ANA-Titer und ANA-Fluoreszenzmuster (☞ 4.3.2)
- ds-DNS-AK (☞ 4.3.3)
- U1-RNP, Anti-Sm (☞ 4.3.6), SS-A/Ro, SS-B/La (☞ 4.3.7)
- C_3, C_4, CH_{50}, zirkulierende Immunkomplexe (☞ 4.1.6)
- Lupusantikoagulans, Kardiolipin-AK
- Kryoglobuline (☞ 9.2.6)
- Rö-Thorax p.a. und seitlich
- Sono Abdomen
- EKG und Echo
- Ösophagusmanometrie
- Kapillarmikroskopie (☞ 5.7)

9

9.1.1 Systemischer Lupus erythematodes (SLE)

Immungenetisch prädisponierte systemische Autoimmunerkrankung mit Befall zahlreicher Organe und sehr variabler Verlaufsform.

Ätiologie

- Genetische Prädisposition: HLA DR 2, HLA DR 3. Familiäre Häufung
- Störung der Immunregulation: Hyperreaktivität der B-Zellen, Verringerung der T-Zell-Aktivität
- Angeborene Komplementdefekte: C_2-Mangel
- Induktion durch Umweltfaktoren, z.B. UV-Strahlen: gehäuftes Auftreten in den Sommermonaten
- Viren, Bakterien
- Hormonelle Faktoren: Östrogene.

Epidemiologie

- Inzidenz: 6–7 Neuerkrankungen/100 000 Einwohner/J
- Prävalenz: sehr unterschiedlich in Abhängigkeit von Rasse und Geschlecht Familienangehörige von SLE-Pat. zeigen stark erhöhte Prävalenz
- F:M = 10:1. Im Kindesalter Mädchen : Jungen = 2:1
- Prädilektionsalter: 30. LJ
- Erstmanifestation: häufig im Frühjahr/Sommer.

Klinik und Befund

Häufig

- Allgemeinsymptome: Müdigkeit, Abgeschlagenheit, Leistungsknick, Gewichtsabnahme, Fieber
- Arthritis, Tenosynovitis: Knie, Handgelenke, MCP, PIP. Seltener Ellenbogen, OSG, Schulter. Symmetrische Polyarthritis (PIP-Dominanz) ist am häufigsten, auch Oligoarthritis und Monarthritis sind möglich. Tenosynovitis der Strecksehnen der Hand, Achillessehne, M. tibialis anterior-Sehne. Schwanenhalsdeformität, Ulnardeviation der Langfinger durch (Sub-)luxation ohne Destruktion. Breites Spektrum von vereinzelten Arthralgien bis zu massiver, exsudativ-proliferativer Synovitis. Myalgien und tendomyotische Symptomatik
- Hautveränderungen mit deutlicher Sonnenempfindlichkeit
- Lymphadenopathie
- Pulmonale Symptome: Dyspnoe, Husten, Auswurf, pleuritische Thoraxschmerzen, Pleuraerguß
- Kardiale Symptome: Angina pectoris, Dyspnoe, Perikarderguß
- Renale Symptome: Ödeme, schäumender Urin
- Neurologische Symptome: Kopfschmerzen, Migräne, Psychose, epileptischer Anfall, Konzentrationsschwäche, Antriebsschwäche, Depression, Chorea
- Schleimhaut: Mundschleimhautulzerationen, Xerophthalmie, Xerostomie.

Selten

- Abdominelle Symptome: Bauchschmerzen, Durchfälle, Übelkeit
- Parotisschwellung
- Konjunktivitis, Episkleritis
- Hirnnervenstörung, periphere Neuropathie

- Enantheme, Mundulzerationen
- Menstruationsanomalien
- Gerinnungsprobleme: Thrombosen, Blutungen (Antiphospholipidsyndrom ☞ Sonderformen).

Hautveränderungen bei SLE

- Schmetterlingserythem an Nasenrücken und beiden Wangen
- Morbilliformes Exanthem wie Arzneimittelexanthem
- Konfluierende Plaques an Armstreckseiten und Rumpf
- Diskoide Exantheme mit Vitiligo und Hyperpigmentierungen
- Subkutane Knoten und Verkalkungen
- Livedo reticularis
- Blasenbildungen
- Nagelfalzveränderungen: Einrisse, Rötungen, Teleangiektasien, akrale Nekrosen
- Raynaud-Syndrom
- Haarausfall: oft diffus, seltener zirkumskript.

Symptome bei SLE

Arthralgien, Arthritis, Tenosynovitis	90 %
Allgemeinsymptome (Fieber, Mattigkeit)	90 %
Hautausschläge (alle)	70 %
Schmetterlingserythem	50 %
Lymphadenopathie	50 %
Haarausfall	40 %
Nierenbeteiligung	35 %
Pleuritis, Perikarditis	35 %
ZNS-Beteiligung	30 %
Leberbeteiligung	30 %

Klassifikationskriterien des SLE (ARA 1982)

- Schmetterlingserythem
- Diskoider Lupus
- Photosensitiviät
- Schleimhautulzerationen
- Arthritis (nicht erosiv)
- Serositis (z.B. Perikarditis, Pleuritis)
- Glomerulonephritis: anhaltende Proteinurie > 0,5 g tägl. oder Zylindrurie
- Neurologische Symptome
- Hämatologische Befunde: immunhämolytische Anämie (Retikulozytose) oder Leukopenie (< 4 000/mm^3) oder Lymphopenie (< 1 500/mm^3) oder Thrombopenie (< 100 000/mm^3)
- Immunologische Befunde: ds-DNS-AK-Nachweis oder Sm-AK-Nachweis oder positiver LE-Zell-Test oder falsch positive Luesreaktion

- ANA: erhöhter ANA-Titer bei fehlender Einnahme von Medikamenten, die zu einem „drug-induced SLE" führen können (s. Sonderformen).

4 oder mehr der folgenden Kriterien müssen während eines beliebigen Beobachtungszeitraumes (gleichzeitig oder seriell) zur Klassifikation erfüllt sein (Sensitivität 83 %, Spezifität 89 %).

Diagnose

Labor

- Entzündungsparameter (☞ 4.1): BSG ↑↑, CRP (↑)–↑↑ (gelegentlich auch normal), normochrome Anämie, Gesamtkomplement (CH 50) ↓ oder einzelne Komplementfraktionen (C3, C4) ↓. Polyklonale γ-Globulin-Erhöhung, manchmal monoklonale Banden in Immunfixation. Blutkulturen im Fieberschub zum Ausschluß einer Sepsis
- Leukopenie (< 4 000/mm³) oder Lymphopenie, Thrombopenie (100 000–150 000/mm³), Coombspositive hämolytische Anämie (LDH ↑), Kryoglobulinämie (IgG- und IgM-Typ), falsch positive Luesreaktion, zirkulierende Immunkomplexe. Hepatitisserologie zur DD
- Urinstatus, 24h-Sammelurin auf Kreatininclearance und Eiweiß, ggf. Diskelektrophorese (glomeruläre/tubuläre Störung)
- AK-Diagnostik (☞ 4.3).

☑ Antikörper bei SLE

- ANA: 90 % positiv im Immunfluoreszenztest (homogenes Muster). Ein aktiver SLE ist bei fehlenden ANA nahezu ausgeschlossen (☞ 4.3.2)
- ds-DNS-AK (diagnostischer Marker, praktisch spezifisch) (☞ 4.3.3)
- ss-DNS-AK (unspezifisch) (☞ 4.3.3)
- Histon-AK (häufiger bei medikamentös-induziertem SLE) (☞ 4.3.4)
- Sm-AK (praktisch spezifisch) (☞ 4.3.6)
- SS-A/Ro-AK (☞ 4.3.7)
- SS-B/La-AK (☞ 4.3.7)
- Phospholipid-AK: Antikardiolipin-AK bei thromboembolischen Komplikationen (☞ 4.3.12).

Rö: Hände und Füße zeigen eine nicht-destruierende Arthritis mit Subluxationen und Luxationen (Jaccoud-Arthritis, selten). Thorax p.a. und seitlich (Lungeninfiltrate).

Sono

- Abdomen: Hepatosplenomegalie, Lymphome, Nierenparenchymveränderung, Pleuraerguß
- Schilddrüse: Zeichen der begleitenden Autoimmunthyreoiditis (diffuse Echoarmut, vermehrte Vaskularisation im Duplex)
- Echo (am besten transösophageal): Perikarderguß, Endokarditiszeichen
- Gelenke und Weichteile: Artikulosynovitis, Tenosynovitis (☞ 5.6).

EKG: Zeichen der Myokarditis, Perikarditis, Herzrhythmusstörungen, ggf. 24h-Langzeit-EKG.

Kapillarmikroskopie (☞ 5.7): Vielfältige morphologische Veränderungen, z.B. Zunahme der Länge der Kapillarschlinge, dilatierte Kapillaren an beiden Schenkeln, korkenzieherartige Torquierungen, Büschel langer Kapillaren, Lichthöfe und Kapillarblutungen.

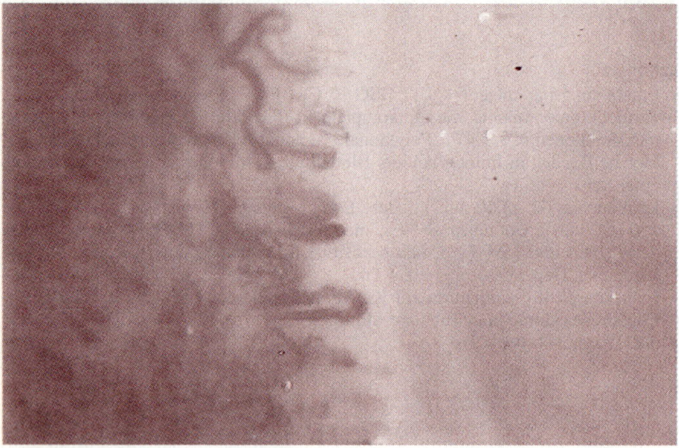

Abb. 9.1: Kapillarmikroskopie bei SLE [M113]

MR: Bei V.a. ZNS-Befall („white matter lesions").

Nierenbiopsie: Indiziert nur bei progredienter Niereninsuffizienz. Prognostische Aussage nur eingeschränkt möglich.

Klassifikation der Lupus-Nephritis (nach WHO)

- *Klasse I* (Normalbefund): Mikroskopisch keine Veränderungen
- *Klasse II* (Mesangiale Glomerulonephritis): Immunkomplexablagerung im Mesangium. Mesangiumverbreiterung durch vermehrte extrazelluläre Matrix
- *Klasse III* (Fokal-segmentale Glomerulonephritis): proliferativ, sklerosierend, nekrotisierend. Immunkomplexablagerung intra- und extrakapillär, < 50 % der Glomeruli geschädigt
- *Klasse IV* (Diffus proliferative Glomerulonephritis): ☞ Klasse III, > 50 % geschädigt. Häufig nephrotisches Syndrom
- *Klasse V* (Diffus membranöse Glomerulonephritis): Immunkomplexablagerung subepithelial, extramembranös
- *Klasse VI* (Chronisch sklerosierende Glomerulonephritis): Spätschaden mit diffus/fokal vernarbten Glomeruli, interstitieller Fibrose und Tubulusatrophie

Knochenmarkbiopsie (☞ 5.9.3): DD ungeklärte Leukopenie.

Haut-Konsil: SLE-Exanthem, evtl. Haut-Biopsie (Lupus-Banden = Immunkomplexablagerung in der Subkutis).

Augen-Konsil: Konjunktivitis, Sicca-Symptomatik (Schirmer-Test)

Neuro-Konsil: Hinweis für Krampfanfälle (EEG), Psychosen, Hirnnervenbeteiligung, periphere Neuropathie (NLG, EMG) und ggf. Lipuorpunktion (zerebrale Vaskulitis; Ig ↑, ANA-Nachweis).

DD

- Kollagenosen: Überlappungen möglich
- Maligne Lymphome
- Medikamentös-induzierter SLE
- Infektionen, Sepsis.

Therapie

- *Prävention:* Vermeiden von UV-Exposition (Lichtschutzcreme) und Östrogenen (z.B. Kontrazeptiva)
- *KG (☞ 17.2), Ergo (☞ 17.7):* Atemtherapie, Thromboseprophylaxe, funktionelle Bewegungstherapie mit Hand- und Fingerübungen, Haushaltstraining
- *Psychosomatik (☞ 19):* Krankheitsbewältigung, Bewältigung der Alltagsprobleme, Patientenschulung, Gesprächsangebot bei Kinderwunsch (s.u.)
- Erhöhtes Infektionsrisiko (Pneumonie, Pyelonephritis, Herpesinfektionen, Mykosen) unter immunsuppressiver Therapie. Bei geringstem Infekt konsequente Antibiose, antivirale bzw. antimykotische Therapie
- *Physik. Ther.:* Kryotherapie, Ultraschall, Iontophorese
- Bei schweren Krankheitsverläufen, insbes. ZNS-Beteiligung und/oder Nierenfunktionsverschlechterung, frühzeitige aggressive Immunsuppression (Cyclophosphamid, hochdosiert Steroide).

Medikamentöse Therapie

Diese richtet sich nach klinischer und serologischer Aktivität sowie dem Ausmaß des Organbefalls (ZNS, Niere). Lokaltherapie der Haut in Zusammenarbeit mit dem Dermatologen

- *Geringe Krankheitsaktivität* (keine Organbeteiligung):
  - NSAR (Diclofenac, z.B. Voltaren® Resinat) 75 mg bei Bedarf (☞ 15.2)
  - Steroide (z.B. Decortin® H) 5–10 mg 1 x tägl. (morgens) (☞ 15.3)
  - Hydroxychloroquin (z.B. Quensyl®) 200–400 mg tägl. (☞ 15.4)
- *Mittlere Krankheitsaktivität* (ohne ZNS-, Nieren- oder Herzbeteiligung):
  - NSAR (Diclofenac, z.B. Voltaren®) bis 150 mg tägl. bei dominierender Gelenksymptomatik (☞ 15.2)
  - Steroide: Beginn mit Prednisolon (z.B. Decortin® H) 0,25–0,5 mg/kg tägl. in der Regel morgens (in Ausnahmefällen 2/3 der Dosis morgens, 1/3 abends) (☞ 15.3)
  - Hydroxychloroquin (z.B. Quensyl®) 200–400 mg tägl. Bei höherem Steroidbedarf und/oder Organbefall Azathioprin (z.B. Imurek®) 100–150 mg tägl., oder MTX (z.B. Lantarel®) 15–25 mg/Wo. (☞ 15.4)
- *Hohe Krankheitsaktivität* (Polyserositis, ZNS-, Nieren- oder Herzbeteiligung):
  - Steroid-Stoßtherapie (z.B. Urbason®) 500–1 000 mg tägl. an 3 aufeinanderfolgenden Tagen (☞ 15.3)

- Cyclophosphamid (z.B. Endoxan®) als Stoßtherapie 500–1 000 mg/m^2 alle 4 Wo. oder oral 2–3 mg/kg tägl. bis zur stabilen Remission, dann Umstellung auf Bolusgaben. Therapie mindestens bis 1 Jahr nach klinischer Remission, ggf. Re-Biopsie zur erneuten Beurteilung (☞ 15.4). Bei Remission Umstellung auf Azathioprin.

Neuere Therapiekonzepte (Studien liegen noch nicht vor):
- Immunadsorption: Spezifische Elimination der AK und zirkulierender Immunkomplexe
- 7S-Immunglobuline: Ind. bei mittlerer und hoher Krankheitsaktivität, wo die immunsuppressive Therapie (Steroide, Azathioprin, MTX) zu rezidivierenden Infektionen (Pneumonie) führt. Dramatische Besserung der Vaskulitis in Einzelfällen. Initialdosis 1g/kg an 2 aufeinanderfolgenden Tagen im Abstand von 4–6 Wo. (3–6 Zyklen), dann Erhaltungsdosis 1g/kg alle 6 Wo.
- Ciclosporin A (z.B. Sandimmun® Optoral).

Kontrazeption und Schwangerschaft bei SLE

- Kontrazeptiva können einen SLE-Schub auslösen
- Kontrazeptiva haben zusätzliches Vaskulitis- und Thromboembolierisiko
- Intrauterinspiralen haben erhöhtes Infektions- und Blutungsrisiko
- Bei 50 % der Pat. tritt während der Schwangerschaft eine Verschlechterung ein. Schwangerschaftsbedingte Remissionen sind selten
- Schwangerschaft am besten zum Zeitpunkt der kompletten Remission
- Bei Nierenbeteiligung von Schwangerschaft abraten, da eine Verschlimmerung der Lupusnephritis zu erwarten ist
- Erhöhte Fehlgeburtsrate und perinatales kindliches Risiko
- Bei SLE-Müttern mit SS-A/Ro-AK Gefahr des Kindstodes durch kongenitalen AV-Block III°
- 3 Mon. vor Konzeption Absetzen aller Basistherapeutika und Einstellen auf Steroide
- Bei SLE-Exazerbation während der Schwangerschaft Steroide erhöhen.

Prognose

- 10-Jahres-Überlebenszeit: 80 % durch verbesserte Diagnose und Therapie
- Schlechtere Prognose bei ZNS-Beteiligung und Nierenbefall
- Häufigste Todesursache sind renovaskuläre Komplikationen (Nierenversagen) und Infektionen (Sepsis).

Tips, Tricks & Fallen

- Die Behandlung eines SLE, insbes. bei Lupus-Nephritis sollte in einem entsprechend erfahrenen Zentrum erfolgen
- Immer an das breite klinische Spektrum des SLE denken (von mäßigen Arthralgien bis zum Exitus letalis bei Multiorganbefall)
- Eine CRP-Erhöhung ist beim SLE immer verdächtig auf eine Infektion (Sepsis). Im SLE-Schub steigt häufig nur die BSG an. Ds-DNS-AK-Titer korreliert mit der Krankheitsaktivität, der ANA-Titer nicht
- Eine nicht destruierende Arthritis ist immer verdächtig auf einen SLE
- Bei SLE-Vorkommen gerinnungsfördernder (z.B. Cardiolipin-AK) und gerinnungshemmender (Lupusantikoagulans) Faktoren nebeneinander.

Sonderformen

Medikamentös-induzierter Lupus erythematodes

Durch Medikamente ausgelöster ANA-positiver Lupus erythematodes, der nach Absetzen der Medikation reversibel ist.

Ätiologie

- Antibiotika: Penicillin, Streptomycin, Tetrazyklin
- Chemotherapeutika: INH, Sulfonamide, Griseofulvin, Nitrofurantoin
- Antiepileptika: Phenytoin, Hydantoine, Primidon, Trimethadion, Ethosuximid
- Antiarrythmika: Procainamid, Practolol, Acebutolol, Metoprolol
- Antihypertensiva: Reserpin, α-Methyldopa, Hydralazin, Captopril
- Psychopharmaka: Chlorpromazin
- Thyreostatika: Thiouracilderivate
- Antirheumatika: Phenylbutazon
- Basistherapeutika: Gold, D-Penicillamin
- Urikostatika: Allopurinol
- Kontrazeptiva
- Biologics: Interferone, TNF-alpha-Blocker.

Klinik und Befund

- Arthralgien, Arthritis, Tenosynovitis
- Myalgien
- Exanthem.

Diagnose

- ARA-Klassifikationskriterien (1982) werden nicht erfüllt (s.o.)
- Hepatosplenomegalie
- Keine ZNS- und/oder Nierenbeteiligung
- Histon-AK pathognomonisch.

Therapie: Absetzen der auslösenden Medikation.

Lupusähnliche Symptome werden bei langjähriger Exposition gegenüber Lösungsmitteln und flüchtigen Organoverbindungen beobachtet (Kleber in Teppichboden, Parkettversiegelung, Dämmaterialien mit Formalin).

ANA-negativer Lupus erythematodes

- 5 % der SLE-Pat. erfüllen die ARA-Klassifikationskriterien, sind jedoch ANA-negativ
- Fast immer SS-A/Ro, SS-B/La positiv
- ds-DNS-AK im RIA zu 30 % positiv.

Antiphospholipid-Syndrom

Krankheitsbild, das durch rezidivierende Thrombosen und Embolien, neurologische Komplikationen und Spontanaborte gekennzeichnet ist, tritt eigenständig oder in Zusammenhang mit Autoimmunerkrankungen, AIDS und Lymphomen auf.

Sneddon-Syndrom: Rezidivierende zerebrale Insulte und Livedo racemosa (an Blitzfiguren erinnernde, baumartig verzweigte bläuliche Hautzeichnungen).

Ätiologie

- AK gegen Gerinnungsfaktoren reagieren mit Phospholipiden und greifen in die Blutgerinnung ein (Hemmung der Bildung des Prothrombinaktivatorkomplexes, gestörte Protein-C-Aktivierung)
- AK reagieren mit Endothelzellen, die zur Vasokonstriktion durch Verminderung der Prostazyklinfreisetzung (PG I_2) führen
- Direkte Schädigung der Thrombozytenmembran durch AK.

Epidemiologie

Junge Frauen besonders betroffen.

Klinik und Befund

- Thromboembolien: Beine und Arme sind am häufigsten betroffen. Retina, Leber, Milz, Mesenterialgefäße und Koronarien seltener
- Neurologische Symptome: Krampfanfälle, Migräne, zerebrale Insulte, Amaurosis fugax, Myelopathie, Guillain-Barré-Syndrom, Chorea
- Hautveränderungen: Livedo racemosa, Pyoderma-gangraenosum-ähnliche Hautnekrosen, nekrotisierende Purpura, periphere Gangrän
- Habituelle Aborte.

Diagnose

- *Anamnese:* Thromboembolien, neurologische Symptome, Fehlgeburten, Hautveränderungen
- *Labor:* meist milde Thrombozytopenie (ca. 100 000/mm^3). Antiphospholipid-AK: IgM- und IgG-Kardiolipin-AK, Lupusantikoagulans. PTT-Verlängerung.

Therapie

- Ind. nur bei klinischer Symptomatik. Keine prophylaktische Medikation, da die meisten Pat. mit Cardiolipin-AK oder Lupusantikoagulans keine thromboembolischen Komplikationen erleiden.
- Therapie der Grunderkrankung: Steroide und Basistherapie.
- Nach Spontanabort: Acetylsalicylsäure (z.B. Aspirin®) 100 mg tägl. und niedrig dosiert Steroide (z.B. Decortin® H) 5–10 mg tägl.
- Nach Thrombosen: Marcumarisierung unter Quick-/INR-Kontrolle.

Tips, Tricks & Fallen

- Kardiolipin-AK sind häufig bei Autoimmunerkrankungen (bei bis zu 50 % der SLE Pat. zu finden), aber nur eine Minderheit hat Symptome eines Antiphospholipid-Syndroms
- Nur geringe Korrelation von klinischer Symptomatik und Antikardiolipin-AK-Titer!

9.1.2 Progressive systemische Sklerose (Sklerodermie)

Multisystemerkrankung mit Verdickung und Verhärtung der Haut sowie Fibrosierung innerer Organe.

Klassifikation der systemischen Sklerodermien

Deutscher Sprachraum
- Typ I: Akrosklerodermie (Akren, Hände bis Handgelenk)
- Typ II: Proximal aszendierende Form (über das Handgelenk reichend und sich langsam nach proximal ausdehnend)
- Typ III: Stammsklerodermie (Beginn am Rumpf mit rascher Ausdehnung zur Peripherie).

Internationale Klassifikation
- *Limited cutaneous systemic sclerosis* (lSSc): Akraler Befall, geringe Beteiligung innerer Organe
- *Diffuse cutaneous systemic sclerosis* (dSSc): Beginn zentral oder proximal, ausgeprägte innere Organbeteiligung und rasche Progression.

Ätiologie

- Genetische Prädisposition
- Toxische oder immunologische Schädigung des Gefäßendothels
- Diskutierte Pathogenese: Gestörtes zelluläres Immunsystem; erhöhte humorale Immunaktivität; Defekt in der Kollagensynthese.

Epidemiologie

Weltweit ohne Bevorzugung einer Rasse. F:M = 4:1. Hauptmanifestationsalter: 30.–50. LJ.

Klinik und Befund

Häufig
- Allg.sympt.: Müdigkeit, Abgeschlagenheit (sog. Kollagenoseschlappheit), Anämie
- Raynaud-Sy. (manchmal auch an den Zehen): Früh- und Erstsymptom, oft lange (Mon.-J.) vor dem eigentlichen Krankheitsbeginn. Manchmal auch an Zehen
- Hautveränderungen:
  - Sklerodaktylie: Wurstfinger am Anfang, dann „Madonnenfinger" mit Kontrakturen, Zuspitzung und Nekrosen der Fingerkuppen
  - „Engerwerden" der Haut: Atrophie und zunehmende Fibrosierung, Hautfalten schlecht abhebbar. Hyper- und Hypopigmentierungen, Gefühl, als sei „der Körper eingemauert"
  - Gesichtsveränderungen: „Tabaksbeutelmund", Mikrostomie, maskenhafter Gesichtsausdruck (Photos von früher mitbringen lassen.), Verkürzung des Zungenbändchens
  - Subkutane Verkalkungen: stippchenförmige, teilweise durch die atrophierte Haut hindurchschimmernde Kalkspritzer

- Arthralgien, Myalgien, selten Arthritis: Handschwellung ist eher Zeichen der ödematösen Hautbeteiligung als Zeichen einer Synovitis. Bei hochakutem Beginn massive Hand- und Fingerschwellungen von ödematösem Charakter („puffy hands"), seltener flüchtige Tendosynovitiden der Hände und Füße. Die Hand- und Fußschwellungen werden von ausgeprägter Steifigkeit und Muskelschmerzen begleitet
- Ösophagus-Symptome: Globus, Dysphagie, Retrosternalschmerz, Reflux-Symptomatik
- Pulmonale Symptome: Dyspnoe, trockener Husten, pleuritischer Thoraxschmerz
- Kardiale Symptome: Dyspnoe, Angina pectoris.

Selten

- Gastrointestinale Symptome: Völlegefühl, Übelkeit, Krämpfe, Malabsorptions-Zeichen
- Renale Symptome: Hämaturie, Proteinurie, Niereninfarkte, Hypertonie, Insuffizienz-Zeichen
- Sicca-Symptomatik: Keratokonjunktivitis sicca, Xerostomie (☞ 9.1.5)
- Hypothyreose: Müdigkeit, Adynamie (Überlappung mit Kollagenoseschlappheit).

Klassifikationskriterien der system. Sklerose (ARA 1980)

- Hauptkriterien: Symmetrische Sklerodermie proximal der MCP oder MTP
- Nebenkriterien:
  Sklerodaktylie
  Grübchenförmige Narben oder Substanzverlust der distalen Finger-(Zehen-)Weichteile
  Bilaterale basale Lungenfibrose.

Wenn entweder das Hauptkriterium oder mindestens 2 der Nebenkriterien erfüllt sind, ist die Klassifikation erfüllt.

Klinische Befunde

Raynaud-Syndrom	95 %
Sklerodermie (proximal und peripher)	90 %
Ösophagusmotilitätsstörungen	50 %
Lungenfibrose	40 %
Myokardfibrose, Perikarditis	40 %
Nierenbeteiligung	35 %
Arthralgien, Arthritis	25 %
Myalgien, Myositis	20 %
Arterielle Hypertonie	20 %
Dünn- und Dickdarmbeteiligung	15 %

Diagnose

Labor

- Entzündungsparameter: BSG ↑ und CRP ↑, Anämie (☞ 4.1)
- GOT, GPT, AP (Leberbeteiligung?), Krea, Harnstoff, Harnsäure, Urinstatus mit Sediment, 24 h-Sammelurin auf Kreatininclearance und Eiweiß (Nierenbeteiligung?). E'phorese und Immunglobuline quantitativ (Hypergammaglobulinämie, IgG) (☞ 4.1.4)
- T_3, T_4, TSH basal (Hypothyreose?)
- ANA: meist nukleoläres oder gesprenkeltes Fluoreszenzmuster, in 60–90 % positiv (☞ 4.3.2)
- Scl 70-AK in 40–50 % positiv (☞ 4.3.10)
- ds-DNS-AK (☞ 4.3.3) und Sm-AK (☞ 4.3.6) fast immer negativ, RF in 30 % positiv (☞ 4.3.1)
- Zur DD (Überlappungs-Syndrom (☞ 9.1.4): U1 RNP, SS-A/Ro, SS-B/La, Jo-1, Pm-Scl, Fibrillarin

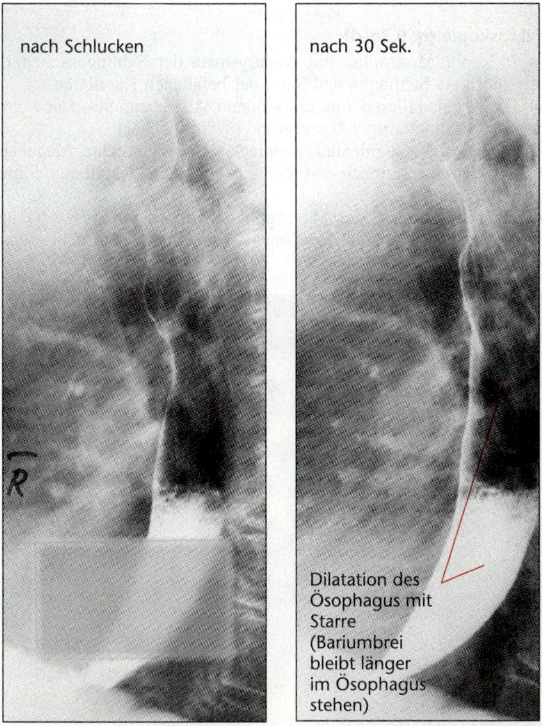

Abb. 9.2: PSS; Rö-Breischluck: Ösophagusstarre und Dilatation [M 113]

Rö:

Hände und Füße (Akroosteolysen? Subkutane Verkalkungen: Thiebièrge-Weissenbach-Syndrom?), Thorax p.a. und seitlich (Lungenfibrose?)
Hochauflösendes CT-Thorax bei V.a. Lungenfibrose.

Sono: Abdomen (Hepatomegalie, Pankreasbeteiligung?), Schilddrüse (diffuse Echoarmut als Hinweis auf Thyreoiditis?), Gelenke und Weichteile (Artikulosynovitis, Tenosynovitis oder ödematöse Hautveränderung?) (☞ 5.6).

EKG, Echo, Spätpotentiale: Herzrhythmusstörungen, Perikarditis, Myokardfibrose, pulmonale Hypertonie?

Ösophagus-manometrie, -pH-Metrie, -szintigraphie,-breischluck:
Motilitätsstörung, Reflux, Spasmus, Starre des Ösophagus? (☞ Abb. 9.2)

Lungenfunktionsuntersuchung: Frühzeichen: Diffusionskapazität ↓ (< 70 %), Spätzeichen: Lungenrestriktion.

Kapillarmikroskopie (☞ 9.3a–d)
- *Stadium I:* Kapillardystrophie mit Aneurysmata der Schlingenscheitel, kurze U-förmig geöffnete Schlingen und Stase der befallenen Kapillaren
- *Stadium II:* Megakapillaren mit unförmigem Aussehen, Stase und granuläre Blutströmung. Perlmuttartiger Hintergrund (Watteschleier)
- *Stadium III:* Hautsklerose mit stark verminderter Kapillardichte, Megakapillaren mit Zunahme der Unförmigkeit und regressiv veränderte Kapillaren. Pigmentdepots im Hintergrund
- *Stadium IV:* Rarefizierung der Megakapillaren und der regressiv veränderten Kapillaren, ausgedehnte gefäßfreie Zonen. Perlmuttartiger, sehr blasser Hintergrund mit Pigmentdepots.

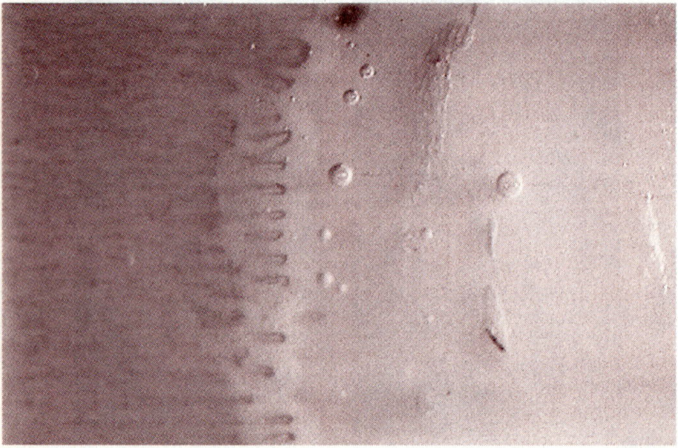

Abb. 9.3a: Kapillarmikroskopie bei Sklerodermie I [M113]

9

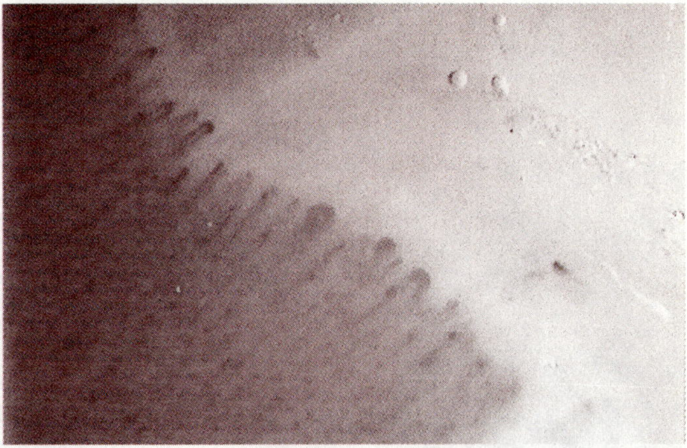

Abb. 9.3b: Kapillarmikroskopie bei Sklerodermie II [M113]

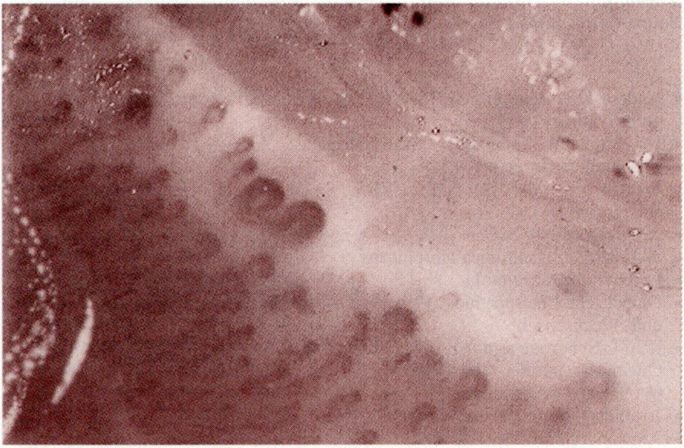

Abb. 9.3c: Kapillarmikroskopie bei Sklerodermie III [M113]

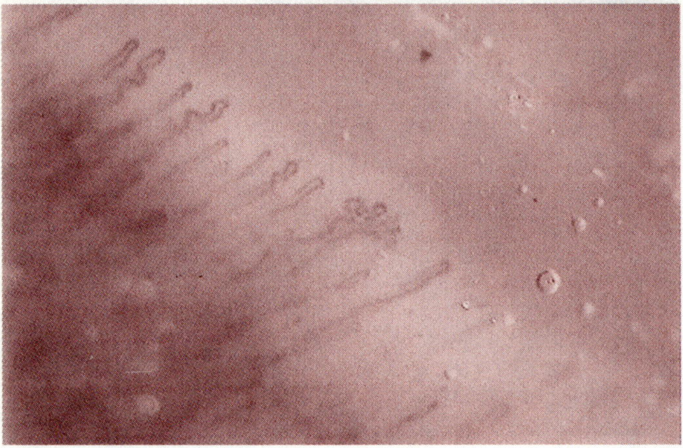

Abb. 9.3d: Kapillarmikroskopie bei Sklerodermie IV [M113]

Haut-Konsil: zur DD der Sklerodermie, ggf. Hautbiopsie (☞ 5.9.1).

Neuro-Konsil (EMG): Myopathie.

DD

- Andere Kollagenosen: SLE (☞ 9.1.1), Dermato-/Polymyositis (☞ 9.1.3), Sjögren-Syndrom (☞ 9.1.5)
- Disseminierte zirkumskripte Sklerodermien
- Mischkollagenosen (☞ 9.1.4)
- Sonderformen der PSS (s.u.): CREST-Syndrom, eosinophile Fasziitis, Pseudosklerodermien
- Amyloidose (☞ 11.2)
- Akrodermatitis chronica atrophicans
- Porphyria cutanea tarda
- Diabetische Cheiropathie („Gebetshand") mit Tendosynoviosklerose der Beuge- und Strecksehnen
- RS_3PE-Syndrom: remittierende symmetrische Synovitis der Hände mit massivem Ödem. Variante der Alters-CP (LORA, ☞ 7.2.5) oder der Polymyalgia rheumatica (☞ 9.2.4) wird diskutiert
- Armvenenthrombose mit Ödem der Hand
- Algodystrophie (M. Sudeck).

Therapie

- *KG, Ergo:* Dosierte Gelenk- und Weichteilmobilisation, Kontrakturprophylaxe, manuelle Lymphdrainage, Bindegewebsmassage. Haushaltstraining, insbes. Vermeiden von kaltem Wasser

- *Physik. Ther.:* CO_2-, Schwefel-, Radon-, Stangerbad. Interferenzstrom, stabile Galvanisation, Kurzwellendurchflutung
- *Reflextherapie:* Akupunktur, Neuraltherapie je nach funktioneller Störung (Raynaud-Syndrom, Dysästhesien der unteren Extremität, Dyspnoe, Ösophagusspasmus).

Medikamentöse Therapie

- *Grunderkrankung:* ein gesichertes Therapiekonzept gibt es nicht.
  - Steroide (☞ 15.3): Ind. nur bei ödematöser Schwellung, kardialer, pulmonaler und/oder renaler Beteiligung (z.B. Decortin® H) 20–50 mg tägl.
  - Basistherapeutika (☞ 15.4): D-Penicillamin (z.B. Trolovol®) niedrigdosiert beginnen mit 150 mg tägl. und Steigerung bis auf 900 (1 200) mg tägl.; Azathioprin (z.B. Imurek®) 100–150 mg tägl.; MTX (z.B. Lantarel®) 15–25 mg/Wo.; Cyclophosphamid (z.B. Endoxan®) 100 mg tägl.; Ciclosporin (z.B. Sandimmun® Optoral) 100–150 mg tägl.
- *Experimentelle Therapien* (Studien liegen noch nicht vor) (☞ 15.4.3): γ-Interferon (z.B. Polyferon®); Kalium-4-Aminobenzoat (z.B. Potaba® Glenwood); Thalidomid; Extrakorporale Photophorese: möglicherweise effektiv, im Einzelfall gute Erfolge
- *Raynaud-Syndrom (☞ 6):* durchblutungsfördernde Externa (Nitrate, z.B. Isoket®-Salbe), systemisch Kalziumantagonisten (Nifedipin, z.B. Adalat®) 3 x 5 mg tägl., Acetylsalicylsäure (z.B. ASS®) 100–300 mg tägl.
- *Haut:* bei Hautulzerationen und Rhagaden Prostazyklin-Infusionen (Ilomedin®) 0,5–2 mg/kg x min für 6 h, Dosissteigerung nach Effekt und NW oder Prostaglandin-Infusionen (Prostavasin®) 2 x 2 Amp. in je 250 ml NaCl über mind. 2 h tägl. Heparinoid- und hyaluronidasehaltige Externa. Bei Superinfektion Antibiotika
- *Darmmotilitätsstörung und gastroösophagealer Reflux:* Metoclopramid (z.B. Paspertin®), Antazida (z.B. Maaloxan®), H_2-Blocker (z.B. Zantic®), Protonenpumpenhemmer (z.B. Rifun®). 20 mg tägl. als Langzeittherapie
- *Ösophagusspasmus:* Nitroglycerin-Spray (z.B. Nitrolingual®), Nifedipin (z.B. Adalat®) 10 mg (Kapsel zerbeißen und schlucken) bedarfsorientiert.

Prognose

- Aufgrund fehlender Aktivitäts- und Verlaufsparameter ist der Therapieerfolg sowie der Verlauf der Erkrankung nicht vorhersehbar
- Bei Herz-, Nieren- und Lungenbeteiligung beträgt die 5–Jahres-Überlebensrate 35–70 %
- Bei Nierenbeteiligung Gefahr einer hypertensiven Krise.

Tips, Tricks & Fallen

- Das Raynaud-Syndrom kann der PSS um Jahre vorausgehen
- Die Ösophagusmotilitätsstörung ist Frühsymptom einer PSS: Ösophagusmanometrie
- Bei sog. Kollagenoseschlappheit immer auch an Hypothyreose denken
- Basistherapeutika verlängern nicht die Lebenszeit: NW-Risiko immer abwägen, insbes. bei Nierenbeteiligung
- Wichtige DD der Angina pectoris: Ösophagusspasmus, der sich auch auf Nitrate und Nifedipin bessert.

Sonderformen

CREST-Syndrom

Langsam progrediente, gutartigere Verlaufsform der PSS mit der Symptomkonstellation Calcinose (C), Raynaud-Syndrom (R), Ösophagus (E)-Motilitätsstörung, Sklerodaktylie (S) und Teleangiektasie (T).

Epidemiologie
- Erstmanifestation: 50. LJ.
- F : M = 8 : 1.

Klinik und Befund
- Kalzinose: weißliche, kutane Knoten an Fingerspitzen und druckbelasteten Stellen
- Raynaud-Syndrom: sehr ausgeprägt als Frühsymptom
- Ösophagusmotilitätsstörung: sehr häufig nachweisbar
- Sklerodaktylie: Fingerkuppennekrosen, Hand- und Gesichtsbefall. Aussparung von Ellenbogen und Stamm
- Teleangiektasie: am gesamten Körper und Schleimhäuten.

Klinische Befunde des CREST-Syndroms

Raynaud-Syndrom	100 %
Sklerodermie (Gesicht und peripher)	100 %
Sklerodaktylie	100 %
Rattenbißnekrosen	60 %
Ösophagusmotilitätsstörungen	60 %
Akroosteolysen, Kalzinose	50 %
Teleangiektasien	50 %
Lungenfibrose	20 %
Nierenbeteiligung	5 %
Herzbeteiligung	5 %

Labor: Antizentromer-AK (☞ 4.3.9) in 70 % positiv (hochcharakteristisch). ANA, RF, Entzündungsparameter wie PSS.

Diagnostik und Therapie wie PSS

Prognose: Deutlich günstiger als bei PSS.

Tips, Tricks & Fallen
- Assoziation des CREST-Syndroms mit primär biliärer Zirrhose
- Hautverkalkungen können auch bei anderen Kollagenosen (Dermatomyositis) vorkommen.

Eosinophile Fasziitis (Synonym: Shulman-Syndrom)

Sonderform der PSS mit dominierender Beteiligung der Muskelfaszien und fehlender Organbeteiligung.

Klinik und Befund
- Allgemeinsymptome: Fieber, Abgeschlagenheit, Gewichtsverlust, Lymphome
- Arthralgien, Myalgien: myalgiformer Druckschmerz an oberer und unterer Extremität mit progredienter Bewegungseinschränkung der Hände und Füße
- Karpaltunnelsyndrom, Flexionskontraktur der Hände
- Kein Raynaud-Syndrom, kein Hinweis für Beteiligung innerer Organe.

Diagnose
- *Anamnese:* Myalgien, Arthralgien
- *Labor:* Eosinophilie, polyklonale γ-Globulin-Erhöhung, zirkulierende Immunkomplexe. ANA und RF selten positiv
- *Haut-Muskel-Biopsie (☞ 5.9):* eosinophile und Rundzellinfiltrate, Fibrose
- *Tumorsuche:* Rö-Thorax, Abdomen-Sono, Knochenmarkbiopsie (☞ 5.9.3), Gastroskopie, Koloskopie.

Therapie
- Zurückhaltend, da Spontanremissionen vorkommen
- Steroide (z.B. Decortin® H) 20–50 mg tägl. führen zur raschen Besserung (☞ 15.3).

- Gehäuftes Auftreten mit malignen Tumoren möglich. Bei Eosinophilie immer an Tumor denken
- Die Haut-Muskelbiopsie muß zur Diagnosesicherung Faszienanteile enthalten!

RS3PE-Syndrom

Variante von LORA (☞ 7.2.5), RA (☞ 7.1) und Polymyalgia rheumatica (☞ 9.2.4) wird diskutiert.

Klinik und Befund wie initiale Sklerodermie

Diagnose
- Ausschluß von RA, PMR und Kollagenosen
- Sono: Handödem, Tendosynovitiden.

Therapie: Low-dose-Steroide (z.B. Decortin®) 5 mg tägl.

Pseudosklerodermien

Sklerodermieartige Krankheitsbilder, die durch verschiedene Chemikalien verursacht werden:
- *Polyvinylchlorid-Erkrankung:* Polyvinylchloriddämpfe am Arbeitsplatz. Zusammenarbeit mit Arbeitsmediziner
- *Toxisches Speiseölsyndrom:* Verunreinigung von Rapsöl
- *Eosinophilie-Myalgie-Syndrom:* Verunreinigung in der Herstellung von L-Tryptophan (inzwischen nicht mehr im Handel)
- *Silikonarthropathie:* Silikon- oder Paraffininstillation von Mammaplastiken und Gelenkinterponaten (CMC-I-Spacer). Latenzzeit sehr unterschiedlich (bis zu 20 J.).

9.1.3 Poly-/Dermatomyositis, Einschlußkörperchenmyositis

Heterogene Gruppe erworbener entzündlicher Muskelerkrankungen mit charakteristischer Klinik (Muskelschmerzen, -schwäche, -atrophie) und histologischem Korrelat (Entzündungsinfiltrate).

Klassifikation der „Myositischen Syndrome" in 3 Hauptgruppen:
- Polymyositis
- Dermatomyositis
- Einschlußkörperchenmyositis.

Jede Gruppe zeigt charakteristische klinische, immunologische und histologische Befunde. Überlappungen (Poly-/Dermatomyositis) und Assoziationen mit anderen entzündlich-rheumatischen Erkrankungen (RA, andere Kollagenosen) sind möglich. Eine Poly-/Dermatomyositis kann paraneoplastisch auftreten. Assoziation mit anderen Autoimmunopathien sind bekannt (Hashimoto-Thyreoiditis, primär biliäre Zirrhose, Perniziosa).

Ätiologie

- Unbekannt
- Kreuzreaktion zwischen bakteriellen und viralen Antigenen und körpereigenen Strukturen?
- Störung der Immuntoleranz?

Epidemiologie

- Seltene Erkrankung: Prävalenz 0,5–1 pro 100 000
- Hauptmanifestationsalter: Polymyositis > 20. LJ:, jedoch auch bei Kindern möglich. Einschlußkörperchenmyositis > 50. LJ.
- Polymyositis F : M = 2 : 1. Einschlußkörperchenmyositis F : M = 1 : 3.

9

Klinik und Befund

- Allgemeinsymptome: Müdigkeit, Abgeschlagenheit, Fieber, Gewichtsverlust
- Leitsymptom Muskelschwäche (nicht Schmerzen!): Schwäche beim Treppensteigen, Aufstehen vom Sitzen und Liegen, beim Hochheben der Arme. Symmetrische Schwäche, relativ langsam (Wo.-Mon.), selten akut. Betonung der proximalen Muskulatur, häufiger untere Extremität als obere Extremität
- Muskelschmerzen: muskelkaterähnlich, druckempfindlich
- Muskelatrophie: wird oft übersehen, z.B. Glutealmuskulatur
- Muskelkontrakturen: Gelenkfehlstellungen, Bewegungseinschränkungen
- Dysphagie: Beteiligung der Ösophagusmuskulatur
- Dysphonie: nasale Stimme bei Beteiligung der Kehlkopfmuskulatur
- Polyarthritis, Polyarthralgien: meist symmetrische, nicht erosive Arthritis großer und kleiner Gelenke
- Pulmonale Beteiligung
- Kardiale Symptome: Herzstolpern, Insuffizienzzeichen
- Raynaud-Syndrom
- Hautbeteiligung: Blauviolettes Erythem an lichtexponierten Körperstellen, z.B. Augenlider, Wangen und Stirn, Schultern, Rücken, Oberarmstreckseite. Ödematöse Schwellung der Oberlider: weinerlicher Gesichtsausdruck. Fleckförmige, schuppende Erytheme an Stamm, Streckseiten von Ellenbogen- und Kniegelenken

sowie Fußknöcheln. Schmerzhafte Hyperkeratosen und Teleangiektasien am Nagelfalz. Sog. Kollodiumflecken an Fingerstreckseiten (Gottron-Zeichen). Atrophien, Pigmentverschiebungen, sklerodermieartige Verhärtungen, Hauteinrisse

- Subkutane Verkalkungen, die manchmal aufbrechen an Rumpf und Extremitäten
- Haarausfall
- Mundschleimhautulzera
- Seltener sind intestinale (Globus, Passagestörung) und pulmonale (Reizhusten) Symptome.

Klassifikationskriterien der Poly-/Dermatomyositis

(Bohan und Peter 1975)

1. Symmetrische proximale Muskelschwäche: Schulter- und Becken gürtel, Halsflexoren
2. Muskelbiopsie: Myositis-Zeichen
3. CK- und/oder Myoglobin-Erhöhung
4. EMG: Myositis-Zeichen
5. Dermatomyositistypische Hautveränderungen

Polymyositis-Klassifikation gesichert: Kriterium 1–4 positiv.
Dermatomyositis gesichert: 3 der Kriterien 1–4 positiv in Verbindung mit typischen Hautmanifestationen.

Klinische Befunde

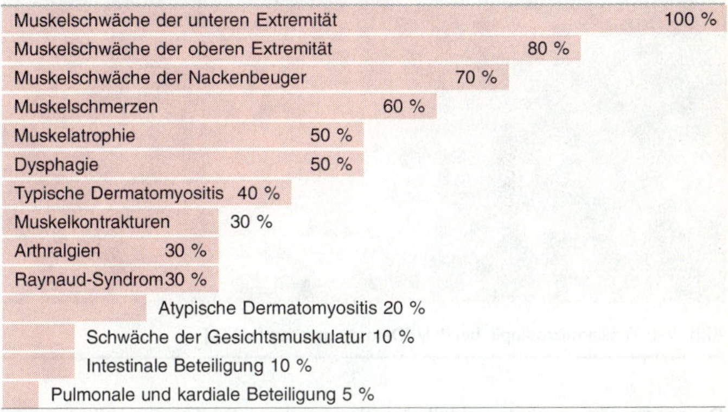

Diagnose

Labor: BSG ↑↑, CRP ↑↑, CK ↑↑, Aldolase ↑↑, LDH ↑, GOT ↑. ANA (30–60 % positiv), RF (30–50 % positiv), Jo-1-AK (40 % positiv), Mi-1-AK (30 % positiv). Myoglobinurie

Muskelbiopsie (☞ 5.9.2)

- Polymyositis: Rundzellinfiltrate im Muskelgewebe (Endomysium), Nekrose, atrophe und regenerierende Muskelfasern
- Dermatomyositis: Rundzellinfiltrate perivaskulär und interfaszikulär. Hyperplasie des Endothels, Fibrinthromben und obliterierte Kapillaren. Perifaszikuläre Atrophie
- Einschlußkörperchenmyositis: Entzündungsinfiltrate im Muskelgewebe, sog. umrandete Vakuolen, eosinophile zytoplasmatische Einschlüsse. Zur Diagnosesicherung Elektronenmikroskopie: filamentöse Einschlüsse im Zytoplasma oder Myonuklei in Umgebung der sog. umrandeten Vakuolen.

EMG: Ausschluß einer neurogenen Erkrankung. Myopathische Aktionspotentiale (kurze polyphasische Potentiale und niedrige Amplitude), pseudomyotonische repetitive Entladungen, Fibrillationspotentiale (nicht beweisend). Bei Einschlußkörperchenmyositis Zeichen einer axonalen Schädigung in bis zu 30 %.

Kapillarmikroskopie (☞ 9.4): Dilatation der Kapillarschlingen mit Hyperämie und periungualen Mikroteleangiektasien, Kapillarblutungen, Anomalien mit Farnblatt- und Garnknäuelformen, insbes. bei Dermatomyositis.

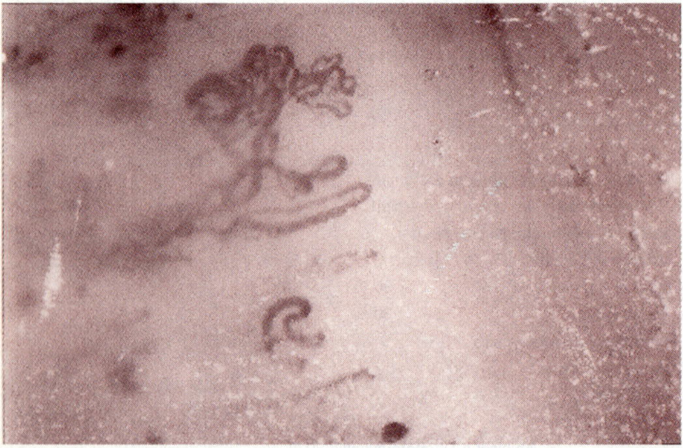

Abb. 9.4: Kapillarmikroskopie bei Poly-/Dermatomyositis [M113]

Organscreening: zum Ausschluß einer Paraneoplasie: Rö-Thorax, Abdomen- und Schilddrüsen-Sono, Hämoccult, gynäkolog. Konsil.

DD

- Polymyalgia rheumatica (☞ 9.2.4)
- Progressive Muskeldystrophie: kein Befall von Larynx-, Pharynx- und Halsmuskulatur

- Parainfektiöse Myositis: viral, bakteriell, parasitär, mykotisch (☞ 12.4.6)
- Medikamentös induzierte Myopathie: Steroide, D-Penicillamin, Azathioprin (☞ 12.4.4), ACE- und CSE-Hemmer, Fibrate, NSAR
- Myasthenia gravis (☞ 12.4.3)
- Metabolische und endokrine Myopathien: Phosphorylasemangel, Hypokaliämie, Hyper- und Hypothyreose (☞ 12.4.2)
- Paraneoplastische Myositis (☞ 12.4.5)
- Begleitmyositis vaskulitischer Genese bei Vaskulitiden (☞ 9.2).

Therapie

- *KG (☞ 17.2), Ergo (☞17.7):* Kontrakturprophylaxe, funktionelle Bewegungsübungen, Trainingstherapie, Atemtherapie, Haushaltstraining, Hilfsmittelversorgung (Gehhilfe, Toilettensitzerhöhung)
- *Physik. Ther. (☞ 17):* Salhuminbad, Stangerbad, Dezimeterwelle, Massage, Bindegewebsmassage
- *Psychosomatik (☞ 19):* Krankheitsbewältigung (oft junge Frauen), Entspannungstechniken.

Medikamentöse Therapie

- Steroide (☞ 15.3): Therapie der Wahl. Initial 1–1,5 mg/kg Prednisolon (z.B. Decortin® H) tägl. mit schrittweiser Dosisreduktion bis zur noch wirksamen Minimaldosis
- Basistherapie (☞ 15.4.2): Ind. bei persistierend hohem Steroidbedarf. Azathioprin (z.B. Imurek®) 100–150 mg tägl.; MTX (z.B. Lantarel®) 15–25 mg/Wo.; Cyclophosphamid (z.B. Endoxan®) 100 mg tägl. oder als Stoßtherapie (0,5–1,0 g/m^2) alle 4 Wo. (evtl. in Kombination mit Plasmapheresen)
- 7S-Immunglobuline (z.B. Polyglobin®): Studien sind positiv zu werten bei Dermatomyositis. Initial 1g/kg an 2 aufeinanderfolgenden Tagen alle 4–6 Wo. (3–6 Zyklen), dann 1g/kg alle 6 Wo. als Erhaltungstherapie
- Ganzkörper- oder Lymphknotenröntgenbestrahlung: ultima ratio
- Frühzeitige Osteoporoseprophylaxe bei zu erwartender langjähriger Steroidmedikation (☞ 15.3.1).

Prognose

- Spontanverlauf unbekannt, da Therapie fast immer mit Steroiden
- Einschlußkörperchenmyositis ist therapierefraktär
- 5-Jahres-Überlebensrate > 80 %
- Oft vertebragenes Schmerzsyndrom bei manifester kortikoidinduzierter Osteoporose.

Tips, Tricks & Fallen

- Bei V.a. Myopathie immer nach Alltagsbewegungen fragen: Treppensteigen, Haarekämmen, Gegenstände anheben
- Muskelschwäche der distalen Extremitätenmuskulatur (Fußstrecker, Fingerbeuger) und Störung der Feinkoordination (Nähen, Schuhe schnüren, Knopf zumachen) sind verdächtig auf eine Einschlußkörperchenmyositis
- Bei Schwäche der äußeren Augenmuskeln kann Myasthenie imitiert werden

- Poly-/Dermatomyositis kann paraneoplastisches Syndrom sein: Tumorsuche
- Zur Aktivitätsbeurteilung sind Entzündungsparameter (BSG, CRP) und Muskelenzyme (CK, Aldolase) geeignet
- Keine Therapie der CK, sondern der Aktivitäten des tägl. Lebens.

9.1.4 Mischkollagenose

Überlappungssyndrom, das Symptome von SLE, PSS, Poly-/Dermatomyositis und Sjögren-Syndrom aufweist und mit einem hochtitrigen AK gegen ein 68–kD-Protein (U1–RNP) assoziiert ist. Synonyme: Mixed connective tissue disease (MCTD) SHARP-Syndrom, Overlap-Syndrom.

Ätiologie

Unbekannt. Genetische Prädisposition: HLA-DR4? Eigenständiges Krankheitsbild oder Vorstufe eines SLE oder PSS?

Epidemiologie

Prävalenz unbekannt, etwas häufiger als PSS (☞ 9.1.2), seltener als SLE (☞ 9.1.1). F:M = 7:1.

Klinik und Befund

Häufig

- Allgemeinsymptome: Müdigkeit, Abgeschlagenheit, Fieber, Gewichtsverlust, Lymphadenopathie
- Polyarthralgien, Polyarthritis: MCP, PIP, Hand, Knie mit Symmetrie (RA-ähnlich)
- Finger-/Handschwellungen: Wurstfinger, ödematöse Hand wie initiale PSS („puffy hands")
- Sklerodaktylie: Madonnenfinger, Einrisse an Fingerkuppen
- Raynaud-Syndrom: Symptomatik sehr ausgeprägt, teilweise akrale Nekrosen
- Muskelschwäche, Muskelschmerzen: Betonung der proximalen Extremitäten
- Haarausfall
- Pulmonale Beteiligung: Dyspnoe, trockener Husten, pleuritischer Thoraxschmerz
- Ösophagusmotilitätsstörungen: Globus, Dysphagie, Reflux.

Selten

- Hauterscheinungen: SLE-ähnlich
- Kardiale Symptome: Perikarditis-Zeichen
- Renale Symptome: Hämaturie, Proteinurie. Nur selten membranöse Glomerulonephritis mit nephrotischem Syndrom
- Sicca-Symptome: Keratokonjunktivitis sicca, Xerostomie
- Neurologische Symptome: Trigeminusneuralgie.

Symptome bei Mischkollagenose

Allgemeinsymptome	100 %
Polyarthralgien, Polyarthritis	100 %
Finger-/Handschwellung, Sklerodaktylie	100 %
Raynaud-Syndrom	90 %
Pulmonale Beteiligung	70 %
Ösophagusmotilitätsstörungen	70 %
Myositis	50 %
Hauterscheinungen	40 %

Diagnose

- *Labor:* BSG ↑, CRP ↑, Anämie, Leukopenie, Thrombozytopenie (bei Kindern), Hypergammaglobulinämie, C_3 ↓, C_4 ↓, CH50 ↓. Hoher ANA-Titer (> 1:640), gesprenkeltes Fluoreszenzmuster, U1–RNP-AK (hoher Titer relativ spezifisch), RF (60 % positiv). Fehlen von AK gegen ds-DNS, Sm, Scl-70, PM/Scl, SS-A/Ro, SS-B/La (☞ 4.3).
- *Kapillarmikroskopie (☞ 5.7):* Mischbild von PSS-typischen ektatischen Kapillardystrophien und Megakapillaren
- *Organscreening:* ☞ Kollagenose-Screening 9.1

DD: Andere Kollagenosen: SLE, PSS, Poly-/Dermatomyositis, Sjögren-Syndrom.

Therapie

Je nach dominierender Symptomatik lehnt sich die Therapie an SLE (☞ 9.1.1) bzw. PSS (☞ 9.1.2) an.

Prognose

- Ein Teil entwickelt im Verlauf das Vollbild eines SLE oder PSS
- Aufgrund häufig blander Organbeteiligung (Herz, Niere, Lunge) günstigere Prognose.

Tips, Tricks & Fallen

ACR-/ARA-Diagnosekriterien der RA und des SLE werden bei der Mischkollagenose allzuleicht erfüllt.

9.1.5 Sjögren-Syndrom

Autoimmune Exokrinopathie mit Sicca-Syndrom

- Primäres Sjögren-Syndrom: Autoimmunerkrankung der exokrinen Drüsen mit extraglandulärer Beteiligung
- Sekundäres Sjögren-Syndrom: Assoziation mit RA (50–60 %), anderen Kollagenosen (SLE, PSS, Poly-/Dermatomyositis), Vaskulitiden (Panarteriitis nodosa), Autoimmunthyreoiditis, primär biliärer Zirrhose (50 %) und chronisch aktiver Hepatitis (35 %).

Klassifikationskriterien des Sjögren-Syndroms

(Europäische Studiengruppe 1993)

Okuläre Symptome (mindestens 1 von 3)
- > 3 Mon. anhaltendes tägl. Trockenheitsgefühl
- > 3 Mon. wiederkehrendes Sandkorngefühl der Augen
- > 3 Mon. Benutzung von künstlicher Tränenflüssigkeit (> 3 x tägl.)

Orale Symptome (mindestens 1 von 3)
- > 3 Mon. anhaltende tägl. Mundtrockenheit
- > 3 Mon. persistierende oder rezidivierende Schwellung der Speicheldrüsen als Erwachsener
- > 3 Mon. häufiges Benutzen von Getränken als Schluckhilfe trockener Speisen

Augensymptome (mindestens 1 von 2)
- Pathologischer Schirmer-Test (< 5 mm/5 Min.)
- Pathologischer Rose-Bengal-Wert

Lippenbiopsie
Agglomerat von > 50 mononukleären Zellen je 4 mm

Speicheldrüsenbefall (mindestens 1 von 3)
- Speicheldrüsenszinti
- Sialographie der Parotis
- Speicheldrüsenfluß reduziert (< 1,5 g/2 Min.)

Autoantikörper (mindestens 1 von 3)
- SS-A/Ro oder SS-B/La
- ANA
- RF

Ausschlußkriterien: Lymphom, AIDS (☞ 14.1.4), Sarkoidose (☞ 8.10), Graft-Versus-Host-Erkrankung.

Primäres Sjögren-Syndrom: mindestens 4 von 6 Hauptkriterien (Akzeptanz von SS-A/Ro oder SS-B/La, nicht jedoch ANA und RF)
Sekundäres Sjögren-Syndrom: Kombination der Hauptkriterien 1. oder 2. mit zwei der Kriterien 3., 4. oder 5.

9

Ätiologie

- Virusinduktion: Epstein-Barr-Virus, Retroviren
- Genetische Prädisposition:
  - F: HLA-B8 und HLA-DR3
  - M: HLA-DRw52
- Pseudolymphom: B-Zellproliferation.

Epidemiologie

- Primäres Sjögren-Syndrom: wie RA
- 90 % Frauen
- Hauptmanifestationsalter: 30.–60. LJ.

Klinik und Befund

- Keratokonjunktivitis sicca: Fremdkörpergefühl wie Sandkorn. Augenbrennen, Trockenheitsgefühl. Ermüden der Augen: Lesen erschwert, Einschlafen beim Fernsehen und Autofahren. Augenrötung bei Konjunktivitis. Photosensitivität: Lichtreflexionen an Windschutzscheibe, Neonlicht. Sehminderung bei Kornea-ulzerationen
- Mundtrockenheit (Xerostomie): Schwierigkeiten beim Kauen und Schlucken. Globus, Dysphagie. Essen bleibt zwischen Zähnen kleben. Kekse essen nicht möglich. Schwierigkeiten beim Sprechen: Zunge bleibt am Gaumen kleben. Mundwinkelrhagaden und Fissuren, teilweise superinfiziert (Soor). Lippen- und Zungenulzerationen, Aphten an Wangenschleimhaut. Karies
- Trockenheit der Haut: Hautschuppungen. Rhagaden
- Trockenheit der Vagina: Schmerzen beim Geschlechtsverkehr, Soor
- Trockenheit der Nasenschleimhäute: Einrisse mit Blutungen
- Speicheldrüsenschwellung (Pseudolymphom): oft rezidivierend und symmetrisch (wie Mumps)
- Polyarthralgien, Myalgien: chronisch-rezidivierend, mild. Seltener Arthritis/Myositis
- Neurologische Symptome: Bewegungs- und Koordinationsstörungen, Schlaganfall, periphere sensomotorische Polyneuropathie, Trigeminusneuralgie
- Nierenbeteiligung: meist blande. Interstitielle Nephritis mit tubulärer Azidose
- Lungenbeteiligung: blande interstitielle Pneumonitis.

Diagnose

- Anamnese
  - Leitsymptome Keratokonjunktivitis sicca und Xerostomie
  - Grunderkrankung: RA (☞ 7.1), SLE (☞ 9.1.1), primär biliäre Zirrhose
- *Labor:* BSG ↑, CRP ↑, Anämie, Leukopenie, Eosinophilie, deutliche Hypergammaglobulinämie, zirkulierende Immunkomplexe. ANA (70 % positiv), SS-A/Ro (70 % bei primärem Sjögren), SS-B/La (50 % bei primärem Sjögren), RF (90 % positiv), Kryoglobulinämie. Durchflußzytometrie: Lymphozytensubpopulationen mit deutlich erhöhter CD4/CD8-Ratio
- Kapillarmikroskopie: Dysmorphien, Elongationen, Knäuelbildungen, granuläre Strömung
- *Schirmer-Test:* Benetzung eines liegenden Papierstreifens im unteren lateralen Augenlid. Verringerung der Tränensekretion < 5 mm/5 Min. ist pathologisch (Norm: > 15 mm/5 Min.)
- *Saxon-Test:* Kauen einer sterilen Wundkompresse. Gewichtsdifferenz < 1,5 g/2 Min. ist pathologisch (Norm: > 2,5 g/2 Min.)
- *Zuckerwürfel-Test:* Zeit bis zum Auflösen eines Stück Würfelzuckers im Mund. Richtwert zur asymptomatischen Vergleichsperson
- *Sialographie:* Darstellung der Drüsengänge mit Lumeneinengungen und Rarefizierungen
- *Speicheldrüsenszinti:* Aufnahme, Konzentration und Ausscheidung eines Radionuklids
- *Lippenbiopsie:* Histologische Sicherung der kleinen Speicheldrüsen in der Unterlippe. Massive lymphozytäre periduktale Infiltration. Myoepitheliale Inseln mit Verschluß eines Ausführungsgangs. Atrophie und Fibrose
- *Speicheldrüsenbiopsie:* Ind. bei V.a. Malignität
- *Sono:* Oberflächendarstellung noch nicht standardisiert.

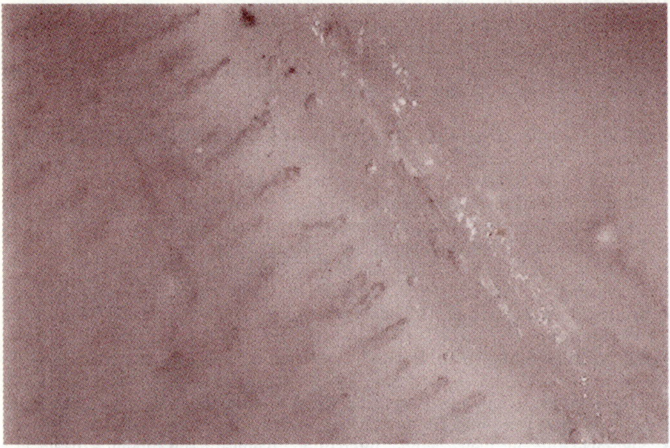

Abb. 9.5: Kapillarmikroskopie bei Sjögren-Syndrom

9

DD

- Speicheldrüsentumor: Neoplasie, Parotisgangkonkremente, Sarkoidose (☞ 8.10), Tuberkulose, Gonorrhoe (☞ 14.1.1), Mumps, infektiöse Mononukleose, Aktinomykose
- Sicca-ähnliches Syndrom: Fibromyalgie-Syndrom, multiple chemical sensitivity (MCS), chronic fatigue syndrome (CFS), somatisierte Depression, AIDS (☞ 14.1.4), Amyloidose, Medikamente (Antidepressiva, z.B. Saroten®), altersentsprechend reduzierte Tränenflüssigkeit.

Therapie

- Therapie der Grunderkrankung: RA (☞ 7.1), SLE (☞ 9.1.1)
- Arthralgien: Symptomatisch NSAR (z.B. Voltaren® Resinat) 75 mg bedarfsorientiert. Bei Progredienz Einleitung einer Basistherapie mit Hydroxychloroquin (z.B. Quensyl®) (☞ 15.4)
- „Sicca-Syndrom": med. Behandlungsversuch mit Acetylcystein (z.B. Bromhexin F®) 3 x 16 mg oder Pilocarpin (z.B. Salagen®) 4 x 5 mg gerechtfertigt
- Klinisch relevante Organbeteiligung: Azathioprin (z.B. Imurek®) 100–150 mg tägl. (☞ 15.4)
- Keratokonjunktivitis sicca: Künstliche Tränen aus Methylzellulose (z.B. Liquifilm®), weiche Kontaktlinsen oder am besten Brille, Luftbefeuchtung. Augenärztliche Mitbehandlung
- Xerostomie: Häufiges Trinken, zuckerfreier Kaugummi, sorgfältige Zahnpflege nach jeder Mahlzeit, Vermeiden von Zucker, künstlicher Speichel (z.B. Glandosan®). Bananen essen, basische Ernährung (☞ 18.5)
- Trockene Scheide: Evtl. Vaginalgleitgel

- Patientenschulung: Erfahrungsaustausch in der Kleingruppe
- Infektsanierung: Antibiotika, Antimykotika (z.B. Sempera®), Selen-Substitution (z.B. Selenase®).

Prognose: ist abhängig von der Grunderkrankung: RA (☞ 7.1), SLE (☞ 9.1.1).

Tips, Tricks & Fallen

- Die neurologische Begleitsymptomatik des Sjögren-Syndroms kann einer Multiplen Sklerose sehr ähnlich sein
- Das Sicca-Syndrom bessert sich nur eingeschränkt unter Basistherapie
- Bei ca. 1 % aller Pat. kann sich ein B-Zell-Lymphom entwickeln. Deshalb Kontrolluntersuchungen durchführen: Generalisierte Lymphadenopathie? Hepatosplenomegalie? Lungeninfiltrate? Leukopenie? Monoklonale Gammaglobulinämie? Erhöhung von β_2-Mikroglobulin im Serum?

9.2 Vaskulitiden

Entzündliche Erkrankungen der Blutgefäße mit heterogenem Krankheitsbild und oft bösartigen Verläufen. Man unterscheidet primäre Vaskulitiden und sekundäre Vaskulitiden in Assoziation mit einer anderen Grunderkrankung (z.B. SLE, RA).

Primäre Vaskulitiden (Chapel-Hill-Definition 1992)

Vaskulitis der großen Gefäße
- Riesenzellarteriitis, Arteritis temporalis Horton
- Takayasu-Arteriitis

Vaskulitis der mittelgroßen Gefäße
- Panarteriitis nodosa
- Kawasaki-Arteriitis

Vaskulitis der kleinen Gefäße
- Wegenersche Granulomatose
- Mikroskopische Polyangiitis
- Purpura Schönlein-Henoch/leukozytoklastische Vaskulitis
- Essentielle kryoglobulinämische Vaskulitis.

Sekundäre Vaskulitiden

Autoimmunerkrankungen
- Kollagenosen: SLE, PSS, Poly-/Dermatomyositis, Sjögren-Syndrom
- RA
- Chronisch aktive Hepatitis, primär biliäre Zirrhose

- Sarkoidose
- M. Crohn

Infektionen
- Bakterien: Streptokokken, Borrelien, Mykobakterien, Spirochäten
- Viren: Hepatitisviren, HIV, HZV, Coxsackieviren
- Pilze
- Parasiten

Medikamente/Chemikalien
- Antibiotika
- Nicht-steroidale Antiphlogistika
- Basistherapeutika: Gold (z.B. Tauredon®), D-Penicillamin(z.B. Trolovol®), Chloroquin (z.B. Resochin®)
- Thyreostatika (z.B. Favistan®)
- ACE-Hemmer
- Zytostatika und Antimetaboliten (z.B. Bleomycin®)
- Dextran
- Nikotinabusus.

Es existiert keine Klassifikation, die allen pathophysiologischen, autoimmunologischen oder klinischen Gesichtspunkten gerecht wird. Mögliche Einteilungen wie nekrotisierend/nicht-nekrotisierend, granulomatös/nicht-granulomatös, mit/ohne Immunkomplexablagerungen, ANCA-assoziiert/ANCA-negativ oder nach befallenem Gefäßtyp erfassen nur Teilaspekte der Erkrankungen. Die einzelnen Vaskulitisentitäten sind mittlerweile klassifiziert (ACR 1990). Diese Kriterien dienen hauptsächlich zur Abgrenzung der Vaskulitiden gegeneinander, weniger zur Diagnostik bei einem individuellen Patienten. Auch eine Mischvaskulitis mit Symptomen und Komponenten verschiedener Vaskulitisformen kommt vor (Polyangitis overlap Sy.).

Aufgrund des unterschiedlichen Gefäßbefalls haben die Krankheitsbilder eine große Variabilität. Multiorganbeteiligung, Überlappung der Krankheitsbilder und schubweiser Verlauf erschweren die Diagnose. Nach uncharakteristischen Initialsymptomen (Adynamie, Fieber, Nachtschweiß, Gewichtsverlust, Arthralgien) treten Leitsymptome auf, die sich im Laufe der Erkrankung ändern können (Entzündung eines anderen Organsystems).

Leitsymptome der Vaskulitiden

- Auge: Episkleritis, Amaurosis
- HNO: Hörsturz, Vertigo
- Niere: Mikrohämaturie
- Haut: Purpura, Ulzerationen, Livedo reticularis
- Nervensystem: Mono-/Polyneuritis, Hirninfarkt
- Lunge: Hämoptysen
- Herz: Perimyokarditis.

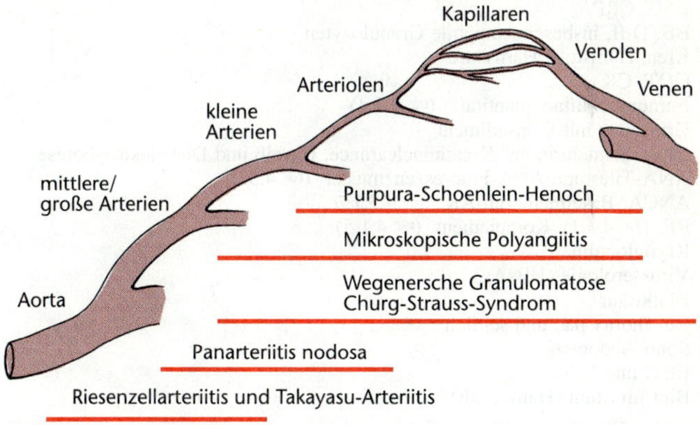

Abb. 9.6: Gefäßbefall von Vaskulitiden [L 157]

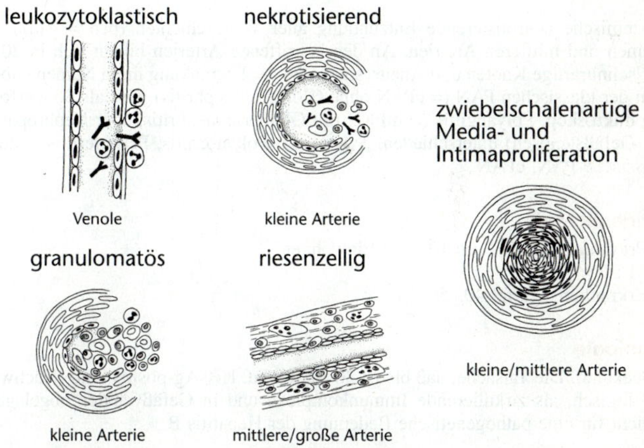

Abb. 9.7: Pathophysiologie primärer Vaskulitiden [L 157]

Diagnostisches Vaskulitis-Screening

- BSG, CRP
- BB, Diff, insbes. eosinophile Granulozyten
- Krea, Harnstoff, Harnsäure
- GOT, CK
- Immunglobuline quantitativ (☞ 4.1.4)
- Urinstatus mit Urinsediment
- 24 h-Sammelurin auf Kreatininclearance, Eiweiß und Diskelektrophorese
- ANA-Titer und ANA-Fluoreszenzmuster (☞ 4.3.2)
- ANCA, Basalmembran-AK (☞ 4.3.13)
- RF (☞ 4.3.1), Komplement (☞ 4.1.5)
- Kryoglobuline
- Virusserologie (HBsAg)
- Blutkultur
- Rö-Thorax p.a. und seitlich
- Sono Abdomen
- EKG und Echo
- Blut im Stuhl (Hämoccult).

9.2.1 Panarteriitis nodosa

Systemische nekrotisierende Entzündung aller Wandschichten (pan = ganz) der kleinen und mittleren Arterien. An den betroffenen Arterien bilden sich in 20 % perlschnurartige Knoten und Aneurysmen, die der Erkrankung ihren Namen gaben. Von der klassischen PAN (= cPAN ohne Glomerulonephritis) wird als Sonderform die mikroskop. Polyangiitis (= mPAN mit Glomerulonephritis, aber Nephropathie bei Gefäßstenosen) unterschieden. Synonyme: Polyarteriitis, Periarteriitis nodosa, klassische PAN, cPAN.

Epidemiologie

- Prävalenz: 0,5–0,9 pro 100 000 Einwohner
- M : F = 3 : 1
- Erkrankungsgipfel 40.–50. LJ.

Ätiologie

Unbekannt. Die Tatsache, daß bis zu 30 % der Pat. HBsAg-positiv sind (Nachweis serologisch, als zirkulierende Immunkomplexe und in Gefäßwänden abgelagert) spricht für eine pathogenetische Bedeutung der Hepatitis B.

Klinik und Befund

Häufig:

- Schweres Krankheitsgefühl: Fieber, Schwäche, Gewichtsverlust
- Kopfschmerzen, insbes. mit arterieller Hypertonie bei Nephropathie
- Symptome des vaskulitischen Organbefalls.

Selten:
- Herz: Infarkt, Perikarditis, dilatative Kardiomyopathie
- Testes oder Ovarien: Epididymitis, Adnexitis.

Diagnose

Klassifikationskriterien der Panarteriitis nodosa (ACR 1990)

- Gewichtsverlust > 4 kg
- Livedo reticularis
- Hodenschmerz
- Myalgien
- Mono-/Polyneuropathie
- Diastolischer Blutdruck > 90 mm Hg
- Kreatininerhöhung (> 1,5 mg/dl)
- Hepatitis B-Nachweis (HBsAg-positiv, Antikörpernachweis)
- Angiographie: Verschlüsse/Aneurysmen viszeraler Arterien
- Histologie: Granulozyten/mononukleäre Leukozyteninfiltration der Gefäße

3 von 10 Kriterien müssen zur Klassifikation erfüllt sein (Sensitivität 82 %, Spezifität 87 %).

Symptome und Befund bei Panarteriitis nodosa

Arthralgien, Arthritis, Myalgien, Myositis	65 %
Arterielle Hypertonie, Niereninsuffizienz	60 %
Polyneuropath., Mononeuritis, zerebr. Störgn.	50 %
Übelkeit, Erbrechen, abdominelle Koliken	45 %
Livedo reticularis, Hautulzerationen, Erytheme	40 %

- *Labor:* Erhöhte Entzündungsparameter. Bei > 60 % Nachweis von zirkulierenden Immunkomplexen und Komplementerniedrigung. Hepatitis B-Serologie in 30 % positiv, häufig HBsAg positiv (infektös). cANCA in 25 % positiv, jedoch selten Proteinase 3-AK. ANA bis zu 33 % positiv. RF negativ. Kryoglobuline können positiv sein.
- *Sono*
  - Abdomenstatus (Hepatosplenomegalie? Lymphadenopathie?)
  - Echo (Perikarderguß? Endokarditis?)
  - Arthrosono (Arthritis? Tenosynovitis?)
- *Rö:* Thorax zur DD (Neoplasie, Pneumonie, Tbc), insbes. bei dominierender B-Symptomatik (Fieber, Nachtschweiß)
- *EKG:* Perimyokarditis
- *Histologie:* Muskel-, Nerv- (N. suralis) oder Hautbiopsie zur Diagnosesicherung. Nachweis von peri- und intravaskulären Leukozyteninfiltraten mit Intimaproliferation und fibrinoider Nekrose (Gefäßokklusion)
- *Angiographie:* Nachweis von Aneurysmen der mesenterialen und renalen Gefäße. Charakteristisch sind bis 1 cm große Aneurysmen der betroffenen Arterien, bevorzugt an Gefäßverzweigungen, daneben Gefäßverschlüsse.

Therapie

- Therapie der Wahl im Schub: Steroide hochdosiert (z.B. Decortin® H) 50–100 mg tägl., bei schwerem viszeralem Befall: Puls-Therapie: 3 Tage Prednisolon (z.B. Decortin® H) 500–1000 mg i.v. (☞ 15.3.1)
- Schwere Verläufe oder Verschlechterung unter Steroiden: sog. Fauci-Schema = Cyclophosphamid (z.B. Endoxan®) 2–4 mg/kg (☞ 15.4) und Steroide (z.B. Decortin® H) bis 1,5 mg/kg. Das Fauci-Schema soll 1 Jahr nach Remissionsinduktion beibehalten werden, aufgrund der Toxizität ist dies jedoch umstritten
- Zur Remissionserhaltung immunsuppressive Therapie mit Azathioprin (z.B. Imurek®) 3 x 50 mg.

Prognose

- Unbehandelt sehr schlechte Prognose: 5-Jahresüberlebensrate 10 %
- Dramatische Besserung der Prognose unter dem Fauci-Schema
- Langzeitprognose hängt entscheidend von der Nierenfunktion und den daraus resultierenden kardiovaskulären Komplikationen (z.B. arterielle Hypertonie) ab.

Tips, Tricks & Fallen

- Eine tiefe Haut-Muskel-Biopsie erhöht die „Trefferquote" bei Panarteriitis nodosa
- Allgemeines Krankheitsgefühl, Bauchschmerzen und eine Neuropathie sollten an eine Panarteriitis nodosa denken lassen.

Sonderform: Mikroskopische Polyangiitis (mPAN)

Nekrotisierende Vaskulitis der kleinen Gefäße (Kapillaren, Arteriolen und Venolen) mit keinen oder minimalen Immunablagerungen ohne Granulombildung. Die dominierende Manifestation ist die Glomerulonephritis. Eine pathogenetische Rolle der ANCA wird angenommen.

Klinik und Befund

- Glomerulonephritis: obligat. Gefürchtete Komplikation ist die rapid progressive GN
- Allgemeinsymptome: Fieber, Krankheitsgefühl, Abgeschlagenheit
- Arthritis, Arthralgien, Myositis, Myalgien
- Hautbefall: Ulzerationen, palpable Purpura
- Kapillaritis der Lunge: Hämoptoe, Dyspnoe. Bei schweren Verläufen pulmorenales Syndrom.

Diagnose

- *Anamnese:* im Vordergrund steht das pulmorenale Syndrom mit der Gefahr des Multiorganversagens. Die arthritischen Symptome stehen oft im Hintergrund
- *Labor:* pANCA in 70 % positiv, hiervon bis 80 % Myeloperoxidase positiv. Kreatininanstieg, Hämaturie, Proteinurie. Erhöhung der Entzündungsparameter
- *Histologie:* Nierenbiopsie zur DD bei drohendem Nierenversagen. Fokal segmental nekrotisierende Glomerulonephritis mit extrakapillärer Proliferation (sog. Halbmondbildung). Fehlender Nachweis von Immunglobulinablagerungen (sog. „pauci-immune" Glomerulonephritis).

DD des pulmorenalen Syndroms

- Wegenersche Granulomatose (☞ 9.2.2): cANCA, Proteinase 3-AK
- Goodpasture-Syndrom: Anti-Basalmembran-AK.

Therapie

- Fauci-Schema mit Cyclophosphamid (z.B. Endoxan®) oral und Steroiden (z.B. Decortin® H) oral wie Panarteriitis nodosa (☞ oben)
- Cyclophosphamidbolustherapie i.v. 600–1000 mg/m^2 Körperoberfläche alle 4 Wo. (☞ 15.4.2).

Prognose

- Frühe Todesfälle im Rahmen pulmonaler Komplikationen: Pneumonie, Blutungen
- 5-Jahresüberlebensrate ca. 70 %
- Rezidive können auch nach Mon. und Jahren auftreten.

9.2.2 Wegenersche Granulomatose

Nekrotisierende und granulomatöse Vaskulitis mit Befall der kleinen und mittleren Arterien und Venen. Primäre Manifestation ist der HNO-Trakt und die oberen Luftwege (Initialstadium), später kommt es zu einer vaskulitischen Systemerkrankung mit der klassischen Trias des HNO-, Lungen- und Nierenbefalls (Generalisationsstadium). Synonyme: M. Wegener.

Ätiologie

- Unbekannt: Hypersensitivität gegen ein bakterielles/virales Antigen der Schleimhäute des HNO- und Lungenbereiches?
- Charakteristisch sind cANCA mit Spezifität gegen das granulozytäre Enzym Proteinase 3, die in vitro eine Degranulation der Granulozyten auslösen können (Endothelzellschädigung), verstärkt durch Zytokine (TNF-α und Il-6)
- Immunkomplexe spielen wahrscheinlich eine untergeordnete Rolle (pauci immun).

Klinik und Befund

- Initialphase
  - „Therapie-refraktäre" Sinusitis: Nase chronisch verstopft mit Borkenbildung, Nasenbluten, Ulzerationen
  - Sattelnase
  - Otitis, Taubheit, Mastoiditis
  - „Therapie-refraktäre Bronchitis: Dyspnoe, Hämoptoe, subglottische Stenose
- Generalisationsphase
  - Allgemeinsymptomatik: Fieber, Gewichtsverlust, Abgeschlagenheit
  - Arthralgien, Arthritis, Myalgien, Myositis
  - Konjunktivitis, Episkleritis mit Ulzerationen, Protrusio bulbi
  - Palpable Purpura, Ulzerationen
  - Polyneuropathie, Hirnnervenneuritis, Mononeuritis multiplex
  - Perikarditis, Koronaritis
  - Durchschnittlich vergehen 15 Mon. zwischen Erstsymptomen und Diagnosestellung.

Diagnose

Klassifikationskriterien d. Wegenerschen Granulomatose

(ACR 1990)
- Entzündung im Nasen-Mundbereich: ulzerierend – hämorrhagisch – purulent
- Lungeninfiltrat: Rundherd, Kaverne, Verschattung (sog. „fixe“ Infiltrationen)
- Nephritisches Urinsediment: Erythrozyturie, Erythrozytenzylinder
- Histologie: Granulomatöse Entzündung in der Gefäßwand, peri- und extravaskulär.

2 von 4 Kriterien müssen zur Klassifikation erfüllt sein (Spezifität 92 %, Sensitivität 88 %).

Symptome bei der Wegenerschen Granulomatose

Sinusitis	85 %
Bronchitis	85 %
Niereninsuffizienz, Glomerulonephritis	80 %
Allgemeinsymptomatik	70 %
Arthritis und Myositis	65 %
Episkleritis etc.	50 %
Hautulzerationen, Purpura	45 %
Otitis etc.	40 %
Polyneuropathie etc.	20 %
Perikarditis und Koronaritis	10 %

- *Labor:* Entzündungsparameter erhöht. Von hoher diagnostischer Spezifität sind cANCA (bei ca. 60 % im Initialstadium und > 95 % im Generalisationsstadium). Zusätzlich Proteinase 3-AK nachweisbar (☞ 4.3.13). Nephritisches Urinsediment mit > 5 Erythrozyten pro Gesichtsfeld und Erythrozytenzylinder
- *Rö:* Thorax mit Nachweis von Infiltationen bzw. Rundherden. Nasennebenhöhlen mit Nachweis einer Sinusitis
- *MR:* Schleimhautschwellung und Granulome der Nasennebenhöhlen oder retrobulbär
- *EKG und Echo:* Perikarditis-Nachweis
- *Histologie:* Biopsie der Sinus maxillares mittels Sinuskopie oder aus den oberen Luftwegen mittels Bronchoskopie. Nachweis von perivaskulären Infiltraten, vorwiegend aus neutrophilen Granulozyten, sowie Granulome aus palisadenförmig angeordneten mononukleären Zellen, Epitheloidzellen und fibrinoiden Nekrosen. Nierenbiopsie mit fokal segmental nekrotisierender Glomerulonephritis und häufig auch extrakapillärer Proliferation. Da sich keine oder nur unspezifische Immunglobulin- und Komplementablagerungen in den nekrotischen Arealen finden, spricht man auch von einer „pauci-immunen“ Glomerulonephritis.

Therapie

- Initialstadium: Cotrimoxazol (z.B. Bactrim®) 2 x 960 mg tägl. unter engmaschiger klinischer Kontrolle (Wirkungsweise unklar)
- Generalisationsstadium
  - Cyclophosphamid (z.B. Endoxan®) 2 mg/kg tägl. oral (zumindest bis zu 6 Mon. nach Verschwinden aller Krankheitsaktivitätszeichen) und Steroide (z.B. Decortin® H) 1 mg/kg tägl. (sog. „Fauci-Schema"). Angestrebt wird eine Reduktion der Leukozyten zwischen 3 000–4 000 (Leukozyten-adaptierte Cyclophosphamiddosis). Nach ca. 2 Wo. Reduktion des Steroids (zunächst um 10 mg/Wo., später um 5 mg/Wo. und ab einer Dosis von 15–20 mg um 2,5 mg/Wo.). Die Toxizität des Fauci-Schemas besteht in der hämorrhagischen Zystitis, der erhöhten Neoplasierate (Blasenkarzinom, Leukämien), der Gonadentoxizität und der Infektneigung
  - Einschränkung der Nierenfunktion: Dosisreduktion von Cyclophosphamid (z.B. Endoxan®) auf 1,5 mg/kg tägl. und kurzfristige Erhöhung der Steroiddosis auf 500–1000 mg Methylprednisolon (z.B. Urbason®) für 3 Tage i.v., anschließend Prednisolon (z.B. Decortin® H) 1 mg/kg tägl.
- Cyclophosphamid-Bolustherapie i.v. alle 4 Wo. (600–1000 mg/m^2 Körperoberfläche). Bei deutlich eingeschränkter Nierenfunktion und Alter > 60. LJ. Beginn mit 500 mg/m^2 Körperoberfläche
- Plasmapherese wird kontrovers diskutiert (keine etablierte Therapieform)
- Alternative bei nicht lebensbedrohlichen Schüben ist Methotrexat (z.B. Lantarel®) 15–30 mg/Wo.
- Medikamente zur Rezidivprophylaxe erbrachten enttäuschende Ergebnisse: Sulfamethoxazol/Trimethoprim (z.B. Bactrim®), Azathioprin (z.B. Imurek®) sind ungeeignet. Möglicherweise MTX (z.B. Lantarel®) 15–30 mg/Wo.

Prognose

- Unbehandelt führt die Wegenersche Granulomatose rasch zum Tode (5 Mon.), insbes. bei Nierenbeteiligung mit rapid progressiver Glomerulonephritis
- Langjährige limitierte Formen (z.B. nur HNO-Befall) haben eine gute Prognose
- Die Langzeitprognose hat sich unter dem Fauci-Schema dramatisch verbessert: > 90 % der Pat. überleben in einer mittleren Beobachtungszeit von 4 Jahren
- Trotz erfolgreicher Therapie kommt es nach Therapieende bei 50 % der Pat. innerhalb von Mon. bis Jahren zum Rezidiv.

Tips, Tricks & Fallen

- Die Klinik im Initialstadium wird leicht mit chronisch-infektösen HNO-Erkrankungen verwechselt – erst die Antibiotika-Resistenz weist auf Wegenersche Granulomatose hin
- Ein Pat. mit cANCA und Proteinase 3-AK hat mit 95 % Wahrscheinlichkeit eine Wegenersche Granulomatose (☞ 4.3.13)
- Die Nierenhistologie zeigt das Ausmaß der Schädigung, zur Diagnosesicherung ist sie wenig geeignet
- Der ANCA-Titer korreliert gut mit der Krankheitsaktivität, was zur Unterscheidung eines Infektes v. Schub d. Erkrankung sehr wichtig ist.

9.2.3 Churg-Strauss-Syndrom

Synonyme: Allergische Angiitis und Granulomatose, allergische granulomatöse Vaskulitis. Seltene, granulomatöse, eosinophilenreiche Entzündung und nekrotisierende Vaskulitis unbekannter Ätiologie mit Bevorzugung des Respirationstraktes in Assoziation mit Asthma bronchiale und einer Bluteosinophilie.

Epidemiologie

- Keine gesicherten epidemiologischen Daten
- M : F = 2 : 1
- Manifestationsalter von 15–70 Jahre.

Klinik und Befund

- Langjähriges Prodromalstadium mit allergischer Diathese: Rhinitis, Polyposis nasi, Asthma
- Vaskulitische Manifestationen:
  - Häufig: pulmonale, kutane und neurologische Symptomatik
  - Selten: Perikarditis, Glomerulonephritis, blutige Diarrhoen
- Schweres Krankheitsgefühl
- Nicht-erosive Arthritis.

Diagnose

Klassifikationskriterien des Churg-Strauss-Syndroms

(ACR 1990)

- Asthma bronchiale
- Bluteosinophilie (> 10 %)
- Mono-/Polyneuropathie
- Lungeninfiltrat
- Nasennebenhöhlenveränderungen
- Histologie: Extravaskuläre Eosinophileninfiltrate

4 von 6 Kriterien müssen zur Klassifikation erfüllt sein (Sensitivität 85 %, Spezifität 100 %).

- *Anamnese:* Allergische Diathese und klinische Vaskulitiszeichen
- *Labor:* Eosinophilie, IgE ↑↑. Entzündungsparameter erhöht. ANCA in ca. 30 % positiv (15 % cANCA, 15 % pANCA), aber keine Proteinase 3-AK (☞ 4.3.13)
- *Rö:* Thorax mit Nachweis von Lungeninfiltraten. NNH mit Nachweis von Schleimhautschwellung und Spiegelbildung
- *EKG, Echo, Ergometrie:* Extrasystolie, Erguß
- *Histologie:* Granulomnachweis gelingt nur bei < 20 % der Pat. Perivaskuläre eosinophile Infiltrate (z.B. in N. suralis Probeexzision).

Therapie

- Milde Verlaufsform: Steroide (z.B. Decortin® H) 60 mg tägl. für einige Wo. bei Schüben (☞ 15.3)
- Vaskulitischer Befall (Herz, Lunge): Therapie wie bei Panarteriitis nodosa (☞ 9.2.1) oder Wegenerscher Granulomatose (☞ 9.2.2) mit Cyclophosphamid (z.B. Endoxan®) 2 mg/kg tägl. oral und Steroide (z.B. Decortin® H) 1 mg/kg tägl. oral für mehrere Mon.

Prognose

- Günstigere Prognose als andere systemische Vaskulitiden aufgrund selteneren Nierenbefalls
- Die kardiale Beteiligung ist höchstwahrscheinlich höher als bisher angenommen: lebensbedrohliche Rhythmusstörungen (plötzlicher Herztod) werden beschrieben
- 5-Jahresüberlebensrate ca 90 %.

9.2.4 Polymyalgia rheumatica/Arteriitis temporalis Horton

Ätiologisch unklares Krankheitsbild älterer Pat. mit ausgeprägter myalgiformer Symptomatik und drastischem Ansprechen auf Steroide. Die Polymyalgia rheumatica (PMR) und die Arteriitis temporalis werden aufgrund ihrer klinischen Überlappung bei ca. 50 % aller Pat. neuerdings zu einer Entität zusammengefaßt. Die Arteriitis temporalis ist eine Riesenzellarteriitis mit Befall großer und mittlerer Arterien; die PMR hat kein histologisch-pathologisches Korrelat. PMR und Arteriitis temporalis können jedoch auch getrennt auftreten.

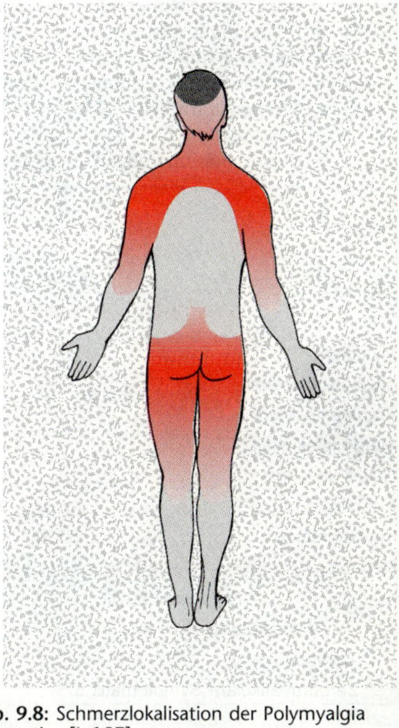

Abb. 9.8: Schmerzlokalisation der Polymyalgia rheumatica [L 157]

Epidemiologie

- Inzidenz: ca. 20–50 Neuerkrankungen pro 100 000 Einwohner/Jahr
- Betroffen sind ältere Pat. > 50. LJ.
- F : M = 4 : 1.

Klinik und Befund

- Allgemeinsymptome: Fieber, Abgeschlagenheit, Gewichtsverlust

- Myalgien und Muskelschwäche: Betonung des Schultergürtels, gluteal Oberschenkel mit deutlicher Druckschmerzhaftigkeit
- Kopfschmerzen temporal und frontal, ggf. Visusminderung (Amaurosis fugax) und verdickte, druckdolente, evtl. pulslose Temporalarterie bei Arteriitis temp.
- Morgensteifigkeit
- Seltene Arthritis: Mon- oder Oligoarthritis mit Bevorzugung großer Gelenke (Schulter, Knie)
- Depression, apoplektischer Insult
- Befall extrakranieller Gefäße (10 %): Aortenbogen mit RR-Differenz an den Armen oder Koronaritis mit Angina pectoris.

Diagnose

International gültige Diagnosekriterien gibt es nicht. Jedoch wurde eine Rangfolge von 7 Diagnosekriterien aus einer multizentrischen Studie in England abgeleitet, die die höchste Sensitivität und Spezifität für die PMR zeigte.

Diagnosekriterien der Polymyalgia rheumatica

- Beidseitige Schulterschmerzen und/oder beidseitige Steifigkeit (alternativ auch Schmerzen in Nacken, Oberarme, Gesäß, Oberschenkel
- Beidseitiger Oberarmdruckschmerz
- Akuter Krankheitsbeginn (innerhalb von 2 Wo.)
- Initiale BSG-Erhöhung > 40 mm in der ersten Stunde
- Morgensteifigkeit > 1 h
- Alter > 65. LJ.
- Depression und/oder Gewichtsverlust.

Symptome der PMR mit Arteriitis temporalis

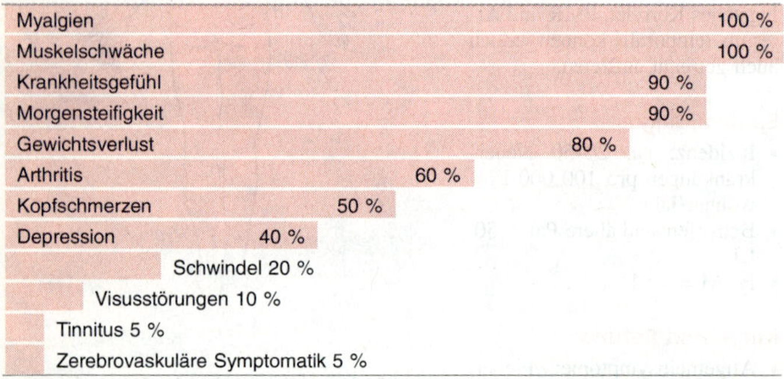

- *Labor:* Entzündungsparameter erhöht, insbes. oft Sturzsenkung und CRP-Erhöhung. CK und Aldolase normal. Auto-AK-Screening negativ
- *EMG:* Normalbefund. Wichtig zur DD (Polymyositis, paraneoplastische Syndrome)
- *Doppler-Sono + Duplex:* Halo (echoarmer Saum) im Verlauf der Temporalarterie als Hinweis auf Arteriitis
- *Histologie:* Temporalarterienbiopsie anstreben, da auch eine klinisch unauffällige Temporalarterie befallen sein kann (bis 40 % der Fälle), was therapeutische Konsequenzen hat. Nachweis von mononukleären Zellinfiltraten sowie Riesenzellen („Fremdkörperriesenzellen"). Neg. Ergebnis schließt eine Arteriitis temporalis jedoch nicht aus, da häufig ein segmentaler, multilokulärer Gefäßbefall besteht → Biopsie muß mehrere cm lang sein, besser: Biopsie bds. Muskelbiopsie normal, gel. zur DD (Polymyositis) wichtig
- *Augen-Konsil:* Nachweis einer ischämischen Optikusneuropathie.

DD

Die schwierigste DD ist der myalgiforme Beginn einer Alters-RA (☞ 7.2.5), die oligoartikulär beginnen kann. Das gute Ansprechen auf Steroide kann oft nicht als Entscheidungskriterium hinzugezogen werden, wenngleich zur Beschwerdelinderung bei PMR oft nur mittelhohe Steroiddosen ausreichen und bei Alters-RA (LORA) eine Low-dose Steroidtherapie ausreicht.

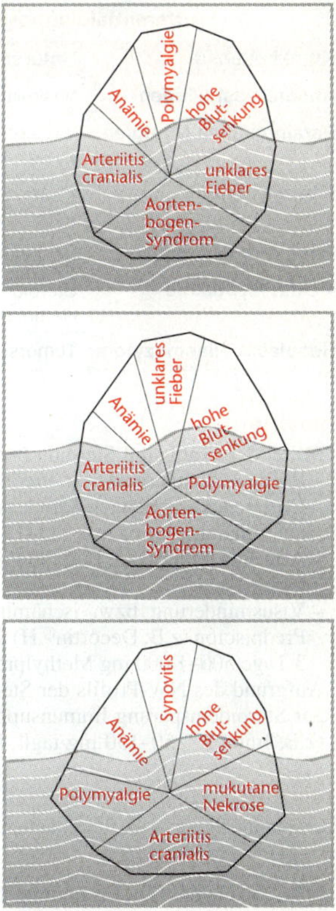

Abb. 9.9: Eisbergphänomen der Riesenzellarteriitis [L 157]

Differentialdiagnose der Polymyalgia rheumatica

Krankheitsbild	Unterscheidungskriterien/Anmerkungen
Alters-RA (LORA)	• Symmetrische Polyarthritis • Symmetrische radiologische erosive Arthritis • RF-Nachweis • Skelettszinti mit Polyarthritis-Bild
Polymyositis	• Muskelschwäche dominierend • CK, Aldolase, PM/JO-1-AK • Muskelbiopsie, EMG

Differentialdiagnose der Polymyalgia rheumatica

Krankheitsbild	Unterscheidungskriterien/Anmerkungen
Andere Vaskulitiden	Vaskulitis-Screening
Parainfektiöse Myalgien	Virusinfekte • Serologie (Parvo-, Influenza-, Hepatitisvirus etc.)
Fibromyalgie	• „tender points" (☞ 12.1), vegetative Symptome • Entzündungsparameter normal
Endokrine Myopathie	Schilddrüsenhormone, Cortison-Spiegel
Medik. Myopathie	Steroide, D-Penicillamin, Cholesterinsynthese-Hemmer, NSAR
Neoplasie, Plasmozytom	Tumorscreening

Therapie

- Mittel der Wahl sind Steroide (☞ 15.3.1, Abb. 9.6)
  - PMR: Initialtherapie mit Prednisolon (z.B. Decortin® H) 30 mg tägl., dann Dosisreduktion je nach Klinik und Entzündungsparameter (BSG und CRP) bis auf Erhaltungsdosis von 7,5–15 mg tägl.
  - Arteriitis temporalis: Initialtherapie mit Prednisolon (z.B. Decortin® H) 60 mg tägl.
  - Visusminderung bzw. ischämischer Optikusneuropathie: Initialtherapie mit Prednisolon (z.B. Decortin® H) 200 mg tägl. Bei fehlender prompter Besserung 3 Tage 500–1 000 mg Methylprednisolon (z.B. Urbason®) als i.v.-Stoßtherapie
- Aufgrund des NW-Profils der Steroide, insbes. Osteoporosegefährdung, können zur Steroideinsparung Immunsuppressiva indiziert sein (☞ 15.4.2): Azathioprin (z.B. Imurek®) 50–150 mg tägl., Methotrexat (z.B. Lantarel®) 7,5–15 mg/Wo.

Prognose

Erkrankungsdauer: 1–4 Jahre, selten chronisch rezidivierende Verläufe.

Tips, Tricks & Fallen

- Gefahr der Erblindung bei Befall der A. ophthalmica – hochdosierte Steroidtherapie (☞ 15.3.1) bei Verdachtsdiagnose
- Die Reduktion der Steroiddosis bei Arteriitis temporalis wird unter Beachtung von Klinik und Entzündungsparameter vorgenommen (☞ 4.1), bei PMR ist Klinik entscheidend
- Rechtzeitige Osteoporoseprophylaxe bei Risikopatienten durchführen (☞ 15.3.1)
- Eine Polymyalgia rheumatica ohne BSG ↑ und CRP ↑ ist selten (ca. 5 % der Pat.). Therapieeinleitung bei hochgradigem Verdacht
- Wichtig bei PMR: Neoplasie-Ausschluß (z.B. Lunge, Prostata).

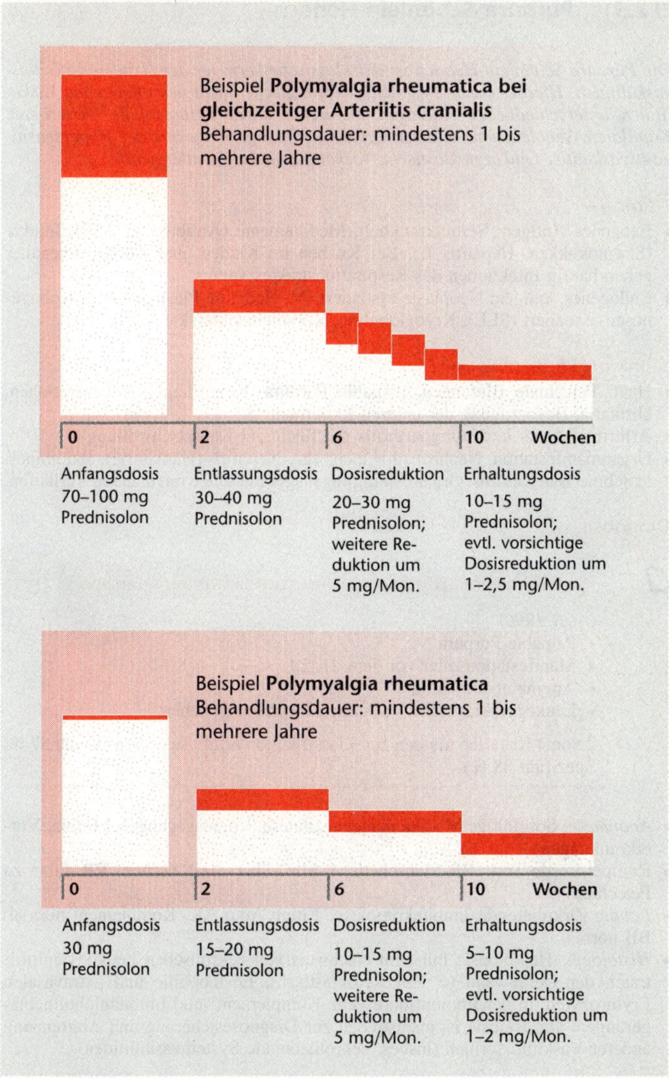

Beispiel **Polymyalgia rheumatica bei gleichzeitiger Arteriitis cranialis**
Behandlungsdauer: mindestens 1 bis mehrere Jahre
0
2
6
10
Wochen
Anfangsdosis 70–100 mg Prednisolon
Entlassungsdosis 30–40 mg Prednisolon
Dosisreduktion 20–30 mg Prednisolon; weitere Reduktion um 5 mg/Mon.
Erhaltungsdosis 10–15 mg Prednisolon; evtl. vorsichtige Dosisreduktion um 1–2,5 mg/Mon.
Beispiel **Polymyalgia rheumatica**
Behandlungsdauer: mindestens 1 bis mehrere Jahre
0
2
6
10
Wochen
Anfangsdosis 30 mg Prednisolon
Entlassungsdosis 15–20 mg Prednisolon
Dosisreduktion 10–15 mg Prednisolon; weitere Reduktion um 5 mg/Mon.
Erhaltungsdosis 5–10 mg Prednisolon; evtl. vorsichtige Dosisreduktion um 1–2 mg/Mon.

Abb. 9.10: Steroidtherapie bei PMR und PMR mit Arteriitis temporalis [L 157]

9.2.5 Purpura Schönlein-Henoch

Die Purpura Schönlein-Henoch ist der klassische Vertreter der Hypersensitivitätsvaskulitiden. Hierbei handelt es sich um allergische, nicht-nekrotisierende Vaskulitiden unterschiedlicher Ätiologie mit Befall kleiner Hautgefäße (Arteriolen, Kapillaren, Venolen) und seltener Organbeteiligung. Synonyme der Hypersensitivitätsvaskulitis: Leukozytoklastische Vaskulitis, Vaskulitis allergica.

Ätiologie

- Exogenes Antigen: Serumkrankheit, Medikamente (Antibiotika, ASS), Infekte (Streptokokken, Hepatitis B). Bei Knaben im Kindes- und Adoleszentenalter gehen häufig Infektionen des Respirationstraktes voraus
- Endogenes Antigen: Neoplasie-assoziiert (M. Hodgkin, Plasmozytom), Kollagenosen-assoziiert (SLE), Kryoglobuline, Komplementdefekte.

Klinik und Befund

- Haut: Petechiale Blutungen, palpable Purpura, hämorrhagische Ulzerationen, Urtikaria. Bevorzugung der unteren Extremität
- Arthritis: Mono- bzw. Oligoarthritis mit flüchtiger Kapselschwellung
- Organmanifestation: Nephropathie meist IgA-Nephritis (Hämaturie), abdominelle Schmerzen, Karditis. Organbeteiligung insgesamt selten mit blanden Verläufen.

Diagnose

Klassifikationskriterien der Purpura Schönlein-Henoch

(ACR 1990)

- Palpable Purpura
- Manifestationsalter vor dem 21. LJ.
- Angina abdominalis
- Leukozytoklastische Vaskulitis: bioptisch gesichert

2 von 4 Kriterien müssen zur Klassifikation erfüllt sein (Sensitivität 87 %, Spezifität 88 %).

- *Anamnese:* Sorgfältige Medikamentenanamnese. Vorausgegangener Infekt, Vorerkrankungen
- Rumpel-Leede-Test: RR-Manschette 5 Min. über diastolischem RR führt zu Petechien
- *Labor:* Zirkulierende Immunkomplexe. Keine Auto-AK, Komplement normal. BB normal
- *Histologie:* Hautbiopsie mit dem Nachweis von nekrotischen Leukozyteninfiltraten der Gefäßwand (= leukozytoklastisch), Eosinophilie und extravasalen Erythrozyten. In der Immunfluoreszenz Komplement- und Immunglobulinablagerungen. Die Biopsie ist anzustreben zur Diagnosesicherung und Abgrenzung anderer Vaskulitisformen (insbes. nekrotisierende Systemvaskulitiden).

Therapie: Nur bei extrakutanem (besonders Nieren-)Befall sind Steroide kurzfristig indiziert.

Prognose

Günstige Prognose, da selten schwerwiegende Organbeteiligung. Die Erkrankung ist meist selbstlimitierend.

Tips, Tricks & Fallen

Petechien bei normaler Thrombozytenzahl sprechen für eine Hypersensitivitätsvaskulitis.

9.2.6 Vaskulitiden bei Kryoglobulinämie/Kryofibrinogenämie

Synonym: essentielle kryoglobulinämische Vaskulitis
Vaskulitis kleiner Gefäße durch Ablagerung zirkulierender Immunkomplexe, die im abgekühlten Serum präzipitieren (Kryoglobuline, Kryofibrinogen). Außerdem treten akral-betonte kutane und systemische vaskulitische Läsionen auf. Häufig bei chronischer Hepatitis-C-Infektion (1/3 aller chron. HCV-Infektionen), seltener bei Sjögren-Syndrom und hämatologischen Erkrankungen (z.B. M. Hodgkin, Plasmozytom).

Klinik und Befund

- Makulopapulöses Exanthem, Purpura
- Arthralgien
- Lymphadenopathie, Hepatosplenomegalie
- Raynaud-Syndrom
- Selten sind Glomerulonephritis und Mononeuritis multiplex.

Diagnose

Klinische Klassifikationskriterien

- Akral betonte leukozytoklastische und/oder nekrotisierende kutane Läsionen
- Provokation der Symptome durch Kälte oder Wind
- Vaskulitisnachweis der Arteriolen, Kapillaren oder Venolen
- Nachweis eines kältelabilen Serum- oder Plasmaeiweißes (Kryoglobulin, Kryofibrinogen)

Alle 4 Kriterien müssen zur Klassifikation erfüllt sein.

- *Anamnese:* Kombination von Hauterscheinungen mit Raynaud-Syndrom
- *Labor:* Kryoglobulinnachweis (Trübung des Serums nach 48 h bei 4 °C). Einteilung des Kryoglobulinpräzipitates in der Immunfixation (Typ 1, 2, 3). Immunkomplexe bestehend aus IgM-RF und polyklonalem IgG (Typ 2). Komplementerniedrigung. RF häufig positiv. 80–90 % Hepatitis-C-positiv (HCV-Antikörper, HCV-RNA positiv)
- *Histologie:* Hautbiopsie mit Nachweis von Granulozyten durchsetzten Arteriolen und Venolen (wie Hypersensitivitätsvaskulitis) sowie auch Immunkomplexablagerungen.

DD

- SLE (☞ 9.1.1): ANA und dsDNS-AK
- Hypersensitivitäsvaskulitis (☞ 9.2.5)
- Raynaud-Syndrom
- Andere Ursachen: Kryofibrinogenämie bei Karzinomen, hämatopoetischen und lymphatischen Neoplasien, Infektionen, Medikamenten (Kontrazeptiva) und Kollagenosen.

Therapie

- Therapie der chron. Hepatitis C (Interferon alpha 3 x 3 Mio IE/Woche s.c. + Ribavarin 100–1200 mg/d)
- Steroide. Bei ausgedehntem Befall, insbesondere bei Immunkomplex-Glomerulonephritis, Cyclophosphamid (z.B. Endoxan®) wie bei Panarteriitis nodosa oder Plasmapherese (Reduktion der Immunkomplexe) mit/ohne anschließendem Cyclophosphamidstoß (☞ 9.2.1).

Tips, Tricks und Fallen

Eine dauerhafte HCV-Elimination unter virusstatischer Therapie gelingt selten.

9.2.7 Takayasu-Arteriitis

Synonyme: Entzündliches Aortenbogensyndrom, pulseless disease. Seltene Arteriitis der großen Gefäße unbekannter Ätiologie mit Bevorzugung des Aortenbogens und deren Abgänge.

9

Epidemiologie

- Fast ausschließlich junge Frauen betroffen: 10.–30. LJ. F : M = 8 : 1
- Inzidenz: 1,2–2,6 pro 1 Million Einwohner/J.

Klinik und Befund

Häufig

- Allgemeinsymptome: Abgeschlagenheit, evtl. subfebrile Temperaturen
- Thorakalsy.: Angina pectoris, Interskapularschmerz mit Ausstrahlung in die Arme
- Claudicatio-Symptomatik der Arme und Beine: Taubheit, Schmerzen, Schwäche, Abkühlung
- RR-Differenz an Armen, seltener an Beinen, evtl. Pulslosigkeit
- Arterielle Hypertonie bei Befall der A. renalis
- Schwindel und Sehstörungen bei Befall der A. carotis
- Kardiopulmonale Symptome bei Mitbefall der Aortenklappe.

Selten

- Arthritis
- Hautbefall: Erythema nodosum, Ulzerationen der Beine.

Klassifikationskriterien der Takayasu-Arteriitis (ACR 1990)

- Alter < 40 Jahre
- Klaudikation der Extremitäten
- Pulsabschwächung/Pulslosigkeit der Armarterie
- RR-Differenz der Arme > 10 mm Hg
- Strömungsgeräusch über A. subclavia/Aorta abdominalis
- Pathologischer Angiographiebefund

3 von 6 Kriterien müssen zur Klassifikation erfüllt sein (Sensitivität 90 %, Spezifität 98 %).

Diagnose

- *Anamnese und Befund:* Angiologische Symptomatik und Strömungsgeräusche über den betroffenen Gefäßabschnitten sind Leitbefunde
- *Labor:* Entzündungsparameter erhöht. Keine AK
- *Echo:* Mitbeteiligung der Aortenklappe, Aortendilatation, ggf. transösophageales Echo (TEE)
- *Angiographie:* Nachweis von Stenosen (85 %) und zusätzlichen Dilatationen/Aneurysmen (15 %) der Aorta inklusive ihrer Abgänge.

Therapie

- Steroide: Initialtherapie mit Prednisolon (z.B. Decortin® H) 60 mg tägl. mit langsamer Dosisreduktion unter klinischer und serologischer Kontrolle. Unter der Therapie sind Gefäßstenosen reversibel
- Basistherapie: Ind. bei fulmin. Verläufen und erhöhtem persistierendem Steroidbedarf. Cyclophosphamid-Stoßtherapie (☞ 15.4.2) in 4–6 Wo.-Abständen.

Prognose

- Erkrankungsdauer: wenige Jahre bis > 20 Jahre
- 5-Jahresüberlebensrate ca. 80 %.

9.2.8 Kawasaki-Syndrom

Synonyme: Mukokutanes Lymphknoten-Syndrom. Sehr seltene Vaskulitis des Kleinkindes unbekannter Ätiologie mit hohem Fieber. Haut- und Schleimhautveränderungen, Lymphadenopathie und häufigen kardiovaskulären Komplikationen.

Klinik und Befund

- Durchschnittsalter betroffener Kinder: 1,5 J
- Fieber bis 40 °C mehrere Tage
- Konjunktivitis, gerötete Lippen und „Erdbeerzunge"
- Schuppende, desquamatöse Haut der Finger/Zehen, Palmar- und Plantarerythem
- Polymorphes Erythem am Körperstamm
- Lymphadenopathie, insbes. zervikal
- Enteritis, abdominelle Schmerzen, Erbrechen, Ileus, Urethritis
- Arthritis, Pneumonitis selten. Keine Nierenbeteiligung.

Klassifikationskriterien des Kawasaki-Syndroms

- Antibiotikaresistentes Fieber > 5 Tage Dauer
- Polymorphes Exanthem
- Hautveränderungen an den Extremitäten
- Bilaterale konjunktivale Injektion
- Veränderungen im Mundbereich: Pharyngitis, Enanthem, „Erdbeerzunge“, rissige Lippen
- Akute, nicht-eitrige zervikale Lymphadenopathie

5 der 6 Kriterien müssen zur Klassifikation erfüllt sein, das Fieber ist obligat.

Diagnose

- *Anamnese:* s. Klinik und Befund
- *Labor:* Entzündungsparameter massiv erhöht. Anämie, Leukozytose, Thrombozytose. Anti-Endothelzell-AK sind oft positiv. Zirkulierende Immunkomplexe. Kollagenose-Screening (☞ 9.1) negativ
- *Echo:* Nachweis von Aneurysmen
- *Angiographie:* Nachweis von Aneurysmen.

DD

Akutes rheumatisches Fieber, M. Still, Scharlach, Masern, infektiöse Mononukleose.

Therapie

- Acetylsalicylsäure (z.B. Aspirin®) hochdosiert (100 mg/kg über den Tag verteilt) und/oder hochdosiert 7S-Immunglobuline (z.B. Polyglobin®) 400 mg/kg tägl. für 5 Tage
- Steroide sind kontraindiziert, da koronare Aneurysmen begünstigt werden.

Prognose

9

- Verlauf: Akute fieberhafte Phase 10 Tage, subakute Phase 2–4 Wo., Rekonvaleszenz Mon. bis Jahre
- Erstmanifestation der Koronaritis ist noch nach Monaten möglich
- Verläufe ohne Herzbeteiligung sind günstig. 2,5 % erleiden einen Myokardinfarkt.

Tips, Tricks & Fallen

Die gefährlichsten Manifestationen des Kawasaki-Syndroms sind die Koronaritis mit Aneurysmen und die Myokarditis.

9.2.9 M. Behçet

Systemische Vaskulitis kleiner Gefäße mit der Trias: aphtöse Ulzerationen der Mundschleimhaut – genitale Ulzerationen – Uveitis. Höchste Prävalenz der Erkrankung bei Südeuropäern, Mittelmeeranrainern und Japanern.

Ätiologie

- Unbekannt. Hypothese: Allergische Reaktion vom verzögerten Typ (gegen Streptokokken?) führt zu Hyperfunktion der Thrombozyten/Granulozyten
- Assoziation mit HLA-B5.

Klinik und Befund

- Schmerzhafte Aphten und Ulzerationen der Mund- und Genitalschleimhaut
- Uveitis anterior: Iritis, Hypopyon
- Oligoarthritis: Dominanz der unteren Extremität (OSG, MTP)
- Selten: Hautbefall (Erythema nodosum, Pyoderma), ZNS (Meningoenzephalitis, Vaskulitis), Herz (Perikarditis), Kolonulzerationen.

Diagnostische Kriterien des M. Behçet

(International Study Group for Behçet's Disease 1990)

Obligates Syndrom: Rezidivierende orale Aphten (mind. 3 x/J)

Zusätzlich 2 von 4 nachfolgenden Kriterien

- Genitale Ulzerationen
- Uveitis/Iritis mit Hypopyon, Retinitis
- Hautveränderungen: Erythema nodosum, Follikulitis, sterile Pusteln
- Pathergie-Test positiv: Auftreten einer papulopustulösen Effloreszenz an der Stelle eines einfachen Nadelstiches in die Haut oder einer intrakutanen Injektion von NaCl nach einer Latenzzeit von 24–48 h.

Diagnose

- *Anamnese:* Trias Mund-, Genital- und Augenaffektionen.
- *Labor:* Entzündungsparameter erhöht. Kein AK-Nachweis.
- *Rö.:* Nicht-erosive Arthritis.
- *Histologie:* Hautbiopsie zum Nachweis von granulozytären Infiltraten der Gefäßwand und perivaskulär
- *Augen-, Gyn-, Neuro-Konsil:* Bestätigung der Verdachtsdiagnose. Lumbalpunktion bei ZNS-Vaskulitis-Verdacht und ggf. NMR (sog. zerebrale „white matter"-Läsionen (NMR-spezifische Darstellung).

Therapie

- Topische Steroide (z.B. Dermatop®) bei genitalen/oralen Ulzerationen und bei Uveitis/Iritis.
- Blande Verläufe: NSAR (z.B. Voltaren® Resinat) 75–150 mg tägl., Colchizin (z.B. Colchicum-Dispert®) 0,5–1 mg tägl.

- Systemischer Verlauf: Immunsuppressiva wie Chlorambucil (z.B. Leukeran®) 2–4 mg, Ciclosporin (☞ 15.4.3) (z.B. Sandimmun®) initial 5 mg/kg tägl. (☞ 15.4.3) und als Erhaltungsdosis 2–3 mg/kg tägl. (insbes. bei Uveitis), Cyclophosphamid (z.B. Endoxan®) 50–150 mg tägl. (☞ 15.4.2) insbes. bei drohender Erblindung und ZNS-Vaskulitis
- Systemische Steroide sind wenig effektiv.

Tips, Tricks & Fallen
Die drohende Erblindung beim M. Behçet kann durch Immunsuppressiva verhindert werden.

9.2.10 Polychondritis

Entzündung des Knorpels (Ohren, Trachea, Nase) mit vaskulitischer Systembeteiligung großer, mittlerer und kleiner Gefäße unbekannter Ätiologie bei einem Prädilektionsalter von 40.–60. LJ.

Klinik und Befund

- Knorpelmanifestation: Entzündlich-schmerzhafte Schwellung des Ohr-, Nasen- oder Trachealknorpels. Sattelnase, ,,Blumenkohlohr", Stridor bei Trachealkollaps
- Arthritis: Nicht-erosive asymmetrische Oligo-/Polyarthritis
- Konjunktivitis, Skleritis/Episkleritis, Iritis/Uveitis
- Aorteninsuffizienz, Aortitis mit Thrombose
- Hauterytheme, Erythema nodosum, Livedo reticularis.

Diagnose

- *Anamnese:* Knorpelveränderungen, Polyarthritis und Augenentzündungen
- *Labor:* Entzündungsparameter erhöht. Kein AK-Nachweis
- *Histologie:* Ohren- und Nasenknorpelbiopsie zum Nachweis von Knorpelinfiltraten mit vorwiegend Lymphozyten und Granulozyten zur Diagnosesicherung.

Therapie

- Schub: Prednisolon (z.B. Decortin H®) 30–60 mg tägl. (☞ 15.3)
- Schwere Verläufe mit im Vordergrund stehender Vaskulitis (Aortitis, Haut, Auge) oder Knorpelzerstörung (Ohr, Trachea): Immunsuppressiva (☞ 15.4.2) wie Azathioprin (z.B. Imurek®), Cyclophosphamid (z.B. Endoxan®), Chlorambucil (z.B. Leukeran®). Einen ,,Goldstandard" gibt es nicht. Neuerdings gute Erfolge mit Ciclosporin (z.B. Sandimmun®) (☞ 15.4.3) und Anti-CD_4-AK bzw. Mycophenolatmofetil (z.B. CellCept®).

Prognose

- Verlauf: ausgeprägt schubartig, intermittierend längerfristige Vollremissionen
- Mittlere Überlebenszeit 11 Jahre.

10

Degenerativ-rheumatische Erkrankungen

Thomas Bitsch

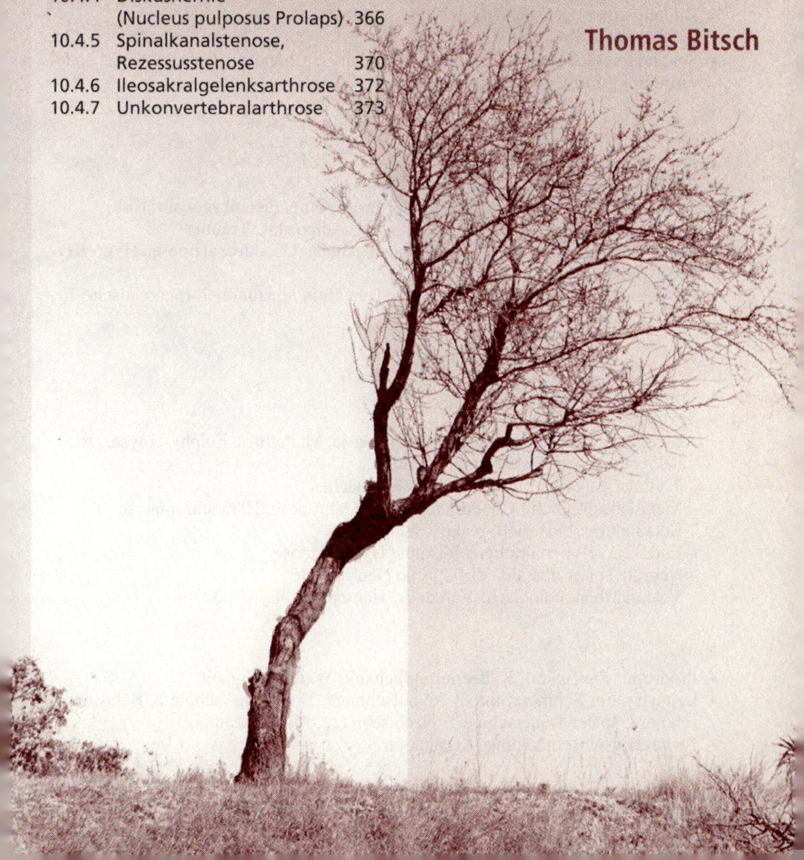

Grundlagen degenerativer Gelenkerkrankungen (Arthrosen)

Pathologischer polyätiologischer Gelenkzustand einzelner oder mehrerer Gelenke durch fokale Läsionen und Degeneration des hyalinen Knorpels mit sekundärer Umbildung des subchondralen Knochens, der mit Schmerzen, Muskelverspannungen, Bewegungseinschränkung, Schwellung und zunehmender Deformität einhergeht.

Pathologie

- Demaskierung der Kollagenfibrillen durch Mißverhältnis zwischen Belastung und Belastbarkeit
- Veränderung der Chondrozytenfunktion: erhöhte Syntheseaktivität, Bildung von „Brutnestern", Chondrolyse durch Proteasen, Produktion veränderter Matrixbestandteile
- Auffaserung des Knorpels mit Rissen und Abrieb
- Bildung einer „Knochenglatze"
- Eröffnung des Markraumes
- Sekundärveränderungen: Detritus-Synovialitis, Chondrokalzinose, Knochendeformierung mit Geröllzystenbildung.

Risikofaktoren

- Korrelation mit Lebensalter: 20. LJ. 4 %, 70. LJ. über 80 %
- Erhöhte Inzidenz bei Frauen über 50–60 J.
- Genetische Disposition: insbes. Koxarthrose, Fingergelenkspolyarthrose
- Mechanische Überlastung: Fehlstellungen, Adipositas, Trauma
- Metabolische und endokrine Störungen: Gicht, Chondrokalzinose, Hypo-/Hyperthyreose
- Chronische Entzündungen: Sinusitis, Tonsillitis, entzündlich-rheumatische Erkrankungen.

Ätiologie

- Primär: idiopathisch
- Sekundär:
  - Mechanische Überlastung: Gelenkdysplasie, M. Perthes, Epiphyseolyse, Osteonekrose, Achsenfehlstellung, Instabilität
  - Trauma: Luxation, Fraktur der Gelenkflächen
  - Metabolisch: Gicht, Chondrokalzinose, Ochronose, Hämochromatose
  - Entzündung: bakteriell, reaktiv, autoimmun
  - Endokrin: Hyperparathyreoidismus, Hypothyreose
  - Neural: Tabes dorsalis, diabetische Neuropathie
  - Vaskulär/hämatologisch: Varikosis, Hämophilie, Lymphödem.

Klinik

- Prodromi: Steifigkeit, Kälteempfindlichkeit, Wetterfühligkeit
- Leitsymptom Schmerz: initial Anlaufschmerz, Ermüdungsschmerz, Belastungsschmerz; später Dauerschmerz, Nachtschmerz, Muskelschmerz
- Bewegungseinschränkung, Krepitation

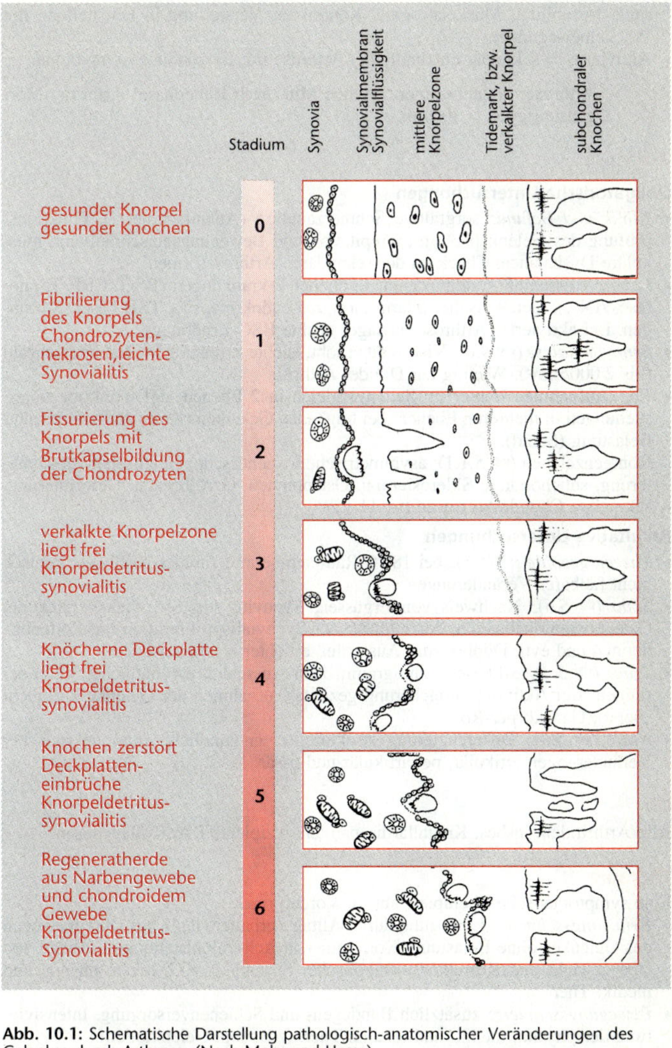

Abb. 10.1: Schematische Darstellung pathologisch-anatomischer Veränderungen des Gelenkes durch Arthrose. (Nach Mohr und Hesse)

- Fortgeschrittenes Stadium: Fehlstellung, knöcherne Verdickung und Deformierung, Instabilität, Muskelatrophie, Kontraktur, Versteifung in Fehlstellung mit Wackelbewegungen
- Aktivierte (= sekundär entzündliche) Arthrose mit Entzündungssymptomen.

Arthrose: Anlaufschmerz wenige Min. nach Ruhephase! Arthritis: Morgensteifigkeit > 30 Min.

Diagnose

Obligatorische Untersuchungen

- *Klinik und Befund:* sorgfältige Schmerzanalyse (Anlaufschmerz!), Funktionsprüfung des Gelenkspiels mit Krepitation und Bewegungseinschränkung, muskuläre Dysbalance. Check-up der sekundären Arthroseformen!
- *Labor:* Ausschluß systemisch-entzündlicher Erkrankungen (BSG, CRP, E'phorese, ANA), metabolischer (Harnsäure) und endokriner (T_4, TSH basal) Störungen. Bei aktivierter Arthrose passager leichte BSG-Erhöhung
- *Synoviaanalyse (☞ 4.6):* Viskosität erhöht, leichte Erhöhung der Leukozytenzahl (bis 2 000/mm^3). Wichtig zur DD der Arthritis
- *Rö.:* Aufnahmen immer im Seitenvergleich in 2 Ebenen, ggf. Funktionsuntersuchungen in mehreren Ebenen; bei tragenden Gelenken (Knie) Aufnahme unter Belastung (Stand).
  Röntgenzeichen (☞ 5.1.1): asymmetrische (exzentrische) Gelenkspaltverschmälerung, subchondrale Sklerosierung, Osteophyten, Geröllzysten, Deformierung, sekundäre Chondrokalzinose (☞ 11.1.2).

Fakultative Untersuchungen

- *Thermographie (☞ 5.8):* bei 18 °C Raumtemperatur subtiler Nachweis klinisch nicht faßbarer Veränderungen
- *Sono (☞ 5.6):* Nachweis von Ergüssen, Synovitis mit Synovialisverdickung, Osteophytenlokalisation, Ausschluß einer Synovialisproliferation mit Zottenbildungen und evtl. Duplex zum Ausschluß erhöhter Vaskularisation
- *Szinti (☞ 5.4):* 3-Phasen-Szintigramm zum Ausschluß entzündlicher Veränderungen. Bei Aktivitätsanreicherung gezielte Aufnahmen der Gelenke und nicht zuerst „Ganzkörper-Rö"
- *NMR (☞ 5.3):* Differenzierung struktureller, entzündlicher und nekrotischer Veränderungen artikulär, periartikulär und ossär.

DD

Alle Arthritiden, insbes. Kristallarthropathien, inzipiente RA, Kollagenosen.

Therapie

Eine symptomatische Therapie steht im Vordergrund:

- *Belastungsschmerz:* Entlastung durch Alltagsverhalten, tägliches Durchbewegen des Gelenkes ohne Belastung, Korrektur von Achsenfehlstellungen, Abbau von Übergewicht und Korrektur metabolischer Störungen. KG, lokale physik. und medik. Ther.
- *Bewegungsschmerz:* zusätzlich Bandagen- und Schienenversorgung. Intensivierung der physik., medik. und lokalen Ther. (z.B. sog. Gelenktoilette)
- *Ruheschmerz:* zusätzlich mehrfache Gelenkpunktionen zur Entlastung des Binnendruckes sowie LA und Steroide intraartikulär. Systemisch NSAR. Radiotherapie (Entzündungsbestrahlung). Operative Ther. (Pridie-Bohrung, arthrosko-

pische Gelenkspülung, Umstellungsosteotomie, Resektionsarthroplastik, Gelenkersatz (partiell/total).

Tips, Tricks & Fallen

- Der morgendliche Anlaufschmerz ist besonders charakteristisch für die Arthrose: Morgensteifigkeit unter 30 Min.
- Eine Arthrose kann entzündlich dekompensieren (aktivierte Arthrose) mit rascher Progredienz der Destruktion
- Verwechslung einer erosiven Fingergelenkspolyarthrose mit RA mögl.
- Eine erfolgreiche Behandlung der Arthrose ist nur möglich durch Differenzierung des Arthroseschmerzes (☞ 2.1)
- Ein Großteil der Schmerzbehandlung kann nur der Patient selbst leisten, deshalb individuelle Verhaltensregeln dem Patienten mitgeben.

10.1 Fingerpolyarthrose

Arthrose der DIP *(Heberden-Arthrose)*, der PIP *(Bouchard-Arthrose)*, des CMC I *(Rhizarthrose)*, der Karpometakarpalgelenke und des Trapez-Skaphoid-Gelenkes.

Sonderformen

- Aktivierte Polyarthrose: sekundär entzündlich
- Erosive (destruierende) Polyarthrose: „Plusvariante" einer aktivierten Arthrose. Abgrenzung häufig schwer!

Ätiologie

- Meist primär, bes. Frauen in der Menopause
- Lockerung des Kapselbandapparates mit (Sub-)luxation bei mechanischer Überlastung
- Oft in Kombination mit Rhizarthrose und Trapez-Skaphoid-Arthrose.

Klinik und Befund

- Anlaufschmerz (Morgensteifigkeit < 30 Min.), Bewegungsschmerz, manchmal Ruheschmerz
- Knötchenbildung dorsolateral über DIP mit Schmerzen und teilweise fluktuierenden Zystchen (Heberden-Arthrose). Derbe Knotenbildung über PIP (Bouchard-Arthrose). Konturveränderungen an MCP (Karpometakarpalarthrose)
- Schmerzen beim festen Zupacken, Drehen von Griffen, Schlüsseldrehen, Lappenauswringen, bei Opposition und Abd. (Rhizarthrose)
- Verstärkte Krepitation unter Kompression des ersten Strahles gegen die Handwurzel (positiver Grind-Test).

Diagnose

- *Labor:* BSG normal, bei aktivierter Arthrose passager erhöht
- *Rö. (☞ Abb. 10.2):* verschmälerter Gelenkspalt, Osteophytenbildung mit ausladenden Gelenkflächenverbreiterungen und Gelenkflächenbegradigungen und paraartikulären Ossikeln. Deviation bis Subluxationsstellung. Bei Rhizarthrose sehr häufig Kapselosteome. Bei Heberden-Knoten oft erst nach mehreren Jahren röntgenpositiver Osteophyt! Bei erosiver (destruierender) Polyarthrose subchondrale Spongiosadefekte (Geröllzysten), Osteolysen und Reparaturvorgänge, jedoch im Gegensatz zu Arthritiden keine gelenknahe Osteoporose!

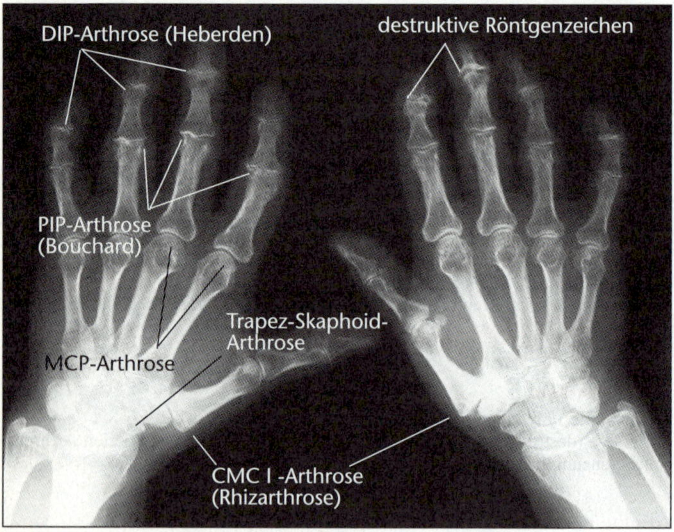

Abb 10.2: Handpolyarthrose, teilweise destruierende (erosive) Fingerpolyarthrose [M 113]

10

DD

Entzündlich-rheumatische Erkrankungen, insbes. RA (☞ 7.1), Gicht (☞ 11.1.1), Psoriasisarthritis (☞ 8.3).

Therapie

- *Aufklärung:* Pat. über die „Harmlosigkeit" der „Abnutzungserscheinung" aufklären und somit von Angst über entzündlich-rheumatische Erkrankung (z.B. RA) befreien
- *Physik. Ther. (☞ 17):* Kneten in warmem Fango, Lehm oder Vogelsand (im Backofen anwärmen). Warme Handbäder, Paraffinbad, Zweizellenbad. Ultraschall im Wasserbad (0,3 W/cm^2) mit aufsteigender Tendenz bis 0,4 W/cm^2 für 3–5 Min. unter wechselnden Gelenkstellungen. Laser an Knötchen von DIP- und

PIP-Gelenken. Bei aktivierter Arthrose Kneten in kühlem Fango, Kryotherapie (Eisbeutel, Kaltluft)

- *Medik. Ther.* (☞ *15*): NSAR als Externa mit milder Wärme (z.B. Thermo Rheumon®, Enelbin®); bei aktivierter Polyarthrose kühlende Gelapplikationen (z.B. Target® Gel, Voltaren® Emulgel). NSAR systemisch nur bedarforientiert (z.B. Voltaren® Resinat) 75 mg
- *Ergo.* (☞ *17.7*): funktionelle Bewegungsübungen auch bei Alltagsbelastungen (Flasche öffnen)
- Alternative Therapie: Weihrauch, Teufelskralle, Brennesselextrakte (z.B. Phytodolor®), Grünlipp-Muscheln, basische Ernährung, Vitamin E (z.B. Spondyvit®), Weidenrindenextrakte (z.B. Assalix®)
- *Röntgenbestrahlung:* Ind. bei Beschwerdepersistenz
- *Operative Ther.* (☞ *16*): Ind. bei Rhizarthrose manchmal in besonders therapierefraktärer Situation:
  - Sattelgelenks-Arthrodese
  - Resektion des Trapeziums mit und ohne Interposition
  - Trapeziumresektion mit „Fesselung" der MC I-Basis
  - Totalendoprothetischer Ersatz.

- Eine Polyarthrose kann mit entzündlichen Schüben einhergehen (aktivierte und erosive Polyarthrose)
- Zu einer Polyarthrose kann eine RA hinzukommen (Pfropfarthritis)!

10.2 Gonarthrose

Häufigste Arthrose der Extremitätengelenke. Zwischen 30–50. LJ. bei 50 % der Bevölkerung radiologische Arthrosezeichen, ab 70. LJ. bei jedem Menschen arthrotische Kniegelenksveränderungen. Bevorzugung des medialen Kompartments (Varusgonarthrose), des lateralen Kompartments (Valgusgonarthrose), des femoropatellaren Gelenkanteils (Retropatellararthrose), oder alle 3 Gelenkabschnitte betroffen (Panarthrose).

Phleboarthrotischer Symptomenkomplex: gemeinsames Vorkommen von Gonarthrose und Varikosis.

Ätiologie

- Primär: idiopathisch
- Sekundär
  - Veränderte Statik: Achsenfehlstellungen nach Meniskusverletzungen und -schäden, Überlastung, Adipositas, langer Immobilisation
  - Posttraumatisch: Frakturen, Kapsel-Bandverletzungen, habituelle Patellaluxation
  - Entzündungen: rheumatisch, unspezifisch, spezifisch
  - Kongenitale Entwicklungsstörungen: Patelladysplasien, Patella bipartita, Scheibenmeniskus

– Stoffwechselstörungen: Gicht (☞ 11.2), Chondrokalzinose (☞ 11.1), Diabetes mellitus, Hämophilie, Ochronose
– Wachstumsstörung: aseptische Knochennekrose.

Klinik und Befund

- Anlauf- und Belastungsschmerz im Kniegelenk, Steifigkeitsgefühl, Schwellneigung. Dauer- und Nachtschmerz im späteren Stadium. Verminderte Gehleistung. Verlauf meist langsam progredient, oft wetterabhängig
- Krepitationen
- Achsenfehlstellung (physiologisch ca. 7° Valgus im Erwachsenenalter)
- Atrophie der Oberschenkelmuskulatur
- Druckschmerz in Höhe des Gelenkspaltes
- Schwellung, Erguß und Überwärmung bei aktivierter Arthrose
- Bewegungseinschränkung mit Flexionskontraktur.

Diagnose

- *Rö.* (Standaufnahme!): Achsenfehlstellung, Osteophyten (Raubersches Zeichen = Ausziehung der Tibiakonsolen), spitzzipflige Ausziehungen der Eminentiae intercondylaria, Gelenkspaltverschmälerung, subchondrale Sklerose, Geröllzysten (☞ Abb. 10.3)
- *Synoviaanalyse (☞ 4.6):* Zellzahl < 2 000/mm³, bei aktivierter Gonarthrose bis 10 000/mm³.

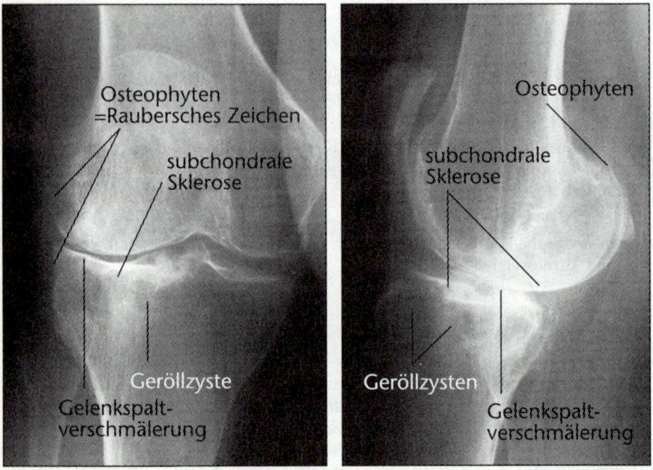

Abb. 10.3: Gonarthrose; links a.p., rechts seitlich [M 113]

10

DD
- Entzündlich-rheumatische Erkrankung: RA (☞ 7.1), reaktive Arthritis (☞ 8.2), Psoriasisarthritis (☞ 8.3)
- Kristallarthropathie (☞ 11.1)
- M. Ahlbäck: spontane Osteonekrose des Kniegelenkes meist am medialen Femurkondylus im 60.–70. LJ.
- Algodystrophie (M. Sudeck) (☞ 6.13)
- Meniskusschädigung: Meniskusganglion, degenerativer Meniskuseinriß, Scheibenmeniskus
- Osteochondrosis dissecans
- Synovialchondromatose (M. Reichel)
- Hüftgelenkserkrankungen: Koxarthrose, Koxitis.

Therapie
- *KG, Ergo:* Entlastungsübungen, Bewegungstherapie (Schwimmbad, Fahrrad, Aquajogging, Laufband). Manuelle Therapie mit Traktion, translatorische Mobilisation, Querfriktion, Patellamobilisation, muskuläre Stabilisierung (M. quadrizeps femoris) mit isokinetischem Training. Bindegewebsmassage. Lymphdrainage bei Ödem
- *Physik.* Ther.: milde Wärme (z.B. Enelbin®, Fango, Lehm) im nicht akuten Stadium; Kryotherapie bei aktivierter Arthrose. Ultraschall örtlich auf- und absteigend von 0,5–0,4 W/cm^2 kombiniert mit neuraltherapeutischem Aufbau kaudal; Ausstreichen des dorsalen Randes des Trochantor major und des proximalen Anteils des Tractus iliotibialis; örtliche Beschallung von Schmerzpunkten in Wadenmuskulatur und M. quadrizeps. Kein Ultraschall in der Kniekehle und auf Varizen! Kurzwelle zur Analgesierung. Phonophorese mit Diclofenac, z.B. Voltaren® Emulgel. Bei beginnender Beugekontraktur Sandsackauflage (3 x 20 Min. tägl.) Pulsierende Signaltherapie mit wechselndem klinischem Ansprechen
- *Akupunktur (☞ 18.2):* „Knieauge" (Ma 35, Ex 31, 32); M-P 9, 10; Le 8; Gb 34; Bl 40, 58, 60, 62; Ma 34, 35, 36; 3-E 5
- *Medik. Ther.:* NSAR systemisch (Diclofenac, z.B. Voltaren® Resinat) 75–150 mg tägl. und lokal (Diclofenac, z.B. Thermo-Rheumon®) mehrmals tägl. Bei aktivierter Arthrose kühlende Gels (Diclofenac, z.B. Target® Gel)
- *Injektionen:* Gelenkspülungen (mehrmals 100–200 ml NaCl), LA (z.B. 10 ml Scandicain® 2 %), ggf. LA und Steroide (z.B. 5 ml Scandicain® 2 % mit Triamcinolon® 40 mg). Intraartikuläre Injektionsserie mit Hyaluronsäure (z.B. Synvisc®) in 3 aufeinanderfolgenden Wo. je 1 Ampulle (2 ml). Neuraltherapie nach Bachmann-Schema (mitten auf die Kniescheibe, lateral und medial der Unterkante der Kniescheibe, 2 QF oberhalb der kranialen Patellaspitze)
- *Orthopädietechnik:* Handstock auf Gegenseite, Pufferabsätze, Schuhaußen- bzw. Innenranderhöhung bei Varus- bzw. Valgusgonarthrose, Orthesen
- *Operative Ther.:*
  - Arthroskopische Spülung: Ausspülen von Zell-Detritus
  - Gelenktoilette: Osteophytenabtragung, Pridie-Bohrung, Synovektomie, Resektion degenerierter Meniskusanteile, Glättung chondromalazischer Herde
  - Gelenknahe Osteotomien: Hinausschieben oder Vermeiden der Prothesenimplantation bei nicht zu stark fortgeschrittener unikompartimenteller Gonarthrose ohne multiple Bandinstabilitäten mit suprakondylärer Osteotomie (Val-

gusfehlstellung) oder Tibiakopfumstellungsosteotomie mit Fibulaosteotomie (Varusfehlstellung)
- Arthroplastik: achsengeführte Knieendoprothese, ungekoppelte kondyläre Prothese, unikondyläre Schlittenprothese
- Arthrodese: Kompressionsosteosynthese durch Fixateur externe oder Plattenosteosynthese.

Tips, Tricks & Fallen

- Häufig Diskrepanz zwischen Beschwerdebild und Röntgenbefund
- 20 % der Pat. mit Hüftgelenkserkrankungen geben primär Knieschmerzen an.

10.3 Koxarthrose

Degenerative Veränderung des Hüftgelenkes mit schmerzhafter Funktionsminderung.

Ätiologie

- Primär: idiopathisch, ca 25 % aller Koxarthrosen. Beginn nach dem 50.–60. LJ.
- Sekundär: angeborene Hüftluxation, Epiphyseolysis capitis femoris, rheumatische (RA, juvenile Arthritis) und bakterielle Koxitis, M. Perthes, Trauma. Seltener: Osteochondrosis dissecans, Gelenkchondromatose, idiopathische Hüftkopfnekrose, Arthropathien (metabolisch), Osteoradionekrose.

Klinik und Befund

- *Anamnese*
  - Familienanamnese: rheumatische Erkrankungen? frühzeitige Arthrosen in der Familie?
  - Eigenanamnese: Unfälle? Stoffwechselerkrankungen? kindliche oder jugendliche Hüfterkrankungen?
  - Schmerzen: Leiste, Ausstrahlung ins Knie. Anlaufschmerz, Belastungsschmerz, Nachtschmerz bei Ruhe. Kreuzschmerz (kompensatorische Hyperlordose durch Flexionskontraktur der kranken Hüfte). Oft langsam progredienter Verlauf mit jahrelanger Schmerzfreiheit
  - Bewegungseinschränkung: Sport, Treppensteigen, Schuh-und Strumpfanziehen, maximale Gehstrecke ↓, Gehhilfen
- *Gangbild*
  - Verkürzungshinken, Schmerz- und Schonhinken
  - Trendelenburg-Zeichen: Absenken des kontralateralen Beckens als Hinweis auf M.-glutaeus-medius-Insuffizienz
  - Duchenne-Zeichen: Hinkender Gang bei Laufbeginn mit watschelndem Gangbild bei Insuffizienz der Glutäalmuskulatur mit Kompensation über den Rumpf
  - Beinlängendifferenz
- *Palpation:*
  - Kapseldruckschmerz, Trochanterklopfschmerz (☞ Abb. 2.17)
  - Muskelatrophie

- *Bewegungsprüfung Hüftgelenk (☞ 2.2.2):*
  - Frühzeitig Einschränkung von Iro., Abd. und Ext.: sog. ,,Kapselmuster" nach Cyriax
  - Wackelbewegungen: Auf frühzeitiges Mitgehen des Beckens in Iro. achten, deshalb Fixation der kontralateralen SIAS mit anderer Untersuchungshand
  - Bewegungsschmerz
  - Hüftkontraktur in Flex.-, Add.-, Aro.-Stellung
  - Scheinbare oder echte Beinlängendifferenz
  - Kompensatorische LWS-Hyperlordose
- *,,Vierer-Zeichen":* Messung des Abstandes Kniegelenk – Unterlage bei Abd./Aro. des kranken Beines nach Aufsetzen der Ferse des kranken Beines auf das Knie des gesunden Beines
- *Thomasscher Handgriff:* Bestimmung des Extensionsdefizits bzw. der Beugekontraktur des Hüftgelenkes. Durch passive max. Beugung der Gegenseite wird eine LWS-Hyperlordose aufgehoben; bei Extensionseinschränkung kommt der Oberschenkel der erkrankten Seite in Beugestellung = Kontrakturausmaß.

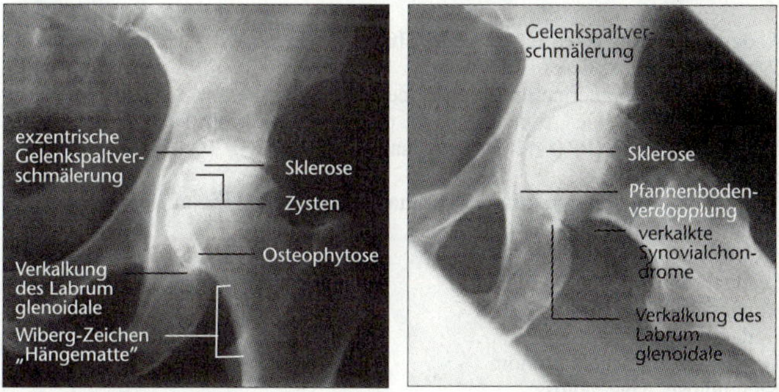

Abb. 10.4: Beckenübersicht mit Koxarthrose li > re; links a.p., rechts Lauenstein [M 113]

Diagnose

- *Rö.* (Beckenübersicht): in BÜ kommen 60 % aller Koxarthrosen bilateral vor
  - Leitbefund Gelenkspaltverschmälerung: Beginn exzentrisch (ungleichmäßig), am häufigsten ,,superior", seltener ,,zentral" sowie ,,inferior". Eine konzentrische (gleichmäßige) Gelenkspaltverschmälerung spricht für Arthritis!
  - Subchondrale Sklerosierung, osteophytäre Randzackenbildung, Geröllzysten, Kapselosteome, Synovialchondrome
  - Dezentrierungszeichen: Wiberg-Zeichen = ,,Hängematte" (☞ Abb. 10.4), Pfannenbodendoppelung, subfovealer Osteophyt
  - Kopfdeformierung und Stellungsanomalie, Kopfdestruktion
  - Pseudofrakturlinie bei stark gewulstetem Pfannenrand
  - Hinweise für sekundäre Koxarthrose: konzentrische Gelenkspaltverschmälerung bei Koxitis im Rahmen von RA oder juveniler Arthritis. Malum coxae senile: geringe osteophytäre Reaktion
  - Zusatzaufnahmen: axial, Funktionsaufnahmen für OP-Planung

- *Labor:* Entzündungsparameter (BSG, CRP), Stoffwechselparameter (Harnsäure, BZ), RF, ANA im Normbereich. Beachte: Häufigkeit des RF nimmt mit dem Alter zu!
- *Szinti:* DD, insbes. entzündliche oder neoplastische Grunderkrankung, Osteonekrose.

☑ Röntgenleitbefund „Gelenkspaltverschmälerung" am Hüftgelenk

- Konzentrische (gleichmäßige) Gelenkspaltverschmälerung bei Arthritis
- Exzentrische (ungleichmäßige) Gelenkspaltverschmälerung bei Arthrosis deformans im superolateralen oder inferomedialen Bereich
- Eine zentrale Gelenkspaltverschmälerung ist ohne Berücksichtigung anderer pathologischer Röntgenbefunde vieldeutig.

DD

- Andere Hüftgelenkserkrankungen: Hüftkopfnekrose, Fraktur, villonoduläre Synovitis, Koxitis, Coxa saltans
- Bursitis subtrochanterica und iliopectinea (☞ 12.3.2)
- Insertionstendopathie: Adduktoren, M. piriformis, M. iliopsoas (☞ 12.2.2)
- Lumbalsyndrom: NPP (☞ 10.4.4), Spinalkanalstenose (☞ 10.4.5), Sp.a. (☞ 8.1), Sakroiliitis
- Nervenkompressionssyndrom: Meralgia paraesthetica, Ilioinguinalis-Syndrom, Piriformis-Syndrom (☞ 12.5.7)
- pAVK
- Leistenhernie
- Appendizitis
- Hodentorsion
- Tumor: z.B. Sigma-Karzinom
- Nierenptose, Magenptose.

Therapie

- *Allgemeine Maßnahmen:* Belastungsregulation, d.h. so wenig Belastung und so viel Bewegung wie möglich. Reduktion des Übergewichts. Umstellung im Beruf (Arbeitsplatzergonomie, Wechsel zwischen Sitzen, Gehen und Stehen) und Sport (geeignet: Schwimmen, Radfahren, Gymnastik). Vermeiden von Kälte und Nässe
- *KG, Ergo:* Dehnung verkürzter Muskeln mit Querfriktionen, Kräftigung insuffizienter atrophischer Muskeln, Entspannung von hypertonen Muskeln (Schlingentisch) mit reflektorischen Maßnahmen (Massagen). Dosierte Traktion und intermittierende Extension (Schlingentisch). Erlernen von selbstständigen Bewegungsübungen. Unterwassergymnastik. Gangschule. Bindegewebsmassage
- *Physik. Ther.:* Ultraschall örtlich in Seitenlage (obenliegendes Bein der Hüfte in 90° flektiert) mit Umkreisen des Trochanter major 0,4 W/cm²; Erhöhung der Tiefenwirkung mit Impulsschall 0,3 W/cm² für 3 Min. zusätzlich zum Gleichschall; verspannte Muskelgruppen (M. semitendinosus, M. semimembranosus, M. tensor fasciae latae, M. quadriceps femoris) mit motorischen Reizpunkten in entsprechender Dehnlagerung 0,2 W/cm² für 2 Min. Kurzwellendurchflutung, Stangerbad-Querdurchflutung, Hydrotherapie

- *Akupunktur:* Gb 30, 34; Bl 36, 62; M-P 6; 3-E 5
- *Medik. Ther.:* NSAR (Diclofenac, z.B. Voltaren® Resinat) 75–150 mg tägl. und Analgetika (Tramadol, z.B. Tramal®) 100–200 mg tägl. im Schmerzstadium. Bei unzureichender Schmerzlinderung NSAR-Wechsel!
- *Injektionen:* LA und Steroide intraartikulär (z.B. 5 ml Scandicain® 2 % mit Triamcinolon® 40 mg; Technik ☞ 3.1.2) mehrfach. LA periartikulär (Kapsel von ventral und lateral, Trochanter major, Adduktorenursprung, ☞ 3.2.4). Obturatoriusblockade mit 10 ml LA (☞ 3.3)
- *Orthopädietechnik (☞ 17.4):* Gehhilfen (Stock auf gesunder Seite benutzen!), Pufferabsätze, elastischer Fersenkeil, Toilettensitzerhöhung, Strumpfanziehhilfe
- *Operative Ther. (☞ 16):*
  - *Hüftnahe Femurkorrekturosteotomien:* Varisierung, Valgisierung, Derotation, Distalisierung je nach Koxarthroseform, röntgenologischem und klinischem Erscheinungsbild
  - *Endoprothetischer Gelenkersatz:* Totalendoprothese (TEP), Hemi-Endoprothese ohne künstliche Pfanne, Hybrid-Prothese (zementfreie Pfanne, zementierter Schaft) bei therapieresistenter fortgeschrittener Koxarthrose mit hohem Leidensdruck
  - *Hüftgelenksarthrodese:* operative Versteifung führt zur lokalen Schmerzfreiheit und hoher Belastungsstabilität auf Dauer.

Tips, Tricks & Fallen

- Bei frühem Auftreten und monartikulärem Befall an sekundäre Koxarthrose denken: juvenile Arthritis? RA? Sp.a.?
- An Koxarthrose und Zweiterkrankung (pAVK, Sigma-Karzinom, NPP) denken! Deshalb nicht nur Befund am Hüftgelenk erheben, sondern allgemeine klinische Untersuchung
- Keine Korrelation zwischen Röntgenbild und Klinik
- Sonderform der Koxarthrose: Malum coxae senile = rasch destruierende Koxarthrose mit ungewöhnlich starken Schmerzen und geringer Osteophytenbildung
- Konservatives Repertoire voll ausschöpfen – Indikation zur Operation vom Leidensdruck des Patienten abhängig machen!

10.4 Degenerative Wirbelsäulenerkrankungen

Häufigste Ursache von Rückenbeschwerden jenseits des 30. LJ. Große sozialmedizinische Relevanz (50 % der Rentenanträge wegen bandscheibenbedingten Erkrankungen). Die Therapie ist abhängig von der aktuellen Struktur- und Funktionsdiagnose: Spondylosis hyperostotica (☞ 10.4.1), Facettensyndrom (☞ 10.4.2), Baastrup-Syndrom (☞ 10.4.3), NPP (☞ 10.4.4), Spinalkanal- und Rezessusstenose (☞ 10.4.5), ISG-Arthrose (☞ 10.4.6), Unkovertebralarthrose (☞ 10.4.7).

- *Chondrose:* regressive Veränderungen an der Bandscheibe. Instabilität im Bewegungssegment. Verlust der Pufferfunktion
  - Rö.: reaktionslose Höhenabnahme des Zwischenwirbelraumes (reaktionslos = Fehlen von Spongiosasklerose und marginalen Osteophyten). Diskale Vakuumphänomene, jedoch nicht nur bei Diskusdegeneration, sondern auch bei Ochronose, bakterieller Spondylitis oder metastatisch bedingtem Wirbelkollaps
- *Osteochondrose:* Einbeziehen der angrenzenden Grund- und Deckplatten der Wirbelkörper in den degenerativen Prozeß
  - Rö.: Diskushöhenabnahme plus vermehrte subchondrale Sklerosierung der benachbarten Grund- und Deckplatten (bandförmig) plus exophytäre Randzackenbildung. Einbruch des subdiskal sklerosierten Knochens = erosive Osteochondrose (DD Spondylodiszitis). Verwachsung benachbarter WK = synostosierende Osteochondrose (DD Blockwirbel)
- *Spondylose:* Gefügelockerung mit vermehrter Zugbeanspruchung der Bänder
  - Rö.: submarginaler (= dicht unterhalb des Wirbelkörperrandes liegender) Spondylophyt an der Vorder- und Seitenfläche der WK zuerst horizontal, dann kranial- oder kaudalwärts (Henkelform); in ausgeprägten Fällen Fusion von Spondylophyten mit überbrückender Spangenbildung
- *Spondylotischer Schaltknochen:* knöcherne Metaplasie im vorderen WS-Längsband
  - Rö.-Begleitbefunde: Spondyloretrolisthesis, segmentäre Streckstellung, Streckstellung der WK oberhalb der degenerativ veränderten Zwischenwirbelscheibe (Güntz-Zeichen). Bewegungseinschränkungen, Hypermobilität und Gleitinstabilität bei Funktionsaufnahmen (Anteflexion/Retroflexion)
- *Spondylarthrose:* Inkongruenz der kl. Wirbelgelenke mit vermehrter Belastung
  - Rö.: Gelenkspaltverschmälerung, subchondrale Sklerosierung kleiner Wirbelgelenke.

Röntgenmorphologische DD (nach Dihlmann, ☞ Abb. 10.5)

- Vertebralosteophyten
- Höhenabnahme eines Diskusraumes
- Spondylosclerosis hemisphaerica
  - Typische Halbkugel- oder Helmform der Spondylosclerosis hemisphaerica mit Schwerpunkt in vorderen Anteilen des Wirbels, seltener in das hintere Wirbelkörperdrittel auslaufend (100 %)
  - Diskushöhenabnahme (87 %)
  - Sehr kleine Erosion an der Sklerosebasis (85 %)
  - Vertebralosteophyten (81 %)
  - Glatte oder gezähnelte Periostreaktion an der Wirbelvorderkontur oder Ossifikation des vorderen Längsbandes entlang der Sklerose (79 %)
  - Kaudalgerichtete Knochenneubildung an vorderer Sklerosebasis (74 %)
  - Multiforme Spondylosklerose des unterhalb liegenden Wirbels (64 %)
  - Erosionen im Bereich der infradiskalen Abschlußplatte (36 %)
  - Spondyloretrolisthesis (29 %).

Tips, Tricks & Fallen

- Röntgenmorphologische DD der Diskushöhenabnahme ist sehr wichtig für die Diagnose und somit auch Therapie
- Die Röntgenmorphologische DD von Spondylophyten (marginal, submarginal, hyperostotisch), Syndesmophyten, Parasyndesmophyten,

Mixtaosteophyten ist sehr wichtig für die Diagnose und somit auch Therapie

- Bei den submarginalen Spondylophyten der Spondylosis deformans und den hyperostotischen Spondylophyten der Spondylosis hyperostotica ist der benachbarte Diskusraum in der Regel normal hoch. Bei der Spondylosis hyperostotica hängt dies allerdings davon ab, wann der Befund entsteht (je früher, desto häufiger werden die Diskushöhen normal sein).

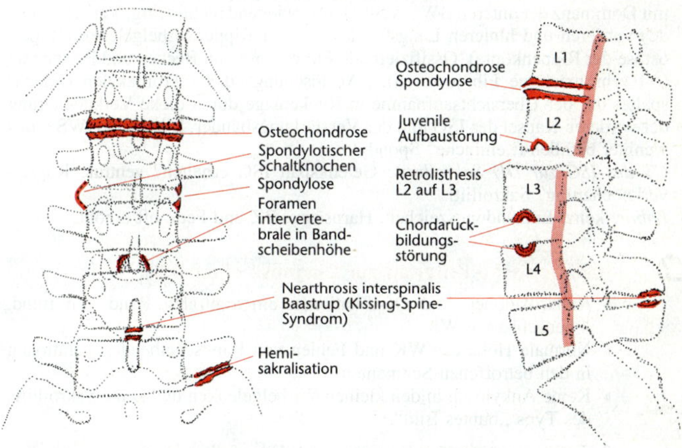

Abb. 10.5: Röntgenbefunde bei degenerativen LWS-Erkrankungen

10.4.1 Spondylosis hyperostotica

Synonyme: M. Forestière, diffuse idiopathische Skeletthyperostose (DISH). Quantitative Variante der Spondylosis deformans mit breiter und langer Spangenbildung zwischen den Wirbelkörpern mit Versteifung überwiegend der BWS. Die charakteristischen Ossifikationen und Kalzifikationen treten vorzugsweise an der WS, aber auch an Becken und Extremitäten auf.

Prädilektionsalter

Männer im 60.–70. LJ., häufig Pykniker.

Ätiologie

- Osteoplastische Diathese
- Assoziation mit Diabetes mellitus, Hyperlipidämie, Gicht, Arteriosklerose, Arterieller Hypertonie.

Klinik und Befund

- Uncharakteristische, schleichende Schmerzen mit vertebragenem BWS-Syndrom
- Nervenirritationen zervikozephal und zervikobrachial
- Lumboischialgie
- Großbogig fixierte Kyphose
- Enthesiopathien an Becken und Ferse
- Einschränkung der Beweglichkeit in allen Achsen.

Diagnose

- *Rö. (☞ Abb. 10.6–10.8):* hyperostotische Spondylophyten (sog. „Zuckerguß") mit Dominanz der unteren BWS; ventral, überwiegend rechtsseitig. Verkalkungen des vorderen und hinteren Längsbandes und der Rippenwirbelgelenke (Hyperostose der Rippenköpfe). Ossifizierende Fibroostosen an Becken und Fersenbein (oft sehr mächtige Fibroostosen). „Auslöschung" des sakroiliakalen Gelenkspaltes auf der Übersichtsaufnahme in Rückenlage durch dicke Verknöcherung der vorderen Kapsel des ISG und der Verstärkungsbänder. LWS und HWS meist weniger befallen („einfache" Spondylose)
- *CT des ISG zur DD Sakroiliitis:* Gelenkspalt ISG erhalten? ventrale Kapselverknöcherung? Sakroiliitis?
- *Labor:* keine Entzündungszeichen. Harnsäure, BZ und Fette oft erhöht.

Radiologische Kriterien zur Diagnose einer DISH

- Kalzifikationen und Ossifikationen am ventralen Rand von mind. 4 benachbarten WK
- Normale Höhe der WK und Fehlen von Bandscheibendegenerationen in den betroffenen Segmenten
- Keine Ankylosen in den kleinen Wirbelgelenken und keine Sakroiliitis des Typs „buntes Bild".

3 Kriterien müssen zur Diagnose „DISH" erfüllt sein.

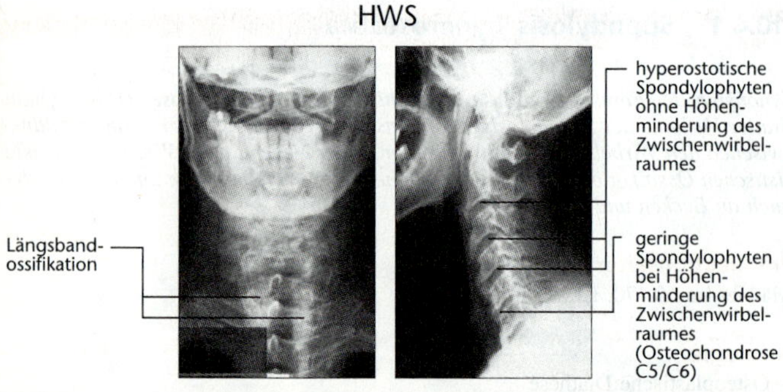

Abb. 10.6: Spondylosis hyperostotica, HWS: links a.p., rechts seitlich [M 113]

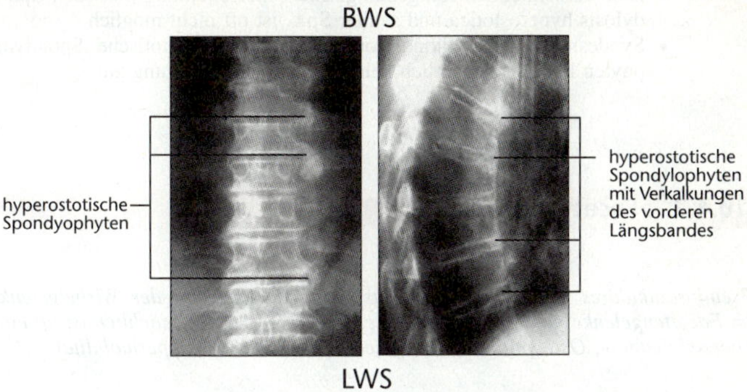

Abb. 10.7: Spondylosis hyperostotica, BWS; links a.p., rechts seitlich [M 113]

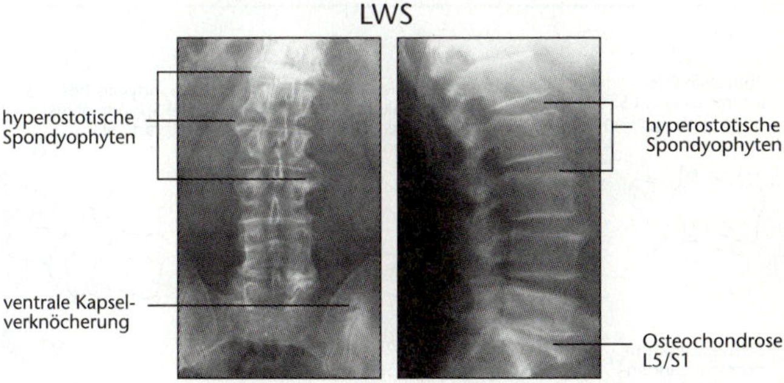

Abb. 10.8: Spondylosis hyperostotica, LWS; links a.p., rechts seitlich [M 113]

DD

- Spondylarthropathien mit allen Sonderformen, insbes. Spätmanifestation der Sp.a. (☞ 8.1)
- Spätzustände nach M. Scheuermann
- Akromegale Spondylosis (☞ 11.2)
- OPLL: **o**ssification **p**osterior **l**ongitudinal **l**igament.

Therapie

☞ 10.4

- Eine ausschließlich röntgenologische Unterscheidung zwischen Spondylosis hyperostotica und seniler Sp.a. ist oft nicht möglich
- Syndesmophyten, Mixtaosteophyten und hyperostotische Spondylophyten lassen gelegentlich keine eindeutige Festlegung zu!

10.4.2 Facettensyndrom

Pseudoradikuläres Schmerzsyndrom, das durch die Reizung der Wirbelgelenke (= Facettengelenke) und deren Kapsel hervorgerufen wird. Ursächlich ist oft eine Spondylolisthese, Osteoporose und segmentale Instabilität (Hypermobilität).

Ätiologie

Bandscheibenlockerung mit verstärkter Belastung der Wirbelgelenke und Kapselreizung.

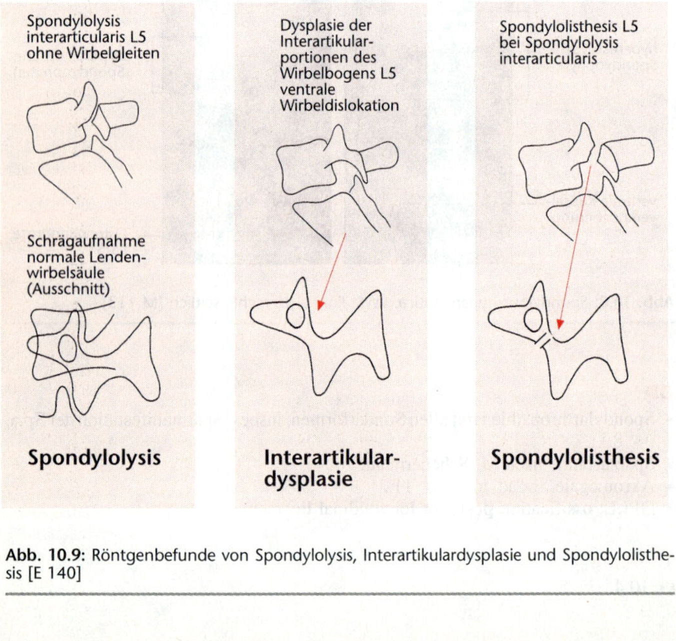

Abb. 10.9: Röntgenbefunde von Spondylolysis, Interartikulardysplasie und Spondylolisthesis [E 140]

Klinik und Befund

- Tiefsitzender, diffuser belastungsabhängiger Kreuzschmerz mit Ausstrahlung in untere Extremität sowie Gesäß, Leiste, Hoden und Unterbauch
- Abendliche Schmerzzunahme. Besserung im Liegen
- Rüttel- und Klopfschmerz positiv
- Viererzeichen positiv (☞ 10.3)
- Schmerzerleichterung bei Entlordosierung
- Schmerzpunkte über M. gluteus maximus und medius, LWS-Dornfortsätze, Trochanter major.

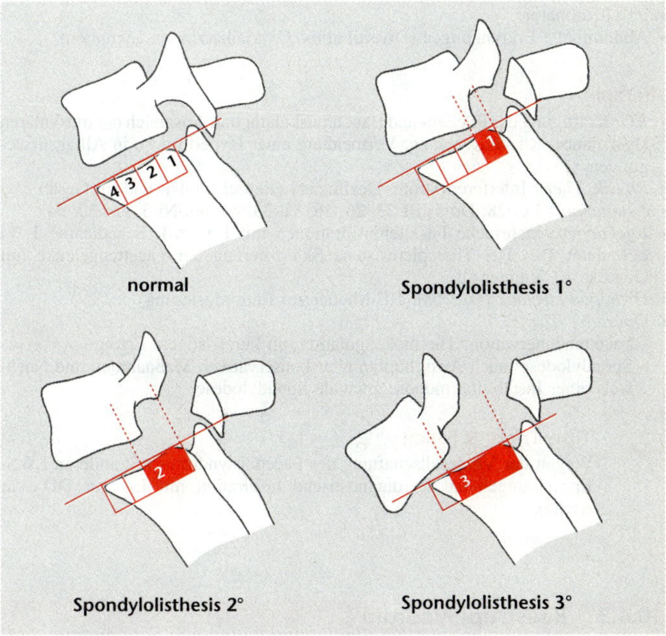

Abb. 10.10: Röntgenometrie der Spondylolisthesis nach Meyerding
Die Deckplatte S1 bzw. des unterhalb der ventralen Wirbeldislokation gelegenen Wirbels wird in 4 gleiche Teile zerlegt. Die Lagebeziehung der hinteren unteren Ecke des dislozierten Wirbels zu dem 1. bis 4. Viertel der Deckplatte bestimmt den Grad der Wirbeldislokation [L 157]

Diagnose

- *Rö.:* LWS in 2 Ebenen, ggf. Schrägaufnahmen. Spondylarthrosezeichen. Ausschluß von Spondylolysis, Interartikulardysplasie und Spondylolisthesis (☞ Abb. 10.9, 10.10)
- *Diagnostische LA.:* Facetteninfiltration mit LA (z.B. 2 ml Scandicain® 1 % je Facette).

DD

- Radikuläres Syndrom (NPP) (☞ 10.4.4)
- Claudicatio spinalis (☞ 10.4.5)
- ISG-Alterationen
- Polyneuropathie
- Abdominelle Erkrankungen (Divertikulitis, Ovarialkarzinom, Lymphom).

Therapie

- *KG:* Kräftigung der Rücken- und Bauchmuskulatur und Ausgleich der muskulären Dysbalance, Rückenschulung, Vermeidung einer Hyperlordose in Alltagsbewegungen
- *Physik. Ther.:* Interferenzstrom, Dezimeterwelle tief lumbal und im Gesäß
- *Akupunktur:* LG 28; Dü 3; Bl 23, 25, 26, 31–33, 40, 60; Ni 3; Gb 30, 34
- *Injektionen:* mehrfache Facetteninfiltrationen mit LA (z.B. Scandicain® 1 %) ggf. unter DL. Bei Therapieresistenz Sklerosierung der Facettengelenke mit Glukose 40 % unter DL
- *Orthopädietechnik (☞ 17.8):* HE-Mieder zur Entlordosierung
- *Operative Ther.:*
  - Facettendenervation: Thermokoagulation mit kurzfristigem Erfolg
  - Spondylodese: nach Ausschöpfen aller konservativen Maßnahmen und Nachweis einer Instabilität monosegmentale Spondylodese.

Tips, Tricks & Fallen

Wegen der Vergesellschaftung des Facettensyndroms mit anderen LWS-Erkrankungen ist die diagnostische Infiltration mit LA zur DD sehr wichtig!

10.4.3 Baastrup-Syndrom

Pseudoradikuläres LWS-Schmerzsyndrom bei sich berührenden Dornfortsätzen.

Ätiologie

- Höhenabnahme der Zwischenwirbelräume: Osteochondrose, Z.n. Spondylitis bei RA, Sp.a., Tbc
- Hyperlordose
- Hypermobilität
- Verbreiterung der Dornfortsätze in sagittaler Ausdehnung: Insertionstendopathie.

Klinik und Befund

- Pseudoradikuläres Lumbalsyndrom
- Isolierter Druckschmerz der betreffenden Dornfortsätze bzw. der interspinösen Bänder durch Schmerzprovokation (interspinaler Druckschmerz mit Zeigefinger auslösbar).

Diagnose

- *Rö.:* Nachweis des ,,kissing spine"-Phänomens mit Kontaktsklerose und Zeichen der Fibroostose bzw. Fibroostitis in LWS-Seitaufnahme an Dornfortsätzen (☞ Abb. 10.11)
- *Diagnostische LA:* LA-Infiltration interspinös (z.B. 2 ml Scandicain® 1 %) führt zur Beschwerdefreiheit.

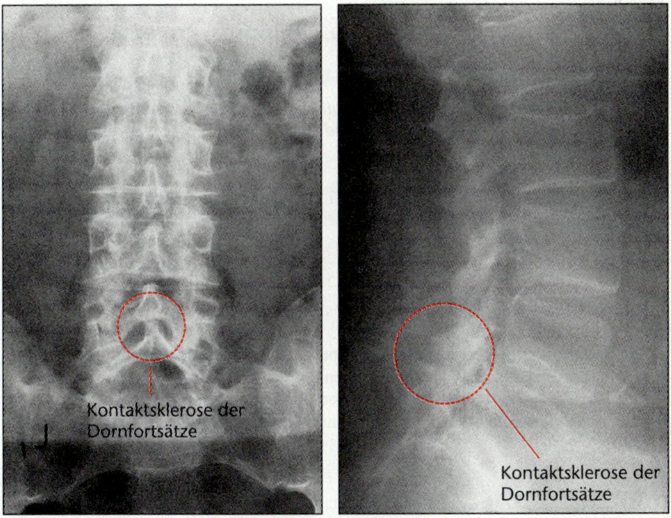

Abb. 10.11: Baastrup-Syndrom [M 113]

Therapie

- *KG:* entlordosierende Bewegungstherapie, dosierte Mobilisation der LWS in Flexion mit Behandlung der Grunderkrankung (Rumpfstabilisierung bei Instabilitäten), Rückenschulung
- *Physik. Ther.:* Dezimeterwelle und Interferenzstrom paravertebral, Ultraschall interspinös und supraspinös (0,4 W/cm² als Impulsstrom)

- *Injektionen:* LA (z.B. 2 ml Scandicain® 1 %) interspinös. Bei häufiger Mitbeteiligung der supraspinösen Bänder mit Druckdolenz auf den Dornfortsätzen auch hier mehfach LA-Infiltrationen (☞ 3.2.4)
- *Orthopädietechnik:* HE-Mieder zur Entlordosierung
- *Operative Ther.:* Keilförmige Verkleinerung der Dornfortsätze nur bei Therapieresistenz indiziert.

Tips, Tricks & Fallen

- Baastrup-Syndrom ohne Osteochondrose und ohne Hyperlordose als Röntgenzeichen der Akromegalie
- Nicht jede radiologische Kontaktsklerose (kissing spine) führt zu Schmerzen; Diagnosesicherung eines Baastrup-Syndroms mit LA!

10.4.4 Diskushernie (Nucleus pulposus Prolaps)

Neurologische Reiz- und Ausfallserscheinungen durch Bandscheibendegeneration bei chronischer Strukturveränderung und mechanischen Streßfaktoren im Bewegungssegment

- Häufigste Lokalisation L4/5 und L5/S1, seltener HWS, sehr selten BWS
- Prädilektionsalter: 30–45 Jahre.

Formen der Diskushernie

- *Protrusio:* beginnende Degeneration des Faserrings und Vorwölbung des Nucleus pulposus noch im intradiskalen Raum
- *Prolaps:* Faserring zerrissen, Nucleus pulposus tritt aus dem intradiskalen Raum
- *Gedeckter Prolaps:* Längsband erhalten
- *Sequestrierter Prolaps:* durch oder neben das Längsband tretender Vorfall
- *Massenprolaps:* massives Austreten von Diskusmaterial durch schwere Degeneration.

Synopsis der lumbalen Wurzelsyndrome

Wurzel	Dermatom	Kennmuskel	Reflexe
L 3	Schmerz, Sensibilitätsstörung quer über Oberschenkelvorderseite zum Condylus medialis ziehend	Parese des **M. quadriceps** und der **Hüftadduktoren** (Kniestrekkung ↓, Hüftadduktion ↓)	PSR fehlend oder abgeschwächt
L 4	Oberschenkelaußenseite über Patella und Innenseite des Unterschenkels	Parese des **M. quadriceps** und **M. tibialis anterior** (Kniestreckung ↓, Supination ↓)	PSR fehlend oder abgeschwächt

Synopsis der lumbalen Wurzelsyndrome

Wurzel	Dermatom	Kennmuskel	Reflexe
L 5	Knieaußenseite, ventrolateraler Unterschenkel, Fußrücken, Großzehe	Parese des **M. extensor hallucis longus**, **M. ext. digitorum brevis** (Fersengang ↓, Fußheber ↓, Zehenheber ↓)	Tibialis-post.-Reflex fehlend oder abgeschwächt
S 1	Laterodorsaler Ober- und Unterschenkel, Ferse, Kleinzehe	Parese des **M. triceps surae, M. peronaeus**, **M. glutaeus max.** (Zehengang ↓, Fußsenker ↓, Pronation ↓)	ASR fehlend oder abgeschwächt

Synopsis der zervikalen Wurzelsyndrome

Wurzel	Dermatom	Kennmuskel	Reflexe
C 3/4	Schmerz bzw. Hypalgesie im Schulterbereich	Partielle oder totale **Zwerchfellparese**	keine faßbaren Reflexstörungen
C 5	Schmerz bzw. Hypalgesie etwa über dem Bereich des M. deltoideus	Innervationsstörungen des **M. deltoideus** und **M. biceps brachii** (Schulterabduktion ↓, Flexion im Ellenbogen ↓)	BSR abgeschwächt
C 6	Radialseite des Ober- und Vorderarmes, bis zum Daumen abwärts ziehend	Paresen des **M. biceps brachii** und **M. brachioradialis** (Flex. im Ellenbogen ↓)	Abschwächung oder Ausfall des BSR und des Radiusperiostreflexes
C 7	Dermatom lateral-dorsal vom C6-Dermatom, zum 2.–4. Finger ziehend (insbes. 3. Finger)	Parese de **M. triceps brachii**, des **M. pronator teres**, gelegentlich der Fingerbeuger. (Ellenbogenext. ↓,Flex. im Handgelenk ↓). Oft sichtbare Atrophie des Daumenballens	Abschwächung oder Ausfall des TSR
C 8	Dermatom dorsal neben C7, zieht zum Kleinfinger	Parese der **kleinen Handmuskeln** (Finger-Abd. und Add. ↓). Sichtbare Athrophie insbes. des Kleinfingerballens	Abschwächung des TSR

Schmerzdifferenzierung

- *Radikuläre Schmerzen:* Segmentale Schmerzausbreitung entsprechend sensiblem Dermatom; eindeutig einer Nervenwurzel zuzuordnender Schmerz durch mechanische Kompression (NPP)
- *Pseudoradikuläre Schmerzen:* Schmerzausstrahlung ohne segmentale Zuordnung (Brügger) durch Irritation von Ligamenten, Facettengelenken, Muskeln, Bandscheiben
- *Vegetative Schmerzen:* Kopfschmerzen, Schwindel, Sehstörungen, Übererwärmung, Hyperhidrosis durch fortgeleiteten Schmerz vom sympathischen Nervengeflecht.

Klinik

- Radikuläres Syndrom: lateraler und dorsolateraler Prolaps
- Lumbago und radikuläres Syndrom: mediolateraler Prolaps in ca. 90 % der Fälle
- Lumbago, radikuläres Syndrom und Kaudasyndrom: medialer Prolaps
- Plötzlich einsetzender Schmerz
- Verhebetrauma und Bagatellbelastung häufig
- Pflichtfragen: Schmerzausstrahlung? Sensibilitätsstörung? Lähmung? Schmerzverstärkung bei Husten, Niesen, Pressen? Blasen-Mastdarmstörung?
- Blasen-Mastdarmlähmung? Reithosenanästhesie? → Cauda-equina-Syndrom → Notfall → OP.

Befund

- Zwangshaltung („Ischiasskoliose"): Lendenstrecksteife mit fixierter Verspannung der paravertebralen Muskulatur: Hartspann, FBA erhöht (oft > 50 cm) (☞ 2.2.2)
- Sensible Ausfälle: Reithosenanästhesie? Analreflex?
- Motorische Ausfälle: Kennmuskeln, Fußspitzen-Fersenstand, Kniebeuger, -strekker, Plantarflektoren, Dorsalextensoren, Großzehenextension und -flexion
- Reflexe: ASR, TSR, Babinski
- Lasègue: Ischiasdehnungsschmerz (☞ 2.2.2)
- Valleixsche Druckpunkte: Druckpunkte im Verlauf des N. ischiadicus
- Kontralateraler Lasègue: Hinweis auf sequestrierten Vorfall (☞ 2.2.2)
- Femoralisdehnungsschmerz: Wurzelstörung L4 geringer als L3 (☞ 2.2.2)
- Fachneurologische Untersuchung (Konsil) bei Unklarheiten.

Diagnose

- *Rö.:* HWS und LWS in 2 Ebenen zum Ausschluß anderer Erkrankungen. „Steilstellung" mit Aufhebung der physiologischen Lordose (flat-back-syndrome) und skoliotische Fehlhaltung im betroffenen Bewegungssegment
- *CT, NMR:* genaue Lage des NPP oder der Protrusion. Höhenlokalisation und Ursache der Kompression (Diskushernie, Stenose des Recessus lateralis)
- *Myelographie:* Ausmaß der Kompression bei unklaren Fällen
- *Liquor:* DD eines entzündlichen und tumorösen Prozesses
- *EMG und NLG:* DD und Objektivierung der neurologischen Ausfälle
- *Labor:* DD (Spondylitis), Screening.

DD

- Nacken-Schulter-Arm-Schmerzen (☞ 6.25)
- Kreuz- und Rückenschmerzen im Erwachsenenalter (☞ 6.26)
- Kreuz- und Rückenschmerzen im Wachstumsalter (☞ 6.27).

Therapie

- Ausschöpfen aller konservativen Maßnahmen, wenn keine gravierenden neurologischen Ausfälle vorhanden sind
- Aufklärungsgespräch: Compliance verbessern durch Information und Erstellung eines individuellen Therapieplans
- Bettruhe, entlastende Lagerung: geeignete Körperposition findet der Pat. selbst. Stufenbett (angewinkelte Knie- und Hüftgelenke mit Drittelmatratzenunterlage)
- *KG (☞ 17.2):* dosierte Traktion, Extension (Schlingentisch, Glisson-Schlinge). Kräftigung der Rückenmuskulatur in der subakuten Phase
- *Physik. Ther.:* im akuten Stadium Kryotherapie (Kältepackungen), im chronischen Stadium milde Wärme (Fango, z.B. Thermo-Rheumon® Salbe), Dezimeterwelle und Interferenzstrom paravertebral
- *Medik. Ther. (☞ 15.2 und 15.6):* NSAR regelmäßig (Diclofenac, z.B. Voltaren® Resinat 75–150 mg), Muskelrelaxantien (z.B. Musaril® 25 mg abends), Muskelrelaxantien (z.B. Valium® 5–5–10 mg)
- *Injektionen (☞ 3.2):*
  - LA-Quaddelungen paravertebral unter Berücksichtigung der Schmerzausstrahlung
  - Quaddelmuster bei S1-Ausstrahlung:
    Mitte der Glutealfalte, kaudal davon in Mitte des dorsalen Oberschenkels, Mitte der Kniegelenksquerfalte, Wade zwischen den Gastrocnemiusköpfen, zwischen Achillessehne und Malleolus lateralis, seitlich am Fußrand über MTP V
  - Quaddelmuster bei L5-Ausstrahlung:
    Trochanterspitze, Fibulaköpfchen, seitliche Wade am Übergang vom oberen zum mittleren Drittel, handbreit über Malleolus lateralis, knapp unter und vor dem Malleolus lateralis, über MTP I
  - Lumbale oder zervikale Nervenwurzelblockade (Reischauer-Blockade) in Umgebung des Foramen intervertebrale (Ausschalten einer übersteigerten Sympathikusaktivität)
  - Periduralinjektionen, epidurale Blockade (Sakralblock) mehmals wiederholen
- *Operative Ther.:*
  - Absolute Ind.: Cauda-equina-Lähmung mit Blasen- und Mastdarmstörung sowie Reithosenanästhesie. Akut einsetzende Lähmung der Fuß- und Zehenheber sowie des M. quadrizeps
  - Relative Ind.: Wurzelirritation mit diskreten Ausfallserscheinungen ohne Besserungstendenz nach intensiver konservativer Therapie über 6 Mon. Chronisch-rezidivierende Wurzelirritation mit radikulärer Schmerzausstrahlung und diskreten oder fehlenden neurologischen Störungen.

OP-Verfahren (☞ Abb. 10.12)

- Offene Nukleotomie*:* mikrochirurgische OP mit Schonung der knöchernen Strukturen
- Perkutane Nukleotomie: Ausräumen des Bandscheibenraumes über eine perkutan eingeführte Sonde bzw. Faßzange bzw. mit Laser. Indikation sind Protrusionen, gedeckte Vorfälle mit eindeutigem neurologischen Befund und persistierende radikuläre Beschwerden.

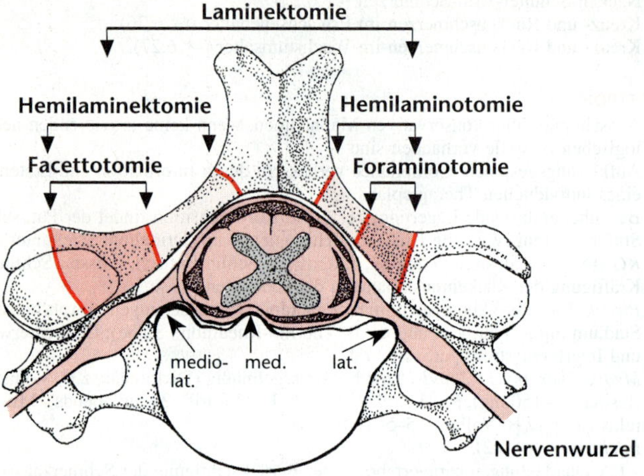

Abb. 10.12: Operative Verfahren an der WS (hier HWS)

Tips, Tricks & Fallen

- Unterscheidung von radikulären, pseudoradikulären und vegetativen Schmerzen ist sehr wichtig
- Pat. nie zur OP überreden; Indikationsstellung von der Gesamtpersönlichkeit und sozialen Situation abhängig machen! Im Zweifelsfall nicht operieren!

10

10.4.5 Spinalkanalstenose, Rezessusstenose

Schmerzsyndrom mit Sensibilitätsstörungen und evtl. Lähmungen durch degenerativ bedingte Enge des Spinalkanals (Spinalkanalstenose) oder Kompression der Nervenwurzel im Recessus lateralis (Rezessusstenose).

Ätiologie

- Spondylosis deformans mit Einengung durch Osteophyten
- Bandscheibenprotrusion
- Pseudospondylolisthesen in Kombination mit idiopathischer Wirbelkanalstenose.

Klinik und Befund

- Chronische Lumbalgien bzw. Ischialgien mit heftigen, tief lumbal gelegenen, ins Gesäß und in Beine ausstrahlende Schmerzen
- Besserung durch Vorbeugen (Kyphosierung), Hinsetzen oder Hinlegen
- Schmerzverstärkung durch Lordosierung
- Keine Funktionseinschränkung: altersadäquate Beweglichkeit (Ott, Schober, FBA, Rot.) (☞ 2.2.2)
- Neurologische Ausfallserscheinungen: eingeengte Rezessusstenose oder NPP
- Monoradikuläre Schmerzausstrahlung in L4 und L5 mit Schmerzzunahme unter Belastung: Rezessusstenose
- HWS: langsam progrediente Schmerzen, Mißempfindungen und Schwäche an Armen und Beinen, meist seitenbetont. Gangunsicherheit, Miktionsstörungen. Tetra-oder Paraspastik, Paresen, gesteigerte Muskeleigenreflexe.

Diagnose

- *Rö.:* LWS in 2 Ebenen und HWS in 4 Ebenen (Schrägaufnahmen) zum Nachweis degenerativer Veränderungen. Verkürzung der Bogenwurzeln, geringe Abstände der Bogenwurzeln
- *CT, NMR:* absolute Stenose des LWS-Spinalkanals bei sagittalem Durchmesser < 10 mm. Relative Stenose 10–12 mm. HWS-Spinalkanal < 13 mm pathologisch. Ausschluß intraspinaler Ursachen
- *Myelographie:* gute Beurteilung einer längeren WS-Strecke (zervikal, thorakal, lumbal)
  - Impression des Duralsackes
  - Fehlende Füllung der Nervenwurzelscheiden
  - Kaskadenförmige Kontrastmittelsäule.

DD

- Polyneuropathie
- Amyotrophische Lateralsklerose
- Multiple Sklerose (bei Verdacht → NMR)
- Funikuläre Spinalerkrankungen: Vit. B_{12}-, Folsäuremangel.

Therapie

- *KG:* Entlordosierung mit manualtherapeutischem Schwerpunkt
- *Physik. Ther.:* TENS, Dezimeterwelle, Interferenzstrom
- *Medik. Ther.:* NSAR bedarfsorientiert (Ibuprofen, z.B. Imbun® 800 mg), bei Muskelspastik Baclofen (z.B. Lioresal® inital 3 mal 5 mg tägl.; langsame Steigerung bis 3 x 10 mg tägl.) oder Tetrazepam (z.B. Musaril® 25 mg bis 50 mg)
- *Injektionen:* PDA, lumbale paravertebrale Nervenblockaden (☞ 3.3)
- *Operative Ther. (Ind. bei Versagen der konservativen Therapie):*
  - Laminektomie, Hemilaminektomie, Facetten- und Bogenunterschneidungen: dorsale Dekompression in Höhe der dominierenden Symptomatik
  - Rezessotomie: Entfernung der hypertrophierten medialen Portion des Processus articularis superior
  - Spondylodese: ventrale Fusion nach Bandscheibenexstirpation und Abtragung der dorsalen Randosteophyten bei zervikaler und lumbaler Myelopathie.

Tips, Tricks & Fallen

- Übersehene Rezessusstenose ist häufige Ursache unbefriedigender Ergebnisse nach Bandscheiben-OP (L4/L5, L5/S1)
- Myelographie-Beurteilung nur mit Funktionsmyelographie zum Ausschluß von Instabilitäten!

10.4.6 Ileosakralgelenksarthrose

Degenerative Veränderung der Ileosakralgelenke mit tiefsitzenden Kreuzschmerzen.

Ätiologie

Präarthrotische Deformitäten: Beinlängendifferenz, Skoliosen, Haltungsfehler.

Klinik und Befund

- Tiefsitzender Kreuzschmerz
- Pseudoradikuläre Schmerzausstrahlung
- Blockierung der ISG-Gelenke. Lockerungen sind jedoch auch möglich!

Diagnose

Rö.: Gelenkspaltverschmälerung, subchondrale Spongiosaverdichtung, kaudale Osteophyten.

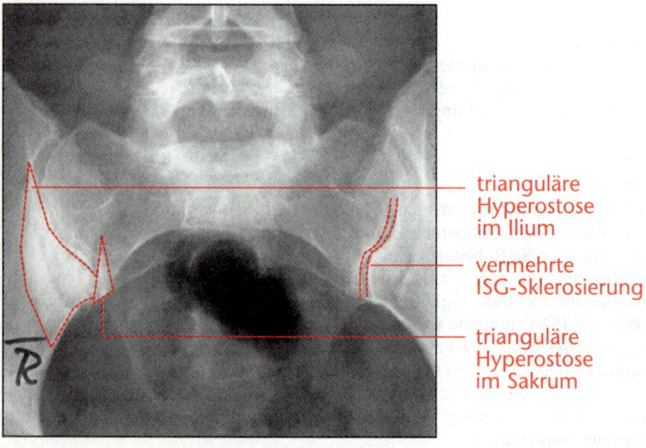

Abb. 10.13: Hyperostosis triangularis ilii und Ileosakralarthrose. [M 113]

DD

- Hyperostosis triangularis ilii (☞ Abb. 10.13)
  - Frauen im 40.–50. LJ.
  - Dreieckig projizierte iliakale Verdichtungszone im unmittelbaren Anschluß an das Ileosakralgelenk; in 50 % der Fälle auch Verdichtungsbezirk im Kreuzbein
  - Histologie: entzündungsfreie Transformation der Spongiosa
  - Kreuzschmerzen sind möglich – Kombination mit Überlastungsschäden
- Sp.a. (☞ 8.1): sakroiliakale Sklerosezone, Tomo zeigt „buntes" Bild
- M. Paget (☞ 13.3): strähnige Spongiosa auch außerhalb der dreiecksförmigen Verdichtungszone.

Therapie

- *Physik. Ther.:* Dezimeterwelle, Interferenzstrom tief lumbal und gluteal. Fangopackungen
- *Akupunktur:* Bl 27, 32, 50; Gb 30
- *Injektionen:* mehrmals LA (z.B. 5 ml Scandicain® 2 %) in ISG bzw. dorsale ileosakrale Ligamente. Quaddelungen paravertebral, über ISG und entlang der pseudoradikulären Schmerzausstrahlung
- *Orthopädietechnik:* Beinlängenausgleich mit Einlagen-, Absatz- und Schuhversorgung. Bei Lockerung mit Hypermobilität der ISG Beckengurt.

10.4.7 Unkonvertebralarthrose

Einengung des Foramen intervertebrale im HSW-Bereich durch degenerative Vergrößerung der Processus uncinati mit radikulärem und/oder neurovaskulärem Symptomenkomplex.

Ätiologie

Osteophytäre Appositionen der Processus uncinati (nach außen oben gerichtete, schaufelförmige Erhebungen an den Oberflächen der HWK III–VII).

Klinik und Befund

- Zervikozephales Syndrom: Kopfschmerzen, Schwindel, Ohrensausen, Schluck- und Sehstörungen
- Zervikobrachiales Syndrom: pseudoradikuläre Dysästhesien, selten radikuläre Schmerzen, Spannungs- und Schwellungsgefühl der Hand
- Lageabhängige Beschwerden: Kopfkissen, Kopfdrehen
- Blockierungen in HWS-Segmenten mit segmentalen Irritationspunkten.

Diagnose

Rö.: HWS in 4 Ebenen (Schrägaufnahmen) mit Einengung der Foramina intervertebralia. WK-Pseudospalt in Seitaufnahme bei ausgeprägter Unkovertebralarthrose.

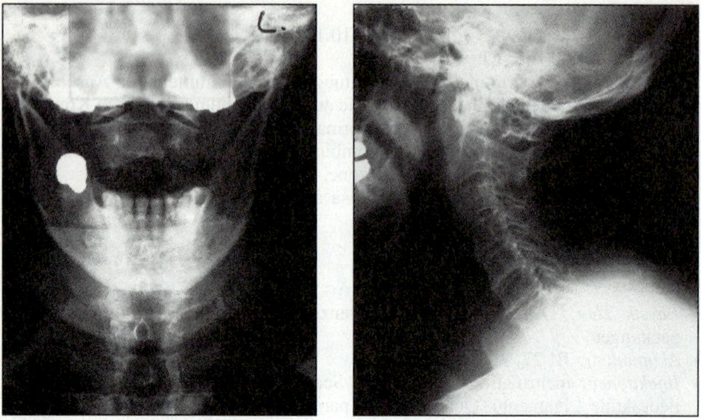

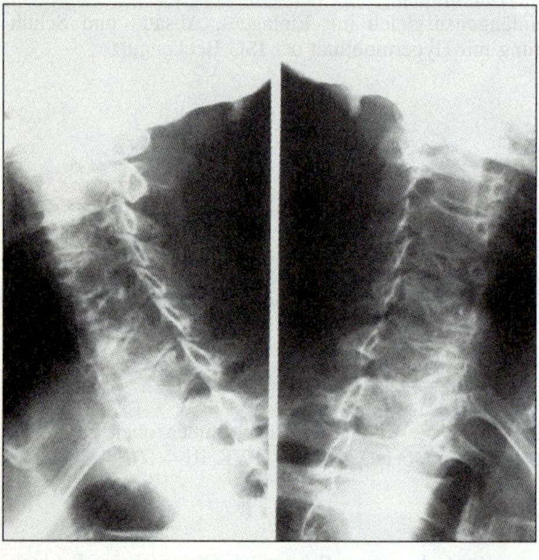

Röntgenbefunde bei Unkovertebralarthrose

frontal
seitlich und
schräg

Abb. 10.14: Röntgenbefunde bei Unkovertebralarthrose.
Bei ausgeprägter Spondylosis uncovertebralis ist auf der seitlichen Aufnahme ein Wirbelkörperpseudospalt zu erkennen [M 113]

Therapie

- *KG:* dosierte manuelle Ther. mit Muskelrelaxationstechniken (Postisometrische Relaxation) und dosierte Traktion (Schlingentisch, Glisson-Schlinge). Rückenschule
- *Physik. Ther.:* TENS, Dezimeterwelle, Interferenzstrom, milde Wärme, Münzmassage
- *Akupunktur:* unter Berücksichtigung der Schmerzausstrahlung mit Meridiandiagnostik.
  Dü – Bl: Dü 3, 6; 3-E 5; Bl 60.
  3-E – Gb: 3-E 5; Gb 34, 39, 41.
  Di – Ma: 3-E 5; Di 4, 10, 11; Ma 38; M-P 6.
  Kombination mit locus dolendi-Punkten!
- *Injektionen:* Neuraltherapie mit HWS-Spinne (LG 16; Bl 10; Gb 20; 3-E 15; Di 15; Bl 39; Dü 9), Injektion der A-, B-, C-Punkte (Insertionsstellen der Nackenmuskulatur an Linea nuchae superior) und sog. T-Punkt (Protuberantia occipitalis externa), paravertebrale Injektionen mit LA in Myogelosen, Triggerpunktinfiltration der Schulter (M. supraspinatus, M. infraspinatus, M. trapezius, M. teres minor/major)
- *Orthopädietechnik:* bei Schmerzexazerbation passagere Ruhigstellung der HWS mittels Schaumstoffkrawatte (Halskrause). Änderung der Schlafhaltung, Unterstützung mit Witschi-Kissen (Größe beachten und Seitlagerung prüfen!)
- *Operative Ther. (Ind. bei therapierefraktären Strukturen):*
  - Unkoforaminotomie: Dekompression der entsprechenden Nervenwurzel und der A. vertebralis
  - Spondylodese: nach Dekompression und Revision der WK-Hinterkante Verblockung nach Cloward oder Robinson mit Knochenspantransplantat und ggf. ventraler HWS-Platte.

11

Metabolische Arthropathien

Thomas Bitsch

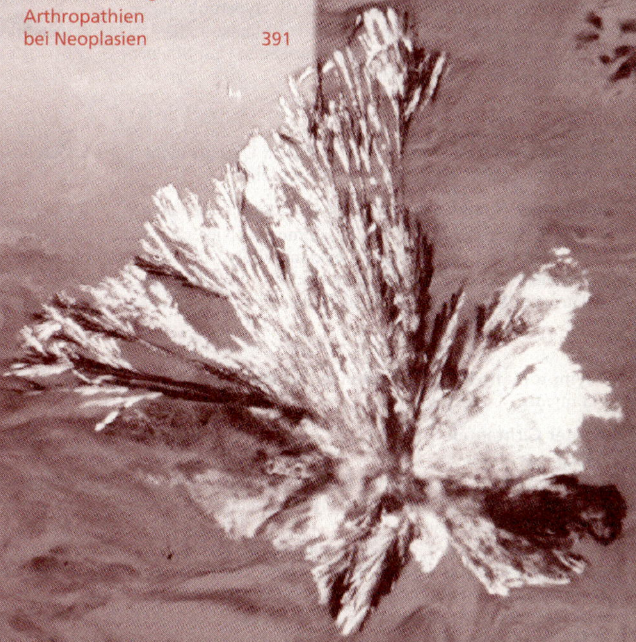

11.1 Kristallarthropathien

11.1.1 Gicht

Kristallarthropathie mit artikulären und extraartikulären Uratablagerungen bei Purin-Stoffwechselstörung: Störung der Bilanz zwischen Neubildung und Ausscheidung der Harnsäure. Assoziation mit Gichtnephropathie, Kohlehydrat-(Diabetes mellitus) und Fettstoffwechselstörungen.

Epidemiologie

- Häufigkeit der Hyperurikämie in der Gesamtbevölkerung: 20–25 %
- Häufigkeitsgipfel bei Männern im 40., bei Frauen im 50.–60. LJ.
- Manifestation der Gicht bei jedem 10. Hyperurikämiker
- Erstmanifestation des Gichtanfalls bei Männern 30.–45., bei Frauen 50.–60. LJ.
- 95 % der Pat. mit primärer Hyperurikämie sind Männer
- Risikofaktor: Übergewicht.

Ätiologie

Primäre Hyperurikämie: familiär gehäuft, Ursache nicht näher erklärbar. Auslösende Faktoren: Streß, Wetterwechsel.

Sekundäre Hyperurikämie: Folge einer Grunderkrankung.

- Renale Harnsäureausscheidungsstörungen (Niereninsuffizienz, Fasten)
- Proliferative Erkrankungen: Leukämie, Polyzythämie, Paraproteinämie
- Vermehrter Zellumsatz: Pneumonie, Psoriasis vulgaris, Sarkoidose
- Iatrogen: Saluretika, Isoniazid, Nicotinsäure, Zytostatika, Röntgenbestrahlung.

Klinik und Befund

Asymptomatische Hyperurikämie: Hyperurikämie M > 7,0 mg/dl; F > 6,0–6,5 mg/dl.

Akuter Gichtanfall

Artikulärer Anfall

- Hochakute, enorm schmerzhafte Monarthritis: entwickelt sich innerhalb weniger Stunden, häufig nachts, starke Berührungsempfindlichkeit, Gewicht der Bettdecke ist nicht zu ertragen
- Hauptlokalisation: Großzehengrundgelenk (Podagra)
- Untere Extremität ist 10 x häufiger befallen (Podagra, Gonagra) als obere Extr.
- Initial in 2/3 Monarthritis, aber auch Oligo- und Polyarthritis
- Ausgeprägtes Krankheitsgefühl: Fieber, Schüttelfrost, Tachykardie, Nausea
- Oft auslösende Faktoren: exzessives, fettes Essen mit Alkohol, starke körperliche Anstrengung, Infekte, Operationen, psychischer Streß.

Extraartikulärer Anfall

- Bursitis olecrani, Bursitis präpatellaris
- Enthesiopathie: Ligg. collateralia genu, Tuberositas tibiae, Achillessehnenansatz.

Interkritische Phase

- Klinisch symptomloses Intervall zwischen zwei akuten Gichtanfällen: oft jahrelang Beschwerdefreiheit. Intervalle werden zunehmend kürzer
- Artikuläre und extraartikuläre Veränderungen: Kristallisation in Gelenk, Schleimbeutel, Sehnenansatz und Periost schreitet voran.

Chronische Gicht

- Persistierende, klinisch manifeste Polyarthritis
- Fortschreitende Gelenkdestruktion: Knochentophi
- Extraartikuläre Uratablagerungen: Weichteiltophi an Händen, Füßen, Kniegelenken, Ellenbogen und an der Ohrmuschel.

Diagnostik

- *Labor:* Im akuten Gichtanfall besteht bei 90 % eine Hyperurikämie. Je höher die Serumharnsäure, umso wahrscheinlicher die Gicht. Mehrfache Kontrollen mit normaler Serumharnsäure lassen an der Diagnose Gicht zweifeln. Im akuten Anfall stark erhöhte BSG (bis 100 mm/1 h), Akute-Phase-Reaktion mit Leukozytose (15 000/mm^3). In der interkritischen Phase nur Hyperurikämie; bei chronischer Gicht nur mäßige BSG-Erhöhung. Urinstatus und Sediment (Konkremente)
- *Synoviaanalyse:* stäbchen- bis nadelförmige Uratkristalle. Phagozytierte Granulozyten mit Kristallen, dabei überragen die Stäbchen die Zellgrenze, oft wie von einem Pfeil durchbohrt. Negativ doppelbrechend im Polarisationsmikroskop
- *Exprimat/Exstirpation von Weichteiltophi:* An DIP, PIP oder Olekranon können weiße Kristalle durch Punktion exprimiert werden. Ausstrich auf Objektträger oder Exstirpation des Weichteiltophus zur Histologie
- *Rö (☞ Abb. 11.1):* im akuten Gichtanfall unauffällig; im chronischen Stadium intraossäre Tophi, im Endstadium oft schwere Knochenzerstörungen und Arthrosezeichen:
  - Stanzlochartige, scharfrandige, nicht von einem Sklerosierungssaum umgebene Defekte
  - Zentrale und randständige Usuren
  - Unregelmäßig runde Lochdefekte mit Ausdehnung von Epiphyse bis Diaphyse
  - Tophusstachel
  - Überhängender Knochenrand
  - Osteoplastische Verformung kleiner Röhrenknochen mit Kolbenphalanx und Pilzform
  - Druckerosionen am Olekranon bei Bursitis olecrani
  - Druckerosionen am Fersenbein bei Achillobursitis
  - Schwere Knochenzerstörungen mit Subluxationen bzw. Mutilationen: Zehen- und Fingergelenken
  - Arthrosezeichen: Gelenkspaltverschmälerung, Osteophyten, subchondrale Sklerosierung an großen Gelenken
- *Sono:* Arthro- und Weichteile (Verkalkungen), Nieren (Konkremente).

DD

Chondrokalzinose (☞ 11.1.2) (Kristallanalyse im Punktat!), Hydroxylapatit-Erkrankung (☞ 11.1.3), Hämochromatose-Arthropathie (☞ 11.1.4), Oxalose (☞ 11.1.5), Psoriasisarthropathie (☞ 8.3), reaktive Arthritis (☞ 8.2), RA (☞ 7.1), aktivierte Polyarthrose (☞ 10.1), Löfgren-Syndrom (☞ 8.8.3).

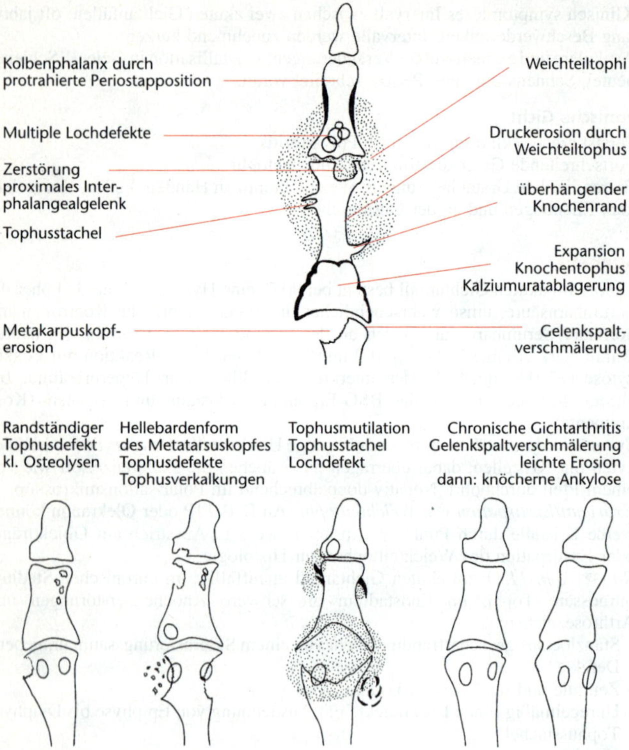

Abb. 11.1: Röntgenbefunde der Gichtosteoarthropathie an Hand und Fuß [E 140]

11

Therapie

Therapie des Gichtanfalls

- Colchizin: 1 mg (z.B. 2 Tabletten Colchicum-Dispert®) in stündlichen Abständen für 4 h, dann 2 stündl. 0,5–1 mg (max. Tagesdosis 8 mg). Rasche Dosisreduktion bei Befundbesserung (am 2. Tag halbe Dosis; am 3. Tag noch 1,5 mg). NW: Durchfälle, Haarausfall, Knochenmark-Depression
- NSAR: Indometacin (z.B. Amuno®) 150 mg über 2–3 Tage, dann ausschleichen
- Steroide: 50 mg (z.B. Decortin® H) oral für 2–3 Tage in Kombination mit Colchizin
- Lokaltherapie: Ruhigstellung des betroffenen Gelenkes, Alkoholumschläge, Kryotherapie.

Intervall-Therapie

Diät

- Reduktionskost bei Übergewicht: Jede Gewichtsabnahme führt zur Senkung des Harnsäurespiegels. Normalgewicht anstreben (Körpergröße in cm minus 100 = Kilo-Sollgewicht), langsam essen, gründlich kauen, 5–6 kleine Mahlzeiten
- Purinarme Kost: max. 300 mg Harnsäure pro Tag
  - Verboten: Innereien (Leber, Herz, Nieren, Bries), Ölsardinen, Sprotten, Sardellen, Fertigsoßen und Fertigsuppen
  - Mit Vorsicht erlaubt: Fleisch und Fisch einmal tägl. eine Portion von 100–125 g
  - Erlaubt: Milchprodukte, Quark und Käse, Gemüse (außer Hülsenfrüchte), Kartoffeln, Obst, Teigwaren
- Förderung der Harnsäureausscheidung: Reichliches Trinken (1,5–2 l Flüssigkeit) von Magermilch, Buttermilch, Obstsäften, Kaffee oder Tee
- Vermeiden von Alkohol, da er die Harnsäureausscheidung hemmt.

Harnsäurewerte nach Genuß verschiedener Lebensmittel (je 100 g eßbarer Anteil)

Fleischextrakt	3500	Rindfleisch	120
Kalbsbries	1100	Schweinefleisch	130
Milz	310	Huhn	110
Niere	240	Blumenkohl	25
Leber	240	Wirsing	20
Anchovis	450	Weißkraut	15
Karpfen	160	Bohnen, weiß	130
Sardellen	230	Tomaten	10
Ölsardinen	350	Roggenbrot	40
Feldsalat	45	Kartoffeln	5
Spinat	70	Eier	2
Spargel	30	Teigwaren	0
Hase	110	Zwiebel	0
Kalbfleisch	125	Milchprodukte	0

Medikamentöse Therapie

- *Urikostatika:* Allopurinol (z.B. Zyloric®)
  - Dosisrichtlinie: 300 mg tägl. als „Erhaltungsdosis"
  - Einschleichende Dosierung mit 100 mg tägl. und langsame Steigerung alle 2 Wo. um 100 mg
  - Zu schnelle Dosissteigerung kann Gichtanfall auslösen

  NW: Gastrointestinale Symptome, Exantheme, Vaskulitis, Leukopenie
- *Urikosurika* (z.B. Benzbromaron): 20 mg tägl. einschleichend dosieren; evtl. in Kombination mit Urikostatika (z.B. Allopurinol) 100 mg tägl. (z.B. Acifugan®). NW: Harnsäuresteinbildung bei unzureichender Diurese; deshalb mind. 2 l Flüssigkeit tägl.
- Zitronensäurezitratgemisch (z.B. Uralyt® U): Harnalkalisierung auf Urin-pH von 6,5–7,0 (bessere Harnsäurelöslichkeit). Eigenkontrolle mit Lakmuspapier
- Zur Vermeidung eines Gichtanfalls keine Allopurinol-Einleitung im Akutstadium und solange noch eine Arthritis vorhanden ist! Überlappende Medikation mit Colchizin.

Operative Therapie

Resektionsarthroplastiken: Resektion von Gichttophi intraossär und in Weichteilen bei Gelenkdeformierungen und Funktionseinschränkungen.

Tips, Tricks & Fallen

- Auch bei Oligoarthritis und Polyarthritis an Gichtanfall denken
- Gelegentlich schwierige DD: Seropositive RA mit extraartikulärer Manifestation (Rheumaknoten) oder polyartikuläre chronische Gicht mit Weichteilknoten (Gichttophi)
- Bei Gonarthrose an chronische Gicht denken! Atypisch für „banale" Arthrose sind Randerosionen, Zähnelungen, Knochendefekte und Verkalkungen oberhalb der Tuberositas tibiae (Lig. patellae) und im Gelenkkavum
- Ein akuter Gichtanfall ist auch ohne Hyperurikämie möglich
- Bei Gichtverdacht (akute Arthritis, nicht näher einzugruppierende Polyarthritis) probatorische Colchizin-Gabe für 1–2 Tage (max 8 mg tägl.) als Diagnostikum
- Ein Gichtanfall kann auch unter Heilfasten ausgelöst werden.

11.1.2 Chondrokalzinose

Kristallarthropathie mit Ablagerung von Kalziumpyrophosphatkristallen in Faserknorpel (Menisken) und oberflächlichen Schichten des hyalinen Knorpels.

Epidemiologie

Seltener als Gicht. Mittleres und höheres Lebensalter ohne Geschlechtsbevorzugung.

Therapie

- KG: dosierte manuelle Therapie mit Muskelrelaxationstechniken (Postisometrische Relaxation) und dosierte [illegible], Glisson-Schlinge, Rückenschule
- Physik. Ther.: TENS, [illegible], Interferenzströme, Wärme, Massagen
- Akupunktur unter Berücksichtigung der Schmerzausstrahlung mit Meridianzuordnung:
  Dü – SI: Dü 3, 6, 7; B [illegible]; B 60
  3 E – Gb: 3 E 5; Gb 34, 39, 41
  Di – Ma: Di 3, 4, 10, 11; Ma 38; M-P [illegible]
  Kombination mit locus dolendi Punkten
- Injektionen: Neuraltherapie mit [illegible] B 10, Gb 20, 3 E 15, Dü 15; Di 15; [illegible] Infiltration der A-, B-, C-Punkte (Insertionsstellen der Nackenmuskulatur an Linea nuchae superior) und sog. Triggerpunkte [illegible] paravertebrale Infiltration [illegible]
- Psychother.: [illegible]
- Operative Ther. nur bei therapierefraktären Störungen:
  – Bandscheibenvorfall: Dekompression mit entsprechender Nervenwurzel und der Wurzelhalle
  – Spondylose: [illegible] Dekompression und Fusion oder [illegible] Verblockung nach Cloward oder Robinson mit Knochenspan [illegible] evtl. ventrale HWS-Platte.

Ätiologie

- Primäre Chondrokalzinose: idiop., V.a. Enzymdefekt im Pyrophosphatstoffwechsel
- Sekundäre Chondrokalzinose: bei Hyperparathyreoidismus (☞ 11.2), Hämochromatose (☞ 11.1.4), M.Wilson, Gicht (☞ 11.1.1) und Hypothyreose (☞ 11.2).

Klinik und Befund

- Asymptomatische Form: Oft radiologischer Zufallsbefund (z.B. Meniskus im Knie), klinisch stumm
- Akute Form
  - Kristallinduzierte Synovitis: Pseudogicht-Anfall, rezidivierende Arthritis
  - Monartikuläre und polyartikuläre Verlaufsformen
  - Lokalisation: Häufig Kniegelenk; seltener Hand-, Ellenbogen-, Sprung-, Hüft- und Schultergelenk; fast nie Großzehengrundgelenk
- Chronische Form: Sekundäre Arthrose mit Anlauf-, Bewegungs- und Ruheschmerz.

Diagnose

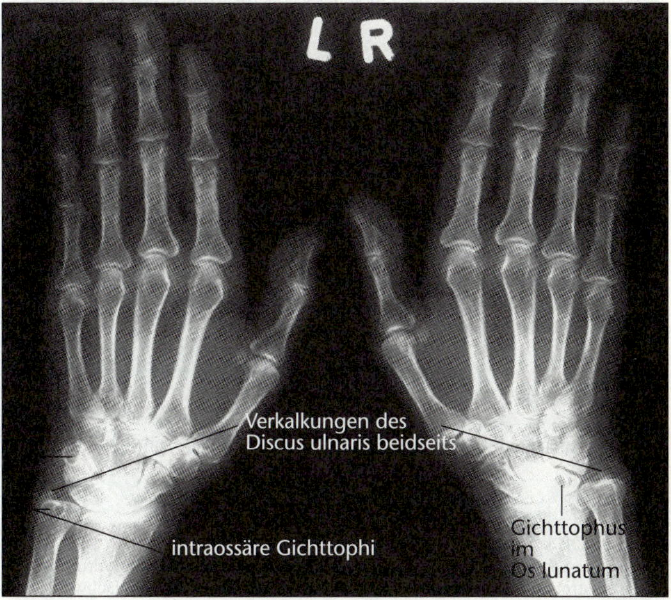

Abb. 11.2: Chondrokalzinose, Hand; sekundäre Chondrokalzinose bei Gicht [M113]

- Labor: Entzündungsparameter ↑, BSG ↑, Harnsäure normal
- *Synoviaanalyse:* Kristalle (klein, meist plump, rhomboid), die den Rand der Leukozyten *nicht* überlagern (im Gegensatz zu Harnsäurekristallen). Positiv doppelbrechend im Polarisationsmikroskop
- *Rö.:* Verkalkungen in Menisken und hyalinem Knorpel. Kniegelenke, Schulter: Feiner Verkalkungsstreifen in der obersten Knorpelschicht parallel zur Gelenkkontur; Discus articularis ulnae; Symphyse; Bandscheiben.

DD

Andere Kristallarthropathien (☞ 11.1.1 bis 11.1.5), aktivierte Arthrosen (☞ 10.1 bis 10.3), Löfgren-Syndrom (☞ 8.8.3), reaktive Arthritis (☞ 8.2), Psoriasisarthropathie (☞ 8.3).

Therapie

- Pseudogichtanfall: Therapie wie Gicht mit Colchizin (z.B. Colchicum-Dispert®) und NSAR (Indometacin, z.B. Amuno®)
- Chronische Arthropathie: Therapie wie Arthrose mit großzügiger Gelenkspülung (100–200 ml NaCl mit LA/Kortikoid) von Knie, Schulter, OSG.

Tips, Tricks & Fallen

Keine viszerale Manifestation der Chondrokalzinose wie bei Gicht.

11.1.3 Hydroxylapatit-Erkrankung

Synonym: Periarthritis calcarea generalisata. Kristallarthropathie mit periartikulärer Ablagerung von Hydroxylapatitkristallen.

Ätiologie

- Stoffwechseldefekt (unbekannt)
- Genetische Prädisposition: Assoziation mit HLA-A2, -Bw 35.

Klinik und Befund

- Bild einer Gicht (☞ 11.1.1) oder Pseudogicht (☞ 11.1.2): Arthritis und Periarthropathie
- Hauptlokalisation: Schultergelenk. Seltener Hand, Finger, Hüfte, Knie, Fuß und Zehen.

Diagnose

- *Labor:* Oft keine Auffälligkeiten; BSG ↑ im Anfall
- *Synoviaanalyse:* Nachweis von basischem Kalziumphosphat (Hydroxylapatit) nur elektronenmikroskopisch möglich. Röntgen-Kristallanalyse; Nachweis durch Diphosphonatbindung. Selten rundliche Einschlußkörper in Leukozyten
- *Rö.:* zarte, periartikuläre Verkalkungen an Schultern, Hüften, Händen, Füßen, Ellenbogen, manchmal hirse- bis erbsengroß mit scholliger Struktur.

Therapie

- *KG, Ergo:* Bewegungsübungen (warmer Vogelsand, Lehm, Fango), Haushaltstraining
- *Physik. Ther.:* Ultraschall, Iontophorese, Kurzwelle, Paraffinbad, Kryotherapie
- *Medik. Ther.:* NSAR (Diclofenac, z.B. Voltaren® Resinat) bedarfsorientiert
- *Injektionen:* LA/Kortikoide intra- und periartikulär, ggf. unter DL.

11.1.4 Hämochromatose-Arthropathie

Kristallarthropathie durch Hämosiderinablagerung im Gelenk bei primärer Hämochromatose.

Ätiologie

Genetische Prädisposition: Assoziation mit HLA-A3, -B7, -B14.

Klinik und Befund

- Symmetrische MCP-II- und -III-Arthritis
- Knie und Hüfte mit derber, nicht dolenter Kapselverdickung
- Langsam progrediente Verlaufsform
- Morgensteifigkeit < 30 Min. mit Anlaufschmerz und Bewegungseinschränkung
- Beginn meist 50.–60. LJ.
- Extraartikuläre Hämochromatose-Zeichen
  - Osteoporosezeichen (☞ 13.1.2) mit oft heftigen BWS- und LWS-Schmerzen bei WK-Frakturen
  - Leberzirrhose-Zeichen: Spider naevi, Palmarerythem, Hautpigmentierungen, Hypogonadismus
  - Diabetes mellitus
  - Kardiomyopathie.

Diagnose

- *Labor:* Serumeisen ↑ (über 17 µg/ml), Serumferritin ↑, Transferrinsättigung über 75 %, genotypische Bestimmung der Mutation
- *Rö.:* Arthrosezeichen mit Gelenkspaltverschmälerung, subchondralen Zysten, Sklerose, Osteophyten. Gelenknahe Osteoporose möglich. In 50 % Zeichen von Chondrokalzinose, selten Bandscheiben-Chondrokalzinose
- *Histologie:* Hämosiderose in Synovialis und Leberpunktat.

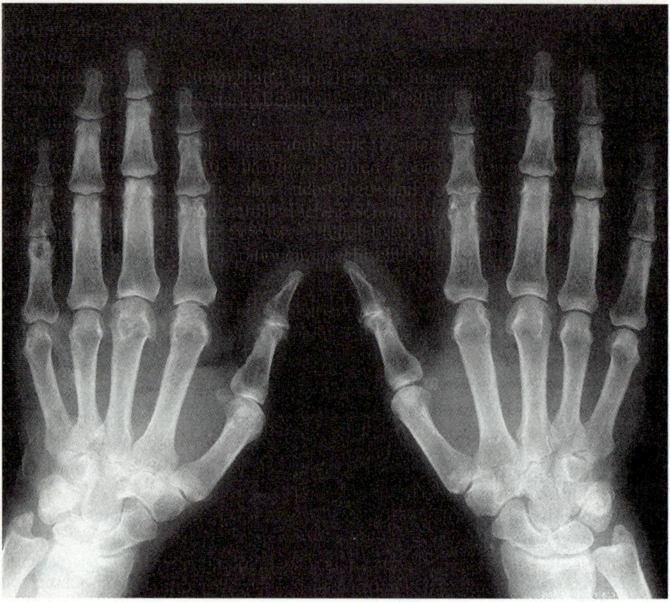

Abb. 11.3: Hämochromatose-Arthropathie (MCP II- und III-Arthrose links)

DD

Kristallarthropathien (☞ 11.1.1 bis 11.1.5), Polyarthrose (☞ 10.1), Psoriasisarthropathie (☞ 8.3), RA (☞ 7.1).

Therapie

- Arthritis-Symptomatik: NSAR lokal. Kryotherapie
- Arthrose-Symptomatik: milde Wärme und Bewegungstherapie
- Aderlässe und Desferrioxamin haben geringen Einfluß auf die Arthropathie.

11

Operative Therapie

- Pathologische Fraktur: Osteosynthese
- Deformierungen: Umstellungsosteotomie
- Progrediente Koxarthrose: Endoprothese.

Tips, Tricks & Fallen

- Erstsymptome der Arthropathie treten in 20–50 % nach Organmanifestation der Hämochromatose auf. In 30 % geht die Arthropathie jedoch voraus
- Wegen bevorzugter Lokalisaton an den MCP II und III mit Symmetrie Verwechslung mit langsam progredienter Verlaufsform einer RA (☞ 7.1)
- Aderlässe unter Ferritinkontrollen verzögern die Leberzirrhose und führen zur Lebensverlängerung.

11.1.5 Oxalose-Arthropathie

Kristallarthropathie mit artikulärer und periartikulärer Kalziumoxalatablagerung bei primärer und sekundärer Oxalose.

Ätiologie

- Primäre Oxalose: idiopathisch
- Sekundäre Oxalose: Langzeitdialyse bei chronischer Niereninsuffizienz.

Klinik und Befund

- Pseudopodagra (Podagra ☞ 11.1.1)
- Tenosynovitis, Bursitis, Karpaltunnelsyndrom (☞ 12.5.1)
- Chronische Arthritiden.

Diagnose

- *Rö.*: Chondrokalzinosezeichen (☞ 11.1.2). Überlagerung mit Hyperparathyreoidismus-Zeichen (☞ 11.2 und Abb. 11.3)
- *Histologie:* Subkutane Kalkdepots. Kalziumoxalatnachweis gelingt jedoch nur kristallographisch und polarisationsmikroskopisch.

Therapie

- Akutes Stadium: NSAR lokal und systemisch. Kryotherapie
- Chronisches Stadium: Therapie wie Arthrose.

11.2 Arthropathien bei anderen Stoffwechselerkrankungen

Arthropathien bei Stoffwechselerkrankungen

Arthropathie bei	Klinik	Diagnose	Therapie
Hyperthyreose	– Muskelschwäche, Muskelschmerzen – Handschwellung – Polyarthralgien – Enthesiopathien, Achillodynie – Osteoporose	– TSH basal ↓, fT_3 ↑ und fT_4 ↑, Schilddrüsen-AK ↑ – Rö., Knochendichtemessung bei V.a. Osteoporose	Grunderkrankung
Hypothyreose	– Polyarthralgien – Karpaltunnelsyndrom – Myopathie, Adynamie	– TSH basal ↑, fT_3 ↓, fT_4 ↓, Schilddr.AK ↑ – Harnsäure und Cholesterin oft ↑	Grunderkrankung
Hyperparathyreoidismus	– Polyarthralgien – Enthesiopathien, insbes. Becken – Muskelschmerzen, Muskelschwäche – Polyarthritis wie Kristallarthropathien – ISG-Symptomatik, Hypermobilität – Manifeste Osteoporose mit Frakturen	– Kalzium, Phosphat, AP ↑, Parathormon ↑ – Krea., Harnstoff, Harnsäure – Rö.: Knochenresorption subperiostal, Osteoporose	Grunderkrankung: Nebenschilddrüsenadenom oder -hyperplasie (primärer HPT), Niereninsuffizienz (sekundärer HPT)
Diabetes mellitus	– Morgensteifigkeit 1–2 h – Anlaufschmerz: Hände und Finger – „Hautverdickungen“: wie PSS – Beugekontrakturen der Finger – Karpaltunnelsyndrom	– Diabetes mellitus Typ I, seltener Typ II – Diabetische Neuropathie – Diabetische Angiopathie	– Grunderkrankung – NSAR – Physik., KG, Ergo
Amyloidose	– Karpaltunnelsyndrom – Polyarthritis (bei RA) – Morgensteifigkeit 1–2 h – Osteoporose-Zeichen	– Grunderkr.: z.B. Plasmozytom – Biopsie: Rektum, Leber, Niere – Histologie von Synovialis – Amyloid-AK	– Grunderkrankung – NSAR – Low-dose-Steroide

11

Arthropathien bei Stoffwechselerkrankungen

Arthropathie bei	Klinik	Diagnose	Therapie
Hyperlipoproteinämie	– Asymmetrische Oligo- und Polyarthritis – Morgensteifigkeit 1–2 h – Sehnenxanthome: Achillessehne, Hand- und Fußextensoren	Hyperlipoproteinämie Typ II und IV	– Grunderkrankung – NSAR – OP der Xanthome
Ochronose	– Arthrose < 40. LJ. – Gon-, Kox-, Omarthrose – Progrediente Koxarthrose mit Perikoxitis – Lumbalgien – WS-Einsteifung – Bewegungseinschränkungen im Alltag – Enthesiopathien: PHS – Braun-Schwarzverfärbung des Urins – Braunverfärbung von Skleren und Haut	– Arthrosezeichen – Diskusverkalkungen – Braunverfärbung des Urins durch Alkalisierung oder Oxidation (am Licht stehen lassen)	☞ Arthrose
Akromegalie	– Polyarthritis: Knie, Schulter, Hüfte, Hände – Polyarthralgien über Wo. bis Mon., Krepitation – Hypermobilitätssyndrom – Enthesiopathie – Lumbalgie, BWS-Kyphose – Myopathie – Karpaltunnelsyndrom – Raynaud-Syndrom	– Rö.: Gelenkspaltverbreiterung, Vergröberung der Trabekelstruktur, Fibroostose, Hyperostosis frontalis ext., erhöhte Konkavität der WK-Dorsalfläche	Grunderkrankung: Hypophysenadenom ☞ Arthrose ☞ Spondylosis deformans
Variable Hypogammaglobulinämie	– Polyarthritis wie RA – Rheumaknoten – Rezidivierende Sinusitis, Bronchitis, Pneumonie – Diarrhoe, Blähungen, Malabsorption	– Immunglobuline quantitativ ↓ – IgG-Subklassen-Defekt – Autoimmunphänomene: ANA – T-Zell-Defizienz oft zusätzlich: FACS-Status, Multitest Merieux – Stuhl auf pathogene Keime: Lambliasis – Gastroduodenoskopie: nodulär lymphatische Hyperplasie	– 7S-Immunglobuline: 200–400 mg/kg alle 4–6 Wo. – Infektionsprophylaxe – Antibiotika – Lambliasis: Metronidazol (z.B. Clont®)

Tips, Tricks & Fallen

- Bei der variablen Hypogammaglobulinämie lassen sich sowohl die rheumatologischen, als auch die gastrointestinalen Symptome durch regelmäßige 7S-Immunglobulintherapie drastisch bessern
- Bei Hyperthyreose immer an Autoimmunthyreoiditis und Überlappungs-Syndrom mit Kollagenosen denken.

11.3 Arthropathien bei Bluterkrankungen

Arthropathien bei Bluterkrankungen

Arthropathie bei	Klinik	Diagnose	Therapie
Hämophilie	– Polyarthralgien > 1. LJ. – Monarthritis, Hämarthros: Knie, OSG, Ellenbogen – Beugekontraktur bei rezidivierendem Hämarthros – Arthrose-Symptome: rasch progrediente Muskelatrophie	– Faktor VIII- und IX-Mangel – Rö.: Zeichen der Sekundärarthrose	– Prävention: Gelenkschutz, Gelenkentlastung – Hämarthros: Entlastungspunktion und großzügige Gelenkspülung mit 100–200 ml NaCl, Faktor VIII- und IX-Substitution, Kryotherapie, dosierte Bewegungsübungen – Arthropathie: ☞ Arthrose
Hämoglobinopathie (Sichelzellanämie, Thalassämie)	– Oligo- und Polyarthritis – Knochenschmerzen durch Mikrofrakturen, Nekrosen – Femurkopfnekrose – Gicht-Symptomatik – Symptome der Grunderkrankung	– Anämie, Hepatosplenomegalie – Hb-E'phorese	NSAR bedarfsorientiert

11

Tips, Tricks & Fallen

- Bei Hämophilie ist die Kontrakturprophylaxe wichtigstes Ziel der KG! Keinesfalls forcierte Bewegungsübungen, da es bei Kapseleinrissen zum Hämarthros und somit Progredienz der Sekundärarthrose kommt
- Bei intensivierter KG kann die passagere Gabe von Faktor VIII und IX sinnvoll sein.

11.4 Arthropathien bei Neoplasien

Arthropathien bei Neoplasien

Arthropathien bei	Klinik	Diagnose	Therapie
Hypertrophe Osteoarthropathie	– Trommelschlegelfinger – Uhrglasnägel – periphere Zyanose – Hyperhidrose der Hand-flächen und Fußsohlen – Myopathie – Arthralgie	Periostreaktion an langen Röhrenknochen (mantelförmig)	Grunderkrankung
Synovialom	Schmerzloses Tumorwachstum aus Sehnenscheiden, Bursen und Synovialis (Füße, Knie, Unterschenkel)	Histologie	Grunderkrankung
Leukämische Synovitis	Wandernde Arthralgien und Arthritis (Knie und OSG)	Akute Leukämie häufiger als chronische Leukämie	Grunderkrankung
Sweet-Syndrom (akute febrile neutrophile Dermatose)	– Akutes Fieber – Hautveränderungen (pustulös, bullös, erythematös) an Kopf, Nacken, Armen – Hyperpigmentierung bei Abheilung – Arthralgien – Aphthöse Stomatitis – F häufiger als M, 30.–60. LJ.	– Neutrophilie – Histologie: neutrophile Zellinfiltrate der Haut – 15% leiden an maligner Erkrankung: Tumorsuche (akute myeloische Leukämie)	Steroide

12

Extraartikulärer Rheumatismus

Thomas Bitsch

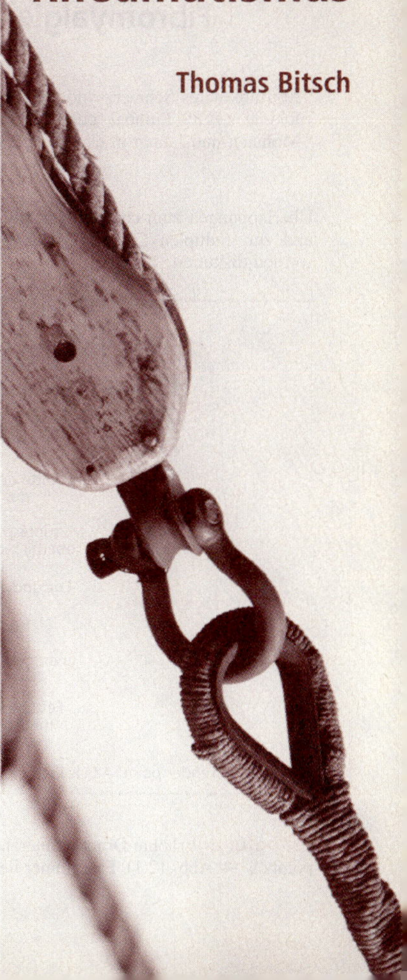

12

„Extraartikulärer Rheumatismus"
Oberbegriff für eine Vielzahl von Erkrankungen unterschiedlicher Ätiologie, bei denen *Schmerzen in den Weichteilen* im Vordergrund stehen. Unterscheidung in generalisierte und lokalisierte Erkrankungsformen.

12.1 Generalisierte Tendomyopathie – Fibromyalgie

Multilokuläres Schmerzsyndrom am Bewegungsapparat, das sich meist monolokulär z.B als Lumbal- oder Zervikalsyndrom entwickelt und im Verlauf von Monaten und Jahren in eine generalisierte Schmerzerkrankung übergeht.

Überlappungen zum chronischen Müdigkeitssyndrom (chronic fatigue syndrome) und zur multiplen Chemikalienunverträglichkeit (multiple chemical sensitivity) werden diskutiert.

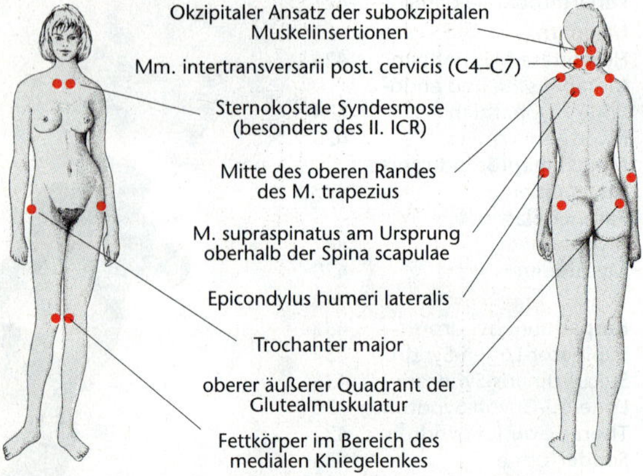

Abb. 12.1: „Tender point" - Lokalisation [L 157]

Leitbefund: Erhöhte Druckschmerzhaftigkeit an charakt. Druckpunkten („tender points", ☞ Abb. 12.1). Fast immer liegen veget. und funkt. Begleitsymptome vor.

Ätiologie

Noch unklar. Diskutiert werden genetische Prädisposition, Autoaggressionsphänomene (Störung im neuro-endokrino-immunologischen Regelkreis) und psychosomatische Störungen (unterschwellige Aggressivität, unreife Abwehrmechanismen, abnormes Krankheitserleben, ausgeprägtes Kontrollverhalten).

Epidemiologie

Prävalenz ca. 1 %, überwiegend Frauen. Familiäre Häufung (Mutter, Tochter, Schwester). Beginn meist um das 35. LJ. Höhepunkt im oder nach dem Klimakterium. Vorkommen auch bei Jugendlichen und jenseits des 60. LJ., dann aber als sekundäre Form im Rahmen einer anderen Grunderkrankung.

Einteilung

- *Primäre Fibromyalgie:* Charakteristische Symptome der Fibromyalgie ohne erkennbare Grunderkrankung
- *Sekundäre Fibromyalgie:* Charakteristische Symptome der Fibromyalgie sekundär zu einer anderen Grunderkrankung, z.B. SLE, RA, Sp.a., Polymyositis, Polymyalgia rheumatica.

Diagnose-Kriterien *(ACR 1990)*

Muskelschmerzen der oberen und unteren Extremitäten und der rechten und linken Körperhälfte, der WS und der vorderen Thoraxwand für mindestens 3 Mon., wobei mind. 11 der 18 folgenden sog. „tender points" bei dig. Palpation schmerzhaft sind:

- Okzipitaler Ansatz der subokzipitalen Muskelinsertionen, bilateral.
- Mm. intertransversarii posteriores cervicis (C4–C7), bilateral.
- M. trapezius in Mitte des Oberrandes, bilateral.
- M. supraspinatus am Ursprung oberhalb der Spina scapulae, bilateral.
- Sternokostale Syndesmose (besonders des II. ICR), bilateral.
- Epicondylus humeri lateralis, bilateral.
- Glutealmuskulatur (oberer äußerer Quadrant), bilateral.
- Trochanter major, bilateral
- Fettkörper im Bereich des medialen Kniegelenkes, bilateral.

Klinik und Befund

- Erstmanifestation häufig als LWS- oder HWS-Syndrom
- Ausgedehnte Muskelschmerzen: z.T. großflächige, z.T. strenger lokalisierte Schmerzen in der Lumbal- und Zervikalregion, an Sehneninsertionsstellen, periartikulär an MCP, PIP, DIP oder MTP mit subjektivem Schwellungsgefühl. Schmerzen an der vorderen Thoraxapertur
- Schmerzhafte Muskelverspannungen (myofasziale Triggerpunkte, ☞ 12.2.1). Schmerzqualität: ziehend/reißend, muskelkaterähnlich, „Sehnen zu kurz".
- Starke Druckschmerzen an „tender points" (☞ Abb. 12.1), oft mit „jump sign" (Zurückspringen des Pat. bei leichtem Druck auf den Processus xiphoideus). Schmerzpunkte vom Pat. exakt zeigen lassen – der Schmerz ist oft punktuell (Zeigefinger!)
- Vegetative und funktionelle Störungen: Schlafstörungen, Leistungsabfall, Konzentrationsschwäche, Müdigkeit, kalte Akren, Kopfschmerzen/Migräne, Depres-

sionen, Tachykardien/Arrythmien, Reizhusten, Dysmenorrhoe, Reizblase, Raynaud-Symptomatik, Sicca-Symptome, Allergien/Unverträglichkeitsreaktionen
- Psychische Situation: Trennung/Scheidung, Tod der Mutter, Menopause. Unterschwellige Aggressivität, Verleugnung von Lebensproblemen, Mißtrauen, depressives Verhalten
- Oft uncharakt. Sympt., häufig durch äußere Faktoren (Wetterwechsel, Kälte, Nässe, Streß, Arbeitsplatz) beeinflußt. Oft Besserung bei Wärme (z.B. im Urlaub)
- Verlaufsformen: chronisch-progressiv, schubförmig-progredient, rezidivierend.

Diagnose

Anamnese

Entscheidend ist eine sorgfältige und umfassende Anamnese:
- Schmerzanamnese
- Vegetative und funktionelle Symptome
- Frühere Erkrankungen: Krankenhausaufenthalte mit Bandscheiben-OP, Tennisellenbogen-OP, Karpaltunnel-OP, Strumektomie, Hysterektomie
- Familienanamnese: Mutter, Tochter, Schwester.

Körperliche Untersuchung

- *Inspektion:* Körperhaltung spontan und korrigiert? Sternosymphysale Belastungshaltung nach Brügger (☞ Abb. 2.10)?: nach hinten gekipptes Becken, BWS und LWS bilden einen Rundrücken, HWS verstärkt lordosiert, Schultern fallen nach vorn – Sternum und Symphyse sind einander angenähert (Gegenteil der aufrechten Haltung). Die sternosymphysale Belastungshaltung stellt eine „begünstigende Bedingung" zum generalisierten Auftreten von Druckpunkten an Sehnen und Muskeln dar:
  - Pathologische Biegespannung und Scherkräfte der WS führen zur Reizung von Mechano- und Nozizeptoren
  - Überlastung der Sternokostal- und Sternoklavikulargelenke
  - Einengung der großen Körperhöhlen mit Nozizeptorenreiz auf Thorax- und Abdominalorganen
- *Palpation:* Druckschmerzhaftigkeit an „tender-points" („tender point" gilt als pos., wenn Schmerzreaktion bei Daumendruck > 4 kg auftritt). Abnahme der Druckpunkte nach Haltungskorrektur? Lokalisierte Muskelverspannungen (myofasziale Triggerpunkte)? Arthritiszeichen? Vegetative Zeichen (feuchte, kalte Akren)?
- *Funktionsprüfung* (☞ 2.2.2): Muskuläre Dysbalance (Ungleichgewicht zwischen tonischen und phasischen Muskeln,? Bewegungseinschränkungen aktiv/passiv?

Weitere Diagnostik

Labor und apparative Diagnostik führen oft nicht weiter, müssen jedoch zum Ausschluß anderer Erkrankungen eingesetzt werden:
- Entzündungsparameter (BSG, CRP): Polymyalgia rheumatica, Arteriitis temporalis (☞ 9.2.4)
- Antikörperdiagnostik (ANA, AMA, nDNS-AK, ENA): Kollagenosen wie Poly-Dermatomyositis (☞ 9.1.3), Sharp-Syndrom (☞ 9.1.4), Sklerodermie (☞ 9.1.4), Sjögren-Syndrom (☞ 9.1.5), Antiphospholipid-Syndrom (☞ 9.1.1), Myasthenie (☞ 12.4.3).
- fT_3, fT_4, TSH basal: Hypo- und Hyperthyreose (☞ 11.2)

- Rö HWS/BWS/LWS, Osteodensitometrie: Tumor, Metastasen, Osteoporose (☞ 13.1)
- Skelettszinti: entzündliche und neoplastische Erkrankungen
- Liquorpunktion: Encephalomyelitis disseminata, Immunvaskulitis (☞ 9.2)
- Psychiatrisches Konsil: somatisierte Depression
- Visuelle Analogskala (VAS): Quantifizierung des Gesamtkörperschmerzes (0 = kein Schmerz, 100 = maximal vorstellbarer Schmerz) auf einer 10 cm-Skala
- *Druckdolorimetrie* (= Quantifizierung der tender points mit normiertem Stempeldruck (kPa/cm^2)): zur Verlaufsbeobachtung unter Therapie geeignet (Ansprechen der Medikation?).

DD

- Myalgiformer onset einer RA (☞ 7.1), Kollagenose (Polymyositis!) (☞ 9.1), Sp.a. (☞ 8.1), Polymyalgia rheumatica (☞ 9.2.4), Hyper-, Hypothyreose (☞ 11.2), Osteoporose (☞ 13.1), Neoplasie (paraneoplastisches Syndrom!) (☞ 12.4.5), Multiple Sklerose, somatisierte Depression
- *Chronisches Müdigkeitssyndrom* (chronic fatigue syndrome): Klinische Überlappung mit Fibromyalgie wird diskutiert.

Diagnose-Kriterien des Chronischen Müdigkeitssyndroms

Zur Diagnose müssen beide Hauptkriterien und zusätzlich 8 Nebenkriterien oder mindestens 6 Neben- und 2 Befundkriterien erfüllt sein:

- *Hauptkriterien:* Persistierende oder rezidivierende leichtere Müdigkeit, die durch Bettruhe nicht beeinflußbar ist und die täglichen Aktivitäten um mehr als 50 % einschränkt.
- *Nebenkriterien (persistierende, rezidivierende Symptome seit mehr als einem halben Jahr):* Pat. gibt akuten/subakuten Beginn der Symptome an. Temperaturerhöhung oder Schüttelfrost. Halsschmerzen. Schmerzhafte Lymphknoten (anterior oder posterior zervikal, axillär). Generalisierte Muskelschwäche. Myalgien. Verlängerte Müdigkeit nach zumutbarer körperlicher Belastung. Generalisierter Kopfschmerz. Wandernde, nicht-entzündliche Arthralgien. Neuropsychologische Symptome (Konzentrationsschwäche, depressive Stimmungen). Schlafstörungen.
- *Befundkriterien:* Temperaturerhöhung objektivierbar (37,8 °C–39,8 °C rektal). Nicht-eitrige Pharyngitis. Tastbare Lymphknoten (zervikal, axillär, < 2 cm Durchmesser).

- Multiple chemical sensitivity (MCS): Überlappungen zum FM-Syndrom und zum CFS sind in aktueller Diskussion. 70 % der Pat. mit FM und 30 % mit MCS erfüllen die Kriterien für das CFS.

Prozentuale Häufigkeit der Symptome von CFS, FM und MCS

	CFS	FM	MCS
Typische Symptome für MCS			
Dyspnoe	10	40	50
Heiserkeit/Sprechschwierigkeiten	10	30	50
Prurigo/Hautreizungen	30	40	45
Brennendes Gefühl in Mund oder Nase	0	10	20

12

Prozentuale Häufigkeit der Symptome von CFS, FM und MCS

	CFS	FM	MCS
Typische Symptome für CFS			
Erschöpfung	100	90	90
Erschöpfung seit > 6 Monaten	100	90	80
Tägliche Aktivität ↓ (50%)	100	80	90
Erschöpfung seit 6 Monaten + tägliche Aktivität um 50% ↓	100	80	80
Erschöpfung nach Anstrengung	80	100	50
Kopfschmerzen	80	80	60
Myalgien	60	100	60
Akuter Beginn der Symptomatik	80	50	40
Arthralgien	70	100	60
Muskelschwäche	60	90	60
Schlafstörungen	50	100	40
Halsschmerzen	20	60	20
Fieber	20	30	10
Schmerzhafte Lymphknoten	30	70	20
Erfüllt CFS-Kriterien des CDC	100	60	20
Neuropsychologische Symptome			
Verwirrtheit/unklare Gedanken	60	80	90
Gedächtnisverlust/Vergeßlichkeit	60	90	90
Depressive Gefühle	60	40	70
Gereiztheit	40	60	70

CDC: Center for Disease Control

Wirkung von Umweltchemikalien auf die Symptomatik von CFS, FM und MCS (Patientenangaben in %)

	CFS	FM	MCS
Zigarettenrauch			
Leichte Verschlimmerung	10	40	40
Signifikante Verschlimmerung	40	50	60
Parfums			
Leichte Verschlimmerung	40	20	20
Signifikante Verschlimmerung	20	30	80
Benzin/Farben/Lösungsmitteldämpfe			
Leichte Verschlimmerung	40	20	10
Signifikante Verschlimmerung	30	50	100

Wirkung von Umweltchemikalien auf die Symptomatik von CFS, FM und MCS (Patientenangaben in %)

	CFS	FM	MCS
Umweltverschmutzung/Auspuffgase			
Leichte Verschlimmerung	30	30	10
Signifikante Verschlimmerung	20	30	100

Therapie der Fibromyalgie

Eine Therapie der Wahl gibt es nicht! Multimodales Therapiekonzept (psychotherapeutisch, physikalisch und medikamentös) am besten stationär einleiten.

- Deutlich machen, daß es keine eingebildeten Schmerzen sind
- Chronifizierung der körperlichen Krankheitsursache unbedingt vermeiden
- Die Anamnese ist schon Therapie
- Pat. muß sich körperlich angenommen fühlen → verständnisvoll auf Schmerzen eingehen)
- Simultandiagnostik (psychosomatische Diagnostik), die psychosoziale Zusammenhänge darlegt und Patient zur psychotherapeutischen Behandlung motiviert.

Psychotherapeutisches Spektrum (☞ Kap. 19)

- Autogenes Training
- Progressive Muskelrelaxation nach Jacobson (evtl. mit Entspannungskassetten)
- Konfliktlösung
- Gesprächstherapie
- Schmerzbewältigungsprogramm

Physikalisches Spektrum

- *KG:* einzeln, Gruppe, Wasser, Schlingentisch. Haltungskorrektur bei sternosymphysaler Belastungshaltung: Entlastungshaltungen und -lagerungen, Kräftigung des Muskelkorsetts. Beseitigung der muskulären Dysbalance: Dehn- und Kräftigungsübungen (Dehnen vor Kräftigen!). Kardiovaskuläres Fitnesstraining: 3 x pro Wo. 30 Min. Joggen (β-Endorphinausschüttung)
- *Massagen (☞ 17.4):* detonisierend.
- *Ergo (☞ 17.4):* funktionell, ablenkend
- *Akupunktur* (☞ 18.2): Analgesierung mit D 4, B 60
- *LA-Infiltrationen (☞ 3.2.4):* an „tender points" und Bandinsertionen sehr zurückhaltend, da Gefahr der iatrogenen Fixierung auf körperl. Krankheitsursache
- *Wärmetherapie (☞ 17.6.2):* Balneotherapie, Hydrotherapie, Stangerbad, Überwärmungsbad, Peloide (oft besteht ein ausgeprägtes Bedürfnis nach Wärme)
- *Kältetherapie (☞ 17.6.3):* Eispackungen (gebrochenes Eis). Kryogel (3 Platten à 40 x 40 cm von der HWS bis zum Gesäß) insbes. für zuhause. Eismassagen, Kaltluft und Kaltgas, Eisbett (in Bettlaken eingehüllten Pat. 10–15 Min. auf gebrochenes Eis gelegt), Kältekammer (nur in einigen Zentren vorhanden)
- *Elektrother. (☞ 17.3):* Galvanisation/Iontophorese, Impulsstrom, diadynamische Ströme, Mittelfrequenzströme, Interferenzströme, Magnetfeldther., Infrarotther.
- *TENS* (transkutane elektrische Nervenstimulation) z.B. tief lumbal oder am zervikothorakalen Übergang, mehrmals tägl. vom Pat. selbst zu regulieren: spürbares Stromgefühl.

Medikamentöses Spektrum

Trizyklische Antidepressiva: Amitriptylin (z.B. Saroten®) 25 mg bis 50 mg tägl.für 6 Mon. Kurzzeitwirkung, die andere Therapien ermöglicht (KG, Fitnesstraining), jedoch keine Langzeitwirkung nachweisbar. 25 mg Amitriptylin zur Nacht mit 500 mg Naproxen (z.B. Proxen®) 2 x tägl. beeinflußt einige Symptome. Vorteile von anderen Antidepressiva und Analgetika sind nicht erwiesen.

Neuere therapeutische Ansätze *(Studien liegen noch nicht vor)*

- *Calcitonin:* 100 IE Calcitonin (z.B. Cibacalcin®) tägl. s.c., i.m. oder als Kurzinfusion. Bei Ineffizienz und guter Verträglichkeit Steigerung auf 200 IE Calcitonin tägl. für 1–2 Wo. mit teilweise lang anhaltendem therapeutischen Ansprechen. Bei klinischer Verschlechterung erneute Infusionsserie für 1–2 Wo.
- *Selektive Serotonin-reuptake-Hemmer:* (z.B. Citalopram®), S2-Rezeptorblocker (z.B. Ketanserin®), Muskelrelaxantien (z.B. Mydocalm®), selektive Tranquilizer (z.B. Alprazolam®) und Hormonsubstitution (z.B. Presomen comp.®) möglicherweise effektiv
- *Natriumkanalblocker:* bei dominierenden Myalgien und Enthesiopathien (☞ 12.2.2) ist ein partielles Ansprechen auf Flupirtin (Katadolon®) 3 x 1 tägl. festzustellen
- Ineffektiv sind NSAR allein (z.B. Naproxen®), Steroide (z.B. Decortin® H), Imipramin (z.B. Tofranil®) und regionale Sympathikus-Blockaden. Häufige Nebenwirkungen von Morphinpräparaten (z.B. MST®) sind Konzentrationsstörungen, Übelkeit, Völlegefühl und allgemeines Unwohlsein.

Prognose

Bei 2/3 der Pat. persistiert die Symptomatik noch nach 10–15 Jahren; ca. 1/3 weist das Vollbild nicht mehr auf, obwohl noch erhöhte Schmerzscores gemessen werden.

Tips, Tricks & Fallen

- Symptome können organspezifische Erkrankungen vortäuschen, deshalb häufiger Arztwechsel und oft zahlreiche operative Eingriffe
- Die „tender points" der Fibromyalgie sind **nicht** mit „trigger points" (☞ 12.2.1) identisch
- Fibromyalgie ist eine *Ausschlußdiagnose*, deshalb exakten rheumatologischen und allgemeinen Untersuchungsbefund erheben
- Bei fehlendem klinischen Ansprechen auf Wärmeanwendungen Therapieumstellung auf Kälte (Eisbett, Ganzkörperkältekammer) versuchen.

12.2 Lokalisierte Tendomyopathie

Funktionsstörungen von Wirbelsegmenten (Blockierungen), peripheren Gelenken, Bandinsertionen und Muskeln können lokalisierte Schmerzen auslösen. Die dabei auftretenden nozizeptiven somatomotorischen Blockierungseffekte (Brügger) verstärken sich gegenseitig.

Lokalisierte Tendomyopathien, die auf intraartikuläre Störungen hinweisen:

- *Adduktoren*: Hüftgelenk und ISG
- *M. psoas:* Hüftgelenk und untere BWS
- *M. iliacus:* ISG (Beckenverwringung) und lumbosakraler Übergang
- *M. piriformis:* L4/L5
- *Segmentale Muskulatur des M. erector trunci:* Wirbelblockierungen
- *M. pectoralis:* Störungen der Kostotransversalgelenke
- *M. deltoideus:* Schultergelenk
- Lokalisierte Tendomyopathien (Bindegewebeverquellung, Myogelosen, Gelenkblockierungen), die auf eine extraartikuläre Organmanifestation hinweisen
  - Th 1–5: Herz
  - Th 2–5: Bronchialsystem
  - Th 4–6: Ösophagus
  - Th 6–12: Verdauungsorgane
  - Th 10–12: Dickdarm, Nieren.

Tips, Tricks und Fallen

- Tendomyopathien über mehrere WS-Etagen sind immer verdächtig auf eine viszerale Störung
- Eine lokalisierte Tendomyopathie kann in eine generalisierte Form übergehen.

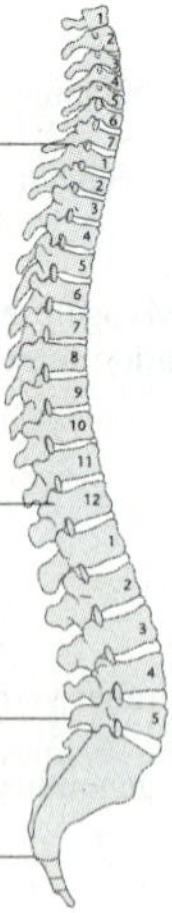

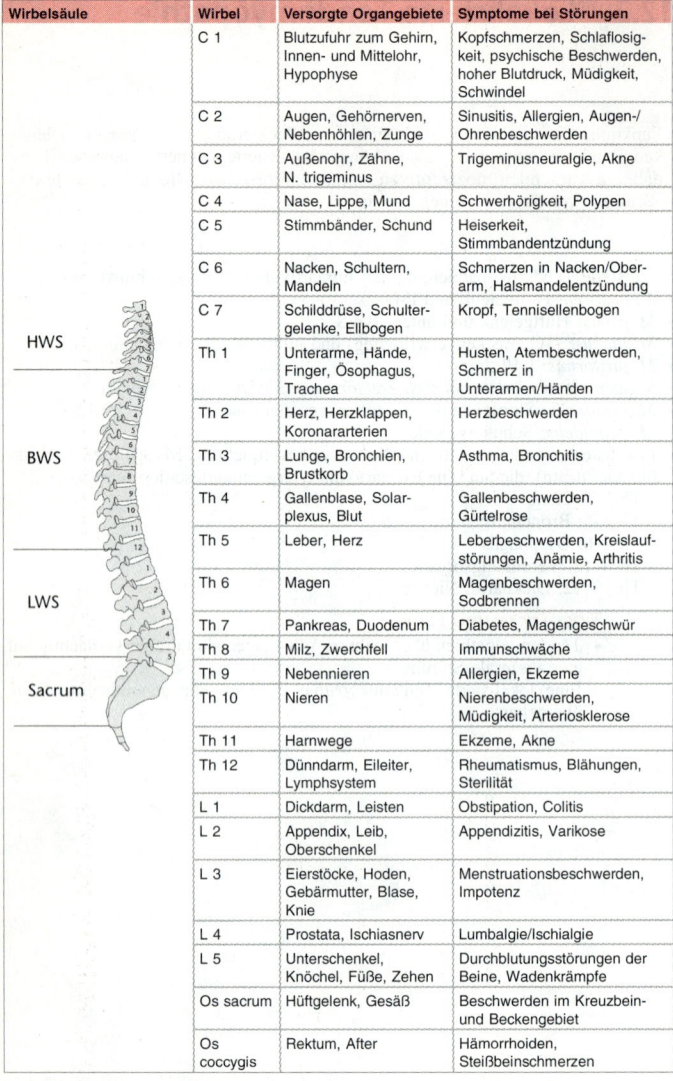

Wirbelsäule	Wirbel	Versorgte Organgebiete	Symptome bei Störungen
	C 1	Blutzufuhr zum Gehirn, Innen- und Mittelohr, Hypophyse	Kopfschmerzen, Schlaflosigkeit, psychische Beschwerden, hoher Blutdruck, Müdigkeit, Schwindel
	C 2	Augen, Gehörnerven, Nebenhöhlen, Zunge	Sinusitis, Allergien, Augen-/Ohrenbeschwerden
	C 3	Außenohr, Zähne, N. trigeminus	Trigeminusneuralgie, Akne
	C 4	Nase, Lippe, Mund	Schwerhörigkeit, Polypen
	C 5	Stimmbänder, Schund	Heiserkeit, Stimmbandentzündung
	C 6	Nacken, Schultern, Mandeln	Schmerzen in Nacken/Oberarm, Halsmandelentzündung
	C 7	Schilddrüse, Schultergelenke, Ellbogen	Kropf, Tennisellenbogen
	Th 1	Unterarme, Hände, Finger, Ösophagus, Trachea	Husten, Atembeschwerden, Schmerz in Unterarmen/Händen
	Th 2	Herz, Herzklappen, Koronararterien	Herzbeschwerden
	Th 3	Lunge, Bronchien, Brustkorb	Asthma, Bronchitis
	Th 4	Gallenblase, Solarplexus, Blut	Gallenbeschwerden, Gürtelrose
	Th 5	Leber, Herz	Leberbeschwerden, Kreislaufstörungen, Anämie, Arthritis
	Th 6	Magen	Magenbeschwerden, Sodbrennen
	Th 7	Pankreas, Duodenum	Diabetes, Magengeschwür
	Th 8	Milz, Zwerchfell	Immunschwäche
	Th 9	Nebennieren	Allergien, Ekzeme
	Th 10	Nieren	Nierenbeschwerden, Müdigkeit, Arteriosklerose
	Th 11	Harnwege	Ekzeme, Akne
	Th 12	Dünndarm, Eileiter, Lymphsystem	Rheumatismus, Blähungen, Sterilität
	L 1	Dickdarm, Leisten	Obstipation, Colitis
	L 2	Appendix, Leib, Oberschenkel	Appendizitis, Varikose
	L 3	Eierstöcke, Hoden, Gebärmutter, Blase, Knie	Menstruationsbeschwerden, Impotenz
	L 4	Prostata, Ischiasnerv	Lumbalgie/Ischialgie
	L 5	Unterschenkel, Knöchel, Füße, Zehen	Durchblutungsstörungen der Beine, Wadenkrämpfe
	Os sacrum	Hüftgelenk, Gesäß	Beschwerden im Kreuzbein- und Beckengebiet
	Os coccygis	Rektum, After	Hämorrhoiden, Steißbeinschmerzen

Abb. 12.2: Vertebroviszerale Wechselwirkungen (Organmanifestation)

12.2.1 Myofasziale Triggerpunkte

Überempfindlicher Punkt („trigger point") von ca. 1 cm im Durchmesser in Muskeln und Muskelfaszien, der bei Reizeinwirkung (Druck, Kälte, Dehnung, Wärme) in einem für jeden dieser Punkte charakteristischen Areal Schmerzen auslöst („referred pain").

M. latissimus dorsi

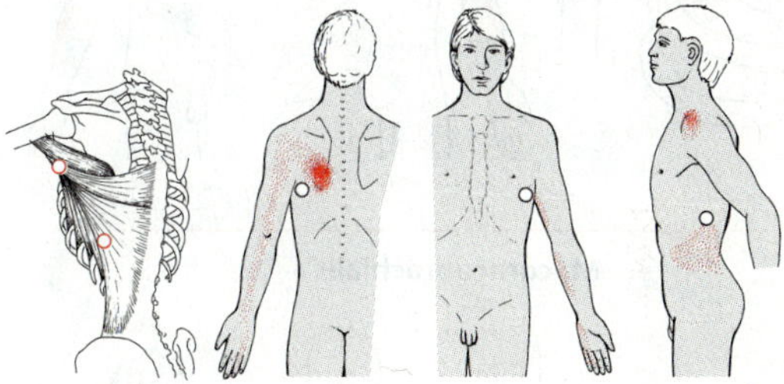

M. serratus anterior

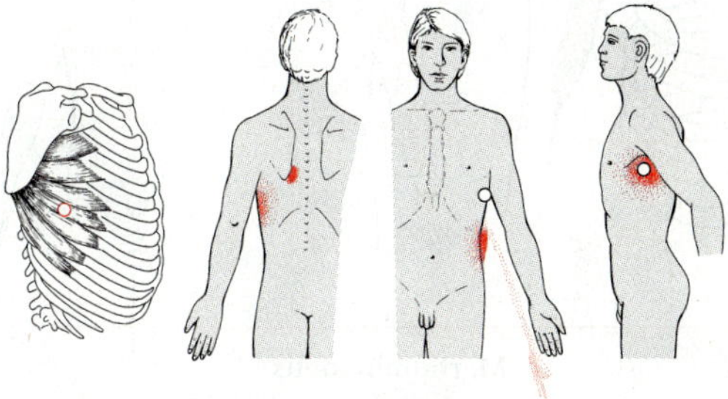

M. serratus posterior

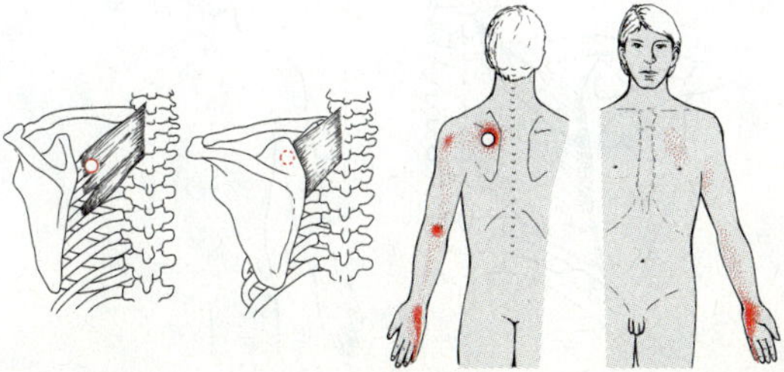

M. subclavius

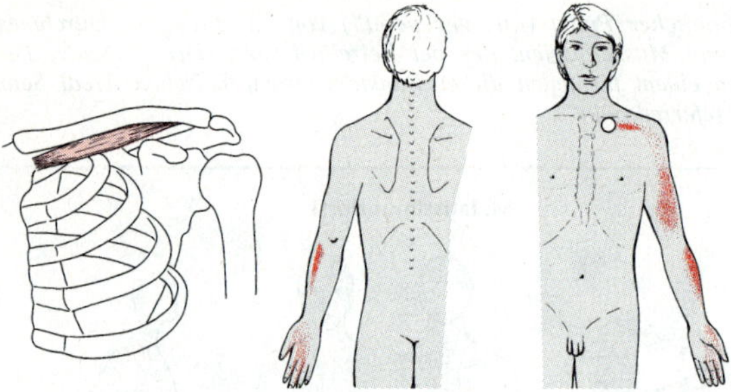

M. coracobrachialis

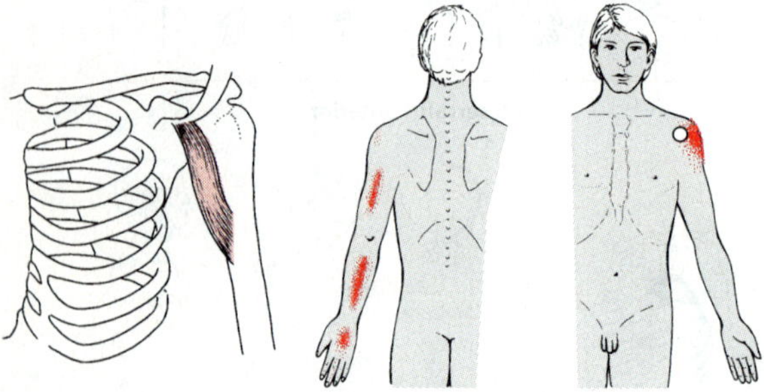

M. rhomboideus

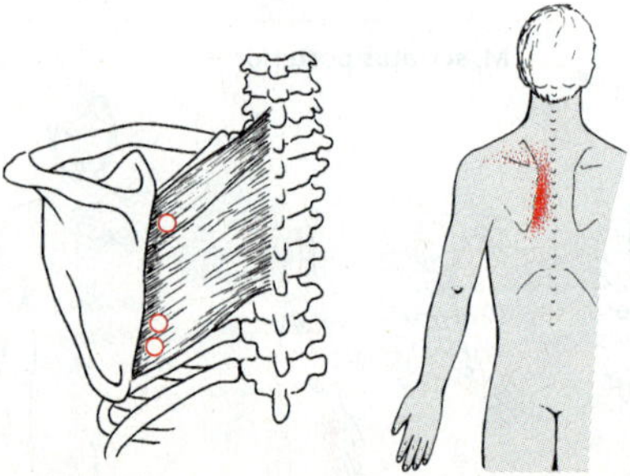

M. quadratus lumborum

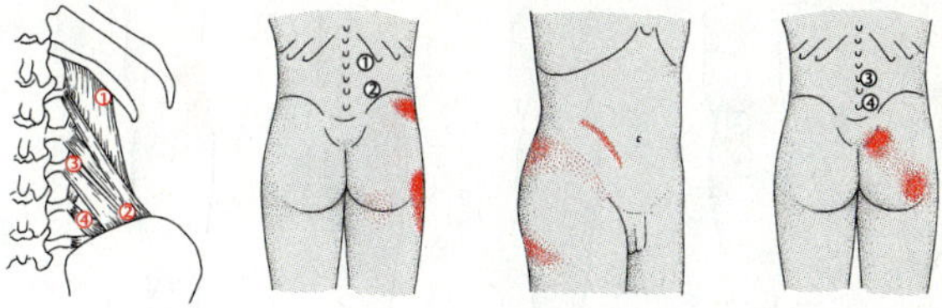

M. iliopsoas

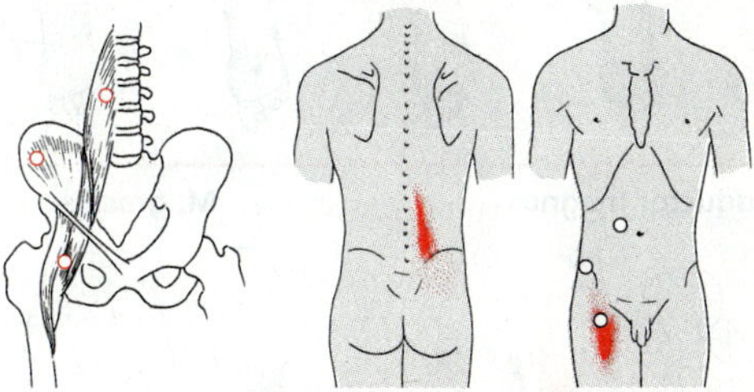

M. iliocostalis thoracis

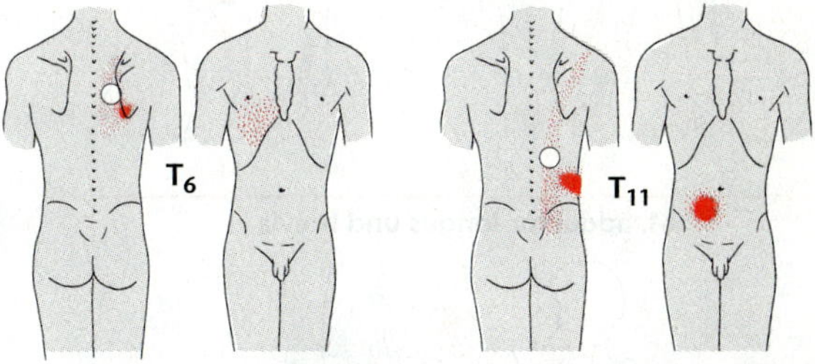

M. iliocostalis lumborum

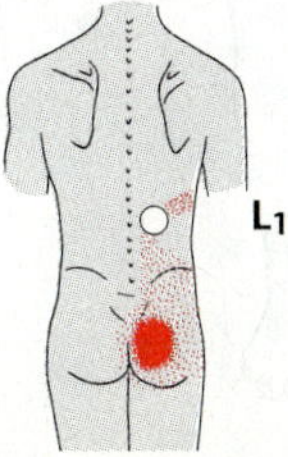

M. longissimus thoracis

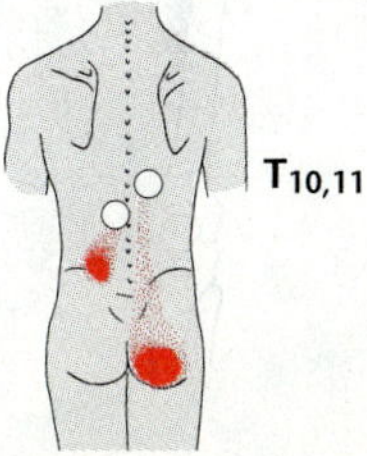

12

M. gastrocnemius

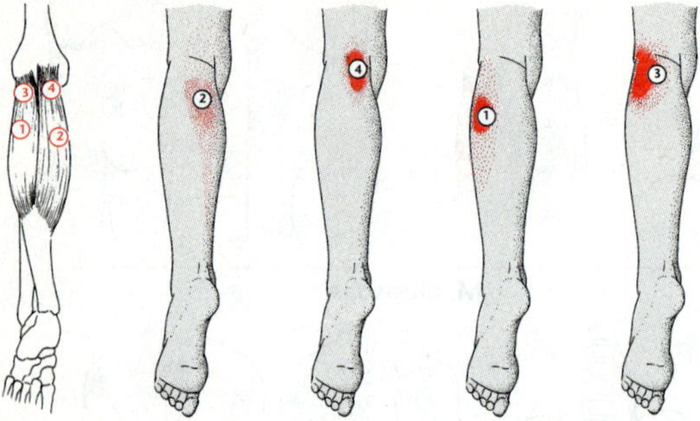

M. adductor magnus

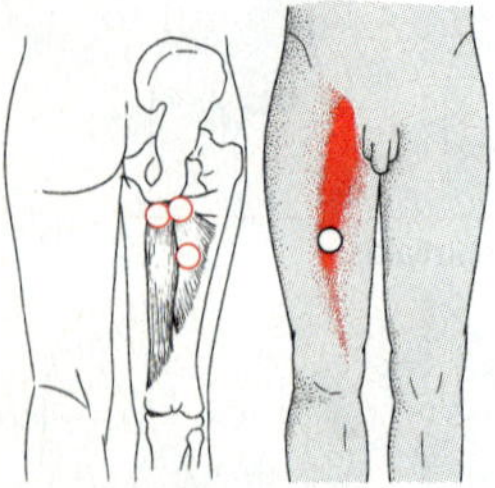

M. gracilis

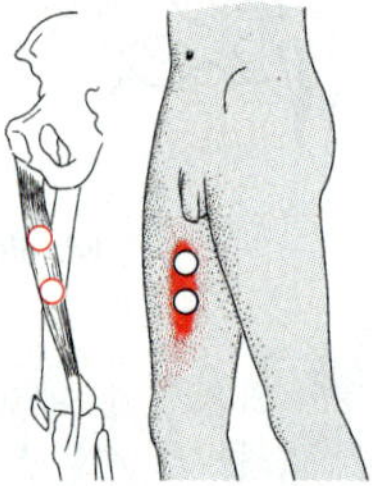

M. adductor longus und brevis

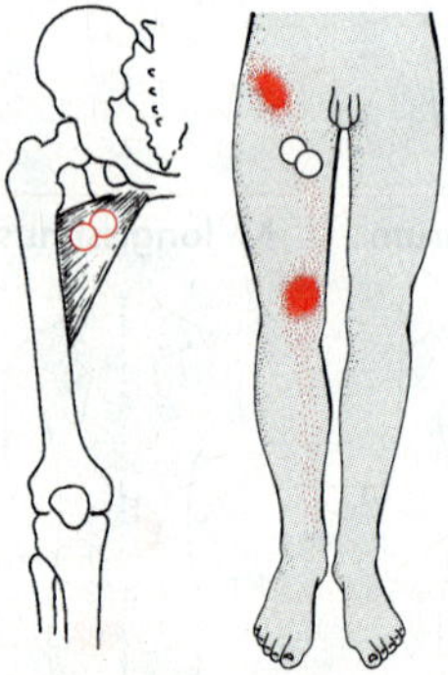

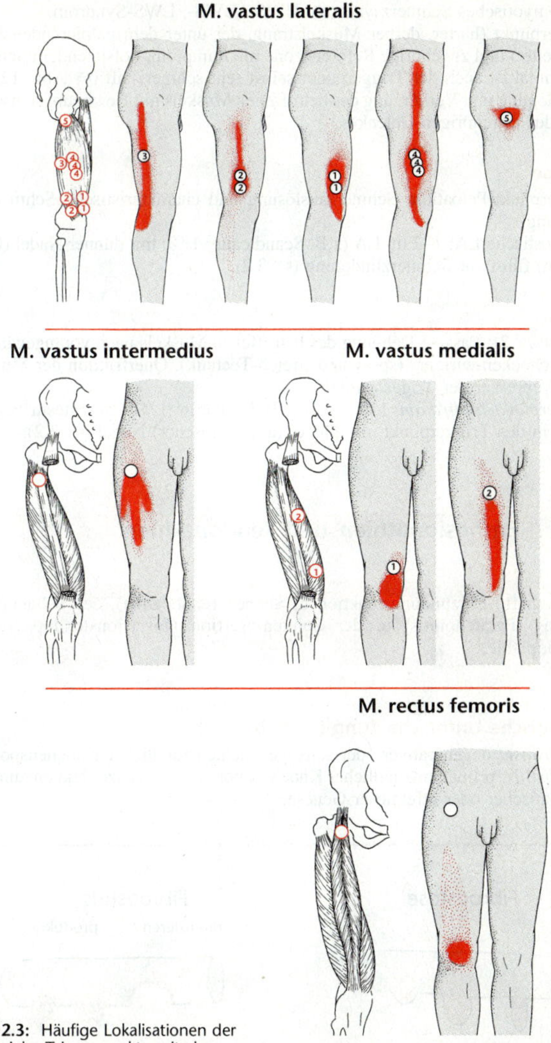

Abb. 12.3: Häufige Lokalisationen der myofaszialer Triggerpunkte mit charakteristischer Schmerzausstrahlung (☞ 2.9, 2.18). [E 113]

12

Klinik und Befund

- Tendomyotisches Schmerzsyndrom: HWS-, BWS-, LWS-Syndrom
- Triggerpunkt (harter, derber Muskelstrang, der unter dem palpierenden Finger weggleitet) und zugehörige Referenzzone mit dumpfem, tiefsitzendem Schmerz. Manchmal ist auch der Triggerpunkt selbst sehr schmerzhaft (☞ Abb. 12.3)
- Schwächung und Verkürzung des betroffenen Muskels mit Bewegungseinschränkung des zugehörigen Gelenkes.

Diagnose

- Triggerpunkt-Palpation: Schmerzauslösung und charakteristische Schmerzausstrahlung
- Diagnostische LA: 1–2 ml LA (z.B. Scandicain® 1 %) mit dünner Nadel (0,50 x 40 mm) führt zur Schmerzlinderung (☞ 3.2).

Therapie

- *KG (☞ 17.2):* Passive Dehnung des betroffenen Muskels nach vorangegangener Kälteschockeinwirkung (spray and stretch-Technik). Querfriktion der Muskulatur. Akupressur der Triggerpunkte
- *Triggerpunkt-Infiltration:* 1–2 ml LA (z.B. Meaverin®1 %; Carbostesin® 0,25 %) direkt in den Triggerpunkt mit dünner (atraumatischer) Nadel (☞ 3.2).

12.2.2 Enthesiopathien und Tendopathien

Schmerzhafte Entzündungsreaktion d. Sehne (Tendopathie), des Sehnengleitgewebes (Paratenonitis) u. der Sehneninsertion (Insertionstendopathie = Enthesiopathie).

Radiologische Unterscheidung (☞ Abb. 12.4)

- *Fibroostose:* degenerativer oder sonstiger nichtentzündlicher Knochensporn
- *Fibroostitis:* primär entzündlicher Knochensporn oder Ansatzdefekt entzündlich-rheumatischer oder infektiöser Genese.

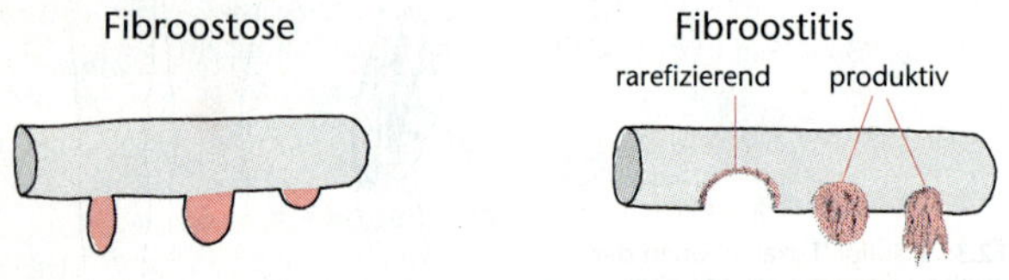

Abb. 12.4: Fibroostose – Fibroostitis – Profilröntgenbild [E 140]

Ätiologie

- Oft lokale Ischämie bei degenerativen Veränderungen mit anderen zusätzlichen Faktoren (Überbelastung, Unterkühlung)
- Primäre Entzündungsreaktion beim rheumatischem Formenkreis: seronegative Spondylarthritiden (Sp.a., M. Reiter, Psoriasisosteoarthropathie, Colitis ulcerosa, M. Crohn, M. Whipple), M. Behçet.
- Metabolisch-endokrin (Hyper-/Hypothyreose, Hyperparathyreoidismus, Ochronose, Chondrokalzinose).

Häufige Manifestationen

- Tuber calcanei dorsal (M. triceps surae) und plantar (Plantarfaszie)
- Tuber ischii (Ischiocrurale Muskulatur)
- Trochanter major (Glutealmuskulatur, M. piriformis)
- Patella (M. quadriceps femoris, Lig. patellae)
- Spina iliaca ant. inf. (M. rectus femoris)
- Tuberculum majus humeri (M. supraspinatus)
- Epicondylus lateralis humeri (Finger-und Handextensoren).

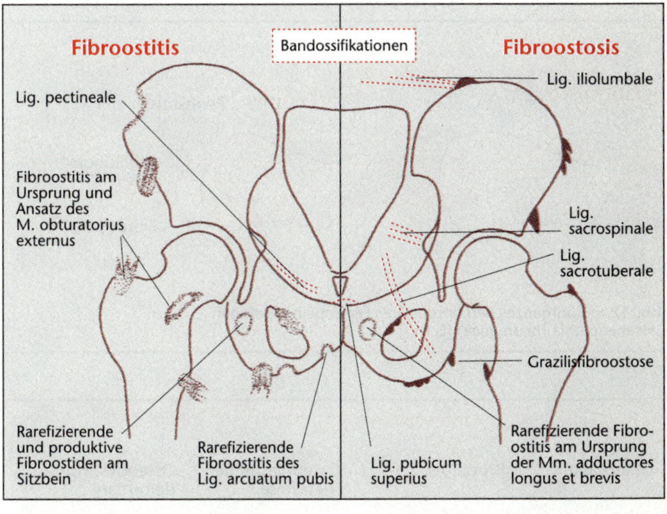

Abb. 12.5: Prädilektionsstellen für Fibroostosen und Fibroostitiden im Becken-Hüft-Bereich [E 140]

12

Klinik und Befund

- Bewegungsabhängiger Schmerz an der Sehne oder der Sehneninsertion
- Akute Sehnenentzündung mit Schwellung, Rötung, Überwärmung und Funktionsverlust
- Lokaler Druck- und Sehnenschmerz. Provokation b. Bewegung gegen Widerstand
- Bei Paratenonitis Krepitation bei Bewegung („Schneeballknirschen")
- Reflektorische Muskelverkürzung.

Diagnose

- *Rö.:* Profilbild der *Fibroostose* (degenerativer Knochensporn): Buckel-, Wulst-, Stiftform, glatte Konturen, regelmäßige Spongiosastruktur.
  Fibroostitis (entzündlicher Knochensporn): „ausgefranste" Konturen, ungleichmäßige Dichte bei produktiver Fibroostitis oder unscharf konturierter, am Rand verdichteter Ansatzdefekt bei rarefizierender Fibroostitis. DD Haglund-Ferse = stark ausgebildete und vorspringende hintere obere Fersenbeinecke
- *Arthrosono:* Ossifikationen am Sehnenansatz mit Schallauslöschung. Echoarmer Saum und Sehneninhomogenitäten bei Paratenonitis und Begleitbursitis (Achillobursitis). Örtliche echoarme Läsionen in der Sehne (fokale Tendinitis mit erhöhtem Rupturrisiko bei Achillodynie).

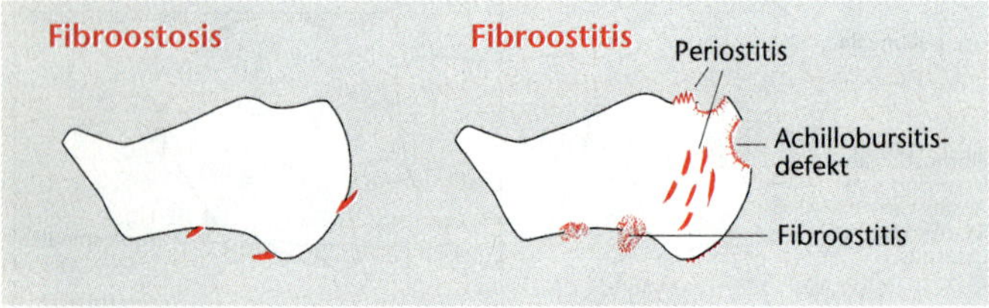

Abb. 12.6: Röntgenzeichen fibroossärer Fersenbeinaffektionen (Calcaneopathia rheumatica) [E 140]

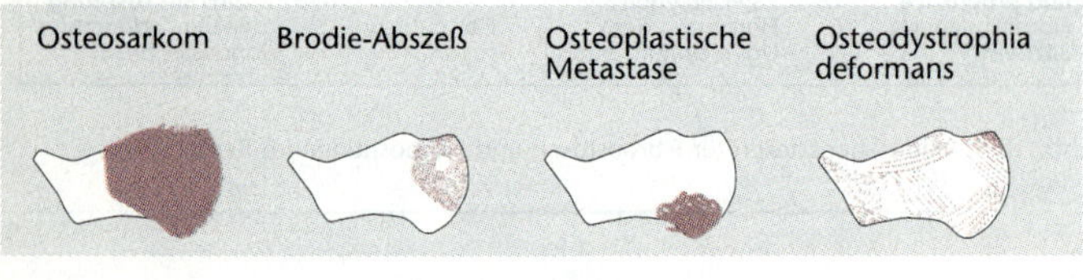

Abb. 12.7: Röntgendifferentialdiagnose der Kalkaneusfibroostitis [E 140]

DD

Tumor, insbes. bei Kalkaneusfibroostitis. Bursitis. Hyperparathyreoidismus insbes. bei Fibroostitis im Beckenbereich.

Therapie

- *Akute Phase:* Immobilisierung der Sehne/Sehnenscheide/Insertionsstelle mit Gips bzw. funktionellen Verbänden möglichst kurzfristig - einige Tage (Kontrakturgefahr). Lokale Kryotherapie, antiphlogistische Externa (z.B. Voltaren Emulgel®). Infiltrationen mit LA/Steroid-Gemisch (z.B. Scandicain® 1 % mit Celestan®).
- *Subakute Phase:* Ultraschall (0,2 W/cm^2 gleichbleibend; evtl auch aufsteigende Intensität von 0,2 bis 0,4 W/cm^2; beim Fersensporn 0,3 W/cm^2 örtlich), Interferenzstrom, KG mit dosierter Querfriktion (Cyriax) und Stretching
- *Chronische Phase:* Beseitigung der Fehlbelastungen (Absatzerhöhung, Schuhversorgung, Arbeitsplatzgestaltung), Funktionelle Verbände, Physikalische Ther. mit Wärme (Moorpackung, Diathermie), Ultraschall, LA-Infiltrationen, Neuraltherapie, Akupunktur
- *Operative Therapie:* bei Therapieresistenz Entlastung des Sehnenansatzes (Hohmannsche Einkerbung), Entfernung nekrotischer Sehnenanteile.

Keine Kortikoide in die Sehne! Sehnengleitgewebe mit wasserlöslichem Kortikoid versorgen (z.B. Celestan®) – erhöhte Rupturgefahr durch kristalline Kortikoide (z.B. Lederlon®)

Epicondylitis radialis und ulnaris

Schmerzsyndrom im epikondylären Ursprungsbereich der radialen Hand- und Fingerextensoren (Tennisellenbogen) oder der ulnaren Hand- und Fingerbeuger (Golfer- oder Werferellenbogen).

Ätiologie

Überbeanspruchung (muskuläre Dysbalance bei sternosymphysaler Belastungshaltung, „tender point“ bei Fibromyalgie, sportl. Fehlbelastung). Sehnendegeneration.

Klinik und Befund

- Schmerzen beim Faustschluß, Händeschütteln, Greifen und Heben von Gegenständen
- Druckschmerz im Bereich der Epikondylen und des Unterarmes
- Schmerzen im Bereich des radialen Epikondylus bei Pronation und Handgelenksstreckung und Streckung des D III gegen Widerstand (Epicondylitis radialis)
- Schmerzen im Bereich des ulnaren Epikondylus durch Handgelenksbeugung und Supination gegen Widerstand (Epicondylitis ulnaris).

DD

Lokale Entzündungsprozesse, Tumoren, Nervenkompressionssyndrome (Sulcus ulnaris-Syndrom, Pronator teres-Syndrom, Supinatorlogen-Syndrom).

Therapie

- *Aufklärung:* Unterlassung einseitiger ursächlicher Belastungen
- *Physik. Ther.:* Kryo-Ther., Ultraschall (gleichbleibende Intensität von 0,2 W/cm^2 im Wasserbad; 3 Min. örtl. Beschallung, 3 Min. neuraltherap. Aufbau kranial; 3 x/Wo.; 12 Behandlungen insges.), Phonophorese, Laser, hydroelektr. Teilbad, Stoßwellenlithotripsie
- *KG:* Beseitigung einer muskulären Dysbalance, Dehnung (postisometrisch, muscle energy-Techniken), Lockerung der Halsmuskulatur, Querfriktion der Handgelenksstreckmuskulatur bzw. der Handgelenksbeugemuskulatur.

Medikamentöse Therapie

Salbenapplikationen mit NSAR (z.B. Voltaren Emulgel®). Infiltration des Sehnenansatzes mit LA/Kortikoid-Gemisch (z.B. 5 ml Scandicain® 2 % mit 2 ml Fortecortin® 4 mg) mit Wiederholungsserien. Neuraltherapie der periartikulären Strukturen (Akupunkturpunkte) mit LA (z.B. Carbostesin® 0,25 %).

- *Akupunktur:* Ma 36, Gb 34; nach Meridiandiagnose 3-E 5, 9, 10, 14, 15; Di 4, 10, 11, 15; He 3, 7; Ks 3; Dü 8
- *Orthopädietechnik:* Epikondylitisbandage (z.B. Epitrain®), Spangen, Tape-Verband (☞ 3.7), bei Therapieresistenz evtl. volare Unterarmgipsschiene.

Operative Therapie

Ind. bei Versagen der konservativen Ther. bei Behandlungsdauer bis zu 6 Mon. Sehr zurückhaltend, da oft Rezidive (weiterhin bestehende muskuläre Dysbalance? Fibromyalgie?)

OP nach Hohmann: Desinsertion der entsprechenden Handgelenksstreck- oder -beugemuskulatur (Entlastung des Sehnenansatzes). Ausheilung in narbiger Verlängerung der Muskelansätze.
OP nach Wilhelm: Denervation der Gelenkäste des N. radialis, Desinsertion der Muskelansätze.

Tips, Tricks & Fallen

- Die Calcaneopathia rheumatica kann sowohl Initialbefund als auch Begleitbefund von entzündlich-rheumatischen Erkrankungen sein
- Bei Kalkaneusfibroostitis an Tumor (Osteosarkom, Metastase) denken
- Bei Fibroostitis im Beckenbereich an Hyperparathyreoidismus denken
- Differenzierung von Insertionstendopathie und Nervenkompressions-Syndrom durch exakte Lokalisation von Druckschmerz, Schmerzausbreitung und neurologischem Befund! Hinter einer therapierefraktären Epicondylitis humeri radialis kann sich ein Supinator-Logen-Sy. (☞ 12.5.2) verbergen.

12.3 Periarthropathien

Erkrankungen der das knöcherne Gelenk umgebenden Weichteile: Bänder, Sehnen, Sehnenansätze, Muskeln, Bursen und Faszien.

Degenerative und entzündliche Faktoren können sich abwechseln (Periarthritis – Periarthrose).

12.3.1 Schulter – Periarthropathia humeroscapularis

Sammelbegriff für entzündliche und degenerative weichteilrheumatische Schultererkrankungen.

Differenzierung	Pathologisch-anatomischer Befund
PHS tendopathica simplex (schmerzhafte Schulter)	Tendopathie der Rotatorenmanschette (oder der langen Bizepssehne)
PHS acuta (hyperalgische Schulter)	Kalzifizierende Tendopathie mit Tendinitis, akute Bursitis subacromialis
PHS pseudoparalytica (Pseudoparalyse)	Rotatorenmanschettenruptur oder Ruptur der langen Bizepssehne
PHS ankylosans (Schultersteife)	Fibrose der Gelenkkapsel (retraktile Kapsulose)

PHS simplex (schmerzhafte Schulter)

Synonyme: Supraspinatussehnen-Syndrom, Impingement-Syndrom (to impinge = anstoßen).

Ätiologie

- Einklemmung und Reizung der subacromialen Weichteile (Rotatorenmanschette, Bursa subacromialis, Bursa subdeltoidea) zwischen Acromion, Lig. coracoacromiale, AC-Gelenk, Tub. majus und Humeruskopf, insbes. während der Armabduktion
- Entzündung der Supraspinatussehne mit mechanischer Reizung: Omarthritis, Bursitis subacromialis
- Degeneration der Supraspinatussehne an hypovaskularisierter Zone am Sehnenansatz mit „wringing-out-Phänomen" am herabhängenden Arm.

Klinik und Befund

- Vorwiegend Bewegungsschmerz (besonders Elevation und Rotation), Schmerzausstrahlung in Oberarm und Nacken. Nachtschmerz
- Behinderung („Trickbewegung") bei Armbewegungen
- Krepitationen, Schnappen

- Schmerzhafter Bogen (painful arc): Die Abd. von 60–120° ist besonders schmerzhaft. Schmerzauslösung durch gezielte Bewegung gegen Widerstand (Abd.)
- Druckschmerz am Tub. majus, vorderen Gelenkspalt, Sulcus bicipitalis, Proc. coracoideus. Tendovaginitisches Reiben im Sulcus bicipitalis
- Supraspinatustest positiv: Gestreckter Arm kann bei Druck von oben in 90° Abd. und 30° Anteversion nicht gehalten werden.

Diagnose

- *Rö:* oft unauffällig. Evtl. Humeruskopfhochstand (Acromionspitze-Humeruskopf: normal 10 mm; unter 5 mm pathologisch)
- *Arthrosono (☞ 5.6.2):* dynamische Schultergelenksono ist Methode der Wahl (Gleitbewegung der Rotatorenmanschette? Inhomogenitäten der Supraspinatussehne? Bursitiszeichen?).

DD

Andere Formen der PHS (Rotatorenmanschettenruptur, Bizepssehnensyndrom, Bursitis subacromialis), infektiöse Omarthritis.

Therapie

- *Physik. Ther:* Kryotherapie (Eispackungen, Kaltluft) mehrmals tägl. bei akuten Schmerzen; im chronischen Stadium eher milde Wärme. Diadynamische Ströme zur Analgesierung. Ultraschall direkt über dem Sehnenbereich, evtl. Ultraphonophoresen mit Prednisolon (auf schmerzfreie Lagerung und Schonung des Armes achten!); Ultrareizstrom über Schmerzpunkten und anschließend Serie von Ultraschall (0,2 W/cm^2 im neuraltherapeutischen Aufbau kranial, 0,2 W/cm^2 absteigend auf 0,1 W/cm^2 örtlich im Schulterbereich)
- *KG:* Detonisierung der Schultergürtelmuskulatur. Manuelle Therapie mit Traktion, Kaudalmobilisation und Gleitbewegungen zur Verbesserung des „joint play" im subacromialen Raum. Beseitigung muskulärer Imbalancen
- *Medik. Ther.:* im akuten Stadium passager NSAR (z.B. Ibuprofen® 3 x 800 mg)
- *Infiltrationen (☞ 3.2.4):* periartikulär (Lig. coracoacromiale) und intraartikulär (subacromialer Raum, Bursa subacromialis, vordere Kapsel) mit LA und wasserlöslichem Kortikoid (z.B. 2–3 ml Scandicain® 2 % mit 4 mg Celestan®). Im akuten Stadium eher großzügig mit LA/Kortikoid-Infiltrationen zur raschen Beschwerdelinderung. Blockade des N. suprascapularis (☞ 3.3.5)
- *Akupunktur (☞ 18.2):* nach Meridiandiagnostik anhand der Bewegungseinschränkung:
  - Lu 1, 2, 5, 9; Di 14, 15; 3-E 15; KG 17
  - Dü 3, 9, 11; Bl 17, 18, 40, 60
  - 3-E 5, 14, 15; Di 4, 11, 15; Gb 21, 34
- *Operative Therapie (☞ 16.3.2):* Ind. bei persistierenden Beschwerden nach konsequenter konservativer Ther. über 12 Mon.. Akromioplastik nach Neer (sog. Défilé-Erweiterung): Erweiterung des subacromialen Raumes durch Dekompression der Supraspinatussehne (Resektion des Lig. coracoacromiale und der Unterfläche des Akromion). Osteophytenabtragung. Arthroskopische Akromioplastik: Resektion der Bursa subacromialis, Abfräsen der Akromionunterfläche.

Keine Sehneninfiltration mit Kortikoiden, da Gefahr der Sehnenruptur.

PHS acuta (hyperalgische Schulter)

Ätiologie

- Tendinitis *calcarea:* reaktive Kalkablagerungen in Sehnenansätzen der Rotatorenmanschette (90 % Supra- und Infraspinatus)
- *Akute und chronische Bursitis subacromialis:* Ausdehnung des Kalkherdes bis an die Oberfläche des Sehnenspiegels und mechanische Irritation der Bursa mit Durchbrechen der Kalkdepots (zahnpastaähnliche Konsistenz aus Hydroxylapatitkristallen) in die Bursa.

Klinik und Befund

- Plötzliches Auftreten mit schmerzhaftem Bogen
- Schonstellung, starke Bewegungseinschränkung mit „Scheinblockade"
- Überwärmung bei akuter Bursitis
- Supraspinatustest positiv (☞ 2.2.1).

Diagnose

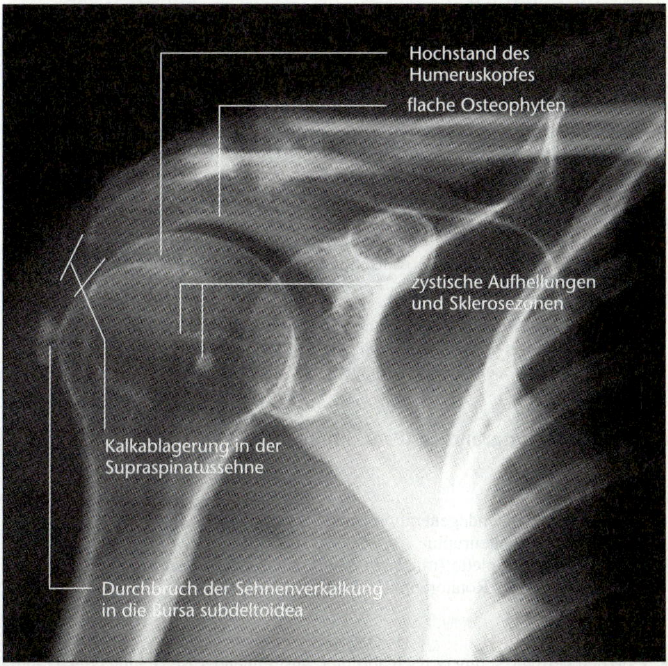

Abb. 12.8: Röntgenzeichen bei PHS [M 113]

- *Rö (☞ Abb. 12.8):*
  - Tendinitis calcarea oft Zufallsbefund im Rö
  - Subacromiales Kalkdepot (glatte und wolkige Strukturen). Kalkdichte Strukturen an Sehnenansatz der Rotatorenmanschette und Tuberculum majus humeri.
  - Zur Lokalisation der Verkalkungen sind mehrere Aufnahmen (a.p.-außenrotiert, a.p.- innenrotiert, axial, Sulcus intertubercularis tangential) und ggf. Zielaufnahmen unter DL erforderlich
- *Arthrosono:* echoreiche Struktur mit Schallauslöschung des Humeruskopfes in Projektion auf die Sehne des M. supraspinatus (ventro-lateraler Längsschnitt). Exsudative Bursitis der Bursa subdeltoidea, subacromialis und Tendovaginitis der langen Bizepssehne.

DD

Andere Formen der PHS, Omarthritis, Gicht (☞ 11.1.1), infektiöse Arthritis (nach Schulterpunktion!) (☞ 14.1), Erstmanifestation einer entzündlich-rheumatischen Erkrankung (z.B. RA ☞ 7.1, M. Reiter ☞ 8.2).

Therapie

- *Physik. Ther.:* Kryotherapie mehrmals tägl.: häufig wechselnde Eiswasserwickel am Anfang. Ultraschall paravertebral an HWS mit 0,1 W/cm² 3–5 Min.; kein örtlicher Ultraschall!
- *KG:* funktionelle Bewegungen nach Analgesierung
- *Medik. Ther.:* systemisch NSAR (Ibuprofen, z.B. Imbun® 3 x 600 mg), Analgetika (Tramadol, z.B. Tramal® 4 x 50 mg), Entlastungspunktion der Bursa subacromialis und Spülung mit LA (needling); anschließend LA/Kortikoid (z.B. 4 ml Scandicain® 2 % und 1 ml Triamcinolonacetonid, z.B. Triam-Injekt® 20 mg).
- *Akupunktur:* ☞ PHS simplex
- *Operative Therapie:* Ind. sehr zurückhaltend, da hohe Selbstheilungstendenz (Kalkherd löst sich oft auf). Entfernung der Kalkdepots und Erweiterung des subakromialen Raumes.

- Keine Korrelation zwischen Größe des Kalkherdes und Klinik
- Bilateral-symmetrische Fibroostitiden sind Hinweis für entzündlich-rheumatische Erkrankungen.

PHS pseudoparalytica (Pseudoparalyse)

Ätiologie

Mikrotraumata, Sehnendegeneration (meist Supraspinatussehne) mit der Folge:

- Rotatorenmanschettenruptur
- Partielle oder komplette (mit Verbindung zur Bursa subacromialis) Ruptur des Sehnenmantels der Rotatorenmanschette.

Klinik und Befund

- Plötzlich heftiger Schmerz nach abrupter, anstrengender Bewegung oder Trauma
- Oft hörbares Reißen oder Krachen
- Pseudoparalyse

- Drop-arm-Syndrom: kraftloses Herabfallen des Armes. Verlust der aktiven Abd. (Supraspinatus-Ruptur) und der aktiven Aro. (Infraspinatus-Ruptur). Passiv vollständig elevierter Arm kann gehalten werden.
- Schmerzhafter Bogen, Krepitationen, Schnappeffekte
- Später Muskelatrophien (M. supraspinatus, M. infraspinatus).

Diagnose

- *Rö.:* Indirekte Zeichen: Humeruskopfhochstand, Subluxation des Humeruskopfes bei Abd.; a.p.-Aufnahme stehend mit herunterhängendem Arm und a.p.-Aufnahme mit 45° aktiv abduziertem Arm: Humeruskopf steht bei Ruptur in der 45 °C-Aufnahme in der Skapulapfanne eindeutig höher als in der Aufnahme mit herabhängendem Arm
- *Arthrosono:* Verschmälerung oder Ausdünnung der Rotatorenmanschette bei inkompletter Ruptur; Kalibersprung und fehlende Darstellung der Rotatorenmanschette (sog. Bursalinie und das Akromion liegen dem Humeruskopf direkt an = sicheres Rupturzeichen) bei kompletter Ruptur (☞ 5.6.2)
- *Arthrographie, MR, Arthroskopie:* Ind. bei unklarer Befundkonstellation (MR hat hohe Sensitivität und Spezifität bei Rotatorenmanschettenrupturen).

DD

N. axillaris oder N. suprascapularis-Läsion. Reflektorische Blockaden (HWS-Syndrom). Glenohumeralarthrose.

Therapie

- *Inkomplette Ruptur:* funktionelle Therapie, NSAR, peri- und intraartikuläre Injektionen mit LA/Kortikoid (☞ PHS simplex)
- *Komplette Ruptur:* bei inaktiven Pat. und tolerablen Symptomen Ruhigstellung in Thoraxabduktionsorthese für 4–6 Wo.; Kryotherapie, NSAR, dosierte Mobilisation nach Abnahme der Orthese.

Operative Therapie

- Bei hohem Leidensdruck, Therapieresistenz, dominantem Arm, jüngerem Alter, beruflicher Aktivität:
  - Akromionplastik nach Neer: Dekompression mit Resektion des Lig. coracoacromiale; End-zu-End-Naht
  - Transossäre Verankerung nach McLaughlin bei relativ breitem Sehnenausriß; evtl. Transposition der noch intakten Rotatorensehnenanteile oder Verschiebe- und Schwenklappenplastiken
  - Plastisch rekonstruktive Verfahren: Infraspinatussehnentransfer, Subscapularissehnentransfer, Verschiebeschwenkplastik, Muskelersatz-OP
  - Exzision aller rupturierten Anteile bei schwerster degenerativer Zerstörung.

Ruptur der Rotatorenmanschette wird klinisch häufig übersehen – Arthrosono sehr wichtig

PHS ankylosans (Schultersteife = frozen shoulder)

Fibrosierung und Schrumpfung der Gelenkkapsel mit schmerzhafter Bewegungseinschränkung des Schultergelenkes in allen Achsen mit sog. „Kapselmuster" (nach Cyriax). Zuerst Einschränkung von Aro., dann Abd. und zuletzt Iro. (☞ 2.2.1).

Ätiologie

- Oft nach Omarthritis bei RA, Tendinitis calcarea, Rotatorenmanschettenruptur, Bursitis subacromialis und nach Immobilisationen
- Selten nach Myokardinfarkt, Hemiplegien, Barbiturateinnahme.

Klinik und Befund

- Oft späte Symptomatik nach anderen PHS-Syndromen (beim Kämmen und Waschen erstmals bemerkt)
- Geringe oder fehlende Schmerzen, Behinderung der Aro. und Abd.
- Aktiver und passsiver Bewegungsausfall, sekundäre Muskelatrophie
- Muskulatur der Rotatorenmanschette und Sehneninsertionen auf Druckdolenz überprüfen.

Stadienhafter Verlauf der sog. idiopathischen Schultersteife	
Stadium I	Nächtliche Schmerzen, durch bestimmte Bewegungen provozierbar. Keine Bewegungseinschränkung.
Stadium II	Schmerzminderung, aber zunehmende Bewegungseinschränkung.
Stadium III	Weitere Schmerzminderung bei ausgeprägter Einsteifung mit deutlicher Muskelatrophie. Abd. durch Rotation der Skapula.
Stadium IV	Langsame Zunahme der Beweglichkeit ca. 5–6 Monate nach Erkrankungsbeginn. Dauer bis zum Erreichen einer (fast) physiologischen Schulterfunktion 1–3 Jahre (self limiting).

Diagnose

- *Rö:* unauffällig, evtl. kleinzystische Humeruskopfentkalkungen in der Spätphase
- *Arthrosono:* Ausmaß der Kapselschrumpfung bei dynamischer Untersuchung; evtl. Begleitbefunde (Muskelatrophie der Rotatorenmanschette, Sehnenverkalkungen).

DD: Andere Formen der PHS (Bursitis, kalzifizierende Tendopathien), Nervenläsionen.

Therapie

Stadium I und II

- *KG (☞ 17.2):* tägl. mit funktioneller Bewegungstherapie und dosierter Mobilisation. Erlernen von Muskeldehntechniken (Selbstdehnübungen)
- *Medik. Ther:* NSAR bedarfsorientiert (z.B. Ibuprofen® 800 mg einmalig bei Bedarf).

Stadium III und IV

- *KG:* funktionelle Therapie, Mobilisation, Traktion (am besten mehrmals tägl.); isometrische Spannungsübungen (PNF-Technik) nach Ultraschall
- *Physik. Ther.:* Kryotherapie zur Analgesierung vor KG, detonisierende Massagen, Hydrotherapie, Ultrareizstrom und diadynamische Ströme vor Ultraschall (3 Ultraschallserien zu je 10 Behandlungen mit 0,2 W/cm^2 für 3–5 Min. mit wechselnden Ausgangsstellungen). Überstreichen des M. deltoideus in Längsrichtung bzw. dessen Ansatz in Querrichtung mit 0,1 W/cm^2 für 1 Min.
- *Medikamentöse Ther.:* NSAR, z.B. Diclofenac® 3 x 50 mg, Ibuprofen® 3 x 800 mg. Konsequente Analgesie vor KG (KG mehrmals täglich durchführen). Regelmäßige Analgetikagabe: Tramadol (z.B. Tramal®) 4 x 50 mg tägl. Sedierung: Diazepam (z.B. Valium®) 3 x 5 mg tägl.
- *Triggerpunktinjektionen (☞ 3.2.4):* LA (z.B. Scandicain® 1 %), N. suprascapularis-Blockade (☞ 3.3)
- *Akupunktur:* ☞ PHS simplex (18.2)
- *Narkosemobilisation:* schonende Mobilisation in vollständiger Relaxation.
  - Ind. bei Therapiestillstand trotz intensivierter KG und physikalischer Ther. über mehrere Wo. (am besten 4 Wo. stationär); Abkürzung des Krankheitsverlaufes
  - Exakte Dokumentation des Bewegungsausmaßes unter Narkose vor und nach Mobilisation (Verlaufskontrolle!)
  - Ab dem Tag der Mobilisation 3 x tägl. KG mit Traktion, Gleitbewegungen und Beobachtung des Mobilisationsausmaßes; passive Motorschiene; Eigenübungen (Hausaufgaben)
  - Bei Befunddiskrepanz des Bewegungsausmaßes in Narkose und am 2. Tag nach der Mobilisation sofortige LA/Kortikoid-Injektion (z.B. 5 ml Scandicain® 2 % mit 1 ml Triamcinolon® 40 mg), da häufig traumatischer Erguß
  - Bei rascher Befundverschlechterung nach 1–2 Wo. (Synovitis mit Erguß in Arthrosono) Wiederholung der LA/Kortikoid-Injektion.
    Nach 4 Wo. Ind. zur erneuten Narkosemobilisation diskutieren.

Tips, Tricks & Fallen

Gefahren der Narkosemobilisation: Humeruskopffraktur aufgrund Inaktivitätsosteoporose, Rotatorenmanschettenruptur, Einriß des kaudalen Rezessus mit Blutung insbes. bei sek. Omarthrose, Klavikulafraktur durch Druckübertragung bei Abd. auf AC-Gelenk.

12.3.2 Hüfte – Periarthropathia coxae

Schmerzsyndrom im Hüftgelenksbereich mit häufig diffusen Schmerzen an der Lateralseite der Oberschenkel, die bis zum Knie ausstrahlen können.

Prädilektionsstellen

Spina iliaca anterior superior, Tuber ischiadicum, Tuberositas glutaea, Trochanter major, Bursa m. piriformis, Bursa trochanterica mm. glutaei minimi et medii, Bursa trochanterica subfascialis m. glutaei maximi.

12

Ätiologie

- Ossifikationen periartikulärer Ligamente
- Bursaverkalkungen, Bursitis trochanterica und iliopectinea
- Muskuläre Dysbalance der intraartikulären Störung: z.B. Koxarthrose, Koxitis.

Klinik und Befund

- Nicht näher lokalisierbare, diffuse Schmerzen an der Oberschenkelaußenseite mit Ausstrahlung bis zum Knie. Bewegungsschmerz und nächtlicher Ruheschmerz beim Liegen auf der erkrankten Seite
- Provokationstests: schmerzhafte Hemmung der Add. und Abd. gegen Widerstand
- Druckpunkte: Trochanter major, M. tensor fasciae latae mit sog. Liertzer-Punkt (handbreit distal der Trochanter major an Oberschenkelaußenseite), Tuberositas glutaea, Tuber ischiadicum, SIAS.

Diagnose

- *Rö:* Oft unauffällig. Evtl. Bursaverkalkungen und Verkalkungen der Sehneninsertionen
- *Sono:* Weichteil- und Arhtrosono zum Nachweis von Bursitis, Verkalkungen, Kapselschwellung (wichtig, da Synovialschwellung und Kapselerguß der Palpation entgeht)
- *Diagnostische LA (☞ 13.2):* 2–5 ml LA (z.B. Scandicain® 1 %) an der Sehneninsertion oder der Bursa.

DD

Koxarthrose (☞ 10.3), Hüftkopfnekrose (☞ 10.3), radikuläres/pseudoradikuläres LWS-Syndrom (☞ 10.4), statische Störung von Knie und WS, Insertionstendopathien bei seronegativer Spondylarthropathie (☞ 8), Hyperparathyreoidismus (☞ 11.2) mit rarefizierender Fibroostitis, Meralgia paraesthetica (☞ 12.5.6).

Therapie

- *Physik. Ther. (☞ 17):* Ultraschall (0,4 W/cm² für 3 Min. zum Umkreisen des Trochanter major in Seitlage bei 90° flektierter, obenliegender Hüfte; 0,2 W/cm² für 1 Min. pro verspannter Muskelgruppe in Dehnlagerung), Impulsschallbehandlung (Tiefenwirkung!), Phonophorese, Kurzwelle (Serie als Vorbehandlung von Ultraschall), Elektrohochvolt, Stangerbad
- *KG (☞ 17.2):* Querfriktionen an Sehneninsertionen nach Cyriax. Aktive Bewegungsther. mit Komplexbewegungen (PNF-Pattern), Gangschule, Unterwassergymnastik
- *Medikamentöse Ther. (☞ 15):* Infiltration der Sehneninsertionen mit LA (z.B. Scandicain® 1 % 2–3 ml) auch als Diagnostikum; bei sofortiger Beschwerdelinderung Wiederholung 2–3 x/Wo.; bei persistierender Symptomatik LA/Kortikoidgemisch (z.B. Scandicain® 1 % mit Lederlon® 5 mg). Infiltration der Bursa mit LA (z.B. Scandicain® 2 % 5 ml); Wiederholung mit LA/Kortikoidgemisch (z.B. Scandicain® 2 % mit Celestan Solubile® 5 mg).
- *Akupunktur (☞ 18.2):* Gb 30, 34; Bl 36, 62; M-P 6; 3-E 5
- *Operative Therapie:* Ind. bei Versagen der konservativen Ther. bei Behandlungsdauer bis zu 1/2 J. Bursektomie selten erforderlich.

Die Periarthropathia coxae ist oft Frühzeichen einer Koxarthrose.

12.3.3 Knie – Periarthropathia genu

Symptomenkomplex im Kniegelenksbereich durch Störungen paraartikulärer, kapsulärer oder muskulärer Strukturen oder deren Kombination.

Ätiologie

- Frühsymptom einer Arthrose (Femoropatellararthrose, Tibiofibulararthrose, Gonarthrose)
- Zusatzschmerz bei Meniskopathie oder Chondropathia patellae.
- Posttraumatisch oder postoperativ (Synovektomie)
- Zu lange Ruhigstellung des Kniegelenkes
- Schonung des Gelenkes bei akuten und chronischen Entzündungen.

Klinik und Befund

- Anlaufschmerz mit Besserung bei Bewegung
- Anfälligkeit gegenüber Unterkühlung und Wetterwechsel bei Tendomyosen
- Bewegungsschmerz und Besserung bei Entlastung
- Lokalisierte Druckpunkte (Lig. patellae, mediales und laterales Kollateralband, präpatellare Bursa, Insertion von M. biceps femoris, M. soleus, M. semimembranosus).

Diagnose

- *Rö.(☞ Abb. 12.9):* Weichteilverkalkungen, Ansatzossifikationen (oberer/unterer Patellasporn, im Lig. patellae, Insertion des vorderen und hinteren Kreuzbandes und der Kollateralbänder), beginnende Gonarthrose-Zeichen (spitzzipflige Ausziehung der Tubb. intercondylicae)
- *Weichteil- und Arthrosono:* Verkalkungen? Bursitis? Meniskuseinriß? Synovitis?
- *Diagnostische LA:* z.B. Scandicain® 1 % 2–3 ml in Bursa oder Sehneninsertionen.

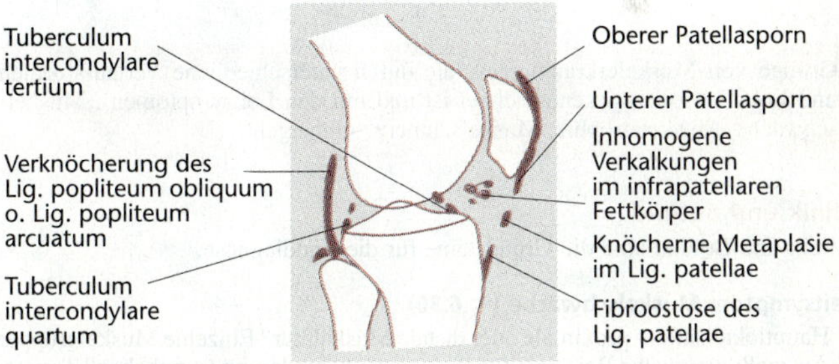

Abb. 12.9: Röntgenzeichen bei Periarthropathia genu [E 140]

12

DD

- *Chondropathia patellae:* Parapatellares Schmerzsyndrom mit hoher Spontanheilungstendenz multifaktorieller Genese: muskuläre Dysbalance (M. vastus medialis-Insuffizienz), Patellaformvarianten, Bandinstabilitäten, Überbelastungen und Traumatisierungen
- *Meniskopathie:* Degenerative (50 %), sekundär-traumatische (40 %) und primär-traumatische (8 %) Meniskusrisse und anlagebedingte Fehlformen (Scheibenmeniskus) mit Funktionsstörungen.

Therapie

- *Physik. Ther. (☞ 17):* Ultraschall, Phonophorese mit z.B. α-Chymocutan®, Iontophorese mit z.B. Voltaren Emulgel®, Kurzwellendurchflutung, Kryotherapie
- *KG (☞ 17.2):* Querfriktionen parapatellar, des Pes anserinus und der Kollateralbänder. Mobilisation des Femuropatellar-, Femurotibial- und proximalen Tibiofibulargelenks, Traktionsmobilisation im Schlingentisch
- *Medikamentöse Ther. (☞ 15):* Neuraltherapie (Bachmann-Schema), LA (z.B. Scandicain® 1 %) oder Phytotherapeutika (z.B. Zeel®, Traumeel S®) an druckdolenten Sehneninsertionen. Kniegelenksspülung mit 100 ml NaCl und anschließend LA/Kortikoid (z.B. 10 ml Scandicain® 2 % mit 1 ml Triamcinolon® 40 mg). Hyaluronsäure (z.B. Synvisc®) je 1 Ampulle à 2 ml intraartikulär an 3 aufeinander folgenden Wochen
- *Akupunktur (☞ 18.2):* M-P 9, 10; Le 8; Gb 34; Bl 40, 58, 60, 62; Ma 34, 35, 36; 3-E 5; „Knieauge" (Ma 35, Ex 31, 32)
- *Operative Therapie:* Ind. bei Therapieresistenz mit chron. rezidivierender Ergußbildung bei Bursitis praepatellaris (Bursektomie). Diagnostische Arthroskopie mit Gelenktoilette.

12.4 Myopathien

Gruppe von Muskelerkrankungen, die durch unterschiedliche Verlaufsformen und Lokalisationen gekennzeichnet ist und mit den Leitsymptomen „Muskelschwäche, Muskelatrophie, Muskelschmerz" einhergeht.

Klinik und Befund

Klinik und Befund sind die Grundsteine für die Enddiagnose.

Leitsymptom Muskelschwäche (☞ 6.30)

- Hauptlokalisation: proximale oder distale Muskulatur? Einzelne Muskelgruppen?
- Ausmaß: praktische Beispiele für Bewegungsbehinderung (Armheben? Treppensteigen?).
- Zeitlicher Ablauf: Entstehung und Ausbreitung (von distal nach proximal?)
- Verlaufsform: schubweise, progredient?

Leitsymptom Muskelatrophie (☞ 6.30)

- Inspektion: Allgemeines Muskelrelief. Verschmächtigung der distalen und/oder proximalen Muskelgruppen? Lokalisierte Atrophien? Symmetrisch/asymmetrisch?
- Prüfung der Muskelkraft (Funktionstests) mit Quantifizierung der Paresegrade:
  0 = keine Kontraktion;
  1 = geringe Kontraktion ohne Bewegungseffekt;
  2 = aktive Bewegung bei ausgeschalteter Schwerkraft;
  3 = aktive Bewegung gegen Schwerkraft;
  4 = aktive Bewegung gegen Schwerkraft und Widerstand;
  5 = normale Kraft
- Sind die klinisch als schwach auffallenden Muskeln auch atrophisch? Subkutanes Fettgewebe kann Atrophien kaschieren, deshalb immer sorgfältig palpieren
- Zeitliches Auftreten mit Verhältnis von Schwäche zu Atrophie: Atrophie eilt Schwäche voraus (Vorderhornzellerkrankungen, Tumorkachexie, Malnutrition, chron. Infekte). Schwäche und Atrophie gleichzeitig (chron. neuromuskuläre Erkrankungen). Ausgeprägte Schwäche ohne Atrophie (akute Polyradikuloneuritis, akute Polymyositis, Frühstadium der progress. Muskeldystrophie Duchenne)
- Reflexprüfung
- Prüfung des Muskeltonus
- Motorische Komplexleistungen: Gang, Stehprobe.

Leitsymptom Muskelschmerz (☞ 6.30)

- Muskelkaterähnliche Beschwerden bei Myopathie (DD Insertionstendopathie, Fibromyalgie)?
- Abhängigkeit von Muskelarbeit?
- Muskelzuckungen? Faszikulationen?
- Muskelkrämpfe?

Diagnose

- *Labor:* CK, Aldolase, Laktat und Ammoniak unter/nach Belastung
- *Muskelbiopsie:* Lichtmikroskopie, Enzymhistochemie, Immunhistologie, evtl. Elektronenmikroskopie aus dem klinisch betroffenen, jedoch nicht stark paretischen Muskel
- *EMG, NLG:* entscheidende Methode z. Erfassung neuromuskulärer Erkrankungen
- *Sono:* abnorme Dicke des Subkutangewebes, Muskelatrophien, -hypertrophien, erhöhte und erniedrigte Echointensitäten (Myositis, Rhabdomyolyse, Hämatom), unwillkürliche Muskelbewegungen (Faszikulationen), Verkalkungen
- *CT:* Atrophien, Hypertrophien, hypodense Herde (Fetteinlagerungen, Zysten, ältere Blutungen), Verkalkungen (Myositis ossificans)
- *MR:* diffus verteilte, kleine signalintensive Areale ohne Änderungen des Muskelquerschnitts als Zeichen einer Muskelschädigung. Zusammenfließen signalintensiver Herde im fortgeschrittenen Stadium.

12

12.4.1 Hereditäre Myopathien

Diese spielen im rheumatologischen Alltag eine untergeordnete Rolle, so daß hier nur in Form einer Übersicht darauf eingegangen wird.

Myotonien mit Erstarrung der Muskulatur nach aktiver Willkürbewegung

- Myotonia congenita (Thomsen)
- Paramyotonia congenita (Eulenburg)
- Dystrophia myotonica (Curschmann-Steinert)
- Myotonie bei Chondrokalzinose und Myxödem
- Stiff-man-Syndrom: progrediente Verkrampfung der axialen Muskulatur (Marionette) ungeklärter Genese.

Myositis ossificans progressiva

- Keine entzündliche Erkrankung
- Ossifikationen in Muskulatur mit schweren Funktionsstörungen durch Überbrükkung von Gelenken und Wirbelkörper
- Oft in früher Kindheit schmerzhafte Verhärtungen der Muskulatur mit Übergang in Verkalkungen. Beginn mit Schiefhals (fibröse Verhärtung des M. sternocleidomastoideus).

Metabolischer Defekt

- Kohlenhydratstoffwechsel
- Lipidstoffwechsel
- Purinstoffwechsel
- Mitochondrienstoffwechsel.

Muskeldystrophien

Sehr variable Krankheitsgruppe, die mit fortschreitendem Abbau quergestreifter Muskulatur einhergeht (= degenerative Myopathien). Der morphologische Befund (Parenchymalteration, regressive Faserveränderungen, interstitielle Umbauvorgänge) korreliert mit dem Schweregrad des Krankheitsbildes.

12.4.2 Metabolische und endokrine Myopathien

Ätiologie

- *Metabolisch:* Osteomalazie (☞ 13.2), Vitamin-E-Mangel, katabole Stoffwechsellage, Elektrolytverschiebung (Calcium, Magnesium)
- *Endokrin:* Hyper-/Hypothyreose (☞ 11.2), M. Addison, hypophysäre Erkrankungen, Hyper-/Hypoparathyreoidismus (☞ 11.2), Conn-Syndrom, M. Cushing (medikamentös induziert).

Klinik und Befund

- Gower-Zeichen: Probleme beim Aufrichten aus dem Sitzen/Liegen
- Allgemeine Muskelschwäche: oft Leistungsknick
- Generalisierte Muskelschmerzen: muskelkaterähnlich, teilweise krampfartig
- Muskelatrophie: nur bei länger bestehender metabolischer bzw. endokriner Störung.

Diagnose

☞ 12.4

DD

- *Kortikoid-Entzugssyndrom:* diffuse Muskelschmerzen, Antriebslosigkeit und Fieber bei zu rascher Dosisreduktion, insbes. unter Langzeitmedikation. Bei Dosiserhöhung voll reversibel
- *Kortikoidinduzierte Myopathie:* diffuse Muskelschmerzen meist unter längerer Kortikoidtherapie.

Therapie

- Behandlung der Grunderkrankung (z.B. Hyperthyreose)
- Bei V.a. steroidinduzierte Myopathie: vorsichtige Dosisreduktion
- Bei V.a. Kortikoid-Entzugssyndrom: Dosiserhöhung bis zum Sistieren der Beschwerden, dann vorsichtige Dosisreduktion bis zum Auftreten milder Symptome („Titrieren der Dosis").

Tips, Tricks & Fallen

Wenn bei V.a. kortikoidinduzierte Myopathie die Noxe nicht ausgeschaltet wird, entsteht ein progressiver Verlauf.

12.4.3 Myasthenia gravis

Autoimmune Muskelerkrankung mit gesteigerter Ermüdbarkeit und abnormer Schwäche bis zur Lähmung der Skelettmuskulatur.

Ätiologie

- Autoantikörper gegen den nikotinischen Acetylcholinrezeptor der postsynaptischen Membran
- Immunologische Dysfunktion
- Iatrogen: D-Penicillamin (☞ 15.4)
- Thymusanomalien
- „Überlappungs-Syndrom" mit anderen Autoimmunerkrankungen: M. Basedow, Hashimoto-Thyreoiditis, RA (☞ 7.1), SLE (☞ 9.1.1), Polymyositis (☞ 9.1.3), Sjögren-Syndrom (☞ 9.15)
- Paraneoplastisches Syndrom: lymphoide und nichtlymphoide Neoplasien (☞ 12.4.5).

Klinik und Befund

- Augenmuskelstörungen (Doppelbilder, Ptosis) in 80 % Erstsymptom
- Kau- und Schluckstörungen
- Schwäche der Stamm- und Extremitätenmuskulatur mit Bevorzugung der proximalen Muskelgruppen: Nacken-Schultermuskulatur mit Problemen beim Heben und Tragen; Treppensteigen

12

- Schwäche der Atem- und Atemhilfsmuskulatur: Dyspnoe
- Schwäche von Blasen- und Darmsphinkter: unwillkürlicher Urin- und Stuhlabgang.

Einteilung nach Lokalisation und Schwere (Ossermann-Klassifikation)			
I	okuläre Myasthenia gravis	20 %	Häufigkeit
II.a	leichte generalisierte Myasthenia gravis	30 %	
II.b	mittelschwere generalisierte Myasthenia gravis	20 %	
III	schwere generalisierte Myasthenia gravis	5 %	
IV	myasthenische Krise mit künstlicher Beatmung	5 %	
V	Remission	20 %	

Diagnose

- *Labor:* Acetylcholinantikörper in 80–90 % (RIA) positiv; in 10–20 % der Patienten sind keine AK nachweisbar, insbes. bei okulärer Verlaufsform und milden Stadien. Oft Nachweis von AK gegen quergestreifte und glatte Muskulatur, MAK, TAK, ANA
- *Tensilon-Test:* i.v.-Gabe eines Cholinesteraseblockers (zuerst 2 mg Tensilon®, nach einigen Minuten Pause 8 mg) führt zur sofortigen reversiblen Besserung der klinischen Symptomatik: Doppelbilder, Faustschluß
- *Stimulations-EMG:* repetitive Reizung eines peripheren Nerven (Frequenz 3 Hz) führt zum Amplitudenabfall des Muskelaktionspotentials (myasthenisches Dekrement)
- *Rö und CT:* Raumforderung im vorderen Mediastinum (Thymushyperplasie/Thymom)
- *Neurologisches Konsil:* Klinische Erfahrung ist für die DD wichtig.

DD

Schwierigste DD zur Myasthenie sind Kollagenosen (☞ 9.1), insbes. Polymyositis, Einschlußkörperchenmyositis sowie Myopathien bei Autoimmunthyreoiditis. Oft ist bei leichter AK-negativer Myasthenie keine Differenzierung möglich.

Therapie

- *Cholinesterasehemmer:* individuell 40–1 200 mg tägl. Pyridostigmin (z.B. Mestinon®) oder Edrophonium (z.B. Tensilon®).
- *Plasmapherese:* zyklische Elimination der AK mit Tryptophan-Säule als Adsorbens
- *Thymektomie:* auch ohne Nachweis von Thymomen großzügige Indikation, da oft längere Remission (junge Frauen)
- *Steroide (☞ 15.3):* Pulse-Therapie (z.B. Urbason®) jeweils 1 000 mg an 3 Tagen bei myasthenischer Krise; mittelhoch (40–80 mg tägl.) bis niedrigdosiert (2–6 mg tägl.) je nach Klinik.
- *Immunsuppressiva (☞ 15.4.2):* Azathioprin (z.B. Imurek®) 2 mg/kg tägl.; Cyclophosphamid (z.B. Endoxan®) 100 mg tägl.; Ciclosporin A (z.B. Sandimmun®) 3–5 mg/kg tägl.

Neuere, teilweise experimentelle Therapien (Studien liegen noch nicht vor):
- Zyklische, hochdosierte 7S-Immunglobulintherapie (☞ 15.4.3).
- Antiidiotypische Antikörper
- Antigen-Toxin-Konjugate.

Tips, Tricks & Fallen
- Positiver AK-Nachweis ist Kriterium für Myasthenie, negativer Befund schließt eine Myasthenie nicht aus! Ein Rückschluß von AK-Titer auf die Krankheitsaktivität ist nicht möglich.
- Bei Kollagenosen und Vaskulitiden immer an Überlappung mit Myasthenie denken.
- Die ,,Kollagenosemattigkeit" kann eine Myasthenie imitieren.

12.4.4 Medikamentös induzierte Myopathien

Ätiologie
- D-Penicillamin (z.B Metalcaptase®) (☞ 15.4.2)
- Steroide (z.B. Decortin®) (☞ 15.3)
- Antimalarika (z.B. Resochin®) (☞ 15.4.2)
- Colchizin (z.B. Colchicum®Dispert) (☞ 11.1.1).
- Fibrate (z.B. Cedur®) und HMG-CoA-Reduktase-Hemmer (Mevinacor®, Sortis®)
- Cox2-selektive NSAR (z.B. Vioxx®).

Klinik und Befund
- Bild einer Poly-/Dermatomyositis (☞ 9.1.3), Myasthenia gravis (☞ 12.4.3)
- Oft schleichender Beginn
- Fokale Myopathie und Atrophie der Muskulatur nach Injektion von Steroiden.

Therapie
Absetzen der Medikation: im diagnostischen Zweifelsfall Auslaßversuch.

12.4.5 Paraneoplastische Myopathien

Sammelbegriff verschiedener Erkrankungen der neuromuskulären Übertragung (Lambert-Eaton-Syndrom = pseudomyasthenisches Syndrom, Myasthenia gravis ☞ 12.4.3) oder der Muskulatur selbst in Zusammenhang mit Tumorerkrankungen (Dermato-/Polymyositis, akute nekrotisierende Myopathie, Myopathie bei ektoper ACTH-Produktion, Hyperkalzämie oder Tumorkachexie).

Inzidenz
- 50 % der Tumorkranken haben Störungen im Bereich des neuromusk. Systems
- Häufigkeit eines malignen Tumors beim Lambert-Eaton-Syndrom 70 %, bei der Myasthenia gravis 3–9 % und bei Myositiden 8–30 %

12

- Häufigste Tumoren: Bronchialkarzinome (insbes. kleinzelliger Typ), Mamma-, Ovarial-, Kolon- und Prostatamalignome. Thymom bei Myasthenia gravis (☞ 12.4.3).

Ätiologie

- Diskutiert werden Kreuzreaktionen von AK gegen Tumorantigene mit Muskulatur oder Freisetzung myotoxischer Substanzen durch den Tumor (Dermatomyositis)
- Autoimmunerkrankung mit humoral vermittelter Immunantwort: präsynaptisch lokalisierter AK, der den für die Freisetzung von Azetylquanten notwendigen Kalziumeinstrom blockiert (Lambert-Eaton-Syndrom) oder Störung der Impulsübertragung durch Anlagerung von AK an den Azetylcholinrezeptor.

Klinik und Befund

- Muskelschmerz, Muskelatrophie, Muskelschwäche: *Oft Mißverhältnis von Kraftgrad und Muskelatrophie*
- Areflexie ist häufigste neurolog. Auffälligkeit. Hirnnervensymptome beachten
- Cushing-Syndrom (ektope ACTH-Produktion)
- Diffuse Atrophie der Muskulatur und des subkutanen Fettgewebes bei Tumorkachexie.

Diagnose

- *Gründliche Tumorsuche:* Gynäkologen, Gastroenterologen und Urologen hinzuziehen! Malignomsuche empfehlenswert bei Auftreten einer Dermatomyositis nach dem 40. LJ., schlechtem Ansprechen auf eine Steroidtherapie und histologischem Befund einer akuten nekrotisierenden Myopathie bei älterem Pat.
- *Labor:* CK, Azetylcholinrezeptor-AK
- *Neurophysiologie:* EMG/NLG, repetetiver Stimulationstest, Einzelfasermyographie
- Muskelbiopsie.

Therapie

- *Dermatomyositis (☞ 9.1.3):* Therapie des zugrundeliegenden Tumorleidens führt oft zur Rückbildung der muskulären Symptomatik. Steroide (z.B. Decortin®) 50–100 mg tägl. (☞ 15.3), ggf. Azathioprin (z.B. Imurek®) 100–150 mg tägl. (☞ 15.4.2)
- *Akute nekrotisierende Myopathie:* infaust, da sich die muskulären Symptome nach Entfernung des Primärtumors meist nicht zurückbilden. Schlechtes Ansprechen auf Steroide. Langzeit-Steroide nicht empfehlenswert
- *Myopathie bei ektoper ACTH-Produktion:* Entfernung des ACTH-produzierenden Tumors (jedoch zum Zeitpunkt der Diagnosestellung bereits fortbestehendes Tumorleiden!). Spezifische Polychemotherapien (kleinzelliges Bronchialkarzinom) oder Strahlentherapie
- *Lambert-Eaton-Syndrom:* Behandlung des Primärtumors (passagere Besserung). Steroide in Kombination mit Azathioprin (z.B. Imurek®) (☞ 15.4.2)
- *Myasthenia gravis:* Thymektomie wegen des Entartungsrisikos, jedoch wenig Einfluss auf die Muskelsymptomatik (☞ 12.4.3).

Klinische Differentialdiagnose paraneoplastischer Myopathien

	Myositis	ektope ACTH-Prod.	Kachexie	Lambert-Eaton-Sy.	Myasthenia gravis
Paresen					
• Bein	+++	+++	+	++	+
• Arm	++	++	+	+	+++
Schluckstörungen	++	–	–	+	+++
Diplopie/Ptose	+	–	–	++	+++
Ateminsuffizienz	+	–	–	–	++
Atrophien	++	+++	+++	+	+
Schmerzen	++	–	–	++	–
Parästhesien	–	–	–	++	–

– = nicht vorhanden + = möglich ++ = mäßig häufig +++ = häufig

Tips, Tricks & Fallen

- Paraneoplastische Myopathien können der eigentlichen Manifestation des Primärtumors um Jahre vorauseilen
- Es existieren keine für eine paraneoplastische Myositis pathognomonischen Befunde.

12.4.6 Myositiden

Gruppe entzündlicher Muskelerkrankungen unterschiedlicher Ätiologie.

Ätiologie

Erregerbedingte Myositiden

- *Bakteriell:* Staphylokokken, Streptokokken, Pneumokokken, Gonokokken, Salmonellen, Gasbrand, Tbc, Lues, Lepra, Borrelien
- *Viral:* Coxsackie-B (Bornholm-Epidemie), Influenza, Echo, Varizellen-Zoster, HIV
- *Parasitär:* Toxoplasmose, Trichinen, Echinokokken.

Autoimmune Myositiden

- SLE (☞ 9.1.1)
- Dermato-/Polymyositis (☞ 9.1.3)
- Sarkoidose (☞ 8.10)
- Sjögren-Syndrom (☞ 9.1.5)
- RA., insbes. bei sog. autoimmuner Prägung (ANA-Titer ↑). (☞ 7.1)

Reaktive Myositiden: Überbeanspruchung (Sternosymphysale Belastungshaltung ☞ 2.2.2).

Klinik und Befund

- Leitsymptome: Muskelschwäche, Muskelschmerzen, Muskelatrophie
- Infektionszeichen: Fieber, Schüttelfrost
- Symptome der Autoimmunität: Raynaud-Syndrom, Hauteffloreszenzen, Dyspnoe.

Diagnose

- Labor: Entzündungsparameter, reaktive Serologie, ANA, nDNS-AK
- Mikrobiologie: Blutkulturen, Stuhl, Urin, Harnröhren-, Cervixabstrich
- EMG/NLG: unspezisch
- Muskelbiopsie: unspezifische Entzündungszeichen.

Therapie

Richtet sich nach der Grunderkrankung.

12.5 Engpaßsyndrome

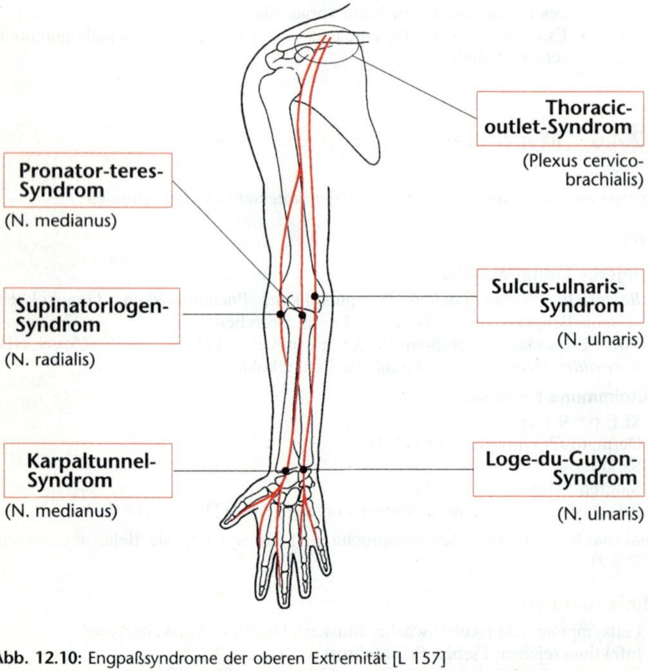

Abb. 12.10: Engpaßsyndrome der oberen Extremität [L 157]

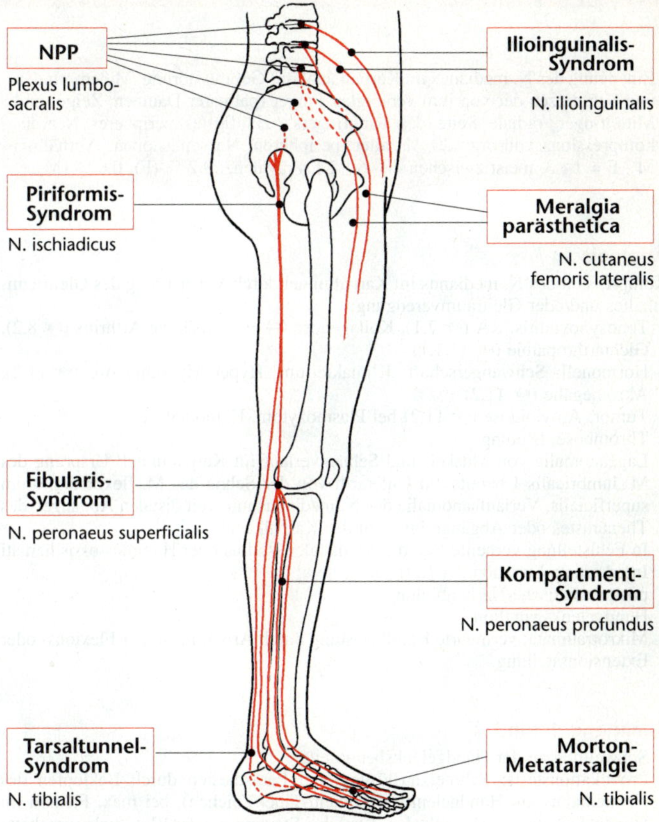

Abb. 12.11: Engpaßsyndrome der unteren Extremität [L 157]

12

12.5.1 Karpaltunnelsyndrom

Einengung des N. medianus im Karpalkanal mit Gefühlsstörung, Mißempfinden und Schmerzen der von ihm versorgten Finger (palmarer Daumen, Zeige- und Mittelfinger, radiale Seite des Ringfingers). Häufigstes peripheres Nervenkompressionssyndrom: 20 % aller peripheren Nervenläsionen. Verhältnis M : F = 1 : 3, meist zwischen 40.–60. LJ. Prävalenz: 9,2 % (F); 0,6 % (M).

Ätiologie

Kompression des N. medianus im Karpaltunnel durch Vermehrung des Gleitrauminhaltes und/oder Gleitraumverengung:

- Tenosynovialitis: RA (☞ 7.1), Kollagenose (☞ 9.1), reaktive Arthritis (☞ 8.2), Gichtarthropathie (☞ 11.1.1)
- Hormonell: Schwangerschaft, Klimakterium, Hyper-/Hypothyreose (☞ 11.2), Akromegalie (☞ 11.2)
- Tumor: Amyloidose (☞ 11.2) bei Plasmozytom, Hämodialyse
- Thrombose, Blutung
- Lageanomalie von Muskel- und Sehnenverlauf im Karpaltunnel: Ursprung des M. lumbricalis I bereits am Unterarm von der Sehne des M. flexor digitorum superficialis. Verlaufsanomalie des N. medianus mit weit distalen Abgängen des Thenarastes oder Abgänge inmitten des Karpalkanals
- In Fehlstellung verheilte Fraktur des distalen Radius oder Hamulus ossis hamati
- Interkarpale Luxation der Karpalia
- posttraumatische Narbenbildung
- Handgelenksganglion
- Mikrotraumata: vermehrte Handbelastung durch Arbeit in starker Flexions- oder Extensionsstellung.

Klinik und Befund

- Schwellung an der Handgelenksbeugeseite
- Provokationstests: Schmerzauslösung und Parästhesien durch Beklopfen des N. medianus am Handgelenk (Hoffmann-Tinel-Zeichen), bei max. Flexion im Handgelenk nach 1 Min. (Phalen-Test), bei Stauung mit der Blutdruckmanschette (Tourniquet-Test) oder Kompression des N. medianus im Karpalkanal mit beiden Daumen (Durkan)
- Flaschen-Test: ungenügende Abd. und Opposition des Daumens beim Greifen einer Flasche.

Stadium 1: Brachialgia paraesthetica nocturna

- Nächtliche Kribbelparästhesie und Hypästhesie der Fingerspitzen DI–III mit Schwellungsgefühl, so daß der Pat. aufwacht
- Elektrisierende oder brennende ausstrahlende Schmerzen in Handgelenk, Unterarm, Ellenbogen und Schulter
- Besserung bei Hängenlassen des Armes
- Morgensteifigkeit der betroffenen Hand. ,,Wurstfingergefühl" am Morgen.

Stadium 2: Neurologische Ausfälle

- Hypästhesie und Hypalgesie im sensiblen Versorgungsgebiet des N. medianus an der Hand
- Kleine Gegenstände können nicht sicher gegriffen werden und fallen aus der Hand
- Manuelle Ungeschicklichkeit bis Kraftlosigkeit
- Auslösung oft durch intensive Arbeit
- Störungen des taktilen Feingebrauchs
- Daumenballenatrophie.

Stadium 3: Vasomotorische und trophische Störungen

- Kältegefühl
- Hautverfärbung
- Störung der Schweißsekretion
- Wulstbildung des Nagelbetts unter dem Nagelende.

Diagnose

- *Sensibilitätsdifferenz:* Steigerung der 2-Punkt-Diskrimination auf > 0,4 cm.
- *Neurophysiologie:* Diagnosebeweisend ist eine verlängerte NLG im EMG:
  - Verlängerung der distalen motorischen Latenz zum M. abductor pollicis brevis: Normwert < 4,5 msec; pathologisch > 4,5 msec/6 cm oder > 1,5 msec Differenz zur Gegenseite
  - Verminderung der sensiblen NLG zwischen Handgelenk und D I, II oder III: Normwert 40 m/sec; pathologisch deutliche Differenz zur Gegenseite oder dem gleichseitigen N. ulnaris
  - Polyphasie oder Amplitudenminderung der Nervenaktionspotentiale
  - Zeichen der akuten oder chronischen Denervierung der Thenarmuskulatur im Nadel-EMG
- *Labor:* TSH, Entzündungsparameter, RF, ANA
- *Rö.:* Hände (arthritische Weichteil-, Direkt- und Kollateralzeichen?), evtl. Karpaltunnelspezialaufnahme zum Ausschluß knöcherner Veränderungen (Fraktur? Luxation? Arthrose mit Osteophytenbildung?)
- *Arthrosono:* Arthritis? Tenosynovialitis? Ganglion?
- *MR:* V.a. Gleitraumverengung (klinisch, sonographisch).

DD

Radikuläres C6/C7-Syndrom bei NPP. *Pronator-teres-Syndrom* (fast identische Symptomatik wie Karpaltunnelsyndrom durch Kompression des N. medianus von Bizepsaponeurose und M. pronator teres: Differenzierung durch Druckdolenz am M. pronator teres; Diagnosesicherung durch EMG, NLG). Medianus-Kompressionssyndrom am Oberarm (Paralysie des amants) oder durch Processus supracondylaris mit sog. Struthers-Ligament. Thoracic-outlet-Syndrom (☞ 12.5.5). Radiokarpalarthrose, Rhizarthrose (☞ 10.1). Arterielle Durchblutungsstörung.

Therapie

- *KG (☞ 17.2):* Mobilisation der Karpalia, Dehnung der Handflexoren
- *Ergo (☞ 17.7):* Arbeitsplatz (Schreibtastatur, Werkzeuge)
- *Physik. Ther. (☞ 17):* Ultraschall, Iontophorese, Kryotherapie insbes. bei Tenosynovialitis.

- *Medik. Ther.:* NSAR (☞ 15.2) systemisch (Diclofenac, z.B. Voltaren® Resinat) 75–150 mg tägl. und lokal um das Handgelenk (z.B. Voltaren Emulgel®) 4 x tägl. bzw. antiphlogistische Externa (z.B. kühlschrankkalte Enelbin®-Paste)
- *Infiltration (☞ 3.2):* Karpalkanal mit LA/Steroid (z.B. 2 ml Scandicain® 1 % mit 1 ml Celestan®). Mehrfache Injektionen sind oft nötig in mehrwöchigen Abständen.
- *Orthopädietechnik (☞ 17.8):* Handgelenksbandage, Ruhigstellung des Handgelenkes auf dorsaler Schiene für 2 Wo., ggf. Taping.

Operative Therapie

Ind. bei Therapieresistenz. Keine unnötige Verzögerung der operativen Behandlung, da sich die Thenaratrophie selbst nach erfolgreicher Durchtrennung des Lig. carpi transversum nur langsam und zum Teil unvollkommen zurückbildet.

- Offene Durchtrennung des Lig. carpi transversum. Evtl. Freilegung des Thenarastes und Neurolyse des N. medianus (schlüssiger Beweis für günstige Auswirkung steht noch aus)
- Endoskopische Durchtrennung des Lig. carpi transversum: kleine Stichinzision, guter kosmetischer Effekt, frühere Wiederherstellung der motorischen Fähigkeiten
- Nachbehandlung: funktionelle Bewegungsübungen
- Nach Op. häufig sofort Schmerzlinderung. Sensibilitätsstörungen und Thenaratrophie können noch Monate anhalten.

Tips, Tricks & Fallen

- Karpaltunnelsyndrom kann erstes Zeichen einer entzündlich-rheumatischen Erkrankung (RA) sein, insbes. bei Kindern. Deshalb keine voreilige operative Therapie
- Keine OP ohne neurophysiologischen Befund (DD beachten)
- Bei V.a. Arthritis/Tenosynovitis Arthrosono und ggf. MR.

12.5.2 Supinator-Logen-Syndrom

Kompressionsschädigung des Ramus profundus des N. radialis im Bereich des N.interosseus posterior zwischen Beuge- und Streckmuskulatur des Oberarmes im Hiatus nervi radialis mit Schmerzausstrahlung und Parästhesie.

Ätiologie

- Posttraumatisch: Radiusköpfchenfraktur/-luxation, Hämatome
- Chronische Druckläsion: „Parkbanklähmung"
- Bursitis bicipitoradialis.

Klinik und Diagnose

- Das Schmerzbild ist der Epicondylitis humeri lateralis vergleichbar mit reduzierter Belastbarkeit bei Pronation und Supination des Armes
- Schwäche des M. extensor digiti minimi
- „Fallfinger" mit Radialabweichung: M. extensor carpi radialis longus et brevis sind erhalten

- Konstanter Druckschmerz ca. 5 cm distal des lateralen Epikonylus radial des M. extensor carpi radialis longus
- Schmerzauslösung am Unterarm bei Drehbewegungen gegen Widerstand: bei Pronation stärker als bei Supination.

DD

Kompression des N. radialis an der Kreuzungsstelle zum Ansatz des M. biceps brachii in Höhe des tendomuskulären Übergangs mit lokalisiertem Druckschmerz. Epicondylitis humeri lateralis (☞ 12.2.2).

Therapie

- *KG (☞ 17.2):* Manuelle Ther. des Ellenbogengelenkes, insbes. Mobilisation des proximalen Radioulnargelenkes und Weichteilmobilisation
- *Physik. Ther. (☞ 17.5 und 17.6):* Ultraschall, Phonophorese, Iontophorese der Bursa bicipitoradialis
- *Medik. Ther.:* NSAR lokal (z.B. Voltaren® Emulgel) mehrmals tägl.
- *Injektionen:* LA/Kortikoide (z.B. 2 ml Scandicain® 1 % mit 2,5 mg Lederlon®) an der Bursa bicipitoradialis bzw. am proximalen Radioulnargelenk
- *Operative Ther.:* Dekompression des N. radialis.

Tips, Tricks & Fallen

Eine therapieresistente Epikondylopathie (Tennisellenbogen) kann ein Supinator-Logen-Syndrom sein.

12.5.3 Sulcus-ulnaris-Syndrom

Syn.: Kubitaltunnelsyndrom. Kompressionsschädigung des N. ulnaris im druckempfindlichen Sulcus n. ulnaris (osteofibröser Kanal an der Medialseite des Caput mediale des M. triceps) mit Schmerzausstrahlung und Parästhesie.

Ätiologie

- *Arthritis des Humeroulnargelenkes:* Häufiger als angenommen rheumatische Frühveränderung
- *Arthrose mit Osteophytenbildung:* Insbes. sek. Arthrosen bei RA, Frakturen und Luxationen
- *Mechanische Irritation:* Längeres Aufstützen auf den Ellenbogen
- *Muskuläre Anomalien:* M. epitrochleoanconaeus (anomaler Muskelverlauf)
- > 50 % ungeklärt.

Klinik und Diagnose

- Einschießende Schmerzen in die Ulnarseite von Unterarm und Hand
- Dysästhesien (Einschlafgefühl) und Sensibilitätsausfälle ulnarseits
- Trophische Störungen: Dupuytren-Kontraktur, Kleinfingerdeformität, Nagelveränderungen
- Flexionsstörung der 2 ulnaren Finger
- Druckdolenz und Verdickung des N. ulnaris im Sulcus (Seitenvergleich!)

12

- Luxation des N. ulnaris bei Ellenbogenbeugung
- *Froment-Zeichen:* Daumen kann nicht an Zeigefinger adduziert werden (Parese des M. adductor pollicis). Knipsbewegung und Fingerschnalzen erschwert (Parese der Mm. interossei).

DD

Oberes Plexuskompressionssyndrom, spinale Muskelatrophie, amyotrophe Lateralsklerose, intramedulläre Prozesse.

Therapie

- *KG:* Manuelle Therapie des Humeroulnargelenkes, insbes. mediales gapping, Ulnargleiten, Weichteiltechniken am Epicondylus medialis
- *Physik. Ther.:* Ultraschall, Phonophorese, Iontophorese, Kryotherapie am Sulcus ulnaris.
- *Medik. Ther.:* NSAR lokal (z.B. Voltaren® Emulgel) mehrmals tägl.
- *Injektionen* (☞ *17.3.2):* LA/Kortikoid (z.B. 2 ml Scandicain® 1 % mit 2,5 mg Lederlon®) in Sulcus ulnaris, Humeroulnargelenk bzw. Epicondylus humeri medialis
- *Operative Ther.:* Dekompression im Sulcus n. ulnaris, ggf. Verlagerung des N. ulnaris nach ventral.

Tips, Tricks & Fallen

- Das Sulcus ulnaris-Syndrom kann ein Frühzeichen und Begleitphänomen einer entzündlich-rheumatischen Erkrankung (RA) sein.
- Bei Injektion am Sulcus ulnaris Pat. auf die nachfolgende Sensibilitätsstörung und Flexionsschwäche hinweisen.

12.5.4 Loge-du-Guyon-Syndrom

Kompression des N. ulnaris unter dem Lig. carpi palmare mit Schmerzausstrahlung und Parästhesie.

Ätiologie

- Tenosynovialitis bei entzündlich-rheumatischen Erkrankungen (RA)
- Hypomobilität Os triquetrum – Os pisiforme: (sek.) Arthrose, muskuläre Dysbalance
- Akzessorischer Muskel von der Sehne des M. palmaris longus über die Guyonloge in den Hypothenar
- Chronische Druckeinwirkung: Surfer, Radfahrer, Schleifer.

Klinik und Diagnose

- Dysästhesien ulnarseits, oft diskret am D IV
- Funktionsstörung der kleinen Handmuskeln.

Therapie

- *KG (☞ 17.2), Ergo (☞ 17.7):* Ausschaltung der Noxe (Änderung der Belastung). Manuelle Therapie von Os triquetrum und Os pisiforme. Querfriktion Ligg. pisohamatum und pisometacarpeum
- *Physik. Ther. (☞ 17.3):* Ultraschall, Phonophorese des sog. Pisiformesterns
- *Injektionen (☞ 3.2):* LA (z.B. 1–2 ml Scandicain® 1 %) an Pisiformestern, ggf. mehrmals.

Mobilisation des Os pisiforme bringt oft Beschwerdefreiheit.

12.5.5 Thoracic-outlet-Syndrom

Chronische, nicht traumatisch bedingte Schädigung des Plexus brachialis (C4–Th1) bzw. der A. und V. subclavia und brachialis durch Kompression an anatomischen Engstellen.

Ätiologie

- *Muskulär:* Varianten der *Skalenusinsertionen*, Rundrücken mit Verkürzung des M. pectoralis minor, insbes. bei sternosymphysaler Belastungshaltung. Haltungsschwäche (hängende Schultern)
- *Skelletär:* Halsrippe, Halsrippenband. Deformierte 1. Rippe, in Fehlstellung verheilte Klavikulafrakturen. Blockierung der 1. Rippe oder Klavikula
- *Vaskulär:* V. subclavia-Anomalie.

Klinik und Diagnose

- *Parästhesien und Sensibilitätsstörungen* mit wechselnder Symptomatik bei bestimmten Bewegungen (Überkopftätigkeit, Kopfdrehbewegungen, Retroversion des Armes). Selten motorische Ausfälle
- *Provokationstests (☞ unten)*
- *Rö:* HWS in 4 Ebenen (Diagonalaufnahmen!), Schultern bds. a.p. und axial, ggf. Funktionsaufnahmen
- *Dopplersono, Angiographie (DSA)*
- *EMG, NLG.*

DD

Andere Engpaßsyndrome (Karpaltunnelsyndrom (☞ 12.5.1), Sulcus-ulnaris-Syndrom (☞ 12.5.3), Supinatorsyndrom (☞ 12.5.2), Loge-du-Guyon-Syndrom (☞ 12.5.4), zervikales Wurzelkompressionssyndrom (NPP, degenerativ) (☞ 10.4.4), Bursitis subacromialis (☞ 12.3.1), Supraspinatus-Syndrom, Pancoast-Tumor, myatrophische Lateralsklerose, Syringomyelie, Thrombose der V. axillaris/subclavia (Paget von Schroetter-Sy.), M. Raynaud (☞ 6.31), arterielle Verschlußerkrankung, sog. Rucksacklähmung durch Kompression des Plexus durch Tragen schwerer Lasten, Angina pectoris.

12

12.5.6 Sonderformen

Halsrippe bzw. Halsrippenband

Irritation des unteren Plexus durch die 1. Rippe, Stummelrippe am 7. HWK oder Halsrippenband.

Klinik und Diagnose

- Schmerzen und Mißempfindungen entlang der Innenseite des Armes bis zur ulnaren Handpartie, häufig belastungsabhängig: bei hängendem Arm, Tragen von Lasten
- Verschmächtigung des Handreliefs
- Partieller Schwund der Daumenballenmuskulatur (partial thenar atrophy): eingesunkenes Relief der lateralen (radialen) Vorwölbung des Daumenballens, geringere Atrophie des weiter medial gelegenen Anteils
- Muskelschwund an der Unterarmbeugeseite
- Palpation der Halsrippe in der Grube zwischen M. scalenus anterior und medius
- *Schmerzprovokation:* Drehen des Kopfes zur gesunden Seite führt zur Reizung des unteren Plexus und evtl. Kompression der A. subclavia durch Spannung über das Hypomochlion Halsrippe: Änderung der Pulsqualität?

Therapie

- *KG:* Funktionelle Bewegungstherapie der Schulter-Nacken-Region. Ausgleich muskulärer Dysbalancen. Rückenschulung. Postisometrische Relaxation (M. scalenus ant. und med., M. sternocleidomastoideus). Selbstdehnübungen. Mobilisierung der ersten Rippen. Kräftigung des Schultergürtels bei Haltungsanomalie (Syndrom der hängenden Schulter)
- *Operative Therapie:* Ind. nur bei motorischen Ausfällen: Resektion der Halsrippe in Kombination mit Tenotomie des M. scalenus anterior.

Skalenussyndrom

Einengung der A. subclavia und des Plexus brachialis beim Durchtritt durch die hintere Skalenuslücke (zwischen M. scalenus ant. und med.) durch einen verbreiterten Ansatz des M. scalenus ant.

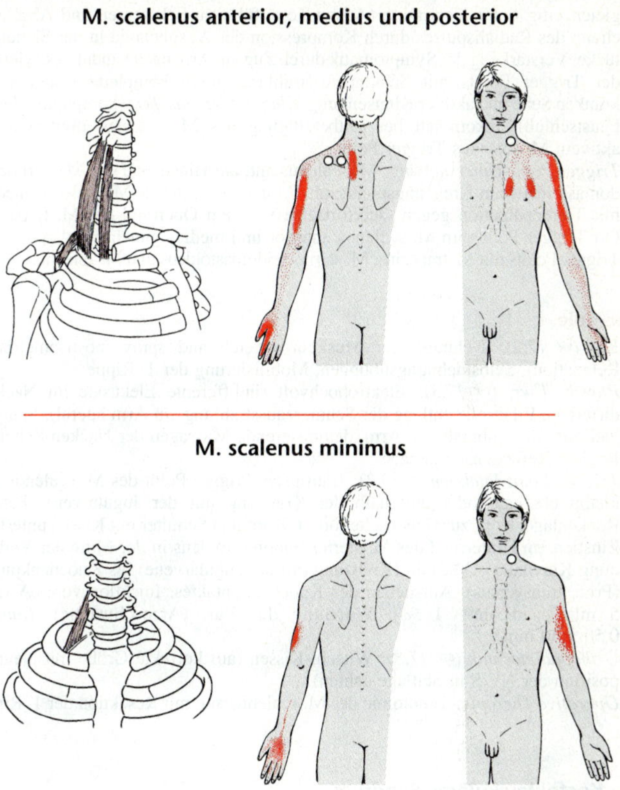

Abb. 12.12: Trigger-point-Lokalisation und Schmerzausstrahlung der Skalenusmuskulatur [E 113]

Klinik und Diagnose

- Schmerzen an der vorderen Brustwand, Lateralseite des Armes, Radialseite von Unterarm, Daumen und Zeigefinger und interskapulär am medialen Skapularand (☞ Abb. 12.12)
- Schulterschmerz: vordere Region mit „tiefem" Gelenkschmerz
- Parästhesien bei Drehbewegungen des Kopfes und beim Tragen von Lasten
- Schlafstörungen
- Morgensteifigkeit, Handrückenschwellung und morgendl. Fingerschwellungen

- *Schmerzprovokation:* Heben und Drehen des Kopfes zur kranken Seite bei gleichzeitig tiefer Inspiration (Adson-Test) führt zu Schmerzen und Abschwächung des Radialispulses durch Kompression der A. subclavia in der Skalenuslücke. Verstärkung der Symptomatik durch Zug am Arm nach kaudal. Aktivierung der Trigger Points mit Schmerzausstrahlung durch komplette Rotation zur kranken Seite und aktiver Kinnsenkung. *Finger-Flexions-Test* (kompletter kleiner Faustschluß): inkomplett bei Mitbeteiligung des M. extensor digitorum bei aktivem M. scalenus-Trigger Point
- *Trigger Point-Untersuchung:* M. scalenus ant. am Hinterrand des M. sternocleidomastoideus am Kreuzungspunkt mit V. jugularis externa. M. scalenus medius mit Tiefenpalpation gegen Querfortsätze vor dem Oberrand des M. trapezius. Oft Trigger Points im M. scalenus anterior und medius gleichzeitig! Assoz. der Trigger Points mit M. trapezius, M. sternocleidomastoideus und M. splenius capitis.

Therapie

- *KG (☞ 17.2):* Dehnung der Muskeln (stretch and spray, postisometrische Relaxation), Selbstdehnungsübungen, Mobilisierung der 1. Rippe
- *Physik. Ther. (☞ 17.3):* Elektrohochvolt (indifferente Elektrode im Nacken, differente Elektrode entlang der Schmerzausstrahlung am Arm lateral), Stangerbad mit Anodenbürste am Arm, detonisierende Massagen der Nacken-Schulter-Region, Reflexzonenmassage
- *Trigger-Point-Injektion (☞ 3.2):* Häufigster Trigger Point des M. scalenus ant. knapp oberhalb oder unterhalb der Kreuzung mit der Jugularvene. Pat. in Rückenlage, Kopf zur Gegenseite rotiert, Kopf und Schulter mit Kissen unterlegt. Einstich am Hinterrand des M. sternocleidomastoideus in der Mitte der Verbindung Klavikula – Mastoid (Kreuzung mit der Jugularvene) bis Knochenkontakt (Proc. transversus). Aufsuchen des Knochenkontaktes. Injektion von LA (z.B. 5 ml Scandicain® 1 %). Warnung des Pat. (Armschwäche). *Kanüle:* 0,50 x 40 mm
- *Orthopädietechnik (☞ 17.8):* Witschi-Kissen (auf korrekte Größe mit Neutralposition der HWS in Seitlage achten)
- *Operative Therapie:* Tenotomie des M. scalenus ant. mit Resektion der 1. Rippe.

Kostoklavikuläres Syndrom

Kompression des Plexus brachialis und der Subclavia-Gefäße zwischen 1. Rippe und Klavikula.

Klinik und Diagnose

- Handödem steht im Vordergrund
- Parästhesien bei Retroversion des Armes
- *Schmerzprovokation:* Zug des seitlich bis zur Horizontalen abgehobenen Armes nach hinten unten, dabei tiefe Inspiration (Adson-Test)
- Auch positiv mit Abschwächung des Radialispulses und venöser Stauung. Adson-Manöver von zweifelhaftem Wert (auch bei Gesunden).

Therapie

- *KG:* Stabilisierung des Schultergürtels
- *Operative Therapie:* selten erforderlich; Resektion der 1. Rippe; Teilresektion der Klavikula bei in starker Fehlstellung verheilter Fraktur.

Hyperabduktionssyndrom (Pectoralis-minor-Syndrom)

Kompressionssyndrom bei Engstelle zwischen dem Processus coracoideus und dem Ansatz des M. pectoralis minor.

Klinik und Diagnose

- Brachialgien beim Schlafen mit hypereleviertem Arm
- Parästhesien bei Überkopftätigkeit
- *Schmerzprovokation:* Parästhesien bei gleichzeitiger Elevation und Retroversion des Armes, sowie bei maximaler Hyperabduktion des gestreckten Armes.

Therapie

- *KG, Ergo:* Vermeiden der auslösenden Bewegung; ggf. berufliche Umorientierung. Dehnung des oft verkürzten M. pectoralis minor, Skapulamobilisation, Rückenschule. Trigger Point-Akupressur
- *Physik. Ther.:* Ultraschall an Insertionen des M. pectoralis minor (Rippen, Proc. coracoideus), Kurzwellendurchflutung der Schulter
- *Injektionen:* Trigger Points, Processus coracoideus mit LA (z.B 2–4 ml Scandicain® 1 %)
- *Operative Therapie:* Tenotomie des M. pectoralis minor und Resektion des Proc. coracoideus (selten erforderlich).

Tips, Tricks & Fallen

- Bei abnorm breitem und langem Proc. transversus von C7 besteht V.a. kartilaginäre Halsrippe! Nur ossäre Rippen sind Rö-positiv
- Das Lähmungsmuster des Daumenballens bei Halsrippe gleicht dem Karpaltunnelsyndrom
- Die Größe der knöchernen Veränderung der Halsrippe korreliert nicht mit der Klinik
- Morgensteifigkeit, Fingerschwellungen und diffuse Handrückenschwellung des Skalenussyndroms führen allzu leicht zur Fehldiagnose einer entzündlich-rheumatischen Erkrankung (RA ☞ 7.1)
- Die Verkürzung des M. pectoralis minor findet sich oft bei sternosymphysaler Belastungshaltung (☞ Abb. 2.10)
- Funktionsstörungen der oberen Thoraxapertur können auf einen bronchopulmonalen Prozeß (z.B. Bronchial-Npl.) hinweisen.

12

12.5.7 Meralgia paraesthetica

Chronische Kompression des rein sensiblen N. cutaneus femoris lateralis an der Durchtrittsstelle zwischen Leistenband und M. sartorius.

Ätiologie

- Muskuläre Dysfunktion der Lenden-Becken-Hüft-Region, insbes. Überstreckstellung der Hüfte, Hypermobilitäts-Syndrom
- Druckpunkt von Korsett oder zu enger Hose
- Hängebauch.

Klinik und Diagnose

- Brennende Parästhesien an der anterolateralen Oberschenkelfläche („wo die Handfläche in einer tiefen Hosentasche auf dem Oberschenkel ruht"), insbes. nach längerem Stehen.
- Berührungsempfindlichkeit (Kleidung wird nicht vertragen)
- Druckdolenz am Leistenband medial der Spina iliaca anterior superior (SIAS)
- Schmerzhafte Hüftüberstreckung („umgekehrter Lasègue").

DD

NPP (☞ 10.4.4), Femoralisneuropathie, beginnende Koxarthrose (☞ 10.3), proximale diabetische Neuropathie.

Therapie

- *KG, Ergo:* Besserung der muskulären Dysfunktion (Kräftigung der diagonalen Bauchmuskeln), Gewichtsreduktion, Vermeiden der auslösenden Noxe (Änderung der Druckpunkte des Korsetts, weite Hosen).
- *Physik. Ther.:* Ultraschall, Phonophorese
- *Injektionen:* N. cutaneus femoris lateralis-Blockade ☞ 3.3.3.
- *Operative Ther.:* Dekompression des N. cutaneus femoris lateralis.

Eine Alteration des N. cutaneus fem. lat. kann auch bei Verkürzung des M. iliopsoas mit Triggerpunkten vorkommen.

12.5.8 Piriformis-Syndrom

Engpaßsyndrom des N. ischiadicus zwischen oberflächlicher und tiefer Schicht des M. piriformis bzw. im Foramen supra- und infrapiriforme.

Ätiologie

- Lageanomalien des N. ischiadicus (N. peronaeus communis und N. tibialis zwischen oberflächlicher und tiefer Schicht des M. piriformis; sog. hohe Teilung des N. ischiadicus mit Kompression des N. peronaeus communis im Muskelbauch)

- Muskelverkürzung bei Fehlbelastung (Langläufer)
- Störungen am lumbosakralen Übergang: Assimilationsstörung, Sakroiliitis, Beckenverwringung.

Klinik und Diagnose

- Lumboischialgie
- ISG-Symptomatik mit Schmerzverstärkung bei längerem Sitzen in einer Position (z.B. im Kino)
- *Schmerzpalpation:* Druckdolenz des Muskelbauches (knapp unterhalb von der Mitte der Verbindungslinie SIPS - Trochanter major)
- *Funktionsprüfung:* Einschränkung der Iro.
- *Diagnostische Trigger-Point-Infiltration:* nach Injektion von LA (z.B. 5 ml Scandicain® 1 %) Beschwerdelinderung.

DD

Sakroiliitis und Spondylitis, insbes. bei seronegativer Spondylarthropathie (☞ 8). NPP (☞ 10.4.4), ISG-Symptomatik (☞ 6.21).

Therapie

- *KG, Ergo:* Dehnung des M. piriformis (postisometrische Relaxation). Querfriktionen. Änderung der Aktivitäten des tägl. Lebens
- *Physik. Ther.:* Dezimeterwelle, Interferenz, Kurzwelle, Ultraschall, Stangerbad. Münzmassage (☞ 17.4)
- *Injektionen:* LA (☞ 3.2) in Trigger Points des M. piriformis (z.B. 5–10 ml Scandicain® 1 %).

Das Piriformis-Syndrom ist oft Ausdruck einer sakroiliakalen Funktionsstörung bei Nieren-/Kolon- oder Unterleibserkrankungen.

12.5.9 Fibularissyndrom

Engpaßsyndrom des N. peronaeus dorsal des Fibulaköpfchens durch chronische Druckeinwirkung.

Ätiologie

- Druckeinwirkung durch Gips, Verbände, Lagerung
- Arthrose mit Osteophytenbildung
- Ganglion im proximalen Tibiofibulargelenk.

Klinik und Diagnose

- Sensibilitätsstörung und ausstrahlender Schmerz an der lateralen Unterschenkelseite sowie am Fußrücken bis DI–III dorsal
- Motorische Störung mit Fuß- und Zehenheberschwäche (typisch ist der Ausfall der Streckung DI) und Steppergang.

Therapie

- Rechtzeitiges Erkennen der Läsion und Beseitigung der Noxe. Prophylaxe am wichtigsten
- Aktive Peronäusschiene: sensorische Reizung des N. peronaeus.

Bei jedem Fibularissyndrom ist die Manualdiagnostik des proximalen und distalen Tibiofibulargelenkes obligat (Z.n. OSG-Supinationstrauma).

12.5.10 Tarsaltunnelsyndrom

Kompression des N. tibialis im Tarsaltunnel (Loge zwischen Malleolus medialis und dem Retinaculum Mm. flexorum.).

Ätiologie

- Tenosynovitis bei entzündlich-rheumatischer Erkrankung, insbes. RA
- Trauma: Fußdistorsion, nach Unterschenkel-, Malleolarfrakturen
- Überlastung (Training).

Klinik und Diagnose

- Mißempfindung, Ameisenlaufen und Brennen der gesamten Fußsohle und Zehen („brennende Füße"), durch Gehen verstärkt
- Proximale Schmerzausstrahlung: Wadenschmerzen
- Druckdolenz des N. tibialis hinter dem Malleolus medialis
- Verminderte Schweißsekretion der Fußsohle
- Entzündungszeichen bei Muskelnekrosen.

DD

Burning-feet-Syndrom bei Polyneuropathien. Morton-Metatarsalgie (☞ 12.5.10).

Therapie

- *KG:* Mobilisation von OSG und subtalarem Gelenk. Besserung der muskulären Dysbalance
- *Physik. Ther.:* Ultraschall, Phonophorese
- *Injektionen:* LA/Kortikoid (z.B. 2 ml Scandicain® 1 % und 1 ml Celestan®) in Tarsaltunnel.
- *Orthopädietechnik:* Einlagenversorgung, Schuhsohlenänderung (Außen- und Innenranderhöhung)
- *Operative Ther.:* Dekompression mit Tenosynovialektomie.

Tarsaltunnelsyndrom kann Prodromalsymptom der RA sein.

12.5.11 Morton-Metatarsalgie

Vorfußschmerzen durch Druckläsion des Ramus digitalis plantaris des N. tibialis (meist Metatarsale III und IV) mit teilweise knötchenförmiger Auftreibung dieser Nerven.

Ätiologie

Rheumatische Vorfußdeformität bei RA, Spreizfuß, Hallux valgus.

Klinik und Diagnose

- Brennende, meist anfallsweise auftretende „elektrisierende" Schmerzen, genau lokalisierbar plantar interdigital und an den Köpfchen DII und DIII; später oft diffuser Vorfußschmerz
- Imperativer Drang, augenblicklich den Schuh auszuziehen; dann rasche Beschwerdelinderung
- Intermetatarsaler Druckschmerz bei dorso-plantarem Druck; Gaenslen-Test oft positiv (☞ 2.2.1)! Klingelknopfzeichen (Fingerdruck von palmar)
- *Hohmann'scher Handgriff:* Verschieben der benachbarten Metatarsalköpfchen mit Daumen und Zeigefinger beider Hände
- Hypästhesie der Zehenseitenflächen.

DD

MTP-Synovitis bei entzündlich-rheumatischer Erkrankung (RA, Psoriasisarthropathie, reaktive Arthritis), Sesamoiditis, Marschfraktur, M. Köhler II (aseptische Knochennekrose der Metatarsalköpfchen II, III bzw. IV), Spreizfußbeschwerden, Tumor.

Therapie

- *Injektion:* LA (z.B. 2 ml Scandicain® 1 %) von dorsal interdigital in Höhe der Mittelfußköpfchen (zugleich auch diagnostische LA!). Wiederholungsserie bis zu 10 x, ggf. LA/Kortikoid-Gemisch (z.B. Scandicain®/Celestan®)
- *Orthopädietechnik:* Einlagenversorgung mit Weichbettung, entlastenden Pelotten oder Schaumstoffkissen unter dem betroffenden Zeh. Weicher, breiter Schuh
- *Operative Therapie:* Bei Therapieresistenz Dekompression mit Resektion des sklerosierten Nervenabschnittes. Beschwerdefreiheit und deutliche Besserung in ca. 85 % der Fälle.

Tips, Tricks & Fallen

- Übersehen einer MTP-Synovitis (Manifestation einer RA)
- Unterscheide Gaenslen-Zeichen (*horizontale* Kompression der MTP V) bei RA von Schmerzen bei *vertikalem* Druck auf MTP-Köpfchen II–IV bei Morton-Neuralgie.

12

12.6 Erkrankungen des Unterhautbindegewebes

12.6.1 Pannikulose („Zellulitis")

Nichtentzündliche Erkrankung des Unterhautbindegewebes unklarer Ätiologie mit klinisch imponierender Orangenhaut und sog. Matratzenphänomen.

Klinik und Befund

- Orangenschalenhaut bei Verdickung der Kutis.
- Erschwerte Verschieblichkeit gegenüber der Kutis mit Subkutis in der Lumbal- und Glutaealregion, Schulter-Nacken-Partie und und den Außenseiten von Oberarmen und Oberschenkeln sowie im medialen Kniegelenksbereich.
- Spontanschmerz mit schneidendem Charakter an diesen Stellen
- Matratzenphänomen an Prädilektionsstellen
- Kneifschmerz.

DD: Pseudoradikuläre Schmerzsyndrome, Lipome.

Therapie

Gewichtsreduktion. Kneipp-Hydrotherapie, Unterwasserdruckstrahlmassagen.

12.6.2 Pannikulitis

Fettgewebsentzündung mit knotigen, oft schmerzhaften Hautinfiltraten.

Ätiologie

- Traumatisch: nach Injektionen
- Infektiös: Sarkoidose, Tbc
- Assoziation mit anderen Erkrankungen, z.B. chronischer Pankreatitis, Adenome.

Klinik und Diagnose

- Sehr schmerzhafte, aber auch schmerzlose Knoten an Stamm und Oberschenkeln
- Rötung der frischen Entzündungsherde, ältere Herde sind braun pigmentiert
- Begleitsymptome: Abgeschlagenheit, Fieberschübe, Arthralgien, Gewichtsverlust
- Histologie von frischen Herden mit Entzündungszeichen.

DD: Lipome, Erythema nodosum.

Therapie

- Behandlung der Grunderkrankung
- Versuch einer Antibiotikatherapie
- Steroide: passagere systemische (z.B. Decortin® 5 mg/tägl.) und lokale Applikation (Okklusivverband).

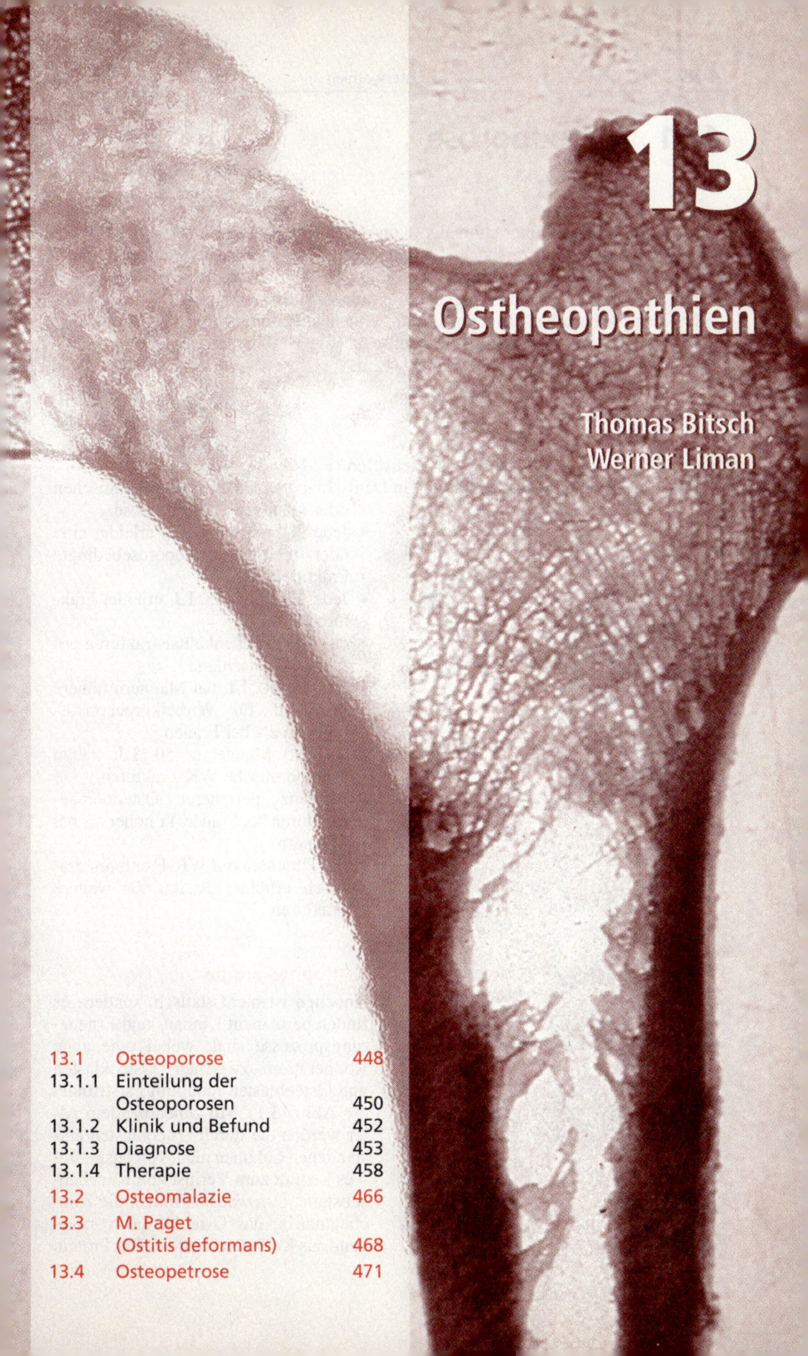

13

Ostheopathien

Thomas Bitsch
Werner Liman

13.1 Osteoporose

Definition nach der Internationalen Konsensus-Konferenz (Hongkong, 1993): Krankheit, die gekennzeichnet ist durch niedrige Knochenmasse und Zerstörung der Mikroarchitektur des Knochengewebes, die zu einer erhöhten Knochenbrüchigkeit und einem daraus folgendem erhöhten Frakturrisiko führt.
Empirisches Postulat: Osteoporose bei Knochendichteminderung > 2,5 Standardabweichung junger gesunder Erwachsener (sog. Peak-bone-mass). Osteopenie bei > 1 bis 2,5 Standardabweichung.

Epidemiologie

- Ca. 4,2 Millionen in Deutschland betroffen (F : M = 3 : 1)
- 40 % der postmenopausalen Frauen in Deutschland leiden an einer präklinischen oder manifesten Osteoporose
- Jede 3. Frau > 65. LJ. erleidet eine oder mehrere osteoporosebedingte Frakturen
- Jede 2. Frau > 85. LJ. erleidet Frakturen
- ca. 70 000 Schenkelhalsfrakturen pro Jahr in Deutschland
- Um das 50. LJ. bei Männern höhere Prävalenz für Wirbelkörperverformungen als bei Frauen
- 850 000 Männer > 50. LJ. haben osteoporotische WK-Frakturen
- Inzidenz peripherer Osteoporose-Frakturen bei Frauen 4x höher als bei Männern
- Für Patienten mit WK-Frakturen drastisch erhöhtes Risiko für weitere Frakturen.

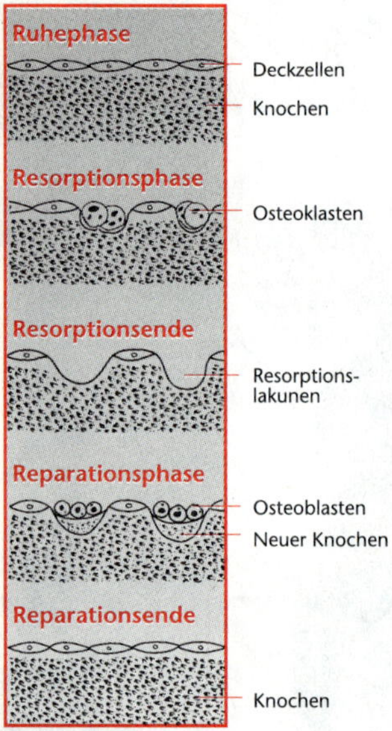

Abb. 13.1: Einzelphasen des Zusammenspiels von Osteoklasten und Osteoblasten (coupling) [L 157]

Pathophysiologie

Knochen ist nicht statisch, sondern es finden permanent Umbau- und Erneuerungsprozesse statt, wobei eine enge Kooperation zwischen Osteoklasten und Osteoblasten (coupling) stattfindet (☞ Abb. 13.1). Mit zunehmendem Alter werden die durch Osteoklasten entstandenen Lakunen nicht voll ausgefüllt – es kommt zum Verlust von Knochensubstanz. *Osteoblasten* bilden die Knochenmatrix, das Osteoid, das vorwiegend aus Kollagen I besteht. Das Protein

Kollagen I beinhaltet zu 30 % Prolin/Hydroxyprolin. Die Kollagenfibrillen sind durch Pyridinium-Crosslinks vernetzt. Das Osteoid wird mit Hydroxyapatit mineralisiert. *Osteoklasten* resorbieren Knochen → Resorptionslakunen. Alterentwicklung (☞ Abb. 13.2):

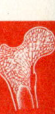

- Die Hauptmasse des Knochens wird bis zum Abschluß der Pubertät gebildet
- Stabilisierung der max. erreichbaren Knochenmasse (Peak-bone-mass): 20.–40. LJ.
- Phase des kontinuierlichen Knochenmassenverlustes: ab 40.–45. LJ.
- Normale Altersatrophie der Knochenmasse: 1–2 %
- Frauen haben eine geringere Knochenmasse als Männer
- Ein Teil der Frauen verliert nach der Menopause schneller Knochenmasse als Männer
- Im höheren Alter ist die Nettoverlustrate wieder gleich.

Knochenumbauphasen „Remodelling"	
Knochenresorption	14–30 d
Umschaltphase	10 d
Knochenformation	90 d
Ruhephase	900 d
Gesamte Knochenerneuerung: 4–10 % pro Jahr	

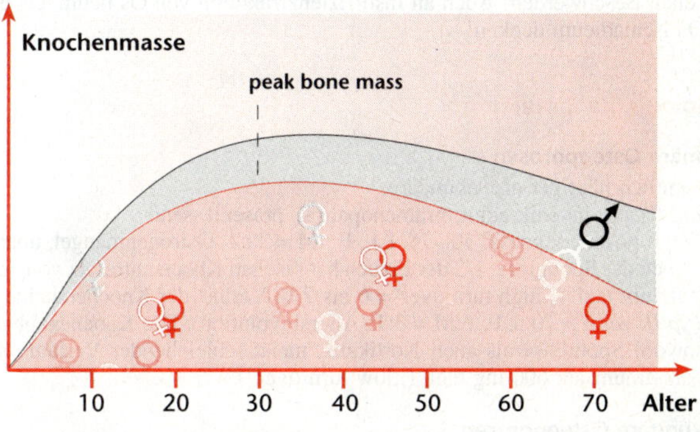

Abb. 13.2: Beziehung zwischen Knochenmasse, Geschlecht und Alter [L 157]

13

Pathogenese

- Abnahme lokaler Wachstumsfaktoren
- Hormondefizit (Östrogene, Testosteron) → Osteoblastenfunktion ↓
- Renale Vitamin-D-Synthese ↓
- Kalziumzufuhr und enterale Resorption ↓
- Parathormon-Sekretion ↑ → Osteoklastenfunktion ↑
- Abnahme der körperlichen Belastung, der Muskelmasse und der mechanischen Belastung des Knochens → Knochenmasseverlust.

13.1.1 Einteilung der Osteoporosen

Die Osteoporose wird nach klinischem Befund, Ätiologie oder Histologie eingeteilt.

Klinische Einteilung

- *Osteopenie:* Knochendichte grenzwertig (T-Score -1 bis -2,5)
- *Osteoporose:* Knochendichte ↓ (T-Score < -2,5), keine Frakturen
- *Manifeste Osteoporose A*: 1–3 Frakturen (meist Wirbel)
- *Manifeste Osteoporose B:* > 3 Frakturen.

! Eine präklinische Osteoporose (ohne WK-Verformung) verursacht keine klinischen Beschwerden! Auch an Insuffizienzfrakturen von Os ileum, Os pubis und Os ischiadicum denken!

Ätiologische Einteilung

Primäre Osteoporosen

Wesentlich häufiger als sekundäre.

Idiopathisch: juvenil, adult, prämenopausal, präsenil, senil

- *Typ I:* postmenopausal 50.–75. LJ., F : M = 7 : 1, Östrogenmangel, überwiegend Abbau der Spongiosa. 1/3 der Frauen hat raschen Knochenumsatz von ca. 900 mg Kalzium tägl. („high turn over"= 6 bis 7 % Verlust der Knochendichte jährlich)
- *Typ II:* senil > 70. LJ., F:M = 3:1 (Altersinvolution). Der Knochenabbau betrifft sowohl Spongiosa als auch Kortikalis, meist schleichender Verlauf; Knochenkalziumumsatz 600 mg tägl. („low turn over").

Sekundäre Osteoporosen

häufiger bei Männern.

- Endokrin-metabolisch: Hyperthyreose, M. Cushing, Hypogonadismus, Hyperparathyreoidismus, Diabetes mellitus, Wachstumshormonmangel
- Iatrogen-medikamentös: Steroide (auch unter Low-dose-Steroidtherapie!), Heparine, Schilddrüsenhormone, Laxantien, Antikonvulsiva
- Sekundär-entzündlich: RA, SLE, Sp.a
- Gastrointestinal: Laktoseintoleranz, Malabsorption, Maldigestion, Pankreasinsuffizienz

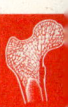

- Renal: chronische Niereninsuffizienz, metabolische Azidose, Hyperkalzurie
- Inaktivität, Immobilisation: posttraumatisch, Bettruhe, Algoneurodystrophie, Hemiplegie
- Genetisch: Osteogenesis imperfecta, Marfan-Syndrom, Homozystinurie
- Neoplastisch: Plasmozytom, Mastozytose, maligner Tumor.

Histologische Einteilung

Bei primären Osteoporosen ist die Umbaudynamik von prognostisch bzw. therapeutischer Bedeutung. Dabei wird in high turn over oder low turn over unterschieden. Zur Beurteilung der Umbaudynamik wird die Beckenkammbiopsie untersucht auf

- Endostale Oberflächenanteile, Osteoidsäume mit Osteoblasten und Resorptionslakunen mit Osteoklasten.

High turn over-Osteoporosen verursachen einen schnelleren Knochenmasseverlust.

Histologische Osteoporosemerkmale

- Reduzierte Spongiosatrabekel (Zahl und Dicke)
- Reduzierte intertrabekuläre Vernetzung
- Reduzierte Spongiosamasse
- Reduzierte Knochenmineralisation.

Risikofaktoren

- Genetische Faktoren: weibliches Geschlecht, weiße oder asiatische Rasse, graziler Habitus (Körpergewicht < 55 kg), positive Familienanamnese
- Östrogenmangel: späte Menarche, frühe Menopause, Ovarektomie, Amenorrhoe, Nullipara
- Ernährungsbedingte Faktoren: kalziumarme Kost, hohe Phosphatzufuhr, hohe Proteinzufuhr, faserreiche Kost
- Exogene Faktoren: geringe UV-Exposition, übermäßiger Nikotin-, Alkohol- und Kaffeegenuß, Medikamente (Steroide, Schilddrüsenhormone, Heparine, Laxantien)
- Bewegungsmangel: sitzende Tätigkeit, kein Sport, Immobilität
- Spezifische Risikofaktoren für die Osteoporose des Mannes
  - Familiäre Belastung
  - Alkohol-/Nikotinabusus
  - Glukokortikoid-Therapie
  - Hyperkalziurie
  - Körperliche Inaktivität
  - Niedriges Körpergewicht, Gewichtsverlust.

13.1.2 Klinik und Befund

13

- Rückenschmerzen (☞ 6.26)
  - Lokalisierte Kreuz- und Rückenschmerzen nach Sturz und Spontanfraktur. WK-Frakturen treten im Alter in der Regel ohne Unfallereignis auf
  - Klopf- und Stauchungsschmerzen der WS sind wegweisendes Symptom (☞ 2.2.2)
  - Hyperlordoseschmerz der HWS und LWS (☞ 2.2.2)
- Frakturen am proximalen Femur, distalen Radius, WK bei inadäquatem Trauma
- Schmerzen bei Seitneigung: Kontakt vom Rippenbogen mit Beckenkamm
- Tendomyotische stammskelettbetonte Symptomatik, bsd. im Schulter-Nacken-Bereich (☞ 12.2.2)
- Muskuläre Dysbalance:
  - Verkürzung tonischer Muskeln: M. levator scapulae, M. pectoralis, M. iliopsoas, M. rectus femoris
  - Abgeschwächte phasische Muskulatur: Mm. rhomboidei, M. erector trunci, M. abdominis, Mm. gluteae (☞ Abb. 2.3)
- Haltungsänderung (☞ 2.2.2, ☞ Abb. 13.3):
  - Hohlrundrücken: Thoraxkyphose übertrifft Lendenlordose mit Zunahme der Kyphose nach kranial. Totaler Rundrücken („Witwenbuckel"), oft auch mit umschriebenem Gibbus
  - Fixierte Schulter- und Kopfvorneigung, kompensatorische HWS-Hyperlordose und kompensatorische Knieflexion im Stehen
  - Größenabnahme: bis zu 20 cm!
  - Maligne primäre Osteoporose: rasche Abnahme der Körpergröße > 30 cm bei Männern + multiple WK-Kompressionsfrakturen
  - Schlaffes, nach vorn gewölbtes Abdomen
  - „Tannenbaumeffekt": schlaffe Querfalten am Rücken. Veminderter Rippenbogen-Beckenabstand (normal > 2 Querfinger)
  - Scheinbare Überlänge der Arme durch Rumpfverkürzung.

13.1.3 Diagnose

Klinischer Untersuchungsbefund (☞ 13.1.2)

- Neuromuskulären Status unbedingt mituntersuchen. Außerdem Griffstärke, körperliche Aktivität, Mobilität und Sehschärfe.
  Das Erfassen des lokomotorischen Funktionsstatus und der Sehschärfe ergänzen die Vorhersagekraft des Oberschenkelhals-Frakturrisikos aufgrund der Knochendichtemessung

! Bei Querschnittslähmung immer an sekundäre Osteoporose (Plasmozytom, Skelettmetastase) denken.

! Bei Männern mit Hyperkalziurie und /oder Nephrolithiasis immer an Osteoporose denken!

Röntgenbefund (☞ 5.1)

BWS/LWS a.p. und seitl., ggf. zur DD Beckenübersicht, Schädel, Hände und Füße. Verminderte Knochendichte ist erst ab 30 % Verlust zu erkennen (Frühdiagnose unmöglich!).

- Unsichere Röntgenzeichen der (präklinischen) Osteoporose: Rarefizierung der horizontalen Trabekel, Betonung der vertikal verlaufenden Trabekel, Transparenzerhöhung der WK, Hervortreten der Grund- und Deckplatten
- Röntgenzeichen der manifesten Osteoporose: WK-Frakturen, insbes. an BWS ventral und LWS als konkave Eindellung der Grund- und Deckplatten bis zur Keil-, Fisch- und Flachwir-

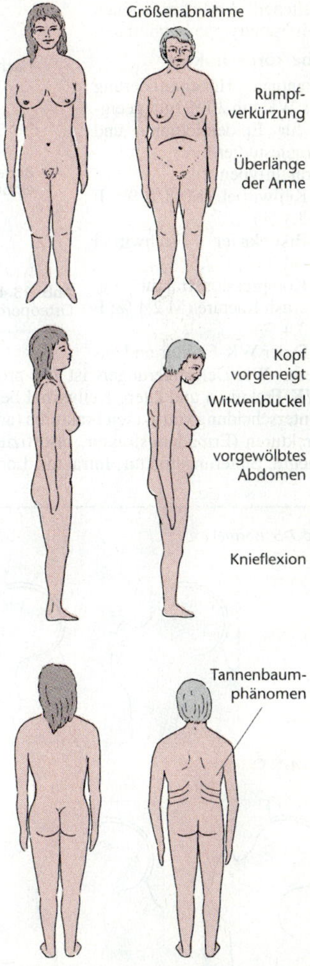

Abb. 13.3: Haltungsänderungen bei Osteoporose [L 157]

13

belbildung. Dichtererhöhung der komprimierten WK durch gesinterte Substanz und Reparationsvorgänge. Seltener Abstützreaktionen mit Spondylophytenbildung.

Wirbelkörperfraktur

Prozentuale Höhenminderung eines WK um 20 % (gut geeignet für Epidemiologie- und Therapiestudien).

- Frakturtypen:
  - Keilwirbel (M 8,2 %; F 8,4 %)
  - Bikonkaver Fischwirbel (M 3 %; F 2,5 %)
  - Kompressionsfraktur, sog. crush fracture (M 2,4 %; F 3,4 %)
- DD der WK-Fraktur und anderer WK-Deformierungen ist oft problematisch: maligne und traumatische WK-Frakturen und ältere Keilwirbel bei M. Scheuermann ausschließen
- Unterscheidung von akuten Frakturen (adäquates/inadäquates Trauma) und chron. Frakturen (Ermüdungsfraktur, Insuffizienzfraktur Os ileum/Os pubis/Os ischiadicum, Sinterungsfraktur, Infraktur, Loosersche Umbauzone ☞ Abb. 13.7).

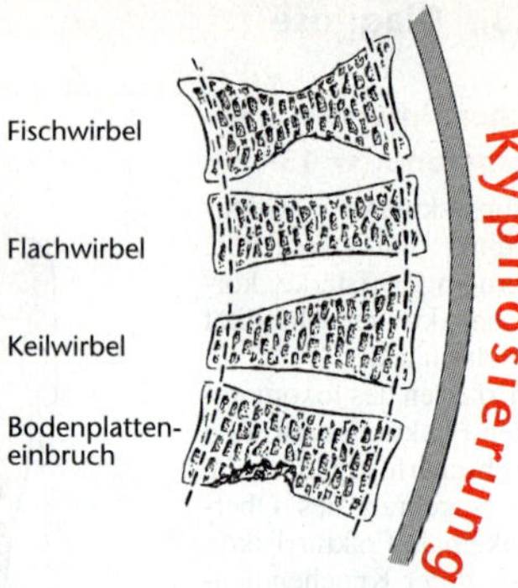

Abb. 13.4: Wirbelveränderungen bei manifester Osteoporose [L 157]

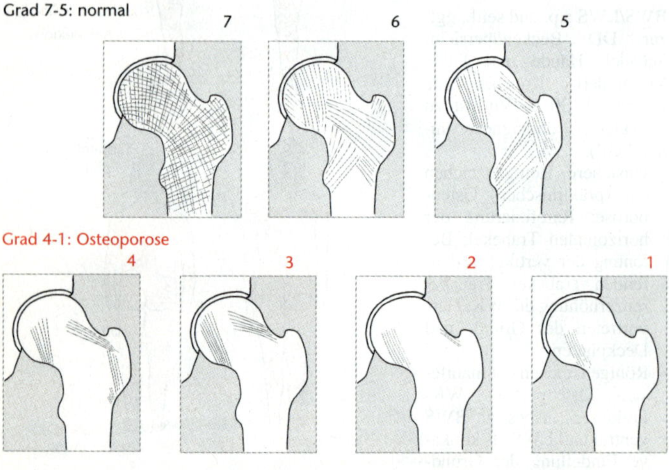

Abb 13.5: Beurteilung der Spongiosastrukturen am proximalen Femur (Singh-Index)

Empfehlung zur radiologischen Diagnostik

Primärdiagnostik

- Rö BWS, LWS in 2 Ebenen
- Weitere Rö Aufnahmen bei V.a. Frakturen
- Densitometrie (☞ 5.5) DEXA und QCT bzgl. Meßgenauigkeit und Strahlenbelastung am günstigsten.

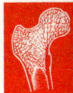

Verlaufskontrolle

- Rö BWS, LWS seitlich frühestens nach 1 Jahr
- Densitometrie (gleicher Gerätetyp, gleicher Meßort!) frühestens nach 6–12 Mon.
- Evtl. Knochenumsatzparameter (Osteokalzin, Pyridinolin, AP) falls primär erhöht.

Indikationen für Osteodensitometrie

- Frakturen nach Bagatelltraumen
- Längere Kortikoidtherapie (> 6 Monate) erhalten oder geplant
- Abnahme der Körpergröße > 4 cm
- Familiäre Osteoporose-Belastung (Hüft- oder WK-Frakturen bei Verwandten 1. Grades)
- Östrogenexpositionszeit von Menarche bis Menopause < 30. J.
- Z.n. Organtransplantation.

Verlaufskontrollen der Knochendichtewerte müssen prinzipiell am baugleichen Gerät durchgeführt werden!

Labor

- **Urinhydroxylprolinausscheidung:** > 35 mg tägl. = high turn over-Pat.; < 16 mg tägl. = low turn over-Pat.
- **Standard-Laborbefunde zur DD:** BSG, BB, (Immun-)-E'phorese, GOT, GPT, Parathormon, T_3, T_4 und Urinstatus bei Osteoporose im Normbereich
- Empfindliche **Parameter des Knochenabbaus** (sog. crosslinks, insbes. Desoxypyridinolin) haben einen prädiktiven Wert für das Oberschenkelhals-Frakturrisiko.

Osteologische Laborparameter

Laborparameter des Knochenumsatzes		
Marker		**Vorkommen / Anmerkung**
Knochenneubildung/ Osteoblasten	Osteokalzin AP	Knochenprotein Knochen Isoenzym der aP
Knochenabbau / Osteoklasten:	Pyridinium-Crosslinks und Hydroxyprolin/ Urin	Quervernetzung des Knochenkollagens Hauptbestandteil des Knochenkollagens
Pyridinium-Crosslinks sind spezifischer für Knochenabbau als Hydroxyprolin, weil nahrungsunabhängig.		

13

- **Ca-Spiegel:** bei primärer Osteoporose selten verändert. *Hyper*kalzämie bei primärem Hyperparathyreoidismus, Plasmozytom oder Osteolysen. *Hypo*kalzämie bei Hypoparathyreoidismus

! Hyper- bzw. Hypoalbuminämie verursacht Hyper- bzw. Hypokalzämie (z.B. Ca 1,9 mmol/l bei Albumin 2,8 g/l bedeutet keinen echten Ca-Mangel)

- **Phosphatspiegel:** Tagesschwankungen bis 30 %! Hypophosphatämie bei primärem und sekundärem intestinalen Hyperparathyreoidismus und Osteomalazie

! PO_4 ↓ manchmal einziger Laborhinweis bei Osteomalazie; AP normal!

- **Alkalische Phosphatase (AP):** Normal ca. 50 % aus Knochen; weitere Isoenzyme aus Leber und Intestinum. Bestimmung der Isoenzyme differentialdiagnostisch sinnvoll bei isoliert erhöhter AP. Deutlich erhöht bei M. Paget, erhöht bei ausgeprägtem Hyperparathyreoidismus, Osteomalazie, seltener bei high turn over-Osteoporose. Bei Frakturen max. das 1,5fache der Norm. Physiologisch: während Knochenwachstum
- **Osteokalzin:** Syn. Bone-Gla-Protein (BGP). Wird von Osteoblasten gebildet. Erhöht bei deutlich gesteigerter Knochenformation, besonders high turn over-Osteoporose mit beschleunigtem Knochenmasseverlust. Bei Niereninsuffizienz falsch hohe Werte
- **Pyridinium-Crosslinks/Hydroxyprolin:** Urinbestimmung. Erhöhte Werte bei gesteigerter Knochenresorption, besonders high turn over-Osteoporose
- **Ca-Ausscheidung 24 h Urin:** abhängig von Ca-Aufnahme und Nierenfunktion. Erhöhte Ausscheidung bei high turn over-Osteoporose; isolierte Erhöhung als Ausdruck einer Hyperkalzurie. Verminderte Ausscheidung bei Osteomalazie oder Resorptionsmangel bzw. geringer Zufuhr
- **Vitamin D-Metaboliten:** 25-OH-Cholecalciferol sinnvolle Meßgröße, jedoch jahreszeitliche Variation der Normwerte. 1, 25-OH-Cholecalciferol-Bestimmung ohne klinische Bedeutung. Erniedrigte 25-OH-Cholecalciferol-Spiegel bei Osteomalazie.

Minimalprogramm bei V.a. Osteoporose

Ausschlußdiagnostik anderer Skeletterkrankungen

- BSG
- BB
- Kalzium im Serum
- Phosphor im Serum
- Evtl. ergänzend: Ges. Eiweiß, Immunelektrophorese
- 24 h Urin: Ca-Phosphatbestimmung
- AP
- Kreatinin im Serum
- Proteinnachweis im Urin
- Endokrinologische Parameter: Parathormon, TSH, 25-OH-Cholecalciferol, 17-ß Östradiol, Testosteron, LH

(nach der Deutschen Gesellschaft für Endokrinologie)

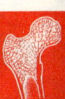

Typische laborchemische Befundkonstellationen bei Osteoporose und anderen metabolisch-endokrinen Osteopathien

	Differentialdiagnose	Osteoporose	Osteomalazie	Hyperparathoidismus (HPT*)		
				primär	sekund./intestinal	sekund./renal
Serum	Kalzium	n	↓, n	↑	↓	↓, n
	Phosphor	n	↓, n	↓, n	↓, n	↑
	AP	n, (↑)	↑	↑, n	↑	↑
	Parathormon	n	↑, n	↑	↑	↑
Urin	Kalzium	n, (↑)	↓, n	↑, n	↓	–
	Phosphor	n	n	n	↓, n	–
	Hydroxyprolin	n	↑	↑	↑	–

n = im Normbereich, ↑ = erhöht, ↓ = erniedrigt

Erweiterte bildgebende Diagnostik

- *Szinti:* wenn Labor und Rö nicht eindeutig (DD Skelettmetastasen, ☞ 5.4)
- *CT, MR, Tomographie:* zur DD (Tumor? Plasmozytom? ☞ 5.3)
- *Osteodensitometrie* (☞ 5.5)
  - V.a. postmenopausale Osteoporose, bei der keine degenerativen Veränderungen zu erwarten sind: DEXA
  - V.a. Osteoporose mit degenerativen Veränderungen und Ossifikationen (z.B. Sp.a.): QCT, DEX an femoral neck
  - Verlaufskontrolle einer Osteoporose bei entzündlich-rheumatischen Erkrankungen, insbesondere auch unter Steroidmedikation: DEXA (☞ 5.9.3)
- Ultraschall-Knochendichtemessung als Screening

! Die Kombination von LWS- und Femurmessung ist einer alleinigen Messung nicht überlegen, wenn das Frakturrisiko älterer Frauen bestimmt werden soll

- *Knochenbiopsie:* Ind. bei Malignomverdacht, unklaren bzw. therapieresistenten Osteopathien, raschem Knochensubstanzverlust bei jungen Pat., Therapiekontrolle. Beckenkammbiopsie mit präbioptischer Tetrazyklindoppelmarkierung: Tetrazyklin wird als fluoreszierender Farbstoff (UV-Licht) an Mineralisationsfront eingebaut. Messung von Knochenanbau- bzw. Mineralisationsraten.

Zur Beurteilung der Histomorphometrie ist eine Stanze von mind. 2 cm Länge erforderlich!

Indikationen zur Beckenkammbiopsie

- Strenge Indikationen
  - Unklare Osteopathien
  - V.a. maligne Erkrankung
  - High turn over-Osteoporose bei jungen Pat.
  - Therapieresistente Osteopathien mit Schmerzsymptomatik
- Relative Indikationen
  - V.a. Osteomalazie
  - Langzeit-Steroidtherapie
  - V.a. endokrine Orbitopathie
  - V.a. M. Paget
  - Ausgangsstatur bei ausgeprägten Osteoporosen (vor Therapieeinleitung)
- Keine Indikationen
  - Leichte Typ I-Osteoporose
  - Leichte Typ II-Osteoporose
  - Klinisch, radiologisch und laborchemisch definierte Osteopathie.

DD

- Plasmozytom, Leukämien, maligne Lymphome, Knochentumore, diffuse Mastzellretikulose
- Osteochondrose, Spondylarthrose, Spondylose, Spondylolisthesis (☞ 10.4)
- Osteomalazie (☞ 13.2), Ostitis fibrosa, M. Paget (☞ 13.3)
- Spondylitis, Diszitis, seronegative Spondylarthropathien (☞ 8)
- KHK, Pleuritis, Pankreatitis, Cholelithiasis, Nephrolithiasis, Aortenaneurysma
- Neurinom, Herpes zoster, intraspinale Prozesse
- Myositis (☞ 12.4.6), Myopathien (☞ 12.4), Polymyalgia rheumatica (☞ 9.2.4)
- Konversion, reaktive Depression
- Speichererkrankung: M. Gaucher (Glukozerebrosiderose).

13.1.4 Therapie

Therapie bei akuten Rückenschmerzen

Z.B. Wirbelkörper-Impressionen und -Kompressionen

- *KG:* Lagerung, leichte Traktion evtl. im Schlingentisch, isometrische Übungen, detonisierende Massage, Thromboseprophylaxe bei (gelockerter) Bettruhe, Atemgymnastik
- *Physik. Ther.:* Kryotherapie (z.B. breitflächige kühle Wickel), Dezimeterwelle
- *Medik. Ther.:* NSAR: Diclofenac (z.B. Voltaren® Resinat) 75–150 mg tägl. oder Ibuprofen (z.B. Imbun®) bis 2 400 mg tägl. Bei starken Schmerzen Kombination mit zentral wirkenden Analgetika: Tramadol (z.B. Tramal®) 600 mg tägl. oder retardiertes Morphin (z.B. MST®) 2 x 20–30 mg tägl. oder transdermales Fentanyl (z.B. Durogesic®) 25, 50 oder 75 mg alle 72 h, humanes Kalzitonin (z.B. Cibacalcin®) 100 IE tägl. als Kurzinfusion über 2 Wo.
- *Injektionen (☞ 3.2):* LA (z.B. Scandicain® 1 %) der Triggerpunkte, paravertebrale Quaddelung, Neuraltherapie im schmerzhaften Dermatom, thorakale oder

lumbale Nervenblockade. Bei hochakuten Schmerzen Periduralanästhesie. Lokale Periostinfiltrationen BWK, LWK (☞ 3.2)

- *Orthopädietechnik:* HE-Mieder nach Lindemann (subakute Phase). Bei instabilen WK-Frakturen Rahmenstützkorsett. Bei Keilwirbel mit Kyphosezunahme 3-Punkte-Reklinationsmieder. Korrekten Sitz (Druckstellen? Stabilisierung?) und Akzeptanz überprüfen!
- *Operative Therapie:* Korrekturen der Fehlstellung oder zur Stabilisierung obsolet. Bei der osteoporotischen WK-Fraktur ist die Gefahr einer Nervenkompression durch Brüche sehr gering (wenig Knochenmasse). Gleiches gilt für Berstungskompressionsfraktur mit Beteiligung der WK-Hinterkante.

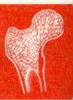

Therapie bei chronischen Rückenschmerzen

Meist weichteilbedingt.

- *KG:* Rückenschule. Brügger-Training. Manuelle Therapie mit Mobilisierung hypomobiler und Stabilisierung hypermobiler WS-Abschnitte. Gangschulung. Querfriktionen der Enthesopathien. Weichteiltechniken. Übungen im Bewegungsbad und mit dem Pezziball. Anleitung zur Bewegungstherapie: Gymnastik, Tanzen, Wandern, Joggen, Schwimmen, Radfahren. Muskeldehnung, -kräftigung und Koordination in die Aktivitäten des täglichen Lebens einbauen (☞ 13.4)! Teilnahme an Selbsthilfegruppe. Atemübungen
- *Ergo:* Rückenschulung. Arbeitsplatzgestaltung. Evtl. Hilfsmittelversorgung (HE-Mieder)
- *Physik. Ther.:* Peloide (Fangopackungen), Elektrotherapie (Dezimeterwelle, Kurzwelle, TENS), Stangerbad, Salhuminbad, Moorbad, Vollbäder mit Kräuterextrakten, Heublumen, Fichtennadeln, Heublumensack
- *Medik. Ther.:* NSAR bedarfsorientiert (z.B. Voltaren® Resinat) 75–150 mg tägl., transdermales Fentanyl (z.B. Durogesic®) 25, 50 oder 75 mg alle 72 h je nach Schmerzstärke
- *Injektionen:* LA in Triggerpunkte, Sehneninsertionen, Neuraltherapie (☞ 3.2)
- *Akupunktur (☞ 18.2):* Lokalpunkte auf LG und Blasen-Meridian. Fernpunkte B 60, 62, Dü 3 zur Schmerzlinderung
- *Operative Ther.:* Ind. selten, nur zur Korrektur einer Wirbelsäulenfehlstellung und Stabilisierung sowie einer WK-Fraktur mit Hinterkantenbeteiligung mit neurologischen Ausfällen.

Osteoporose und Ernährung

- Kalziumreiche Kost (Milch, Käse, Quarkprodukte, Grünkohl, Broccoli). Ernährungsumstellung: Fleischkonsum einschränken (max. 2–3 mal/Wo.), Wurst durch Milchprodukte (z.B. Käse) ersetzen, Phosphat als Lebensmittelzusatzstoff vermeiden (E 338–341 und E 450), vermehrte Vit.-D-Zufuhr (Seefisch 1 mal/Wo.). Genußmittel einschränken: Kaffee- und Schwarztee (max. 3 Tassen tägl.), Alkohol, Zucker und Süßigkeiten, Salz (mit Kräutern würzen) und Rauchen.

13

Kalziumreiche Kost (ca. 1 500 mg tägl.)

	Menge (ca.)	Kalziumgehalt (mg)
1 Portion Emmentaler für eine Scheibe Brot	40 g	472
1 Portion Gouda für eine Scheibe Brot	40 g	328
1 Tasse Milch	150 ml	180
1 Portion Milch zum Müsli	100 ml	120
Quark (20%)	200 g	170
1 Portion Quarkspeise oder Milchpudding (Dessert)	150 g	130
1 Becher Joghurt	150 g	220
Gemüse (Grünkohl)	200 g	300
Fisch	200 g	76
Mineralwasser	1000 ml	500

Kalziumlieferanten	Lebensmittel, die gemieden oder reduziert werden sollten
• Joghurt • Milch • Käse • Grünkohl, Broccoli, Lauch, Fenchel • Haselnüsse • Kräuter • Kalziumreiches Mineralwasser (ca. 500 mg/l)	• Alkohol • Coca-Cola • Wurst • Schweinefleisch • Spinat, Rhabarber, Kleie • Schmelzkäse

Osteoporose und Sport

Sport in der Primärprävention (gesunde Frauen ohne Reduktion der Knochenmasse):

- Regelmäßige körperliche Aktivität, Beginn in frühester Jugend, lebenslang fortführen
- Es ist nie zu spät, mit Sport anzufangen
- Belastungsreize müssen die individuelle Alltagsaktivität ergänzen
- Vielseitiges, breit angelegtes körperliches Training mit Schwerpunkt auf Erhaltung bzw. Verbesserung der Muskelkraft sowie der Koordination und Flexibilität
- Vermeiden von Überlastungsschäden und Verletzungen
- Körperliche Aktivität mind. 3 x/Wo. mit mind. 30 Min. Belastung.

Sport bei Frauen ohne klinische Manifestation bei bekannter Knochenmassenreduktion:

- Kraftbetonte Gymnastik, dosiertes und gezieltes Krafttraining
- Vermeiden von Sportarten mit erhöhtem Sturzrisiko: Radfahren, Reiten, Turnen.

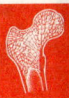

Sport bei Frauen mit manifester Osteoporose:

- Kontrollierte Bewegungstherapie, überwachte KG/Physiotherapie
- Osteoporose-Gruppe.

Medikamentöse „Basistherapie" bei gesicherter Osteoporose

Hier stehen mineralisierende, resorptionshemmende und osteoblastenstimulierende Substanzen im Vordergrund.

Die Frakturrate (WK, Femur) nimmt unter neuen Bisphosphonaten innerhalb von 1–2,5 Jahren signifikant ab. Neben Mineralisations- und Elastizitätsverlust sind noch andere Faktoren (Schwäche, Gangunsicherheit) für Frakturen verantwortlich.

Studienergebnisse (Evidence-Based-Medicine)

Kalzium und Vitamin D	A_1
Alendronat	A_1
Risendronat	A_1
Raloxifen	A_1
Kalzitonin	B_2
Fluoride	B_1
Östrogene/Gestagene	C_2

Kalzium

Verminderung der Knochenresorption durch Parathormon-Suppression:

- Dosierung: 1 000 mg Kalzium-Brause tägl. über den Tag verteilt (z.B. Calcium Sandoz fortissimum® 4 x 250 mg). Prinzipiell richtet sich die Kalziumdosis nach der Kalziumausscheidung im Urin: 100 mg/24 h-Urin: 1 000 mg Kalzium tägl. 160 mg/24 h-Urin: 500 mg Kalzium tägl. Bei Hyperkalziurie (> 200 mg/24 h) durch renalen Verlust kann die Kalziumausscheidung durch niedrig dosierte Thiazidgaben (Hydrochlorothiazid, z.B. Esidrix® 12,5–25 mg tägl.) gehemmt werden. Die Richtdosis von 1 000 mg tägl. gilt für 80 % der Pat. mit low turn over-Osteoporose
- Behandlungsdauer: so lange wie möglich.

Vitamin D_3 oder Vitamin D-Metabolit

- Steigerung der intestinalen Kalziumresorption
- Förderung der Knochenmineralisation
  - Osteoblastenaktivierung
  - Freisetzung von Knochenwachstumsfaktoren u. Knochenmatrixproteinen
- Reduzierung des Knochenabbaus
  - Hemmung von Parathormon

– Hemmung von osteoklastischen Zytokinen
– Nebenschilddrüsensuppression

- Dosierung: 500–1 000 IE tägl. (z.B. Vigantoletten®) oder Alfacalcidol (z.B. Bondiol®) 0,5–1 µg tägl. Bei D-Hormon-Mangel-Resistenzsyndrom (z.B. Hydroxylasedefekt bei Niereninsuffizienz) ist nur aktives Vit. D3 (z.B. Bondiol®) wirksam, nicht aber genuines Vit. D.
- Behandlungsdauer: so lange wie möglich, insbes. bei steroidinduzierter Osteoporose in Kombination mit Kalzium, da durch Steroide die enterale Kalziumresorption gehemmt wird.

Überdosierung mit Hyperkalzämie und Hyperkalzurie hängt entscheidend von der individuellen Kalziumzufuhr (Ernährung, zusätzliche Kalziumgaben) ab. Deshalb bei Zufuhr von ca. 800 mg Kalzium tägl. keine zusätzliche Kalziumgabe anraten.

Östrogene

Verminderung der Knochenresorption, Verbesserung der Kalziumbilanz.

- Dosierung: Konjugierte Östrogene mind. 0,625 mg als Sequenzpräparat (z.B. Presomen® comp. 0,6 oder 1,25) oder 17-β-Estradiol 2 mg tägl. als Kombinationspräparat (Östrogen + Gestagen, z.B. Kliogest®) oder Estradiolvalerat 1–2 mg tägl. mit Gestagen als i.m.-Injektion (z.B. Gynodian® Depot) oder transdermal 50–100 µg Estradiol tägl. (z.B. Estraderm® TTS)
- Behandlungsdauer: Prospektiv-randomisierte Studien zur Frakturminderung durch Östrogene liegen z.Zt. nicht vor. Da die osteoporosebedingten Frakturen meist erst 20–30 J. nach der Menopause auftreten, kann eine echte Frakturprotektion nur erwartet werden, wenn die Östrogeneinnahme über 20 J. oder länger fortgesetzt wird. Nach Absetzen der Substitution geht die Knochendichte bereits nach wenigen Jahren auf Werte wie bei gleichaltrigen unbehandelten Frauen zurück.

Cave: Östrogene sollten möglichst hoch dosiert werden. Unter Gestagenschutz geben (Verminderung des Risikos für Endometriumkarzinom). Kontraindikation: östrogenabhängiger Tumor (z.B. Mamma-Ca, Endometrium-Ca, Ovarial-Ca).

Wirkung und NW von Östrogenen und Gestagenen

Wirkungen

- Prävention der Osteoporose: 50–60 % Reduktion peripherer Frakturen (Oberschenkelhals, Radius), 90 % Reduktion der WK-Frakturen
- Prävention von Herz-Kreislauf-Erkrankungen: 40–50 %. Reduktion der KHK, bis 30 % Reduktion der KHK-Letalität
- Klimakterische Symptome und Haut- und Schleimhautatrophien werden günstig beeinflußt.

NW

- Östrogene: Endometriumkarzinomrisiko erhöht, leichte Erhöhung des Brustkrebsrisikos. Wasserretention. Erhöhte biliäre Lithogenität
- Gestagene: Regelmäßige Abbruchblutungen, psychische ungünstige Wirkungen, Aufhebung der positiven Östrogenwirkungen auf Herz-Kreislauf-Erkrankungen (KHK).

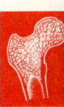

Weitere Hinweise zur Östrogentherapie

- Bei intaktem Uterus immer Östrogen/Gestagen-Kombination, da erhöhtes Risiko von Endometriosen und Uterus-Tumoren (5–10fach) durch Gestagengabe vermieden werden kann
- Jüngeres Alter (< 55 LJ.): zyklische Therapie (12 Tage Gestagen)
- Höheres Alter (> 55 LJ.): kontinuierliche Therapie (keine Regelblutung)
- Vor Östrogentherapie gynäkologische und Brust-Untersuchung.

Selektive Östrogenrezeptor-Modulatoren (SERMs)

- Selektive agonistische oder antagonistische Wirkung an östrogensensiblen Geweben
- Knochenresorption ↓
- Verbesserung der Kalziumbilanz
- Dosierung: Raloxifen (z.B. Evista®) 60 mg/d
- Behandlungsdauer: Langzeittherapie
- KI:
  - Thromboembolien (Phlebothrombose, Lungenembolie, Retinavenenthrombose)
  - Cholestase
  - Nierenschäden
  - Unklare vaginale Blutungen.

Fluoride

- Steigerung des Knochenanbaus durch Osteoblasten-Stimulation.
- Dosierung: Kombinationspräparat mit Natriummonofluorphosphat 38 mg und Calciumgluconat 500 mg und Calciumcitrat 500 mg Tridin®. 2 x 1 Kautablette tägl. Natriummonofluorphosphat (z.B. Mono-Tridin®) 3 x 76 mg p.o. tägl. für 2 Mon., dann 2 x 76 mg tägl. Bessere Resorption als Natriumfluorid
- Behandlungsdauer: 2–2,5 J, dann Rö-Kontrolle (BWS und LWS). Falls keine Fluorose vorliegt, Weiterführung der Fluoridtherapie, aber jährlich Rö-Kontrolle der BWS und LWS seitlich.

Cave: Gelenkschmerzen (OSG, Mittelfuß) und Magen-Darm-Unverträglichkeiten zwingen zum Absetzen für 3–4 Wo., dann erneuter Therapieversuch mit der Hälfte der Dosierung. Erhöhte Frakturrate am peripheren Knochen beachten. Fluorose-Stadium I ist therapeutisch erwünscht, bei Fluorose-Stadien II und III sofort absetzen.

Röntgenzeichen der Fluorose (Diethelm 1983)	
Stadium I	Homogene Dichtezunahme des Skeletts mit verwaschener Knochenzeichnung
Stadium II	Knochenstruktur an WS und Becken kaum abgrenzbar. Sklerosierung des Femur. Vereinzelte periostale Knochenneubildungen. Osteophyten- und Spondylophytenbildung
Stadium III	Eburnisation des spongiösen Knochens. Ausgeprägte periostale Auflagerungen der langen Röhrenknochen. Verknöcherung des Bandapparates an WS und Becken

Kalzitonin

Reduktion der Knochenresorption durch Osteoklasten-Hemmung.

- Dosierung: 100 IE Humankalzitonin (z.B. Cibacalcin®) 2–5 x/Wo. s.c. oder i.m. (Vorteil: keine AK-Bildung!) oder Lachskalzitonin (z.B. Karil®) 2–5 x/Wo. 100 IE s.c.
- Bei high turn over-Osteoporose kann mit 260 IE tägl. ein höherer Zuwachs an Knochenmasse erreicht werden als mit 100 IE tägl.
- Behandlungsdauer: 6–8 Wo./J. Alternative: Außer der kontinuierlichen Therapie (Wirkungsverlust durch Reduktion der Rezeptorzahl, AK-Bildung) ist auch eine intermittierende Therapie (3 Mon. Therapie, 1 Mon. Pause) sinnvoll.

- Kombination mit Kalzium notwendig (s.o.). Bei NW (Flush, Übelkeit, Hitzewallungen) Präparatewechsel bzw. Applikationsform ändern, ggf. als Nasenspray (z.B. Karil®-Nasenspray). Wegen analgetischer Wirkung gut geeignet bei Osteoporose-bedingten starken Knochenschmerzen
- NW-Profil des Nasensprays ist geringer → Steigerung der Compliance
- Intranasale Gabe analgetisch wohl wirksamer als parenterale.

Bisphosphonate

Bisphosphonate werden in den Knochen eingelagert. Die Eliminationsrate aus dem Knochen ist nicht bekannt. Reduktion der Knochenresorption durch Osteoklasten-Hemmung.

- Dosierung: tägl. Alendronat (z.B. Fosamax®) bzw. Risendronat (z.B. Actonel®) p.o.; zyklische Therapie in Intervallen mit Pamidronat (z.B. Aredia®) 40 mg in 250 mg NaCl i.v. über 2 h
- Behandlungsdauer: orientiert an der Knochendichte (high turn over? Spontanfrakturgrenze?)
- Bei neueren Bisphosphonaten (Pamidronat, z.B. Aredia®) besteht geringere Osteoidosegefahr
- Zyklische Therapie mit Kalzium + Bisphosphonat (z.B. Didronel-Kit®) bei Risikokonstellationen
- Kein erkennbarer Vorteil neuerer Bisphosphonate (z.B. Risedronat, Actonel®) auf WS-Frakturrate jedoch Reduktion der Oberschenkelhalsfraktur
- Anscheinend günstiger Einfluß auf Osteoporose des Mannes.

Wirkung auf die klinisch wesentlichen Extremitätenfrakturen ist nicht bekannt; Ergebnisse zu WK-Frakturen sind nicht eindeutig.

Anabolika

Stimulation der Knochenneubildung.

Dosierung: Nandrolondecanoat (z.B. Deca-Durabolin®) 25 oder 50 mg i.m. alle 4–8 Wo. Empirisch bewährt bei postmenopausaler und seniler Osteoporose.

Wachstumshormone

Steigerung der intestinalen Kalziumresorption.

Dosierung und Behandlungsdauer noch offen. Experimenteller Einsatz: 1 IE tägl. s.c. (z.B. Norditropin®) mit Pen. Ergebnisse stehen noch aus.

Testosteron

Indikation: sekundäre Osteoporose bei Hypogonadismus (z.B. bei Hämochromatose). *Cave:* Hormonspiegelkontrollen!

Wichtigste und effektivste Therapie der Osteoporose ist körperliche Aktivität!

Differentialtherapie der Osteoporose

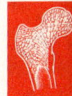

Die Therapie sollte immer individuell abgestimmt und nicht pauschal erfolgen. Im wesentlichen richtet sie sich nach Alter, Grunderkrankung (sekundäre Osteoporose), Stadium (präklinische oder manifeste Osteoporose) und Typ („low“ bzw. „high turn over“).

Prävention

- Möglicherweise reduziert lebenslange postmenopausale Östrogensubstitution die Frakturrate (noch nicht ausreichend durch Studien abgesichert)
- Kalziumzufuhr während des ganzen Lebens
- Vermeidung von Risikofaktoren: Nikotin, phosphatreiche Getränke (z.B. Cola).
- Sport:
  - Körperl. Aktivität im Kindesalter fördert Aufbau einer hohen Peak-bone-mass
  - Erlernen einer positiven Grundeinstellung zur körperlichen Leistungsfähigkeit für das ganze Leben: „Was Hänschen nicht lernt, lernt Hans nimmermehr“!
  - Körperlicher Bewegungsumfang: 2–3 h/Wo. verteilt auf 3 Trainingseinheiten
  - Kombination aus Kräftigungs-, Dehnungs-, und Bewegungsübungen von Rumpf und Extremitäten
  - Größte Knochenmassezunahme bei Gewichts- und Kraftbelastungen (Basketball, Fußball)
  - Umkehrwirkung bei Hochleistungstraining und Gewichtsverlust!
- Minimierung des Sturzrisikos älterer Pat.:
  - Stolpersteine, z.B. Telefonkabel und rutschige Teppiche aus dem Weg. Gute Beleuchtung, Haltegriffe an Badewanne und Toilette
  - Mitbehandlung einer Grunderkrankung: orthostatische Hypotension, Diabetes mellitus, Synkopen
  - *Cave:* Überdosierung Sedativa/Hypnotika
- Schutz der frakturgefährdeten Regionen älterer Pat.: Hose mit Silikonpolsterung beider Trochanteren. Senkung der Frakturrate in Altenheimen somit möglich.

Sturzursachen älterer Menschen

- Herzrhythmusstörungen (Tachy-Bradyarrythmien, Aortenstenose)
- Zerebrale Durchblutungsstörung
- Hypovolämie (Blutung, Anämie)
- Störung des venösen Rückflusses (Valsalva, Miktion, Varikosis)
- Fehlende neuronale Gegenregulation (Diabetes mellitus, Medikamente)
- Vertebrobasiläre Ischämie bei Osteochondrose/Spondylose der HWS
- Orthostatische Dysregulation
- Epilepsie
- Arzneimittel-NW: Sedativa, Diuretika, Antihypertensiva, Antidiabetika
- Vermindertes Gleichgewichtsgefühl
- Erniedrigte Reflexe, Beweglichkeit und allgemein mentaler Status (Demenz)
- Reduzierte Muskelkraft (Muskelatropie)

- Reduzierte Sehschärfe (Katarakt)
- Unzureichende Rehabilitation nach apoplektischem Insult.

Manifeste Osteoporose (Sekundärprävention) und „low turn over"
- Kalzium und Östrogene und Fluoride. Alternative: Kalzium + SERM
- Im Akutstadium Kalzitonin.

Steroid-induzierte Osteoporose und „high turn over"-Osteoporose:
Kalzium und Vitamin D3 bzw. Vitamin D-Metabolit und alternierend Kalzitonin.

Hochgradige Osteoporose
Zusätzlich Bisphosphonate und Östrogene, bzw. SERMs.

Tips, Tricks & Fallen
- Erfragen der Begleitumstände ist genauso wichtig wie Osteoporose-Risikofaktoren, denn die Fraktur ist nicht ausschließlich eine Folge der Osteoporose, sondern auch der altersbedingten Muskelatrophie, Gangunsicherheit sowie des Körperbaus
- Es gibt keine eng definierbare Frakturschwelle! Die zum Brechen eines Knochens identischer Knochendichte notwendige mechanische Belastung kann um den Faktor 2 variieren
- Eine wichtige Therapie der Osteoporose ist die Prävention von Frakturen durch Minimierung der Sturzneigung (z.B. orthostatische Hypotonie)!
- Fratkurvermeidung des älteren Menschen über propriozeptives Training; Gleichgewichtsschulung.

13.2 Osteomalazie

Verminderung des mineralisierten Skelettanteils mit Verlust der Knochenfestigkeit und daraus resultierenden Knochendeformierungen

Ätiologie
- *Störung des Vitamin D-Stoffwechsels:*
  - Mangel an Vitamin D_3: mangelhafte UV-Bestrahlung und/oder mangelhafte Vitamin D-Zufuhr durch Mangelernährung, Malabsorption oder Maldigestion durch z.B. Magenresektion oder Dünndarmerkrankungen
  - Mangelhafte Metabolisierung des Vitamin D_3: Antiepileptika, Leberzirrhose, chron. Niereninsuffizienz, hereditäre Pseudomangelrachitis
- *Störung des Phosphatstoffwechsels:* Phosphatdiabetes (renale Tubulopathien, Vitamin D-Resistenz) hereditär, idiopathisch, onkogen durch Knochen- und Bindegewebstumoren
- *Andere Ursachen:* Bisphosphonattherapie, renal-tubuläre Azidose.

Epidemiologie

Meist ältere Pat. und Südeuropäer.

Klinik und Befund

- Generalisierte Knochenschmerzen (v.a. in sehr belasteten Regionen): BWS-LWS-Syndrom, Fersenschmerzen, Schmerzen im Adduktorenbereich, Schmerzen von Sitz- und Schambeinfrakturen ausgehend (Lumboischialgien)
- Gehstörungen: rasche Ermüdung infolge allgem. Muskelschwäche (Watschelgang) durch Insuffizienz der Glutealmuskulatur (Trendelenburg-Zeichen)
- Deformierungen: WS-Kyphose, Beckenverformungen, Genua valga bzw. vara.

Diagnose

- *Rö:* Rarefizierung der Kortikalis mit Längsstreifung. Verdichtung der Spongiosa (Osteosklerose) oder fleckförmige Entkalkung. Unscharfe Konturen und verwaschene Feinstruktur. Pseudofrakturen mit bandförmiger Spongiosaverdichtung (Looser-Umbauzonen bzw. Milkman-Frakturen) an Stellen starker mechanischer Belastung wie koxales Femurende, distales Ulnadrittel, Rippen. Fisch- und Keilwirbelbildungen an WS. Bandförmige (querverlaufende) Osteolysen der Endphalangen (☞ Abb. 13.6)
- *Szinti:* Herdförmige Aktivitätsbelegung der Looserschen Umbauzonen. Cave: Fehlinterpretation als Knochenmetastasen
- *Labor:* AP ↑↑, Serumkalzium –/(↓), Serumphosphat ↓↓, Kalziumausscheidung im Urin ↓
- *Knochenbiopsie:* breite Osteoidsäume ohne aktive Mineralisationsfront nach Tetrazyklinmarkierung.

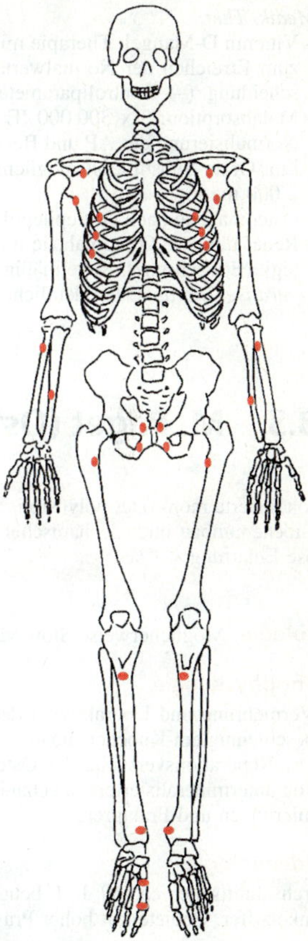

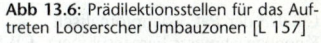

Abb 13.6: Prädilektionsstellen für das Auftreten Looserscher Umbauzonen [L 157]

Die Loosersche Umbauzone ist eine Pseudofraktur: partielle Fraktur rechtwinklig zur Kortikalis an Regionen, die unter starker mechanischer Belastung stehen (Schenkelhals, Schambeinast, Rippen, Metatarsalien).

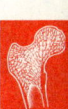

13

Therapie

- *Medik. Ther.:*
  - Vitamin D-Mangel: Therapie mit Vitamin D_3 (z.B. Vigantol®) 500 IE tägl. bis zum Erreichen der Normalwerte für Serumkalzium, AP, renale Kalziumausscheidung. (→ Kontrollparameter unter der Therapie)
  - Malabsorption: 3 x 300 000 IE Vit. D_3 im Abstand von 3–6 Wo. i.m. Nach Normalisierung der AP und Beschwerdefreiheit alle 3 Mo. 300 000 IE Vit. D_3 i.m. Orale Substitution möglich: 8 000 IE Vit. D_3 tägl. und Kalzium 1 000–2 000 mg tägl.
  - Osteomalazie nach Antiepileptika: 5 000 IE Vit. D_3 tägl.
  - Renal tubuläre Osteomalazie mit Phosphatverlust: Phosphatgabe bis 2,5 g/m² tägl. (Erwachsene). Regelmäßige Bestimmung des Parathormons
- *Operative Therapie:* bei deutlichen Beinfehlstellungen Korrekturosteotomie.

13.3 M. Paget (Ostitis deformans)

Lokalisierte mon- oder polyostotisch auftretende Osteopathie mit übermäßigem Knochenumbau und mechanischer Minderwertigkeit des Knochens. Sarkomatöse Entartung < 1 %.

Ätiologie: Möglicherweise Slow-virus-Infektion des Skelettes.

Pathophysiologie

- Vermehrung und Überaktivität der Osteoklasten führt zu Skelettresorption und beschleunigtem Knochenabbau
- Die Reparationsversuche der Osteoblasten führen zum unkoordinierten Anbau von untermineralisiertem, mechanisch minderwertigem Faserknochen mit Deformierungen und Frakturen.

Epidemiologie

Durchschnittsalter ca. 60 J. 1 behandlungsbedürftiger Pat./30 000 Einw.; hohe Dunkelziffer. Gebiete mit hoher Prävalenz: 3,5–4,5 %.

Klinik und Befund

- Ca. 1/3 der Pat. asymptomatisch
- Knochenschmerz: Fersenschmerz, LWS-Syndrom (☞ 5.6)
- Arthrose (☞ 10): Anlauf-, Belastungs- und Ruheschmerz, Gichtsymptome (☞ 11.1)
- Neurologische Engpaßsyndrome (☞ 12.5), auch Hirnnerven (v.a. N. vestibulocochlearis), Schwerhörigkeit
- Deformierung und Fraktur: „Säbelscheidentibia", Ermüdungsfraktur im Beckenbereich, Femur und Tibia
- Schädelvergrößerung: Hut passt nicht mehr
- Lokale Hyperthermie: insbes. Femur und Tibia
- Nierensteine: Koliken, Hämaturie.

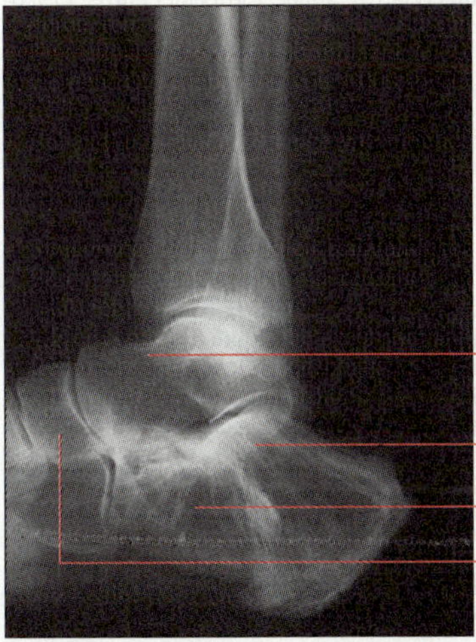

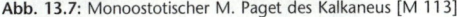

Abb. 13.7: Monoostotischer M. Paget des Kalkaneus [M 113]

Diagnose

- *Labor:* AP ↑↑ ist ein guter Parameter für Krankheitsausdehnung und -aktivität. Ausschluß von Lebererkrankungen (GOT, GPT, γ-GT im Normbereich)
- *Rö:* Grobsträhniger Umbau der Spongiosa, zystische Transparenzerhöhungen. Hyper- und hypoostotische Formen. WS mit Rahmenwirbel, Dreischichtwirbel oder Elfenbeinwirbel (☞ Abb. 13.7.)
- *Szinti:* Nachweis von monostotisch oder polyostotisch pathologisch erhöhter Aktivitätsanreicherung. Gezieltes Rö nach Szinti-Befund
- *Thermographie:* Frühmanifestation mit Nachweis einer lokalen Hyperthermie
- *Knochenbiopsie:* DD, unklare Diagnose, insbes. bei V.a. Knochentumor. Lokal hochgradig gesteigerter osteoklastischer Knochenaufbau, gleichzeitig überstürzter Knochenanbau, ungeordnetes, nicht lamellöses Knochengewebe.

DD

- Primärer Hyperparathyreoidismus (☞ 11.2)
- M. Recklinghausen: Neurofibromatose mit Veränderungen des Knochens (progrediente Kyphoskoliose, Unterschenkelpseudoarthrose), der Haut (Café-au-lait-Flecken, Hauttumore) und des zentralen und peripheren Nervensystems (Neurofibrome)
- Fibröse Knochendysplasie: Knochenentwicklungsstörung mit Ersatz mehrerer Knochenbereiche durch fibröses Bindegewebe. Schmerzen, Frakturen und Deformierungen („Hirtenstabdeformität" des prox. Femur). Rö: osteolytische und osteosklerotische Herde („Milchglasaussehen")

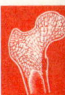

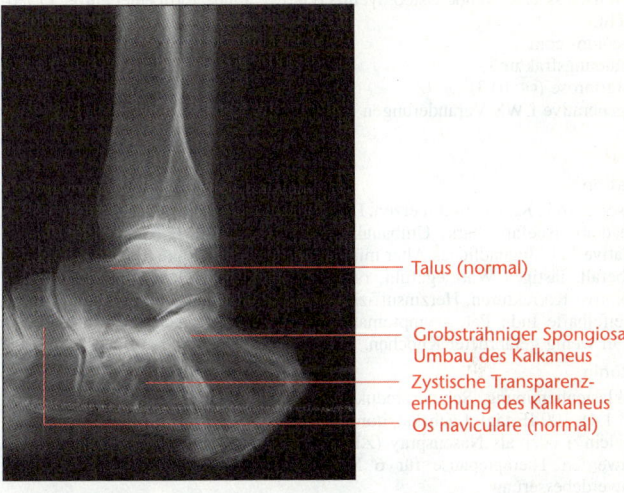

- Osteoplastische Skelettmetastasen
- Chronisch sklerosierende Osteomyelitis (Garré): Sonderform einer chron. Osteomyelitis
- Osteoidosteom
- Ermüdungsfraktur
- Koxarthrose (☞ 10.3)
- Degenerative LWS-Veränderungen (☞ 10.4).

Therapie

Indikation

- Absolute Ind.: Knochenschmerzen, Deformität und Frakturrisiko. Nervenausfälle, Schädelbasisbefall. Starke Umbauaktivität (AP > 600 IE/l)
- Relative Ind.: Jugendliches Alter mit mittlerer Krankheitsaktivität, Schädelkalottenbefall, lästiges Wärmegefühl, radiologische Progression, Vorbereitung auf operative Korrekturen, Herzinsuffizienz mit Volumenbelastung
- Zweifelhafte Ind.: Pat. asymptomatisch, geringe Umbauaktivität, Pat > 75 J, Befall wenig gefährdeter Knochen.

Kalzitonin

Osteoklastenhemmung, Schmerzreduktion. Schulung des Pat. zur Selbstinjektion (☞ 13.1.4). 100 IE tägl. Lachskalzitonin (z.B. Karil®) oder Humankalzitonin (z.B. Cibacalcin®) oder als Nasenspray (z.B. Karil®-Nasenspray). Bei Nachlassen der Beschwerden Therapiepause für 6 Mon. oder länger. In ca 70 % deutliche Beschwerdebesserung.

Bisphosphonate

Zyklische Intervalltherapie mit Pamidronat (z.B. Aredia®) 60 mg in 500 ml NaCl über 4 h (*Cave:* Niereninsuffizienz) alle 4–6 Wo. Längere Remissionen als unter Kalzitonin. Neuere Bisphosphonate (Titudronat, z.B. Skelid® 400 mg/d für 3–6 Mon.) scheinen eine höhere Ansprechrate und ein geringeres Risiko der med. bedingten Osteomalazie zu haben. Bei schwerem Verlauf Kombinationstherapie mit Kalzitonin. Das neueste Bisphosphonat Risedronat (z.B. Actonel®) wirkt schneller als Etidronat (z.B. Didronel®).

13.4 Osteopetrose

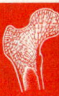

Generalisierte Sklerosierung des Skeletts durch unzureichende Osteoklastenaktivität und mangelnde Resorption des verkalkten Gewebes. Synonym: Marmorknochenkrankheit.

- *Osteopetrosis congenita:* schwere Form mit frühzeitiger Manifestation (autosomal rezessiv)
- *Osteopetrosis tarda:* milde Form mit späterer Manifestation (autosomal dominant).

Klinik und Befund

- Grotesk erhöhte Knochenbrüchigkeit durch Bagatelltraumen (O. congenita). Frakturen mit geringer klin. Symptomatik, oft als radiol. Zufallsbefund (O. tarda). Schlechte Heilungstendenz der Frakturen, Fehlstellungen, Osteomyelitis
- Wachstumsverzögerung, Genua vara/valga bei Gonarthrose, Koxarthrose, Anämie mit Erythroblastose, Thrombozytopenie-Symptome, Hepatosplenomegalie, Optikusatrophie, Taubheit.

Diagnose

Rö: Sklerosierung und Verdichtung der Knochen, keulenförmige Auftreibung der Metaphysen. Uniforme Dichte der Phalangen oder wechselnde Knochendichte (sogenanntes „Knochen-in-Knochen"-Merkmal). Dreieckige Stümpfe der proximalen Anteile der Endphalangen.

Therapie

- Splenektomie
- Symtomatisch: Bluttransfusionen bei Anämie, Antibiotika bei Infektionen
- Knochenmarkstransplantation: noch in klinischer Erprobung.

Prognose

- Osteopetrosis congenita: Todgeburt oder Tod vor dem mittleren Erwachsenenalter (ausgeprägte Anämie, Sepsis)
- Osteopetrosis tarda: gute Prognose.

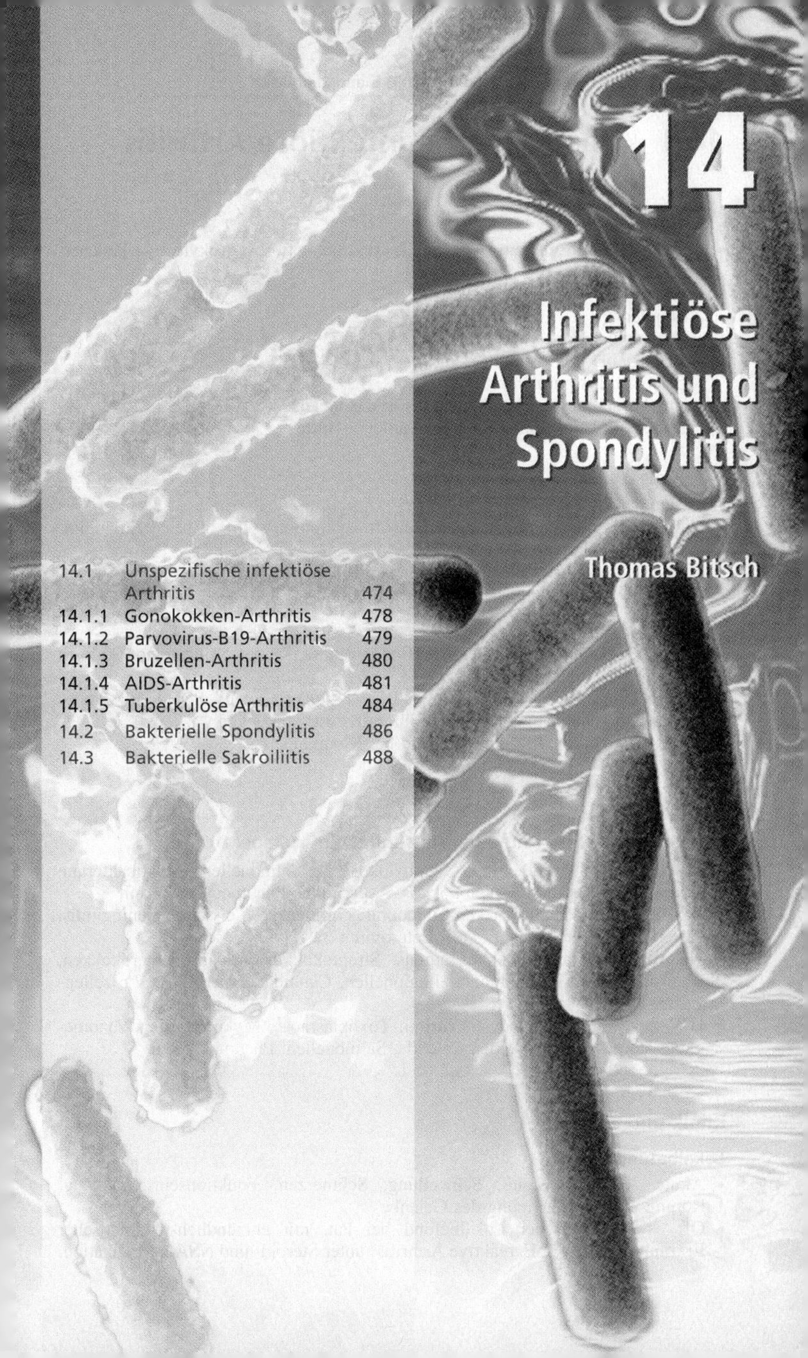

14

Infektiöse Arthritis und Spondylitis

Thomas Bitsch

14.1 Unspezifische infektiöse Arthritis

14

- *Notfallsituation!*
- Spontanverlauf: Empyem → Gelenkdestruktion → fibröse Ankylose → knöcherne Ankylose
- Formen:
  - Empyem
  - Kapselphlegmone
  - Paraartikuläre Phlegmone
  - Osteoarthritis purulenta
  - Durchbruch des osteitischen Herds in das Gelenk
- Häufigste Lokalisation: Knie >> Schulter > Hüfte.

Ätiologie

Infektion der Gelenkhöhle mit Keimen:
- Hämatogen/endogen bei Bakteriämie (oft asymptomatisch), insbes. bei Säuglingen und Kleinkindern
- Exogen durch Verletzungen, OP's, unsterile Injektionen
- Fortgeleitet bei gelenknaher Osteomyelitis.

Häufigste Erreger

- *Staphylokokken* (60 %): insbes. RA, Endoprothese, Kinder. Seltener Gonokokken und Streptokokken (20 %)
- *Gramnegative Keime* (insges. 15 %, Pseudomonas, Proteus, Serratia): Alkoholismus, Drogenabhängige, myeloproliferative Erkrankungen
- *Hämophilus influenzae:* überwiegend bei Kleinkindern.

☑ Immundefekt und zu erwartendes Erregerspektrum

- Systemische Steroidtherapie: Staphylokokken, Salmonellen, Mykobakterien, Herpesviren, Candida, Kryptokokkus, Aspergillus, Pneumocystis carinii
- B-Zell-Defekt: Pneumokokken, Hämophilus influenzae, Neisseriae meningitidis, Listeria monocytogenes, E. coli, Enteroviren
- Neutropenie: Staphylokokkus aureus, Streptokokkus viridans, Enterokokken, Enterobakterien, Pseudomonas, Legionellen, Candida, Aspergillus, Varizellen-Zoster-Virus
- HIV-Infektion: Pneumocystis carinii, Toxoplasmose, Mykobakterien, Zytomegalie, Herpes simplex-Virus, Candida, Salmonellen, Pneumokokken

Klinik und Befund

Lokalbefund

- Akute Arthritis: Erguß, Schwellung, Schmerzen, Funktionseinschränkung, Rötung und Überwärmung des Gelenkes
- Oft asymptomatischer Lokalbefund bei Pat. mit entzündlich-rheumatischer Erkrankung (RA, SLE, reaktive Arthritis) unter Steroid- und NSAR-Medikation.

Allgemeinbefund

- Verschlechterung des AZ und EZ: „todkranker“ Pat., grau-blasse Haut
- Fieberschübe: hohes, intermittierendes Fieber, oft nur subfebril. Schüttelfrost
- Petechiale Hautblutungen
- Septikämiezeichen: Bewußtseinseintrübung, Dyspnoe, Tachypnoe, Tachykardie, Schock.

Diagnose

- *Gelenkpunktion:* (☞ 3.1), mikroskopische Untersuchung des Punktates mit Gramfärbung (direkter Keimnachweis, DD Kristallarthritis), massiv erhöhte Zellzahl (20 000–50 000/mm^3 und mehr) mit überwiegend Granulozyten. Glukose < 50 % des Serumwertes. Eiweiß 30–60 g/l. Trübe graugelbe Verfärbung (putride). Bakteriologische Untersuchung mit Antibiogramm immer veranlassen: Erregeranzüchtung und Antibiogramm sind wichtige Voraussetzung für erfolgreiche Therapie!
- *Labor:* BSG- und CRP-Erhöhung (Sturzsenkung, CRP oft > 20 mg/dl). Leukozytose mit Linksverschiebung. Erhöhung der „Akute-Phase-Proteine“. Blutkulturen positiv bei Sepsis
- *Rö:*
  - Verbreiterung des Weichteilschattens und des Gelenkspaltes
  - Oft starke periartikuläre, homogenisierende Weichteilschwellung (insbes. Omarthritis)
  - Gelenknahe, fleckige Osteoporose der artikulierenden Knochen
  - Partieller Schwund der subchondralen Grenzlamelle
  - Erosionen im Kapselansatzbereich
  - Fleckige, teilweise bandförmige metaphysäre Knochenentkalkung (arthritisches Kollateralphänomen)
  - Veränderungen sind oft erst nach 3 Wo. erkennbar: reduzierter Gelenkspalt
  - Gewichtstragende Gelenke (Knie, Hüfte): Gelenkspalt manchmal kaum sichtbar
  - Spätveränderungen: Osteolyse bei Knochenbeteiligung, fibröse und knöcherne Ankylose
  - Sonderform: Infizierter Gelenkersatz (Hüft-, Knieendoprothese) mit Lockerungszeichen
- *Tomo.:* Darstellung von Sequester oder fraglichen Erosionen/Usuren
- *Szinti:* Aussage zum Floriditätsgrad der Infektion und weiteren (asymptomatischen) Herden. Erhöhte Aktivitätsanreicherung auch bei infiziertem Gelenkersatz
- *Arthrosono:* Ausmaß des Gelenkergusses, Synovialisschwellung mit flottierenden Zotten und teilorganisierten Strukturen (Pus?). DD zu subkutanem Abszeß und periartikulärer Weichteilschwellung.

DD

- Kristallarthritis: Gichtanfall (☞ 11.1.1)
- Reaktive Arthritis (☞ 8.2) und Borreliose (☞ 8.8)
- Gelenktuberkulose (☞ 14.2)
- Monartikulärer Beginn einer entzündlich-rheumatischen Erkrankung (☞ 7)
- Fieber unklarer Genese (☞ 6.8).

- Häufigste Ursache infektiöser Arthritiden ist die unsterile intra-artikuläre Injektion!
- Bei Monarthritis (RA, Kollagenosen) unter Steroiden auch bei relativ blandem Befund an septische Arthritis denken!

Konservative Therapie

Entlastungspunktion und großzügige Gelenkspülung: Knie (1 000 ml), Schulter (500 ml) und kleinere Gelenke 200–500 ml NaCl-Spülung bis zum klaren Rückfluß mit großlumiger Kanüle (rosa) oder Braunüle (braun). Gelenke dabei leicht durchbewegen und Kompression beim Abziehen der Synovialflüssigkeit mit 2 weiteren Händen (Hilfestellung). Initial 3 mal tägl.; nachfolgend tägl. je nach Klinik und sonographischem Nachweis von Synovialisverdickung, Ergußbildung und Abkammerungen. Gelenkspülungen mit Antibiotika sind in der Regel unnötig.

14

☑ Initialtherapie

Sofortige hochdosierte Kombinationstherapie (ungezielte Therapie)

- *Erwachsene, Kinder:* Penicillin G i.v. (4 x 10 Mio. IE) oder Flucloxacillin (z.B. Staphylex®) i.v. (6 x 1 g) in Kombination mit Aminoglykosiden (z.B. Refobacin®) i.v. (2 x 120 mg oder 1 x 240 mg) tägl.
- *Patienten mit schweren Grundleiden und Abwehrschwäche:* Cefotaxim (z.B. Claforan®) i.v. (3 x 2 g) oder Piperacillin (z.B. Pipril®) i.v. (3 x 4 g) und Tobramycin (z.B. Gernebcin®) i.v. (2 x 120 mg oder 1 x 240 mg)
- *Patienten mit Endoprothesen* (infizierter Gelenkersatz): Teicoplanin (z.B. Targocid®) i.v. (1 x 200 mg) und intraartikulär einmalig (200 mg) und ggf. Rifampicin (wird unterschiedlich diskutiert)
- *Kleinkinder (1–6 Jahre):* Clindamycin (z.B. Sobelin®) i.v. (25–50 mg/kg/KG tägl. in 3 Einzeldosen) und Cefotaxim (z.B. Claforan®) i.v. (50–100 mg/kg/KG tägl. in 3 Einzeldosen) (KG = Körpergewicht)

Gezielte Therapie: nach Erhalt des Antibiogramms

- Penicillin G- empfindliche Staphylokokken:
  – Penicillin G i.v. (4 x 10 Mio. IE)
  – Penicillin G- resistente Staphylokokken:
  – Flucloxacillin (z.B. Staphylex®) i.v. (6 x 1 g) oder Clindamycin (z.B. Sobelin®) i.v. (3 x 600 mg)
- Penicillin-Allergie:
  - Cephalosporin der 1. oder 2. Generation (z.B. Spizef oder Zinacef) i.v. 3 x 2 g
  - Gonokokken: Ceftriaxon (z.B. Rocephin®) i.v. 1 x 2 g für 7 Tage
- Pseudomonas aeruginosa: Piperacillin (z.B. Pipril®) i.v. 3 x 4 g und Tobramycin (z.B. Gernebcin®) i.v. 2 x 120 mg oder 1 x 240 mg
- Gramnegative Enterobakterien (E. coli, Klebsiellen, Salmonellen): Cefotaxim (z.B. Claforan®) i.v. 3 x 2 g und Gentamicin (z.B. Refobacin®) i.v. 2 x 120 mg oder 1 x 240 mg
- Pilze: Fluconazol (z.B. Diflucan®) i.v. (1 x 400 mg am 1. Tag, dann 1 x 200 mg)
- Mycobacterium tuberculosis: INH und RMP und PZA und SM.

- *Therapiedauer:*
  – Frischer Infekt: 2–4 Wo
  – Sonografischer Nachweis von Synovialisverdickung, Ergußbildung und Abkammerung: mind. 6 (–12) Wo. bis zur Normalisierung der Laborparameter (BSG, CRP) und Erreichen eines sterilen Punktates

  - Bei klinischer Besserung kann nach 4 Wo. auf orale Weiterbehandlung umgestellt werden (abhängig von Diagnoseverzögerung, Lokalisation, Grundleiden, Risikofaktoren)
  - Bei unzureichendem Ansprechen erneute bakteriologische Untersuchungen
- *Orale Nachbehandlung:*
  - Clindamycin (z.B. Sobelin®) p.o. (3 x 300 mg)
  - Phenoxypenicillin (z.B. Megacillin® oral) p.o. (4 x 400 000–800 000 IE)
  - Cefalexin (z.B. Oracef®) p.o. (4 x 1 g) oder Cefuroxim (z.B. Elobact®) p.o. (2 x 500 mg)
  - Ofloxacin (z.B. Tarivid®) p.o. (1 x 400 mg)
  - Ciprofloxacin (z.B. Ciprobay®) p.o. (2 x 500 mg)
- *Physik. Ther.:* Kryotherapie (Eisbeutel, Kaltluft) mehrmals tägl. und nachts
- *KG:* kurzfristige (!) Ruhigstellung in Funktionsstellung. Frühmobilisation mit vorsichtigem Durchbewegen der Gelenke mehrmals tägl. (Mobilisation, Traktion). Nach Gelenkspülung kontinuierliche passiv-kontrollierte Bewegung (cpm = continuous passive motion) auf Motorschiene (initial langsame Geschwindigkeit). Isometrische Anspannungsübungen. Vorsichtige Belastung erst nach Abklingen der Entzündung
- *Thromboseprophylaxe* (z.B. Embolex NM®) tägl. s.c., NSAR (Ibuprofen, z.B. Imbun®) 3 x 600 mg.

Operative Therapie

Arthrotomie, Synovektomie, Spül-Saug-Drainage: Konsil Rheumaorthopädie/ Chirurgie.

Indikation

- Starke Exsudation trotz mehrmaliger Entlastungspunktion und eingeleiteter Antibiose (Osteoarthritis purulenta)
- Eiter-Retention
- Massive Synovialisverdickung mit Abkammerungen
- Kapselphlegmone
- Radiologisch progrediente Läsionen oder erneutes Infektaufflackern
- Schlecht zugängliches Gelenk: Hüfte
- Erhebliche Risikofaktoren (Immunsuppression) und ernsthaftes Grundleiden (kardial-pulmonale Dekompensation): frühzeitige Ind. zum arthroskopischen Debridement mit Spülung, Drainage und ggf. OP (Konsil!)
- Infizierter Gelenkersatz: sofortige rheumaorthopädische/chirurgische Intervention.

Tips, Tricks & Fallen

- Erhöhte Gefahr einer iatrogenen Infektarthritis bei Steroidinjektionen, Diabetes mellitus, Alkoholabusus und im Rahmen von entzündlich-rheumatischen Erkrankungen (RA, SLE)
- Bei unzureichendem Ansprechen einer Steroid-/NSAR-Therapie (insbes. bei Pat. mit RA unter immunsuppressiver Medikation) immer an infektiöse Arthritis denken
- Bei geringstem klinischen Hinweis auf eine Infektarthritis muß eine sofortige Gelenkpunktion erfolgen! Die Entlastungspunktion mit einer großvolumigen Gelenkspülung (500 ml NaCl) verbinden

- Bei geringstem klinischen Verdacht auf Koxitis (Kapselmuster!) ist die Arthrosono unerläßlich, da Kapselschwellung und Erguß sich der klinischen Untersuchung entziehen
- Eine empirische Initialtherapie mit Imipenem (z.B. Zienam®) i.v. 3 x 1 000 mg deckt zwar 95–99 % des Keimspektrums ab, ist jedoch teuer. Anpassung nach Erhalt des Antibiogramms
- Zu kurze Antibiose führt zum Rezidiv.

14.1.1 Gonokokken-Arthritis

Infektiöse Arthritis durch Neisseria gonorrhoeae, auch penicillinaseproduzierende Gonokokken.

Epidemiologie

- Junge Frauen (< 40. LJ.) meist asymptomatische Gonokokkenträger
- Beginn während der Schwangerschaft oder der Menstruation.

Klinik und Befund

- Polyarthralgien, Polyarthritis: Knie-, Hand-, Finger-, Sprung- und Ellenbogengelenke
- Monarthritis: Knie, seltener als Polyarthritis
- Tenosynovitis: Handrücken, Fußrücken, Achillessehne
- Viszerale Symptome: Endokarditis, Myokarditis, Meningitis (selten)
- Arthritis-Dermatitis-Syndrom: septisches Bild mit Hauterscheinungen (Papeln, Vesikeln, Pusteln) und manchmal hämorrhagischen Blasen (Vaskulitis).

Diagnose

- *Labor:* BSG-Erhöhung. Fluoreszenz-Methode zum Erregernachweis (Hautläsionen)
- *Gelenkpunktion:* 30 000–60 000 Zellen/mm³, Granulozytenvermehrung. Nachweis von gramnegativen, intrazellulären (in den Leukozyten liegenden) Diplokokken. Erregernachweis im Spezialnährmedium und bei Spezialtransport (genügend Feuchtigkeit, 37 °C) gelingt in ca. 50 %
- *Mikrobiologie:* Erregernachweis im Urethra- und Cervix uteri-Abstrich auch bei fehlenden klinischen Symptomen!

DD

- Andere infektiöse Arthritiden
- Reaktive Arthritiden, postgonorrhoisches Reiter-Syndrom.

Therapie

Parenterale Antibiose: Ceftriaxon (z.B. Rocephin®) i.v. 1 x 2 für 7 Tage. Wirksam auch bei penicillinaseproduzierenden Gonokokkenstämmen!

14.1.2 Parvovirus-B19-Arthritis

Infektiöse Arthritis und Arthralgien durch humanes Parvovirus-B19.

Epidemiologie

- Frischinfekt: 60 % F, 30 % M, selten Kinder
- Manifestationsalter: 30.–50. LJ.

Ätiologie

Viruskontakt durch Tröpfcheninfektion, parenteral (Blutkonserven) oder diaplazentar.

Klinik

- 1. Phase
  - Grippaler Infekt
  - Müdigkeit, Abgeschlagenheit
  - Lymphknotenschwellung
  - Juckreiz
- 2. Phase
  - Arthralgien
  - Polyarthritis: akut, sehr schmerzhaft, symmetrisch mit vorwiegendem Befall der kleinen Gelenke, oft diffuse Fingerschwellung; auch Knie und Fußgelenke betroffen. Wandernder Gelenkbefall
  - Gelenksteifigkeit, die im Laufe des Tages zunehmen kann
  - Diskrepanz zwischen extremen Schmerzen und diskretem klinischen Befund
  - Krankheitsdauer: einige Wo., seltener Mon. und J.

Diagnose

- *Labor:* BSG und CRP meist normal. Post infectionem Abfall von Retikulozyten, Hb, Thrombos und Lymphos. Nach Wo. Retikulozytose. IgM- und IgG-AK-Nachweis (ELISA): positiver IgG- und negativer IgM-Titer weisen auf ältere Infektion hin (60 % der Erwachsenen). Virusdirektnachweis mit PCR (Empfindlichkeit: 10–15 Viruspartikel) im EDTA-Blut, Synovia und ggf. KM-Biopsie bei chronischer Infektion. Auftreten von RF und dsDNS-AK (erschwert DD zu RA und SLE!)
- *Gelenkpunktion:* bei exsudativer Arthritis Virusdirektnachweis in Synovia mit PCR
- *Rö:* arthritische Kollateralphänomene. Keine Gelenkzerstörung.

DD

- RA und Sonderformen (☞ 7)
- Kollagenosen (☞ 9.1): SLE, Poly-/Dermatomyositis
- Rötelnarthritis einige Tage nach Exanthem, Arthritis bei Hepatitis B, Mumps, Windpocken, Herpes simplex-Virus, Zytomegalie, Epstein-Barr-Virus und Enteroviren
- AIDS (☞ 14.1.4)
- Borreliose (☞ 8.8).

Therapie

- *Medik. Ther.:* NSAR (Ibuprofen, z.B. Imbun®) 3 x 600 mg. Bei chronischem Verlauf Hydroxychloroquin (z.B. Quensyl®) 400 mg tägl. Noch keine antivirale Therapie verfügbar
- *Physik. Ther.:* akut Kryotherapie, chronisch milde Wärme.

Symmetrische Polyarthritis wie bei RA, jedoch diffuse Schwellung der Finger bei Parvovirus-Arthritis im Gegensatz zur gelenkbezogenen Schwellung der RA.
Andere durch HPV-B19 ausgelöste Krankheiten:
- Erythema infectiosum (Ringelröteln)
- Aplastische Krise bei vorbestehender hämolytischer Anämie
- Chronische KM-Aplasie bei kongenitaler und erworbener Immundefizienz
- Vaskuläre Purpura
- Hydrops fetalis, Abort und intrauteriner Fruchttod.

14.1.3 Bruzellen-Arthritis

Infektiöse Arthritis durch Bruzellen. Im Gegensatz zur reaktiven Arthritis seltene Arthritisform.

Ätiologie

Brucella melitensis, suis, abortus.

Klinik und Befund

- Polyarthritis oder Monarthritis nach Kontakt mit infizierten Tieren oder deren Milch
- Zeichen einer Osteomyelitis
- Rückenschmerzen bei Diszitis und Sakroiliitis.

Diagnose

- *Labor:* Leukozytopenie, relative Lymphozytose. AK-Titer gegen Bruzellen
- *Gelenkpunktion:* Keimnachweis gelingt fast nie; deshalb Blutkulturen und Knochenmarkaspiration.

Therapie

Antibiose: Rifampicin (z.B. Rifa®) 600–900 mg tägl. p.o. und Doxycyclin (z.B. Supracyclin®) 1 x 200 mg für 30 Tage p.o. Alternative: Doxycyclin (z.B. Supracyclin®) 2 x 100 mg für 21 Tage p.o. und Streptomycin (z.B. Streptomycin®) 1 g für 2 Wo. i.m.

14.1.4 AIDS-Arthritis

In Zusammenhang mit der HIV-Infektion auftretendes rheumatisches Krankheitsbild.

Ätiologie

- HIV-Infektion per se
- Opportunistische Infektionen mit Toxoplasmen, Herpes simplex-Virus, Varizella-Zoster-Virus, Zytomegalie, Kryptokokken, Candida, Pneumocystis carinii, Mykobakterien, Salmonellen, Shigellen, Amöben, Kryptosporidien
- Autoimmunphänomene.

Klinik und Befund

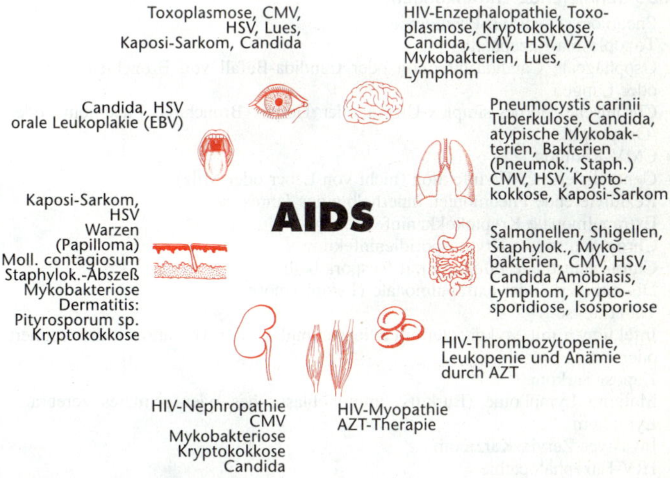

Abb. 14.1: AIDS-Manifestationen [L 157]

- Oligo- oder Polyarthritis: rezidivierend, asymmetrisch mit Dominanz großer Gelenke (Knie, OSG)
- Enthesiopathien: Tennisellenbogen, Achillodynie, plantarer Fersenschmerz
- ISG-Symptomatik: Sakroiliitis
- Muskelschmerzen, Muskelschwäche: ähnlich wie Polymyositis
- Sicca-Symptomatik: Sjögren-Syndrom
- Begleitsymptome: Hautschuppungen, Diarrhoe, Urethritis, Iritis, Fieber.

14

Diagnose

CDC-Klassifikation von HIV-assoziierten Erkrankungen

CD_{4+} - Kategorie	Klinische Kategorie		
	A Asymptom., akute HIV-Inf., persistierende Lymphadenopathie	**B** Symptomatisch weder A noch C	**C** AIDS-definierende Erkrankung (s.u.)
1: > 500 µ/l	A1	B1	C1
2: 200–499 µ/l	A2	B2	C2
3: < 200 µ/l	A3	B3	C3

AIDS-definierende Erkrankungen

- Pneumocystis-carinii-Pneumonie
- Toxoplasma-Enzephalitis
- Ösophageale Candida-Infektion oder Candida-Befall von Bronchien, Trachea oder Lungen
- Chronische Herpes-simplex-Ulzera oder Herpes Bronchitis, Pneumonie oder -Ösophagitis
- CMV-Retinitis
- Generalisierte CMV-Infektion (nicht von Leber oder Milz)
- Rezidivierende Pneumonien innerhalb eines Jahres
- Extrapulmonale Kryptokokkeninfektionen
- Chron. intestinale Kryptosporidieninfektion
- Chron. intestinale Infektion mit Isospora belli
- Disseminierte oder extrapulmonale Histoplasmose
- Tuberkulose
- Infektionen mit Mykobacterium avium complex oder M. kansasii, disseminiert oder extrapulmonal
- Kaposi-Sarkom
- Maligne Lymphome (Burkitts, immunoblastisches oder primäres zerebrales Lymphom
- Invasives Zervix-Karzinom
- HIV-Enzephalopathie
- Progressive, multifokale Leukenzephalopathie
- Wasting-Syndrom.
- Labor
  - HIV-Serologie: HIV-IgG-AK (ELISA-Suchtest). Positive Befundbestätigung mit monospezifischem EIA oder Western-blot-Test. p24-Antigen-Nachweis
  - FACS-Status: Lymphozytensubpopulationen als Verlaufsparameter

Normalwerte	CD_4/CD_8 = 1,2–3,0	CD4 > 1 000/µl
Mäßiger zellulärer Immundefekt	CD_4/CD_8 = 0,5–1,0	CD4 > 400/µl
Schwerer zellulärer Immundefekt	CD_4/CD_8 < 0,5	CD4 < 400/µl

  - Entzündungsparameter: BSG $\uparrow$, CRP $\uparrow$. Screening von BB, Diff.-BB, GOT, GPT, γ-GT, LDH, Krea, E'phorese, Immunglobuline quantitativ, Urinstatus
  - AK-Screening: CMV, HSV, VZV, Hepatitis A-D, Lues, Toxoplasmen
- *Mikrobiologie bei Arthritis:*
  - Stuhl auf pathogene Keime: Yersinien, Campylobacter, Amöben, Mykobakterien, Salmonellen, Shigellen, Kryptosporidien
  - Sputum (am besten bronchoalveoläre Lavage): Mykobakterien
  - Urin: Mykobakterien
- *Sono:* Abdomenstatus
- *Rö.-Skelett:* Fibroostose des Beckens und Kalkaneus, Sakroiliitis, Spondylitis, Zeichen einer Psoriasisarthropathie
- *Rö.-Thorax:* Lymphom, Tbc, Pneumocystis carinii-Pneumonie
- *Szinti (zur DD):* Aktivitätsanreicherung im ISG, polyartikulär (zur DD). Wichtig bei V.a. Spondylitis
- *Neuro-Konsil:* Myopathie-, Neuropathie-, Enzephalopathie-Abklärung
- *Haut-Konsil:* Erythrodermie-, Psoriasis-, Vaskulitis-Abklärung
- *Augen-Konsil:* Vaskulitis-Abklärung
- *Knochenmarkspunktion:* Mykobakteriose, DD Anämie, Thrombozytopenie
- *Synoviaanalyse:* Zellstatus und Mikrobiologie.

Therapie

- Arthropathie/Myopathie
  - *KG, Ergo:* Funktionelle Bewegungstherapie, PNF-Techniken, Weichteiltechniken, Gangschule, Rückenschule, Trainingstherapie, Haushaltstraining, Massagen
  - *Psychosomatik:* Autogenes Training, progressive Muskelrelaxation nach Jacobson, Krankheitsbewältigung
  - *Physik. Ther.:* Akutstadium Kryo-Applikationen. Chronisches Stadium milde Wärme
  - *Medik. Ther.:* NSAR nur bedarfsorientiert. „Basistherapie" sind Virostatika, Antibiotika, Antimykotika. 7S-Immunglobuline (Studien liegen noch nicht vor): zyklisch 200–400 mg/kg alle 4–6 Wo.
  - *Injektionen:* LA/wasserlösliche Steroide (z.B. Scandicain® 1 % mit Celestan®) bei Sakroiliitis
- Therapie opportunistischer Infektionen
- Antiretrovirale Therapie.

Tips, Tricks & Fallen

- Bei jeder reaktiven Arthritis an eine HIV-Infektion denken
- Infektiöse, parainfektiöse und autoimmune Phänomene überlagern sich bei der AIDS-Arthritis immer, so daß oft eine genaue Zuordnung nicht getroffen werden kann
- Unter antiretroviraler Therapie kann es zu schwerer Myopathie mit Muskelschmerzen und Muskelsteifigkeit kommen
- Eine vorbestehende Psoriasisarthritis kann bei HIV-Infektion deutlich an Aktivität und Aggressivität zunehmen
- Eine assoziierte Hypogammaglobulinämie kann eine Polyarthritis verursachen! Therapie der Wahl sind 7S-Immunglobuline.

14.1.5 Tuberkulöse Arthritis

Infektiöse Arthritis durch Mycobacterium tuberculosis. Meist Hüft-, Knie- oder Talocruralgelenk betroffen.

Ätiologie

14

- Hämatogene Aussaat einer Organ-Tbc
- Fortgeleitete Infektion von einer Knochen-Tbc.

Häufigkeit

- Erkrankungsrate in Deutschland: 17 pro 100 000 Einwohner
- 20%iger Anstieg der Tbc in USA seit 1985
- Verdoppelung der Tbc-Fälle während den letzten 10 J. in amerikanischen Großstädten
- Rasche Zunahme von Tbc und Multiresistenzen (multi drug resistance) durch:
  - zunehmende Migration, insbes. aus Ländern mit hoher Tbc-Prävalenz
  - zunehmend Pat. mit Immundefizienzen (AIDS)
  - Alkohol, Drogen, schlechter Ernährungszustand
  - zunehmende Armut und Obdachlosigkeit
  - wachsende Zahl an Gebrechlichen in Alters- und Pflegeheimen
  - ungenügende Compliance der Pat.
  - unkontrollierter Einsatz der Chemotherapeutika (Resistenz).

Klinik und Befund

- Chronische Monarthritis: in 85 % sind gewichttragende Gelenke (Knie-, Hüft- und Talocruralgelenke) betroffen
- Karpaltunnelsyndrom: massive Handgelenksarthritis mit Tenosynovitis
- Bursitis subdeltoidea
- Sakroiliitis-Symptomatik
- Oft schleichender Verlauf mit Muskelatrophie und Kontrakturen
- *Primär-synoviale Verlaufsform:* schleichender Verlauf mit Tenosynovitis
- *Primär-ossäre Verlaufsform:* schnell progrediente Verlaufsform.

Diagnose

- *Positive Eigenanamnese:* Lungen-Tbc (10–50 %), exsudative Pleuritis, Urogenital-Tbc
- *Labor:* Tine-Test positiv; Tuberkulin-Test als abgestufter Intracutantest (Mendel-Mantoux®): positiver Test beweist durchgemachte Infektion, negativer Test mit 100 IE macht Tbc unwahrscheinlich. Ausnahmen: frische Infektion in den ersten 8 Wo., Immunschwäche, immunsuppressive Therapie, Lymphome, nach Virusinfekten und Schutzimpfungen. Leicht erhöhte Entzündungsparameter (BSG, CRP), Lymphozytose
- *Gelenkpunktion:* 10 000–20 000 Zellen/mm^3, Gesamteiweiß erhöht, Glukose extrem vermindert. Keimnachweis in Ziehl-Neelsen-Färbung und kultureller Nachweis (radiometrischer Nachweis in 2–3 Wo.). Erregernachweis mit PCR geht schneller!
- *Offene Synovialisbiopsie:* Diagnosesicherung bei Nachweis von verkäsenden Granulomen und/oder säurefesten Stäbchen. Feinnadelbiopsie oft negativ

- *Rö.:*
  - Synoviale Tbc: periartikuläre Weichteilschwellung und gelenknahe Demineralisierung. Arthritische Erosionen nach längerer Zeit.
  - Ossäre Tbc: Atrophie der periartikulären Weichteile (Seitenvergleich!), unregelmäßig geformte Osteolysen und Konturveränderungen (Erosionen) der Gelenkfläche. Sequester und Dissektionen bei Knocheneinschmelzung. Amorphe periartikuläre Verkalkungen. Rö-Thorax in 2 Ebenen: Primärkomplex
- *Tomo.:* insbes. bei Koxitis (DD: transitorische Osteoporose, Immobilisationsosteoporose, posttraumatisch, M. Perthes)
- *Sono.:* Arthrosono der Hüfte ist unerläßlich bei Koxitisverdacht (☞ 5.6.4). Befunde: Gelenkerguß, Synovialisschwellung und periartikuläre Verkalkungen (verkalkte Bursitis und Eiter).

Therapie

Medikamentöse Therapie

- Kombinationstherapie für 6 Mon.
  - Initialphase (2 Mon.): INH plus RMP plus PZA plus SM **oder** INH plus RMP plus PZA plus EMB
  - Stabilisierungsphase (4 Mon.): INH und RMP
  - Die Wahrscheinlichkeit einer Heilung liegt hierbei über 90 %
  - Multiresistenz und atypische Mykobakterien: Therapie nach Resistogramm
  - Kombinationstherapie INH plus RMP plus EMB plus Clarithromycin (z.B. Klacid®) p.o 2 x 500 mg plus Amikacin (z.B. Biklin®) i.v. 3 x 100 mg oder Ofloxacin (z.B. Tarivid®) p.o. 2 x 200 mg für 6 Mon.).

Substanzen

- Isoniacid = INH (z.B. Isozid®): Richtdosis 300 mg tägl. p.o.
  NW: sensible Polyneuritis, Hepatitis, Alkoholintoleranz. Zur Verringerung der neurologischen NW begleitend Pyridoxin (Vitamin B6) 40 mg tägl.
- Rifampicin = RMP (z.B. Rifa®): Richtdosis 600 mg tägl. p.o. früh morgens (bessere Resorption); bei KG < 50 kg Richtdosis 450 mg tägl. p.o.
  NW: Transaminasenanstieg, cholestatische Hepatitis. Wechselwirkung mit Marcumar, oralen Antidiabetika und Kontrazeptiva
- Pyrazinamid = PZA (z.B. Pyrafat®): Richtdosis 2,0 g tägl. p.o.; bei KG < 50 kg 1,5 g tägl. p.o.
  NW: Hepatitis, allergische Exantheme, Hyperurikämie, Arthralgien. Zur Verringerung der NW (Gicht!) begleitend 2,5 l Flüssigkeit, Allopurinol (z.B. Zyloric®) 300 mg tägl. p.o., Probenecid (z.B. Benemid®) 2 g tägl. p.o. und Harnalkalisierung (z.B. Uralyt® U) nach Urin-pH.
- Streptomycin = SM (z.B. Streptothenat®): Richtdosis 1,0 g tägl. i.m.; bei KG < 50 kg Richtdosis 0,75 g tägl. i.m.; Gesamtdosis von 30 g nicht überschreiten (Initialtherapie!).
  NW: Vestibularisschädigung (Schwindel, Ataxie, Tinnitus, Hörverlust), Nephrotoxizität (Erhöhung der Retentionswerte, Proteinurie, Mikrohämaturie), allergische Reaktionen.
- Ethambutol = EMB (z.B. Myambutol®): Richtdosis 1,5 g tägl. p.o.; bei KG < 50 kg Richtdosis 1 g tägl. p.o.
  NW: Optikusneuritis (Grünsehen, Sehschwäche, Gesichtsfeldausfälle), allergische Reaktionen, Gichtanfälle (bei Niereninsuffizienz Dosisreduktion!)

Operative Therapie

Ind. bei ausgedehntem Gelenkbefall, Sequesterbildung, Abszedierung, Fistelung, rascher Gelenkdestruktion.

Tips, Tricks & Fallen

- Säurefeste Stäbchen entgehen oft dem Direktnachweis, in Kultur jedoch zu 80 % positiv bei spezifischer Arthritis
- Immer Empfindlichkeits-Bestimmung durchführen: Multiresistenzen
- Bei jeder periartikulären Demineralisierung am Hüftgelenk *ohne* Verschmälerung des Hüftgelenkspaltes, *ohne* Konturdefekte und *ohne* gelenknahe Knocheneinschmelzung an Frühstadium einer Coxitis tuberculosa denken
- Jede Koxarthrose jüngerer Patienten (30.–40. LJ.), bei der keine präarthrotische Deformität vorliegt, kann eine entzündliche Sekundärarthrose (Tbc) sein!

14.2 Bakterielle Spondylitis

Osteomyelitis eines Wirbelkörpers durch unspezifische oder spezifische Erreger. *Spondylodiszitis:* Entzündung der Bandscheibe und der benachbarten Grund- und Deckplatten. *Spondylitis migrans:* Subligamentäre Ausbreitung der Infektion ohne Abszeßbildung.

Ätiologie

- Staphylococcus aureus, Streptococcus viridans. Salmonellen, Enterokokken, Pseudomonas, Bruzellen, Tuberkelbakterien
- Endogen: hämatogen
- Exogen: Nukleotomie, Diskographie, Chemonukleolyse.

Klinik und Befund

- Lokalisierter Wirbelsäulenschmerz: Spontan-, Druck- und Stauchungsschmerz
- Schonhaltung, Steifhaltung der WS
- Dumpfer Nachtschmerz
- Hauptlokalisation: untere BWS und obere LWS
- Akute Form: schweres Krankheitsgefühl mit septischen Temperaturen
- Chronische Form: Müdigkeit, Gewichtsverlust und subfebrile Temperaturen
- Neurologische Ausfälle, Miktionsstörungen.

Diagnose

- *Anamnese*
  - Vorausgegangener bakterieller Infekt: jede pyogene Erkrankung kann Primärherd sein
  - Vorausgegangene therapeutische Eingriffe: Grenzstrangblockade, Periduralanästhesie, Lumbalpunktion
  - Prädisposition: Diabetes mellitus, Autoimmunerkrankungen, Alkoholismus, Erkrankungen des Beckens, Bauchraumes oder Urogenitaltraktes.
  - Tuberkuloseanamnese
- *Labor:* BSG- und CRP-Erhöhung, Leukozytose. Blutkulturen öfters abnehmen!
- Tine-Test, Mendel-Mantoux-Test
- Sputum, Magensaft und Urin auf säurefeste Stäbchen. Mikroskopie und Kultur
- *Rö.:* Reaktionslose Diskushöhenabnahme plus Spondyloretrolisthesis plus vordere Wirbelkantenerosion. Unscharfe Abschlußplatten, Wirbelkantenabschmelzung mit angulärer Kyphose und veränderter Wirbelkörperform (= Gibbus). Sequester sprechen für Tbc!
  Reparationszeichen: Glättung und Scharfkonturierung der Defekte, perifokale Spongiosasklerose, Reparationsosteophyten, knöcherne Wirbelverblockung
- *Tomographie:* Schichtuntersuchung seitlich dient zur genauen „quantitativen" Beurteilung der Infektion (dabei können noch weitere entzündliche Erosionen sichtbar werden!): unscharf begrenzte Abschlußplatten und Konturdefekte mit oder ohne Sequester und Osteolysen. Schichtuntersuchung mit Nachweis von Sequestern macht spezifische Spondylitis wahrscheinlicher als unspezifisch-bakterielle Infektion
- *Szinti:* 3-Phasen-Szinti bei klinischem Verdacht und neg. Rö.-Befund. Hohe Aktivität im akuten Stadium
- *CT, MR:* zur DD und Quantifizierung der WK-Destruktion. Abszedierung im Bereich der paravertebralen Weichteile. Einengung des Spinalkanals
- *WK-Punktion:* in LA unter Kontrolle eiines bildgebenden Verfahrens (ggf. CT-gesteuert). Aspirationsflüssigkeit und Biopsie zur Histologie und Bakteriologie (in nur 50 % Erregernachweis). Stanz-Biopsien aus WK sind bei tuberkulöser Spondylitis in 80 % positiv!

Konservative Therapie

- *Ind.:* frisches Stadium ohne größere Destruktionen. Keine neurologischen Ausfälle
- *Allgemeine Maßnahmen:* Immobilisation bis zu 6 Wo. Bei BSG- und CRP-Rückgang (1 x/Wo. Kontrolle) und deutlicher Schmerzreduktion Anlage eines Korsetts und vorsichtige Mobilisation
- *Medik. Ther.:*
  - Bei Tbc: 4-fach Kombinationstherapie (INH plus RMP plus PZA plus SM) für 2 Mon.; INH plus RMP für 4 Mon.
  - Bei unspezifischer Spondylitis: parenterale Antibiose mit Piperacillin/Tazobactam (z.B. Tazobac®) i.v. 3 x 2,5 g als Initialtherapie, anschließend nach Antibiogramm für mind. 4–6 Wo. Nachbehandlung p.o. für mehrere Wo. je nach Ausmaß der Infektion
- *Orthopädietechnik:* Korsettversorgung je nach Ausmaß der Infektion bis zu 2 Jahren. Bei Anstieg der BSG erneute Ruhigstellung im Korsett
- *Rö-Kontrolle* alle 6 Mon.: knöcherne Durchbauung an HWS 3–6 Mon., BWS 6 Mon. und LWS ca. 7 Mon.

Operative Therapie

- *Ind.:* septische Temperaturen über 14 Tage trotz Antibiose. Schwere WK-Destruktion. Neurologische Ausfälle. Abszedierung. Heftige Schmerzsymptomatik
- *OP:* ventrodorsale OP, Herdausräumung und Spondylodese mit autologem, möglichst bikortikalem Beckenkammspann. Somit Vermeidung von Deformitäten und deutlich verkürzte Immobilisation.

14

Tips, Tricks & Fallen

- Bei persistierenden Rückenschmerzen immer an Spondylitis denken
- Rö-Veränderungen folgen mit deutlicher Verzögerung der klinischen Symptomatik! Deshalb 3–Phasen-Szinti Methode der Wahl im Frühstadium
- Eine lumbale reaktionslose Diskushöhenabnahme plus Spondyloretrolisthesis ist immer Anlaß zur Schichtuntersuchung! Der Nachweis von unscharf konturierten Abschlußplatten bestätigt den V.a. eine bakterielle Spondylitis! (Rö.-Tomo, ggf. CT)

14.3 Bakterielle Sakroiliitis

Unspezifische (Staph. aureus) oder tuberkulöse Infektion des Kreuz-Darmbeingelenkes.

Klinik und Befund

- Lumboischialgien: Gesäß-Hüftschmerzen unterschiedlicher Schmerzintensität. Diskrete Symptome bei subakutem Verlauf, unerträgliche immobilisierende Schmerzen bei akutem Verlauf. Schmerzprovokation durch körperliche Belastung
- Fieber
- Bewegungseinschränkung der LWS (Ott, Schober, FBA)
- ISG-Provokationsschmerz: Mennell-Handgriff, Einschränkung des Gelenkspiels
- M. iliopsoas-Beteiligung: Lasègue positiv.

Diagnose

- *Anamnese:* Prädisponierende Faktoren (Alkoholismus, Abwehrschwäche unter Immunsuppressiva)
- *Labor:* BSG- und CRP-Erhöhung. Blutkulturen mehrmals abnehmen. Tbc-Diagnostik
- *Rö.:* erste pathologische Veränderungen nach 2–3 Wo
  - Destruktive Veränderungen an den Gelenkkonturen und subchondral: unscharfe Spongiosastruktur, Gelenkspaltverschmälerung, Erosionen
  - Reparationsphase und Stabilisierungsphase: subchondrale Spongiosasklerose
  - Narbenstadium: partielle oder totale knöcherne Ankylose. Verknöcherung der vorderen Gelenkkapsel an der oberen Umschlagstelle = Sternzeichen

- *Tomo.:* Zum Sequesternachweis sehr wichtig. Sequester und atypische Weichteilzeichen (krümelige, pastenförmige Kalkschatten) im kleinen Becken (Abszeß) sprechen für spezifische Sakroiliitis
- *Szinti:* Methode der Wahl zum Frühnachweis einer Infektion (3-Phasen-Szinti)
- *Arthrosono:* periartikulärer Abszeß, Abszedierung des M. iliopsoas
- *CT, MR:* Abszesse und Sequester (Tbc?). Ausmaß bestimmt therapeutisches Procedere.

DD

Sakroiliitis-Symptomatik (Leitsymptom Kokzygodynie ☞ 6.24).

Therapie

Konservative Therapie

- *Allgemeine Maßnahmen:* Immobilisation für 4–6 Wo. Dosierte Mobilisation (Schlingentisch) und vorsichtige Gangübungen nach Normalisierung von BSG und CRP
- *Medik. Ther.:* Bei Tbc (☞ 14.2). Bei unspezifischer Sakroiliitis Piperacillin/Tazobactam (z.B. Tazobac®) 3 x 2,5 g i.v. für 4 Wo. Gezielte Therapie nach Antibiogramm. Analgetika (Tramadol, z.B. Tramal® 4 x 20 Tr.) und NSAR (Azapropazon, z.B. Tolyprin® 3 x 600 mg initial, anschließend 2 x 600 mg)
- *Orthopädietechnik:* Beckengurt während der Mobilisationsphase.

Tips, Tricks & Fallen

- Die Unterscheidung rheumatischer und bakterieller Sakroiliitis ist schwierig. Die bakterielle Sakroiliitis zeichnet sich durch tiefgreifendere Zerstörungen gegenüber der entzündlich-rheumatischen Sakroiliitis aus
- Bei schleichender Sakroiliitis können Zeichen der Reparation und Ankylose im Vordergrund stehen: DD Spondylitis ankylosans.

15 Medikamentöse Therapie

Heiner Menninger
Friedrich Hartmann
Walter Behringer
Thomas Bitsch

15.1 Allgemeine Therapierichtlinien

- *Sichere Diagnosestellung:* Rheumatologische Therapien sind meist Langzeittherapien mit Risiken, eine probatorische Therapie ist deshalb nicht zweckmäßig. Diagnosestellung bzw. Sicherung der Verdachtsdiagnose gegebenenfalls durch internistischen Rheumatologen
- *Information des Pat.:* Eine Langzeittherapie lebt von der Compliance. Pat. muß deshalb Nutzen und Risiken der Behandlung verstehen. Zweifel gleich zu Beginn ausräumen, erste schlechte Erfahrungen mit Basistherapeutika werden sonst leicht verallgemeinert
- *Information des Hausarztes:* Auch dieser muß die Therapie mittragen. Häufig führen irrationale Ängste des Arztes z.B. vor Basistherapeutika zum vorzeitigen, nicht notwendigen Abbruch der Behandlung. Die Ängste des Arztes werden auf den Pat. übertragen!
- Zusätzlich zur kontinuierlichen Betreuung durch den Hausarzt sollten Pat. unter Basistherapeutika regelmäßig *durch einen internistischen Rheumatologen kontrolliert* werden. Bei Vollremission auch in den ersten Jahren nach Beenden der Therapie. Übliche Abstände der fachärztlichen Kontrolluntersuchungen sind je nach Aktivität der Erkrankung 1/4, 1/2 oder 1 J. Bei Komplikationen der rheumatischen Erkrankung sofortige Kontaktaufnahme, insbesondere wenn vom Hausarzt das Absetzen der Basistherapie für notwendig erachtet wird
- Eine gute Compliance des Pat. wird durch eine *Selbstdokumentation* des Medikamentenverbrauches und der Schmerzintensität gesichert. Dies wird durch ein vom Pat. selbst zu führendes Medikamententagebuch in kostensparender und übersichtlicher Weise ermöglicht.

15.2 Nichtsteroidale Antirheumatika (NSAR)

- **Indikation:** Akute und chronische Arthritiden, Sp.a., Gichtanfall, aktivierte und dekompensierte Arthrosen, Tendomyopathien, z.B. im Rahmen eines statisch-myalgischen Syndroms
- **Wirkungsmechanismus:** Symptomatische analgetische, antiphlogistische und antipyretische Wirkung mit raschem Wirkungseintritt durch Hemmung der Cyklooxygenase und somit der Prostaglandinbiosynthese
- **Einteilung:** NSAR sind amphiphile Säuren mit prinzipiell gleicher Wirkung und ähnlichen NW. Eine Einteilung erfolgt nach der chemischen Struktur und der Plasmahalbwertszeit.
- Cyclooxygenase (Cox) existiert in mindestens *2 Isoformen:* Cox1 = konstitutives Isoenzym und Cox2 = induziertes Isoenzym. Cox1 wird dauernd zur Deckung des normalen Bedarfs an Prostaglandinen exprimiert („householding prostaglandins"). Cox2 wird bei einer entzündlichen Reaktion vor Ort exprimiert. Selektive Cox2-Inhibitoren wie Rofecoxib (Vioxx®) oder Celecoxib (Celebrex®) haben bei

gleicher Wirkstärke weniger schwere gastrointestinale NW (Ulkus, Perforation, Blutung), leichte NW sind jedoch genauso häufig wie bei konventionellen NSAR. Eine bessere Verträglichkeit der Cox2-selektiven NSAR lässt sich zur Zeit nicht nachvollziehen (Celecoxib besitzt Sulfonamid-Struktur).

Übersicht NSAR

Gruppen geordnet nach Reihenfolge der historischen Entwicklung

Gruppe	Wirkstoff	Handelsname (z.B.)	Max. Tagesdosis für Langzeittherapie	Plasmahalbwertzeit
Salicylate[1]	Azetylsalicylsäure	Aspirin®	5 000 mg	3 h
Pyrazolon-Derivate[2]	Phenylbutazon Oxyphenbutazon	Ambene® Phlogont®	600 mg 300 mg	72 h 20 h
Arylessigsäure-Derivate*	Acemetacin Diclofenac Indometacin Lonazolac	Rantudil® Voltaren® Amuno® Argun®	180 mg 150 mg 175 mg 600 mg	5 h 2 h 4 h 6 h
Anthranilsäure-Derivate	Mefenaminsäure Nifluminsäure	Ponalar® Actol®	1 500 mg 750 mg	5 h 3 h
Arylpropionsäure-Derivate*	Ibuprofen Ketoprofen Naproxen Tiaprofensäure	Brufen® Orudis® Proxen® Surgam®	2 400 mg 300 mg 750 mg 600 mg	2 h 2 h 14 h 2 h
Oxicam-Derivate	Piroxicam Tenoxicam Meloxicam	Felden® Tilcotil® Mobec®	20 mg 20 mg 15 mg	40 h 70 h 20 h
Cox2-selektive Derivate	Rofecoxib Celecoxib	Vioxx® Celebrex®	25 mg 400 mg	16 h 10–12 h

* = wichtigste Gruppen

1 = Salicylate sind die ältesten NSAR. In der Rheumatologie werden sie fast nur noch in den angloamerikanischen Ländern eingesetzt.

2 = Die Pyrazolonderivate sind stark wirksam und dürfen wegen der gehäuften Nebenwirkungen (Agranulozytose) und ihrer langen Halbwertzeit nur kurzfristig (nicht länger als eine Woche) und nur mit eingeschränkter Indikation (akuter Schub bei RA, Sp.a. und Gicht) gegeben werden.

Dosierungen

- Die Präparate mit kurzer Plasmahalbwertszeit unter 5 h sind besser steuerbar als jene mit langer Plasmahalbwertszeit. Dies kann bei NW oder akzidentellen Überdosierungen von Vorteil sein. Überdies erlauben diese Präparate eine bedarfsweise Medikation
- Antiphlogistische Wirkung: Zur Besserung eines akuten Geschehens (z.B. akute Monarthritis) maximale Tagesdosis ausschöpfen!
- Analgetische Wirkung: Kleinere Tagesdosen oft ausreichend

- Die Einnahmehäufigkeit richtet sich nach der HWZ: Bei den Präparaten mit kurzer HWZ 2–4 x tägl., bei den Präparaten mit langer HWZ konstant 1 x tägl.

Nebenwirkungen

- Gastrointestinale Störungen (Gastritis, Magen- und Darmulzera, okkulte GI-Blutungen) sehr häufig, insbesondere bei gleichzeitiger Einnahme von Glukokortikosteroiden (GK)
- Allergische Reaktionen (Exanthem, Bronchospasmus)
- ZNS-Störungen (Kopfschmerzen, Schwindel, Ohrensausen, Verwirrtheit)
- Knochenmarkschädigung (Agranulozytose, Leukopenie, Thrombopenie)
- Leberschaden (Anstieg der Leberenzyme, Cholestase)
- Nierenschaden (Ödeme, Anstieg der harnpflichtigen Substanzen)
- Natrium- und Wasserretention (evtl. Blutdrucksteigerung).

15

Kontraindikationen

- Ulzerationen des Magen-Darm-Traktes (*Risikofaktoren beachten, ggf. ist der Einsatz von Cox2-selektiven Blockern erlaubt)*
- Schwere Leber- und Nierenerkrankungen
- Blutbildungsstörungen
- Analgetikaintoleranz und Asthma bronchiale
- Gravidität und Stillzeit.

Risikofaktoren für eine NSAR-induzierte Gastropathie

- *Biologisch:* Alter > 65 Jahre, Multimorbidität, weibliches Geschlecht
- *Gastrointestinal:* Ulkus- und Blutungsanamnese, Helicobacter-Infektion
- Rauchen, Alkoholabusus
- *Medikamentös:* Komedikation mit Glukokortikoiden. *Cave:* Sechsfach höheres Ulkusrisiko! Antikoagulation

- Aufgrund der analgetischen Wirkung von NSAR können auch große Ulzera schmerzfrei sein
- Ca. 10fach erhöhtes gastrointestinales Blutungsrisiko bei gleichzeitiger Gabe von NSAR mit selektiven Serotonin-Wiederaufnahme-Hemmern (Citalopram, Fluoxetin, Sertalin)
- Unter gleichzeitiger Einnahme von NSAR und Diuretika ist die Gefahr einer Herzinsuffizienz doppelt so groß wie bei alleiniger Einnahme von Diuretika → Zurückhaltung mit NSAR bei KHK und Herzinsuffizienz.

15.3 Glukokortikosteroide (GK)

Indikation

GK sind potente antiphlogistisch wirksame Substanzen. Sie sind deshalb grundsätzlich indiziert bei allen entzündlich-rheumatischen Erkrankungen mit Gelenkmanifestationen (RA, periphere Gelenkbeteiligung bei Sp.a.) oder Beteiligung der inneren Organe (Kollagenosen, Vaskulitiden) einschließlich der Muskulatur (Polymyalgia rheumatica, Polymyositis, Dermatomyositis), soweit die Basistherapie (noch) nicht ausreicht (☞ 15.4).

Wirkungen und NW

Wichtigste therapeutische Wirkungen in der Rheumatologie sind die ausgeprägte *Entzündungshemmung* (mit der Folge der Analgesie) und die *Immunsuppression.* GK wirken jedoch nur symptomatisch, nicht kausal. Eine krankheitsmodifizierende Wirkung wird kontrovers diskutiert *(wichtiger Unterschied zu Basistherapeutika).* Gesichert ist aber, daß der Verlauf einer durch eine hoch aktive entzündliche RA hervorgerufenen Osteoporose durch eine niedrig dosierte Prednisolonbehandlung entscheidend gebremst wird; außerdem verringert sich durch die frühzeitige Gabe von 5 mg Prednisolon pro Tag die radiologisch nachweisbare Progression der Gelenkzerstörung signifikant. In lebensbedrohlichen Situationen können GK lebensrettend wirken (z.B. SLE).
GK beeinflussen nahezu sämtliche Organe. Wirkungen und NW sind eng miteinander verknüpft. Das Risiko von NW steigt mit der Anwendungsdauer und der Dosis.

☑ Wirkungen und NW der GK

Wirkungen	Nebenwirkungen
Hemmung der Proteinbiosynthese	Muskelatrophie*, Hautatrophie*, Osteoporose*, Wachstumsstörung*, Wundheilungsstörungen
Steigerung der Glukoneogenese	Manifestation eines Diabetes mellitus**
Fettabbau und Fettumverteilung	Stammfettsucht**, Vollmondgesicht** (exogenes Cushing-Syndrom)
Verminderte Kalziumresorption und vermehrte Kalziumexkretion (Vit.D-Antagonismus)	Osteoporose*
Vermehrte Kaliumexkretion	Muskelkrämpfe, Alkalose
Natrium- und Wasserretention	Ödeme, Hypertonie, kardiale Dekompensation**
Appetitsteigerung	Gewichtszunahme**
Immunsuppression	Erhöhtes Infektionsrisiko** (Herpes zoster, Hautpilze)
Entzündungshemmung	Verschlimmerung einer bakteriellen Entzündung nach kurzzeitiger primärer Besserung der Krankheitszeichen
Wirkung auf Gefäße und Blutgerinnung	Thromboseneigung**, Hautblutungen, aseptische Knochennekrosen
Hämatologische Veränderungen	Zunahme der Granulozyten, Erythrozyten und Thrombozyten, Abnahme zirkulierender Lymphozyten und Monozyten

Wirkungen	Nebenwirkungen
Wirkungen am Auge	Katarakt*, Glaukom
Beeinflussung endogener Regelkreise	NNR-Insuffizienz, Impotenz, Menstruationsstörungen, Hirsutismus
Psychische Wirkung	Euphorie, Depression, Psychose
Ulzerogene Wirkung	Magen- und Darmulzera insbes. in Kombination mit NSAR.

* häufig bei Langzeittherapie; ** häufig bei Kurzzeittherapie

15.3.1 Systemische Glukokortikosteroid-Therapie

Applikationsweise

- Oral: Standardform in der Rheumatologie
- Intravenöse Gabe nur bei „Pulstherapie".

Eine intramuskuläre Applikation ist praktisch nie indiziert (Achtung: lokal trophische Störungen; Abszesse).

Applikationszeitpunkt

- Die morgendliche Gabe ist zu bevorzugen, da der Plasmacortisolspiegel morgens physiologischerweise sein Maximum erreicht und dann der adrenale Regelkreis weniger gestört wird als bei abendlicher Gabe
- Die abendliche Gabe ist in Ausnahmefällen erlaubt, wenn durch die morgendliche Applikation kein ausreichender antiphlogistischer Effekt erzielt wird, z.B. in der frühen Behandlungsphase einer Polymyalgia rheumatica. Dann aber abends weniger als ⅓ der Gesamttagesdosis geben.

Präparateauswahl

- Standardpräparat: *Prednisolon* wegen kurzer Wirkungsdauer und nur geringer mineralokortikoider Wirkung. Bei Tabletten mit Bruchrille, z.B. Decortin® H, ist eine differenzierte Dosisveränderung durchführbar
- Weitere Präparate unterscheiden sich erheblich durch ihre relative Potenz (antiphlogistische Wirksamkeit) und Wirkdauer
- Cortison und Cortisol nur zur Substitutionstherapie bei NNR-Insuffizienz indiziert (z.B. nach langzeitiger GK-Behandlung in der Ausschleichphase).

- Depotpräparate sind generell kontraindiziert wegen verstärkter Gefahr der NNR-Insuffizienz!
- Bei Fluocortolon-Gabe erhöhte Gefahr einer NNR-Insuffizienz aufgrund der relativ langen biologischen (und Plasma-) Halbwertzeit; teures Präparat
- Methylprednisolon muß in der Leber zu Prednisolon umgewandelt werden; benötigt Zeit, v.a. bei vorgeschädigter Leber → bei morgendlicher Einnahme evtl. Depression der Hypophysen-NNR-Achse noch am Abend wirksam; teures Präparat.

Dosierung

Bei entzündlichen Exazerbationen mit hoher Dosis beginnen, die dann nach Wirkungseintritt stufenweise auf die Erhaltungsdosis reduziert wird.

- Die *Initialdosis* richtet sich nach der Schwere der Erkrankung:
  – bei Beteiligung lebenswichtiger Organe (z.B. Niere oder Herz bei Kollagenosen, Augen bei Arteriitis temporalis, Myositiden): 1–2 mg/kg Prednisolon
  – bei entzündlichen Gelenkerkrankungen (RA, Psoriasis-Arthritis, Gelenkbeteiligung im Rahmen einer Spondarthritis): 0,25–0,5 mg/kg Prednisolon
- Danach *ausschleichend* weiterbehandeln. Bei abruptem Absetzen Gefahr der entzündl. Exazerbation und der NNR-Insuffizienz. Reduktionsschritte (☞ Tab.) *Als Erhaltungsdosis gilt die kleinste eben noch wirksame Dosis.* Die Ausschleichgeschwindigkeit richtet sich nach der Schwere der Grunderkrankung und dem Grad des Therapieeffektes:
  – Bei Kollagenosen mit Beteiligung innerer Organe eher langsames Ausschleichen über Wo. und Mon.; Reduktionsschritte ca. alle 2–4–6 Wo.
  – Bei entzündlichen Gelenkerkrankungen meist innerhalb von Wo. auf die Erhaltungsdosis zurückgehen. Oberhalb einer aktuellen Dosis von 10 mg Prednisolon ca. alle 3–7–14 Tage, darunter ca. alle 2–4 Wo. reduzieren.
- Erhaltungstherapie
  – bei Kollagenosen oft jahre- bis lebenslang mit der niedrigst möglichen Dosis
  – bei entzündlichen Gelenkerkrankungen oft komplettes Ausschleichen möglich. Manchmal ist weiterhin eine „low dose Prednisolon-Therapie" (1–7,5 mg) notwendig, in schweren Fällen auch mehr.

Systemische Glukokortikoide (Übersicht)

Glukokortikoide	Beispiel	relative glukokortikoide Potenz	Ungefähre Äquivalenzdosis	Ungefähre Cushing-Schwellendosis
Natürliche GK				
Biolog. HWZ 8–12 Std.				
Cortison		0,8	25	37,5
Cortisol	Hydrocortison®	1	20	30
Synthetische GK				
Biolog. HWZ 18–36 Std.				
Prednison	Decortin®	4	5	7,5
Prednisolon	Decortin® H, Predni® H	4	5	7,5
Prednyliden	Decortilen®	3,5	6	9
Deflazacort	Calcort®	3,5	6	9
Methylprednisolon	Urbason®	5	4	6
Cloprednol	Syntestan®	8	2,5	3,25
Biolog. HWZ 24–48 Std.				
Fluocortolon	Ultralan®	4	5	7,5
Triamcinolon	Volon®	5	4	6

Systemische Glukokortikoide (Übersicht)

Glukokortikoide	Beispiel	relative glukokortikoide Potenz	Ungefähre Äquivalenzdosis	Ungefähre Cushing-Schwellendosis
Biolog. HWZ 36–72 Std.				
Paramethason	Monocortin®	10	2	3
Betamethason	Celestan®	30	0,75	1
Dexamethason	Fortecortin®	30	0,75	1

Reduktionsschritte bei ausschleichender Therapie

Prednisolon-Tagesdosis	Reduktionsschritt
über 30 mg	je 5–10 mg
ab 30 mg	je 5 mg
ab 15 mg	je 2,5 mg
ab 10 mg	je 0,5–1 mg

- Unter körperlicher Belastung (Streß-Situationen, z.B. Unfall, OP) kann der endogene GK-Bedarf bis zum 10fachen ansteigen. Die Prednisolondosis muß entsprechend angepaßt werden, ggf. Substitution durch Cortisol. Gefährdete Pat. sollten Hydrocortison® bei sich tragen.
- Um die Reaktionsfähigkeit der Hypophysen/NNR-Achse zu überprüfen, soll bei Dauertherapie mit GK alle 6–12–24 Mon. ein Cortisol-Tagesprofil (20.00 und 8.00 h) oder ein ACTH-Test durchgeführt werden (morgens vor 8.00 h 0,25 mg Synacthen® i.v., Serumcortisolbestimmung vor Gabe, nach 30 und nach 60 Min.).

Besondere Behandlungsformen

Low-dose-Prednisolon-Therapie

Langzeittherapie mit Prednisolon in einer Dosis bis zu 7,5 mg tägl. Gilt heute als Standardverfahren bei langzeitiger GK-Behandlung. *Ind.:* RA, die auf lange Sicht nicht steroidfrei behandelt werden kann. Vorteil dieser Therapieform ist die klin. Wirksamkeit bei nur geringem NW-Risiko (insbes. hinsichtlich Osteoporose).

Intravenöse „Pulstherapie"

An je 3 aufeinanderfolgenden Tagen wird morgens je 250–500–1 000 mg Prednisolon in 500 ml 0,9 %iger Kochsalzlösung innerhalb von 3 h infundiert.
Ind.: Therapieresistente RA, Kollagenosen.
Bei einzelnen Pat. kann man durch diese Therapieform eine Senkung des Gesamtsteroidbedarfs und des NW-Risikos erreichen.

Alternierende GK-Gabe

Steroideinnahme jeden 2.Tag (z.B. 5–0–5–0 mg) oder wechselnde Dosierung (z.B. 7–5–7–5 mg).

Ind.: Versuch zum Ausschleichen der GK bei bereits eingetretener NNR-Insuffizienz. Das Verfahren wurde weitgehend verlassen, da Compliancefehler häufig sind.

Parenterale ACTH-Therapie

(z.B. Synacthen® Depot)
Ind.: Wurde zur Prophylaxe bzw. Behandlung der NNR-Suppression bei GK-Dauertherapie verwandt. Wirksamkeit und NW sind jedoch wie bei der systemischen GK-Therapie mit Ausnahme der fehlenden Nebennierenrindenatrophie. Regelkreis Hypophyse – NNR wird ebenfalls gestört. *Zusätzliche Nachteile*: Ausschüttung auch von Mineralokortikosteroiden und Androgenen, schlechte Steuerbarkeit bei individuell unterschiedlicher Reaktion der NNR.

Prophylaxe einer Steroid-Osteoporose

- Geringste effektive Steroiddosis anstreben
- Tägliche Osteoporose-Gymnastik und ausreichende Sonnenexposition (Vitamin D!) sehr wichtig
- Evtl. Stimulation der intestinalen Kalziumaufnahme durch Vitamin D_3 (z.B. Vigantoletten® 1 000 I.E. tägl.) und gleichzeitige Kalziumgabe (kalziumreiche Kost und Kalzium-Brausetabletten 500–1 000 mg: Dosierung nach der individuellen Kalziumbilanz. Kalzium-Ausscheidung sollte um 150 mg/24 h-Urin liegen).

Therapiemöglichkeiten der durch GK induzierten Osteoporose

Ziel	Methode
Stimulation des physiologischen Knochenaufbaus	Körperliche Belastung, Krankengymnastik, Sport genügend Sonnenexposition (bes. im Winter), Spaziergänge
Prophylaxe und Therapie des sekundären Hyperparathyreoidismus	**Vitamin D_3** (z.B. Vigantoletten®) 1 000 I.E./Tag **Ca^{2+}** (z.B. Calcium Sandoz forte®) 1 000–1 500 mg/Tag
Stimulation der Osteoblasten	**Na-Fluorid** 50 mg/Tag, z.B. 2 x 1 Ospur F 25®, (entspr. 22 mg Fluorid/Tag) für 2–3 J. (eine gleichzeitige Kalziumgabe muß tageszeitlich versetzt erfolgen) oder **Natriumfluorophosphat** 114 mg/Tag in fixer Kombination mit Kalzium für 2–3 J. z.B. 3 x 1 Tridin® Kautablette (entspr. 15 mg Fluorid/Tag)
Hemmung der Osteoklasten	**Biphosphonate** (z.B. Alendronat, Fosamax®) 10 mg/Tag (besondere Einnahmemodalitäten beachten) **Calcitonin** (z.B. Karil®) 50–100 IE s.c./Tag für ca. 8 Wo. oder **Calcitonin pernasal** (z.B. Miacalcic®) 200 IE/Tag
Postmenopausale Hormonsubstitution	• bis zum 55. Lebensjahr: zyklische Östrogen-Gestagen-Therapie (z.B. Presomen comp®) • nach dem 55. Lebensjahr: kontinuierliche Östrogen-Gestagen-Therapie (z.B. Kliogest®).

15.3.2 Intraartikuläre Injektion von Glukokortikosteroiden

Voraussetzung: Kenntnis der Gelenkanatomie, Beherrschung der Punktionstechnik, steriles Vorgehen.

Indikation

- Mono- bis oligoartikuläre Manifestationen einer entzündlich-rheumatischen Erkrankung (insbesondere bei RA und seronegativen Spondylarthropathien)
- Aktivierte Arthrosen.

Risiken einer intraartikulären Steroidinjektion u. Gegenmaßnahmen

Risiko	Vorgehen
Keimeinschleppung	Strenge Asepsis, Injektionsraum
Absiedlung einer Allgemeininfektion	Keine Injektion bei bestehendem Allgemeininfekt (Blase, Bronchien, Lunge u.a.)
Kristallinduzierte Synovitis	Verwendung von Präparaten mit geringer Kristallgröße
Aseptische Knochennekrose	Nicht mehr als 3–4 Injektionen pro Gelenk und Jahr in mind. 4-wöchigen Abständen
Schädigung des Knorpels	Sparsame Dosierung

Empfohlene Dosierung intraartikulär applizierter GK

	Triamcinolonhexacetonid (z.B. Lederlon®)	**Triamcinolonacetonid (z.B. Triamhexal®)**
Große Gelenke	10–20 mg	20–40 mg
Mittelgroße Gelenke	5–10 mg	10–20 mg
Kleine Gelenke	2–5 mg	5–10 mg

Alternativen beachten: Synoviorthese mit Natriummorrhuat, Varicocid®, 1–3 % Aethoxysklerol und radioaktiven Substanzen (☞ 3.1.3).

Sulfasalazin) möglich. Um keine Zeit zu verlieren, bietet sich dann jedoch sofort eine *Eskalation* in Richtung Stufe 2 an. Auch innerhalb dieser zweiten Stufe kann bei Bedarf gewechselt werden; Methotrexat-Versager können auf i.m. Gold reagieren und umgekehrt! Als letzte Möglichkeit kommen die Verfahren der Stufe 3 in Betracht.
Der Vorteil dieses Vorgehens beruht in der Vermeidung eines unnötigen NW-Risikos von Medikamenten der Stufe 2 und 3, sofern auf Stufe 1 ein ausreichender Therapieerfolg zu erzielen ist. Von Nachteil ist der Zeitverlust, der durch eine eventuell erfolglose Behandlung in Stufe 1 hingenommen werden muß. Evtl. kann dann das ,,therapeutische Fenster" (☞ Abb. 15.1) nicht mehr ausgenutzt werden.

- *,,Treppe runter-Konzept":* nach Erreichen einer Remission auf einer höheren Stufe des Stufenschemas wird zunächst die Dosis des Medikamentes reduziert. Bleibt der Therapieerfolg erhalten, ist eine *Deeskalation* in Richtung der nächst niedrigen Stufe möglich. Hiermit wird versucht, das Nebenwirkungsrisiko der Behandlung zu reduzieren.
  Der Vorteil dieses Vorgehens liegt im Beginn mit einem potenten RI bereits in der Frühphase der Erkrankung, so daß eine frühzeitige Progressionshemmung in Aussicht steht. Allerdings nimmt man ein höheres Nebenwirkungsrisiko in Kauf.

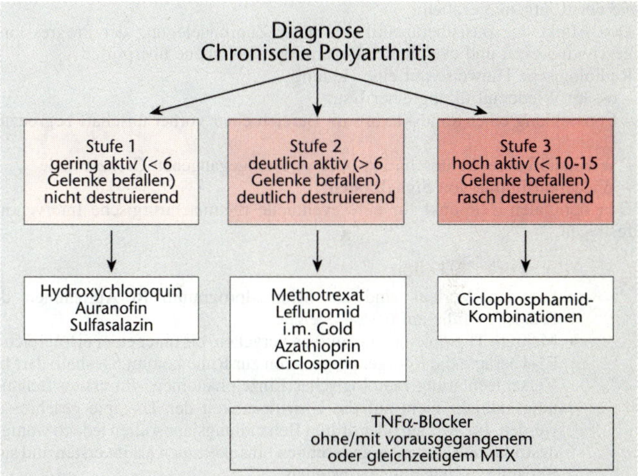

Abb. 15.2: Stufenschema der Basistherapie bei RA [L 157]

Therapiedauer

Über das Ausschleichen gibt es keine Langzeituntersuchungen. Nach heutiger Lehrmeinung soll eine Basistherapie bei erosivem, progredientem Verlauf lebenslang verabreicht werden. Nach Eintreten einer Vollremission kann jedoch im

Anschluß an eine ca. 3–5-jährige Weiterbehandlung mit der ursprünglichen Dosis eine *Deeskalation* versucht werden. Dies bedeutet langsames Reduzieren bzw. Spreizen der Applikationsintervalle, später evtl. auch Wechsel zu der nächst niedrigeren Stufe des Stufenschemas. Es muß jedoch jederzeit, auch nach längerer Vollremission ohne Medikation, mit Wiederaufflammen der RA gerechnet werden.

Erfolgskontrolle

Dies geschieht im Rahmen eines *Stagings* (Begriff aus der Onkologie entnommen) mit Beurteilung der Entwicklung von entzündlicher Aktivität und radiologisch sichtbarer Progredienz.

Zur Beurteilung der *entzündlichen Aktivität* folgendes berücksichtigen:

- Die Entwicklung der subjektiven und objektiven Kriterien (☞ Tab. „Aktivitätskriterien", S. 502)
- Sorgfältige Analyse des Gelenkbefalls hinsichtlich
  - Gelenk*neu*befall (Bedeutung: eindeutige Progression)
  - Gelenk*alt*befall (Bedeutung: Verschlechterung kann u.U. sekundärarthrotisch bedingt sein
- Bereits die Vermeidung eines Gelenkneubefalls gilt als Teilerfolg.

Zur Beurteilung der *radiologischen Progredienz* unter Therapie sind Rö-Aufnahmen der befallenen Gelenke erforderlich, im 1. J. ca. alle 6 Mon., dann alle 1–3 J.

Ziele der Röntgenkontrollen:

- Den Effekt des Basistherapeutikums unter Zugrundelegung der Progressionsgeschwindigkeit und eventueller Reparationsphänomene überprüfen
- Radiologische Hinweise auf eine Heilung:
  - ossäre Wiederauffüllung einer Usur
  - Entwicklung einer Randsklerose im Bereich einer vorher unscharf begrenzten Usur
  - Wiederaufbau einer unscharfen oder verlorengegangenen Grenzlamelle
  - Wiederauffüllung von Signalzysten
- Den optimalen Zeitpunkt für eine eventuelle rheumachirurgische Intervention festlegen.

Tips, Tricks & Fallen

- Für den Verlauf sind als Minimalprogramm Rö-Aufnahmen der Hände/Vorfüße am besten geeignet
- Mehrere Therapiemonate müssen vergehen, bis unter einer erfolgreichen RI-Therapie die Röntgenprogression zur Ruhe kommt. Deshalb darf bei Verschlechterung radiologischer Einzelphänomene im ersten Behandlungshalbjahr nicht auf die Unwirksamkeit der Therapie geschlossen werden. Im zweiten oder dritten Behandlungsjahr sollten jedoch weniger destruktive Röntgenveränderungen hinzukommen als im ersten und sich Reparationsphänomene einstellen.

Voraussetzungen einer Basistherapie

- Die eingehende *Information des Pat.* und dessen *Hausarztes* ist unerläßlich. Wird diese unterlassen, kommt es häufig zu nicht notwendigen Therapieabbrüchen
- Die *Mitbehandlung durch einen internistischen Rheumatologen* ist bei der Langzeitbetreuung wichtig. Dieser sollte optimalerweise in 3–6–12 monatigen Abständen konsultiert werden
  - Zwecks Indikationsstellung

- Zu Wirksamkeitskontrollen
- Zur NW-Überwachung
- Bei einschneidenden Dosisänderungen
- Zur Beurteilung eventueller Komplikationen der Grunderkrankung
- Bei Planung von Abbruch, Unterbrechung oder Beendigung der Basistherapie
- Zur Abstimmung medikamentöser mit rheumachirurgischen Maßnahmen

- Eine fachgerechte *Dokumentation* aller Befunde und Entscheidungen durch den Arzt ist unerläßlich für einen optimalen Therapieerfolg. Nur so kann in einem jahrelangen Krankheitsverlauf jede Entscheidung auch später nachvollzogen werden. Insbes. müssen die Gründe zum Abbruch einer bestimmten Therapie differenziert niedergelegt werden, damit in der Zukunft nicht noch einmal ein vergeblicher Versuch mit dem gleichen Medikament gemacht werden muß. Die pure Angabe von „Unverträglichkeit" reicht nicht aus! Auch eine gute Selbstdokumentation des Pat. (z.B. Medikamentenverbrauch, BSG-Verlauf) ist sehr hilfreich und fördert die Compliance.
- Die fachgerechte Verlaufsbeurteilung erfolgt anhand des Desease activity score (DAS) und der ACR-Response Criteria.

15.4.2 Etablierte Basistherapeutika

Stufe 1

Malariamittel

- **Einordnung:** Stufe 1 des Stufenschemas
- **Präparate:** Chloroquin (z.B. Resochin®), Hydroxychloroquin (z.B. Quensyl®)
- **Wertung:** Für Malariamittel ist der antisynovitische Effekt belegt, er ist jedoch nur schwach ausgeprägt. Ein antierosiver Effekt konnte bisher noch nicht sicher nachgewiesen werden. Malariamittel eignen sich daher für milde Frühfälle der RA ohne erosive Veränderungen.
- **Indikation**
  - RA mit geringer Aktivität (vergl. Tab. Aktivitätskriterien) insbesondere wenn die RF negativ sind; nichterosive Verläufe
  - RA mit Autoimmunphänomenen (hoher RF-Titer, erhöhte ANA, aseptisches Fieber)
  - Schwere Formen der RA als Kombinationspartner für Methotrexat o.a. zytotoxischen Substanzen
  - SLE, Sjögren-Syndrom, allein oder in Kombination (z.B. mit Methotrexat)
- **KI:** Retinopathie, Myasthenia gravis, Glukose-6-Phosphat-Dehydrogenase-Mangel (Mittelmeeranrainer), Blutbildungsstörungen, Schwangerschaft, Stillzeit.

NW der Malariamittel

- *Magen-Darm-Trakt:* Übelkeit*, Erbrechen, Bauchschmerzen u.a.
- *Haut:* Bleichung der Haare, Pigmentierung, Exanthem, Photosensibilisierung, Exazerbation einer Porphyria cutanea tarda, Auftreten einer Psoriasis u.a.
- *ZNS:* Kopfschmerzen, Schwindel, Tremor, Unruhe mit Schlafstörungen*, Polyneuropathie u.a.
- *Blutbildung:* Agranulozytose, aplastische Anämie, Leukopenie u.a.

- *Auge:* Hornhautablagerungen*, irreversible Retinopathie u.a.
- *Muskulatur:* Myopathie u.a.
- *Leber:* Transaminasenerhöhung u.a.

* = häufig

- **Dosierung:** 250 mg Chloroquindiphosphat tägl. (z.B. Resochin® à 250 mg); 200–400 mg Hydroxychloroquindiphosphat täglich (z.B. Quensyl® à 200 mg)
- **Überwachung:** in den ersten Mon. alle 2 Wo., später alle 2–3 Mon.: Anamnese, klinische Untersuchung, BB, Leberwerte, Kreatinin, Augenarzt 2 x im Jahr
- **Therapieunterbrechung oder -abbruch:**
  - Retinopathie (Objektivierung durch den Augenarzt!). Die Berücksichtigung einer kumulativen Gesamtdosis, nach deren Erreichen die Medikation beendet werden muß (früher z.B. 100–200 g), wird heute nicht mehr allgemein als notwendig erachtet. Das Auftreten einer Retinopathie hängt höchstwahrscheinlich von der tägl. Dosis, nicht von der Gesamtdosis ab.
  - Unerträgliche subjektive NW, gravierende klinische NW oder path. Laborwerte.
  - Bei Therapieunterbrechung oder -abbruch Wiedervorstellung bei internistischem Rheumatologen.
- **Wirkungseintritt:** nach 4–6 Mon., Max. der Wirkung oft erst nach 6–12 Mon.

15

Auranofin (AUF)

- **Einordnung:** Stufe 1 des Stufenschemas
- **Präparat:** Ridaura®
- **Wertung:** Orales Gold kann aufgrund der völlig unterschiedlichen Pharmakologie (fettlöslich, geringer Goldgehalt pro Tbl., Ausscheidung über den Darm) nicht als orale Form des parenteralen Goldes betrachtet werden. Es ist gegen intramuskuläres Gold nicht austauschbar. Auranofin ist deutlich schwächer wirksam als dieses, Hemmung der radiol. Progression ist noch nicht sicher nachgewiesen
- **Indikation**
  - RA mit geringer Aktivität (vergl. Tab. über Kriterien der entzündlichen Aktivität) insbesondere wenn die RF negativ sind; nichterosive Verläufe
  - evtl. Partner einer Kombinationstherapie mit Methotrexat
- **KI:** Schwangerschaft, Stillzeit, schwere Nieren- und Lebererkrankungen, Störungen der Blutbildung.

NW des oralen Goldes

- *Haut und Schleimhäute*: Pruritus*, Exanthem*, Alopezie, Stomatitis u.a.
- *Blutbildung:* Leukopenie u.a.
- *Niere:* Proteinurie, Hämaturie u.a.
- *Magen-Darm-Trakt:* Diarrhoe*, Übelkeit, Erbrechen
- *Leber:* Transaminasenerhöhung u.a.

* = häufig

- **Dosierung:** 6–9 mg Auranofin täglich (z.B. Ridaura® à 3 mg)
- **Überwachung:** zunächst wöchentlich, später in größeren Abständen, nach 4 Mon. monatlich: Anamnese, Stix auf Proteinurie, Blutbild, γ-GT, GPT, AP, Kreatinin

- **Therapieunterbrechung/-abbruch:** Proteinurie (> 300 mg/d), Leberwerterhöhung (> 3–5faches des oberen Referenzwertes), Myelodepression, Diarrhoe, Exanthem
- **Wirkungseintritt:** nach 3–4 Mon., maximale Wirkung nach frühestens 6 Mon.

Sulfasalazin (SSA)

- **Einordnung:** Stufe 1 des Stufenschemas
- **Präparate:** z.B. Azulfidine RA®, Pleon® RA, Sulfasalazin-Heyl®
- **Wertung:** ausgeprägte antisynovitische Wirkung. Sekundärversagen wird beschrieben. Therapieabbrüche wegen (meist subjektiv) inakzeptabler NW. Die Pat. müssen tägl. 4–6 große Tabletten einnehmen, dies hemmt die Compliance. Gut geeignet zur Kombination mit Hydroxychloroquin plus Methotrexat *(überzeugende Studien)*
- **Indikation**
  - RA mit geringer bis mittlerer Aktivität (vergl. Tab. „Aktivitätskriterien", S. 502)
  - Spondylarthropathien (symptomatischer Effekt bewiesen; Effekt auf radiologische Progression bisher nicht untersucht)
- **KI:** Sulfonamidallergie, akute intermittierende Porphyrie, eingeschränkte Nieren- oder Leberfunktion, Blutbildstörungen, Glukose-6-Phosphat-Dehydrogenase-Mangel (Mittelmeeranrainer), Schwangerschaft (vorsichtshalber, teratogene Schäden sind aber nicht bekannt).

NW des Sulfasalazin

- *Magen-Darm-Trakt:* Übelkeit*, Erbrechen u.a.
- *ZNS:* Kopfschmerzen, Schwindel*, Tinnitus, Depression* u.a.
- *Leber:* Transaminasenerhöhungen, Hepatitis u.a.
- *Systemisch:* Fieber, Müdigkeit u.a.
- *Haut und Schleimhäute:* Urtikaria*, Exanthem* u.a.
- *Lunge:* Interstitielle Pneumonitis, fibrosierende Alveolitis
- *Blutbildung:* Leukopenie, Thrombopenie, aplastische Anämie u.a.
- *Immunsystem:* Bildung v. anti-dsDNS-AK, Raynaud-Sy., Hypoglobulinämie u.a.
- *Gonaden:* Azoospermie.

* = häufig

- **Dosierung:** Tagesdosis 2–3 g (z.B. 2–3 x 2 Tbl. Pleon RA à 500 mg), einschleichende Dosierung, Beginn mit 500 mg Tagesdosis, Steigerung um 500 mg Tagesdosis pro Wo. bis zur Volldosis
- **Überwachung:** zunächst alle 2 Wo., später alle 4 Wo., während der Dauerther. etwa alle 2–3 Mon.: Anamnese, Inspektion, Blutbild, γ-GT, AP, GPT, Urinstatus, Kreatinin
- **Therapieunterbrechung/-abbruch:** bei gravierenden klin./labortechnischen Ereignissen. Evtl. Reexposition, um Zusammenhang mit dem Medikament zu sichern. Unbedingt Kontaktaufnahme mit internistischem Rheumatologen
- **Wirkungseintritt:** nach 2–4 Mon., Wirkungsmaximum erst nach 6–12 Mon. zu beurteilen.

Stufe 2

Methotrexat (MTX)

- **Einordnung:** Stufe 2 des Stufenschemas
- **Präparate:** Lantarel®
- **Wertung:** Klinisch und labortechnisch stark wirksam, röntgenolog. gilt die Progressionshemmung als gesichert. Besser verträglich als intramuskuläres Gold, klinisch fast ebensogut wirksam; hat intramuskuläres Gold als Mittel der ersten Wahl überholt. Nach dreijähriger Behandlung kann man in 1/3 der Fälle mit Vollremissionen rechnen (keine Gelenkschwellungen, normale BSG, keine Steroidmedikation), ca. die Hälfte haben maximal 2 geschwollene Gelenke. Gut geeignet als Kombinationstherapeutikum.

15

Angst vieler Ärzte vor diesem „Krebsmittel" (mit der Gefahr des unnötigen Abbrechens einer effektiven Therapie), deshalb guter Kontakt zwischen Hausarzt und Rheumatologen unerläßlich.

- **Indikation**
  - Aktive erosive rheumafaktorpositive oder -negative RA (vergl. Tab. Aktivitätskriterien)
  - Partner einer Kombinationstherapie (s.u.)
  - Psoriasisarthritis, Spondylarthropathien bei hoher entzündlicher Aktivität und Organbefall
  - Kollagenosen
  - Evtl. zur Steroideinsparung bei Polymyalgia rheumatica
- **KI:** Gravidität, Infektionen, Wundheilungsstörungen (z.B. bei schwer einstellbarem Diabetes), peptische Ulzera, schwere Leberstörungen, Kreatinin-Clearance < 50–80 ml/min (Abschätzung mit Nomogramm; Sammelurin jedoch exakter), Blutbildungsstörungen, non-compliance, Alkoholismus, betagte Pat. (bei Einschränkung der Nierenfunktion oder Gefahr der unkontrollierten Tabletteneinnahme), Nichtdurchführbarkeit einer zuverlässigen Empfängnisverhütung bei Männern und Frauen während und 3–6 Mon. nach Therapie.
- Nebenwirkungen: Toxizitätsbedingte Therapieabbrüche innerhalb drei J. kommen nur bei ca. 15 % der Pat. vor.

NW von Methotrexat

- *Blutbildung:* Leukopenie, Thrombopenie u.a.
- *Magen-Darm-Trakt:* Übelkeit*, Erbrechen, peptische Ulzera (?) u.a.
- *Leber:* Transaminasenerhöhungen*
- *Haut und Schleimhäute:* Exanthem, Stomatitis*, Wundheilungsstörungen?
- *Harnblase:* Zystitis
- *Lunge:* Fibrosierende Alveolitis, Pneumonitis u.a.
- *ZNS:* Kopfschmerzen, Schwindel, Parästhesien, Psychosen u.a.
- *Immunsuppression:* Infektanfälligkeit

* = häufig

- **Dosierung:** 7,5–25 mg/Wo. (Standarddosis 15 mg/Wo.). Bei oraler Gabe eventuell Complianceprobleme, u.U. Resorptionsschwierigkeiten. Dann intramuskulär oder intravenös. Da die orale Bioverfügbarkeit manchmal nur 30 % beträgt, sollen vor Beginn einer MTX-Therapie – v.a. in Problemfällen – die Serumspiegel bis

zu 5 h nach Gabe p.o. bzw. i.m. bestimmt und miteinander verglichen werden, um die effektivste Applikationsform herauszufinden. Der Wert der zusätzlichen Gabe von etwa 10 mg/Wo. Folinsäure (z.B. Lederfolat®), 24 h vor oder nach Methotrexat-Gabe zur Minderung der NW, jedoch ohne Beeinträchtigung der Hauptwirkung, ist umstritten
- **Überwachung:** in den ersten Mon. wöchentlich, später monatlich: Anamnese, klinische Untersuchung, γ-GT, AP, GPT, Blutbild, Kreatinin, Urinstatus, Lungenauskultation, jährlich Rö-Thorax
- **Therapieunterbrechung bzw. -abbruch:** bei gravierenden Nebenwirkungen (Anstieg der Transaminasen auf das 3–5fache des Referenzwertes kann toleriert werden). Gute Dokumentation der Abbruchgründe und Rücksprache mit dem internistischen Rheumatologen erforderlich. Bei V.a. Pneumonitis (unproduktiver Husten, Dyspnoe, Fieber) immer Rö-Thorax, Lungenfunktion, ggf. Diffusionskapazität und Bronchoskopie mit Larage
- **Wirkungseintritt:** nach 4–6 Wo., maximale Wirkung nach 6–24 Mon.

Unproduktiver Husten unter Methotrexat-Therapie muß nicht immer Pneumonitis sein, kann auch „nur" bronchiale Hyperreaktion sein (DD durch bronchoalveoläre Lavage).

Leflunomid

- **Einordnung:** Stufe 2 des Stufenschemas, bei entsprechender Aktivität auch bereits in Stufe 1 einsetzbar
- **Präparat:** Arava®
- **Wertung:**
  - Immunmodulator mit Wirkung auf T-Lymphozyten
  - Rascher Wirkungseintritt (innerhalb von Wochen)
  - Minimierung der radiologischen Befundprogression, Verbesserung der Funktionsscores
  - Akzeptable Verträglichkeit, evtl. guter Kombinationspartner für MTX
- **Indikation:** aktive RA mit ungünstigen prognostischen Faktoren, Therapieversager unter parenteralem Gold bzw. MTX bzw. Kombinationen
- **KI:** Leberinsuffizienz, positive Hepatitis-B- und -C-Serologie; eingeschränkte Nierenfunktion; Schwangerschaft und Stillzeit; Alkoholabhängigkeit.

NW von Leflunomid

- *Magen-Darm-Trakt:* weicher Stuhlgang*, Diarrhoe*
- *Leber:* Transaminasen ↑*
- *Haut und Schleimhäute:* Exantheme*, Haarausfall
- *Immunsystem:* Infektanfälligkeit
- *Blutbildung:* Panzytopenie

* = häufig

- **Dosierung:** Startdosis 100 mg/d für 2–3 d, Dauertherapie 20 mg/d, ggf. individuelle Reduktion auf 10 mg/d
- **Überwachung:** in den ersten Monaten wöchentlich, später monatlich: Anamnese, klinische Untersuchung, γGT, AP, GPT, BB, Krea, Urinstatus
- **Therapieunterbrechung/-abbruch:** bei gravierenden NW (2- bis 3fache Transaminasenerhöhung, Diarrhoe, Exanthem). Bei V.a. Pneumonitis (Dyspnoe, Fie-

ber, unproduktiver Husten) Pneumonie ausschließen (Rö-Thorax) und sicherheitshalber Auslaßversuch. Bei toxischen Reaktionen (Panzytopenie) sofortiges Absetzen und Beschleunigung der Ausscheidung von Leflunomid mit Hilfe von Colestyramin (z.B. Quantalan®) 24 g tägl. oder Aktivkohle 50 g über ca. 11 d → Verkürzung der Plasmahalbwertszeit von 4 Wo. auf einige Tage.
- **Wirkungseintritt:** 4–6 Wo. nach Einnahme der Initialdosis (s.o.)

Intramuskuläres Gold (IMG)

- **Einordnung:** Stufe 2 des Stufenschemas
- **Präparate:** Natriumaurothiomalat (Goldgehalt 46 %, z.B. Tauredon®)
- **Wertung:** stark wirksamer, jahrzehntelang bekannter RI mit bewiesener, in Röntgenkontrolle sichtbarer, progressionshemmender Wirkung. In der Wirkung etwas stärker als Methotrexat. Nach dreijähriger Behandlung kann man in 40 % der Fälle mit Vollremissionen rechnen (keine Gelenkschwellungen, normale Blutsenkung, keine Steroidmedikation), 55 % haben maximal zwei geschwollene Gelenke. Therapieabbrüche wegen NW häufiger als bei Methotrexat, innerhalb von drei Jahren bei ca. 50 % der Pat. Bei toxizitätsbedingtem Abbruch jedoch gleichzeitig oft Remission der Arthritis!
- **Indikation:** Aktive erosive rheumafaktorpositive oder -negative RA (☞ Tab. „Aktivitätskriterien"), Psoriasisarthritis, Partner einer Kombinationsther. (s.u.)
- **KI:** Wichtigste: Nierenfunktionsstörungen, schwere Leberstörungen, Blutbildungsstörungen, Kollagenosen, hoher ANA-Titer bei RA, Colitis ulcerosa (wegen Gefahr der durch Gold ausgelösten Enterokolitis), Schwangerschaft, Stillzeit.

(!) NW der parenteralen Goldtherapie

- *Haut und Schleimhaut:* Exanthem*, Stomatitis, Pruritus*, Metallgeschmack, Enterokolitis u.a.
- *Niere:* Proteinurie*, Mikrohämaturie u.a.
- *Blutbildung:* Eosinophilie, Thrombopenie u.a.
- *Auge:* Korneaablagerung, Optikusneuritis u.a.
- *Lunge:* Fibrosierende Alveolitis u.a.
- *Leber:* Cholestatische Hepatitis u.a.

* = häufig

- **Dosierung**
  - *Verträglichkeitstestung:* 10 mg/Wo. i.m. in der 1. (–3.) Wo.
  - *Sättigungsdosis:* 50 mg/Wo. i.m. während des ersten Jahres
  - *Erhaltungsdosis:* 50 mg/Wo. i.m. alle 2 (nach 9–12 Monaten eventuell 3 oder 4) Wo. i.m.
  - Bei dieser Dosierungsweise wird mehr intramuskuläres Gold als früher üblich verabreicht; denn wahrscheinlich ist bei IMG auch eine intensive Langzeittherapie notwendig. Die Dosismodalitäten sind jedoch noch nicht abschließend festgelegt. Eine „Goldkur" mit Abbruch der Behandlung nach Erreichen einer bestimmten kumulativen Gesamtdosis oder der Remission ist obsolet
- **Überwachung:** zunächst wöchentlich, ab dem 4. Monat monatlich, Anamnese, klin. Untersuchung, Urinstatus (Proteinurie), Kreatinin, Blutbild, γ-GT, AP, GPT; der Serumspiegel von elementarem Gold hat begrenzte Bedeutung
- **Wirkungseintritt:** nach 3–4 Mon., maximale Wirkung nach 6–12–24 Mon.

Vorsichtsmaßnahmen bei NW der Goldtherpie	
Weiterführung der Therapie unter engmaschigen Kontrollen bei	• Pruritus, leichtem Exanthem • Eosinophilie 6–12 % • Erythrozyturie < 10 Ery/Gesichtsfeld • Proteinurie < 500 mg/die • leichter intrahepatischer Cholestase
Dosisreduktion nach zeitlich begrenzter Therapieunterbrechung bei	• ausgeprägtem Exanthem • Eosinophilie > 12 % • Thrombopenie 80 000–120 000/µl • Leukopenie 3 000–4 000/µl • Proteinurie 500–1 000 mg/die • schwerer intrahepatischer Cholestase
endgültiger Abbruch der Goldbehandlung bei	• Stomatitis, generalisierter Erythrodermie • Thrombopenie < 80 000/µl • Leukopenie < 3 000/µl • Proteinurie > 1 000 mg/die

TNFα-blockierende Substanzen

- **Einordnung:** Stufe 3 des Stufenschemas, auch Stufe 2
- **Präparate:** Etanercept (Enbrel®), Infliximab (Remicade®)
- **Wertung:**
  - Neuentwickelte biologische Präparate, die die Entwicklung der gelenkdestruierenden Entzündung durch Inaktivierung von TNFα (Entzündungsmediator) abblocken; klinisch erprobt bei rheumatoider Polyarthritis bei Erwachsenen und Kindern/Jugendlichen, Psoriasisarthritis
  - Klinisch in bis zu 2/3 der Fälle wirksam; radiologisch: Verzögerung der Progredienz nachweisbar
  - Anwendung laut Empfehlung der Deutschen Gesellschaft für Rheumatologie bei Versagen von mindestens 2 Basistherapeutika, eines davon MTX
  - Sehr teuer → Antrag bei Versicherung stellen

Für Infliximab liegen Studiendaten von MTX-Versagern vor, die radiologisch einen Krankheitsstillstand belegen, auch bei Patienten, bei denen klinisch keine ausreichende Reaktion auf die zusätzliche Gabe von Infliximab nachzuweisen war. Für Etanercept hingegen gibt es Daten über die erfolgreiche Anwendung auch bei MTX-negativen Patienten.

- **Indikation:** MTX-Teilresponder oder -Versager
- **Kontraindikationen:**
  - Akute Infektionen, rezidivierende Infekte oder infektionsfördernde Begleitumstände
  - Gleichzeitige Anwendung von Lebendimpfstoffen
  - Maligne Vorerkrankungen
  - SLE und andere Kollagenosen
  - Schwere Allgemeinerkrankungen, Multimorbidität
- **Nebenwirkungen:** bei Etanercept z.B. Reaktionen an der Injektionsstelle (selten Grund für einen Therapieabbruch), Überempfindlichkeitserscheinungen, Kreis-

laufreaktionen, Antikörperbildung, Infektionen (Fachinformationen beachten!); insgesamt gute Verträglichkeit.

- **Dosierung:**
  - **Etanercept:** bei Erwachsenen 25 mg s.c. 2 x pro Wo., bei Kindern/Jugendlichen 0,4 mg/kg KG 2 x pro Woche
  - **Infliximab:** 25 mg/kg KG i.v. über 2 h, 2 und 6 Wo. nach Erstinfusion Infusion von 3 mg/kg KG, danach alle 8 Wo.
- **Wirkungseintritt:** innerhalb von Tagen bis Wochen, oft nur Teilremission
- **Überwachung:** Überempfindlichkeitserscheinungen? Infektionen? Bei Remicade® Entwicklung eines lupusartigen Syndroms mit ANF und dsDNS-Antikörpern?
- **Erfolgskontrolle:** klinisch, labortechnisch, radiologisch
- **Therapiebeendigung/-abbruch:**
  - Bei intolerablen Nebenwirkungen
  - Wenn der TNFα-Blocker bei Kombination mit z.B. MTX nur als Brückentherapie eingesetzt wurde, sobald eine stabile Remission erreicht ist und die alleinige Weiterbehandlung mit dem (billigeren) Kombinationsbasistherapeutikum angestrebt werden soll
  - Bei Monotherapie: über Monate und Jahre hinweg; es liegen bereits Daten über einen Therapiezeitraum von 3 J. vor.

15

Stufe 3

Cyclophosphamid (CPH)

- **Einordnung:** Stufe 3 des Stufenschemas
- **Präparate:** Endoxan®
- **Wertung:** *RA:* stark wirksam mit radiologisch nachgewiesener Hemmung der Progression, bisher eingesetzt bei sehr schwerem Verlauf nach Versagen von Methotrexat und parenteralem Gold
  - Bei *Kollagenosen* mit Befall von ZNS, Niere und Herz Mittel der ersten Wahl nach den Kortikosteroiden und zur Steroideinsparung bei Langzeittherapie.
  - Limitierend für den Einsatz ist die mögliche Karzinogenität, die Minderung der Infektionsresistenz und die hämorrhagische Zystitis. Die Kurzzeitverträglichkeit ist gut (Dosis viel geringer als bei der Tumortherapie). Die i.v. Bolustherapie ist wahrscheinlich ebenso wirksam wie die orale Dauergabe, aber zumindest von Seiten der Blase besser verträglich; die Gesamtdosis ist geringer (z.B. pro Monat 1 050 mg vs. 3 150 mg bei 70 kg).
- **Indikation**
  - RA: schwerste Verlaufsformen mit Organbeteiligung, Versagen von Methotrexat, parenteralem Gold und Leflunomid
  - Kollagenosen, Vaskulitiden
- **KI:** Schwangerschaft, Myelodepression, schwere Leber- oder Niereninsuffizienz, Schwangerschaft, Stillzeit.

(!) NW der Cyclophosphamidtherapie

- *Haut und Schleimhäute:* Übelkeit, Haarausfall u.a.
- *Blutbildung:* Leukopenie*, Thrombozytopenie u.a.
- *Immunsystem:* Infektanfälligkeit*, Induktion eines Malignomes, besonders Blasenkarzinom

- *Harnwege:* Hämorrhagische Zystitis*
- *Reproduktion:* Testikuläre bzw. ovarielle Insuffizienz, z.T. nicht reversibel

* = häufig

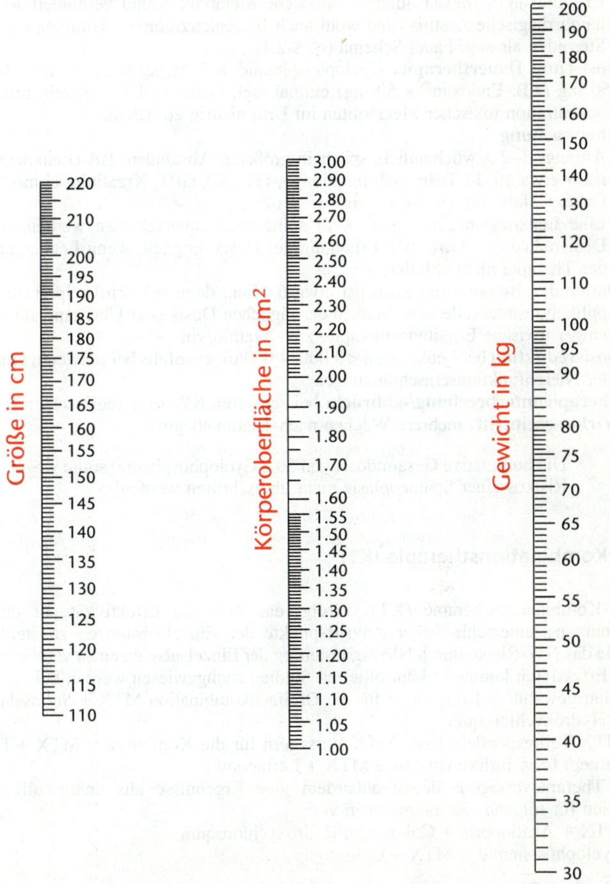

Abb. 15.3: Nomogramm zur Bestimmung der Körperoberfläche bei Erwachsenen: Mit Lineal Gewicht und Größe verbinden. Der Schnittpunkt auf der mittleren Skala ergibt die Körperoberfläche. [L 157]

- **Dosierung Bolustherapie:**
  - Cyclophosphamid 15 mg/kg (750 mg/m² KO; s. Nomogramm) pro Mon. (!), einmalig als Infusion (sichere intravenöse Lage des Zugangs!). Auflösen zunächst in Aqua ad inj., dann in 500 ml NaCl 0,9 %. Infusion über 2–4 h
  - Zusätzlich Gabe von Mesna (z.B. Uromitexan®), etwa 20 % der Gesamtdosis des Cyclophosphamid i.v. jeweils zu den Stunden 0, 4 und 8 nach Beginn der Infusion als Bolus (bei 1 000 mg Cyclophosphamid also jeweils 200 mg Uromitexan®). Mesna bindet urotoxische Metaboliten und verhindert so die hämorrhagische Zystitis (und wohl auch Blasenkarzinome). Kombination mit Steroiden als sog. Fauci-Schema (☞ 9.2.1)
- **Dosierung Dauertherapie:** Cyclophosphamid 1–2 mg/kg tägl. (!), also 100–150 mg (z.B. Endoxan® à 50 mg) einmal tägl. Dabei viel Flüssigkeit, um die Konzentration toxischer Metaboliten im Urin niedrig zu halten.
- **Überwachung**
  - Anfangs 1–2 x wöchentlich, später in größeren Abständen: BB (Leukozytennadir etwa 10–14 Tage nach Infusion), γ-GT, AP, GPT, Kreatinin, Urinstatus. Cave: Gefahr der Tumorbildung
  - Eine Leukozytenzahl von 3 000/µl sollte nicht unterschritten werden, dann Dosisreduktion. Aber auch Erhöhung der Dosis möglich, wenn Leukos unter der Therapie nicht abfallen
- **Dauer der Behandlung** zunächst etwa 6 Mon., dann bei Erfolg Spreizen der Applikationsintervalle bzw. Senken der täglichen Dosis oder Übergang auf eine weniger toxische Erhaltungstherapie, z.B. Azathioprin
- **Dosisreduktion** bei Leukozyten < 3 000–4 000/µl, ebenfalls bei schweren Leber- oder Nierenfunktionseinschränkungen
- **Therapieunterbrechung/-abbruch:** bei schweren NW trotz regelrechter Dosis
- **Wirkungseintritt:** mehrere Wochen nach Therapiebeginn.

Die kumulative Gesamtdosis von 50 g Cyclophosphamid sollte wegen des Risikos einer Spätneoplasie nicht überschritten werden!

Kombinationstherapie (KT)

Die Kombinationstherapie (KT) verfolgt das Ziel, die Effektivität der durch Ausnutzung unterschiedlicher Angriffspunkte der Einzelsubstanzen zu steigern sowie das NW-Risiko durch Niedrigdosierung der Einzelsubstanzen zu vermindern. Die Effektivität konnte in kontrollierten Studien nachgewiesen werden bei
- unausgewähltem Krankengut für die Dreifachkombination MTX + Sulfasalazin + Hydroxychloroquin
- MTX-Teilrespondern bzw. MTX-Versagern für die Kombination MTX + Etanercept bzw. Infliximab sowie MTX + Leflunomid

Bei Therapieversagern liegen außerdem gute Ergebnisse aus unkontrollierten Studien für folgende Kombinationen vor:
- MTX + Azathioprin + Chloroquin/Hydroxychloroquin
- Cyclophosphamid + MTX + Chloroquin.

Indikation: Remissionseinleitung bei hochaktiver, therapieresistenter RA (Einzelfälle).

Die KT gehören in die Hand des internistischen Rheumatologen.

Sonstige

Vor der Methotrexat-Ära wurden *D-Penicillamin* und *Azathioprin* häufig eingesetzt. Neue Vergleichsuntersuchungen mit Methotrexat zeigen jedoch eine schwächere Wirkung als dieses, mit *Ciclosporin* scheinen beide Medikamente ebenbürtig zu sein.

D-Penicillamin (DPA)

- **Einordnung:** Klinisch wirksam, progressionhemmende Wirkung jedoch nur ungenügend untersucht. Deshalb Einordnung vermutlich in Stufe 1–2 des Stufenschema.
- **Präparate:** z.B. Trolovol®, Metalcaptase®
- **Wertung:** Hohes NW-Risiko, deshalb heute kaum noch zur Neueinstellung verwandt.
- **Indikation:** aktive RA bei Versagen anderer RI, rheumatoide Vaskulitis.
- **KI:** schwere Blutbildungs- oder Nierenfunktionsstörungen, Penicillinallergie, SLE, Schwangerschaft, Stillzeit, Geschmacksstörungen.

NW bei D-Penicillamintherapie

- *Magen-Darm-Trakt**:* Übelkeit, Erbrechen, Durchfälle, Stomatitis, Cholestase u.a.
- *Nieren:* Proteinurie*, Hämaturie (Immunkomplexnephritis, nephrotisches Syndrom)
- *Haut und Schleimhäute:* Exanthem*, Haarausfall u.a.
- *Blutbildung:* Leukopenie, Thrombopenie u.a.
- *ZNS:* Verlust der Geschmacksempfindung* u.a.
- *Immunsystem:* Myasthenia gravis, Pseudo-LE, Polymyositis, Goodpasture-Syndrom, Pemphigus u.a.

* = häufig

- **Überwachung:** wöchentlich in den ersten Mon., später einmal pro Mon. Inspektion, Anamnese, BB, Urinstatus, Krea, Krea-Clearance, ANA (letztere alle 3 Mon.).
- **Dosierung:** bei cP bis 900 mg tägl., bei Sklerodermie bis 1500 mg tägl.
- **Therapieunterbrechung/-abbruch:** häufig wegen gastrointestinaler Unverträglichkeit, Leuko- und Thrombopenie, Glomerulonephritis, Autoimmunerkrankungen. Hämaturie, Leukozyturie.
- **Wirkungseintritt:** aufgrund der sehr langen Einschleichzeit Volldosis oft erst nach einem Jahr erreicht, dann erst Beurteilung der Wirkung möglich.

Azathioprin (AZA)

- **Einordnung** im Stufenschema wohl zwischen Stufe 1 und 2
- **Präparate:** z.B. Imurek®, Azathioprin ratiopharm®, Azamedac®
- **Wertung:** Gut verträglich; wird vorwiegend hepatisch verstoffwechselt. Deshalb Verwendung bei Alters-RA und bei Einschränkung der Nierenfunktion. Klin. und radiologisch schwächer wirksam als Methotrexat
- **Indikation:** schwere RA, Dermatomyositis und Panarteriitis nodosa in Kombination mit Kortikosteroiden

- **KI:** Leberinsuffizienz, Schwangerschaft, Stillzeit, Komedikation mit Allopurinol (Hemmung der Metabolisierung des AZA, dadurch toxische Blutspiegel), Komedikation mit Cotrimoxazol, Blutbildungsstörungen.

NW von Azathioprin

- *Haut und Schleimhaut:* Haarausfall
- *Blutbildung:* Leukopenie*, Thrombopenie u.a.
- *Immunsystem:* Infektionsneigung*, fragliche Induktion von hämatol. Tumoren
- *Magen-Darm-Trakt:* Übelkeit*, Erbrechen, Cholestase, Pankreatitis u.a.
- *Systemisch:* Aseptisches Fieber

* = häufig

- **Dosierung:** Volldosis 1–2 mg/kg/Tag, also etwa 50–150 mg Tagesdosis (z.B. 1–3 x 1 Tbl. Imurek® à 50 mg). Beginn mit 50 mg tägl., Steigerung auf die Volldosis um 50 mg pro Wo. Bei GFR unter 10 ml/Min. Reduktion auf 75 % der sonst gewünschten Dosis
- **Überwachung:** alle 1–2 Wo. in den ersten Mon., später monatlich: Inspektion, Anamnese, BB, γ-GT, AP, GPT, Kreatinin
- **Therapieunterbrechung/-abbruch:** bei Myelodepression, gehäuften Infekten und Fieberreaktionen
- **Wirkungseintritt:** nach etwa 2–3 Mon., max. Wirkung nach etwa einem halben Jahr.

Ciclosporin A (CSA)

- **Präparat:** z.B. Sandimmun Optoral®
- **Wertung**
  - Im Vergleich zu Methotrexat oder parenteralem Gold geringerer Effekt auf Gelenkschmerz und -schwellung. Wirksamkeit etwa wie bei D-Penicillamin und Azathioprin
  - Antierosiver Effekt möglich, aber noch nicht sicher bewiesen
  - Einordnung in Stufenschema voraussichtlich in Stufe 1–2
- **Indikation:**
  - Aktive RA
  - Schwere Psoriasis, Uveitis, Transplantationsmedizin
- **KI:** Schwangerschaft, Stillzeit, Niereninsuffizienz, schwere Lebererkrankungen, Hyperurikämie, Hypertonie, maligne Erkrankungen.

NW von Ciclosporin

- *Haut und Schleimhäute:* Hypertrichose*, Exanthem
- *Kreislaufsystem:* arterielle Hypertonie*
- *Niere:* Niereninsuffizienz*, Hyperkaliämie, Harnsäureanstieg
- *ZNS:* Müdigkeit, Schwindel, Kopfschmerzen u.a.
- *Magen-Darm-Trakt:* Übelkeit*, Erbrechen, Transaminasenanstieg
- *Reproduktion:* Amenorrhoe

* = häufig

Otto Spatz Fachbuchhandlung GmbH
Schillerstrasse 51
80336 München
E-Mail: mchn@spatz.de
Tel. 089/5490840 Fax 089/5503686

QUITTUNG

Name: ....

		EUR
Klinikleitfaden Rheumatologie (Hg. Bitsch) 3. Aufl ISBN 3437413503		39.95
Gesamt EUR:		39.95
EC-Cash	EUR	39.95
Mwst. 7%		2.61
Netto:		37.34

Datum:	Zeit:	Bon-Nr.:
25.01.02	13:11	56246

Vielen Dank für Ihren Einkauf.

- **Dosierung:** Beginn mit 2,5 mg/kg/Tag, nach jeweils 8 Wochen Steigerung um 0,5 mg/kg/Tag bis zum therap. Effekt oder bis etwa 5 mg/kg/Tag Höchstdosis. Noch höhere Dosen sind in der Transplantationsmedizin gebräuchlich, bei ihnen steigt das NW-Risiko entsprechend
- **Überwachung:** bes. auf Nierenfunktion (Kreatinin, Kreatinin-Clearance, Proteinurie), Blutdruck, Serumkalium, Leberfunktion, Harnsäure und Hypertrichose achten
- **Therapieunterbrechung/-abbruch:** Anstieg d. Serumkreatinins um > 30 %, Blutdruckanstieg, Anstieg der Leberenzyme auf mehr als das drei bis fünffache der Norm
- **Wirkungseintritt:** Beginn der Wirkung nach 4–6 Wo., Maximum nach mehreren Mon.

15.4.3 Immunstimulantien

Über diese Medikamentengruppe liegen bislang keine gesicherten klinischen Ergebnisse vor, oder sie sind nur passager.
Subreum® besteht aus ,,immunaktiven Fraktionen von E.-Coli-Stämmen", es wird seit etwa 1992 als ,,Basistherapeutikum für jeden nicht hochaktiven Fall von RA" angeboten. Vergleichsstudien liegen noch nicht vor. Der Effekt bei aktiver RA ist nicht sicher belegt, insbes. liegen keine röntgenologischen Studien vor. Die Möglichkeit zum Einsatz von Subreum ist verführerisch (nur eine Kapsel pro Tag, ,,natürliche Substanz", keine NW oder KI, keine Kontrolluntersuchungen nötig). Die Verwendung dieses Medikamentes darf aber auf keinen Fall die fachrheumatologische Untersuchung und den Beginn einer suffizienten Basistherapie verzögern.

Levamisol und *Interferone* modifizieren immunologische Parameter über T-Zell-Stimulation und AK-Bildung. Die relativ unspezifische und in klinischen Studien bisher nicht gesicherte Wirkung sowie die NW führten bislang nicht zur weiteren Verbreitung dieser Medikamentengruppe.

Mit hochdosierten humanen *Immunglobulinen* (z.B. Polyglobin®) sind bei Thrombopenien im Rahmen eines SLE, bei RA sowie bei idiopathischer thrombozytopenischer Purpura Erfolge gesehen worden. Wahrscheinlich blockieren die intravenös zugeführten Immunglobuline Fc-Rezeptoren von Zellen des RHS und verhindern dadurch die Phagozytose von autoantikörperbeladenen Thrombozyten. Darüber hinaus sind in diesem Antikörperspektrum auch antiidiotypische Antikörper enthalten, die die postulierten, für die Pathogenese verantwortlichen Autoantikörper inaktivieren könnten.

15.5 Chondroprotektiva

Chondroprotektiva wie Glykosaminoglykane (z.B. Dona®), Hyaluronsäure (z.B. Synvisc®) sollen bei Arthrose die Zerstörung des Gelenkknorpels aufhalten oder bereits zerstörten Knorpel wieder aufbauen. Bisher fehlen überzeugende Wirksamkeitsnachweise aus kontrollierten Studien, so daß ihr Einsatz nicht generell empfohlen werden kann.

Viel wirkungsvoller wäre es, die Risikofaktoren für die Entwicklung einer Arthrose prophylaktisch oder therapeutisch anzugehen: Korrektur einer muskulären Dysbalance durch KG, Gelenkentlastung durch Senkung eines erhöhten Körpergewichtes, Gelenkschutzmaßnahmen und operative Korrektur von Achsenfehlstellungen.

15.6 Myotonolytika

Myotonolytika sollen eine schmerzhafte Muskelverspannung lockern. Die bisher eingesetzten Präparate haben eine zentralen Angriffspunkt und verursachen dadurch ZNS-NW wie Müdigkeit, Konzentrationsschwierigkeiten und Schwindel. Eine klinische Wirkung ist belegt für *Tizanidin* (z.B. Sirdalud®) für die Indikation weichteilrheumatische Muskelschmerzen und zentrale Spastik. Für die sonstigen Präparate liegen zum Wirkungsnachweis nicht genügend Studien vor.

Benzodiazepine (Diazepam, z.B. Valium® 1–2 x 5–10 mg; Tetrazepam, z.B. Musaril®, 1 x 50 mg) werden als Sedativa eingesetzt, ein muskelrelaxierender Effekt wird bei stark schmerzhaften Verspannungszuständen wie Lumbago, Bandscheibenvorfall und Zervikalsyndrom gesehen. Für die Langzeitbehandlung besteht das Problem in Abhängigkeitsentwicklung.

Inwieweit das an der Muskelfaser wie ein Lokalanästhetikum ansetzende Tolperison (z.B. Mydocalm®) einen Vorteil bringt, muß noch in Studien belegt werden.

In der Rheumatologie gebräuchliche Muskelrelaxantien

Substanz	Präparat (Beispiel)	Dosierung	NW
Tolperison	Mydocalm®	50–100 mg alle 8–12 h	Geringe Sedierung
Pridinol	Myoson®	8–24 mg/24 h	Hautrötung, Sedierung, ZNS-Störung
Tetrazepam	Musaril®	50–100 mg alle 8–12 h	Müdigkeit, Sedierung, Exantheme
Mephenesin	DoloVisano®	250–500 mg alle 6–8 h	Schwäche, Appetitlosigkeit, Übelkeit
Methocarbamol	Ortoton®	1500 mg alle 8 h	Benommenheit, Schwindel, allergische Reaktion

15.7 Psychopharmaka

Antidepressiva werden erfolgreich bei Schmerzkrankheiten mit depressiver Komponente, zum Beispiel der Fibromyalgie, eingesetzt. Die weltweit größte Erfahrung auf dem Gebiet der Rheumatologie gibt es mit den trizyklischen Antidepressiva Amitriptylin (z.B. Saroten®, Laroxyl®) und Doxepin (z.B. Aponal®). Die „analgetische" Wirkung tritt nach etwa sieben Tagen auf, die antidepressive Wirkung nach zwei bis drei Wo.

Dosierung: Einschleichende Gabe mit 10, 25, 50 oder maximal 75 mg tägl. Die in manchen Fällen auftretende Müdigkeit kann bei der abendlichen Gabe nutzbringend in das Therapiekonzept eingebaut werden (z.B. bei Schlafstörungen).

Nebenwirkungen: Mundtrockenheit, Harnverhalt (z.B. bei Prostataadenom), Glaukom, Sehstörungen.

Selektive Serotonin-Wiederaufnahme-Hemmer (u.a. Paroxetin, z.B. Seroxat®) sollen weniger anticholinerge NW haben und nicht müde machen, sie sind deutlich teurer als trizyklische Antidepressiva. Es bleibt abzuwarten, ob der postulierte Vorteil tragfähig ist. Bei gleichzeitiger Gabe von selektiven Serotonin-Wiederaufnahme-Hemmern und NSAR erhöht sich das Risiko von Blutungen im oberen Gastrointestinaltrakt.

- Antidepressiva ersetzen keine Gespräche
- Einsatz nur bei eindeutiger Diagnose
- Mundtrockenheit führt oft zum vorzeitigen Therapieabbruch. Deshalb von vornherein den Patienten auf diese Nebenwirkung aufmerksam machen und zum häufigen Trinken auffordern.

15.8 Analgetika

Das Stufenschema der WHO zur Therapie von Krebsschmerzen, wonach sequentiell Nichtopioidanalgetika, dann schwache Opioide und schließlich starke Opioide eingesetzt werden, kann in die Rheumatologie nicht übernommen werden. Bei nicht-entzündlichen Schmerzen werden primär unter der Vorstellung einer lokalen Gewebsirritation NSAR, dann bei nicht ausreichender Wirkung Nichtopioidanalgetika und schließlich schwache Opioide hinzugefügt. Bei entzündlichen Schmerzen werden je nach entzündlicher Aktivität zunächst entweder GK oder NSAR gegeben, und dann bedarfsweise zusätzlich Nichtopioidanalgetika und schwache Opioide gegeben. Stark wirksame Opioide werden praktisch nie benötigt.

Sequentielle Behandlung von Schmerz		
	nicht-entzündlich	**entzündlich**
1. Stufe	NSAR	GK oder NSAR
2. Stufe	Nichtopioidanalgetika	Nichtopioidanalgetika
3. Stufe	Schwache Opioide	Schwache Opioide
4. Stufe	Starke Opioide	Starke Opioide

15

15.8.1 Nichtopioidanalgetika

Sie werden auch als peripher wirkende Analgetika bezeichnet, obwohl zentrale Wirkungen ebenfalls gesichert sind. Außer den bereits in Kap. 15.2 besprochenen NSAR handelt es sich hauptsächlich um Paracetamol (Anilinderivat) und Metamizol (Pyrazolonderivat).

- **Indikation:** Muskel-, Sehnen und Bänderschmerzen. Bei entzündlichen Schmerzen keine Mittel der ersten Wahl, sondern eher ,,Ersatzstoffe" bei Unverträglichkeit von NSAR (z.B. bei Magen- und Duodenalulcera)
- **Wirkungsmechanismus:** Analgetische und antipyretische Wirkung wahrscheinlich durch Hemmung der Prostaglandinsynthese, jedoch nicht wie die NSAR antiphlogistisch wirksam. Paracetamol hat daneben einen stimmungshebenden Effekt (cave Mißbrauch), Metamizol wirkt auch spasmolytisch
- **Dosierung:**
  - Paracetamol (ben-u-ron®, Treupel® mono) 1000 - 3000 mg/Tag oral oder rektal
  - Metamizol (Novalgin®, 20 Tr. = 500 mg; Novaminsulfon®) 500–4000 mg/Tag oral oder rektal
- **Nebenwirkungen:**
  - Paracetamol: vor allem bei Überdosierung oder bei vorgeschädigter Leber Gefahr der Leberzellschädigung (Antidot: Acetylcystein), Nierenschäden bei chronischer Einnahme, Blutbildveränderungen
  - Metamizol: sehr selten Agranulozytose (in USA deshalb verboten), Blutdruckabfall, allergische Hautreaktionen.

15.8.2 Schwache Opioidanalgetika

- **Indikation:** In der Rheumatologie keine Mittel der ersten Wahl, aber bei sehr starken, gegen andere Mittel resistente Schmerzen als Zusatzbehandlung indiziert.
- **Wirkungsmechanismus:** Analgetische Wirkung durch die Bindung an Opioidrezeptoren im Zentralnervensystem (deshalb auch die Bezeichnung ,,zentral wirksame Analgetika"), aber auch in peripheren Organen.
- **Dosierung:** Opioidanalgetika unterliegen zum großen Teil der ,,Betäubungsmittel-Verschreibungs-Verordnung" (BtMVV). In der Rheumatologie werden meist Präparate eingesetzt, die nicht der BtMVV unterliegen
- **Nebenwirkungen:** Sedierung, Übelkeit, Erbrechen, Obstipation, Blutdrucksenkung, Atemdepression, physische und psychische Abhängigkeit, Sucht

In der Rheumatologie gebräuchliche schwache Opioidanalgetika (nicht BtMVV-pflichtig)			
	Einzeldosis	**Darreichungsform**	**Dosierungs-intervall**
Dihydrocodein (DHC 60, 90 bzw. 120 Mundipharma®)	60–120 mg	Retardtabletten à 60, 90 bzw. 120 mg	8–12 h
Tilidin + Naloxon (Valoron N®)	50–100 mg	20 Tropfen à 50 mg	2–4 h
Tramadol (Tramal®)	50–100 mg	20 Tropfen á 50 mg	2–4 h

15.8.3 Starke Opioidanalgetika

- **Indikation:** kann in der Rheumatologie in Einzelfällen gegeben werden bei einem sich abzeichnenden chronifiziertem Schmerzsyndrom, bei unzureichender Schmerzlinderung durch lokale und systemische Therapie und bei polytopen Muskel-Gelenk-Schmerzen. Destruierende Polyarthrose, degenerative (Osteochondrose) und entzündliche WS-Beteiligungen (Sp. a.) bzw. die manifeste Osteoporose verursachen oft einen starken Schmerz. Die Lebensqualität dieser Patienten kann mit starken Opioiden wieder verbessert werden.
- **Wirkungsmechanismus:** Analgesie durch Bindung an Opioidrezeptoren im ZNS mit Modulation des sog. ,,Schmerzgedächtnisses“
- **Dosierung:** stufenweise Titration unter strikter Beachtung der HWZ mit exakter Einnahme nach der Uhr (→ Dosierungsintervall!)
- **NW:** wie schwache Opioidanalgetika.

  - Bei Schmerzsyndromen aus dem Bereich der Rheumatologie können Opioidanalgetika eine Verschlechterung der Grunderkrankung verschleiern → Pat. fordern evtl. ständig höhere Dosierungen → erhöhte Suchtgefahr!
  - Bei Fibromyalgie möglichst keine Opioide verordnen.

In der Rheumatologie selten gebräuchliche starke Opioidanalgetika (BtmVV-pflichtig)				
Substanz	**Präparat (Beispiel)**	**Einzeldosis**	**Darreichungs-form**	**Dosierungs-intervall**
Buprenorphin	Temgesic®	0,2–0,4 mg	sublingual	6–8 h
Retardiertes Morphin	MST®	10–30–60 mg	Tabletten	12 h
Transdermales Fentanyl	Durogesic®	25–50–75 µg	Pflaster	72 h

15.9 Gichtmittel

Gichtmittel kommen am besten zur Wirkung, wenn die Risikofaktoren (Alkohol, purinhaltige Kost) ausgeschlossen werden, das Übergewicht diätetisch reduziert wird und regelmäßig große Trinkmengen (Sprudelwasser, Tee) zur renalen Harnsäureausscheidung aufgenommen werden.

15.9.1 Colchizin

- **Indikation:** Akuter Gichtanfall, in seltenen Fällen als Dauerbehandlung zur Anfallsprophylaxe
  M. Behçet (bei leichten Verlaufsformen ohne Beteiligung innerer Organe).
- **Wirkungsmechanismus:** Colchizin ist ein pflanzliches Alkaloid, das als Mitose-Hemmstoff wirkt. Seine Wirksamkeit beruht auf der Blockierung der Leukozyteninvasion in Gelenke mit präzipitierten Uratkristallen und der Hemmung der Phagozytose mit dann verminderter Ausschüttung von Entzündungsmediatoren in den Gelenkinnenraum
- **Dosierung:** Im beginnenden Gichtanfall, d.h. in den ersten 2–4 h 0,5–1 mg Colchizin (= 1–2 Tbl. Colchicum dispert®) stündlich, dann alle 2 h bis zum Abklingen der Schmerzen (maximale Tagesdosis 8 mg). Im Anfallsplateau wirkt Colchizin nicht mehr oder nur wenig, da dann die Granulozyten ihre Entzündungsmediatoren bereits freigesetzt haben.
  Beim M. Behçet 1 mg Colchizin/Tag.
- **Nebenwirkungen:** Gastrointestinale Beschwerden (Diarrhoe, Übelkeit, Erbrechen), Haarausfall, Knochenmarksdepression, Myopathie, ZNS-Störungen, Leberzellnekrosen.

Die therapeutische Breite von Colchizin ist sehr gering!

15.9.2 Allopurinol

Allopurinol wirkt urikostatisch.

- **Indikation:** Intervalltherapie der Gicht, insbesondere bei gleichzeitiger Uratsteinnephrolithiasis, diätetisch therapieresistente Hyperurikämie über 8 mg/dl, sekundäre Hyperurikämie (z.B. bei Leukämie oder Tumoren unter Zytostatika-Therapie)
- **Wirkungsmechanismus:** Verminderung der Harnsäureproduktion durch Hemmung der Xanthin-Oxidase (Urikostatikum)
- **Dosierung:** Standarddosis 300 mg Allopurinol (z.B. Zyloric®)/d oral (in Einzelfällen bis 600 mg/d). Bei Niereninsuffizienz Dosisreduktion: bei GFR von ≥ 60 ml/min auf 200 mg/d, bei GFR von ≥ 20 ml/min auf 100 mg/d, bei GFR von < 20 ml/min auf 100 mg jeden 3.Tag

Allopurinol hemmt den Abbau von Mercaptopurin und Azathioprin. Deshalb gleichzeitige Therapie verboten, da sonst Knochenmarksdepression auftreten kann.

- **Nebenwirkungen:** Insgesamt selten. Bei Behandlungsbeginn paradoxerweise Gichtanfall möglich. Überempfindlichkeitsreaktionen (Fieber, Hautreaktionen, Gelenkschmerzen), Diarrhoe, Kopfschmerzen, selten Vaskulitis.

15.9.3 Urikosurika

Benzbromaron, Probenecid und Sulfinpyrazon wirken urikosurisch.

- **Indikation:** Nur bei gravierenden NW von Allopurinol zur Intervalltherapie der Gicht indiziert
- **Wirkungsmechanismus:** Steigerung der renalen Harnsäure-Ausscheidung durch Hemmung der tubulären Harnsäure-Rückresorption
- **KI:** Eingeschränkte Nierenfunktion, Uratsteinnephrolithiasis
- **Dosierung:** Benzbromaron 50–100 mg/Tag oral, einschleichend dosieren (initial 50 mg/Tag); Probenecid 500–1000 mg/Tag oral (initial 500 mg/Tag); Sulfinpyrazon ist in Deutschland seit 1993 nicht mehr im Handel
- **Nebenwirkungen:** Initial Auslösung eines Gichtanfalles, Nierensteinbildung (insbesondere bei Therapiebeginn auf ausreichende Flüssigkeitszufuhr und Harnneutralisierung, z.B. mit Uralyt U®, achten), Überempfindlichkeitsreaktionen, Diarrhoe, Kopfschmerzen, Wechselwirkungen mit NSAR (Abschwächung der urikosurischen Wirkung), bei Sulfinpyrazon zusätzlich Magen- und Duodenalulcera
- **Kombinationen:** Kombinationspräparate mit Allopurinol (z.B. Allomaron®) haben sich nicht durchgesetzt, da sie keine Vorteile gegenüber der Monotherapie bieten.

15.10 Medikamentöse Therapie bei Kindern und Jugendlichen

15.10.1 Verlaufsformen rheumatischer Erkrankungen im Kindes- und Jugendalter

15

Behandlungsziel

Schmerzminderung und möglichst rasche Schmerzfreiheit durch eine Reduktion der Entzündungsaktivität und damit die Wiederherstellung normaler Gelenkfunktionen.

- Asymmetrischer Gelenkbefall → Wachstumsnormalisierung (keine Arm- und Beinlängendifferenz)
- Polyarthritischer Befall → Reduzierung der Wachstumshemmung
- Systemische Verlaufsform → Risiko einer Organbeteiligung (Amyloidose) minimiert.

Oligoartikuläre Form

Gefahren: Ausbildung von Fehlstellungen und Wachstumsstörungen mit Minder- und Kleinwuchs, Gebrauchsunfähigkeit der Extremität bei Hand-, Hüft- oder Kniegelenk-Arthritis; Nachtschmerzen bei Omarthritis und Koxitis, Schwellungen mit Funktionseinschränkungen beim Sport.

Niedrige Entzündungsaktivität

Oligoartikuläre Verläufe mit geringen Schüben können fast immer mit lokalen Therapien (Kryopack, Salbenumschlägen, gelegentlich Steroide intraartikulär) behandelt werden. Schulter- und Hüftgelenk sind physikalischen Maßnahmen schwer zugänglich und oft sehr schmerzhaft eingeschränkt, so daß eine sofortige Injektion Mittel der Wahl ist. Ein Hüftgelenkerguß (☞ Arthro-Sono) ist sofort zu versorgen. *Cave:* Hüftkopfnekrose (☞ 15.10.3), destruierende Koxitis mit Koxarthrose (☞ 10.3).

Steroide lokal

Hohe Entzündungsaktivität

Oligoarthritiden mit rezidivierender Ergußbildung und Synovialisproliferationszeichen (☞ Arthro-Sono, 5.6) sprechen gut auf intraartikuläre Steroide an. Eine zusätzliche Schmerzlinderung kann durch kontinuierliche NSAR-Therapie erzielt werden. Bei drohender Funktionsstörung wichtiger Gelenke (Handgelenk, Hüfte, Knie, Sprunggelenk) ist bei unzureichendem Ansprechen auf lokale Steroide (rezidivierender Erguß nach mehrmaliger Punktion) und Ausschöpfen anderer lokaler Therapien (Synoviorthese ☞ 3.1.3, Synovektomie ☞ 16.2) die Indikation zur Basistherapie gegeben.

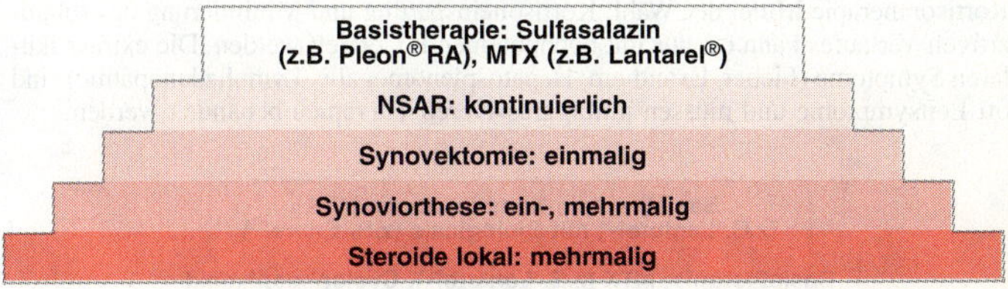

Polyartikuläre Form mit Gelenkdestruktion, Gelenkumbau und -synostosierung

Initial polyarthritische Verläufe führen oft zur raschen Versteifung der Hand- und Sprunggelenke mit Überlastungen/Fehlstellungen benachbarter Gelenke (Knie. Hüfte, Becken). Jede persistierende Polyarthritis sollte mit frühzeitigem Einsatz einer Basistherapie versorgt werden. Lokale Therapien und NSAR reichen erfahrungsgemäß nicht aus, die Entzündungsaktivität zu reduzieren.

Niedrige Entzündungsaktivität

Niedrig dosierte Steroide sind bis zum Wirkungseintritt einer BT Mittel der Wahl. In der Initialphase kann für einige Tage eine mittelhohe Kortikoidmedikation erforderlich sein.

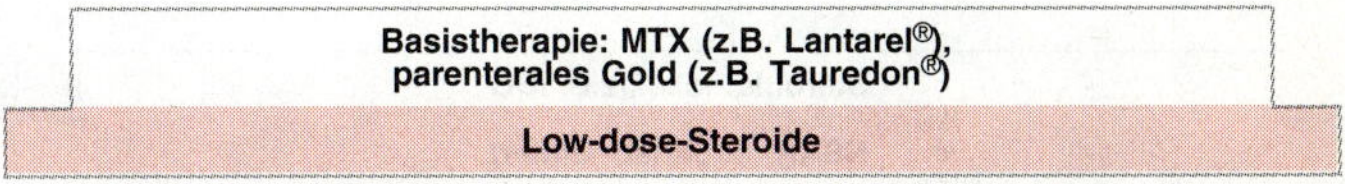

Hohe Entzündungsaktivität

Zur Vermeidung einer hohen systemischen Kortikoidmedikation über mehrere Wochen bis Monate sind aggressivere BT in höherer Dosierung oder Kombinationstherapien indiziert. Oft ist eine Kortikoid-Stoßtherapie anfangs nicht zu umgehen.

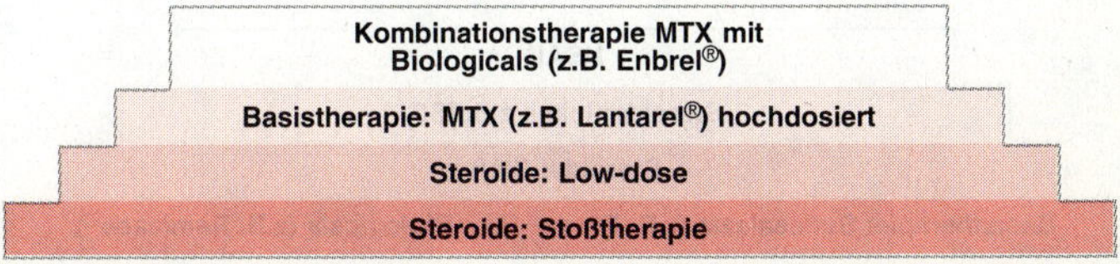

Systemische Verlaufsform

Zur Vermeidung einer Organschädigung (Nierenamyloidose, Lungenfibrose, Herzklappendestruktion, Iridozyklitis) ist eine Kortison-Stoßtherapie oder eine mittelhohe Kortisontherapie Mittel der Wahl. Kortisoneinsparung und Minimierung des schubartigen Verlaufes kann oft nur mit hochpotenten BT erzielt werden. Die extraartikulären Symptome (Fieber, Exanthem, Hepatosplenomegalie, Lymphadenopathie) sind oft Leitsymptome und müssen mit aggressiveren Therapien behandelt werden.

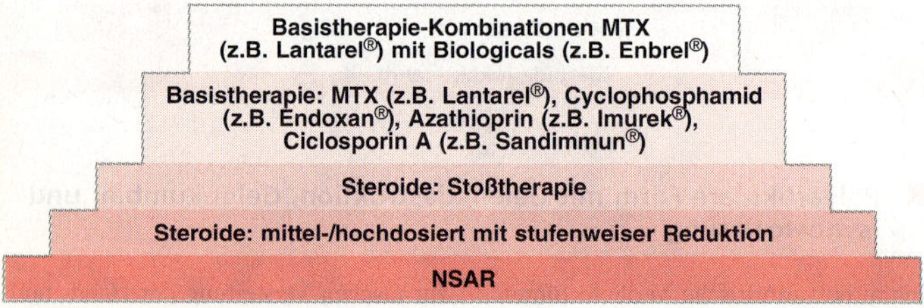

Spondylarthropathie mit einsteifender Verlaufsform und Fehlstellungen

Niedrige Entzündungsaktivität

Fast immer kann mit einer bedarfsorientierten bzw. kontinuierlichen NSAR-Gabe Schmerzlinderung und Beweglichkeitsverbesserung erzielt werden. Lokale Kortikoidinjektionen in die ISG führen oft zur Funktionsverbesserung und Schmerzlinderung der gesamten Wirbelsäule.

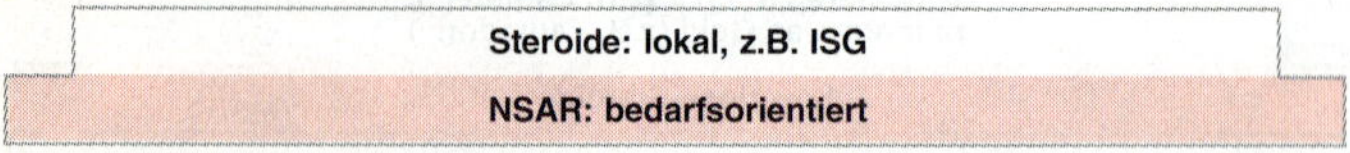

Hohe Entzündungsaktivität

Nach Ausschöpfen aller anderen Therapiekonzepte kann bei persistierend erhöhter Entzündungsaktivität, vor allem bei der enteropathischen Spondylarthropathie, eine BT diskutiert werden. Eine Beeinflussung des Krankheitsverlaufes konnte noch in keiner Studie belegt werden. Biologicals sind in Erprobung, in Einzelfällen sehr gutes Ansprechen.

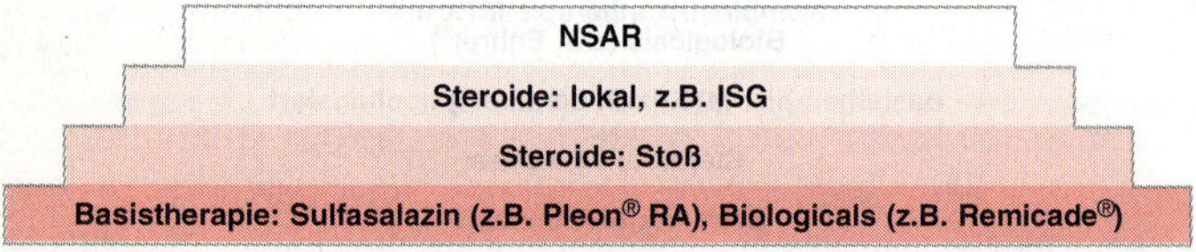

Bei Kindern nur Medikamente verordnen, die in der Erwachsenenrheumatologie schon langjährig eingesetzt werden (NW)!

- **NSAR:** nur mit kurzer HWZ → bessere Steuerung und Minimierung von NW
- **Glukokortikoide:** zurückhaltend verordnen; besser intraartikuläre als systemische Gabe!
- **Basistherapeutika:** Verordnung nur durch erfahrene Rheumatologen.

15.10.2 Nichtsteroidale Antirheumatika (NSAR)

- **Indikation:** akute und chronische Arthritiden als 1. Stufe der medikamentösen Schmerztherapie mit antiphlogistischer Wirkung; bisher keine Erfahrungen mit Cox2-selektiven NSAR wie Celecoxib (z.B. Celebrex®) und Rofecoxib (z.B. Vioxx®) bei Kindern
- **Wirkungsmechanismus:** symptomatische analgetische, antiphlogistische und antipyretische Wirkung mit raschem Wirkungseintritt
- **Einteilung:** entsprechend der chemischen Struktur (wie in der Erwachsenenrheumatologie)
- **Dosierung:** bei kurzer HWZ können NSAR dem Bedarf rasch angepaßt werden; *Vorteile:* bedarfsorientierte Medikation durch bessere Steuerbarkeit, weniger NW
  - Diclofenac (z.B. Voltaren®) 2–3 mg/kg/Tag in 3 Einzeldosen
  - Ibuprofen (z.B. Ibuflam®) 20–40 mg/kg/Tag in 3 Einzeldosen
  - Naproxen (z.B. Proxen®) 10–15 mg/kg/Tag in 2 Einzeldosen
- **Nebenwirkungen:**
  - *Gastrointestinale Störungen:* Übelkeit, Erbrechen, Appetitlosigkeit, Blutungen sind selten und fast nie lebensbedrohlich. Eine Prophylaxe der NSAR-Gastropathie mit Misoprostol (z.B. Zytotec®) oder Protonenpumpenhemmern (z.B. Antra®) wird nicht empfohlen.
  - *Allergische Reaktionen:* Asthma (*Cave:* allergisches Asthma in der Anamnese?). Oft leichte bronchiale Hyperreagibilität mit Reizhusten in der 2. Nachthälfte oder Dyspnoe bei Wetterwechsel mit hoher Luftfeuchtigkeit. Bei nicht zu umgehender NSAR-Medikation sind dann inhalative Steroide (z.B. Pulmicort®) Mittel der Wahl.
  - *ZNS-Störungen:* insbes. unter Indometacin (z.B. Amuno®) mit Kopfschmerzen, Schwindel, Konzentrationsstörungen (Schulleistungen?)
  - *Leberschaden:* Anstieg von GOT, GPT, γ-GT. Ein Anstieg der Leberwerte bis zum 3fachen der Norm kann toleriert werden
  - *Nierenschaden:* Mikrohämaturie. Jede Mikrohämaturie ist nephrologisch abzuklären. Im Zweifelsfall immer NSAR absetzen

Indometacin führt bei Kindern häufig zu zentralnervösen NW wie Konzentrationsstörungen und Schwindel → zurückhaltende Verordnung

15.10.3 Glukokortikosteroide (GK)

- **Indikation:** bevorzugt lokale, intraartikuläre Anwendung → rasche Beschwerdefreiheit; systemische Gabe nur bei schweren Verlaufsformen mit oligo-/polyarthritischem Befall und/oder viszeraler Beteiligung
- **Wirkmechanismus:** sehr gute antiphlogistische Wirkung mit sofortigem Wirkungseintritt, jedoch auch katabole Wirkung; Einfluß auf den Krankheitsverlauf im Gegensatz zu den Basistherapeutika (☞ 15.10.3) fraglich.
- **Dosierungen** ☞ Tabelle

Intraartikuläre Dosierung von Glukokortikoiden im Kindesalter

Gelenk	Triamcinolonhexacetonid (z.B. Lederlon®)	Triamcinolonacetonid (z.B. Triamhexal®)
Große Gelenke (Knie, Hüfte, Schulter)	10–20 mg	20–40 mg
Mittelgroße Gelenke (OSG, Ellenbogen, Hand)	5–10 mg	10–20 mg
Kleine Gelenke (MTP, MCP, Kiefer)	2–5 mg	5–10 mg

Über die Wirkung/NW des neuen langwirksamen intraartikulären Kortikoids Rimexolon (z.B. Rimexel®) gibt es noch keine Erfahrungen.

Systemische Dosierungen von Glukokortikoiden im Kindesalter

- Hochdosierte Tagesdosis von 2 mg/kg für einige Tage mit rascher Reduktion
- Hochdosierte zyklische Infusionsserie an 3 aufeinanderfolgenden Tagen mit jeweils 20–30 mg/kg KG alle 4–6 Wo.
- Langzeitdosierung unter 0,2 mg/kg KG/Tag anstreben
- Alternierende Gabe unter Erhaltungstherapie bevorzugen = doppelte Dosis jeden 2. Tag

- **Nebenwirkungen:** unter mehrmonatiger Kortikoidmedikation auch im Low-dose-Bereich
  - *M. Cushing* fast nur bei mittelhoher Dosierung
  - *Stiernacken oder adipöse Bauchschürze:* im Gegensatz zum Erwachsenen bei geringer Dosierung sehr selten
  - *Wachstumsstörungen:* bei Therapie im Wachstumsschub
  - *Diabetische Stoffwechsellage:* sehr selten, evtl. passager und bei Stoßtherapie
  - *Nebennierenrindeninsuffizienz:* selten. Auf Müdigkeit und Adynamie nach Absetzen der Glukokortikosteroide achten!
  - *Menstruationsstörungen* in Verbindung mit hoher Entzündungsaktivität und Medikamenten der Basistherpie sehr häufig, aber nach Aufklärungsgespräch selten besorgniserregend.
  - *Osteonekrose (v.a. Hüftkopf):* jeder Hüft-Knie-Schmerz beim Kind/Jugendlichen muß sofort abgeklärt werden. Stufendiagnostik Arthro-Sono und ggf. -Punktion, MR und Röntgen. Bei JCA und SLE (☞ 7.2.1, 9.1.1) ist das Risiko einer Hüftkopfnekrose unter Steroiden deutlich erhöht.

Wird eine Osteonekrose des Hüftkopfs nicht erkannt, entwickelt sich eine destruierende Koxarthrose.

– *Osteoporose (WK-Impressionen):* Risiko bei Immobilität und Entzündungsaktivität deutlich erhöht. Osteoprotektion mit Kalzium und Vitamin D_3 empfehlenswert (z.B. Ideos®). Langzeitergebnisse und Studien mit Bisphosphonaten am wachsenden Knochen gibt es nicht; Gefahr der Mineralisationsstörung, deshalb Zurückhaltung mit Bisphosphonaten (z.B. Didronel®).
– *Myopathie (☞ 6.31):* sehr oft bei mehrmonatiger Medikation. Dosisreduktion führt ohne Zunahme der Entzündungszeichen zu Schmerzen in Oberschenkel und Oberarmen. Dosisreduktion in 1-mg-Schritten empfehlenswert.

! Bei jugendlichem SLE (☞ 9.1.1) oder Polydermatomyositis (☞ 9.1.3) wird ein Krankheitsschub oftmals nicht als solcher erkannt.

– *Striae:* Mädchen mit weichem Bindegewebe und generalisierter Hypermobilität entwickeln fast immer auch Striae distensae an Oberschenkeln, Gesäß und Bauch. Bei dieser Konstitution möglichst zurückhaltende Verordnung.
– *Akne:* Verschlimmerung meist unter mittleren bis hoher Dosierung. Zurückbildung nach Reduktion → Aufklärung, ggf. Therapie mit Retinoiden.
– *Hirsutismus:* selten bei alleiniger Glukokortikosteroid-Gabe, oft in Kombination mit Ciclosporin (z.B. Sandimmun®).
– *Pergamenthaut mit Einblutungen:* oft spontan ohne Traumatisierung auch bei niedriger Dosierung. Trockene Haut vermeiden, ggf. Einfetten (z.B. Bepanthen®)
– *Haarausfall:* diffuse Alopezie oft bei zusätzlichen Basistherapeutika (z.B. MTX). Auch leichter Haarausfall führt bei Mädchen oft zu Compliance-Störungen. Manchmal ist die Substitution mit Vitamin H (z.B. Bio-H-tin®) hilfreich.
– *Gastrointestinale Störungen:* selten Gastritis → evtl. Antazida (z.B. Maaloxan®).
– *Okuläre Störungen:* selten Katarakt, Glaukom, immer DD „Rheumaauge".
– *Neurologische Störungen:* fast immer Schlafstörungen mit Unruhe und Kopfschmerzen bei hoher und mittelhoher Dosierung, aber nur passager. Falls möglich, auf abendliche Dosierung verzichten, rasche Dosisreduktion und ggf. Sedativa.
– *Infektanfälligkeit:* bei SLE (☞ 9.1.1) in Kombination mit Basistherapeutika deutlich erhöht; bei Antikörpermangelsyndrom ggf. 7S-Immunglobuline (z.B. Polyglobin®).

15.10.4 Basistherapeutika (Remissionsinduktoren)

- Große Erfahrung im Umgang mit den Basistherapeutika und mit rheumatischen Erkrankungen bei Kindern und Jugendlichen sind Voraussetzung für die Verordnung.
- Für die meisten Basistherapeutika besteht noch keine Zulassung zur Therapie von Kindern → unbedingt vorher mit den Eltern besprechen.
- Nebenwirkungen der Basistherapeutika bei Kindern sind vergleichbar den bei Erwachsenen (☞ 15.4). Bei der Auswahl der Basistherapie ist das jeweilige NW-Profil zu berücksichtigen.

- **Indikation:** Unzureichendes Ansprechen auf lokale Therapiekonzepte (intraartikuläre Steroide, Synoviorthese, Synovektomie, physikalische Therapie wie Ultraschall und Kryopack, Salbenapplikationen) und zu erwartende Progredienz der Erkrankung (v.a. bei Subgruppen der juvenilen chronischen Arthritis mit initialer Polyarthritis oder systemischer Verlaufsform mit dem Risiko der Organmanifestation ☞ 7.2.1)
- **Wirkungsmechanismus:** ☞ 15.4 zur jeweiligen Gruppe.

Methotrexat

z.B. Lantarel®

- **Indikation:** Polyarthritis und systemische Verlaufsformen, am häufigsten eingesetztes Basistherapeutikum mit guter Langzeiterfahrung.
- **Vorteil:** ausgezeichneter Effekt und relativ günstiges NW-Profil.
- **Dosierung:** 10–15 mg/m^2 KO/Wo., passagere Dosiserhöhung bei schweren Schüben.
- **NW:** Kinder vertragen vergleichbare Dosierung meist besser als Erwachsene. Übelkeit, allgemeines Unwohlsein (Katerstimmung) und Völlegefühl sind mit Metoclopramid (z.B. Paspertin®) zu lindern. Dosisaufteilung innerhalb 12 h oder abendliche Einnahme können die NW reduzieren. Vermehrter Haarausfall spricht oft gut auf die Substitution mit Vitamin H (z.B. Bio-H-tin®) an. Lebensbedrohliche NW wie bei Erwachsenen (Pneumonitis, BB-Veränderungen, Infekte, Niereninsuffizienz) sind selten.

15

Sulfasalazin

z.B. Pleon®

- **Indikation:** Alternative zu MTX bei älteren Kindern mit reaktiver Oligoarthritis (☞ 8.2) und Spondylarthropathien mit erhöhter Entzündungsaktivität (☞ 8.1).
- **Dosierung:** 1000–1500 mg/Tag.
- **NW:** häufig Kopfschmerzen, Schwindel und Konzentrationsstörungen, die zum Absetzen zwingen. Eine Dosisreduktion führt selten zum Rückgang der ZNS-Störungen, depressive Stimmungslagen sind zu beachten! Leichtes Exanthem oder die sehr häufigen gastrointestinalen NW (Meteorismus, Völlegefühl) verschwinden oft nach einigen Wo. Generalisierte Effloreszenzen mit Juckreiz und lästiges Unwohlsein erfordern oft das Absetzen. Bei einschleichender Dosierung (Steigerung um 500 mg/Wo.) können schwerwiegende NW an Leber, BB und Immunsystem rechtzeitig erkannt werden. Bei Dyspnoe immer an interstitielle Pneumonitis denken → Absetzen und GK hochdosiert!

Parenterales Gold

z.B. Tauredon®

- **Indikation:** Polyarthritis mittlerer und hoher Entzündungsaktivität, falls der relativ langsame Wirkungseintritt mit anderen Therapien überbrückt werden kann. Bei Geduld von Patient und Arzt nach wie vor wertvolle BT mit individueller Dosismodalität.
- **Dosierung:** Verträglichkeitstestung 10 mg/Wo. i.m. in der 1.(–3.) Woche, Dosiserhöhung auf 20–50 mg/Wo. i.m. in den ersten Monaten. Erhaltungsdosis 50 mg/Wo. i.m.

- **NW:** Exanthem mit Pruritus und Stomatitis relativ häufig, evtl. Dosisreduktion, kein sofortiges Absetzen. Leichte Proteinurie und Mikrohämaturie sind kontrollbedürftig. BB-Veränderungen (Eosinophilie, Thrombopenie) führen oft zum Absetzen.

Azathioprin

z.B. Imurek®

- **Indikation:** Polyarthritis, systemische Verlaufsformen mit Zeichen der autoimmunen Prägung oder Kollagenosen (☞ 9.1)
- **Dosierung:** 2–3 mg/kg KO/Tag. NW: Haarausfall und BB-Störungen (Leukopenie, Thrombopenie) führen oft zum Absetzen. Die mögliche mutagene Wirkung von Azathioprin ist endgültig nicht geklärt; junge Patientinnen mit multipler Sklerose und langjähriger AZA-Med. zeigen kein erhöhtes Risiko für hämatologische Tumoren

Ciclosporin A

z.B. Sandimmun®

- **Indikation:** in Kombination mit MTX und bei therapierefraktären Verläufen (☞ 15.4.2)
- **Dosierung:** 75–100 mg/m² KO/Tag
- **NW:** leichter RR-Anstieg und Erhöhung der Nierenretentionswerte können toleriert werden. Müdigkeit, Schwindel und Kopfschmerzen sind oft zu tolerieren (DD Schub einer Kollagenose mit evtl. zerebraler Vaskulitis).

Cyclophosphamid

z.B. Endoxan®

- **Indikation:** viszerale Manifestationen der juvenilen RA (☞ 7.2.1), Kollagenosen (☞ 9.1) oder Vaskulitiden (☞ 9.2)
- **Dosierung:** 1 mg/kg/Tag oder als Stoßtherapie 1 g/m² KO alle 4–6 Wo.
- **NW:** Übelkeit und Erbrechen fast nur unter Stoßtherapie. Prophylaxe mit Ondansetron (z.B. Zofran®) notwendig. Gefahr der Blutbildungsstörung relativ groß (Leukopenie, Thrombopenie), deshalb engmaschige BB-Kontrollen. Störender Haarausfall reduziert sich erst Wo.–Mon. nach Dosisreduktion oder Absetzen.

Leflunomid

z.B. Arava®

- **Indikation:** therapierefraktäre Polyarthritis, derzeit noch keine ausreichende Erfahrung.
- **Dosierung:** 10–20 mg/Tag
- **NW:** Diarrhöen oder weicher Stuhlgang auch bei Jugendlichen sehr häufig. Juckendes Exanthem bei Jugendlichen führen zum Absetzen. Bei Kopfschmerzen an hypertensive Krise denken – engmaschige RR-Kontrollen. NW sind noch nicht ganz überschaubar (Einzelfälle mit Nierenversagen), deshalb zunächst kein Einsatz bei Kindern, Zurückhaltung bei Jugendlichen!

Biologicals: rekombinanter löslicher TNFα-Rezeptor Etanercept

z.B. Enbrel®

- **Indikation:** therapierefraktäre Polyarthritis (Versagen von MTX) mit drohendem Funktionsverlust. Noch keine ausreichende Erfahrung. In Einzelfällen gutes therapeutisches Ansprechen.
- **Dosierung:** 10–25 mg 2 x pro Wo. s.c.
- **NW:** lokalisierte oder allgemeine, akute oder chronische Infektionen, deshalb zuvor Ausschluß eines Infektes. Beim Auftreten einer „lupus like disease“ muß die Therapie abgebrochen werden.

Innovative Behandlungskonzepte wie die Kombinations-Basistherapie, die hochdosierte zyklische 7S-Immunglobulintherapie oder die Kombination mit Anti-TNF-α-AK zum Einsatz bei Kindern sollten nur entsprechend der Richtlinien der Deutschen Gesellschaft für Rheumatologie eingesetzt, und sorgfältig dokumentiert werden.

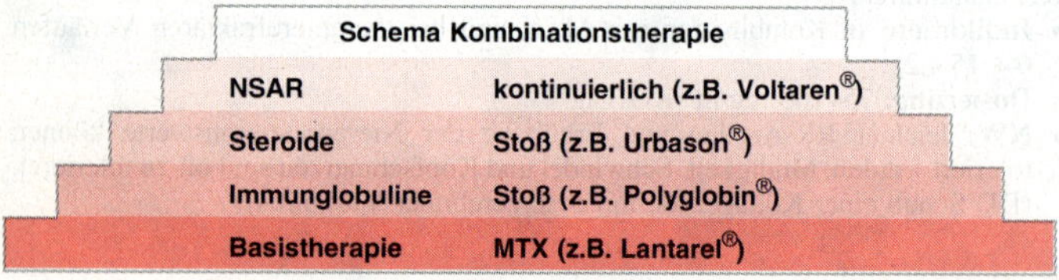
Schema Kombinationstherapie
NSAR
kontinuierlich (z.B. Voltaren®)
Steroide
Stoß (z.B. Urbason®)
Immunglobuline
Stoß (z.B. Polyglobin®)
Basistherapie
MTX (z.B. Lantarel®)

Bei Therapiebeginn in den ersten 6 Erkrankungsmonaten kommt es bei ca. ⅔ der Patienten zu einer kompletten Response, bei einem späteren Behandlungsbeginn nur bei ⅓!

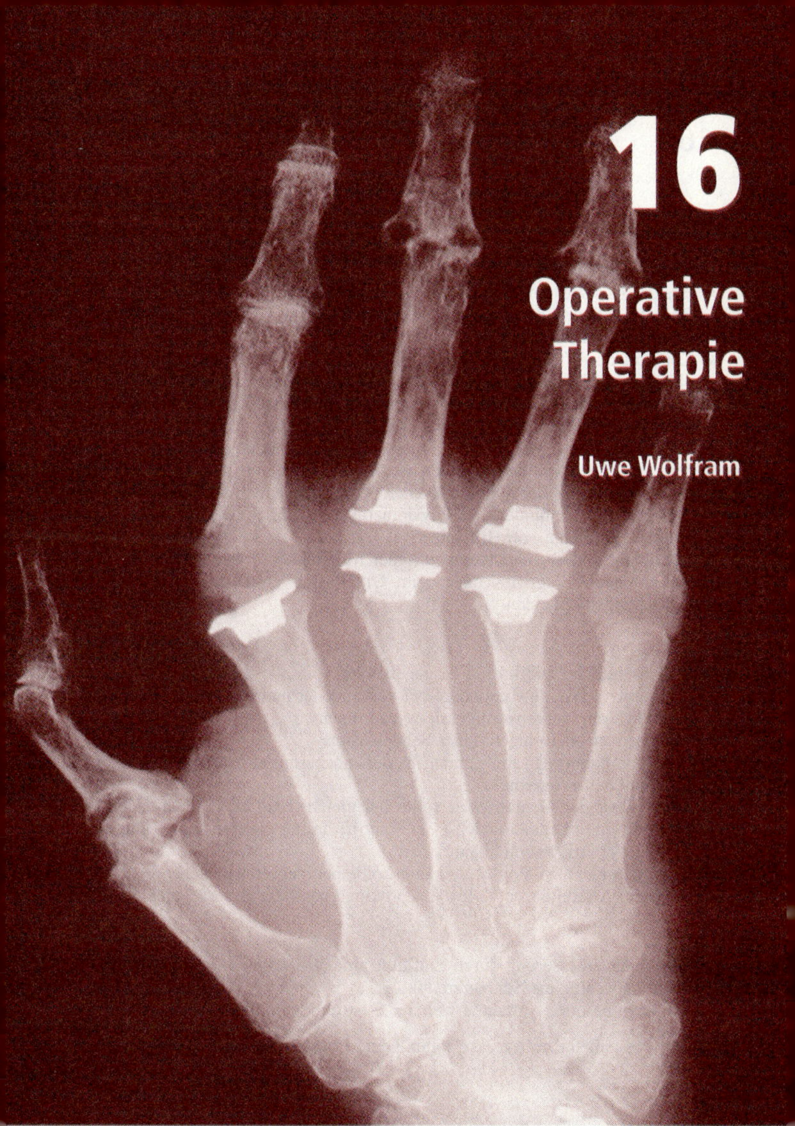

16 Operative Therapie

Uwe Wolfram

16.1 OP-Planung

Voraussetzungen für die Therapieplanung

- Kenntnis der Bedürfnisse des Patienten (Erwartungshaltung)
- Exakte Analyse der vorhandenen Gelenkfunktionen und des Befundes unter Berücksichtigung der angrenzenden Gelenke (Funktionskette) und des Gesamtzustandes des Patienten
- Kenntnis der Wirksamkeit möglicher Eingriffe mit Erfolgsaussichten und Komplikationsgefahren
- Klärung der Nachsorge im ambulanten oder stationären Bereich. Einbinden der operativen Behandlung in ein umfassendes Therapiekonzept mit interdisziplinärer Zusammenarbeit von Rheumainternist und Rheumaorthopäden („Rheumazentrum"). Berücksichtigung der häuslichen Umgebung des Patienten, Aufklärung über die aus der operativen Therapie resultierenden Konsequenzen für das Alltagsleben. Einbinden der Physiotherapie und Ergotherapie in das Gesamtkonzept, Anbieten von Hilfsmitteln
- Kenntnis verbleibender therapeutischer Möglichkeiten bei Fehlschlag des vorgenommenen Eingriffes oder beim Unterlassen einer möglichen Maßnahme („Rückzugsmöglichkeit").

OP-Reihenfolge

- Eine **dringliche Indikation** ist gegeben bei
  - Instabiler HWS, insbesondere bei vorhandener neurologischer Symptomatik
  - Sekundären Nervenkompressionssyndromen
  - Drohender oder eingetretener Sehnenläsion
  - Ausgeprägten Achsabweichungen oder knöcherne Destruktionen mit der Gefahr der raschen Progredienz
- Zum Erhalt der Gehfähigkeit sollte bei gleichwertig zu betrachtenden Operationsnotwendigkeiten zunächst der Eingriff an der unteren Extremität vor dem an der oberen Extremität stattfinden
- Unter den gleichen Voraussetzungen sollte bei mehreren anstehenden Eingriffen an einer Extremität möglichst von proximal nach distal vorgegangen werden.

Ziel der operativen Therapie ist

- Funktionsverbesserung durch Einflußnahme auf Mobilität und Stabilität
- Schmerzbeseitigung/Schmerzreduktion
- Vorbeugung oder Aufhalten weiterer Destruktionen oder Achsabweichungen.

Kosmetische Aspekte sollen keine Priorität bei der OP-Planung haben!

Besonderheiten beim RA-Patienten

- Schwierige Anästhesiebedingungen (HWS, Kiefergelenke)
- Erhöhte Schockgefahr (Anämie, Hypovolämie)
- Ggf. gestörte Blutgerinnung (NSAR, Salicylate, Faktor XIII-Mangel)
- Lagerungsprobleme (Wirbelsäule, Gelenkkontrakturen, Hautveränderungen durch Kortison: z.B. beim Anlegen der Blutleere durch das Essmarch'sche Gummiband die Gefahr großflächiger Ablederungen!)

- Qualität des Knochens: im Allgemeinen ausgeprägte Atrophie: Gefahr von Frakturen, bei der OP-Planung von Frakturen z.B. im Bereich der langen Röhrenknochen muß die Vorgehensweise der Osteosynthese den Verhältnissen angepaßt werden. Oft sind Maßnahmen, die von der AO empfohlen werden angesicht eierschalendünner Kortikalisverhältnisse nicht möglich. Vor Durchführen des operativen Eingriffes unbedingt Rückzugsmöglichkeit auf Fixateur extern oder Wagner-Apparat offen halten!
- Erschwerte Nachbehandlung durch multiplen Gelenkbefall.

16.2 Arten der Eingriffe

Gelenkschützende Eingriffe

(Synovektomie und Tenosynovektomie)

- Ind.: anhaltende Synovialitis trotz konsequenter rheumainternistischer Therapie von mind. 6 Mon.
- Ziel ist die radikale Entfernung von entzündlich verändertem Synovialgewebe, zu beachten ist insbesondere pannöses Gewebe, das den Gelenkknorpel überwächst
- Der operativen Intervention vorausgehen kann der Versuch einer chemischen oder Radiosynoviorthese
- Durch die Entfernung des krankhaft veränderten Synovialgewebes wird
  - der gelenkoberflächendestruierende Prozeß (Pannusüberwachsung) unterbrochen
  - die Ernährungssituation des Gelenkknorpels durch Normalisierung des Stoffaustausches, der Diffussionsstrecke und des Gelenkinnendruckes verbessert
  - die knöcherne Destruktion, bedingt durch Einwachsen von synovialem Gewebe an der Knochen-Knorpel-Grenze verhindert
  - die schwellungsbedingte Ausweitung von Kapseln und Bändern reduziert
- Der Erfolg der Synovektomie ist um so besser, je weniger ausgeprägt Sekundärveränderungen des Gelenkes vorhanden sind. Bei zögerlicher Indikation kann es auch bei röntgenologisch wenig veränderten Gelenken zu rasch zunehmenden Destruktionen kommen, da durch den anhaltenden Schwellungszustand ein Führungsverlust des Gelenkes eintreten kann
- Auch im Falle bereits vorhandener, jedoch noch nicht stark ausgeprägter Sekundärveränderung kann die Synovektomie noch als Spätsynovektomie indiziert sein. Hier sind ggf. weiterführende Maßnahmen angezeigt
  - Entfernen von prominenten Exostosen
  - Osteotomie der gelenkbildenden Knochenanteile zur intraossären Druckentlastung
  - Denervation des Gelenks zur Schmerzreduktion
  - Knochenanbohrungen in entknorpelten Bezirken zur Induzierung einer Ersatzknorpelbildung.

Gelenkflächenkorrigierende Eingriffe (Umstellungsosteotomie)

In Kombination mit einer Synovektomie soll bei ausgeprägten Achsabweichungen eine gleichmässige Belastung der Gelenkanteile wiederhergestellt, oder ein Knorpelareal aus der Hauptbelastung herausgenommen werden. Da die entzündlich rheumatischen Veränderungen überwiegend das Gelenk in seiner Gesamtheit gleichmäßig betreffen, ist die Ind. zur Umstellungsosteotomie beschränkt. Sinnvoll kann der Eingriff bei Folgen juveniler RA im Hüft- und Kniebereich sein, wenn es zu Achsabweichungen und Fehlstellungen gekommen ist.

Gelenkresezierende Maßnahmen

- *Voraussetzung:* Die stabilisierenden Elemente des Gelenkes (Bänder, Kapsel, Muskeln) müssen eine befriedigende Funktion aufweisen oder rekonstruierbar sein
- *Vorgehen:* Die destruierten Gelenkanteile werden reseziert, die Oberfläche des spongiösen Knochens neu geformt. Die Gelenkfläche wird durch ein Interponat ersetzt, wobei möglichst körpereigenes Material (Kapsel-, Faszien-, Fettlappen) verwendet werden sollte. Falls dies nicht möglich ist, kann körperfremdes Material (Lyodura) eingesetzt werden.

Gelenkersetzende Maßnahmen

- Durch Resektion der zerstörten Gelenkanteile, sowie durch die auch hier obligat durchzuführende Synovektomie wird der Destruktionsprozeß unterbrochen. Durch Implantation von endoprothetischem Material wird die Gelenkfläche wiederhergestellt. Um eine gute Funktionalität zu erreichen, muß die Wahl der alloplastischen Elemente evtl. vorhandene, gelenkübergreifende knöcherne Destruktionen, Achsdeviationen und Bandinsuffizienzen berücksichtigen. Anzustreben ist eine möglichst sparsame Resektion knöcherner Anteile, um Rückzugsmöglichkeiten bei evtl. späteren Lockerungen offen zu halten
- Bei vorhandener Gelenkinstabilität kann durch den Einsatz eines gekoppelten Systemes oder durch Wiederherstellung der anatomischen Verhältnisse eine Stabilisierung erfolgen
- Der Einsatz von zementfreien, zementierten oder Hybridversionen an einem einzelnen Gelenk ist abhängig von der vorgefundenen Knochenqualität, dem allgemeinen Zustand, dem Mobilisationsgrad und dem Alter des Pat.
- Vorteile des endoprothetischen Gelenkersatzes sind gute funktionelle Ergebnisse, deutliche Schmerzreduktion und meist rasche Belastbarkeit
- Nachteilig sind die oft technisch schwierigen Eingriffe bei möglichen Lockerungen, sowie die Schaffung von „Sollbruchstellen", insbesondere an der unteren Extremität. So sollte zum Beispiel bei einer vorhandenen Hüftgelenksendoprothese im Kniebereich möglichst eine femurale Komponente ohne längeren Stiel implantiert werden.

Gelenkversteifende Maßnahmen

- Da eine Gelenkversteifung mit einem erheblichen Einfluß auf die proximalen und distal gelegenen Gelenke verbunden ist, soll beim Polyarthritiker die primäre Versteifung eng begrenzt indiziert werden
- Ind. zur Gelenkversteifung:
  - Rückzug nach fehlgeschlagener totalendoprothetischer Versorgung
  - Schaffen einer stabilen und auch schwer belastungsfähigen Handgelenkssituation

– Destruktion und Synovialitis an DIP und PIP der Finger, am Daumen- und Großzeheninterphalangealgelenk, sowie im Bereich des Daumen- und Großzehengrundgelenkes
– Instabilität im Bereich der oberen HWS.

Sonstige Maßnahmen

- *Tenosynovektomie:* obligater Zusatzeingriff bei entsprechendem Befund, z.B. im Hand- oder Sprunggelenksbereich, auch als primärer Eingriff, z.B. beim sekundären Karpaltunnelsyndrom
- Sehnenrekonstruktionen: häufig notwendig im Streckerbereich des Handgelenkes, Wiederherstellung der Fingerstreckfunktion durch Sehnenkoppelungen (besonders häufig betroffen Extensor pollicis longus-Sehne).

16.3 Operationsverfahren

Ein Anhaltspunkt für die Wahl des Operationsverfahrens ist die Klassifikation des Röntgenbefundes nach der Typisierung von Larsen, Dale und Eek (LDE).

16.3.1 HWS

Bei RA überwiegend betroffener Abschnitt: C0–C2.

Klinik

An **Symptomen** können, müssen aber nicht vorhanden sein

- Initial-/Leitsymptom ist der C2–Schmerz (Nackenschmerz)
- Krepitationsgeräuch bei Flexionsbewegung
- Subjektives Instabilitätsgefühl im Kopfbereich
- *Neurologische Symptomatik*, meist als Zeichen der hohen Halsmarkkompression mit C1–Irritation und Störungen der Hirnnerven 9 bis 12. Im fortgeschrittenen Stadium können pyramidale Symptome auftreten, oft kombiniert mit Störungen der Temperaturempfindung
- Verschlechterung des Hörvermögens, Schwindelattacken, Abnahme der Sehfähigkeit, Kloßgefühl, Schluckstörung
- Bulbäre Zeichen sowie kardiale/respiratorische Insuffizienz deuten auf ein präfinales Stadium hin.

Operationsindikation

- Stadium LDE 3 und 4 bei Progredienz der Symptomatik. Bei Halsmarkkompression mit peripherer neurologischer Symptomatik im Stadium 4 muß mit bleibenden neurologischen Ausfällen gerechnet werden. Anzustreben ist daher die rechtzeitige elektive Durchführung des Eingriffs als Präventivmaßnahme, geleitet über die Verlaufskontrolle
- Notfallindikation beim akuten Auftreten oder akuter Verschlimmerung der neurologischen Symptomatik.

Stadieneinteilung

LDE 0

- Keine knöcherne Destruktion
- Keine Neurologie
- Keine wesentliche klinische Symptomatik
- Konservative Therapie.

LDE 1

- Arthritischer Befall einzelner Gelenke
- Keine Neurologie, mäßiger Schmerz
- Konservative Therapie.

LDE 2

- Befall mehrerer Segmente
- Atlantodentale Dislokation von 4–6 mm
- Keine Neurologie, zunehmende Schmerz- und Bewegungsstörung
- Konservative Therapie.

LDE 3

- Zerfall der Massa lateralis, beginnende basiläre Impression, beginnende Denserosion
- Atlantodentale Dislokation 6 bis 8 mm
- Zunehmende Neurologie, Schmerz- und Bewegungsstörung, beginnend pathologisches EMG-Muster
- Je nach Symptomatik konservative oder operative Therapie
- Im mittleren und unteren HWS-Bereich sind Gelenkdestruktionen möglich, daraus resultierend evtl. Fehlstellungen. Die OP-Indikation hier ist bei zunehmender radikulärer Symptomatik zu stellen.

Wegen der Prognose der Progredienz OP-Indikation frühzeitig stellen. Der Eingriff sollte geplant werden, wenn auch nur eine flüchtige neurologische Symptomatik auftritt.

LDE 4

- Basiläre Impression
- Atlantodentale Dislokation > 8 mm
- Deutliche Neurologie, ausgeprägte Schmerzhaftigkeit und Bewegungsstörung, pathologisches EMG-Muster
- Operative Stabilisierung ist notwendig.

LDE 5

- Bindegewebige und knöcherne Fixierung der gelenkigen Anteile
- Verlust der Bewegungsfunktion, kaum Schmerzsymptomatik
- Konservative Therapie, falls überhaupt nötig.

Operationstechnik

- Instabilität C0 bis C3: Dorsale Spondylodese unter Einschluß des Okziputs nach Brattström oder Gschwend
- Ankylosierung C0/C1 und Instabilität C1 bis C3: Ventrale oder dorsale Spondylodese ohne Einschluß des Okziputs
- Zusätzliches Repositionshindernis durch z.B. Densreste: Atlasbogenresektion und dorsale Spondylodese nach Schürmann und Brattström oder Densresektion und ventrale Spondylodese
- Densabriß und basiläre Impression: Ventrale Densresektion, ventrale Spondylodese von Klivus bis C3.

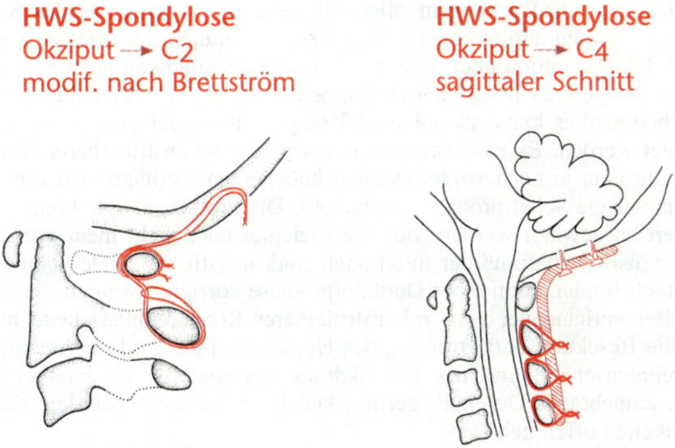

Abb. 16.1: Operationsverfahren an der HWS [L 157]

16.3.2 Schulter

Weitreichende Kompensationsmöglichkeit von Bewegungsstörungen durch Ellenbogen- und Handfunktion: schwierige Frühdiagnose. OP-Ind. frühzeitig stellen, da es im Krankheitsverlauf schnell zu einer Muskelminderung kommt, die später nur mühsam und unvollständig auftrainiert werden kann.

Klinisches Bild

- Synovitis des unteren Rezessus, narbige Verödung
- Erosionen an der Knorpel-Knochen-Grenze
- Tensynovialitis der langen Bizepssehne, evtl. Ruptur, oft aber narbiges Verwachsen des distalen Sehnenstumpfes im Sulkus
- Bursitis subdeltoidea
- Bei Ruptur der Rotatorenmanschette Verbindung zwischen Bursa und Gelenkraum: Synovialzysten.

OP-Indikationen

LDE 0–1

- Chemosynoviorthese oder Radiosynoviorthese sind an der Schulter weniger erfolgreich als an anderen Gelenken
- Frühsynovektomie, arthroskopisch oder offen kombiniert mit Bursektomie, ggf. AC-Plastik nach Neer mit Resektion des Lig. coracoacromiale.

LDE 2–3

Wie in LDE-Stadium 0–1, zusätzlich Auffüllen von knöchernen Defekten mit autologer Spongiosa. Osteotomie nach Benjamin.

LDE 4–5

- *Arthrodese* nur als Rückzugsmöglichkeit für Zweiteingriffe, da das Schultergelenk eine Schlüsselfunktion für den Gesamtgebrauch der oberen Extremität darstellt. Kompensation über Schulterblatt für Beweglichkeit jedoch möglich
- *Prothese:* Wegen der bekannten Probleme der glenoidalen Verankerung sollten beim Rheumatiker keine glenoidalen Komponenten oder gekoppelte Systeme verwendet werden. Es wird bei vorhandener oder rekonstruierbarer Rotatorenmanschette eine je nach vorgefundenen knöchernen Verhältnissen zementierte oder zementfreie Schaftprothese implantiert. Die Prothesenköpfe können größenadaptiert ausgewählt werden. Bei insuffizienter oder nicht mehr vorhandener Rotatorenmanschette muß der funktionell stark negativ wirkende Schulterhochstand durch Implantation einer Duokopfprothese korrigiert werden
- *RIAP:* Bei vorhandener oder rekonstruierbarer Rotatorenmanschette möglich. Durch die Resektion und Formung des Humeruskopfes wird die Spannung der Rotatorenmanschette und der Gelenkdruck vermindert. Als Interponat wird Lyodura eingebracht. Durch die geringe knöcherne Resektion werden Rückzugsmöglichkeiten offen gehalten.

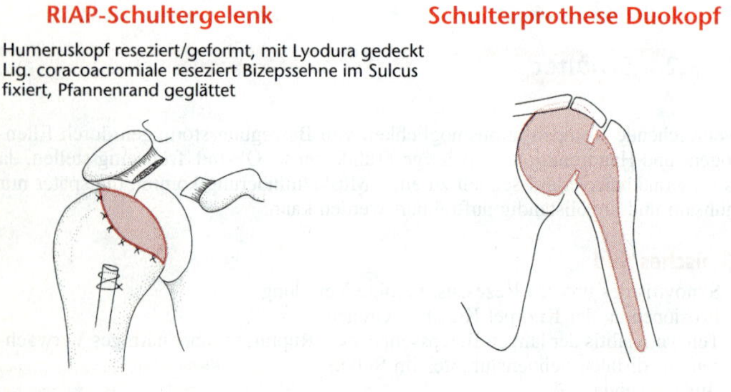
RIAP-Schultergelenk
Humeruskopf reseziert/geformt, mit Lyodura gedeckt
Lig. coracoacromiale reseziert Bizepssehne im Sulcus fixiert, Pfannenrand geglättet
Schulterprothese Duokopf

Abb. 16.2: Operationsverfahren an der Schulter [L 157]

Nachbehandlung

- Frühzeitige, apparativ unterstützte (Bewegungsschienen) Krankengymnastik
- Eine Schienenlagerung in Abd., Anteversion und Iro. entlastet die Rotatorenmanschettennaht
- Prognoseverbessernd wirkt sich die frühzeitige Ind. zur Synovektomie aus.

16.3.3 Ellenbogen

OP-Indikationen

LDE 0–1: Synovektomie (radialer Zugang unter Schonung des Seitenbandes): bei rechtzeitigem Einsatz gute Prognose und Vorbeugung weiterer Destruktionen.

LDE 2–4: Synovektomie, Radiusköpfchenresektion bei Entrundung und Destruktion in der Technik nach Stellbrink, Glätten von bewegungseinschränkenden exophytären Ausziehungen am Processus coracoideus und an der Olekranonspitze.

LDE 5

- RIAP in der Technik nach Hass, Interponat ist Lyodura. Besser wird ein Streifen aus dem Bereich der Trizepssehne verwendet, sofern dies beim Patienten technisch möglich ist
- Prothese als gekoppeltes System (zementiert) nur bei völlig instabilen Gelenken angebracht, da schlechte Langzeitergebnisse.

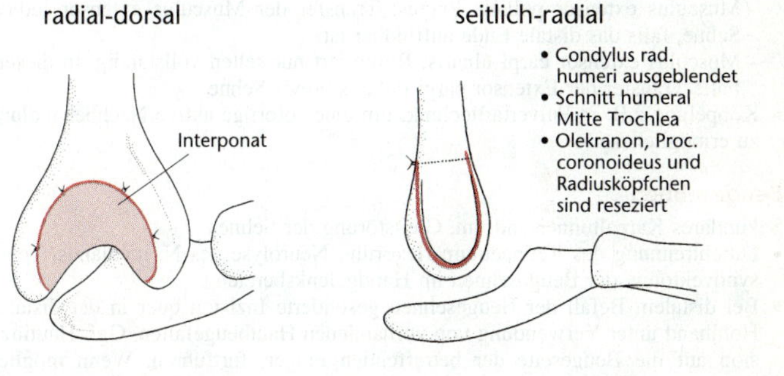

Abb. 16.3: Operationsverfahren am Ellenbogen [L 157]

Tips, Tricks & Fallen

- Oft erst späte Vorstellung beim Rheumaorthopäden, da die synovialitische Schwellung nicht augenfällig ist und über das Schultergelenk lange eine Kompensation der Bewegungseinschränkung erfolgen kann
- Bei einem sekundären Engpaßsyndrom des Nervus ulnaris muß unter Umständen eine Ventralverlagerung des Nerven durchgeführt werden

- In der Nachbehandlung ist die Verwendung von Lagerungsgipsen in maximaler Beugung, maximaler Streckung und Mittelstellung zur Erlangung eines ausreichenden Bewegungsausmaßes, kombiniert mit frühzeitiger Krankengymnastik, von großer Wichtigkeit.

16.3.4 Handgelenk

- Das Handgelenk hat eine Schlüsselfunktion für die Gebrauchsfähigkeit der ganzen Hand
- Relativer Funktionsgewinn durch Banddestruktion: anfängliche Kompensation der arthrogenen Destruktionsauswirkungen, erstaunliche Adaptationsfähigkeit
- Abgleiten der proximalen Handwurzelreihe nach ulnar und palmar, karpale Höhenabnahme: Änderung der Handgelenksachse: „Handskoliose", Verlust der Fingerfunktion
- Bei Verlust der Handgelenksfunktion: schwere Behinderung im alltäglichen Leben.

Strecksehnen

- Infiltrativer Befall: Tenosynovektomie zur Vermeidung von Sehnenrupturen. Darauf achten, daß die vorhandenen Infiltrationen intratendinös entfernt werden
- Bei vorhandenen Sehnenrupturen/-lysen ist das Vorgehen von der Lokalisation abhängig:
  - Musculus extensor digitorum comunis: Seit-zu-Seit-Koppelung, bei kompletter Ruptur Transfer der Musculus extensor carpi radialis brevis Sehne
  - Musculus extensor pollicis longus: Transfer der Musculus extensor indicis Sehne, falls das distale Ende auffindbar ist
  - Musculus extensor carpi ulnaris: Rupturiert nur selten vollständig, in diesem Falle Transfer der Extensor carpi radialis brevis Sehne
- Koppelung z.B. in Pulvertafttechnik, um eine sofortige aktive Nachbehandlung zu ermöglichen.

Beugesehnen

Sekundäres Karpaltunnelsyndrom, Gleitstörung der Sehnen

- Durchtrennung des Retinaculum flexorum, Neurolyse des N. medianus, Tenosynovektomie der Beugesehnen im Handgelenksbereich
- Bei distalem Befall der Beugesehnen gesonderte Inzision quer in der distalen Hohlhand unter Verwendung von vorhandenen Hautbeugefalten. Ggf. Hautinzision auf die Beugeseite der betreffenden Finger, fortführen. Wenn möglich Schonung der Ringbänder.

OP-Indikationen

LDE 0 bis 1

- Keine Achsendeviation, weitgehend stabile Bandverhältnisse
- Synovialitis des Handgelenkes und Tenosynovialitis der Strecksehnen
- Dorsale Synovektomie des Handgelenkes, verbunden mit Tenosynovektomie der Strecksehnen, ggf. weiterführende Maßnahmen. Transposition des Retinaculum extensorum auf die Handgelenkskapsel = Subkutanverlagerung der Strecksehnen

der Fächer 2 bis 5 als „dorsal wrist stabilisation". Resektion des Lister'schen Tuberkels, Denervation durch Resektion des distalen N. interosseus. Bei der Handgelenkseröffnung darauf achten, daß die dorsalen Bandverbindungen zwischen Triquetrum und Radius (= Stabilisierung der ulnaren Handwurzel) erhalten bleiben. Stabilisierung des Ulnarköpfchens durch Verlagerung der M. extensor carpi ulnaris-Sehne in einer „Swanson-Schlaufe".

LDE 2

- Veränderungen wie im Stadium LDE 1, zusätzlich radioulnare Instabilität und Destruktion am Ulnaköpfchen
- OP-Technik zunächst wie im Stadium LDE 1, zusätzlich Ulnaköpfchenresektion. Stabilisierung des Ulnastumpfes durch transossäre Nähte mit der palmaren Kapsel und der später auszuführenden Swanson-Schlaufe. Gefahr weiterer ulnarer Drift des Fingers, daher Stabilisierung durch Transfer der halben Sehne des M. extensor carpi radialis brevis nach ulnar an das distale Ende der Sehne des M. extensor carpi ulnaris.

LDE 3

- Veränderungen wie im Stadium LDE 2, zusätzlich deutliche ulnare Drift der proximalen Handwurzel, skapho-lunäre Dissoziation
- Operationstechnik wie im Stadium LDE 2, Stabilisierung durch Teiltransfer der M. extensor carpi radialis brevis Sehne ist nicht ausreichend. Daher radiolunare Arthrodese mit Shapiro-Klammern, ggf. Einlegen eines spongiösen Knochenscheibchens aus dem reserzierten Ulnarköpfchen zwischen Os lunatum und Radius zum Aufbau der anatomischen Höhe.

LDE 4

- Typisch ist die Bajonett-Stellung des Handgelenkes: Verlust der Handgelenksstabilität
- Arthrodese
  - Bei starker knöcherner Mutilation, die eine ausreichende knöcherne Stabilisierung einer Prothese verunmöglicht
  - Bei nicht ausreichend durchführbarer Reposition
  - Bei kraft- und gewichtsbelastenden funktionellen Bedürfnissen des Patienten (Beruf, gegenseitige Versorgung mit Prothese)
  - Bei Sehnenrupturen, die einen Transfer des M. extensor carpi radialis longus und brevis notwendig machen, da dann die Handgelenkssicherung nicht mehr gewährleistet ist
  - Operatives Vorgehen z.B. in der Technik nach Mannerfeld mit Rushpin und Klammersicherung. Alternativ: AO-Plattenstabilisierung. Die Arthrodesierung erfolgt in volarer Flexion von 5 bis 10°
- Prothese: Beim Wunsch des Patienten, die feinmotorische Gebrauchsfähigkeit zu erhalten. Die Wiedergewinnung der carpalen Höhe ist wichtig, ebenso eine möglichst sparsame knöcherne Resektion
- RIAP: Die Bandverbindungen müssen erhalten oder rekonstruierbar sein, ein belastungsfähiges Retinaculum extensorum muß als Interponat verwendbar sein
  - Proximal, wenn die palmare Radiuskante als „Bremser" der palmaren Karpusdrift erhalten ist
  - Alternativ Arthrodesierung der proximalen Reihe und Einbringen des Interponats in den Bereich des distalen Gelenkspaltes
  - Beide Variationen werden in der Technik nach Stellbrink und Tillmann ausgeführt.

LDE 5

- Ankylosierung des Handgelenkes als Folge des Spontanverlaufs = Spontandefektheilung!
- Operative Maßnahmen bei vorliegender Tenosynovialitis im Sinne der Tenosynovektomie, ggf. Sehnenrekonstruktionen. OP-Ind.: bei inkompletter Ankylose und resultierender Schmerzhaftigkeit, auch bei schlechter Handstellung im Sinne der Stellungskorrektur. Alternative: Arthrodese und/oder Prothese (☞ LDE 4).

- Es ist eine Abkehr von der ,,Wait-and-see"-Einstellung in der Therapie zu fordern, um frühzeitig präventive und stabilisierende Maßnahmen ergreifen zu können
- Vorsicht: Klammern so einbringen, daß ein Abrutschen des Os lunatum nach ulnar sicher vermieden wird.

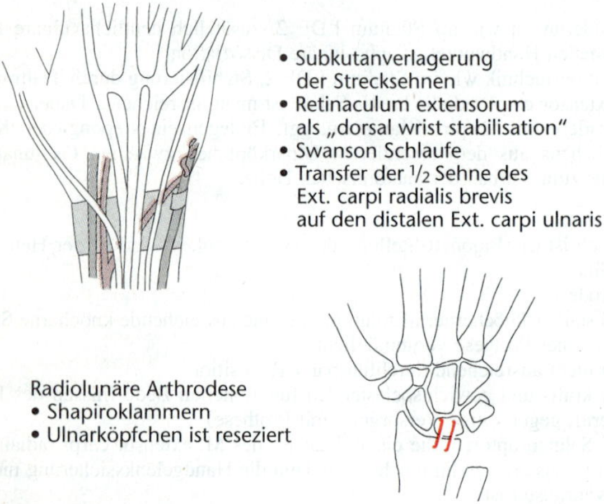

• Subkutanverlagerung der Strecksehnen
• Retinaculum extensorum als „dorsal wrist stabilisation"
• Swanson Schlaufe
• Transfer der 1/2 Sehne des Ext. carpi radialis brevis auf den distalen Ext. carpi ulnaris
Radiolunäre Arthrodese
• Shapiroklammern
• Ulnarköpfchen ist reseziert

Abb. 16.4: Operationsverfahren am Handgelenk [L 157]

16.3.5 Finger

Bei Synovialitis ohne weitere Destruktion oder Fehlstellung ist die Chemosynoviorthese mit gutem Erfolg einzusetzen. Radiosynoviorthesen können zu Verklebungen der Streckerkappe führen, sodaß wegen des möglichen Funktionsverlustes diese Maßnahme nicht zu empfehlen ist. Bei Synovialhernien ist Synoviorthese kontraindiziert.

Daumen

Durch die Entwicklung einer sogenannten 90/90–Deformität wird die Greif- und Haltefunktion erheblich eingeschränkt. Die Stabilisierung der Daumengelenke ist deshalb für die Greiffunktion der Hand von großer Wichtigkeit

- Am Sattelgelenk kann bei Destruktion und Abgleiten des 1. Mittelhandknochens nach palmar radial die Resektion des Os trapezium und Stabilisierung des 1. Mittelhandknochens durch Tenodese mit einem Teil der Sehne des Musculus flexor carpi radialis in der Technik nach Epping eingesetzt werden. Alternativ ist die Implantation einer Silastic-Prothese möglich, wegen der Gefahr der Instabilität aber beim Arthritiker eng zu indizieren
- Bei anhaltender Synovialitis des MCP I ohne Fehlstellung ist die Synovektomie ausreichend, bei beginnender Fehlstellung die Stabilisierung des Abgleitvorganges nach palmar durch Tenodese mit der Extensor pollicis longus Sehne nach Nalebuff notwendig. Ausgeprägte oder nicht sicher reponierbare Fehlstellungen bedingen die Arthrodese (Flexion 20°, Rotation leicht nach ulnar, so daß die Fingerbeugeseite zu den Langfingern leicht geöffnet steht), da die Implantation von Silastic-Prothesen keine dauerhafte und sichere Haltefunktion gewährleistet
- Am IP ist die Synovektomie, bei Destruktion und Fehlstellung die Arthrodese (Flexion 20°) notwendig. Beim Zugang auf sorgfältige Schonung des Nagelbettes Rücksicht nehmen.

Langfinger

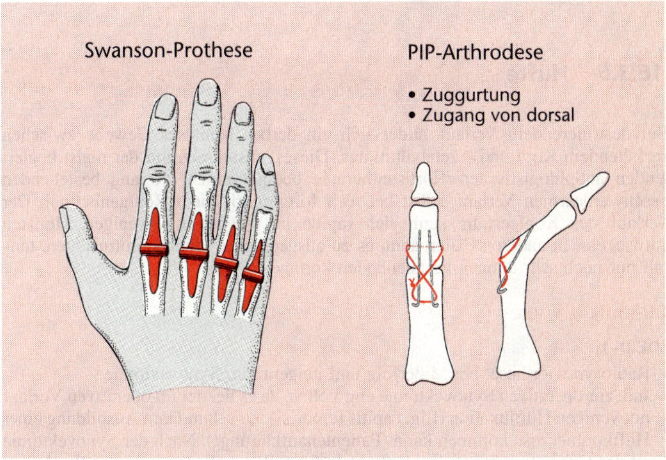

Abb. 16.5: Operationsverfahren der Finger [L 157]

- Die Entwicklung einer Schwanenhalsdeformität ist für die Greiffunktion wesentlich schlechter als die Entwicklung einer Knopflochdeformität. Deshalb bei ersterer frühzeitig intervenieren
- Stets ulnar der Strecksehnen eingehen → Releasewirkung
- Bei Ulnardeviation die Situation im Handgelenksbereich überprüfen, bei Veränderungen zunächst hier korrigieren werden (Aufbau der Handskoliose)
  - *MCP:* Synovektomie, bei beginnender Fehlstellung ohne weitere Destruktion und bei guter Reponierbarkeit Korrektur der Ulnardrift durch Release der ulnaren Intrinsicmuskulatur am Ansatz zum Mittelhandknochen, ggf. auch Versetzung der Intrinsicsehnen nach radial. Bei weiterführender Destruktion und Fehlstellung Implantation von Swanson Prothese. Eine Arthrodese ist nicht indiziert, da die MCP-Funktion zum Greifen notwendig ist. Die Resektion und das Kapselrelease so durchführen, daß eine sichere Reposition des nach palmar dislozierten Mittelhandknochens möglich ist. Nur Glätten, keine weiterführende Resektion an der Grundphalanx Knochenbasis, da die Fingerlänge erhalten werden muß. Sind mehrere MCP's befallen, sollte die gesamte MCP-Reihe versorgt werden und unter Umständen ein weniger betroffenes MCP „geopfert" werden
  - *PIP*: Synovektomie, bei Destruktion im allgemeinen Arthrodese (von PIP5 zu PIP2 absteigend von 60° zu 50° Flexion). Bei isoliertem PIP-Befall die Implantation einer Swanson Prothese überlegen, dabei aber die Platzproblematik im Schaft des proximalen Phalanxknochens bedenken (spätere MCP-Versorgung mit Spacern nötig?)
  - *DIP:* Synovektomie, ggf. Arthrodese (10°–20° Flexion).

16

16.3.6 Hüfte

Bei destruierendem Verlauf bildet sich ein derbes pannöses Gewebe zwischen zerfallendem Kopf und Azetabulum aus. Dieses, zusammen mit der meist begleitenden antiphlogistischen-/Kortisontherapie bedingt einen oft lang bestehenden beschwerdearmen Verlauf selbst bei weit fortgeschrittenem Röntgenbefund. Der Verlauf des Kopfzerfalls kann sich rapide in Wochen bis wenigen Monaten entwickeln. In anderen Fällen kann es zu ausgeprägten Pfannenprotrusionen, teils mit nur noch sehr dünnen Pfannenböden kommen.

OP-Indikationen

LDE 0–1

- Radiosynoviorthese, bei Mißerfolg und jungem Pat. Synovektomie
- Ind. zur operativen Synovektomie eng stellen, da es bei der im operativen Verlauf notwenigen Hüftluxation (Lig. capitis femoris!) zur sekundären Ausbildung einer Hüftkopfnekrose kommen kann (Patientenaufklärung!). Nach der Synovektomie ist das Gehen nur mit Fußsohlenkontakt für 6 Wo. unbedingt notwendig, da erst dann mit einer knorpelernährenden Neo-Synovialis gerechnet werden kann.

LDE 2–3: Synovektomie, dazu Reizosteotomien ohne Achskorrekturen: Durchtrennung der spongiösen Anteile der Regio intertrochanterica und sphärische Hintermeißelung der Pfanne. Achskorrigierende Maßnahmen sind nur bei jungen Patienten mit bestehenden deutlichen Achsabweichungen erfolgversprechend.

LDE 4–5: Die hier indizierte totalendoprothetische Versorgung sollte im Pfannenbereich die Möglichkeit der aktiven Pfannenstabilisierung bieten. Zudem muß insbesondere beim Vorliegen einer Protrusionshüfte der Pfannendrehpunkt in seine anatomische Form eingestellt werden. Im Schaftbereich ist zumeist die Zementierung der Prothesenkomponente nötig, da die Knochenqualität des Arthritikers eine sichere zementfreie Verankerung fraglich erscheinen läßt. Ausnahmen hiervon sind beim jungen Patienten mit noch röntgenologisch und intraoperativ guter Knochenqualität im Sinne der zementfreien Schaftverankerung zu sehen.

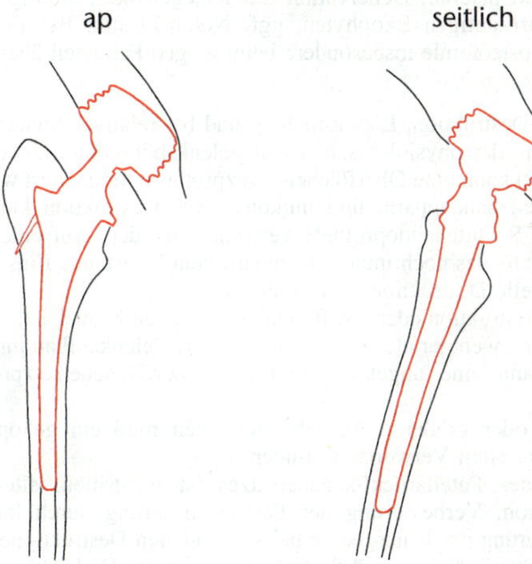

Abb. 16.6: Operationsverfahren an der Hüfte [L 157]

16.3.7 Knie

Die entzündliche Schwellung bedingt eine Kapsel- und Bandüberdehnung, der direkte Angriff der Synovialitis im Kreuzbandbereich eine weitere Schädigung der passiv stabilisierenden Kräfte. Die Muskelatrophie durch schmerzbedingte Inaktivität führt zu einer Verminderung der Stabilisierung auf der aktiven Seite.

OP-Indikationen

LDE 0–1: Chemo- oder Radiosynoviorthese.

Vorsicht: Bei gleichzeitig vorhandener Poplitealzyste kontraindiziert. Bei Versagen frühzeitig Ind. zur Synovektomie stellen. Bei wenig proliferativem Verlauf arthroskopische Synovektomie, sechs Wo. postoperativ zusätzlich Chemo- oder Radiosynoviorthese. Bei Poplitealzyste zuerst dorsale Synovektomie und Zystenexstirpation, dann ventrale Synovektomie.

- Vorsicht: Es können erhebliche Zysten im Unterschenkelbereich bestehen, die popliteal nur einen dünnen oder obliterierten Verbindungsschlauch zum Gelenk aufweisen. Die Diagnostik (Ultraschall) muß deshalb immer den gesamten Wadenbereich erfassen.
- Belasatung erst 6 Wo. nach Synovektomie.

LDE 2–3: Synovektomie, ggf. Herdanbohrung, Reizosteotomie femural medial und lateral, tibial ventral und patellar, Denervation des Kniegelenkes, Abtragen von prominenten oder scharfkantigen Exophyten, ggf. Notch-Plastik. Bei Fehlstellungen die Umstellungsosteotomie insbesondere beim jungen Patienten überlegen.

LDE 4–5

- Bei fortgeschrittener Destruktion, Entknorpelung und bei relativer Bandinstabilität (Ist durch Aufbau der physiologischen Kniegelenkshöhe eine Seitenbandstabilität zu erwarten?) kann eine Oberflächenersatzprothese implantiert werden. Bei suffizientem Kreuzbandapparat und unikondylärer Destruktion kann die mediale oder laterale Schlittenendoprothese verwendet werden. Auf eine exakt achsgerechte, keinesfalls das noch intakte Kompartiment belastende Einstellung achten, um eine schnelle Destruktion zu vermeiden
- Bei weitergehender Destruktion oder insuffizientem vorderen Kreuzband, jedoch Achsabweichungen von weniger als 20° und einem beim Gelenkaufbau intaktem Seitenbandapparat kann eine ungekoppelte totale Oberflächenersatzprothese verwendet werden
- Bei Bandinstabilität oder größeren Achsabweichungen muß ein gekoppeltes totales Knieprothesensystem Verwendung finden
- Die Implantation eines Patellarückflächenersatzes ist umstritten, alternativ: gründliche Denervation, Verbesserung der Patellazentrierung durch laterales Release und Modellierung der Kniescheibe bei vorhandenen Destruktionen. Bei weiterführender Formveränderung und destruktionsbedingter Dickenminderung ist die Patellektomie eine wirksame Alternative
- Postoperativ sofortige Bewegungstherapie, zunächst mit Motorschiene, dann zusätzlich mit KG. Bei schlechter Entwicklung der Beweglichkeit und zuvor festgestellter guter intraoperativer Bewegung frühzeitige Mobilisation in Narkose (Limit 90° Flexion, zwei Wo. postoperativ)
- Eine primäre Arthrodesenversorgung ist kontraindiziert, durchgeführt werden kann die Arthrodese als letzter Ausweg bei fehlgeschlagener endoprothetischer Versorgung.

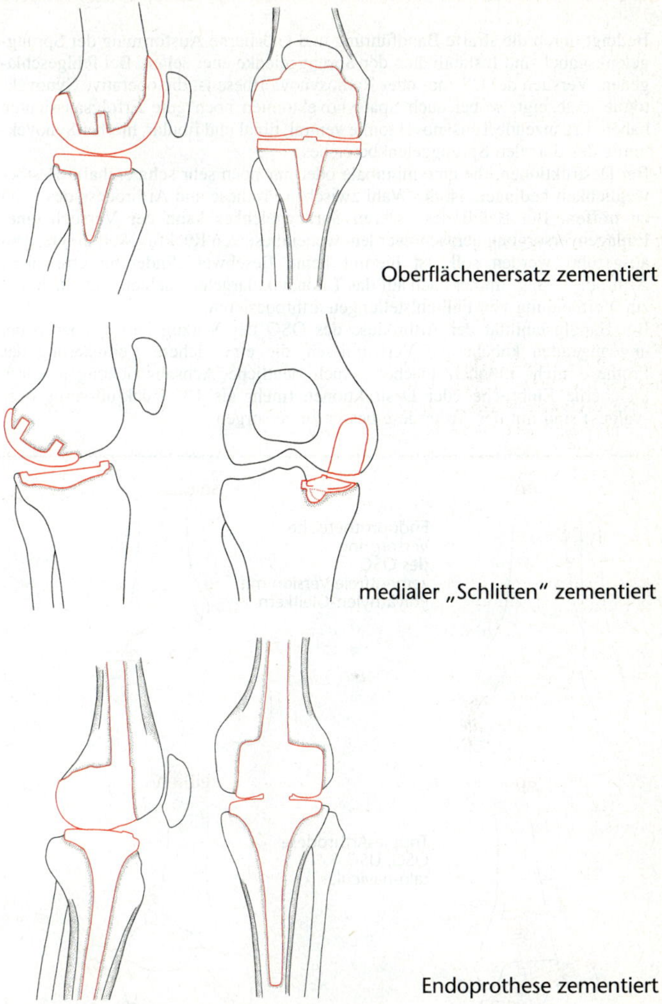

Abb. 16.7: Operationsverfahren an der Knie [L 157]

16.3.8 Sprunggelenk und Fußwurzel

- Bedingt durch die straffe Bandführung und knöcherne Ausformung der Sprunggelenksgabel sind Instabilitäten der Sprunggelenke eher selten. Bei fehlgeschlagenem Versuch der Chemo- oder Radiosynoviorthese ist die operative Synovektomie angezeigt, wobei auch Spätsynovektomien noch gute Erfolgsaussichten haben. Ergänzende Tensynovektomie ventral, tibial und fibular, hierbei Synovektomie des dorsalen Sprunggelenkbereiches
- Bei Destruktionen, die eine minimale oder nur noch sehr schmerzhafte Restbeweglichkeit bedingen, ist die Wahl zwischen Prothese und Arthrodese des OSG zu treffen. Bei Befall des unteren Sprunggelenkes kann der Versuch einer Einlagenversorgung gemacht werden, wobei diese den Rückfuß weit umgreifend ausgeführt werden soll. Ist hiermit keine Beschwerdelinderung erreichbar: Arthrodesierung. Immer auch auf das Talonavikulargelenk achten, ggf. auch hier zur Vermeidung von Fußfehlstellungen arthrodesieren
- Bei Bandinstabilität der Arthrodese des OSG der Vorzug geben, ebenso bei ungenügenden knöchernen Verhältnissen, die eine sichere Verankerung der Prothese nicht möglich machen. Auch deutliche Achsabweichungen durch knöcherne Einbrüche oder Destruktionen (mehr als 10° Rückfuß-varus oder -valgus) sind mit der Arthrodese besser zu versorgen

16

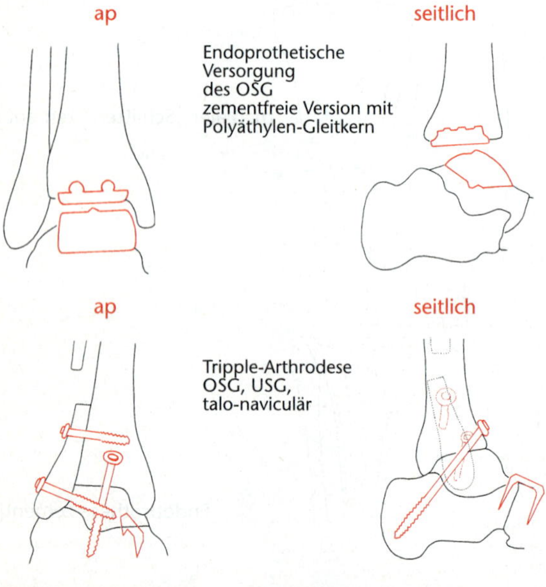

Abb. 16.8: Operationsverfahren am Sprunggelenk [L 157]

- Bei guten Bandverhältnissen und weitgehend normaler Fußstellung der Knochen im OSG ist die Prothese in der Lage, das Gangbild weitgehend normal zu erhalten und damit den sonst zu erwartenden Streßsituationen, insbesondere im Kniebereich, entgegenzuwirken
- Entschließt man sich für die Arthrodese, sollte man zuvor die Möglichkeit der Spontanankylosierung abwägen. Ist diese wahrscheinlich, kann der Versuch einer Unterstützung des Prozesses mit einem Arthrodesenschuh sinnvoll sein, um so den operativen Eingriff umgehen zu können.

16.3.9 Vorfuß

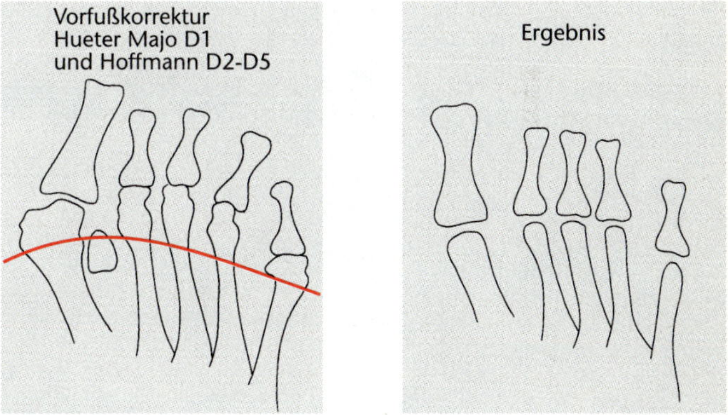

Abb. 16.9: Operationsverfahren am Vorfuß [L 157]

- Beim Befall der Vorfüsse wird das Gehen durch die plantare Prominenz der Metatarsalköpfchen und die daraus resultierende Bursitis und Clavusbildung „wie auf Murmeln" erlebt, es besteht eine erhebliche Schmerzhaftigkeit
- In frühen Stadien mit noch gut manuell redressierbarem Vorfuß ist die Einlagenversorgung angezeigt (langsohlig nach Maß aus Kork-Leder, fersenumgreifend, retrokapitale Abstützung, MT-Weichbettung). Auch Schuhzurichtung bei Zehenfehlstellungen und eine leichte Abrollhilfe können hilfreich sein
- Die Synovektomie der Zehengelenke ist in der Vergangenheit durchgeführt, jedoch nicht als langfristig erfolgreich beschrieben worden. Stellungskorrekturen einzelner Zehen nur in Ausnahmefällen durchführen, insbesondere bei resezierenden Eingriffen muß die Folge resultierender Druckverteilung bedacht und die verbleibende Möglichkeit der kompletten Vorfußkorrektur offen gehalten werden
- Meist wird erst in späten Stadien (LDE 4 bis 5) operativ interveniert, dann aber konsequent im Sinne der kompletten Vorfußkorrektur, auch wenn unter Umständen ein Zehengelenk „geopfert" werden müßte

- Resektion der Mittelfußköpfchen mit Bursen und Clavi (Patientenaufklärung: Fußverkürzung, insbesonders wichtig bei einseitiger Durchführung wegen Problemen beim Schuhkauf)
- Nachbehandlung: redressierende Verbänden für etwa 3 Wochen, Neuanfertigung von Einlagen wie oben geschildert, wobei deren konsequentes Tragen mitentscheidend für den OP-Erfolg ist.

Die Operation ersetzt nicht die Einlagenversorgung.

17

Physikalische Therapie Physiotherapie Ergotherapie

Thomas Bitsch
Joachim Georgi
Werner Liman

17.1 Grundlagen der physikalischen Therapie

17.1.1 Grundsätzliches über physikalische Therapie

Physik. Ther. ist die Behandlung mit natürlichen oder technisch-erzeugten Energieformen. Es erfolgt eine physik. Beeinflussung physiologischer Regelkreise durch mechanische, thermische, elektromagnetische und elektrische Energie.

Folgende Punkte sind zu beachten:
- Physik. Ther. hat fast immer begleitenden oder vorbereitenden Charakter: Ermöglichen von KG, Ergo, Eigenübungen
- Einige physik. Ther. haben lokalisierte, unmittelbar spezifische Wirkungen, einige haben generalisierte, unspezifische Wirkungen
- Die Erfolgsgrößen physik. Ther. sind oft dynamisch und nicht statisch, was zu besonderen meßtechnischen Schwierigkeiten führt. Trotz allem müssen wir uns um objektive statt subjektive Kriterien („alles hat gut getan") bemühen. Vor, unter und nach der Therapiereihe sind Funktionsmaße des Pat. zu überprüfen
- Kombinationen verschiedener physik. Therapieformen sind eher die Regel als die Ausnahme. Der Erfolg einer einzelnen physik. Maßnahme läßt sich somit nicht vom Gesamterfolg der kombinierten physik. Ther. trennen. Ebensowenig läßt sich der Gesamterfolg der physik. Maßnahmen von der erfolgreichen Pharmakotherapie trennen
- Physik. Maßnahmen kommen erst durch wiederholten Einsatz voll zur Wirkung. Man muß wissen, wie lange es bis zum Einsatz der zu erwartenden Wirkung eines physik. Verfahrens dauert
- Physik. Ther. bedarf genauso wie medik. Ther. der ständigen Überwachung und insbes. der Anpassung an den Zustand des Pat.
- Fast immer ist nicht die Menge, sondern die Frequenz und die Art der Anwendung für den Erfolg ausschlaggebend: „viel hilft viel" ist falsch
- Die ärztlich verordnete physik. Ther. (KG, Elektrotherapie, Massage, Hydro-, Thermo-, Kryotherapie) und die Ergotherapie dienen prophylaktischen, therapeutischen und rehabilitativen Zwecken.

Die Differenzierung des Schmerzes am Bewegungsapparat (Entzündungsschmerz, Kapselschmerz, ligamentärer Überlastungsschmerz, Dysfunktion, Anlaufschmerz, myofaszialer Schmerz, ossärer Schmerz, neuropathischer Schmerz) ist für die Wahl der physik. Ther. Voraussetzung!

Hauptaufgaben der physikalischen Therapie (nach K. L. Schmidt)
- Schmerzstillung
- Muskelentspannung
- Durchblutungsförderung
- Funktionsverbesserung
- Zunahme der Beweglichkeit
- Kraftzuwachs

- Förderung der Koordination
- Verhütung und Korrektur von Fehlstellungen
- Einsparung von Medikamenten
- Prävention und Rehabilitation.

Voraussetzung für effektive Behandlung und somit auch Behandlungserfolg:
- Teamarbeit: Kooperation von Pat., Arzt, Pflegepersonal und Physiotherapeuten
- Verordnung: klare, gezielte Verordnung (z.B. Ultraschall 0,5 W/cm^2 gepulst 10 Min. tägl. Supraspinatussehnenansatz) und Diagnose (PHS acuta bei Insertionstendopathie der Supraspinatussehne)
- Behandlungsplan: Verordnung vom Arzt. Erstellen des Planes vom Physiotherapeuten-Team
  - Rücksichtnahme auf wichtige Termine: Chefvisite, Mittagessen
  - Absprache mit Pat.: Morgensteifigkeit beachten
  - Krankengymn. Befund
  - Probebehandlungen
  - Kontrollbefund, Rückmeldung an Arzt: Änderung des Krankheitsbildes, DD
  - „Hausaufgaben" des Pat. berücksichtigen
- Teamarbeit ist sehr wichtig
- Weiterbildung: Befund und Kenntnisse der Therapeuten austauschen (z.B. Manuelle Therapie)
- Pat.-Motivation: Einsicht, Motivation und Durchhaltevermögen des Pat. ist für den Erfolg sehr wichtig, deshalb Unterstützung vom gesamten Team, ggf. Psycho-Besprechung. Positive Arbeitsatmosphäre, Team soll eine Einheit darstellen.

Pat. bewußt machen, daß es nicht um Heilung geht, sondern lediglich um Verbesserung der Lebensqualität.

17.1.2 Besonderheiten in der Rheumatologie

- Pat. mit entzündlich-rheumatischen Erkrankungen mögen sich *funktionell* in einem Anfangsstadium oder auch in einem Endstadium der Erkrankung befinden (☞ Tab.)
- Von der *Akuität* her sind „Pat. im Schub" anders zu therapieren als Pat. in Remission
- Wichtigstes Ziel in der physikalischen Therapie rheumatischer Pat. bleibt die Funktionsverbesserung: Stabilisierung von Gelenken, Beseitigung von Kontrakturen, Wiederherstellung des Gelenkspiels
- In der Regel sind Gelenkstrukturen bei entzündlich-rheumatischen Erkrankungen vorgeschädigt. Eine zu starke Belastung des arthritischen Gelenkes führt zu einer Aktivierung der Arthritis
- Oft können Pat. nicht unterscheiden, ob ihr Schmerz entzündlicher, sekundärarthrotischer oder funktioneller Genese ist. Hier sind Anamnese und klinischer Befund gefragt

- Rheumatiker sind oft multimorbide: Anämie, schlechter AZ, viszerale Komplikationen und erhöhte Infektanfälligkeit
- Die Wirksamkeit der physik. Ther. ist bei Rheumapat. ganz entscheidend abhängig von einer möglichst schmerzfreien Lagerung des Pat. bzw. der zu behandelnden Extremitiät.

Differential-Indikationen

Akute Arthritis	Chronische Arthritis	Arthrose
Lymphdrainage, Kryotherapie, Kaltluft, Ultraschall, Phonophorese, Iontophorese, TENS	Hydroelektr. Bad, Massage, Kryotherapie, Galvanisation, Interferenz	Fango, Hydroelektr. Bad, Überwärmungsbad, Massage, heiße Rolle, Paraffinbad, Kurzwelle, Galvanisation

17.2 Krankengymnastik

Bei der krankengymnastischen Übungsbehandlung werden auf ärztliche Verordnung unter Anleitung des Therapeuten gezielte Techniken eingesetzt, die verlorengegangene Funktionen (Muskelkraft, Flexibilität, Koordination) möglichst gut wiederherstellen sollen. Die Bewegungstherapie dient prophylaktischen, therapeutischen und rehabilitativen Zwecken.

17.2.1 Grundlagen der Krankengymnastik

Einteilung der Techniken

- Aktive Techniken
- Passive Techniken
- Mobilisationstechniken
- Medizinische Trainingstherapie
- Gangschulung
- Aktivitäten des täglichen Lebens (ADL)
- Rückenschule
- Brügger-Techniken
- Propriozeptive Neuromuskuläre Fazilitation (PNF)
- Neurophysiologische Techniken: Vojta, Bobath.

Die oben genannten Techniken stellen die wichtigsten in der Rheumatologie angewandten Therapieverfahren dar und sind keineswegs vollständig. Überlappungen einzelner Behandlungsverfahren kommen häufig vor.

Grundsätzliche Regeln zur Krankengymnastik

- KG ist Grundlage in der Therapie von rheumatischen Erkrankungen
- KG ist indiziert bei *allen* Erkrankungen des Bewegungsapparates – die jeweilige Technik ist je nach Grunderkrankung und Lokalbefund auszuwählen
- Der krankengymnastische Behandlungsplan ist Voraussetzung zum Erfolg. Fernziele (z.B. vollständiger Gebrauch der Hand im Alltag) und Nahziele (z.B. Flexionsverbesserung der MCP, Kräftigung der Mm. interosseii, Mobilisation der Karpalia) sollen definiert werden
- Außer der Diagnose sind die Nah- und Fernziele bei der Verordnung zu berücksichtigen (z.B. RA mit Gonarthritis: Mobilisation, Kontrakturprophylaxe)
- Die Auswahl der KG-Techniken erfolgt anhand der Symptome und Probleme des Pat. und ist im Verlaufe der rheumatischen Erkrankung oft zu ändern
- Immer Kombination verschiedener Techniken: Manuelle Therapie, Querfriktionen, Schlingentisch, PNF, Gangschule, ADL
- Die KG-Übungen müssen vom Pat. akzeptiert werden, sonst sind sie sinnlos
- Erhalt und Verbesserung der Selbstständigkeit des Pat. muß bei den Techniken gewährleistet sein
- Widerlagernde Mobilisation: Bewegung beider Gelenkpartner eines Gelenkes, wobei Pat. das Gewicht der zu bewegenden Körperteile übernimmt.

17.2.2 Aktive Techniken

- Techniken, die dynamische/phasische Kontraktion bewirken: Bewegung
- Techniken, die statische/tonische Kontraktion bewirken: Halten
- Techniken unter Abnahme der Eigenschwere von Körperabschnitten: Schlingentisch, manuelle Unterstützung, Bewegungsbad.

Hauptindikation: Basistechniken für alle peripheren Gelenke, insbes. Hüfte und Knie. Becken-Bein-Aufhängung bei Coxarthrose, Hüftkopfnekrose und LWS-Syndrom. Voraussetzung zur Kombination mit anderen Techniken (Manuelle Ther.).

Tips, Tricks & Fallen

- Fast alle Ziele der Rheumatherapie (Schmerzlinderung, Entlastung, Dehnlagerung, Mobilisation, Stabilisation) können mit dem Schlingentisch erreicht werden
- Der Schlingentisch bietet eine optimale Voraussetzung zur Manuellen Therapie: Gleitmobilisation
- Die dreidimensionale Traktion der WS im Schlingentisch ist wichtiger Bestandteil bei entzündlich-rheumatischen WS-Erkrankungen: z.B. Sp.a.

17.2.3 Passive Techniken

Techniken am Pat., die keine Muskelaktivität auslösen
- Lagerung: Einstellung von Körperabschnitten in bestimmten Positionen mittels Lagerungsmaterialien (Schienen, Keile, Kissen). In der sog. Ruhestellung sind Muskulatur und Kapsel maximal entspannt, wobei die Gelenkpartner den geringstmöglichen Kontakt haben. Bei Rheumapat. weicht die aktuelle Ruhestellung immer von der physiologischen Ruhestellung eines Gelenkes ab, da kapsuläre, myogene bzw. ligamentäre Dysfunktionen vorliegen
- Entlastende Ausgangsstellungen: Reduzierung der körperaufrichtenden Muskelaktivität, z.B. Kutschersitz, „Bauchlehne“
- Traktion: Rechtwinkliges Entfernen eines Gelenkpartners im Verhältnis zur Behandlungsebene (diese orientiert sich am konkaven Gelenkpartner!), die zur Separation der beiden Gelenkpartner führt
- Gleiten: Parallele Translation eines Gelenkpartners im Verhältnis zur Behandlungsebene, die zu einer Verschiebung zwischen den Gelenkpartnern führt
- Passives Bewegen: „Durchbewegen“ des Gelenkes manuell oder mit Motorschiene.

Hauptindikation: Basistechniken zur Schmerzlinderung und Kontrakturprophylaxe von peripheren Gelenken und der WS. Nachbehandlung von Synoviorthesen, Schultermobilisationen und operativen Eingriffen (Synovektomie, Baker-Zysten-Exstirpation).

17

Kenntnisse der Manuellen Therapie sind Grundvoraussetzung zur optimalen Bewegungstherapie: Behandlungsebene, Konvex-Konkav-Regel, Hyper- bzw. Hypomobilität, Ruhestellung, verriegelte Stellung, segmentale Irritationspunkte.

17.2.4 Mobilisationstechniken

Sammelbegriff verschiedener Methoden, die in der Manuellen Therapie und den Techniken von Brügger und Cyriax enthalten sind
- Querfriktionen (deep frictions) nach Cyriax
- Manuelle Querdehnung
- Manuelle Längsdehnung
- Postisometrische Relaxation
- Reziproke Hemmung (Sherrington 2)
- Ermüdung der Antagonisten (Sherrington 1).

Hauptindikation: Tendovaginitis, Periarthropathien, Insertionstendopathien, abgeklungene Arthritis mit Bursa- und Kapselverklebungen. Bewegungseinschränkungen bei Sp.a. (nur im akut-entzündlichen Stadium).

Tips, Tricks & Fallen

Vorsicht mit Querfriktionen (Friktionen quer zum Sehnenfaserverlauf mit Druck in nur eine Richtung) bei entzündlich-rheumatischen Erkrankungen (Kalkeinlagerungen bei Tendinitis, Bursitis, Arthritis), da Gefahr der Exazerbation.

17.2.5 Medizinische Trainingstherapie

- Ergänzende Technik zur Verbesserung von Kraft, Beweglichkeit und Ausdauer
- Gezieltes Aufbautraining mit und ohne Geräte mit 4 Rehabilitationsphasen
  - 1. Phase: Mobilisation (frühfunktionelle Therapie)
  - 2. Phase: Stabilisation (funktionelle Therapie)
  - 3. Phase: Funktionelles Muskelaufbautraining (uneingeschränkte Funktionsfähigkeit)
  - 4. Phase: Muskelbelastungstraining (uneingeschränkte Belastungsfähigkeit)
- Anleitung zum Eigentraining.

Hauptindikation: Fibromyalgie, chronisches Lumbalsyndrom, Haltungsschwäche, muskuläre Dysbalance, Rehabilitation nach op. Eingriffen (Hüft-TEP, Knie-OP).

Tips, Tricks & Fallen

- Zuerst Dehnung verkürzter Muskeln, dann erst Kräftigung der Antagonisten
- Häufigster Fehler ist mangelnde Rumpfstabilisierung und zu früher Einsatz von Geräten beim Auftrainieren der Extremitäten.

17.2.6 Gangschulung

- Schaffung bzw. Erhaltung eines physiologischen, harmonischen Gangbildes
- Therapie sekundärer Erkrankungen (z.B. LWS-Syndrom), die aufgrund von abnormen Bewegungsmustern auftreten können
- Durchführung mit Hilfe von Unterarmstützen, Achselstützen oder Gehwagen (Rollator).

Hauptindikation: Arthrosen, insbes. Cox-, Gon- u. OSG-Arthrose. Prä- und postop. Übungen. Entlastung bei Arthritis und intraartikulären Eingriffen (chem. Synoviorthese).

Tips, Tricks & Fallen

- Vor Verordnung der Gehhilfen muß das Abstützen mit der oberen Extremität (Omarthritis? Streckdefizit des Ellenbogens? Subluxation der Karpalia?) gewährleistet sein
- Auf richtige Einstellung der Unterarmstützen achten;
  - Im Stehen: Griff des Handteils auf Handgelenkshöhe, Ellenbogen gestreckt, Schultern nicht hochgezogen
  - Im Gehen: Ellenbogen leicht flektiert, Bein kann noch durchschwingen!

17.2.7 Aktivitäten des täglichen Lebens (ADL)

ADL sind Übungsprogramme zur Bewältigung von alltäglichen motorischen Anforderungen (d.h. Bewegungen, wie sie im Alltag benötigt werden) mit dem Ziel, alle Strukturen des Körpers optimal zu belasten. Synonym: Activities of Daily Living (ADL).

- Aufrechte Haltung im Sitz: Beckenkippung, Brustkorbhebung, gestreckter Nacken, Beine in Abd., Füße leicht nach außen
- Aufrechte Haltung im Stand: Beckenkippung, Brustkorbhebung, gestreckter Nacken, Füße unter den Hüften, Fußspitzen nach außen gedreht
- Gehen in aufrechter Haltung: Vorwärts-, Seitwärts-, Rückwärtsgehen, Treppengehen, Joggen
- Alltagsbewegungen: Bücktraining, Bewegungsverhalten in Alltagssituationen (Beruf, Hobby, Sport, Haushalt).

Hauptindikation: Stammskelettbetonte tendomyotische Schmerzsyndrome, Insertionstendopathie, Periarthropathie, Fibromyalgie, Polyarthrose, Sp.a., entzündlich-rheumatische Erkrankungen mit WS-Beteiligung (auch prophylaktisch), ggf. Rezidivprophylaxe, Prävention gegen neu auftretende Probleme.

17

Tips, Tricks & Fallen

- Haltungsänderung = Verhaltensänderung
- Die Automatisierung der neuen Bewegungsabläufe kann sehr lange dauern (6–12 Mon.)!

17.2.8 Rückenschule

- Zielsetzung: Prävention und Rehabilitation von WS-Schäden
- Erlernen von rückenschonendem Verhalten für Alltagsbewegungen
- Anleitung in Kleingruppen (6–10 Teilnehmer) 6 Wo. lang
- Vermittlung von praktischen Bewegungsstrategien.

10 Regeln der Rückenschule (nach J. Krämer 1990)

- Du sollst Dich bewegen
- Halte den Rücken gerade
- Gehe beim Bücken in die Hocke
- Hebe keine schweren Gegenstände
- Verteile Lasten und halte sie dicht am Körper
- Halte beim Sitzen den Rücken gerade und stütze den Oberkörper ab
- Stehe nicht mit geraden Beinen
- Ziehe beim Liegen die Beine an
- Treibe Sport, am besten Schwimmen, Laufen oder Radfahren
- Trainiere täglich Deine Wirbelsäulenmuskulatur.

Hauptindikation: Pseudoradikuläres WS-Syndrom, Sp.a., Osteoporose, entzündlich-rheumatische Erkrankungen mit WS-Beteiligung, Z.n. Bandscheiben-OP, Primärprävention (=Vorbeugung gegen Erkrankungen) in Schulen und Betrieben.

Tips, Tricks & Fallen
Ohne selbstständige Übungen im Anschluß an die Rückenschulkurse verfehlt diese Maßnahme ihren Sinn – Auffrischübungen unter Anleitung eines Physiotherapeuten sind oft erforderlich.

17.2.9 Propriozeptive Neuromuskuläre Fazilitation (PNF)

- Stimulation bzw. Kräftigung der Rumpf- und Extremitätenmuskulatur durch komplexe Bewegungsmuster unter Ausnutzung propriozeptiver Leitungswege
- Stimulation der Bahnung durch
  - Taktile, visuelle und verbale Stimulation
  - Dehnung und kurzzeitiger Überdehnung („Stretch") einer Muskelgruppe
  - Traktion (Zug) oder Approximation (Druck) des Gelenkes
- Rhythmische Stabilisation zur Schmerzlinderung am Ende des Bewegungsausmaßes.

Hauptindikation: Muskuläre Dysbalance, Arthritiden und Myositiden. Muskelatrophie und Gelenkkontraktur nach Immobilisation. Periarthropathien. Stammskelettbetonte, tendomyotische Symptome, z.B. Sp.a.

Tips, Tricks & Fallen
PNF-Techniken des Rumpfes (z.B. Skapula) sind in der Rheumatologie nicht zu vernachlässigen (z.B. PHS)!

17.2.10 Neurophysiologische Techniken

- Vojta-Konzept: Neurophysiologisch orientiertes Bahnungssystem zur Wiederherstellung physiologischer Bewegungsmuster
- Bobath-Konzept: Neurophysiologische Behandlungstechnik, die ursprünglich für Störungen des ersten Motoneurons entwickelt wurde und auf folgenden Prinzipien beruht:
  - Inhibition: Hemmung pathologischer Bewegungsmuster und des Tonus, um eine bessere Ausgangssituation für aktive Bewegungen zu schaffen
  - Fazilitation: Bahnung physiologischer Bewegungsmuster
  - Stimulation: Vorbereitung und Einleitung von Bewegungen durch verschiedene Techniken, die unmittelbar die Nahsinne beanspruchen.

Hauptindikation: Haltungsschwäche, Sp.a., Skoliose, Z.n. Nukleotomie, Plexusschädigung, Hemiplegie, zentralnervöse Bewegungsstörungen, Gangstörungen.

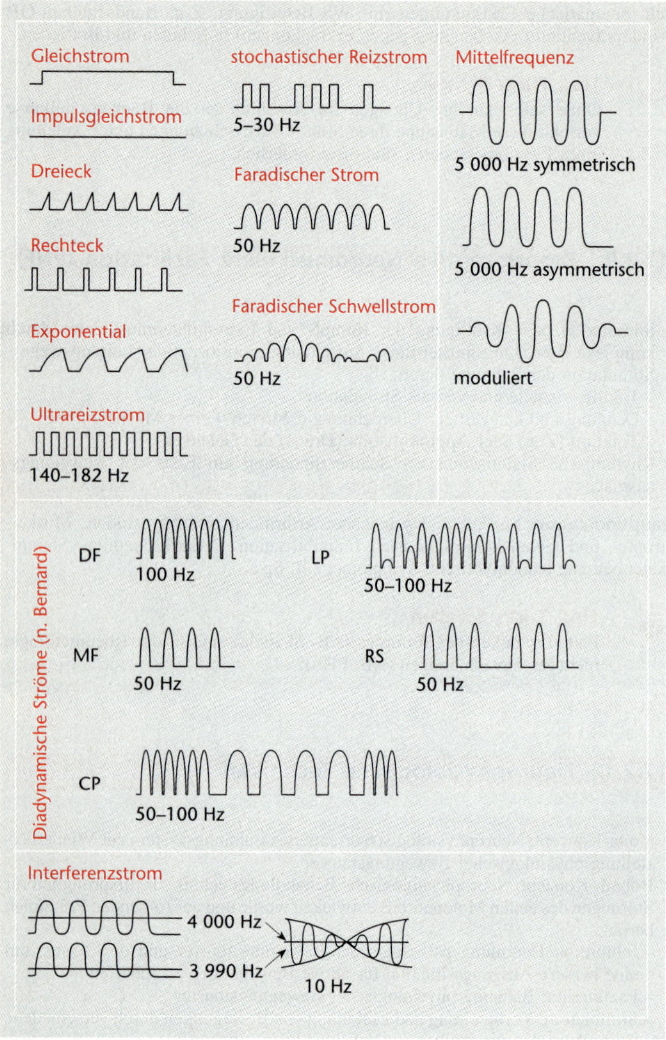

Abb. 17.1: Übersicht über verschiedene Stromformen [L 157]

Tips, Tricks & Fallen
- Die beiden neurophysiologischen Techniken können in der Rheumatologie kombiniert werden
- Die Entscheidung für das Bobath- oder das Vojta-Konzept ist oft erst im Verlauf der Behandlung zu treffen.

17.3 Elektrotherapie

Methoden der physikalischen Medizin, die den Pat. der unmittelbaren Wirkung elektrischer Ströme aussetzen.

17.3.1 Grundlagen der Elektrotherapie

Einteilung der Stromformen
- Gleichstrom: Galvanischer Strom, Iontophorese
- Niederfrequenz (1–1 000 Hz)
  - Gleichstrom
  - Impulsgleichstrom: TENS, Dreieck-, Rechteck-, Expotentialstrom
  - Wechselstromimpulse: Faradischer Strom, Diadynamischer Strom
- Mittelfrequenz (1 000 Hz–100 kHz)
  - Mittelfrequenzstrom
  - Interferenzstrom nach Nemec
- Hochfrequenz (> 100 kHz)
  - Ultraschall
  - Ultraschall mit der Kombination von Diadynamik
  - Kurzwelle (27 MHz)
  - Dezimeterwelle (434 MHz)
  - Mikrowelle (2400 MHz).

Anmerkung: Ultraschall, der mechanische Energie überträgt, zählt ebensowenig zur Elektrotherapie wie die Hochfrequenztherapie, bei der es sich um reine Thermotherapie handelt. Nur aus didaktischen Gründen werden diese hier im Rahmen der Elektrotherapie abgehandelt.

Grundsätzliche Regeln zur Stromapplikation
- Die differente Elektrode ist immer die Wirkelektrode und wird immer an dem betroffenen Körpergebiet angebracht
- Die indifferente Elektrode fungiert als Bezugselektrode und kann prinzipiell überall am Körper angelegt werden
- Bei Gleichstrom ist die differente Elektrode die Anode, weil unter dieser der Anelektrotonus (Beruhigung, Schmerzschwellenerhöhung) genutzt werden soll

- Bei Reizströmen (Diadynamik, Ultrareiz, Hochvolt, gleichgerichteter Interferenzstrom) ist die Kathode die differente Elektrode, da unter ihr die Auslösung des „Schmerzverdeckungseffektes" besonders wirksam ist
- Sind zwei Elektroden unterschiedlich groß, ist automatisch die kleinere Elektrode wegen der größeren Stromdichte die differente Elektrode
- Bei Wechselstrom (Interferenz, biphasischer Impulsstrom) gibt es keine differente Elektrode
- Bei diffusem Schmerzgeschehen ist es oft nicht möglich, eine der Elektroden als differente Elektrode zu definieren, dies gilt besonders für Längs- und Querdurchströmungen.

Applikationsformen

- Elektrodenarten: Platten- (Schulter, Hand, Hüfte, OSG), Saug- (HWS, BWS, LWS), Klebe- (wie Saugelektroden, nur teurer), Punkt- (kleine Muskeln), Bügel- (WS segmental), Rollen- (Massageeffekt) und Handschuhelektroden je nach anatomischer Gegebenheit und Behandlungsareal
- Querdurchströmung: Anordnung des Elektrodenpaars, so daß Strom quer zur Körperlängsachse fließt
- Längsdurchströmung: Stromrichtung längs zur Körperlängsachse. Bei WS-Behandlung Anode kranial und Kathode kaudal (absteigende Behandlung) zur Sedierung und Schmerzlinderung. Umgekehrte Elektrodenanlage kann Gegenteil bewirken
- Schmerzpunktbehandlung: Differente Elektrode (bei Gleichstrom die Anode, bei Reizströmen die Kathode) auf dem Schmerzpunkt anlegen, die Bezugselektrode in einigen Zentimetern Entfernung nach den Regeln der absteigenden Behandlung: proximal bei Reizströmen, distal bei Gleichstrom oder auf gleicher Höhe bei beiden Stromarten anlegen
- Mobile Applikation: Bei einer mobilen Elektrode ist die indifferente Elektrode am Körper fixiert, während die differente Elektrode über das therapeutisch zu beeinflussende Gebiet geführt wird. Zum Auffinden von hyperalgetischen Zonen (z.B. trigger points) geeignet
- Nervenstammapplikation: Das Elektrodenpaar wird im Verlauf des peripheren Nerven angelegt, um diesen direkt zu beeinflussen (z.B. Lumboischialgie)
- Mono- oder multisegmentale Applikation: Anlage der Elektroden auf der betroffenen Seite neben der WS oder rechts und links neben der WS in Höhe einer oder mehrerer Nervenaustrittsstellen. Monosegmentale Applikation ist oft intensiver, jedoch erhöhter Zeitbedarf als bei multisegmentaler Applikation.

Behandlungsrichtlinien

Definition der Empfindlichkeit nach Schliephake		
I	Sensibel unterschwellig	Strom nicht spürbar
II	Sensibel schwellig	Strom gerade spürbar
III	Sensibel überschwellig	Strom stark, aber verträglich
IV	Sensible Toleranzschwelle	Strom sehr stark, aber gerade noch verträglich

- Je akuter ein Krankheitsbild, desto niedriger die Dosierung und desto kürzer die Dauer der Einzelanwendungen
- Therapiekontrolle während der Behandlung vom Therapeuten
- Bei keiner nennenswerten Besserung nach etwa 10 Behandlungen ist auf andere Stromart oder eine andere physikalische Behandlungsmethode zu wechseln.

Nebenwirkungen

- Verätzungen: Elektrolyseprodukte bei unidirektionalen Stromformen (= gleichbleibende Polarität der Elektroden)
- Verbrennungen: Stromdichte lokal zu hoch
  - Hautverletzungen
  - Kontakt der Metallelektroden mit Haut
  - Elektrodenabhebung durch ungleichmäßige Fixierung
  - Metallimplantate im durchströmten Gewebe
  - Schwämme ungleich durchfeuchtet
- Schreckreaktion: Dosierung initial zu hoch gewählt.

Kontraindikationen

Absolute Kontraindikationen

- Hautläsionen im Applikationsgebiet der Elektroden
- Metallische Teile im Stromflußgebiet: Herzschrittmacher, Endoprothesen, Metallsplitter, Spirale
- Schwangerschaft
- Akute Entzündungen und Thrombophlebitiden im Behandlungsgebiet
- Metastasierende Tumore.

Relative Kontraindikationen

- Fieberhafte Allgemeinerkrankungen
- Hämorrhagische Diathese, insbes. Hämophilie
- Dekompensierte kardiovaskuläre oder pulmonale Erkrankungen
- Sensibilitätsstörungen im Anwendungsbereich
- Vaskulitiden und höhergradige AVK
- Algodystrophie (M. Sudeck) Stadium I–II
- Ödeme
- Kürzlich bestrahlte Gebiete
- Epiphysenfugen bei Jugendlichen (gilt nur bei Ultraschall).

- Übersehen von Sternalcerclagen und Intrauterinpessar leicht möglich
- Einmalelektroden können nur beim unidirektionalen Strom Verätzungen hervorrufen
- Erst Elektroden anlegen, dann Strom anschalten.

17.3.2 Niederfrequenz

Ströme von 1–1 000 Hz (oft 50–100 Hz). Die Besonderheit liegt in der Reizwirksamkeit jeder einzelnen Stromschwankung (Kathodenschließung bzw. Anodenöffnung). Die Erregungsauslösung steht im Vordergrund.
Merke: Niederfrequenz = Nervenfasern (Mittelfrequenz = Muskelfasern)!

Galvanischer Strom

Konstanter, nur in einer Richtung fließender Strom mit Längs- oder Querdurchströmung bzw. auf- und absteigender Form. Weitere Möglichkeiten sind Zweizellenbad, Vierzellenbad oder Stangerbad (☞ 17.5.4).

Hauptindikation: Arthrosen, Spondylosen, Insertionstendopathien, Myalgien, Fibromyalgie.

Dosierung und Anwendung: bei Plattenelektroden 0,3–0,5 mA/cm^2 Elektrodenfläche, 10–20 min, Einstellung nach subjektivem Stromgefühl (Schliephake II-III). Ein- und Ausschleichen des Stromes.

NW: Für Gleichstromanwendungen sind hohe Stromdichten unter den Elektroden erforderlich, um den Hautwiderstand zu überwinden. Somit sind bei hoher Stromdichte und zu kleinen Elektroden Hautverätzungen und Verbrennungen möglich.

- Gefahr der Kolliquationsnekrose unter Kathode und Koagulationsnekrose unter Anode
- Ausreichend dicker Schwamm oder Frotteetuch unter Elektroden zum Schutz vor Verätzungen auch bei niedrigen Stromdichten mit längerer Behandlungszeit.

Iontophorese

Sonderform des galvanischen Gleichstroms, bei dem die transkutane Wanderung antiphlogistischer Pharmaka durch die Elektrotherapie verstärkt wird.

Hauptindikation: Arthrosen, Periarthropathien, Insertionstendopathien, moderate Arthritis, posttraumatische Zustände.

Dosierung und Anwendung: akute Erkrankungen tägl., sonst 3 x/Wo. 10 Min. Anode (+ Pol),Kathode (– Pol) oder sogar beide können als differente Elektrode fungieren, je nach Medikament. Aufbringen des Medikaments je nach Ladung (Polung) der Medikamente:

Positive (unter Anode einbringen)	Negative (unter Kathode einbringen)
• Acetylcholin	• Voltaren-Emulgel®
• Bienengift	• Exhurid®
• Histamin	• Mobilat®
• Doloarthrosenex®	• Heparin
• Novocain	• Salicylsäure

NW: Hautreizung beachten. Ist die Polarität eines Präparates nicht bekannt, trägt man die Substanz, z.B. bei Querdurchströmung einer Extremität, unter beiden

Elektroden auf. Eine Umpolung nach einigen Min. widerspricht dem physikalischen Prinzip der Iontophorese und sollte nicht vorgenommen werden.

Bei unzureichender Wirkung Präparatewechsel – Trägermedium kann ausschlaggebend sein

Faradisation

Wechselstrom mit rhythmischem An- und Abschwellen des Stroms mit daraus resultierender Muskelkontraktion.

Hauptindikation: Inaktivitätsatrophie, Thromboembolieprophylaxe.

Dosierung und Anwendung: nach Erstellen einer Reizzeit (ms)-Reizstärke (mA)-Kurve 2 x täglich 15–20 Min. mit aktiver Muskelarbeit des Pat. (Elektrogymnastik).

NW: Hautverätzungen möglich.

- Eine selektive Therapie von phasischen bzw. tonischen Muskelfasern ist nicht möglich
- Keine zu lange Tonisierung der Muskulatur (< 6 Sek.), da Reduktion der Durchblutung (Sauerstoffversorgung).

Impulsstrom

Eine Form der Reizstromtherapie im engeren Sinne. Dreieck-, Rechteck- oder Expotentialströme reizen selektiv innervierte, aber auch denervierte Muskeln.

Sonderformen

- Ultrareizstrom: Rechteckstrom von 2 ms Impulszeit und 5 ms Pausenzeit, die rein analgesierend wirkt und nicht zur Stimulation des Muskels eingesetzt wird
- Schwellenstromstimulation: Rhythmische Zu- und Abnahme der Stromstärke beliebiger Serienimpulsströme.

Hauptindikation: Atrophisch schlaffe Paresen (Polyradikulitis, periphere Nervenschädigung wie Peronäusparese, Nervenwurzelschädigung), Post-Polio-Syndrom.

Dosierung und Anwendung: Vor Einsatz der Therapie ist durch Elektrodiagnostik eine Reizschwellenkurve (IT-Kurve) der zu behandelnden Muskulatur zu ermitteln. Beenden der Therapie bei schlechter werdenden Muskelkontraktionen.

NW: Hautverätzungen besonders bei kleinen Elektroden.

Pat. muß die Kontraktion aktiv mitmachen! Keine passive Therapie!

Diadynamische Ströme

Interfrequente Wechselströme mit rhythmischen Unterbrechungen oder Phasenverschiebungen, gelegentlich unterlegt mit galvanischem Strom. Unterscheidung nach Bernard in fünf Stromqualitäten (DF, MF, CP, LP, RS), die einzeln oder kombiniert angewandt werden können.

Hauptindikation: Arthrogene und myogene Schmerzen bei Arthrosen und Arthritis. Weichteilrheumatismus. Algodystrophie (M. Sudeck) Stadium II–III.

Dosierung und Anwendung
Applikation am Schmerzpunkt. 1 x tägl. 3–12 Min. mit Steigerung pro Behandlung um 1–2 Min. Mindestens 2 Stromarten miteinander kombinieren

- DF: sympathikusdämpfend: Stromart zum Behandlungsbeginn
- CP: analgesierend und resorptionsfördernd: Ödeme
- LP: langanhaltend analgesierend: starke Schmerzzustände
- MF: muskelentspannend und bindegewebstonisierend: Weichteilrheumatismus
- RS: faradisierend: Inaktivitätsatrophie.

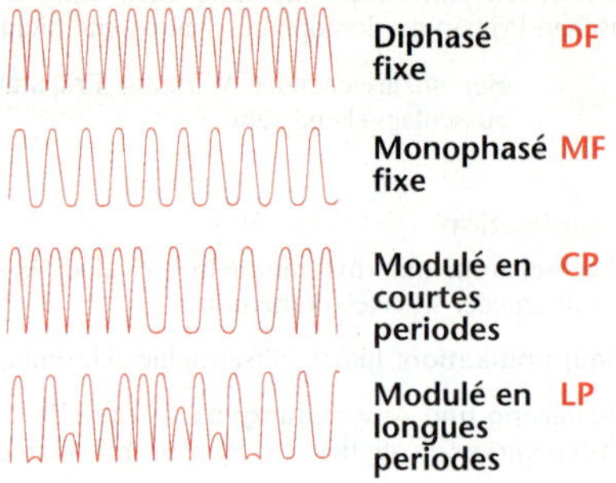

Abb. 17.2: Diadynamische Stromformen [L 157]

NW: Hautverätzungen möglich. Behandlung langsam ein- und ausschleichend vornehmen.

17

- Beginn der Diadynamischen Ströme mit DF für 1–2 Min.
- Klebeelektroden bei Diadynamik vermeiden, da Gefahr der Verätzung
- Diadynamik-Therapie immer sensibel überschwellig (Schliephake III): ohne deutliches Spüren keine Wirkung.

Transkutane elektrische Nervenstimulation (TENS)

Analgesieverfahren durch niederfrequente Impuls- und Gleichströme zur Heim- und Selbstbehandlung, das zur Schmerzreduktion und Einsparung von Analgetika beiträgt.

Hauptindikation: Weichteilrheumatismus, Insertionstendopathien, Nervenengpaßsyndrome, Lumbalgien, Neuralgien, Phantom- und Stumpfschmerzen.

Dosierung und Anwendung
Mehrmals tägl. 30–60 Min. Kathode auf Schmerzpunkt, Anode im Ausstrahlungsgebiet des Schmerzes oder umgekehrt, da beide Elektroden wirksam sind. Regelung der Stromstärke individuell vom Pat. selbst: deutlich spürbares Stromgefühl unterhalb Schmerzgrenze. Rezeptierfähig zur Heimbehandlung (z.B. Medronic®).

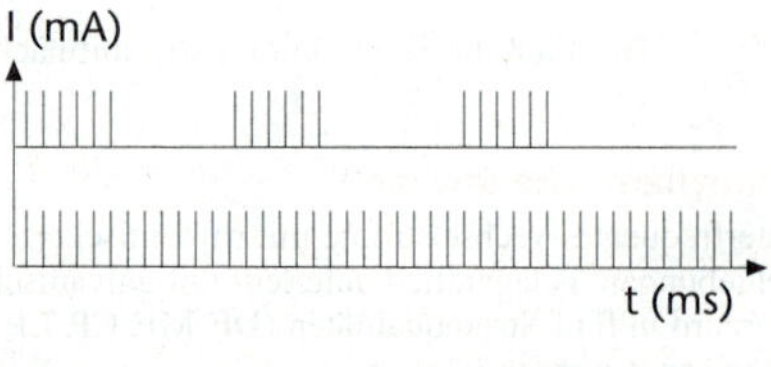

Abb. 17.3: TENS-Stromformen [L 157]

NW: Hautreizungen über Elektrode (Kontaktallergie). Elektrolytische Verätzungen treten nicht auf.

- Einweisung über Elektrodenplazierung, Stromform und Dos. vom Arzt
- Falsche Elektrodenplazierung ist häufigste Ursache für unzureichendes therapeutisches Ansprechen
- Hypalgesierender Effekt tritt mit einer Zeitverzögerung von 20–30 Min. ein und kann bis zu 2 h über den Anwendungszeitraum hinaus anhalten.

17.3.3 Mittelfrequenz

Wechselströme von 1000 Hz–100 KHz. Die Besonderheit liegt in der fehlenden Reizwirksamkeit der Einzelschwankung (Wedenski-Hemmung), erst die Summation vieler mittelfrequenten Stromperioden bewirkt einen längeranhaltenden Erregungs- bzw. Aktivierungszustand (Summationsprizip nach Gildemeister). Die Interferenzfrequenz liegt zwischen 0 und 200 Hz. Die muskeltonisierende Wirkung steht im Vordergrund. Im Gegensatz zur Niederfrequenz sind keine Hautläsionen möglich.

Merke: Mittelfrequenz = Muskelfasern (Niederfrequenz = Nervenfasern)

Interferenzstrom nach Nemec

Sonderform der Mittelfrequenztherapie. Mischung zweier sich kreuzender mittelfrequenter Wechselströme, die sich von der Frequenz her nur geringfügig unterscheiden oder phasenverschoben sind. Die im Körper durch Überlagerung entstehenden neuen Frequenzen (Interferenz) unterscheiden sich in einen niederfrequenten Anteil in Form von Schwebungen (rhythmische Stromstärkeschwankungen) und einen mittelfrequenten Anteil, die sog. Trägerfrequenz.

Hauptindikation: Weichteilrheumatismus mit Periarthropathien, lokalisierten Tendomyopathien (Enthesiopathien, myofasziale Triggerpunkte), generalisierten Tendomyopathien (Fibromyalgie). Sp.a. mit tendomyotischer Symptomatik, Sakroiliitis, Spondylosis deformans.

Dosierung und Anwendung: tägl. 10 Min. Serie von 10–20 Behandlungen
- Akut: Frequenz 100 oder 200 Hz konstant
- Subakut: Frequenz 80–100 Hz oder 100–200 Hz
- Chronisch: Frequenz 1–100 Hz oder 1–200 Hz wechselnd.

NW: Aufgrund der unterschiedlichen Leitfähigkeit der durchströmten Gewebe ist der Wirkort, an den durch Überlagerung der Ströme der therap. Effekt erzielt werden soll, nicht exakt bestimmbar. Es ist deshalb streng auf die Lage der einzelnen Stromkreise zueinander zu achten. Läßt aufgrund des niederfrequenten Anteils des Interferenzstromes die Kontraktionskraft des Muskels nach, ist die Behandlung abzubrechen.

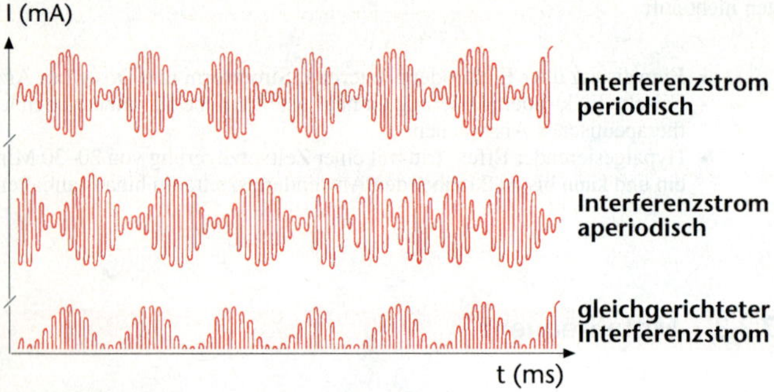

Abb. 17.4: Interferenzstrom: Periodischer, aperiodischer und gleichgerichteter Interferenzstrom [L 157]

17

- Je akuter das Krankheitsbild, desto langsamer der Frequenzwechsel
- Elektrodenposition kontrollieren – eine Änderung der Plazierung kann Wunder bewirken.

17.3.4 Hochfrequenz

Reine Thermotherapie durch Erzeugung elektromagnetischer Felder. Je nach Frequenz und Applikatoren Steuerung der Tiefenwirkung der Wärme (Diathermie).

Diathermie-Wirkung

- Erwärmung
- Thermoregulatorische Erschlaffung
- Einfluß auf chronische Umbauvorgänge, insbes. Abheilungsphase.

Kurzwelle

Thermotherapie aufgrund Durchflutung einer Region im Kondensatorfeld (elektrisches Feld) bzw. Spulenfeld (magnetisches Feld).

Hauptindikation: Myalgien stammskelettbetont, Gonarthrose, Koxarthrose, Lumboischialgie.

Dosierung und Anwendung: Regelung der Intensität durch subjektives Temperaturempfinden (Schliephake I–IV). Wärmeintensität und Dauer umgekehrt proportional zur Aktivität des Krankheitsbildes (akut: Dosis I–II, 2–5 Min.; chronisch: Dosis III–IV, 10–15 Min.)

- Kondensatorfeld: Längs- und Querdurchflutung möglich. Körperteil wird zwischen zwei Plattenelektroden gebracht und liegt als Teil des Gesamtstromkreises im elektrischen Feld. Tiefenerwärmung mit Fettbelastung (☞ Abb. 17.5)

- Spulenfeld: Verwendung einer einzigen als Spule ausgebildeten Elektrode zur Erzeugung eines hochfrequenten magnetischen Feldes. Tiefenerwärmung der Muskulatur, geringe Fettbelastung (☞ Abb. 17.5)
- Elektrodenarten: Minode für kleine und mittlere Gelenke, Diplode für Schulter-Nacken-Bereich, BWS, LWS und Hüftgelenk. Induktionskabel für ganze Extremität (Lumboischialgie).

NW: Gewebeschädigung in Muskulatur und Periost aufgrund zu hoher Intensität oder falscher Elektrodenart. Streustrahlung kann auch an entfernten Leitern lokale Feldverdichtungen verursachen – Herzschrittmacherpatienten und elektrische Geräte fernhalten (Nebenraum, 5 m-Abstand).

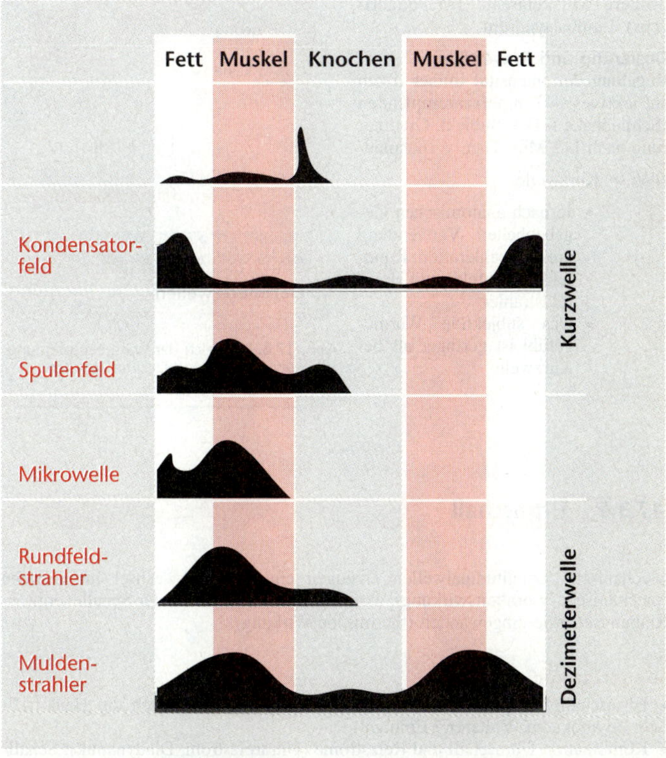

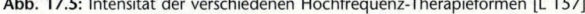

Abb. 17.5: Intensität der verschiedenen Hochfrequenz-Therapieformen [L 157]

- Gefahr der Verbrennung tiefergelegener Gewebeschichten, da sich dort weniger Schmerzrezeptoren befinden
- Hautkontakt mit Metallen vermeiden: Infusionsständer, Liege, Uhren, Halskette, Ringe, Reißverschlüsse, BH-Clips
- Die Kurzwelle bietet die besten Möglichkeiten tiefergelegene Strukturen zu therapieren, jedoch stellt sie zugleich erhöhte Anforderungen an Anlage und Auswahl der Elektroden!

Dezimeterwelle

Thermotherapie aufgrund elektromagnetischer Wellen mit Tiefenwirkung und günstiger Temperaturverteilung.

Hauptindikation:
Myalgien stammskelettbetont und größere Muskelareale (M. quadrizeps). Lumbalsyndrom.

Dosierung und Anwendung:
Regelung der Intensität immer durch subjektives Temperaturempfinden (Schliephake I–IV). Subjekt. Graduierung nach 1–2 Min. Ther. vornehmen.

NW: ☞ Kurzwelle.

- Je nach anatomischen Gegebenheiten Verwendung dreier Strahlerarten: Rundfeld-, Langfeld- und Hohlfeldstrahler
- Das subjektive Wärmegefühl ist geringer als bei Kurzwelle.

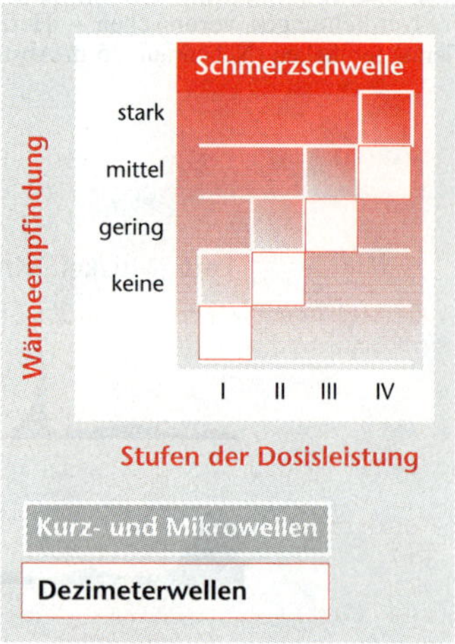

Abb. 17.6: Vergleich der Wärmeempfindung von Kurz-, Mikro- und Dezimeterwellen [L 157]

17

17.3.5 Ultraschall

Mechanische Longitudinalwellen erzeugen einmal Druckwechsel im Gewebe (mechanische Vibrationswirkung), zum anderen wird ein Teil der Schallenergie in Reibungsenergie umgewandelt (thermische Wirkung).

Sonderformen

- Ultraschallphonophorese: Transport von Medikamenten durch die Haut (z.B. α-Chymokutan, Voltaren® Emulgel)
- Kombination Ultraschall und Reizströme (Ultrareizstrom, Diadynamik): Schallkopf fungiert als differente Elektrode. Bezugselektrode ist Plattenelektrode in Nähe des Beschallungsortes.

Hauptindikation: Insertionstendopathie (PHS, Sp.a.), Myalgien, Arthritis, Beugesehnenknoten, Tendovaginitis, Heberden- und Bouchard-Knoten, M. Dupuytren, Bindegewebsindurationen bei PSS.

Dosierung und Anwendung: tägl. 10 Min. Je akuter das Krankheitsbild, desto kürzer die Behandlungsdauer (aber öfters tägl. 3–5 Min.) und niedrigere Intensität (0,1–0,3 W/ cm^2). Bei chronischem Krankheitsbild höhere Intensität (0,5–2 W/ cm^2)
- Kleine Gelenke (PIP, DIP, Kiefergelenk): 0,1–0,2 W/cm^2
- Mittlere Gelenke (MCP, MTP, Ellenbogen): 0,3–0,5 W/cm^2
- Große Gelenke (Knie, Schulter, OSG): 0,6–3 W/cm^2.

NW: Schmerzsensationen bei zu hoher Schallintensität. Gewebezerstörung durch punktuelle Anwendung (Kippen des Applikators, geringe Gelmenge).

- Während der Beschallung immer auf Schallmedium (Kontaktgel, Wasserbad) zur Vermeidung der NW achten
- Dynamische Anwendung, da sonst Gewebezerstörung durch stehende Wellen
- Epiphysenfugen, innere Organe und gravider Uterus von Beschallung ausschließen!

17.4 Massage

Physik. Beeinflussung von Haut, Unterhaut, Muskulatur, Periost und Knochen durch gezielte Anwendung von Dehnungs-, Zug- und Druckreizen.

17.4.1 Grundlagen der Massage

Einteilung der Massagetechniken
- Klassische Massage
- Reflexzonenmassage
- Lymphdrainage
- Unterwasserdruckstrahlmassage

Grundsätzliche Regeln zur Anwendung
- Die Indikation ist vom Lokal- und Gesamtbefund des Krankheitsbildes abhängig: Insertionstendopathie, Myofasziale Triggerpunkte, Kontrakturen, Bindegewebsindurationen, Muskelatrophie, Lymphstauung
- Psychische Entspannung und reflektorische Einwirkungen auf viszerale Organe sind nicht zu unterschätzen und sollten in das Gesamtbehandlungskonzept miteinfließen
- Oft ergänzende Therapie zu anderen aktiven und passiven Maßnahmen.

17

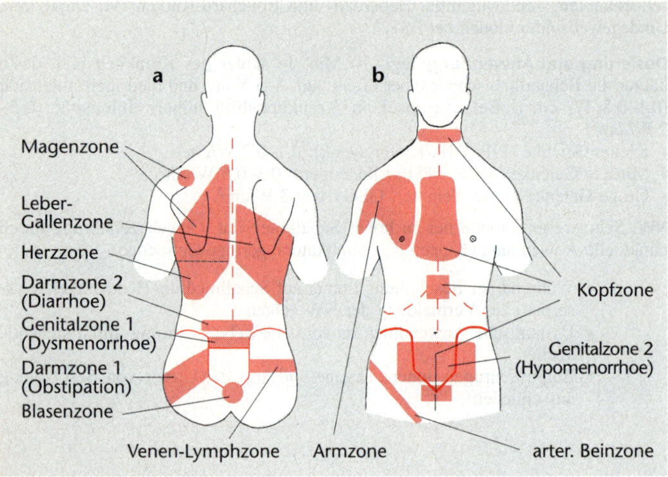

Abb. 17.7:
Verquellungszonen der Unterhaut (Bindegewebszonen), a) dorsal; b) ventral [L 157]

Behandlungsrichtlinien

- Vorbereitung: Blasen- und Darmentleerung
- Lagerung in entspannter, schmerzfreier Position
- Frequenz: an Krankheit, Akuität und Lokalbefund angepaßt. Oft 3 x/Wo.
- Dauer: Teilmassage 10–15 Min., Großmassage 30 Min.

Nebenwirkungen

- Schweißausbrüche
- Herzpalpitationen
- Kollaps
- Harn- und Stuhldrang
- Hautrötung
- ,,Muskelkater", oft angenehmer Nachschmerz
- Blutungen, Hämatom.

Kontraindikationen

- Absolute Kontraindikationen:
  - Fieberhafte Allgemeinerkrankungen
  - Vaskulitiden, Phlebitiden, insbes. Thrombophlebitis
  - M. Sudeck Stadium I–II
  - Blutungen bzw. Blutungsgefahr (Antikoagulantien)
  - Frakturen, Luxationen, Distorsionen an der Massagestelle
  - Schwere Sensibilitätsstörungen

- pAVK Stadium III–IV
- Dekompensierte Herzinsuffizienz, frischer Myokardinfarkt
- Entzündl. Haut- und Unterhauterkr. (Furunkel, Lymphangitis, Myositis)
- Druckurtikaria
- Relative Kontraindikationen:
  - Hochgradige Osteoporose
  - Leichte Blutgerinnungsstörungen
  - Schwere Allgemeinerkrankungen, Tumore.

17.4.2 Massagetechniken

Klassische Massage

Seit dem Altertum gebräuchliche Therapieform, die mit folgenden „klassischen" Grifftechniken arbeitet

- Streichungen: Flächige Griffe mit beiden Händen
- Knetungen: S-förmige Knetbewegungen einer Muskelgruppe
- Rollungen: Rollende Bewegungen in Muskellängsrichtung zur Dehnung
- Reibungen: Flache oder tiefergehende Reibungen
- Zirkelungen: Kleine, spiralige Bewegungen über umschriebenen Verspannungen mit Fingerkuppe oder Handballen
- Hautreizgriffe: Walkungen (größerflächige Knetbewegungen), Klopfungen (kurze Schlagbewegungen mit Handkante), Klatschungen (kurze Schlagbewegung mit der flachen Hand)
- Vibrationen: Zitterbewegungen in vertikaler Richtung
- Schüttelungen: Lockere Schüttelbewegungen von Extremitäten, Rumpf oder einzelnen Muskelgruppen.

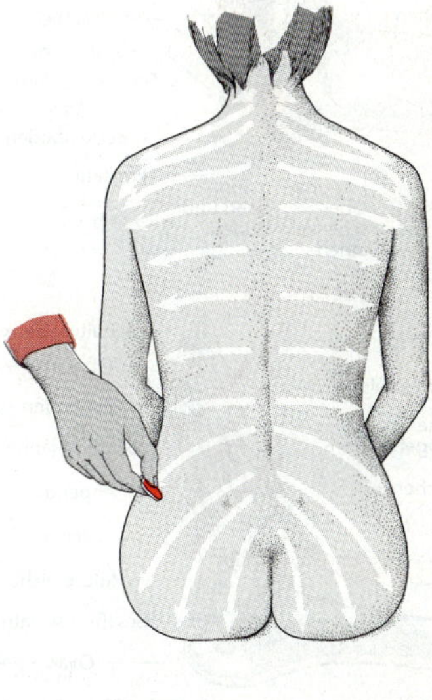

Abb. 17.8: Münzmassage entlang des Dermatoms [L 157]

Reflexzonenmassage

Massagetechnik zur Beeinflussung kutiviszeraler Reflexe über Headsche Zonen, Bindegewebszonen, Myotome, Mackenzie-Zonen, muskuläre Maximalpunkte bzw. Sklerotom (Periost). Eine Sonderform der Bindegewebsmassage mit einer Münze entlang dem betroffenen Dermatom kann der Pat. selbst erlernen.

Lymphdrainage

Spezielle Massageform mit Streichungen, intermittierenden Pump- oder Saugbewegungen zur Förderung des Abtransports von Gewebeflüssigkeit.

Unterwasser-Druckstrahlmassage

Massagebehandlung im Wasser mit Hilfe eines warmen Wasserdruckstrahles von 0,5–6 atü. Gegenüber der klassischen Massage zusätzliche Temperatur- und hydrostatische Belastung.

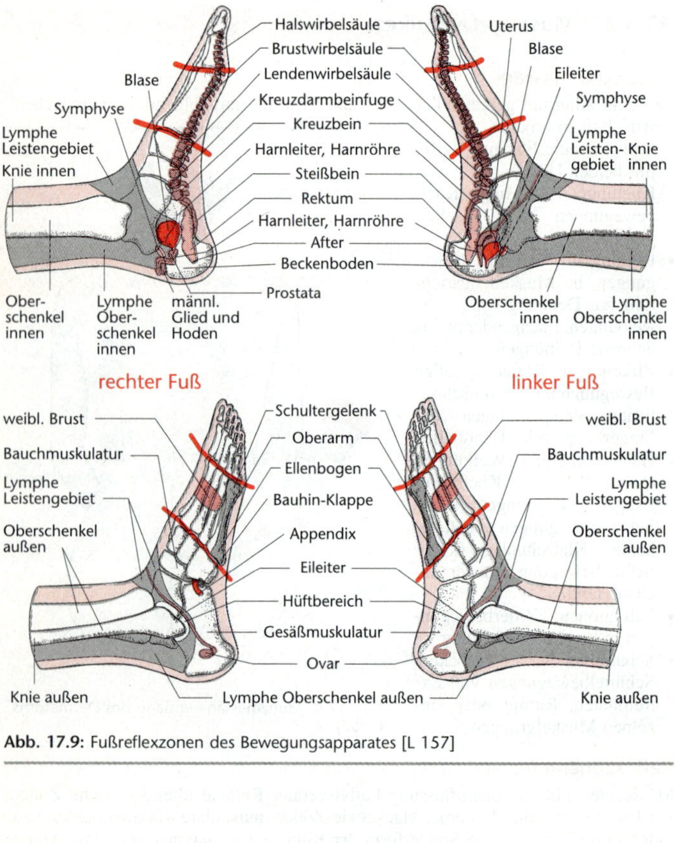

Abb. 17.9: Fußreflexzonen des Bewegungsapparates [L 157]

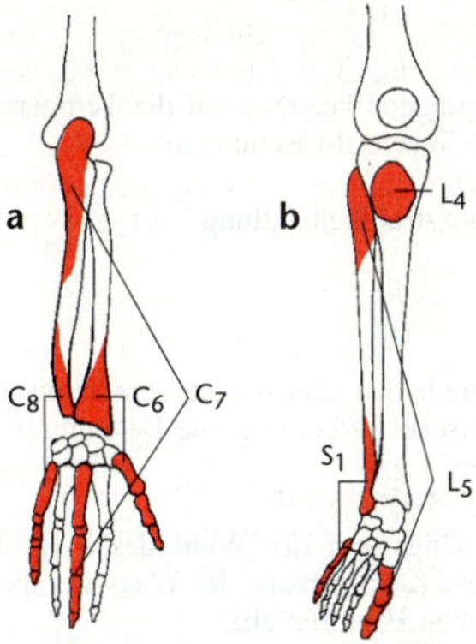

Abb. 17.10: Reflexzonen des Periosts, a) obere Extremität; b) untere Extremität [L 157]

17.5 Hydrotherapie

Hydrotherapeutische Behandlungen sind Anwendungen von kaltem und warmem Wasser, die auf verschiedene Art appliziert werden (K. L. Schmidt).

17.5.1 Grundlagen der Hydrotherapie

Fast nie ist nur ein therapeutisches Wirkprinzip vorhanden, sondern es liegen fast immer Überschneidungen zur Thermo-, Kryo- und Balneotherapie vor. Die wichtigsten therapeutischen Prinzipien sind

- Wassertemperatur: Je näher die Temperatur an der Indifferenz-Temperatur liegt, um so geringer ist der Reizeffekt. Notabene: Da Kaltrezeptoren (Impulsfrequenzmaximum zwischen 15' und 34') 10 mal häufiger vorkommen als Warmrezeptoren (Impulsmaximum zwischen 38' und 48') werden Kaltreize stärker und rascher wahrgenommen als Warmreize
- Mechanische Maßnahmen: Bürstungen, Wellenbäder, Whirl-Pool, Unterwasserdruck-Massage
- Elektrische Maßnahmen: Längs- und Querdurchflutung, Stangerbad
- Chemische Maßnahmen: Zusatzstoffe (Salze, Öle, Pflanzenextrakte) oder organische (Torf, Moor) bzw. anorganische (Sand, Lehm) Peloide.

Einteilung nach Anwendungsformen

- Bäder
  - Teil-, Vollbad
  - Ansteigend, absteigend bezogen auf die Temperatur
  - Heiße und kalte Wechselwaschungen
  - Güsse
  - Unterwasserdruckstrahlbehandlung
- Wickel
- Packungen
- Sauna.

In der Rheumatologie haben verschiedene medizinische Bäder, das Bewegungsbad und das hydroelektrische Bad eine große Bedeutung.

Dosierung der Hydrotherapie

Die Reizintensität hängt von der Wahl des hydrotherapeutischen Reizes, dem Umfang des gereizten Körperareals, der Wassertemperatur, der Anwendungsdauer und evtl. mechanischen Faktoren ab:

- Milde hydrotherapeutische Reize
  - Wickel
  - Waschungen, Abreibungen
  - Ansteigende Teilbäder bis Unterarm bzw. Unterschenkel
  - Wassertreten
- Mittelstarke hydrotherapeutische Reize
  - Ansteigende Bein- und Halbbäder
  - Warmes Teilbad, medizinisches Teilbad
  - Rumpfwickel und feuchte ¾-Packung mit mittlerer Liegedauer (30–45 Min.)
- Starke hydrotherapeutische Reize
  - Überwärmungsbad
  - Medizinisches Vollbad
  - Hydroelektrisches Vollbad (Stangerbad)
  - Langliegende feuchte ¾- oder Ganzpackung
- Definition der Wassertemperatur
  - brunnenkalt < 16 °C
  - kalt 16–22 °C
  - kühl 23–33 °C
  - *indifferent 34–36 °C*
  - warm 37–38 °C
  - sehr warm 39–40 °C
  - heiß 41–44 °C
  - extrem heiß (Schmerzgrenze) 45–46 °C

Indikationen

Da Hydrotherapie ja meist eine Thermotherapie ist, gelten ähnliche Ind.: floride Entzündungen werden grundsätzlich kühl bis kalt behandelt, degenerative und funktionelle Störungen eher warm bis heiß.

Indikationen für wärmende Hydrotherapie

- Subakute, chronische Zustände entzündlicher oder degenerativer Gelenk- und WS-Erkrankungen
- Postakute Zustände von Tendomyopathien (lokalisiert oder generalisiert als Fibromyalgie)
- Postakute Zustände nach Traumen oder OP's
- Funktionelle Durchblutungsstörungen
- Analgesie bei Spasmen.

Indikationen für abkühlende Hydrotherapie

- Akute Zustände entzündlicher und degenerativer Gelenkerkrankungen
- Akute lokale Tendomyopathien (PHS ankylosans, Insertionstendopathie, spastischer Muskeltonus)
- Akute Zustände nach Traumen und OP's.

Nebenwirkungen

- Frösteln
- Kopfschmerzen
- Kollaps
- Kardiopulmonale Dekompensation

Kontraindikationen

- Allgemein: letzte Mahlzeit < 2 h, während der Menstruation (evtl. Ausweichen auf Teilbäder oder Wickel), Übermüdung, Sensibilitätsstörungen
- Kälteanwendung: kalter oder frierender Körper, schweres Raynaud-Syndrom, pAVK, trophische Gewebsstörungen, Kryoglobulinämie, Kälteagglutinine, Kälteurtikaria, Angina pectoris
- Wärmeanwendung: akute entzündliche bzw. traumatische Vorgänge, kardiopulmonale Dekompensation, akuter febriler Status mit floriden infektiösen Prozessen, Blutungen, Thrombophlebitiden, Thrombosen, fortgeschrittene pAVK
- Vollbad, Bewegungsbad: kardiopulmonale Dekompensation, Endo-, Myo-, Perikarditis, Thrombophlebitis, Aneurysma
- Hydroelektrisches Bad: Schrittmacherpatienten.

Tips, Tricks & Fallen

Nach einem starken hydrotherapeutischen Reiz (Überwärmungsbad) muß eine Erhohlungsphase von 2 h gewährleistet sein.

17.5.2 Medizinische Bäder

Teil- oder Vollbäder sowie ansteigende und absteigende Bäder, die durch den Zusatz chemischer Stoffe (Schwefel, Sole, CO_2) oder pflanzliche Badezusätze charakterisiert sind

- *Baldrianbad:* Fibromyalgie, Schlaflosigkeit, vegetativer Symptomenkomplex
- *Fichtennadelbad:* Subakute RA, Arthrosen, vegetative Dystonie
- *Heublumenbad:* Extraartikulärer Rheumatismus, insbes. Fibromyalgie, Arthrosen
- *Kohlensäurebad:* Extraartikulärer Rheumatismus, PSS, vegetativer Symptomenkomplex, psychosomatische Störungen, arterielle Hypertonie, pAVK.

Tips, Tricks & Fallen

- Aufgrund der unterschiedlichen Fähigkeit zur Wärmekonvektion ist die Indifferenztemperatur bei Peloidbädern höher, bei CO_2-Bädern niedriger als die Indifferenztemperatur des Wassers
- Die Behandlungstemperatur des Kohlensäurebades muß niedriger sein (ca. 30 °C) als bei anderen medizinischen Bädern, da CO_2 die Kaltrezeptoren dämpft und die Warmrezeptoren erregt und somit zu Blutdrucksenkung (periphere Vasodilatation) und Wärmegefühl in der Peripherie führt!

17.5.3 Bewegungsbad

Krankengymnastische Übungsbehandlung unter Ausnutzung der physikalischen Eigenschaften des Wassers (Temperatur, Auftrieb, hydrostatischer Druck, Widerstand). Durch Minderung der Schwerkraft können Bewegungen mit einem Bruchteil der im Trockenen notwendigen Kraft ausgeführt werden

- Hauptindikationen sind chronische, degenerative Erkrankungen der WS sowie der unteren Extremität (Cox-, Gonarthrose) und die Sp. a. Postoperative KG nach Endoprothesen an tragenden Gelenken bzw. WS-Operationen
- Spielerische Elemente können sehr gut mitberücksichtigt werden: Motivation des Pat. in der Gruppe
- Indifferenztemperatur von 33–34 °C ist für den Großteil der Pat. am geeignesten.

Auf Kreislaufreaktionen im Wasser und beim Verlassen des Wassers achten! Auch eine Verschlechterung einer Herzinsuffizienz ist möglich.

17.5.4 Hydroelektrische Bäder

Hydroelektrische Bäder verbinden die Vorteile der Hydrotherapie mit der Anwendung von niederfrequentem Gleichstrom (Galvanisation).

- Zweizellen- bzw. Vierzellenbad: Hände und/oder Füße werden in separate Wannen getaucht und mit verschiedenen Stromschaltungen durchflutet, deshalb ist das Zwei- bzw. Vierzellenbad kein „echtes" hydroelektrisches Bad. Es ergeben sich verschiedene Polungskombinationen (☞ Abb. 17.11)
- Stangerbad: Vollbad mit Längs-, Quer- oder Diagonaldurchflutung des Stromes, der aufsteigend (eher anregend) bzw. absteigend (eher dämpfend) geschaltet werden kann und in einer Spezialwanne mit 8 großen Plattenelektroden appliziert wird. Durch Änderung der Wassertemperatur und Applikation von Zusatzstoffen kann die Stromwirkung ergänzt werden (☞ Abb. 17.12).

Tips, Tricks & Fallen

- Die Stromstärke im Stangerbad ist bis zu einem gut erträglichen Kribbelgefühl auch durch Nachregulieren während der Behandlung einzustellen
- Hautbrennen bis zur Entwicklung eines Exanthems nicht selten.

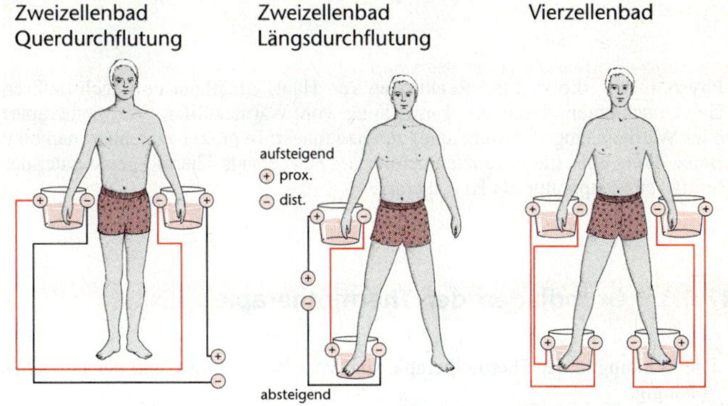

Abb. 17.11: Schaltungen des Zweizellen- und Vierzellenbades [L 157]

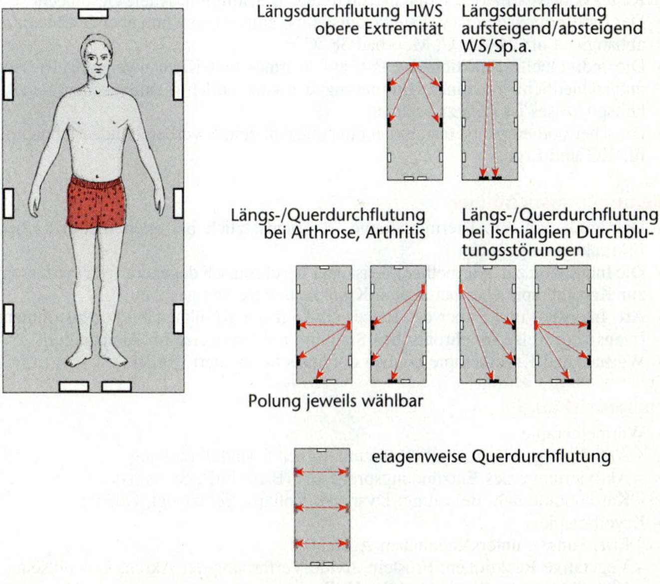

Abb. 17.12: Schaltungen des Stangerbades [L 157]

17.6 Thermotherapie

Physik. Ther., die sich die Reaktionen von Haut, Unterhaut und auch tieferen Gewebsschichten durch die Einwirkung von Wärmezufuhr (Wärmetherapie) oder Wärmeentzug (Kryotherapie) zunutze macht. In praxi bezeichnet man eine Behandlung über Indifferenztemperatur des Körpers als Thermo-, eine unter der Indifferenztemperatur als Kryotherapie.

17.6.1 Grundlagen der Thermotherapie

- Die Wirkungen der Thermotherapie sind vom Wärmeträger und der Umgebung abhängig:
  - Wärmeleitung (Konduktion) z.B. aus einer aufgelegten Wärmepackung
  - Wärmekapazität z.B. bei Peloiden
  - Wärmeströmung (Konvektion) z.B. in einem Bad
  - Wärmestrahlung (Radiation) z.B. Hochfrequenztherapie, Infrarottherapie
- Die Wirkungen der Thermother. sind vom Reaktionsverhalten des Pat. abhängig: Kälte- oder Wärmetyp, Krankheitsaktivität, Konstitution, Alter, Geschlecht
- Der Indifferenzbereich (Behaglichkeitstemperatur) ist vom umgebenden Medium abhängig: Luft 24–26 °C, Moorbad 38 °C
- Die individuelle Reaktion des Pat. auf Wärme- und Kälteanwendung ist sehr unterschiedlich: mit einer Aktivierung des entzündlich-rheumatischen Krankheitsprozesses ist stets zu rechnen
- Die Thermotherapie ist fast immer eine unterstützende, vorbereitende Maßnahme für KG und Ergo.

Behandlungsrichtlinien

- Die Indikation zur Thermotherapie ist grundsätzlich bei allen rheumatischen Erkrankungen gegeben
- Die Indikation zur Wärmetherapie ist eher bei chronisch degenerativen Prozessen, zur Kryotherapie eher bei akuten Krankheitsprozessen gegeben
- Art, Intensität und Dauer des Reizes sind auf das Krankheitsbild abzustimmen: Intensivere Reize im chronischen Stadium, mildere Reize im Akutstadium
- Wärme- und Kryotherapie können durchaus kombiniert werden.

Nebenwirkungen

- Wärmetherapie
  - Aktivierung der entzündlich-rheumatischen Grunderkrankung
  - Aktivierung eines Entzündungsprozesses (Bronchitis, Sinusitis)
  - Kardiopulmonale Belastung: Dyspnoe, Kollaps, Schwindel, Ödeme
- Kryotherapie
  - Erfrierungen unterschiedlichen Ausmaßes
  - Vegetative Reaktionen: Frösteln, livide Verfärbung der Akren, Unwohlsein
  - Kälteüberempfindlichkeit: Kälte-Urtikaria
  - Nieren- und Blasenentzündungen.

Kontraindikationen

- Wärmetherapie
  - Alle akuten Arthritiden: Gichtanfall, aktivierte Arthrose, reaktive Arthritis
  - Akute Spondylitis/Spondylodiszitis: Sp.a., darmassoziierte Spondylarthropathie
  - Akute Vaskulitis mit Organbeteiligung
  - Infektiöse Arthritis
  - Akute Pannikulitis, Zellulitis
  - Akute lokale oder systemische Entzündungen: Sinusitis, Furunkel, Phlebitis, Tbc, Sepsis
  - Schwere kardiopulmonale Grunderkrankungen
  - Durchblutungsstörungen: Wärmestau, Verbrennungen, Thrombose
- Kryotherapie
  - Kälteüberempfindlichkeit
  - Kälte-Urtikaria
  - Raynaud-Syndrom
  - Paroxysmale Kältehämoglobinurie.

17.6.2 Wärmetherapie

Unterschiedliche Applikationsformen stehen je nach Krankheitsbild, Lokalbefund und Akzeptanz des Pat. zur Verfügung:

- Packungen, meist mit Peloiden *(Moor, Heilerde, Sand, Lehm, Mergel, Löß, Fango):* 43–45 °C-Anlegetemperatur, 30 Min. Einwirkzeit, 20–30 Min. Ruhezeit. Zur häuslichen Anwendung (z.B. Vulkanopak®) auch als sog. Puzzle-Fango (Fangostreifen auf Linea nuchae, Y-förmig vom Tuberculum minus bis zu den Sternokostalgelenken, auf die Symphyse)
- *Kompressen/Packungen/Salbenauflagen:* Heublumensack, Kartoffelbreipakkung, Leinsamensäckchen, Pasten (z.B. Enelbin®) messerrückendick für 20 Min. mit Leinenläppchen-Umwickelung
- *Heiße Rolle:* Zylinder aus fest zusammengerollten Frottiertüchern, durchtränkt mit ca. 1 l kochendem Wasser. Aufwendig, jedoch gut zur punktuellen Therapie geeignet
- *Textile Segmente:* Katzenfell-Bandagen (z.B. Medicat®), Decken, Umwickelungen
- *Balneo- und Hydrotherapie:* ☞ 17.5
- *Hochfrequenz:* Kurzwelle, Dezimeterwelle, Mikrowelle, Ultraschall ☞ 17.3.5
- *Infrarot:* Hausanwendung empfehlenswert.

Tips, Tricks & Fallen

- Bei entzündlich-rheumatischen Erkrankungen mit milder Wärmetherapie in der ersten Behandlungswoche beginnen und auf Krankheitsexazerbation achten
- Zusammenfassender Therapieerfolg einer Wärmetherapie ist oft als sog. „Nachkureffekt“ zu beobachten
- Häusliche Applikationsformen sind für die Akzeptanz sehr wichtig.

17.6.3 Kryotherapie

Die Kryotherapie führt zu einer zeitlich begrenzten, lokal umschriebenen Senkung der Gewebstemperatur zu therapeutischen Zwecken. Man unterscheidet grob zwischen Kurzzeit- (3–5 Min.) und Langzeit-Kryotherapie (> 5 Min.). Intramuskuläre Temperaturerniedrigungen sind nur bei > 20 Min. dauernder Kälteeinwirkung zu erzielen. Unterschiedliche Applikationsformen stehen je nach Krankheitsbild, Lokalbefund und Akzeptanz des Pat. zur Verfügung:

- *Eisbeutel:* Brucheis aus der Eismaschine, Eiswürfel mit Eiswasser, Eischips, Flockeneis. Ca. -2 bis -6 °C. Gute Akzeptanz des Pat., da nicht zu kalt und kein Schmelzwasser, wenn Eis in Tüte eingepackt wird. Vorteile: günstige Kosten, lassen sich gut an Gelenke anmodellieren, auch das Schmelzwasser hat noch Temperaturen um 0 °C, so daß ein Kühleffekt von bis zu 1 h entsteht
- *Eisabreibungen:* Eiswürfel oder Eislolly über die schmerzhafte Struktur (Bandinsertion, Dermatom) verreiben. Kombination mit Muskeldehntechniken. Gute punktuelle Therapie möglich, jedoch Nachteil des Schmelzwassers. Selbstbehandlung möglich
- *Kältekompressen:* Kryopack mit gelartiger Silikatmasse in einer Plastikhülle. Ca. -18 °C. Nachteil: bei zu langer Auflagezeit wird aus der Kälte- eine Wärmekompresse
- *Frottierhandtuch:* In Salzwasser gelegte und bei ca. -15 °C gefrorene Frottiertücher
- *Eistauchbad:* Teilbad für Hände, Arme, Füße mit einer Temperatur von ca. 5 °C. $\frac{2}{3}$ Wasser, $\frac{1}{3}$ Eiswürfel
- *Kältespray:* enthalten unterschiedliche Lösungen in Verbindung mit Chloraethyl. Sehr schnell einsetzende analgetische Wirkung, jedoch teuer, umweltbelastend und nicht für großflächige Anwendungen geeignet
- *Kaltluft:* Elektrische Abkühlung von Raumluft. Mobiler Einsatz eines Aggregates auf Station. -30 °C oder -70 °C. Im Gegensatz zur Kaltgastherapie mit Stickstoff entfallen bei der Kaltluftbehandlung die teuren Apparate- und Stickstofflagerungskosten
- *Kaltgas:* Trockene Kälte von bis zu -170 °C. Stickstoffgas, das in einem Abstand von 10–20 cm über die zu behandelnde Region vom Physiotherapeuten geblasen wird
- *Ganzkörperkälte:* Kältekammerbehandlung von -60 °C bis -110 °C für 1–2 Min., wiederum über Stickstoff wie bei Kaltgastherapie, in einigen Zentren möglich (Sendenhorst, Bad Säckingen, Berlin). Alternativ Kältekammerbehandlung über sog. Kaltluftduschen, das Prinzip entspricht dem der Kaltlufttherapie.

Tips, Tricks & Fallen

- Leinenunterlage zwischen Eis und Körper zur Vermeidung von Erfrierungen, insbes. bei Kältekompressen
- Kälteschädigung besonders an Knochenvorsprüngen: Patella, Olekranon, Akromion
- Kaltgastherapie gehört in die Hand eines kundigen Physiotherapeuten und nicht in Patientenhand
- Kaltlufttherapie ist nach ausführlicher Anleitung durch einen erfahrenen Therapeuten grundsätzlich zur Selbstbehandlung des Pat. geeignet
- Eisbett (gebrochene Eisfläche von HWS bis Oberschenkel) ist manchmal bei Fibromyalgie wirksam.

17.7 Ergotherapie

Arbeits- und Beschäftigungstherapie (griech. „ergon" = Arbeit, Beschäftigung) zur Förderung der Selbstständigkeit in allen persönlichen, sozialen und beruflichen Bereichen.

17.7.1 Grundlagen der Ergotherapie

- Ergotherapie beinhaltet Maßnahmen, die der Wiederherstellung, Verbesserung und Kompensation krankheitsbedingter Störungen und eingeschränkter Funktionen oder Fähigkeiten dienen
- Alltägliche Gebrauchsfunktionen werden von bewegungseingeschränkten Pat. so trainiert, daß sie am gesellschaftlichen Leben teilnehmen können. Die Orientierung an den individuellen Voraussetzungen des Pat. (Begabung, erhaltene Fähigkeiten, Neigungen) und an seinem persönlichen Umfeld ist dabei sehr wichtig
- Die Integration in den familiären und beruflichen Alltag wird mit handwerklichen, kreativen und spielerischen Tätigkeiten sowie Aktivitäten aus dem tägl. Leben zu erreichen versucht. Oft ist das Training mit Werkzeugen, Geräten oder Hilfsmitteln erforderlich
- Bei allen rheumatischen Erkrankungen, die mit Funktionsstörungen am Bewegungssystem einhergehen (Kontraktur, Muskelatrophie, Gelenkinstabilität), ist die Ergotherapie indiziert
- Auch wegen psychischen (reduziertes Selbstwertgefühl, Depression) und sozialen (Abhängigkeit von fremder Hilfe) Aspekten sollte die Verordnung erfolgen
- Wie jede andere physikalische Therapie muß auch die Ergotherapie an das Krankheitsbild des Pat. angepasst werden und regelmäßig kontrolliert werden.

17.7.2 Aufgabenbereiche der Ergotherapie

Funktionstestung

Zustandsbeschreibung der funktionellen Kapazität
- Gelenkmessung
- Muskelfunktionsprüfung
- Selbsthilfetest
- Fragebogentest zur persönlichen Leistungsfähigkeit: Essen, Trinken, Waschen, An- und Auskleiden, Gehen, Sitzen, Liegen, Fahren, Berufsausübung, Hobbys, Haushalt, Kochen, Haushaltspflege, allgemeine Handfunktionen.

Der Selbsthilfetest ist Grundlage für das Therapieziel innerhalb der rheumatologischen Rehabilitation!

Klassifikation der funktionellen Kapazität	
0	ungestört
1	mit leichten Einschränkungen
2	deutlich bis erheblich behindert
3	nur mit Fremdhilfe möglich/auf Fremdhilfe angewiesen

Funktionelle Ergotherapie

Gelenkmobilisation und Muskelkräftigung, Sensibilitätstraining

- Funktionelle Übungsgeräte und Spiele
- Handwerkliche Techniken und Materialien
- Anpassung von Werkzeugen und Geräten
- Einrichtung spezieller Übungsplätze.

Ablenkende Ergotherapie

Psychische Aktivierung, Bewältigung der eigenen Situation, realistische Einschätzung der persönlichen Situation

- Förderung kreativer Eigenschaften: Malen, Werken
- Problemorientierte Gesprächsgruppen
- Gesellschaftsspiele.

Schienenversorgung

- Erhalt der funktionellen Gelenkstellung durch Lagerungsschienen, Förderung der Gelenkbeweglichkeit durch Übungsschienen
- Anfertigung statischer und dynamischer Schienen.

Vor Einleitung einer Schienenversorgung immer Besprechung im Team.

Gelenkschutz

Entlastung rheumatisch betroffener Gelenke, Schmerzlinderung, Vorbeugen einer rheumatischen Deformität

- Patientenschulung über Prinzipien des Gelenkschutzes
- Praktische Übungen zum Gelenkschutz
- Demonstration und Training mit Hilfsmitteln zum Gelenkschutz.

Gelenkschutzregeln

- Gelenke in Arbeits- und Ruhestellung möglichst achsengerade halten
- Lasten gleichmäßig auf beide Hände und Arme verteilen
- Isolierte Belastung einzelner Gelenke vermeiden
- Niemals tragen, was auch rollen kann
- Einseitige Körperhaltungen vermeiden
- Unnötiges Bücken und Strecken vermeiden
- Hebelgesetze ausnutzen und Hilfsmittel benutzen
- Ruhepausen einlegen
- Regelmäßig unbelastetes Durchbewegen aller Gelenke

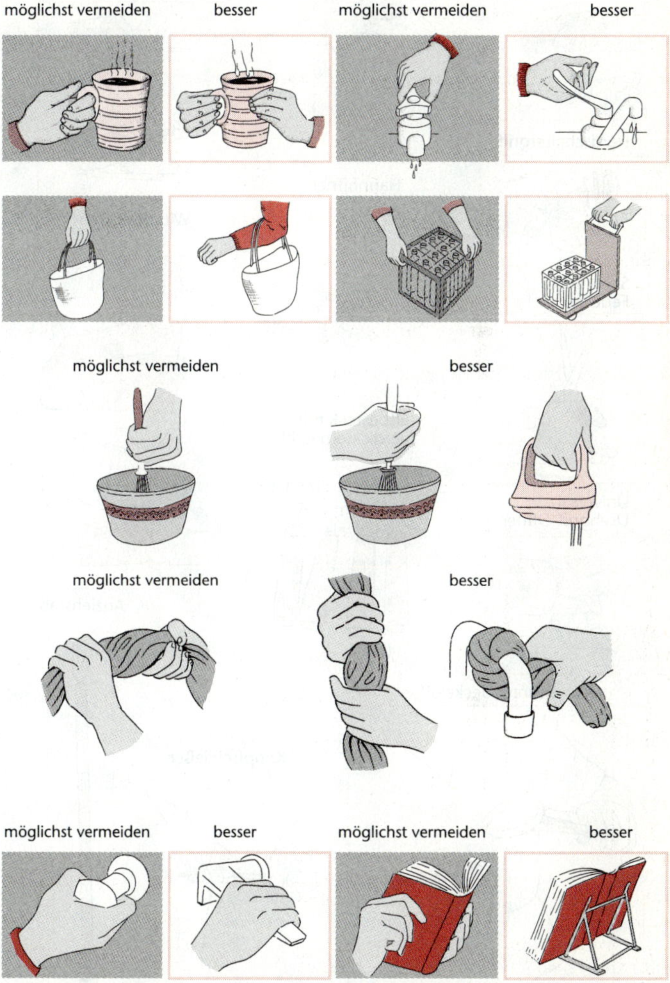

Abb. 17.13: Gelenkschutz im Alltag [L 157]

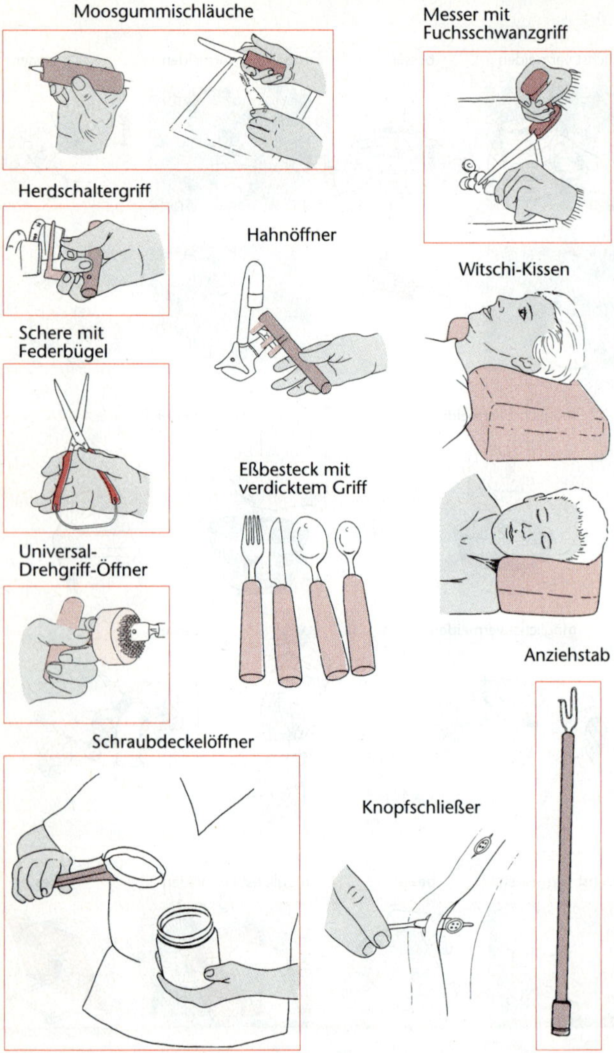

Abb. 17.14: Hilfsmittel in der Rheumatologie [L 157]

Gelenkschutzübungen immer wieder auffrischen!

Selbsthilfetraining und Hilfsmittelversorgung

Wiedergewinnung und Erhalt der Selbstständigkeit im privaten und beruflichen Leben unter Berücksichtigung gelenkschonender Maßnahmen

- Training der tägl. Aktivitäten mit und ohne Hilfsmittel
- Haushaltstraining mit und ohne Hilfsmittel
- Hilfsmittelanpassung: Schwanenhalsringe, Daumenschiene, Fingerschiene, Handgelenksschiene, Nachtlagerungsschiene
- Abklärung der Wohnungssituation: Stufen, Aufzug, „Stolpersteine" wie Teppiche und Kabel
- Beratung bei notwendigen Umbauten: Toilettensitz, Halterungen.

- Auswahl, Beschaffung und Gebrauch der Hilfsmittel sind im therapeutischen Team zu besprechen und zu kontrollieren
- Die teuersten Hilfsmittel müssen nicht die besten sein.

Arbeitsplatzanpassung

Selbstständiges Arbeiten unter Berücksichtigung gelenkschonender Maßnahmen

- Hilfsmittelanpassung und Training
- Einrichtung eines behindertengerechten Arbeitsplatzes
- Vorbereitung auf Umschulung.

Zusammenarbeit mit dem Sozialtherapeuten wichtig.

17.8 Orthopädietechnik

Die Versorgung mit Hilfs- und Heilmittel zum Ersatz von verlorengegangenen Funktionen (Orthesen) und die Versorgung mit Körperersatzteilen (Prothesen) zur Wiederherstellung der Geh-, Steh-, oder Greiffähigkeit sind wesentliche Aufgaben der Orthopädietechnik.

17.8.1 Grundlagen der Orthopädietechnik

- Die Verordnung des Hilfsmittels erfolgt durch den behandelnden Arzt
- Die Zusammenarbeit von Arzt, Orthopädietechniker, Physiotherapeuten und Ergotherapeuten ist für die Akzeptanz unerläßlich. Anhand eines Hilfsmittelverzeichnisses kann der aktuelle Stand der Hilfsmittelversorgung im therapeutischen Team besprochen werden
- Zur Verbesserung der Compliance muß eine Information über die Orthese vor der Anfertigung schon erfolgen: Funktion, Form, Tragekomfort, Kosten, Frühversorgung

- Eine Gebrauchsschulung durch KG oder Ergo ist notwendig (Gangschule, ADL)
- Die Endabnahme der Orthese (Paßform, Sitz, Funktion) erfolgt durch den Arzt
- Notwendige Änderungen der Orthesen am besten noch während des stationären Aufenthaltes einleiten
- Die Versorgung mit Prothesen spielt in der Rheumatologie eine untergeordnete Bedeutung.

Aufgaben der Orthesen

- Stützung: Längsgewölbeabstützung des Fußes, Zervikalstütze
- Stabilisierung: Knieorthese bei Bandinstabilität, BWS-LWS-Mieder bei manifester Osteoporose
- Fixation: Korsett nach WS-OP
- Immobilisation: OSG-Arthrodesenschuh bei Arthrose.

17.8.2 Orthesen

Hand

- Handlagerungsschiene: Kunststofflagerungsorthese in Funktions- oder korrigierter Stellung mit oder ohne Daumeneinschluß, die sowohl volar als auch dorsal angefertigt werden kann. Fixation mit zirkulären Klettverschlüssen
  Ind.: Rheumatische Handdeformität: Handskoliose
- Handschiene: Funktionelle Handschiene (unilateraler Bügel) zur Redression der Ulnardeviation und Aufrichtung des Handquergewölbes. Fixation mit Klettbändchen. Eingelenkige (MCP) oder zweigelenkige (Handgelenk) Stabilisation möglich.
  Ind.: Reduktion der Handkraft und Verschlechterung der Greiffunktionen bei rheumatischer Handdeformität mit noch möglicher Reposition der subluxierten MCP
- Fingerringe: Quengelschienchen von MCP, PIP und DIP
  Ind.: Schwanenhals- bzw. Knopflochdeformität
- Handgelenksbandage: Manschette zur Stabilisierung des Handgelenkes
  Ind.: Karpalarthritis.

Fuß und OSG

Einlagenversorgung: Korrektur, Stützung, Entlastung und Einbettung des Fußes mit Blaudruckverfahren (Belastungsabdruck), Gipsmodell (Formabdruck) oder Schaumstoffabdruck (Mittelweg zwischen Trittspur und Gips).
Ind.: Rheumatische Vorfußdeformität erfordert eine Vorfußpelotte mit Weichbettung.

Schuhzurichtung

Modifikation an Absatz, Laufsohle, Brandsohle, Vorder-, Hinterkappe und Schaft

- Schmetterlingsrolle: Entlastung von Metatarsalköpfchen II–IV. Gleichzeitige Weichbettung der Mittelfußköpfchen und Aussparung der Brandsohle sinnvoll.
  Ind.: Bursitis bei RA, rheumatischer Spreizfuß, Morton-Neuralgie, Dornwarzen
- Pufferabsatz: Anbringung an Konfektionsschuh, auch als Abrollhilfe verwendbar.
  Ind.: Achillodynie, OSG-Arthrose, Gonarthrose, Koxarthrose
- Ballenrolle: Verbesserung der Abrollfähigkeit.
  Ind.: Hallux rigidus, Tarsometatarsalarthritis, Talonavikulararthritis
- Mittelfußrolle: Abrollhilfe zur Erleichterung der Schrittfolge.
  Ind.: Ankylose und Bewegungseinschränkungen im Mittel- und Rückfuß
- Zehenrolle: Scheitel vor den Zehengrundgelenken.
  Ind.: Quadrizepsschwäche, Kniebandläsionen
- Negativabsatz: Abänderung des Absatzes oder Kauf eines Schuhes mit Negativabsatz.
  Ind.: Retropatellararthrose
- Pronationskeil: Außenranderhöhung der Laufsohle von 0,5–1 cm.
  Ind.: Varusgonarthrose, Außenbandläsion
- Supinationskeil: Innenranderhöhung der Laufsohle von 0,5–1 cm.
  Ind.: Valgusgonarthrose, Innenbandläsionen
- Schafterhöhung und keilförmige Erweiterung der Fersenkappe: Druckentlastung am Achillessehnenansatz durch Aussparung der Fersenkappe.
  Ind.: Achillodynie, Tenosynovitis und Bursitis, Haglund-Exostose
- Absatzerhöhung: Schuheinlage, Absatzverringerung der Gegenseite und Absatzerhöhung mit oder ohne Ballenrolle je nach Ausmaß (bis 5 cm).
  Ind.: Beinlängendifferenz. Stufenweiser Ausgleich ist wichtig.

Orthopädische Maßschuhe

Bei fortgeschrittenen Deformitäten ist eine Versorgung mit Einlagen und Schuhzurichtungen am Konfektionsschuh oft nicht möglich, so daß nach Gipsabdruck und Einreichen des Kostenvoranschlages an Kostenträger ein Maßschuh angefertigt werden muß.
Ind.: Fortgeschrittene rheumatische Fußdeformität, insbes. bei RA.

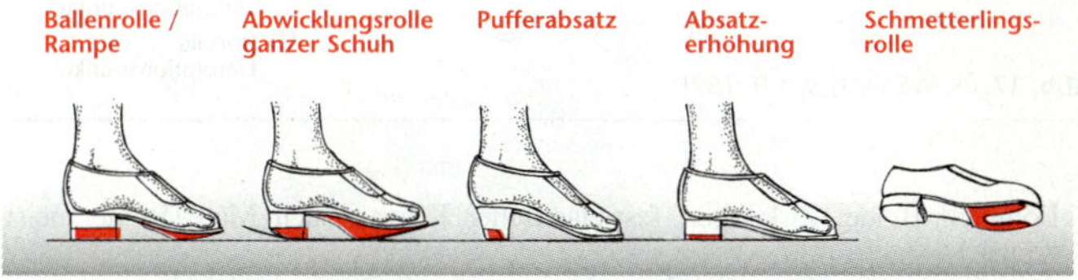

Abb. 17.15: Schuhzurichtungen [L 157]

WS

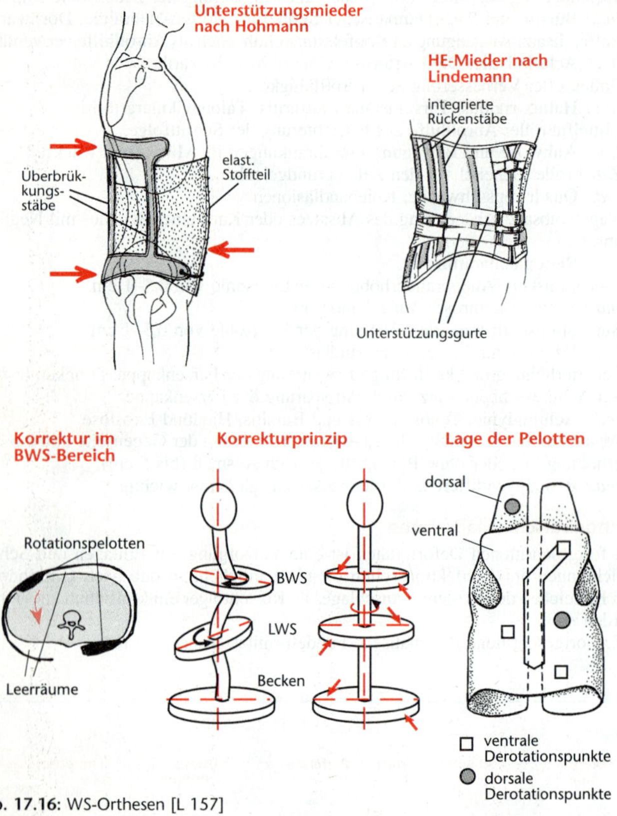

Abb. 17.16: WS-Orthesen [L 157]

- Lohmann-Binde: Zirkulärer, fest-elastischer Kragen nach Maß (Breite meist 8 cm)
  Ind.: Torticollis, akutes HWS-Syndrom, moderate Zervikalarthritis
- Zervikalstütze nach Henßge: Schaumstoffkragen mit Trikotüberzug und dorsalem Klettverschluß
  Ind.: HWS-Schleudertrauma, Torticollis, degeneratives HWS-Syndrom
- Halbelastisches Mieder (HE-Mieder nach Lindemann): Drellmieder (Drell = dreifach gewebtes, sehr dichtes Baumwollgewebe) mit Stabverstärkung im

Rücken, leicht überbrückend und wahlweise Vorderschnürung oder Klettverschluß
Ind.: Degeneratives BWS- und LWS-Syndrom, Teilfixierung nach Bandscheiben-OP

- Hohmann-Überbrückungsmieder: Drellmieder mit Becken und Rumpf umfassenden Aluminiumspangen, die die gesamte LWS mit vertikalen, paravertebralen Verbindungsstäben überbrücken
  Ind.: Manifeste Osteoporose mit LWK-Frakturen, Spondylolisthesis, segmentale Instabilität (z.B. nach Spondylodiszitis)
- Bähler-Dreipunktkorsett: Dreipunktorthese (Manubriumpelotte, Symphysenpelotte, dorsale Pelotte) in Metall- oder Kunststoffstangenbauweise mit variabel einstellbaren Pelotten
  Ind.: Kompressionsfraktur untere BWS und LWS
- Rahmenstützkorsett: Stark fixierendes Korsett in Schalen-, Modul- oder Stangenbauweise, so daß sämtliche Bewegungsrichtungen der WS stark eingeschränkt werden
  Ind.: Schwere Osteoporose mit Kompressionsfrakturen, Osteomalazie, Spondylitis (Sp.a., Tbc).

Knie

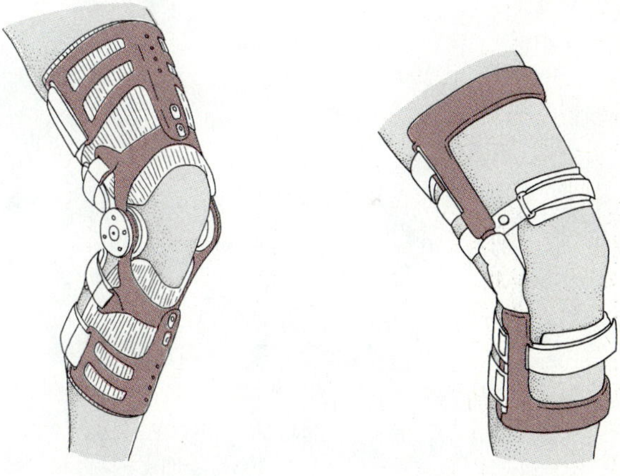

Abb. 17.17: Knieorthesen [L 157]

- Gummibandage (z.B. Genutrain®): Bandage mit Verstärkungen oder Silikoneinlagen und eingenähten Polstergruppen
  Ind.: Periarthropathia genu mit peripatellarer Insertionstendopathie, Nachbehandlung einer Gonarthritis, geringe Kollateralbandinstabilität, Patella (sub-)luxation

- Knieführungsorthese mit Hülsenbauweise: Hülsenorthese mit seitlichen monozentrischen oder polyzentrischen Gelenken, teilweise mit Patellaführungen
- *Ind.:* Seitenbandinstabilität, insbes. Genu valgum bei sekundärer Gonarthrose. Komplexe Knieinstabilitäten, postoperative Rehabilitation.

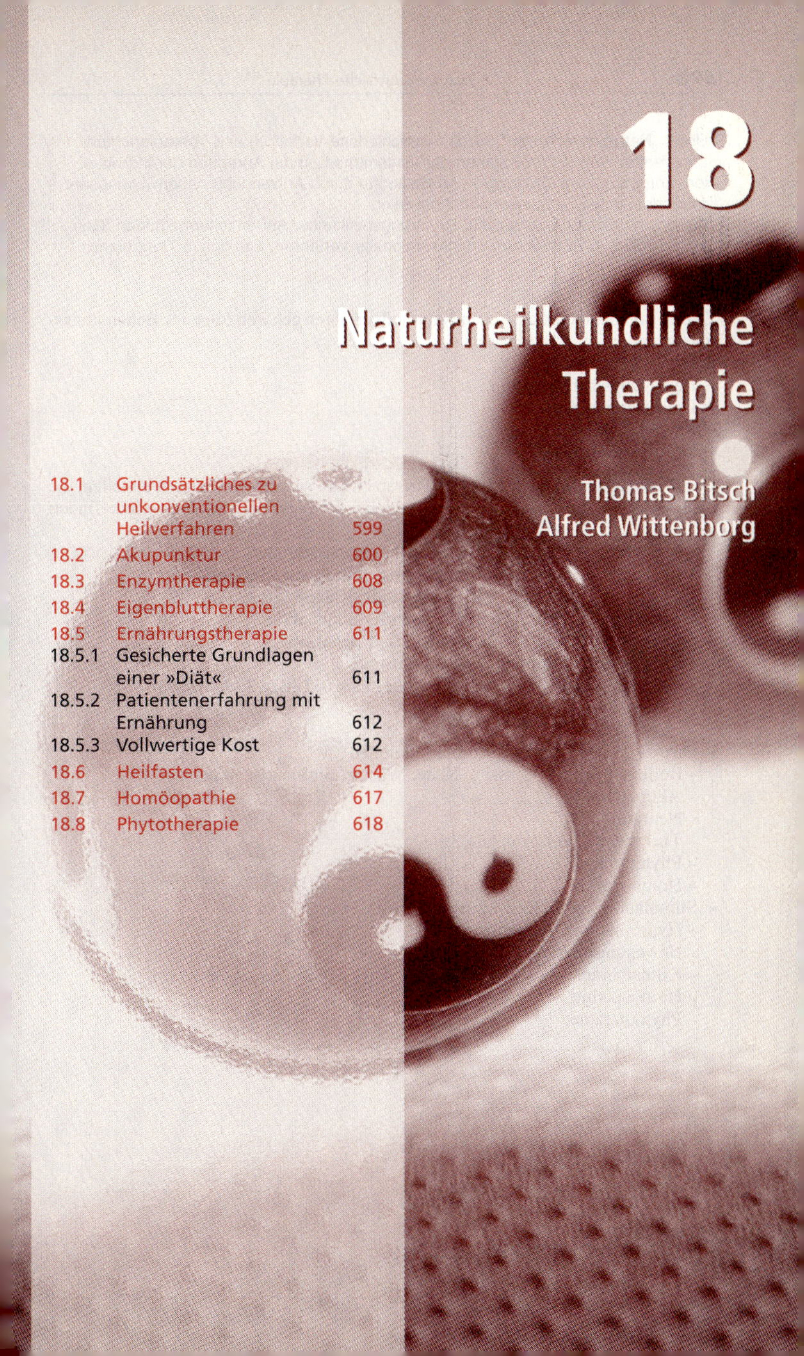

18

Naturheilkundliche Therapie

Thomas Bitsch
Alfred Wittenborg

Unter „Naturheilverfahren“ werden verschiedene Verfahren und Therapierichtungen verstanden, die im Rahmen der Gesamtmedizin die Anregung der individuellen, körpereigenen Ordnungs- und Heilkräfte durch Anwendung nebenwirkungsarmer oder -freier, natürlicher Mittel bewirken.
Synonyme: Erfahrungsmedizin, Erfahrungsheilkunde, Außenseitermethoden, Ganzheitsmedizin, Naturmedizin, unkonventionelle Verfahren, alternative Therapierichtungen.

Zu den sogenannten klassischen Naturheilverfahren gehören folgende Behandlungsmaßnahmen:
- Hydrotherapie
- Bewegungstherapie
- Ernährungstherapie
- Phytotherapie
- Ordnungstherapie.

Die Wirkungsweise medizinischer Therapien läßt sich in 4 Prinzipien einteilen, die man sowohl in der Schulmedizin als auch bei den Naturheilverfahren wiederfindet:
- Elimination: Beseitigung von Krankem
  - Schonung: körperliche Ruhe, Ernährungsprogramme
  - „Ausleiten“: Fasten, Ernährungsumstellung (basische Ernährung)
  - Kühlen: Kryotherapie mit Eis, Kaltluft, Kneippsche Güsse
  - Manuelle Medizin: Mobilisation und Manipulation
- Substitution: Ersatz von Fehlendem und Krankem
  - Ernährungsprogramme: Vollwertkost
  - Wärmetherapie: Wickel, heiße Rolle, Fango, Überwärmungsbad
  - Heliotherapie
  - Phytotherapie
- Direktion: Lenkung von Körperfunktionen
  - Reflextherapien: Massage, Kälte, Wärme, Stromanwendungen
  - Akupunktur
  - Neuraltherapie
  - Therapeutische Lokalanästhesie
  - Phytotherapie
  - Homöopathie
- Stimulation: durch Reize erzeugte Reaktionen
  - Hydrotherapie, Balneotherapie
  - Bewegungstherapie
  - Klimatherapie
  - Homöopathie
  - Phytotherapie.

18.1 Grundsätzliches zu unkonventionellen Heilverfahren

Der Wunsch des Pat., sich „natürlichen", „sanften", „ganzheitlichen" oder „alternativen" Heilverfahren zuzuwenden, ist sehr häufig im rheumatologischen Alltag anzutreffen und hat v.a. folgende Gründe:

- Allgemeiner Trend zur Naturheilkunde, zu Naturheilern und Heilpraktikern
- Ärzte haben zu wenig Zeit für das Patientengespräch
- Pat. fühlen sich falsch behandelt
- Angst vor NW schulmedizinischer Verfahren (wie sie z.B. oft auf dem Beipackzettel stehen)
- Pat. ist mit Linderung der Erkrankung nicht zufrieden und erwartet Heilung.

Bei den meisten Naturheilmethoden steht die „Stärkung der Selbstheilungskräfte" im Vordergrund. Etliche ganzheitsmedizinische Verfahren finden nach und nach Eingang in die Schulmedizin:

- Klassische Regulationstherapien: Phytotherapie, Homöopathie, traditionelle chinesische Medizin, Physiotherapie und Balneologie
- Grundregulierung (gezielt): Akupunktur, Neuraltherapie, Bioresonanzverfahren
- Anregung der Grundregulation: Kneippsche Therapie, diätetische Verfahren, anthroposophische Medizin, Musik-, Mal- und Gesprächstherapie
- Ab- und ausleitende Verfahren: Purgieren (Ableitung über den Darm), Brechverfahren, Blutentziehung (Aderlaß, Schröpfen, Baunscheidt-Verfahren, Blutegel), Schweißabsonderung, Hautreizverfahren (Teil- und Vollbäder, Canthari-denpflaster), Diurese, Aschner-Methode.

Aufgabe der Ärzte ist es, die verschiedenen Methoden in ihrer Seriösität zu beurteilen (z.B. Nachweis der Wirksamkeit), um Schaden vom Pat. abzuwenden. Gerade bei entzündlich-rheumatischen Erkrankungen besteht die Gefahr, daß wirksame Behandlungsmethoden (Medikamente, physikalische Therapien, Operationen) versäumt werden und erst zum Einsatz kommen, wenn die Knorpel-Knochendestruktion (z.B. bei RA) schon fortgeschritten ist.

Innerhalb der unkonventionellen Heilverfahren gibt es Behandlungsmethoden, für die es keinen seriösen Nachweis gibt, bei denen jedoch durchaus positive Einzelbeobachtungen vorliegen:

- Sauerstoff-Mehrschritt-Therapie nach Ardenne
- Magnetfeldtherapie
- Symbioselenkung
- Kupferarmreif
- Magnetische Schuhabsätze
- QiGong-Kugeln: Rotieren zweier Kugeln in der Hand im und entgegen dem Uhrzeigersinn. Die Stimulation der Reflexfelder führt zur Erhöhung von Konzentration, Leistungsstärke und Fingerfertigkeit
- Ölkur nach Dr. Karach: Kauen von 1 Eßlöffel Sonnenblumenöl morgens vor dem Frühstück auf die Dauer von 15–20 Min. Dabei wird viel Speichel gebildet (Krankheitsgifte werden aus dem Blut gezogen. Deshalb auf keinen Fall Öl hinunterschlucken, sondern ausspucken)

- Eigentherapie nach C. Thomas: Trinken tgl. des Morgenurins.

Andere Behandlungsmethoden kristallisieren sich in letzter Zeit als unterstützende Therapie heraus, z.B.:
- Akupunktur
- Enzymtherapie
- Eigenblut-Therapie
- Ernährungstherapie und Heilfasten
- Homöopathie
- Phytotherapie.

18.2 Akupunktur

Grundlagen

Die klassische chinesische Akupunktur ist eingebettet in die „Traditionelle Chinesische Medizin (TCM)", die nach einer diffizilen Diagnostik (konstitutionelle Faktoren, bioklimatische Faktoren, Yin/Yang-Symptomatik, Meridiansymptome, Puls- und Zungendiagnostik) zu einer entsprechenden Punkteauswahl, Stich- und Reiztechnik führt. Die „Westliche Form der Akupunktur" ist eine Synthese aus chinesischen Methoden und Erfahrungen der westlichen Patienten Die Punktekombinationen, die bei den jeweiligen Krankheitssymptomen aufgeführt sind, stellen Anhaltspunkte nach unseren schulmedizinischen Vorstellungen dar. Die Akupunktur sollte immer als ergänzendes reflextherapeutisches Konzept in der Rheumatologie verstanden werden.

18

Wirkungsweise

Die Akupunktur ist eine Reflextherapie, die über folgende Mechanismen zu wirken scheint:
- Nerval-reflektorisch (z.B. bei M. Sudeck)
- Humoral-endokrin (z.B. bei Schmerzther.)
- Vasoaktiv (z.B. bei Kopfschmerzen)
- Muskelrelaxierend (z.B. bei tendomyotischem Schmerzsyndrom)
- Immunologisch aktivierend (z.B. bei Infektionsanfälligkeit).

Meridiane

Meridiane sind ein System von Orientierungslinien für Akupunkturpunkte mit ähnlicher Ind. Nach der Vorstellung der TCM entsprechen die Meridiane Kanälen, in denen Qi (Energie, Funktion) und Xue (Blut) in einem 24-h-Rhythmus fließen. Eine Störung des Flusses führt zu Krankheitserscheinungen. Jeder der 12 Hauptmeridiane hat eine zwei-

Die 12 Haupt- und 2 zusätzliche Meridiane werden mit folgenden Abkürzungen versehen:

Herz	H
Dünndarm	Dü
Blase	B
Niere	N
Kreislauf-Sexualität	KS
Dreifacher Erwärmer	3E
Gallenblase	G
Leber	Le
Lunge	Lu
Dickdarm	Di
Magen	M
Milz-Pankreas	MP
Lenkergefäß	LG
Konzeptionsgefäß	KG

ständige eigene Zeit, in dem der Körper diesem speziellen Organ seine Kräfte zukommen läßt (sog. Maximalzeit). Daraus ergibt sich die chinesische Organuhr (☞ Abb. 18.1). Auch die Schulmedizin kennt diese zeitlichen Schwerpunkte (Gallenkolik um Mitternacht, Asthmaanfall in den frühen Morgenstunden).

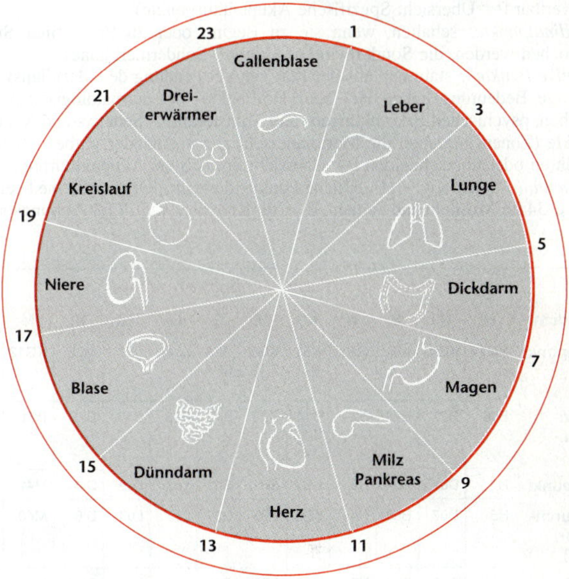

Abb. 18.1: Chinesische Organuhr [L 157]

Allgemeine Akupunkturpunkte

Auf den Meridianen liegen insgesamt 361 Akupunkturpunkte, die als Projektionszonen bzw. Reflexgebiete innerer Strukturen angesehen werden. Die Akupunkturpunkte können lokale (z.B. Knie), regionale (z.B. Bein) oder übergeordnete Indikationen (z.B. Stoffwechsel, innere Organe) haben.

Spezifische Akupunkturpunkte

- *Quellpunkt:* 3. oder 4. Punkt von der Peripherie aus gezählt. Ausgleichende Wirkung auf das Meridiansystem. Verstärkung der Wirkung von anderen Punkten (☞ Übersicht Spezifische Akupunkturpunkte)
- *Lo-(Durchgangs-)Punkte:* liegen proximal der Quellpunkte. Ausgleichende Wirkung (☞ Übersicht Spezifische Akupunkturpunkte)

- *Alarmpunkte:* liegen ventral auf dem Rumpf. Werden bei Störungen der inneren Organe oft zusammen mit dem jeweilig zugehörigen Zustimmungspunkt sowie bei chron. Erkrankungen verwendet (☞ Übersicht Spez. Akupunkturpunkte)
- *Zustimmungspunkte:* liegen auf dem inneren Ast des Blasenmeridians zwischen Schulter und Steißbein. Sie werden besonders bei chronischen Erkrankungen des zugehörigen Organs eingesetzt. Sie entsprechen durch ihren segmentalen Bezug teilweise den Headschen Zonen und sind bei Druckschmerz auch diagnostisch verwertbar (☞ Übersicht Spezifische Akupunkturpunkte)
- *Kardinalpunkte:* schalten, wenn sie zu Beginn oder zu Ende einer Sitzung gestochen werden, die Sondermeridiane ein (☞ Sondermeridiane)
- *„Antike Punkte":* stammen aus der Zeit vor Verwendung des Meridiansystems. Heutige Bedeutung haben He- oder Ho-Punkte (bei dermatologischen, allergischen, psychischen Erkrankungen) und Tonisierungs-, Sedativ- und Reunionspunkte (Zonen, in denen die Meridiane sehr eng aneinander vorbeiziehen, sich berühren oder überschneiden (☞ Übersicht Spezifische Akupunkturpunkte)
- *Influential Points:* sog. einflußreiche Punkte, die ganze Organsysteme beeinflussen: G 34 für Muskeln und Sehnen; B 11 für Knochen; KG 17 für Atmungsorgane.

Übersicht Spezifische Akupunkturpunkte

Meridian	H	Dü	B	N	KS	3E	G	Le	Lu	Di	M	MP
Alarmpunkt	KG14	KG4	KG3	G25	KS1 N1	KG5 7,12, 17	G23 G24	Le14	Lu1	M25	KG12	Le13
Zustimmungspunkt	B15	B27	B28	B23	B14	B22	B19	B18	B13	B25	B21	B20
Quellpunkt	H7	Dü4	B64	N3	KS7	3E4	G40	Le3	Lu9	Di4	M42	MP3
Lo-(Durchgangspunkt)	H5	Dü7	B58	N4	KS6	3E5	G37	Le5	Lu7	Di6	M40	MP4
Tonisierungspunkt	H5	Dü3	B67	N7	KS9	3E3	G43	Le8	Lu9	Di11	M41	MP2
Sedativpunkt	H7	Dü8	B65	N1,2	KS7	3E10	G38	Le2	Lu5	Di2, 3	M45	MP5
Ho-Punkt	H3	Dü8, M39	B54	N10	KS3	3E10	G34	Le8	Lu5	Di11, M37	M36	MP9
Kardinalpunkt		Dü3	B62	N6	KS6	3E5	G41		Lu7			MP4

Durchführung

- Dauer der Akupunkturbehandlung: im Regelfall 20–30 Min.
- Behandlungsabstand: normalerweise 1 Wo., bei Akutsymptomatik (Kopfschmerz, Lumboischialgie) auch häufiger, ggf. initial auch tägl. für 3–5 Tage

- Behandlungsserie: je nach Krankheitsbild 10–15 Sitzungen. Auch bei chronischen Erkrankungen (z.B. LWS-Syndrom, tendomyotisches Schmerzsyndrom) keine Dauertherapie
- Lagerung: am besten liegend, um einem Kollaps vorzubeugen. Auf angenehme Umgebungstemperatur achten
- Nadeln: Einmalnadeln
- Punktauswahl: Kombination von lokalen Punkten (locus dolendi) und Fernpunkten. Wenige Nadeln verwenden. Bei Yin-Symptomatik (Leere, Hypofunktion) tonisierende, bei Yang-Symptomatik (Fülle, Hyperfunktion) sedierende Reiztechnik
- Reiztechnik: nach einem eher spitzen Einstichschmerz entsteht über vielen Punkten das „PSC-Gefühl" (Gefühl, daß etwas „angekommen" ist). Dies ist ein dumpfes, evtl. warmes, drückendes und parästhesierendes Gefühl am Akupunkturpunkt oder im Meridianverlauf
  – Sedierende Techniken: kräftiger Reiz, langsames Senken und schnelles Heben der Nadel („etwas herausziehen")
  – Tonisierende Techniken: sanfter Reiz, schnelles Senken und langsames Heben der Nadel („etwas zuführen").

Die Sondermeridiane

Name des Meridians	Kardinal-(Einschalt-)Punkt	Zugeordnete Indikationen
Du-Mai (LG)	Dü3	Steifigkeit und Schmerzen im Verlauf der WS, Kopfschmerz, Fieber
Ren-Mai (KG)	Lu7	Urogenital-Trakt (z.B. Fluor), Respirationstrakt, Schmerzen in Epigastrium und Unterbauch
Chong-Mai	MP4	Gastro-Intestinal-Trakt, Gynäkologische Erkr.
Dai Mai (Gürtelgefäß)	G41	Bauchschmerzen, Völlegefühl, Kreuzschmerzen
Yangqiao-Mai	B62	Schlaflosigkeit, Paresen der unteren Extremität
Yinquiao-Mai	N6	Schlafsucht, Paresen der unteren Extremität
Yangwei-Mai	3E5	Fieber, Frösteln (externe Pathogene)
Yinwei-Mai	KS6	Herzschmerz, Oberbauchschmerz

Hauptindikationen

Hauptindikationen sind Schmerzsyndrome am Bewegungsapparat funktioneller Genese

- Tendomyotisches stammskelettbetontes Schmerzsyndrom bei sternosymphysaler Belastungshaltung (☞ 12.1)
- Zervikobrachiales und zervikozephales Schmerzsyndrom bei HWS-BWS-Fehlhaltung (☞ 12.2)
- Lumboischialgie bei muskulärer Dysbalance (☞ 2.2.2)
- Insertionstendopathien (z.B. Epikondylus humeri lateralis) bei Fehlbelastung (☞ 12.2).

Im Rahmen von entzündlich-rheumatischen Erkrankungen können Periarthropathien und Insertionstendopathien auch in Folge von (sekundär-)arthrotischen Veränderungen dankbare Indikationen darstellen:

- Periarthropathia coxae bei Z.n. Koxitis, z.B. bei RA (☞ 7.1), Sp.a. (☞ 8.1)
- Periarthropathia genu bei Gonarthrose (☞ 12.3.3)
- Periarthropathia humeroscapularis (PHS) ankylosans mit Schultermyogelosen (☞ 12.3.1)
- Insertionstendopathien und Myogelosen bei Sp.a. (☞ 8.1).

Ferner können vegetative Begleitsymptome, Organmanifestationen bei rheumatischen Erkrankungen und unerwünschte Wirkungen der Medikamente das therapeutische Spektrum deutlich erweitern. Gängige Ind. im rheumatologischen Alltag sind

- Dyspnoe
- Raynaud-Syndrom bei Kollagenosen
- Globusgefühl bei Kollagenosen (insbes. PSS ☞ 9.1.2)
- Herzkreislaufstörungen (Hypotonie, Kollapsneigung, Tachykardien)
- Obstipation
- Übelkeit (medikamentös bedingt)
- Klimakterische Beschwerden.

Akupunktur-Indikationskatalog der Weltgesundheitsorganisation (WHO)

18

(Ind. im rheumatologischen Alltag sind **fett** gekennzeichnet)

- Respirationstrakt: akute Sinusitis, akute Rhinitis, allgemeine Erkältungskrankheiten, akute Tonsillitis
- Bronchopulmonale Erkrankungen: akute Bronchitis, **Asthma bronchiale**
- Augenerkrankungen: **akute Konjunktivitis,** zentrale Retinitis, Myopie (bei Kindern), Katarakt
- Erkrankungen der Mundhöhle: Zahnschmerzen, Schmerzen nach Zahnextraktion, Gingivitis, **akute und chronische Pharyngitis**
- Orthopädische Erkrankungen: **Schulter-Arm-Syndrom, Periarthritis humeroscapularis, Tennisellenbogen, Lumbalgie, Rheumatoide Arthritis**
- gastrointestinale Erkrankungen: **Ösophagus- und Kardiospasmen,** Singultus, **Gastroptose,** akute und chronische Gastritis, Hyperazidität des Magens, chronisches Ulcus duodeni, akute und chronische Kolitis, Obstipation, Diarrhö. paralytischer Ileus
- Neurologische Erkrankungen: **Kopfschmerzen,** Migräne, **Trigeminusneuralgie,** Fazialisparese, Lähmungen nach Schlaganfall, **periphere Neuropathien,** Poliomyelitislähmung, Menière-Krankheit, neurogene Blasendysfunktion, Enuresis nocturna, **Interkostalneuralgie, Ischialgie.**

Nach den Funktionskreisen der Akupunktur sind in der Rheumatologie folgende Punkte von Bedeutung:

Funktionskreis Herz/Dünndarm

- H 3 (mediales Ende der Ellenbeugenfalte) bei Schmerzen in Ellenbogen, Händen, Axilla
- H 5 (über N. ulnaris, 1 1/2 QF proximal Handgelenk) bei Karpaltunnelsyndrom

- H 7 (ulnare Handgelenksfalte, radiale Seite des Os pisiforme) bei Handgelenksschmerzen
- Dü 3 (Außenseite der Hand, bei Faustschluß Ende der Falte über MCP V) bei Neuralgien an Finger, Hand, Arm, Schulter, Thorax
- Dü 4 (Ulnarseite der Hand, Basis des Os metacarpale V/Gelenkspalt zum Os hamatum) bei Schmerzen, Schwäche der oberen Extremität, Schreibkrampf
- Dü 9 (1 QF über dem Ende der dorsalen Achselfalte) bei dorsalen Schulterschmerzen
- Dü 11 (Mitte der Scapula, unter der Spina) bei Schmerzen in Nacken, Schulter, Arm
- Dü 15 (Knick des M. trapezius) bei Schmerzen in Nacken, Schulter, Arm, Rücken.

Funktionskreis Blase/Niere

- B 10 (Ansatz des M. splenius capitis an der Protuberantia occipitalis externa) bei Zervikalsyndrom
- B 11 (2 QF lateral der dorsalen Medianen, neben Dornfortsatz Th 1) bei paravertebralen Myogelosen, Zephalgien bei Fehlhaltung im zervikothorakalen Übergang
- B 13 (2 QF lateral der dorsalen Medianen, neben Dornfortsatz Th 3) bei Nacken-Schulterblatt-Schmerzen
- B 25 (2 QF lateral der dorsalen Medianen, neben Dornfortsatz L 4) bei paravertebralen Myogelosen, Lumbalsyndrom
- B 27 (2 QF lateral der dorsalen Medianen, neben Dornfortsatz S 1) bei Lumbalgien, Ischialgien, ISG-Symptomatik
- B 39 (4 QF lateral der dorsalen Medianen, neben Dornfortsatzspitze Th 5) bei Schmerzsyndrom interskapulär und Schulterschmerzen
- B 50 (Mitte der Gesäßfalte, Valleixscher Druckpunkt) bei Lumboischialgie
- B 54 (Mitte der Kniegelenksquerfalte) bei Kniegelenksbeschwerden, Lumboischialgie
- B 60 (Oberrand des Kalkaneus, Mitte zwischen Achillessehne und höchster Erhebung des Außenknöchels): Meisterpunkt aller Schmerzen und Schwellungen im Meridianverlauf
- B 67 (lateraler Nagelfalzwinkel der kleinen Zehe) bei Arthralgien des Fußes
- N 3 (Oberrand des Kalkaneus, Mitte zwischen Achillessehne und höchster Erhebung des Innenknöchels) bei Schmerzen in Fuß und Unterschenkel
- N 10 (mediale Kniegelenksfalte, zwischen den Sehnen des M. semitendinosus und M. semimembranosus) bei Schmerzen an Beininnenseite, Oberschenkel, Knie
- N 21 (2 QF paramedian, am Schnittpunkt mit Rippenbogen) bei Interkostalneuralgie.

Funktionskreis Kreislauf-Sexualität/Dreifacher Erwärmer

- KS 3 (Mitte der Ellenbeugenfalte, ulnare Seite der Bizepssehne) bei Schmerzen in Ellenbogen, Arm, Hand
- KS 7 (Mitte der palmaren Handgelenksfurche zwischen den Sehnen von M. flexor carpi radialis und M. palmaris longus) bei Handgelenksschmerzen, Karpaltunnelsyndrom, Schreibkrampf
- 3E 1 (ulnarer Nagelfalzwinkel des Ringfingers) bei Schmerzen in Arm und Ellenbogen mit Behinderung der Armhebung

- 3E 4 (über Gelenkspalt Os hamatum/Metacarpale IV) bei Schmerzen in Handgelenk und Arm
- 3E 5 (1 1/2 QF proximal der Mitte der dorsalen Handgelenksfurche) bei Handgelenkschmerzen
- 3E 10 (Fossa olecrani dorsal) bei Schulter-, Nacken-, Armschmerzen
- 3E 14 (Grübchen unter und hinter dem Akromion, zwischen hinterem und mittlerem Anteil des M. deltoideus) bei PHS, Schulterschmerzen
- 3E 15 (oberer Trapeziusrand, Schultermitte): Meisterpunkt der Arme und der Wetterfühligkeit
- 3E 17 (Mastoidvorderrand bzw. Grube zwischen Mastoid und Mandibula) bei Kiefergelenksarthritis
- 3E 21 (bei offenem Mund im Grübchen oberhalb des Kondylus der Mandibula) bei Kiefergelenksarthritis.

Funktionskreis Gallenblase/Leber

- G 20 (Grube medial hinter Mastoid) bei Nackenschmerzen
- G 21 (höchster Punkt der Schulter zwischen Akromion und Dornfortsatz HWK 7) bei Schulter-, Rücken-, Nackenschmerzen
- G 30 (vorspringendster Punkt des Trochanter major) bei Lumboischialgie, Hüftschmerzen
- G 31 (wo Fingerspitzen bei herabhängenden Armen am seitlichen Oberschenkel hinzeigen) bei Ischialgie, Lumbalgie
- G 34 (Grübchen vor und unter Fibulaköpfchen) bei Schmerzen in Knie und Hüfte
- G 40 (Grübchen vor Fibulaspitze, über dem Kalkaneokuboidgelenk) bei Sprunggelenkschmerzen
- Le 9 (mediales Ende der Kniegelenksfalte, vor der Sehne des M. semimembranosus) bei Knieschmerzen, insbes. bei Gonarthrose.

18

Funktionskreis Lunge/Dickdarm

- Lu 7 (über der A. radialis, 2 QF proximal der größten Handgelenksfurche) bei Karpaltunnelsyndrom, Schmerzen im Meridianverlauf
- Lu 10 (Thenarmitte, Farbumschlag der Haut) bei Rhizarthrose, Tendovaginitis
- Di 4 (Handrücken, radiale Seite des Os metacarpale II. Bei gestreckt aneinander gepreßtem Daumen und Zeigefinger am höchsten Punkt des Muskelwulstes) bei Schmerzen der oberen Extremität im Meridianverlauf. Hauptanalgesiepunkt der oberen Extremität
- Di 11 (radiales Ende der Ellenbeugenfalte bei gebeugtem Arm) bei Schulter-Arm-Schmerzen
- Di 14 (am Ansatz des M. deltoideus) bei PHS, Schulter-Arm-Schmerzen
- Di 15 (Vorderrand Bizepssehne, Grübchen vor und unterhalb des Akromions) bei Omarthritis, PHS, Bursitis calcarea.

Funktionskreis Magen/Milz/Pankreas

- M 2 (Jochbeinunterrand, Mitte Masseter, Grübchen vor dem Processus articularis mandibulae) bei Kiefergelenksbeschwerden
- M 3 (Mandibula an der Stelle des höchsten Masseterwulstes bei geschlossenem Mund) bei Kiefergelenksbeschwerden
- M 31 (Leistenbeuge, zwischen Sehne des M. adduktor magnus und M. sartorius) bei Raynaud-Syndrom; z.B. Kollagenosen
- M 35 (äußeres Knie-Auge) bei Periarthropathia genu

- M 36 (1 QF lateral der vorderen Tibiakante, 2 QF unterhalb des Fibulaköpfchen-Unterrandes) bei Knie- und Beinbeschwerden. Sog. „großer Heiler der Füße und Knie"
- M 41 (Fußwurzelmitte, Unterrand Tibia) bei Schmerzen Fußgelenke und Vorfußarthritis
- M 42 (höchster Punkt des Ristes) bei Schmerzen im Fußrücken
- MP 5 (Grübchen Os navikulare medial der Sehne des M. tibialis anterior) bei allen Beschwerden im Knöchel. Meisterpunkt des Bindegewebes
- MP 9 (Grübchen unter medialem Tibiakondylus) bei Periarthropathia genu.

Zusätzliche Meridiane

LG 13 (Dornfortsatzspitze C 7) bei Nacken-, Rücken-, Schulterschmerzen.

Tips, Tricks & Fallen

- QF = Querfinger des Pat.; nicht Querfinger des Therapeuten
- Dem Kollaps bei der Nadelung durch Hinlegen der Pat. vorbeugen
- Ansonsten kann ein bereits eingetretender Kollaps durch KS 9, H 9, und LG 26 therapiert werden
- Zur Selbstbehandlung kann dem Pat. die Akupressur empfohlen werden.

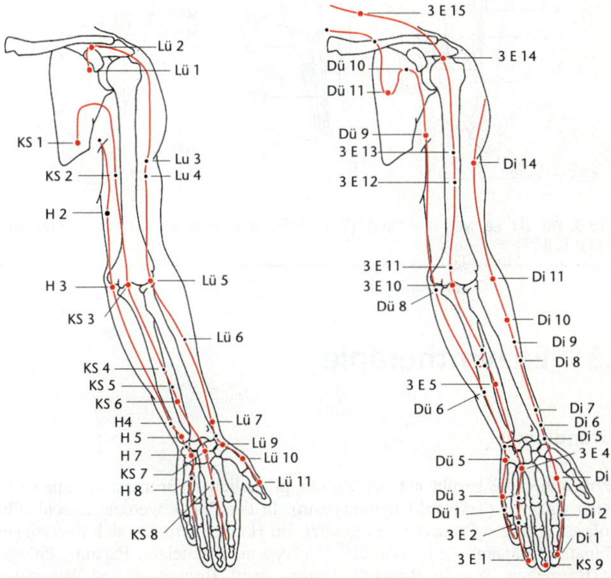

Abb. 18.2: Yin- (Lu, KS, H) und Yang- (Di, 3E, Dü) Meridiane der oberen Extremität [L 157]

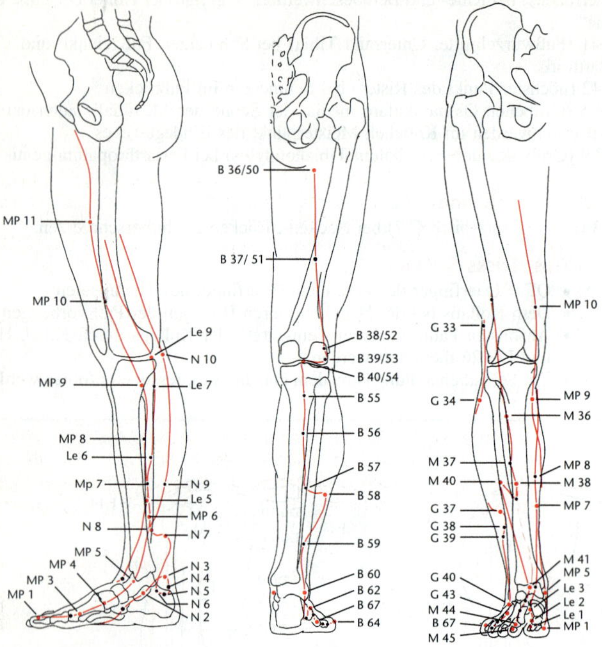

Abb. 18.3: Yin- (N, Le, MP) und Yang- (B, G) Meridiane sowie M und MP der unteren Extremität [L 157]

18.3 Enzymtherapie

Grundlagen

Die Enzymtherapie beruht auf der Zufuhr pflanzlicher (Bromelain, Papain) und tierischer Enzyme (Trypsin, Chymotrypsin). In der Praxis werden ausschließlich Hydrolasen (zumeist Proteasen) eingesetzt. Im Handel befinden sich überwiegend Kombinationspräparate, z.B. Mulsal® N (Trypsin, Bromelain, Papain), Phlogenzym® (Bromelain, Trypsin, Rutosid), Traumanase® (Bromelain) und Wobenzym® N (Pankreatin, Trypsin, Chymotrypsin, Bromelain, Papain, Rutosid). Dank der unveränderten Aufnahme durch die Darmschleimhaut können die Enzyme ihre Wirkung im Blut und in den Geweben entfalten. Eine antiphlogistische Wirkung (antiinflammatorisch, antiödematös, analgetisch) läßt an einen komplementären Einsatz bei rheumatischen Erkrankungen denken.

Durchführung

Dosierung

- Einnahme 3x tägl. wegen kurzer Halbwertszeit der Enzyme
- Nüchterneinnahme $^1/_2$ bis 1 h vor den Mahlzeiten
- Hohe Dosierung bei akuten Prozessen (z.B. 3 x 10 Drg. Wobenzym® N tägl.), niedrige Dosierung bei chron. Prozessen (z.B. 3 x 2 Drg. Wobenzym® N tägl.)
- Hohe Dosierung kann nach Verminderung der Symptomatik reduziert werden, muß aber bei anhaltendem Entzündungsprozess (z.B. RA) weiterhin 9–12 Drg. tägl. betragen.

Behandlungsdauer

In Abhängigkeit von der Schwere der Erkrankung bis zum Abklingen der Symptome.

Hauptindikationen

Aufgrund der antiphlogistischen Wirkung stellen entzündlich-rheumatische Erkrankungen (RA, Sp.a.) denkbare Ind. dar. Jedoch ist der Einsatz der Enzymtherapie auf sehr milde Verlaufsformen sowie dominierende weichteilrheumatische Überlagerung begrenzt. Auf keinen Fall sollte der Zeitpunkt zur Einleitung aggressiver Maßnahmen (Steroide, Basistherapeutika) verpasst werden. Positive Erfahrungen bei Psoriasis vulgaris und Neurodermitis liegen vor.

Tips, Tricks & Fallen

Hohe Kosten, die der Pat. zu tragen hat.

18.4 Eigenbluttherapie

Grundlagen

Die Eigenblut-Therapie ist eine Reiztherapie, bei der entnommenes Venenblut direkt oder aufbereitet in die Muskulatur oder Haut zurückgespritzt wird. Sie beruht auf der Arnold-Schulzschen Regel, daß schwache Reize die Selbstheilungsvorgänge anfachen, mittelstarke Reize sie hemmen und sehr starke Reize sie aufheben. Zahlreiche Untersuchungen haben die Wirkungen dieser Therapie auf Vegetativum und Immunsystem belegt.

Wirkungsweise

Diese unspezifische Reiztherapie soll zu einem sog. „Stoß ins Vegetativum" führen: ein Reiz auf die Regulationssysteme aktiviert dabei eine Kaskade von Gegenantworten, die insgesamt das Prinzip der sog. „vegetativen Gesamtumschaltung" ausmachen. Es wird eine Situation herbeigeführt, in der aktivierte Abwehrkräfte die Selbstheilungsfähigkeit des Organismus wiederherstellen.

Folgende klinische Auswirkungen können gesehen werden
- Analgetische Wirkung bei chronischen Schmerzzuständen
- Antiphlogistische Wirkung
- Fiebersenkung
- Besserung des physischen und psychischen Allgemeinbefindens
- Längerer und tieferer Schlaf
- Appetitanregung
- Schnellere Rekonvaleszenz von Infektionen und Stoffwechselerkrankungen und nach OP.

Durchführung

- *Applikation:* Beginn mit einer intrakutanen Injektion (0,1 ml), bei guter Verträglichkeit Wechsel auf s.c.-Injektion (< 1 ml) und mit steigenden Injektionsmengen (2–5 ml) auch i.m.-Injektionen
- *Dosierung:* mit 0,1 ml Blut intrakutan beginnen, bei keinen nennenswerten Reaktionen Menge jeden 2.–3. Tag um 0,1 ml auf 0,5 ml steigern, danach jeden 3. Tag steigern auf 1 ml, danach jeden 5. Tag um 1 ml auf maximal 5 ml steigern
- *Behandlungsintervall:* Je akuter der Zustand, desto öfter (ggf. tägl.), je chronischer der Zustand, desto seltener die Behandlung (wöchentlich oder sogar nur 14tägig oder dreiwöchentlich)
- Zusatz von Medikamenten ist möglich (z.B. Homöopathika, Phytotherapeutika).

Hauptindikationen

In der Rheumatologie kann die Eigenblut-Therapie als ergänzende, unspezifische Reiztherapie bei degenerativen Erkrankungen hinzugezogen werden. Dies gilt auch für Sekundärarthrosen, wenn die entzündlich-rheumatische Grunderkrankung keine Entzündungsaktivität aufweist. Unter dem Aspekt der Immunstimulation mit schnellerer Rekonvaleszenz ist nach schweren Infektionen und Operationen ein weiteres Indikationsgebiet gegeben.

Tips, Tricks & Fallen

- Wie bei vielen Reiztherapien kann es auch bei der Eigenblut-Therapie zur Exazerbation der Grunderkrankung und zur Erstverschlimmerung (beginnende Körperantwort) kommen, die mit Temperaturerhöhung, Müdigkeit und Zerschlagenheitsgefühl einhergeht
- Bei Herdreaktionen (Zähne, Tonsillen, Nasennebenhöhlen) ist eine Fokussuche zu veranlassen.

18.5 Ernährungstherapie

Ähnlich wie sich Konzepte medikamentöser Behandlung in den vergangenen Jahrzehnten fast ausschließlich auf die empirische Anwendung von Substanzen mit unklarem Wirkungsmechanismus stützen, ergeht es der Ernährungstherapie.
Von der Forderung des Hippokrates sind wir weit entfernt: „Eure Nahrungsmittel sollen Heilmittel und Eure Heilmittel Nahrungsmittel sein".
Obwohl viele Pat. aufgrund eigener Erfahrungen und Ratschläge von der Familie und Freunden die Rolle der Ernährung zur Linderung von Schmerz und Steigerung des Wohlbefindens betonen bzw. nach richtiger oder falscher Ernährung fragen, herrscht Unwissenheit und Unsicherheit bezüglich dieser Therapieform bei Ärzten.

18.5.1 Gesicherte Grundlagen einer „Diät"

Mit Ausnahme der Gicht, Osteoporose bei Laktoseintoleranz und seltenen allergischen Arthritiden sind die rheumatischen Erkrankungen nicht allein ernährungsbedingt. Viele von ihnen sind jedoch ernährungsabhängig. Eine spezielle Rheumadiät ist wohl nicht möglich, jedoch kann individualisierte angepaßte Ernährung helfen, Befinden und Befunde von rheumatischen Erkrankungen zu bessern.

Bedeutung von Nahrungsmitteln für die Auslösung und Unterhaltung immunologischer Reaktionen, insbes. entzündlich-rheumatischer Erkrankungen:
- Beeinträchtigung der T-zellvermittelten Immunität (Typ IV) durch Eiweißmangel → Unterernährung verhindern
- Veränderung der Funktion von T- und B-Zellen sowie Makrophagen und Neutrophilen durch Vitamin- und Spurenelementmangel → Mangelerscheinungen verhindern
- Unverträglichkeit von Nahrungsmitteln im Sinne der Allergie als Auslöser und „Trigger" von rheumatischen Beschwerden → nach unbekannten Nahrungsmittelallergenen durch Eliminationsdiäten fahnden
- Bakterielle Fehlbesiedlungen des Darmes als Auslöser von rheumatischen Erkrankungen (z.B. intestinale Bypass-Arthritis) → Rückführung des Bypasses anstreben
- Besserung der Arthritis durch eine vegetarisch orientierte Kost, bei der wir nur etwa 50 mg Arachidonsäure aufnehmen, während bei einer üblichen fleischreichen Kost 200–400 mg Arachidonsäure zugeführt werden → lacto-vegetabile Kost empfehlenswert
- Eine ausschließlich vegetarische Kost ist nicht erforderlich (Mangelerscheinungen mit Eisen, Kalzium, Eiweiß), so daß man Milch und Milchprodukte hinzufügt, die nur geringe Mengen an Arachidonsäure enthalten → lacto-vegetabile Kost
- Fischölfettsäuren hemmen die Entzündung durch Reduktion von Prostaglandinen (NSAR-Wirkung) und zusätzlich Leukotrienen und Lipoxiden. Dieses ist jedoch erst bei Dosierungen zwischen 30–50 mg/kg in ausreichendem Maße möglich, welches die praktische Wirkung allein stark einschränkt

- Antioxidantien (Vitamin E und C, Spurenelemente Selen und Zink) können diätetisch genutzt werden, wobei jedoch für eine antiphlogistische Wirkung des Vitamin E Megadosen von 1,2 g Tocopherol tägl. notwendig sind, die durch keinerlei Ernährung möglich sind.

18.5.2 Patientenerfahrung mit Ernährung

Pat. mit verschiedenen rheumatischen Erkrankungen wurden nach ernährungsbedingter Verschlimmerung oder Besserung befragt, wobei folgende Beobachtungen berichtet wurden:

- Verschlimmerung der rheumatischen Beschwerden bei Konsum von
  - Fleisch- und Wurstwaren
  - Zucker und Weißmehlprodukten
  - Alkohol
  - Tierischen Fetten, Milchprodukten
  - Kaffee, Tee, Nikotin.
- Besserung der rheumatischen Beschwerden bei
  - Ernährung mit einem hohen Rohkostanteil
  - Konsum von betont pflanzlicher Kost
  - Maßvoller Ernährung bzw. zeitweisem Nahrungsverzicht
  - Gebrauch von Vollkornprodukten
  - Konsum von naturbelassenen Fetten.

Dieses beruht auf jahrelanger Erfahrung und leidvollen Gegenerfahrungen, so daß der Aussagewert auch im Hinblick auf die theoretischen Grundlagen nicht zu niedrig anzusetzen ist. Dies sollten wir im Interesse unserer Pat. mehr nutzen.

18.5.3 Vollwertige Kost

Eine vollwertige Ernährung muß entsprechend der Deutschen Gesellschaft für Ernährungsmedizin (DGEM) folgende Kriterien erfüllen:

- Deckung des Bedarfs an essentiellen Nährstoffen
- Energiegehalt berücksichtigt den Energiebedarf
- Berücksichtigung präventivmedizinischer Erkenntnisse
- Anpassung der Zusammensetzung an übliche Ernährungsgewohnheiten.

Als Anleitung zur praktischen Umsetzung wurde von der Deutschen Gesellschaft für Ernährung (DGE) ein Ernährungskreis entwickelt. Die verschiedenen Lebensmittelgruppen stehen dabei in einer gewissen Relation zueinander. Die Zusammensetzung der Segmente sollte nicht bei jeder Mahlzeit, sondern wochenweise erreicht werden.

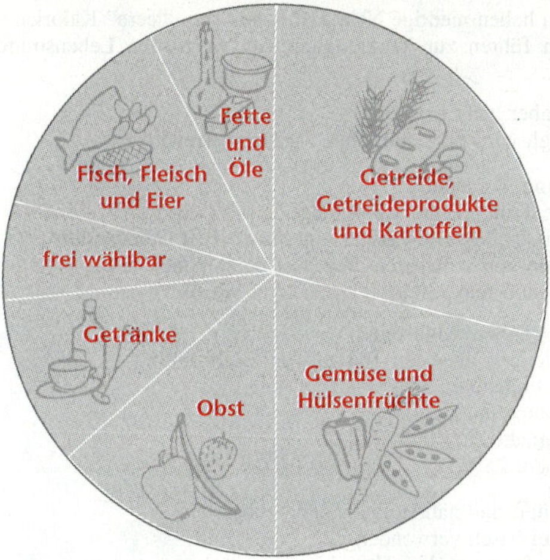

Abb. 18.4: Ernährungskreis der Deutschen Gesellschaft für Ernährung (DGE) [L 157]

Nach dem internationalen Stand der Ernährungswissenschaft wurden 10 Regeln von der DGE aufgestellt:

1. Vielseitig – aber nicht zuviel
Abschätzung des Energiebedarfs nach folgender Faustregel:
- Bettruhe: Körpergewicht x 20–25 Kcal/kg KG
- leichte Arbeit: Körpergewicht x 30 Kcal/kg KG
- mittelschwere Arbeit: Körpergewicht x 35-40 Kcal/kg KG
- schwere Arbeit: Körpergewicht x 50 Kcal/kg KG.

2. Weniger tierisches Eiweiß
Reduktion von Fleisch, Wurst, Eiern, Milch und Milchprodukten. Alternative: Kartoffeln, Hülsenfrüchte, Getreide.

3. Weniger Fett
- Weitgehender Verzicht auf tierische Fette: Fleisch, Wurst, Sahne, fetter Käse
- Verwendung von Pflanzenölen: Sonnenblumenöl, Distelöl, Olivenöl
- auf sog. versteckte Fette achten: Fleisch, Schokolade, Butter.

4. Reichlich Gemüse, Kartoffeln, Obst
- sind Lebensmittel mit höchster Nährstoffdichte
- sind Hauptlieferant für Vitamine, Mineralien, Ballaststoffe
- 200 g Gemüse, 75 g Salat, 200–250 g Obst tägl.

5. Mehr Vollkornprodukte
- Lieferant für pflanzliche Eiweiße, B-Vitamine und Kohlenhydrate
- Brot, Nudeln, Reis.

6. Selten süß
- Süßigkeiten haben niedrige Nährstoffdichte, sog. "leere" Kalorien
- Süßigkeiten führen zur Verdrängung von wertvollen Lebensmitteln auf dem Speiseplan.

7. Würzig, aber nicht salzig
5–6 g Salz tägl. wird oft schon ohne Zusalzen erreicht.

8. Trinken mit Verstand
- empfohlene Trinkmenge: 1,5–2 l tägl.
- Leitungswasser, Mineralwasser, ungesüßten Tee, Gemüsesäfte
- Einschränken von schwarzem Tee, Kaffee, Alkohol
- Alkoholkonsum max. 30 g tägl. (ca. 1/4 l Wein).

9. Häufiger kleinere Mahlzeiten
- Energieverteilung über den Tag auf fünf Mahlzeiten
  - 1. und 2. Frühstück: 35%
  - Mittagessen: 30%
  - Zwischenmahlzeit: 10%
  - Abendessen: 25%.

10. Schmackhaft und nährstoffschonend zubereiten
- Lebensmittel frisch verwenden
- Zubereitung kurz vor dem Verzehr
- Waschen unter fließendem Wasser
- Garzeiten kurz halten
- richtige Gartemperatur wählen
- Garwasser für Soßen weiterverwenden.

18.6 Heilfasten

Grundlagen

- Heilfasten ist ein jahrtausendealtes, tief wirkendes Heilverfahren, das an die Wurzel der Erkrankung und an die Wurzel persönlichen Verhaltens geht
- Durch langen Nahrungsverzicht und Förderung aller Ausscheidungen erfolgt eine Umstimmung der Reaktionsweise des Körpers (Desensibilisierung). Es wird eine Veränderung der Immunlage eingeleitet und damit ein Heilungsprozeß in Gang gebracht
- Fasten bringt bei Pat. mit RA oft eine überraschende Besserung der Beschwerden, eindeutig auch mit Abnahme der Gelenkschwellungen und der Morgensteife sowie Reduktion von CRP und BSG einhergehend: vorübergehendes Fasten in das Therapiekonzept einplanen
- Nach erneuter Nahrungszufuhr kehrt die Entzündung zurück, welches den Stellenwert der zugeführten Arachidonsäure für das Maß der entzündlichen Reaktion unterstreicht. Anmerkung: Je mehr Arachidonsäure im Körper vorhanden ist, umsomehr Entzündungsmediatoren können gebildet werden

- Ansprechen ist nur im reaktionsfähigen Körper möglich, nicht mehr bei fortgeschrittenen chronischen Erkrankungen
- Fasten ist eines der wenigen erfolgreichen biologischen Entgiftungsmittel in einer schadstoffbelasteten Umwelt.

Was ist Fasten?

- Fasten ist eine naturgegebene Form menschlichen Lebens
- Fasten bedeutet, daß der Organismus durch innere Ernährung und Eigensteuerung aus sich selbst leben kann
- Fasten ist eine Verhaltensweise von selbstständigen Menschen, die sich frei entscheiden können
- Fasten betrifft den ganzen Menschen, jede einzelne seiner Körperzellen, seine Seele und seinen Geist
- Fasten ist die beste Gelegenheit, in Form zu bleiben oder wieder in Form zu kommen
- Fasten hilft jedem Menschen, seine Lebensweise zu ändern, falls das nötig ist.

Was ist Fasten nicht?

- Fasten ist nicht Hungern
- Fasten hat nichts zu tun mit Entbehrung und Mangel
- Fasten bedeutet nicht: weniger essen
- Fasten meint nicht: Abstinenz von Fleisch am Freitag (das wäre Verzicht)
- Fasten ist nicht Schwärmerei von Sektierern
- Fasten muß nicht unbedingt mit Religion zu tun haben.

Hauptindikationen

- Ernährungsabhängige Stoffwechselerkrankungen (Gicht und andere Kristallarthorpathien, Hyperlipidämie)
- Entzündlich-rheumatische Erkrankungen mit mittlerer und hoher Krankheitsaktivität (RA)
- Umstimmungstherapie bei generalisierter Tendomyopathie (Fibromyalgie).

Durchführung

Die 5 Grundregeln des Fastens

- Nichts essen (für 1, 2 oder mehrere Wo.), nur trinken (ca. 3 l Wasser, Tee, Gemüsebrühe, Obst- und Gemüsesäfte)
- Alles weglassen, was nicht lebensnotwendig ist: Nikotin, Alkohol, Süßigkeiten, Kaffee. Medikamente, soweit entbehrlich (NSAR, Sedativa, Muskelrelaxantien; Steroide evtl. reduzieren)
- Sich vom Alltag lösen (berufliche und familiäre Bindungen), Begegnung mit sich selbst
- Sich natürlich verhalten: das tun, was dem Körper gut tut, wonach der Körper verlangt. Der Erschöpfte soll sich ausschlafen, der Bewegungsfreudige soll wandern, Sport treiben
- Alle Ausscheidungen fördern: Darmentleerung, Nieren durchspülen, schwitzen, abatmen, Haut und Schleimhäute pflegen.

Die Fastenzeit

- Vorbereitung: vor dem eigentlichen Fastentag einen Entlastungstag einlegen. Wenig essen, so daß man gerade satt wird. Dazu reichlich Rohkost oder Obst. Entlasten heißt auch: seelische Last abwerfen, Hektik abbauen, Spannung loslassen, zu sich kommen
- 1. Fastentag: gründliche Darmentleerung mit Elektrolytlösung (Clean-Prep®). Fastengetränke sorgen für ausreichende Flüssigkeitszufuhr
- 2. Fastentag: häufig Auftreten von sog. Umschaltvorgängen wie Hunger, Blutdruckabfall, Schmerzen und Zweifel
- ab 3. Fastentag: stabiler, sicherer und zuversichtlicher Zustand. Einstellung des Körpers auf neue Lebensform
- Aufbautage: Einübung von neuen Verhaltensweisen beim Essen wie Zeit lassen und gründlich kauen.

Die Fastenwoche im Überblick

Entlastungstag

- Frühstück: Obst und Nüsse, Müsli
- Mittag: Rohkostplatte + Kartoffeln + Gemüse, Quarkspeise
- Nachmittag: Apfel, Nüsse
- Abend: Obst oder Obstsalat mit Leinsamen oder Weizenkleie; Joghurt + Knäckebrot, reichliches Trinken

Fastenzeit

- Morgens: $^1/_4$ l Gemüsebrühe, $^1/_2$ l Kräutertee, $^1/_4$ l Gemüsesaft
- Mittags: $^1/_4$ l Gemüsebrühe, $^1/_4$ l Kräutertee, $^1/_4$ l frisch gepreßter Orangensaft, $^1/_4$ l Gemüsesaft
- Abends: $^1/_4$ l Gemüsebrühe, $^1/_4$ l Kräutertee, $^1/_4$ l frisch gepreßter Grapefruitsaft, $^1/_4$ l Gemüsesaft.

Zusätzlich Wasser oder Mineralwasser nach Durstgefühl trinken.

1. Aufbautag

- Früh: $^1/_2$ l Kräutertee
- Vormittag: Fastenbrechen mit 1 gut reifen oder 1 gedünsteten Apfel
- Mittag: 1 Teller Kartoffel-Gemüsesuppe
- Nachmittag: $^1/_4$ l Früchtetee
- Abend: Tomaten- oder Spargelsuppe, Buttermilch + 1 Teelöffel Leinsamen, 1 Scheibe Knäckebrot.

2. Aufbautag

- Früh: $^1/_4$ l Kräutertee, $^1/_4$ l Gemüsesaft, 2 Scheiben Knäckebrot, 50 g Kräuterquark
- Vormittag: Mineralwasser
- Mittag: Pellkartoffel, Blattsalat, Möhrengemüse, Joghurt mit Leinsamen
- Abend: Möhrenrohkost, Knäckebrot, Getreide-Gemüsesuppe, Dickmilch mit Leinsamen.

18.7 Homöopathie

Grundlagen

Die Homöopathie ist eine spezifische Reiztherapie, deren Ziel die Stimulation der selbstregulatorischen Aktivität des Organismus ist. Es handelt sich um eine gezielte und individuelle Arzneitherapie, die auf 3 Grundprinzipien beruht:

- *Ähnlichkeitsregel:* eine Behandlung mit demjenigen Arzneimittel, welches beim gesunden Menschen die meisten ähnlichen Symptome erzeugt, vermag – in besonderer, potenzierter Form verabreicht – die Krankheit zu heilen (similia similibus curentur). Die Therapie mit Gegenmitteln (contraria contrariis) wird wegen der Gefahr der langfristigen Verschlimmerung oder der Entstehung neuer Krankheiten in der Regel abgelehnt
- *Arzneimittelprüfung:* alle geprüften Substanzen, (Prüfung durch Verabreichung an Versuchspersonen; aussagekräftig sind Symptome, die immer wieder auftreten) und ihre sog. Arzneimittelbilder (Gesamtheit aller durch eine Substanz hervorgerufenen Symptome) werden in der Arzneimittellehre (materia medica) zusammengefaßt
- *Dosierungsregel (Potenzierung):* nicht die materielle Substanz des Mittels, sondern die in der Substanz verborgenen dynamischen Kräfte, werden durch das Verdünnen entwickelt. Die Kombination aus Verdünnung und Verschüttelung (mit einem Wasser-Alkohol-Gemisch) oder Verreibung (mit Milchzucker) fördert diese dynamischen Kräfte zutage.

Durchführung

Diese sollte nur nach Absolvierung entsprechender Weiterbildungskurse in Freudenstadt, Baden-Baden, Bad Brückenau, Celle oder Detmold (Informationen beim Deutschen Zentralverein homöopathischer Ärzte, Adresse ☞ 20) erfolgen.

Dosierung

Ist nicht von theoretischen Mutmaßungen, sondern von der Erfahrung des Verordners und der individuellen Erregbarkeit des Pat. abhängig. Die Gabe von Einzelmitteln ist gebräuchlicher als die Verwendung von Komplexmitteln.

Konstitution

Eine konstitutionelle homöopathische Therapie wird unter Berücksichtigung der Gesamtverfassung des Pat. durchgeführt, wobei hier nur eine begrenzte Anzahl von Mitteln in Frage kommt und meist Hochpotenzen in seltenen Gaben verabreicht werden.

Mittelwahl

Bei der konstitutionellen Homöopathie richtet sie sich primär nach Geist- und Gemütssymptomen, d.h. ganzheitlichen Persönlichkeitsmerkmalen, weniger nach äußeren Symptomen. In der Regel geschieht die Arzneimittelfindung nach auffallenden Symptomen (Lokal-, Allgemein- und Leitsymptomen), kann jedoch auch aus Symptomreihen mit Hilfe von Tafeln, Büchern oder Computer erfolgen.

Applikation

- Darreichungsformen: Tabuletta (Tablette), Globulus (Kügelchen), Dilutio (Lösung) und Trituratio (Verreibung)
- Rezeptur in Tabl. oder Dil. Häufig niedrige Potenzen (D 4 bis D 12)
- Hochpotenzen (z.B. D 30) nur in großen Abständen (wöchentlich, monatlich) oder gar nur einmalig verabreichen.

Hauptindikationen

Alle Krankheiten, die der Selbstregulation des Organismus zugänglich sind, stellen mögliche Indikationen dar. In der Rheumatologie ist eine unterstützende Therapie bei funktionellen Symptomen und einer psychosomatischen Komponente gegeben. Entzündlich-rheumatische Erkrankungen stellen eine Kontraindikation dar, zumal durch die Schwere des Krankheitsbildes und die Notwendigkeit einer die Selbstregulation blockierenden Medikation (Steroide, Basistherapeutika) eine deutlich verminderte Wirksamkeit einer homöopathischen Therapie zu erwarten ist.

Tips, Tricks & Fallen

Gelegentlich kann nach der Gabe homöopathischer Mittel für kurze Dauer zunächst eine Verstärkung der Beschwerden auftreten (sog. Erstverschlimmerung)! Ihr Auftreten wird als prognostisch günstig angesehen.

18.8 Phytotherapie

Grundlagen

Phytotherapie ist eine allopathisch orientierte Therapie mit Arzneimitteln, die ausschließlich aus Pflanzen, Pflanzenteilen und Pflanzeninhaltsstoffen oder deren einfachen galenischen Zubereitungen bestehen. Ihr Wirkmodell ist eine kausale, möglichst direkte Beeinflussung von gestörten Körperfunktionen.
Phytotherapeutika müssen vom Bundesinstitut für Arzneimittel und Medizinprodukte zugelassen werden. Wirksamkeit und Unbedenklichkeit sowie angemessene Qualität sind nachzuweisen.

Wirkstoffgruppen

- Ätherische Öle, z.B. Expektorantien, Diuretika
- Senfölglykoside, z.B. Senf, Kapuzinerkresse
- Lauchöle, z.B. Knoblauch, Küchenzwiebel
- Flavonoide, z.B. Ginkgo, Weißdorn, Mariendistel, Wollblume
- Gerbstoffe, z.B. Eichenrinde
- Emodine, z.B. Senna, Faulbaum
- Bitterstoffe, z.B. Wermut, Enzianarten
- Steroide, z.B. Süßholzwurzel, Ginseng
- Saponine, z.B. Primel, Roßkastanie, Efeu, Schlüsselblumenwurzel

- Alkaloide, z.B. Capsaicin in Paprika und Pfeffer; Morphin, Noscapin, Codein, Papaverin in Schlafmohn; Chinolin in Chinarinde; Nikotin in Tabak; Spartein in Besenginster; Atropin in Tollkirsche; Scopolamin in Stechapfel.

Abkürzungen der Pflanzenteile bei der Rezeptur

- Bulb. = Bulbus = Zwiebel
- Calyc. = Calyx = Kelch
- Cort. = Cortex = Rinde
- Extr. = Extractum = Extrakt
- Flor. = Flores = Blüte
- Fol. = Folium = Blatt
- Fruct. = Fructus = Frucht
- Gem. = Gemma = Knospe
- Herb. = Herba = Kraut
- Lich. = Lichen = Flechte
- Lign. = Lignum = Holz
- Ol. = Oleum = Öl
- Pericarp. = Pericarpium = Fruchtschale
- Rad. = Radix = Wurzel
- Rhiz. = Rhizoma = Wurzelstock
- Sem. = Semen = Samen
- Stip. = Stipes = Stengel
- Tub. = Tuber = Knollen.

Hauptindikationen

- *Entzündlich-rheumatische Erkrankungen (RA) und Kristallarthropathien (Gicht):*
  - ausleitende Verfahren mit Durchspülungstherapie von harntreibenden Mitteln (Diuretika) wie z.B. Birkenblätter, Brennesselkraut, Goldrutenkraut, Hauhechelwurzel, Orthosiphonblätter, Petersilienkraut, -wurzel, Spargelwurzelstock, Wacholderbeeren, grüner Hafertee
  - Entzündungshemmung: Brennesselblätter-Trockenextrakt (Rheuma-Hek®) 2 x 2/d, Weihrauchextrakte (über international Apotheke als H5® erhältlich
- *Arthrosen:* Mistelpräparate (z.B. Plenosol®) intrakutan im entsprechenden Dermatom, Ginkgo
- *Kristallarthropathien (insbes. Gicht):* Herbstzeitlose (Colchicum autumnale)
- *Tendomyopathien:* Mistelkraut, Campher, Eukalyptusöl, Fichtennadelöl, Minzöl, Paprikafrüchte, Pfefferminzöl, Weidenrinde.

Oft können NW der „Rheuma-Medikamente" und Begleitsymptome mit Phytotherapeutika gemildert werden:
- *Immunstimulation bei allgemeiner Infektanfälligkeit (Immunsuppressiva!):* Sonnenhutkraut (Echinaceae)
- *Schlafstörungen (Steroide!):* Baldrianwurzel, Haferstroh, Hopfenzapfen, Lavendelblüten, Melissenblätter
- *Angst- und Unruhezustände, Verstimmungen (Resochin, Chloroquin, Sulfasalazin):* Johanniskraut, Kava-Kava-Wurzelstock
- *Reizhusten:* Lindenblüten, Sonnentaukraut, Efeublätter
- *Hustenreiz:* Huflattichblätter, Isländisches Moos, Malvenblüten, Spitzwegerichkraut, Taubnesselblüten
- *Stomatitis (Gold, MTX!):* Eichenrinde, Myrrhe, Rosenblüten, Salbeiblätter
- *Appetitlosigkeit (Basistherapeutika!):* Bitterkleeblätter, Enzianwuzel, Ingwerwurzelstock, Löwenzahnwurzel mit Kraut, Pomeranzenschale, Wermutkraut
- *Dyspepsie:* Chinarinde, Korianderfrüchte, Schafgarbenkraut, Teufelskrallenwurzel
- *Meteorismus (Sulfasalazin!):* Anisfrüchte, Fenchelfrüchte, Fenchelöl, Kümmel, Minzöl, Pfefferminzblätter, -öl
- *Wundheilungsstörungen (Ulkus, Dekubitus, Fingerkuppen):* Kamillenblüten, Perubalsam, Ringelblumenblüten.

19 Psychosomatische Aspekte

Norbert Klinkenberg
Kati Thieme

19.1 Psychosomatik in der Rheumatologie

Degenerative und weichteilrheumatische Erkrankungen bilden die beiden häufigsten Gruppen des sog. „rheumatischen Formenkreises“, gefolgt von den entzündlichen Gelenks- und Wirbelsäulenerkrankungen sowie den „pararheumatischen Krankheiten“. Hauptkennzeichnen dieser Erkrankungen sind nach der WHO-Definition ihr chronischer Verlauf, Schmerzhaftigkeit und Funktionseinschränkung. Die Ätiologie vieler Erkrankungen ist unklar, oft fehlt eine kausale Therapiemöglichkeit.

Psychosomatischen Aspekten kommt eine besondere Bedeutung zu bezüglich
- Krankheitsverarbeitung
- Leben mit der Erkrankung
- Therapiecompliance
- Gesundheitsprophylaxe
- Psychischen und sozialen Beeinträchtigungen.

Deshalb sind eine systematische Einbindung psychologischer und sozialer Ressourcen des Pat. und eine interdisziplinäre Zusammenarbeit zwischen medizinischen (z.B. Internisten, Chirurgen, Orthopäden) und psychosozialen Fachleuten notwendig.

Der Erwerb theoretischer Kenntnisse und therapeutischer Fertigkeiten auch in der Psychosomatik (und Psychotherapie) sowie die Selbsterfahrung in der Arzt-Patienten-Beziehung (z.B. in Balint-Gruppen) gehören heute zum selbstverständlichen Muß für den rheumatologisch tätigen, niedergelassenen wie klinisch tätigen Arzt.

19.1.1 Bio-psycho-soziale Belastung von Rheumapatienten

Zunehmend setzt sich eine multikausale, multideterminierte oder multifaktorielle Betrachtungsweise diagnostischer und therapeutischer Fragestellungen durch. Zur Beschreibung dieses systembezogenen Ansatzes kann das von vielen psychosomatischen Schulen akzeptierte bio-psycho-soziale Systemmodell (nach Engel und Schwartz) herangezogen werden. Danach entwickelt sich „Krankheit“ auf miteinander vernetzten biologisch-medizinischen, psychischen und sozialen Ebenen und wirkt sich auf diese aus.

Biologische Belastung

Kennzeichen rheumatischer Erkrankungen sind:
- Zumeist chronisch-progredienter Verlauf
- Rezidivierende Schmerzhaftigkeit
- Geringe Beeinflußbarkeit durch eine kausale Therapie
- Begrenzte Beeinflußbarkeit durch eine symptomatische medizinische Therapie
- Hohe Inzidenz der weichteilrheumatischen (☞ Kap. 12) und degenerativen Erkrankungen, die etwa 90–95 % der Erkrankungen des „rheumatischen Formenkreises“ ausmachen
- Bedrohlichkeit der Gruppe der Kollagenosen und Vaskulitiden

- Indirekte Auswirkungen der rheumatischen Erkrankungen auf die Psyche, z.B. reaktiv-depressive Verarbeitung von Leistungsminderung, Müdigkeit, Schmerzen
- Direkte Auswirkungen der Erkrankungen und Therapie auf die Psyche: z.B. durch Beteiligung des ZNS beim SLE; durch Auslösen weiterer Erkrankungen, die ihrerseits psychische Symptome zur Folge haben, z.B. Hypothyreose bei der Sklerodermie oder psychische Nebenwirkungen einer Glukokortikoidtherapie
- Schon- und Vermeidungsverhalten; z.B bei Rückenschmerzen. Folgen sind Fehlbelastung und Muskelatrophie, Beeinträchtigung der motorischen Koordination und des motorischen (kinästhetischen) Selbstbildes.

Psychische Belastung

Die psychosoziale Belastung rheumatologischer Patienten ist in zahlreichen epidemiologischen und retrospektiven Studien, insbesondere von Patienten mit RA und chronischen Schmerzpatienten, erforscht worden. Auch für den primär somatisch orientierten Arzt ist von Bedeutung:

- Spezifische Persönlichkeitsfaktoren für die Entstehung von Erkrankungen des rheumatischen Formenkreises lassen sich nicht sichern
- Psychische Auffälligkeiten rheumatologischer Patienten sind größtenteils Folge der chronischen Erkrankung
- Psychischen und sozialen Faktoren kommt eine größere Bedeutung für das Schmerzerleben rheumatischer Patienten zu als dem Schmerzcharakter selbst oder dem Vorliegen arthritischer Gelenkveränderungen
- Wie auch andere chronisch Kranke weisen Rheumapatienten in psychologischen Untersuchungen gegenüber Gesunden erhöhte Werte für Depressivität und Ängstlichkeit auf.

Streß

Untersuchungen von Patienten mit RA und solchen mit funktionellen Rückenschmerzen weisen auf eine besondere Rolle von Streß hin:

- Es bestehen Zusammenhänge zwischen belastenden Lebensereignissen („life-events", z.B. Verlust von Bezugspersonen, Ehekrisen usw.) und einem ungünstigeren Verlauf der Erkrankung
- Inadäquate Streßwahrnehmung und -verarbeitung tragen zur Aufrechterhaltung einer muskulären Dysbalance und chronischer Rückenschmerzen bei
- Die Immunkompetenz wird durch Streß beeinflußt
- Die Art der persönlichen Bewältigung (Coping-Stil) von Streß ist für das Verhalten bei chronischen Schmerzen wichtig. Schmerzpatienten antworten auf Streß entweder mit Unterdrückung von Emotionen und gleichzeitig muskulärer Hyperaktivität oder mit Aufgabe, Rückzug, Inaktivität und Immobilität. Beide Bewältigungsstile sind unzweckmäßig
- Die Rolle von Streß im Zusammenhang mit der Entstehung einer RA ist umstritten.

Soziale Belastung

Die sozialen Folgen rheumatischer Erkrankungen sind erheblich, sie betreffen in hohem Maß:

- Den Beruf, z.B. Arbeitsunfähigkeit und Arbeitslosigkeit
- Negative Veränderungen des sozialen Status, z.B. erhöhte Scheidungsrate
- Finanzielle Einschränkungen
- Einschränkung der Freizeitaktivitäten

- Das Patienten-Arzt-Verhalten, z.B. häufige Arztbesuche, Krankschreibungen, Therapiecompliance
- Mangelnde soziale Unterstützung, unerfüllte Berufswahl und exzessives Arbeitsverhalten werden als Faktoren in der Entstehung einer chronischen Schmerzerkrankung diskutiert.

Das ganzheitliche bio-psycho-soziale Konzept erschöpft sich nicht lediglich in einer „guten Zusammenarbeit" unterschiedlicher Berufsgruppen, z.B. zwischen Arzt und Psychologe. Den Psychologen zu rufen, wenn der Arzt nicht mehr weiter weiß, kommt nicht nur zu spät, sondern bedeutet die Fortschreibung des konservativen dualistischen Krankheitsverständnisses und die Spaltung der Behandlung in eine „Medizin der seelenlosen Körper" (v. Uexküll) auf der einen und eine dem Somatischen gegenüber distanzierte Psychotherapie auf der anderen Seite.

19.1.2 Therapeutische Beziehung

Art und Weise des Kontaktes zwischen Arzt und Patient werden nicht nur durch die aktuelle Kommunikation, sondern oft noch stärker durch Grundannahmen und Rahmenbedingungen bestimmt. Diese beziehen sich z.B. ärztlicherseits auf:
- Das eigene Rollenverständnis
- Die Ausbildung und bisherige Erfahrungen mit solchen Patienten
- Die Ausrichtung und die diagnostischen und therapeutischen Möglichkeiten der betreffenden Einrichtung.

Gleichzeitig sind chronisch kranke Patienten in der Regel mit dem Unverständnis ihrer Umwelt konfrontiert. Der Arzt stellt für viele Patienten den wichtigsten sozialen Kontakt dar.

Kommunikationsschwierigkeiten

Durch die isolierte Behandlung eines bio-psycho-sozialen Teilaspektes können adäquatere Behandlungsstrategien vernachlässigt und Chronifizierung gefördert werden:
- Psychische Belastungen und Sorgen werden vom Pat. nicht geäußert, um nicht den „Stempel psychogen" (verrückt, Simulant o.ä.) zu bekommen
- Wenn der Pat. annimmt, sein Arzt verstehe nur etwas von der somatischen Seite seiner Erkrankung, besteht die Gefahr, daß er den Arzt zunehmend nur mit somatischen Beobachtungen „bedient", damit dieser gute Arbeit leisten kann und zugleich die Beziehung zum Therapeuten optimiert wird
- Beschwerden und Schicksalsschläge können vom Pat. bagatellisiert werden. Die tatsächlichen Schmerzen des Pat. sowie Zorn und Resignation über den geringen Behandlungserfolg werden dadurch leicht verkannt
- Der Pat. verhält sich aufgrund seines Rollenverständnisses extrem sozial erwünscht und äußert z.B. keine Kritik, obwohl er innerlich kocht.

Ärzte und Psychologen müssen in diesen Fällen vergleichen

- **Was** gesagt wird
- **Wie** es gesagt wird
- **Was nicht** gesagt wird
- **Wie** Pat. und Redesituation **wirken.**

Dabei können bestimmte Techniken, z.B. das „Vier-Ohren-Modell“ nützlich sein.

Das Vier–Ohren-Modell

Die sogenannte „Vierohrigkeit“ (Schulz von Thun) kann dem Arzt helfen, das Gesagte umfassend zu verstehen. Bei den „vier Ohren“ handelt es sich um das

- **Sachohr:** Wie ist der Sachverhalt zu verstehen?
- **Selbstoffenbarungsohr:** Was ist das für einer? Was ist mit ihm?
- **Beziehungsohr:** Wie redet der eigentlich mit mir? Wen glaubt er vor sich zu haben?
- **Appellohr:** Was soll ich tun, denken, fühlen aufgrund seiner Meinung?

Für den Arzt ist ein gut geschultes Selbstoffenbarungsohr besonders wichtig. Wenn Aggressionen, Vorwürfe, Konflikte von Seiten des Patienten statt mit dem Beziehungsohr mit dem Selbstoffenbarungsohr aufgenommen werden, ermöglicht es dem Arzt einen besseren Zugang zum Pat. Es kann ein Vertrauensverhältnis aufgebaut bzw. stabilisiert werden.

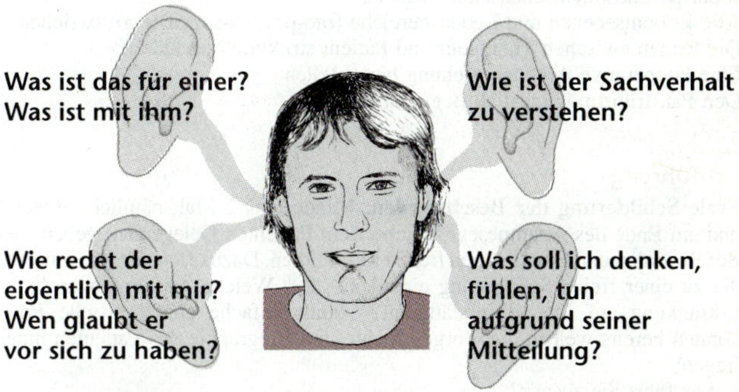
Was ist das für einer?
Was ist mit ihm?
Wie ist der Sachverhalt
zu verstehen?
Wie redet der
eigentlich mit mir?
Wen glaubt er
vor sich zu haben?
Was soll ich denken,
fühlen, tun
aufgrund seiner
Mitteilung?

Abb. 19.1: Das Vier–Ohren-Modell

Der Patient als Experte

Wegen der Charakteristika der rheumatologischen Erkrankungen sind zentrale therapeutische Aufgaben:

- Den Patienten aus einer isolierten Wahrnehmung, seiner mit der Erkrankung verbundenen Probleme (z.B. als rein somatisch, rein psychogen oder durch bestimmte Anwendungen sofort beseitigbar), zu befreien
- Dem Pat. die Grenzen einer lediglich passiven oder rein symptomatischen Therapie zu vermitteln

- Den Pat. zur Übernahme von Eigenverantwortung für den Therapieverlauf zu motivieren und zu befähigen
- Mit dem Pat. individuell realistische Zielvorstellungen zu entwickeln
- Dem Pat. systematisch Kompetenzen zur Eigeninitiative und Selbstkontrolle zu vermitteln
- Den Pat. in diesem Prozeß stützend und kritisch zu begleiten.

Der Patient soll durch den therapeutischen Experten befähigt werden, selbst zum Experten im Umgang mit seiner Erkrankung zu werden. Die auf ein solches Selbstmanagement hinarbeitende Diagnostik, Information, Aufklärung und Begleitung des Patienten ist in jedem Fall individuell und persönlich. Starre Therapieschemata haben in der Behandlung chronischer Patienten keinen Platz!

19.2 Psychosomatische Anamnese

Ziel der psychosomatischen Anamnese ist
- Alle Erlebnisebenen und Lebensbereiche (bio-psycho-sozial) einzubeziehen
- Die Rollen zwischen Therapeut und Patient strukturell zu klären
- Eine kooperative Arbeitsbeziehung herzustellen
- Den Pat. frühstmöglichst aktiv einzubeziehen.

Durchführung

- **Freie Schilderung der Beschwerden:** Mindestens 2 Mal, nämlich zu Beginn und am Ende des Anamnesegesprächs, dem Patienten Gelegenheit geben, seine Beschwerden und Erwartungen frei zu formulieren. Dazu offene Fragen einsetzen, die zu einer freien Schilderung einladen, z.B. „Welche Auswirkungen hat die Erkrankung auf Ihre Berufstätigkeit?" Fünf einfache anamnestische Fragen können bereits weit in die Vorgeschichte und Biographie des Patienten hineinfragen:
  - Was führt Sie zu mir?
  - Bitte beschreiben Sie mir Ihre Beschwerden genau!
  - Seit wann haben Sie Ihre Beschwerden, und wie sind sie seither verlaufen?
  - Wie war Ihr Leben, als Sie gesund waren?
  - Was hat sich in Ihrem Leben verändert in dem Zeitabschnitt, bevor Sie erkrankten?
- **Differentialdiagnostische Befragung:** Die konservative Anamneseerhebung ist zumeist eine zwischen „ungleichen" Partnern: der Experte überprüft die Symptomanamnese systematisch in Bezug auf differentialdiagnostische Überlegungen; der Patient antwortet, zumeist durch kurze, bejahende oder verneinende Antworten. Diese Form der Anamneseerhebung ist meist unverzichtbar. Sie sollte aber nicht die einzige Gesprächsform sein, nicht am Anfang stehen und dem Patienten als eine gezielte Befragung vorab angekündigt und erklärt werden

- **Graphische Hilfsmittel:** Um subjektive Erlebens- und Verarbeitungsweisen zu erheben, kann z.B. die subjektive Schmerzintensität mit einer visuellen Schmerzanalogieskala auf einer „Schmerz-Figurenskizze" dargestellt werden
- Die **sonstige Krankheitsvorgeschichte** kann neben der Rheumaanamnese wichtige Hinweise auf das grundsätzliche Krankheitsverhalten des Pat. enthalten
- Bisheriges **Bewältigungsverhaltens** (sog. „coping"), einschließlich Medikamentengebrauch usw., thematisieren. Z.B. jetzige Erkrankung fällt „aus dem Rahmen" bisheriger Bewältigung oder „doctor shopping" und „Koryphäenkillersyndrom"
- **Familienanamnese,** evtl. durch Fremdanamnese
- Fragen nach **Partnerschaft und Sexualität,** evtl. unter Einbeziehung des Partners
- **Arbeits- und Sozialanamnese:** die Folgen der Erkrankung auf das berufliche und familiäre Leben ermitteln, z.B. Arbeitsunfähigkeitszeiten, Rentenbegehren usw.
- Eigene, persönliche **Überzeugungen zur Krankheitsentstehung** (Ätiologievorstellungen). Diese müssen manchmal „entmythologisiert" werden, können häufig aber auch positiv aufgegriffen werden
- **Erwartungen des Patienten** an therapeutische Hilfe und seine ersten Überlegungen zur Realisierung
- **Eigenen Prognose**, dahinterstehende Vorstellungen über die Erkrankung und eigene Überzeugungen über den Fortlauf („health-belief")
- **Schlußfrage:** welche Dinge wurden bisher noch nicht oder zuwenig angesprochen?
- **Vereinbarungen** bezüglich des nächsten Schrittes: nächster gemeinsamer Termin, spezielle Diagnostik. Möglichst aktive Einbindung des Pat. durch „Hausaufgabe", z.B. Schmerztagebuch.

Anwendung von Fragebögen und Tests

Tests können auf Fremd- oder Selbsteinschätzung beruhen. Sie ersetzen nicht eine sorgfältige und persönlich erhobene Anamnese und Diagnostik. Sie bieten jedoch die Möglichkeit eines weiteren Einbezugs des Patienten und einen Ansatz für interdisziplinäres Arbeiten im „screening" nach relevanten Krankheitsfaktoren. Vor allem dienen sie einer standardisierten Messung von Parametern im Rahmen der Qualitätssicherung. Zahlreiche Instrumente liegen vor zur Messung der

- Bewegungsfunktion (z.B. BFT, FSI)
- subjektiven Befindlichkeit (z.B. ABS, BBS, Bf-S)
- Beschwerden (z.B. B-L, GBB, SCL-90)
- Persönlichkeitsfaktoren (z.B. EPI, FPI)
- Depressivität (z.B. ADS, BDI)
- Angst (z.B. STAI).

19.3 Differentialdiagnose und therapeutische Ansätze

19.3.1 DD: Somatisch, psychisch, psychosomatisch?

Primär sind bei chronisch rheumatologischen Pat. psychische Auffälligkeiten, und damit die Notwendigkeit einer psychotherapeutischen Behandlung, **nicht** gegeben. Die rheumatische Erkrankung wirkt sich jedoch auf alle Lebensbereiche aus (bio-psycho-sozial). Psychische Erkrankungen können zudem im Laufe der Erkrankung unabhängig, im Sinne einer Komorbidität, hinzutreten und den Gesamtverlauf verschlechtern. Deshalb sind differentialdiagnostische Überlegungen erforderlich, ob die Beschwerdesymptomatik überwiegend somatisch oder psychisch bedingt ist. Die dualistische Gegenüberstellung „psychisch versus somatisch“, ist jedoch nur als praktikables Arbeitskonstrukt und unter Berücksichtigung besonderer Bedingungen zulässig.

- **Rein psychogene Symptomatik:** organische Erkrankung ausschließen. Aufgrund von Symptomkriterien lassen sich neurotische Störungen differenzieren, z.B. dissoziative, hypochondrische und somatoforme Störungen, die einer psychosomatisch-psychotherapeutischen Behandlung bedürfen
- **Primär psychogen bedingte Symptomatik mit sekundären organischen Erkrankungen:** durch Mißbrauch von Analgetika, Psychopharmaka oder anderen Substanzen, z.B. Alkohol; auch iatrogen
- **Psychogen bedingte Symptomatik mit somatischer Komorbidität** („psychosomatisches Simultangeschehen“): Auch Pat. mit längerer „Psycho-Anamnese“ regelmäßig erneut bezüglich hinzukommender somatischer Erkrankungen (Risikofaktor: Alter), überprüfen!
- **Primär somatisch bedingte Symptomatik mit sekundären psychischen Folgen:** Reaktive psychische Veränderungen infolge der Beeinträchtigung durch die organische Erkrankung; nach psychodynamischer Konzeption ein „psychischer Adaptationsprozeß“ („Somatopsychische Korrelation“).

Tips, Tricks und Fallen

- Einen Katalog von Merkmalen, der allein die Diagnose einer psychogenen Störung begründet, gibt es nicht
- Bei der Bewertung bedenken, daß Menschen aus anderen Kulturräumen teilweise ganz anders mit Krankheit umgehen und Beschwerden anders schildern
- Auch bei deutlichen Hinweisen für „psychogene Beschwerden“: wurde nicht doch eine organische Erkrankung übersehen?
- Nach Ausschluß einer organischen Verursachung beruht auch die Diagnose psychischer Störungen auf positiven Symptomkriterien.

19.3.2 Therapeutische Ansätze

Besonders wichtig ist die sorgfältige Planung von Therapie- und Rehabilitationsmöglichkeiten, da immer die Gefahr einer Chronifizierung besteht. Die fortschreitende Behinderung kann als Entwicklung betrachtet werden:

- **Ebene der Schädigung:** Strukturelle Abweichung psychologischer, physiologischer oder anatomischer Strukturen von der Norm
- **Ebene der Behinderung:** Einschränkung bezüglich zunächst noch umschriebener Funktionsbereiche
- **Ebene des Handicaps:** umfassende Einschränkung von Aktivitäten und sozialen Möglichkeiten

Der in der Psychosomatik benutzte Begriff der „Chronifizierung" impliziert, daß der somatische Krankheitsprozeß durch bestimmte Faktoren gefördert, verlangsamt oder gestoppt werden kann, und daß es auf frühstmögliche und gezielte Maßnahmen ankommt, um eingetretene Behinderungen zu beseitigen, ein Fortschreiten des Krankheitsprozesses zu stoppen oder zu verlangsamen.

Hierzu eignen sich:
- **Kompetenztraining** (☞ 19.4) als Mittel der Wahl für alle rheumatologischen Patienten
- **Psychotherapeutische Verfahren** (☞ 19.6) bei entsprechender Indikationsstellung
- **Psychologische Schmerzbehandlung** (☞ 19.5) rheumatologischer Patienten ist bei der Entwicklung chronischer Schmerzen indiziert. Von den angewandten Verfahren nimmt sie eine Mittelstellung zwischen Kompetenztraining und Psychotherapie ein.

19.4 Kompetenztraining

Um die Handlungskompetenz des rheumatologischen Pat. bereits prophylaktisch zu vergrößern, sollte der Arzt grundsätzlich allen rheumatologischen Patienten bereits in einem frühen Stadium eine Trainingsmöglichkeit zur Erlangung von Kompetenz zur aktiven Krankheitsbewältigung anbieten. Denkbare Formen sind:
- Individuelle Information und Beratung zum Selbstmanagement
- Ärztliche Empfehlung zur aktiven Teilnahme an einer Selbsthilfegruppe
- Standardisierte psychologische Trainingsangebote in Gruppen, z.B. Visualisierungstraining und Schmerzbewältigungstraining
- Strukturierte Patientenschulungsprogramme, wie sie für RA, SLE, Spondylitis ankylosans und das Fibromyalgiesyndrom entwickelt wurden.

Somatische Behandlungsansätze richten sich nach dem jeweiligen Krankheitsbild und seiner individuellen Ausprägung:
- Frequenz und Intensität von Therapiemaßnahmen müssen in einem „gesunden Verhältnis" zu ihrem Nutzen stehen. Maßnahmen bevorzugen, die zu einem normaleren Leben aktivieren

- Bei Verordnung von Krankengymnastik und Physikalischer Therapie darauf achten, daß die Verschreibung nicht zu einer passiven, eher rezeptiven Verhaltensweise führt. Besonders in frühen Krankheitsstadien sind krankengymnastischen Verfahren zu bevorzugen, die die eigene Kompetenz aufbauen bezüglich
  - Beurteilung von Bewegungsqualität und guter Bewegungsorganisation, z.B. Feldenkrais-Methode
  - Übertragung krankengymnastischer Perspektiven in Alltagssituationen, z.B. Rückenschule (☞ 17.2.8)
  - Funktionserweiterung behinderter Beweglichkeit, z.B. Ergotherapie (☞ 17.7).

Zusammenarbeit Arzt und Patient

Eine ausreichende Patientencompliance ist bei der Einnahme der in der Rheumatherapie häufig notwendigen nebenwirkungsreichen Medikamente (wie NSAR, Glukokortikoide, „Basistherapeutika", Psychopharmaka, ☞ 15) nur durch den Aufbau einer vertrauensvollen Zusammenarbeit zwischen Arzt und Patient möglich. Gleiches gilt auch zur Vermeidung einer schädigenden Selbstmedikation (z.B. Analgetika- oder Genußmittelmißbrauch) und zur frühen Registrierung von Arzneimittelwechselwirkungen.

- Den Patienten zur Annahme einer Rolle als gleichwertiger, informierter und aktiven Partner befähigen und motivieren
- Der partnerschaftliche Prozeß ist gegenseitig, d.h. es bedarf auch eines Vertrauens gegenüber dem Arzt
- Patienten geeignete Informationen in die Hand geben und mit ihm durchsprechen. Für den medizinischen Laien verständliche Informationen (Sachbuchniveau) liegen zu fast allen relevanten medizinischen Themen vor
- Den Pat. zur Teilnahme an Selbsthilfegruppen ermutigen und mit ihm über seine Erfahrungen im Gespräch bleiben
- Patienten über Erkrankung und Therapie schrittweise und angemessen informieren, Befürchtungen und Ängsten erfragen; um Verständlichkeit bemüht sein; vergewissern, was verstanden wurde; differentialdiagnostische „Schwarz-Weiß-Malerei" vermeiden; bei schwierigen Entscheidungen den Mut haben, unabhängig von statistischem (und juristischem) Restrisiko, eine persönliche Empfehlung zu geben und zu begründen.

Nur der gut aufgeklärte Patient, der sich selbst beobachtet und überwacht, kann rechtzeitig auf sich anbahnende Schäden, etwa einer Kortisontherapie, aufmerksam machen.

Psychologische Verfahren können auch in frühen Krankheitsstadien zur Kompetenz des Patienten, als Experten seiner Erkrankung, beitragen. Sie können in ambulanter Zusammenarbeit mit Psychologen, kliniknah oder stationär, in krankheitsübergreifenden (z.B. chronische oder Schmerzpatienten unterschiedlicher Genese) oder spezifisch krankheitsbezogenen Gruppen durchgeführt werden.

Interventionsebenen und psychologische Verfahren nach Jungnitsch 1994

Interventionsebene	Krankheitsgruppe		
	entzündlich-rheumatische Erkrankungen	**Degenerative Erkrankungen**	**nicht-entzündliche und nicht-degenerative Erkrankungen**
Primärprävention	• Patientenschulung • Biofeedback • Visualisierungstraining	• Operationsvor- und -nachbereitung • Mentales Training	• Biofeedback • Progressive Relaxation • Fitneßtraining • Schmerztherapie
Sekundärprävention	• Themenzentrierte Gruppenarbeit zur Förderung von Hilfsmittelgebrauch, Krankengymnastik usw.	• Themenzentrierte Gruppe zur orthopädischen Versorgung • Hilfsmittelgebrauch • Schmerzbewältigungstraining	• Schmerzbewältigungstraining • Operante Schmerztherapie
Tertiärprävention	• Anleitung von Selbsthilfegruppen • Krankheitsbewältigungstraining	• Anleitung von Selbsthilfegruppen • Training in sozialer Kompetenz	• Training in sozialer Kompetenz
Rehabilitation	• Prüfungstraining • Gedächtnistraining • Themenzentrierte Arbeit: Hilfen zur Umorientierung, Training in sozialer Kompetenz	• Streßbewältigung • Prüfungstraining usw. • Themenzentrierte Arbeit: Hilfen zur Umorientierung	• Operante Verfahren zum Arbeitsverhalten • Training zur Aktivitätssteigerung • Arbeitsplanungstechniken • Hilfen zur Umorientierung

19.5 Psychologische Schmerzbehandlung

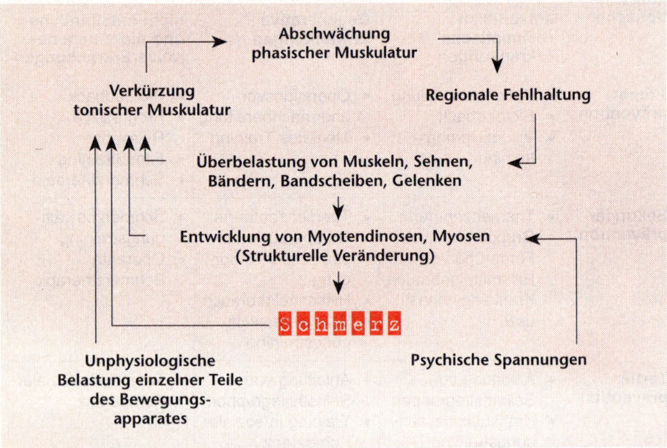

Abb. 19.2: Muskuläre Dysbalance (nach Hildebrandt et al., 1990)

19

19.5.1 Differentialdiagnose psychogener–somatischer Schmerz

Hinweise auf eher psychisch oder eher organisch bedingten Schmerz

Merkmal	eher organisch bedingt	eher psychisch bedingt
Schmerzlokalisation	eindeutig umschrieben	„Alles tut weh"
Affekte der Pat.	eher bagatellisierend	eher aggravierend oder auch dissimulierend
Zeitdimension	eindeutige Phasen von Präsenz und Fehlen bzw. deutliche Abnahme	ständig vorhanden, etwa gleich intensiv
Abhängigkeit von Willkürmotorik	vorhanden	nicht vorhanden
Reaktion auf Medikamente	pharmakokinetisch plausibel	nicht verständlich
Schmerzschilderung	zu den objektiven Befunden passend	zu den objektiven Befunden nicht passend

Hinweise auf eher psychisch oder eher organisch bedingten Schmerz

Merkmal	eher organisch bedingt	eher psychisch bedingt
Sprache	einfach, klar, nüchtern	sehr anschaulich mit dramatischen Inhalten
Betonung der Ursache	mögliche psychische Ursache wird nachgefragt	organische Ursache wird betont
Beeinflussung des Schmerzes durch äußere Umstände (Belastung, Freude)	Patient berichtet unbewußte „Ablenkung" vom Schmerz	wird abgewehrt
Beurteilung der Effektivität therapeutischer Maßnahmen	Pat. unterscheidet, was hilft, was weniger hilft	„Jeder Therapieversuch ist bisher erfolglos verlaufen", Ärzte und Pat. hätten „alles mögliche getan"
Affekte des Arztes beim Zuhören	das Geschilderte ist emotional weitestgehend nachvollziehbar	das Geschilderte ist emotional kaum nachvollziehbar

Tabelle modifiziert nach R. Adler, Schmerz; in Psychosomatische Medizin/Thure von Uexküll. Hrsg. von Rolf Adler, München, Wien, Baltimore, 1990, S. 547

19.5.2 Indikation zur psychologischen Schmerzbehandlung

Indikationen zur psychologischen Behandlung:

- Chronifizierung der Schmerzen (unabhängig von der Genese)
- Vorliegen körperlicher Verspannungen
- Depressive Symptomatik
- Angst vor dem weiteren Verlauf
- Psychosomatische Begleitsymptome während der Schmerzzustände oder in deren Folge
- Schmerz als Begleiterscheinungen von Belastungen (Streß)
- Unruhe und Nervosität
- Emotionale Belastung durch Bewegungseinschränkungen, Behinderungen oder körperliche Beeinträchtigungen
- Starkes Mißverhältnis zwischen Schmerzerleben und Befund.

19.5.3 Ziele der psychologischen Schmerzbehandlung

Ziele	Techniken
Erhöhung der Selbsteffizienz über Vermittlung effektiver Bewältigungsstrategien, was zu einer veränderten Schmerzwahrnehmung führt	Kognitive Verhaltenstherapie
Schulung der sensorischen Wahrnehmungsfähigkeit	Musik-, Mal- und Tanztherapie Autogenes Training
Schmerzbewältigung	Schmerzbewältigungstraining, Ablationshypnose
Aktive Beeinflussung körperlicher Funktionen	Autogenes Training, Biofeedback, Hypnose, Tanztherapie
Erhöhung der Streßtoleranz	Streßbewältigungstraining
Abnahme von Angst und Depressivität aufgrund von Wissenszuwachs	Patientenschulung

19.6 Psychotherapeutische Behandlung

Eine psychotherapeutische Behandlung ist indiziert:
- bei fortschreitender Unfähigkeit zur adäquaten Krankheitsbewältigung
- bei Zunahme bio-psycho-sozialer Belastungen, die auch durch Einbeziehung unmittelbarer und erreichbarer anderer Vesorgungssysteme (z.B. Familie, Selbsthilfegruppe, Gemeinde) nicht bewältigt werden können
- nach Diagnosestellung einer psychischen Störung
- Häufigere psychische Störungen bei rheumatologischen Pat. sind: depressive Episoden, Dysthmie, Anpassungsstörung, anhaltende somatoforme Schmerzstörung und Neurasthenie. Weitere DD, bei denen psychosomatische Ursachen diskutiert werden, sind z.B. das Chronische Müdigkeitssyndrom und die Fibromyalgie. Die Diagnosestellung sollte durch Therapeuten erfolgen. Zur Information über die psychischen DD, eignen sich die symptomorientierten Kriterien der ICD-10.

19.6.1 Motivierung

Versucht der Arzt, den Pat. zur psychologischen Schmerzbehandlung zu motivieren, wird er häufig mit der mißtrauischen Frage konfrontiert: „Warum werde ich mit körperlichen Krankheitszeichen zur Psychotherapie geschickt?“ Die Reaktion des Arztes ist essentiell für den weiteren Behandlungsverlauf des Pat. und für die weitere Gestaltung der Arzt-Patient-Beziehung.

Sechs Faktoren sind entscheidend, um dieser Situation gewachsen zu sein:
- Eine klare innere Haltung des Arztes zur Bedeutung (Möglichkeiten und Grenzen) psycho-sozialer Faktoren im Krankheitsprozeß
- Ein interdisziplinäres Therapiekonzept, dessen psycho-soziale Aspekte von Kliniksleitung und Ärzten unterstützt werden. Wenn Ärzte keine ausgreifte Meinung zu psycho-sozialen Aspekten von Krankheit entwickelt haben, kann sie dem Pat. nicht glaubhaft vermittelt werden
- Das Angebot einer Zusammenarbeit mit dem Pat., bei dem dieser als Erwachsener und Partner angesprochen wird, der verantwortlich für sich entscheiden kann
- Die gemeinsame Erarbeitung eines ersten hypothetischen Modells zum Verständnis der bio-psycho-sozialen Zusammenhänge
- Die Weckung einer Änderungsmotivation und die Verstärkung erster Ansätze dazu beim Pat. Ihm sollte gespiegelt werden, inwieweit er bereits erste effektive Schritte zu Änderungen unternommen hat
- Die Konkretisierung therapeutischer Nah- (und Fern-) Ziele.

Die Auswahl der geeigneten Therapie erfolgt vorrangig unter dem Aspekt, ob der Pat. von ihr profitieren wird. Dabei sind u.a. zu berücksichtigen:
- Die Motivation des Pat. zu einer psychosomatisch-psychotherapeutischen Behandlung
- Die Vorerfahrung des Pat. mit einer bestimmten Therapieform, wenn diese erfolgreich war
- Der Wunsch des Pat.
- Die zugrundeliegende Problematik, z.B. unverarbeiteter Konflikt aus der Kindheit oder aktuelle psychosoziale Belastung?
- Die Attributionen des Pat. auf eher somatische oder psycho-soziale Faktoren,z.B. körperorientierter oder gesprächspsychotherapeutischer Ansatz
- Die Fähigkeit des Pat., Gefühle zu äußern: verbal oder nonverbal, z.B. durch Malen, Musik, Bewegung, Rollenspiel.

Zumeist scheint ein multimodaler Behandlungsansatz mit der Kombination verschiedener „Therapiebausteine“ solchen mit nur einem Therapiemodus überlegen zu sein. Die Kombination von „Therapiebausteinen“ kann z.B. umfassen: rheumatologische ärztliche Betreuung plus Verhaltenstherapie plus initial symptomatische physikalische Therapie überlappend mit Feldenkrais-Bewegungspädagogik. „Kleinere Bausteine“ können sich z.B. auf ein soziales Kompetenztraining in der Gruppe plus Schmerztherapie in Einzeltherapie beziehen oder beispielsweise auf die Kombination einer individuellen Gesprächspsychotherapie mit einer Feldenkrais-Gruppe. Für rheumatologische Pat. liegen einige Manuale für eine multimodale stationäre Behandlung vor, die jedoch nur teilweise evaluiert wurden. Für die Kombination von Behandlungsbausteinen gilt jedoch auch: vieles ist nicht immer mehr. Als Kriterium ist in jedem Fall zumindest eine innere, rationale und vom Pat. nachvollziehbare Plausibilität zu fordern.

19.6.2 Tiefenpsychologische, psychodynamische Therapie

Der Pat. kann von einer tiefenpsychologisch, psychodynamisch orientieren Behandlung profitieren:
- Wenn der Pat. den unbewußten Sinn innerer Konflikte und ihrer äußeren Manifestationen verstehen lernen will
- Wenn er möchte, daß ihm durch die Therapie neue Erlebensweisen ermöglicht werden, die ihm einen besseren Einklang mit seiner inneren Beschaffenheit und den äußeren Lebensumständen ermöglichen
- Wenn er Beziehungskonflikte besser verstehen will

Psychoanalytische Theorien haben überwiegend die klassische medizinische Neurosenlehre geprägt, die sich am medizinischen Krankheitsmodell (Pathogenese, Symptom, Diagnose, Therapie) orientiert.

Neurosen sind psychische Störungen ohne nachweisbare organische Grundlage und ohne grundlegende Beeinträchtigung der Persönlichkeit, wie bei den Psychosen. Sie umfassen Angsterkrankungen, Phobien, Hysterie, Zwangserkrankung und Depressionen.

In der psychodynamischen Konzeption werden zur Erklärung körperlicher Symptome und chronischer Schmerzen drei Formen von Neurosen mit einer körperlichen Symptomatik unterschieden:
- **Psychosomatosen** werden als eine primär somatische Reaktion auf vor der Sprachentwicklung stattfindendes, konflikthaftes Erleben aufgefaßt. Dazu gehört nach dem klassischen Konzept von F. Alexander auch die RA
- **Konversionsneurosen** entstehen nach der psychodynamischen Konzeption als sekundäre Somatisierung eines neurotischen Konflikts. Eine unbewußte Phantasie drückt sich symbolisch körpersprachlich aus (konvertiert)
- **Funktionelle Syndrome** werden als an und für sich normale organische Dysfunktionen betrachtet (ohne erhebbaren organisch-pathologischen Befund), die durch psychische und insbesondere emotionale Faktoren als Krankheitserlebnis fixiert werden. Zur Erklärung finden sich unterschiedliche Akzentuierungen. Nach dem Konzept der sog. narzistischen Entwicklung stabilisiert das psychogene körperliche Symptom eine ansonsten objektlose, bedürftige Persönlichkeit in ihrem Selbstwert.

Das **psychodynamische Konzept der RA** geht von einer zwanghaften und masochistisch-depressiven Primärpersönlichkeit aus, die aggressiv-feindliche Impulse in „böser Demut" und „liebevoller Tyrannei" gegen sich selbst nicht zulasse. Die Arzt-Patienten-Beziehung werde durch Bagatellisierung der Beeinträchtigung durch den Patienten und eine unterschwellig vorwurfsvolle Haltung bei gleichzeitiger Nichtannahme ärztlicher Hilfe belastet. Das **psychodynamische Konzept des Weichteilrheumatismus** geht gleichfalls von einer chronisch gehemmten Aggressivität aus. Der Konflikt zwischen Aggressivität und Sanftmut, Opfersinn und Egoismus führe zu einem chronisch gesteigerten und auf Dauer schädigenden Muskeltonus. Die Arzt-Patienten-Beziehung sei durch die Unzufriedenheit des Patienten, hypochondrische Einstellungen, Tendenzen zu sekundärem Krankheitsgewinn und Verlangen nach Krankschreibungen belastet.

19.6.3 Verhaltensmedizinische Therapie

Der Pat. kann von einer verhaltensmedizinisch/verhaltenstherapeutischen Behandlung profitieren:
- Wenn der Patient Hilfe und Unterstützung für die Bewältigung konkreter medizinischer oder psycho-sozialer Probleme und Beschwerden sucht
- Wenn er neue Möglichkeiten des Erlebens und Verhaltens erlernen möchte
- Wenn er Probleme und Konflikte mit sich selbst oder anderen besser lösen möchte
- Wenn er bei der Lösung umschriebener Probleme lernen möchte, generell leichter Probleme lösen zu können.

Wie auch andere, sozialpsychiatrische, interpersonelle und familientherapeutische Ansätze, führt die Verhaltenstherapie Symptome nicht auf einen „Defekt“ in der Person zurück. Menschliches Verhalten wird vielmehr als wesentlich durch die soziale Lerngeschichte geprägt aufgefaßt. So können beispielsweise positive oder negative Konsequenzen, die einem bestimmten Verhalten folgen, dazu führen, daß dieses Verhalten immer wieder auftritt, „erlernt“ wurde. Erlerntes Verhalten (und die damit verbundenen Gedanken und Emotionen), z.B. Schmerzverhalten, kann aber auch „umgelernt“, verändert werden.

- Zur Analyse wird in der Verhaltensmedizin problematisches Verhalten in Bezug auf seine **biologisch-medizinischen**, **psychologischen** (kognitiv-affektiven) und **sozialen** Ursachen und Auswirkungen („Variablen“) betrachtet
- Diese „Variablen“ beeinflussen sich wechselseitig und bestimmen Ausmaß und Stabilität eines Beschwerdebildes. Im Rahmen einer hypothesengeleiteten individuellen **Bedingungsanalyse** wird (zusammen mit dem Patienten) erarbeitet, welche Variablen für seine Situation wesentlich (funktional) sind und verändert werden können
- In einer **„horizontalen Verhaltensanalyse“** kann das beobachtbare Verhalten daraufhin analysiert werden:
  - Inwieweit dem Verhalten bestimmte situative Bedingungen vorausgehen
  - Welche Bedeutung den biologisch-medizinischen Bedingungen zukommt
  - Welche verstärkenden oder bestrafenden Konsequenzen dem Verhalten folgen
- In einer **„vertikalen Verhaltensanalyse“** kann untersucht werden, welche übergeordneten Kognitionen, inneren Normen, Einstellungen und Lebenspläne bei unterschiedlichen Verhaltensweisen eine bewußte oder „unbewußte“ Rolle spielen.

Körperliche Beschwerden sind innerhalb eines Krankheits- und Verarbeitungsprozesses
- Entweder konkrete Bedingung oder Folge des Verhaltens
- Oder werden in ihrer Ausgestaltung und Erlebensweise entscheidend durch Kognitionen mitbestimmt.

Patientenschulung

Die Schulung von Pat. mit RA zählt in vielen Ländern Europas, Japan und den USA seit vielen Jahren zum obligaten Therapieangebot. In Deutschland hat der Arbeitskreis Patientenschulung der Deutschen Gesellschaft für Rheumatologie spezielle diagnosespezifische Schulungsprogramme für RA, SLE, Sp.a., Fibromyalgie entwickelt.

- Die Patientenschulung geht davon aus, daß ein Pat. mit seiner Erkrankung nur dann leben kann, wenn er weiß, womit er leben soll
- Die Pat. werden in ambulanten Kleingruppen mit folgenden Themen geschult:
  - Krankheitsbild
  - Medikamentöse Therapie
  - Psychologische Schmerzbehandlung
  - Ergo- und Physiotherapie
  - Krankheitsbewältigung
- Die Effektiviätsstudien zeigen: eine Erhöhung des Wissens, Reduktion der Schmerzen um 25 %, Reduktion der Depressivität und Hoffnungslosigkeit, Reduktion der Ängste und muskulärer Verspannungen und eine Erhöhung der Funktionskapazität und der Lebenszufriedenheit
- Durch die Schulung kommt es zur Abnahme der Arztbesuche, da zwischen relevanten und irrelevanten Symptomen unterschieden werden kann, sowie zur Abnahme der Nutzung institutioneller Hilfen, da physiotherapeutische Übungen in den Tagesablauf bewußt einbezogen werden können
- Die Krankheit wird in den Lebensplan integriert.

Schmerzbewältigungsprogramm (SBP)

Ein detailliert beschriebenes Schmerzbewältigungsprogramm, das sich auf Entspannung und Imagination stützt.

- Neben der ausführlichen Information über die Erkrankung stellt die Progressive Muskelentspannung (PMR) in den ersten 5 Sitzungen den zentralen Baustein dar
- In späteren Sitzungen werden kognitive und situative Techniken der Entspannung erlernt: Ruhesuggestion, Entspannung im Alltag
- Wenn die Entspannung sicher beherrscht wird, werden schrittweise imaginative Übungen eingeführt, von einfachen positiven Imaginationen angefangen bis hin zu freien Vorstellungsbildern und schmerzfokussierenden hypnotischen Übungen
- Zusätzlich werden kognitive Elemente und Gruppengespräche in das Programm integriert.

19

Das Schmerzbewältigungsprogramm (SBP) erbringt folgende **Effekte:**
- Schmerzreduktion: ca. 25 % 4 Mon. nach Therapie, ca. 17 % 12 Mon. nach Therapie
- Reduktion der Angst, Depression, Allgemeinbeschwerden, Schlafprobleme, Beschwerden bei Schmerz, sowie höhere Ablenkungsfähigkeit vom Schmerz.

Kognitive Verhaltenstherapie (KVT)

Erlernen von Bewältigungsstrategien, um mit Schmerz besser umzugehen:
- Erkennen schmerzauslösender und schmerzaufrechterhaltender Verhaltensweisen
- Resultierende Gefühle und Kognitionen erkennen und verändern
- Wichtigstes Ziel: Eigeninitiative des Pat. (im Gegensatz zu SBP unabhängig von der angewandten Technik). Alle Therapeuten (Psychologen, Pflegepersonal, Krankengymnasten, Ergotherapeuten, Ärzte) sind hierfür verantwortlich.

Ziele der KVT

- Veränderung des Schmerzmodells des Pat. von Unkontrollierbarkeit und rein somatischer Bewertung der Krankheit zu Kontrollierbarkeit und einer multidimensionalen Sichtweise
- Verbesserung der Funktionsfähigkeit und Vermittlung spez. Bewältigungsstrategien im Umgang m. allen Aspekten d. Schmerzerfahrung und Erhöhung der

Selbsteffizienz und damit verbunden der Eigenaktivität des Pat., um Generalisierung und Aufrechterhaltung der gelernten Strategien zu fördern.

5 überlappenden Phasen der KVT
- Diagnostische Phase
- Aufbau eines neuen Modells der Störung
- Aneignung von Bewältigungsfertigkeiten
- Verhaltensübung, Generalisierung
- Rückfallprävention, Aufrechterhaltung.

Effekte der KVT in der Rheumatologie
- Verbesserungen in der subjektiven Schmerzintensitität und körperliche Aktivität
- An das Leistungsvermögen adaptierte Aktivität
- Veränderungen im Schmerzverhalten und schmerzbezogener Kognition (= Einstellungen)
- Verbesserung der Stimmung
- Veränderungen physiologischer Parameter: Hauttemperatur, EMG-Reagibilität
- Reduktion von Glukokortikoid- und NSAR-Einnahme.

19.6.4 Körperorientierte Verfahren

Körpertherapeutische Verfahren werden im Rahmen fast aller psychosomatischen und psychotherapeutischen Konzepte eingesetzt, jedoch mit unterschiedlichen Zielsetzungen.

Psychodynamische Konzepte

Körperliche Symptome sind Ausdruck seelischer Konflikte. Körperverfahren sollen unbewußtes Material für die primär verbale psychotherapeutische Arbeit bergen. Zu den tiefenpsychologisch begründeten Verfahren zählen die Konzentrative Bewegungstherapie, Funktionelle Entspannung, Integrative Bewegungstherapie, Hakomi-Methode und Bioenergetik.

Verhaltensmedizin

Körperliche Symptome sind Teil von Lernprozessen, bei denen die physiologisch-biologische Ebene (z.B. Gelenksschmerzen) eng mit der motorischen Verhaltensebene (z.B. Schonverhalten, Schmerzausdruck) und der subjektiv-psychologischen Verhaltensebene (z.B. verbale Schmerzäußerung) verknüpft sind. Körperbezogene Verfahren sollen körperliche Symptome direkt oder indirekt beeinflussen, um entscheidende Größen (sog. „funktionale Variablen“) im Bedingungsmodell der Erkrankung zu beeinflussen.

- **Entspannungstechniken:** eine Verminderung der sympatho-adrenergen Erregungsbereitschaft mit affektiver Indifferenz, höheren Wahrnehmungsschwellen für Außenreize, mentale und körperliche Frische (bei Ungeübten schlafanstoßend), (neuro)muskuläre Tonussenkung, periphere Vasodilatation, Herzfrequenz- und Blutdrucksenkung, Atemfrequenzverlangsamung. Die Progressive Muskelrelaxation scheint als alleiniges Entspannungsverfahren bei nicht-entzündlichen rheumatischen Erkrankungen erfolgreich zu sein

- **Biofeedbackverfahren:** Rückmeldung physiologischer Prozesse, die ansonsten nicht oder nur ungenau von den Sinnesorganen wahrnehmbar sind (Muskelaktivität, EKG, EEG, Hauttemperatur oder -widerstand, Atmung usw.). Sie werden angewendet zur Selbstkontrolle, Entspannungsinduktion und Verbesserung der Wahrnehmung, bei chronischen Wirbelsäulensyndromen zur Reduzierung generalisierter Muskelspannung, zur Korrektur von Haltungs- oder Bewegungs-Anomalien und im Rahmen von Streßbewältigungsprogrammen
- **Feldenkrais-Pädagogik:** systematisches Erlernen einer besseren Bewegungsorganisation auf kognitiver und konkreter Verhaltensebene. Durch Erforschung des eigenen Bewegungsverhaltens können ein sicheres Gefühl für gute Bewegungsqualität sowie ein realistischeres Körperbild und alternative Bewegungsmöglichkeiten entwickelt werden. Die Methode ist für Rheumapatienten geeignet, da eher kleine und mit geringem Aufwand ausgeführte Bewegungen das schrittweise Erlernen einer leichteren, angenehmeren und fließenderen Bewegungsorganisation ermöglichen.

19.6.5 Kunsttherapie

Die Mal-, Musik- und Tanztherapie benutzen Farbe, Klang, Musik und Bewegung dazu, emotionalisierende Wirkungen zu erzielen und lassen den Pat. nonverbale Kommunikation erleben, über die therapeutische Einflüsse wirksam werden können.

Ziele

- Abbau des Abwehrverhaltens, das die Wirksamkeit kognitiver Therapien stark herabsetzt
- Wahrnehmungslenkung und -schulung: dienen der Erfahrung, sich bewußt vom Schmerz ablenken zu können
- Aktive Erprobung der erlernten Bewältigungsstrategien.

19

Effekte

- Emotionalisierung zum Abbau des Abwehrverhaltens
- Verbesserung der Entspannungsfähigkeit
- Verbesserung der Stimmung
- Verbesserung der Ablenkungsfähigkeit
- Verbesserungen des Körpererlebens und damit der Schmerzwahrnehmung
- Regulierung psychophysiolog. Funktionen d. Aktivierung kreativer Prozesse.

20 Adressen

Thomas Bitsch

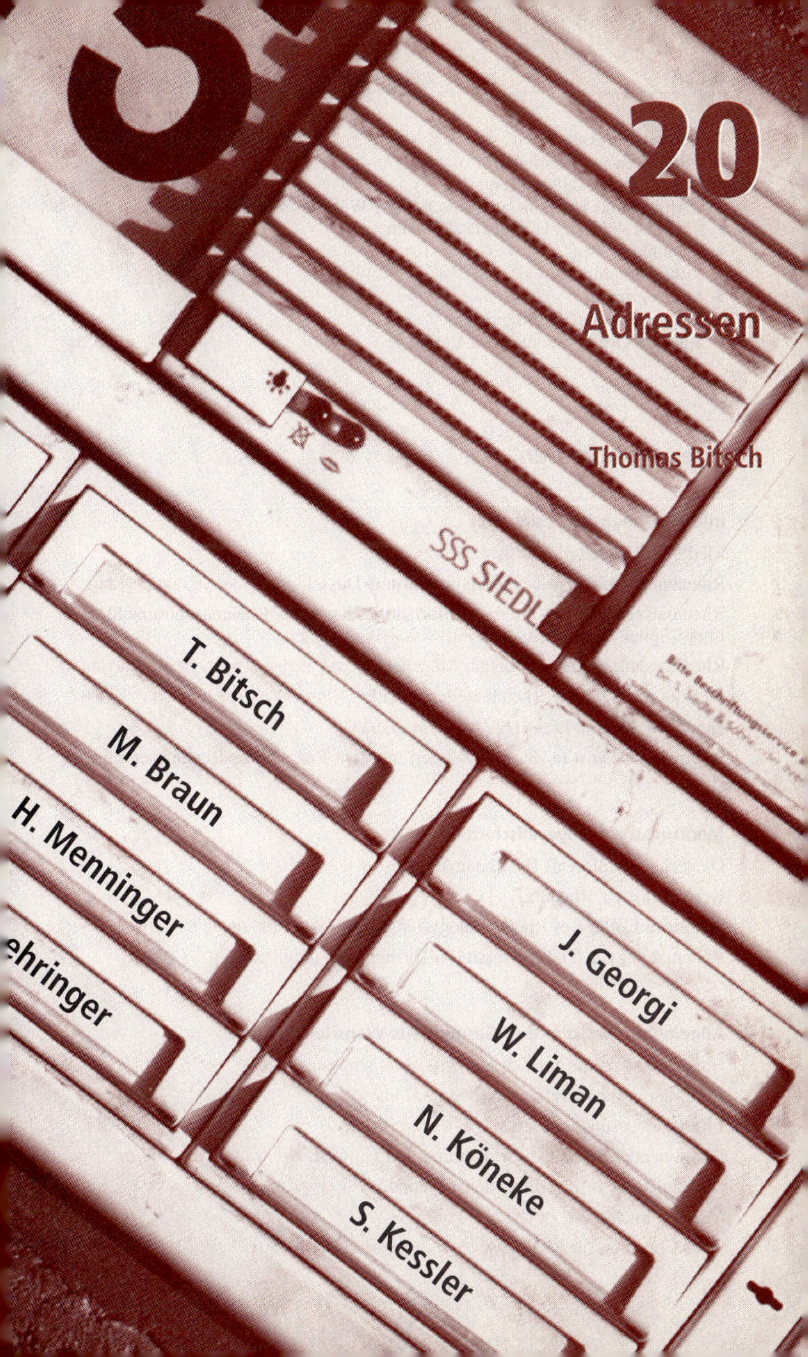

- Internet-Adressen
  - Patienten-Informationen
  - Med. Fachgesellschaften
  - Allgemeine Medizin- und Gesundheits-Websites
- Rheumatologische Universitätskliniken
- Rheumakliniken
- Selbsthilfegruppen
- Ärztekammern
- Kassenärztliche Vereinigungen
- Sonstige Organisationen und Verbände

Internet-Adressen

Informationen für Patienten

Med Net Rheuma www.mednet-rheuma.de

Rheumanet (Initiative des Rheumazentrums Düsseldorf) www.rheumanet.org

Rheumawegweiser im Internet (Informationsdienst des Rheumazentrums St.-Willibord-Spital, Emmerich) www.rheuma-zentrum.com

Rheumazentrum der Universität München www.med.uni.muenchen.de/rheuma

Website der Initiative Rheumatoide Arthritis www.rheuma-helpline.de

Deutsche Rheuma-Liga www.rheuma-liga.de

Informationsdienst in Zusammenarbeit mit dem Rheinischen Rheumazentrum www.rheuma-online.de

Medizinische Fachgesellschaften

Deutsche Gesellschaft für Rheumatologie www.dgrh.de

Kompetenznetz Rheuma www.mednet-rheuma.de

American College of Rheumatology (englisch) www.rheumatology.org

Rheumatology at The University of Birmingham (englisch) www.rheuma.bham.ac.uc.

Allgemeine Medizin- und Gesundheits-Websites

Bundesministerium für Gesundheit www.bmgesundheit.de

Informationsdienst Info-med www.infomed.de

Life Line Gesundheitsberater www.lifeline.de

Life Science: Gesundheit, Ernährung und Umwelt www.lifescience.de

Medizinischer Informationsdienst MedizInfo® www.medizinfo.com

Medizin Suchindex www.medizin.de

Roche Lexikon für Medizin www.roche-lexikon.de

Suchmaschine zu Themen aus Medizin und Gesundheit www.medivista.de
Datenbank für medizinische Publikationen Medline (englisch) www.ncbi.nlm.nih.gov/PubMed
Suchmaschine für Medikamente (englisch) www.rxlist.com
Website des National Institute of Arthritis and Musculoskelatal and Skin Diseases (englisch) www.nih.gov/niams

Rheumatologische Universitätskliniken

✉ Medizinische Fakultät (Charité) der Humboldt-Universität, Schwerpunkt Rheumatologie und Klinische Immunologie, Schumannstraße 20/21, 10117 **Berlin**, 030/7217714

✉ Universitätsklinikum Benjamin Franklin der FU, Abteilung für Rheumatologie, Hindenburgdamm 30, 12200 **Berlin**, 030/84450

✉ Abteilung für Endokrinologie und Rheumatologie, Moorenstraße 5, 40225 **Düsseldorf**, 0211/3117811

✉ Medizinische Klinik III/Medizinische Poliklinik, Lehrstuhl für Rheumatologie, Fletscherstraße 74 01307 **Dresden,** 0351/4583100

✉ Medizinische Akademie, Abt. Rheumatologie, Nordhäuser Str. 74, 99089 **Erfurt**, 0361/792840

✉ Abteilung für Immunologie und Rheumatologie, Krankenhausstr. 12, 91054 **Erlangen**, 09131/853796

✉ Zentrum der Inneren Medizin, Bereich Rheumatologie, Theodor-Stern-Kai 7, 60590 **Frankfurt**, 069/63017301

✉ Abteilung Rheumatologie und Klinische Immunologie, Hugstetter Straße 55, 79106 **Freiburg**, 0761/2703448

✉ Klinik für Rheumatologie, Physikalische Medizin und Balneologie der Uni Gießen, Ludwigstraße 37–39, 61231 **Bad Nauheim**, 06032/8080

✉ Medizinische Hochschule Hannover, Abteilung für Rheumatologie und Immunologie, Konstanty-Gutschow-Straße 8, 30625 **Hannover**, 0511/5322080

✉ Medizinische Klinik, Luisenstr. 5, 69115 **Heidelberg**, 0622/656429

✉ Klinik für Innere Medizin IV, Rheumatologie und Osteologie, Erlanger Allee 101, 07740 **Jena**, 03641/752335

✉ Abteilung Innere Medizin, Chemnitzerstraße 33, 24116 **Kiel**, 0431/1697358

✉ Abteilung Rheumatologie, Medizinisch-Poliklinisches Institut, Härtelstraße 16–18, 04107 **Leipzig**, 0341/7960206

✉ I. Medizinische Klinik, Langenbeckstraße 1, 55101 **Mainz**, 06131/172775

✉ Rheuma-Einheit,
Pettenkoferstraße 8a,
80336 **München**, 089/51603640

✉ Rheumazentrum Münster-Sendenhorst-Bad Bentheim
Med. Klinik B,
Albert-Schweitzer-Str. 33
48129 **Münster**, 0251/8357562

✉ Medizinische Fakultät, Kinderrheumatologie, Postfach 100888,
18055 **Rostock**, 0381/4940

✉ Abteilung Rheumatologie
Klinische Immunologie,
Otfried-Müller-Straße 10,
72076 **Tübingen**, 07071/292711

✉ Mediz. Klinik Juliusspital, Schwerpunkt Gastroenterologie/ Rheumatologie, Juliuspromenade 19,
97070 **Würzburg**, 0931/3084–301

Rheumakliniken

✉ Rheumaklinik Aachen,
Burtscheider Markt 24,
52066 **Aachen**, 0241/4763211

✉ Zentralklinikum, I. Medizinische Klinik, Stenglinstraße,
86009 **Augsburg**, 0821/4002992

✉ Rheumazentrum, Am Markt 2,
93077 **Bad Abbach**, 09405/182388

✉ Klinik Wendelstein der BfA, Rheumazentrum, Postfach 1520,
83043 **Bad Aibling**

✉ Rheumaklinik der LVA Unterfranken, Ghersburgstraße 20,
83043 **Bad Aibling**, 08061/4960,
08061/270

✉ Rheumazentrum Baden-Baden GmbH, Rotenbachtalstr. 5,
76530 **Baden-Baden,** 07221/3520

✉ Meduna Klinik,
Clara-Viebig-Straße 5,
56864 **Bad Bertrich**, 02674/1820

✉ Rheumaklinik, Abteilung für Rheumatologie der Med. Universitätsklinik zu Lübeck,
Oskar-Alexander-Straße 26,
24576 **Bad Bramstedt**,
04192/902676

✉ Federseeklinik, Bachgasse 13,
88422 **Bad Buchau**, 07852/8001

✉ Park-Klinik, Salinenstraße 19,
67098 **Bad Dürkheim**,
06322/931151

✉ Internistisch-Rheumatologische Klinik der LVA Hannover,
Harrl-Allee 2,
31707 **Bad Eilsen**, 05722/884495

✉ Rheumakrankenhaus, Klinik für Physikalische Therapie,
Sebastian-Kneipp-Straße,
35080 **Bad Endbach**, 02776/8020

✉ Rheumaklinik Bad Füssing,
Waldstr. 12,
94072 **Bad Füssing**,
08531/959471

✉ Paracelsus Osterberg-Klinik, Dr. Heinrich-Jasper-Straße 4, 37581 **Bad Gandersheim**, 05382/7070

✉ Rheumaklinik Eisenmoorbad, Dresdner Str. 9, 04924 **Bad Liebenwerda**, 035341/90160

✉ Klinik Niedersachsen, Hauptstraße 49, 31542 **Bad Nenndorf**, 05723/707273

✉ Rheumaklinik Sonnengarten, Bahnhofstraße 9, 31542 **Bad Nenndorf**, 05723/702127

✉ Kurklinik am Bomberg, Bombergallee 18, 31812 **Bad Pyrmont**, 05281/606776

✉ Rheumaklinik, Auf der Schanze 3, 31812 **Bad Pyrmont**, 05281/167614

✉ Rheumaklinik Bad Rappenau, Salinenstr. 12, 74906 **Bad Rappenau**, 07264/808739

✉ Kliniken am Burggraben, Alte Vlothoer Landstraße 47, 32105**Bad Salzuflen**, 05222/374302

✉ Park-Klinik, Weihermatten 1, 79713 **Bad Säckingen**, 07761/5540

✉ Hochrhein-Institut für Rheumaforschung und Rheumaprävention, Bergseestraße 61, 79713 **Bad Säckingen** 07761/554809

✉ Fachkrankenhaus für Rheumatologie, Badstraße 26, 766669 **Bad Schönborn**, 07253/860

✉ Rheumaklinik, 88427 **Bad Schussenried**, 07583 /4060

✉ Klinik am Park der LVA Hessen, Parkstraße 7, 65307 **Bad Schwalbach**, 06124/3061

✉ Klinik am Kurpark, Am Kurpark 6–10, 23611 **Bad Schwartau**, 0451/2004161

✉ Reha- und Rheumaklinik St. Marien Am Stolzenberg, Pacificusstraße 14, 63628 **Bad Soden-Salmünster**, 06056/7380

✉ Median-Klinik, Kastanienallee 1, 18334 **Bad Sülze**, 038229/720

✉ Klinik Mayenbad, Badstraße 14, 88339 **Bad Waldsee**, 07524/941280

✉ Schloßparkklinik, Steinacher Straße 70, 88331 **Bad Waldsee**, 07524/49146

✉ Sana-Rheumazentrum, König-Karl-Str. 5, 75323 **Bad Wildbad**, 07081/172–222

✉ Rheumaklinik der LVA Oldenburg-Bremen, Am Katzenstein 2, 34537 **Bad Wildungen**, 05621/797673

✉ Rheumaklinik, Am Reischberg, 88405 **Bad Wurzach**, 07564/301106

✉ Rheumazentrum Baden-Baden, Rotenbachtalstraße 5, 76530 **Baden-Baden**, 07221/352400

✉ Rheumaklinik der BVA, Schwärzestraße 20, 79410 **Badenweiler**, 07632/73230

- Klinik Auerbach, Heinrichstr. 4, 64625 **Bensheim**, 06251/705149
- Rheumaklinik Berlin-Buch, Zepernicker Str. 1, 13125 **Berlin**, 030/94012650
- Immanuel-Krankenhaus, Innere Rheumatologische Abteilung, Königstraße 63, 14109 **Berlin**, 030/816010
- Schloßpark-Klinik, Heubnerweg 2, 14059 **Berlin**, 030/32093–0
- Rotes-Kreuz-Krankenhaus, Abteilung Rheumatologie, St. Pauli-Deich 24, 28199 **Bremen**, 0421/5599511
- Zeisigwaldkliniken Bethanien, Zeisigwaldstraße 101, 09130 **Chemnitz**, 0371/74517
- Carl-Thiem-Klinikum, Thiemstraße 111, 03048 **Cottbus**, 0355/462336
- Seehospital Sahlenburg der Nordheim-Stiftung, Abteilung Rheumatologie, Nordheimstraße 201, 27476 **Cuxhaven**, 04721/604203
- Ostseeklinik, Department Rheumatologie, Postfach 2000, 24349 **Damp**, 04352/806146
- Städtisches Krankenhaus Dresden-Neustadt, Klinikum Weißer Hirsch, III. Medizinische Klinik, Heinrich-Cotta-Str. 12, 01324 **Dresden**, 0351/378265
- Städtische Kliniken, Rheumaklinik, Zu den Rehwiesen 9, 47055 **Duisburg**, 0203 /7332527
- St. Barbara-Hospital, Klinik für Rheumatologie und Physikalische Therapie, Barbarastraße 67, 47167 **Duisburg**, 0203/5199690
- Rheumaklinik, BKH Kutzenberg, 96250 **Ebensfeld**, 09547/812365
- Kreiskrankenhaus Elsterwerda, Elsterstraße 37, 04910 **Elsterwerda**, 03533/4044
- St. Willibrord-Spital, Postfach 800153, 46446 **Emmerich**, 02822/73371
- St. Antonius-Stift, Postfach 1154, 49682 **Emstek**, 04473/83113
- Katholisches Krankenhaus St. Josef, Schwerpunkt Rheumatologie und Klinische Immunologie, Propsteistraße 2, 45239 **Essen**, 0201/8408302
- Spezialklinik für Rheumakranke, 07407 **Etzelbach**, 036742/294
- Herz-Jesu-Krankenhaus, Abteilung für Geriatrie und Rheumatologie, 36039 **Fulda**, 0661/15501
- Rheumakinderklinik, Gehfeldstraße 24, 82467 **Garmisch-Partenkirchen**, 08821/73916
- Rheumaklinik im Evangelischen Krankenhaus, Brusebrinkstraße 28, 58135 **Hagen**, 02331/476463
- Allgemeines Krankenhaus Eilbek, Abteilung für Rheumatologie, Friedrichsberger Str. 60, 22081 **Hamburg**, 040/20200–2167
- Rheumazentrum Ruhrgebiet, St. Josefs-Krankenhaus, Landgrafenstraße 15, 44652 **Herne**, 02325/5920
- Weserberglandklinik, Grüne Mühle, 37669 **Höxter**, 05271/642360

✉ Fachklinik Ichenhausen, Krumbacher Str. 45, 89335 **Ichenhausen**, 08223/405435

✉ Argentalklinik Neutrauchburg, Dengeltshofener Straße, 88316 **Isny**, 07562/2233

✉ Brüderkrankenhaus St. Josef, Abteilung für Innere Medizin/Rheumatologie, Kardinal-Krementz-Str. 1–5, 56073 **Koblenz**, 0261/4951489

✉ Krankenhaus der Augustinerinnen, Jakobstraße 27–31, 50678 **Köln**, 0221/33081340

✉ Klinik Eichholz, Walkenhausweg 8, 59556 **Lippstadt**, 02941/8001500

✉ St. Marien-Hospital, Abteilung Geriatrie, Physikalische Medizin und Rehabilitation, Altstadtstraße 23, 44507 **Lünen**, 02306/772770

✉ St. Vincenz- und Elisabeth-Hospital, Abteilung Rheumatologie, An der Goldgrube 11, 55131 **Mainz**, 06131/575420

✉ Rheinisches Rheumazentrum St. Elisabeth-Hospital, Hauptstraße 74, 40668 **Meerbusch**, 02150/707174

✉ Klinik für Rheumatologie und Physikalische Medizin, Postfach 3380, 32390 **Minden**, 0571/8013800

✉ Städt. Krankenhaus München-Bogenhausen, IV. Medizinische Abteilung, Englschalkinger Straße 77, 81925 **München**, 089/92702100

✉ Ruppiner Klinikum, Medizinische Klinik B, Fehrbelliner Straße 38, 16816 **Neuruppin**, 03391/390

✉ Rheumaklinik Oberammergau, Hubertusstr. 40, 82487 **Oberammergau**, 08822/31–0

✉ St. Josef-Hospital, Abteilung Rheumatologie, Sachenecke 21, 59939 **Olsberg**, 02962 /801239

✉ Bundesknappschaftsklinik, Abteilung für Rheumatologie, In der Humes, 66346 **Püttlingen**, 06898/696300

✉ Evangelisches Fachkrankenhaus, Rosenstraße 2, 40882 **Ratingen**, 02102/206311

✉ Zentrum für Rheumatologie, Rheingauer Straße 18, 65388 **Schlangenbad**, 06129/41456

✉ Klinik für Rheumatologie, St. Josef-Stift, Westtor 7, 48324 **Sendenhorst**, 02526/300-1541

✉ Städtisches Klinikum Magdeburg, Rheumatologische Klinik, 39245 **Vogelsang-Gommern**, 039200/67300

✉ Allgemeines Krankenhaus, Abteilung für Rheumatologie, Hoserkirchweg 63, 41747 **Viersen**, 02162/104221

✉ St. Marien-Hospital, Rheumatologische Abteilung, An't Lindeken 100, 48691 **Vreden**, 02564/304230

✉ Deutsche Klinik für Diagnostik, Abteilung Rheumatologie, Aukammallee 33, 65191 **Wiesbaden**, 0611/577215

✉ Rheumaklinik Wiesbaden II, Leibnizstraße 23, 65191 **Wiesbaden**, 0611/5750

✉ Kliniken St. Antonius, Rheumatologische Klinik, Hardtstraße 46, 42107 **Wuppertal**, 0202/4931200

Selbsthilfegruppen

✉ Deutsche M. Crohn/Colitis ulcerosa Vereinigung – Bundesverband für entzündliche Erkrankungen des Verdauungstraktes (DCCV), Enno-Littmann-Str. 4, 72076 **Tübingen**, 07071/65489

✉ Deutscher Psoriasis Bund e.V., Oberaltenallee 20 a, 22081 **Hamburg**, 040/223399

✉ Deutsche Rheuma-Liga

Bundesverband e.V., Rheinallee 69, 53173 **Bonn**, 0228/957500

Baden-Württemberg, Kaiserstr. 16, 76646 **Bruchsal**, 07251/83039

Bayern, St. Paul-Str. 9/III, 80336 **München**, 089/530389

Berlin, Am Kleinen Wannsee 5, 14109 **Berlin**, 030/8054016

Brandenburg, Friedrich-Ludwig-Jahn-Str. 19, 03044 **Cottbus**, 0355/780970

Bremen, Bgm-Smidt-Str. 95, 28195 **Bremen**, 0421/1761429

Hamburg, Friedrichsberger Str. 60, Hs. 21, 22081 **Hamburg**, 040/2005170

Hessen, Hegarstr. 12, 60529 **Frankfurt/M.**, 069/357414

Mecklenburg-Vorpommern, Rigaer Str. 21, 18107 **Rostock**, 0381/702431 und 702466

Niedersachsen, Kurt-Schumacher-Str. 14, 30159 **Hannover**, 0511/13374

Nordrhein-Westfalen, Haroldstr. 18, 40213 **Düsseldorf**, 0211/138460

Rheinland-Pfalz, Kurhausstr. 5, 55543 **Bad Kreuznach**, 0671/35380

Saar, Schmollerstr. 2b, 66111 **Saarbrücken**, 0681/33271

Sachsen, Nikolaistr. 38–45, 04109 **Leipzig**, 0341/1212146

Sachsen-Anhalt, Wolfang-Borchert-Str. 75–77, 06126 **Halle/Saale**, 0345/695150

Schleswig-Holstein, Melanchthonstraße 31, 24114 **Kiel**, 0431/61777

Thüringen, Am Eichberg, 07407 **Etzelbach**, 0367/42294

✉ Deutsche Schmerzhilfe e.V., Woldsenweg 3, 20248 **Hamburg**, 040/465646

✉ Deutsche Vereinigung M. Bechterew e.V., Metzgergasse 16, 97421 **Schweinfurt**, 09721/22033

✉ Deutsche Vereinigung zur Rehabilitation Behinderter e.V., Friedrich-Ebert-Anlage 9, 69117 **Heidelberg**, 06221/25485

✉ Lupus Erythematodes Selbsthilfegemeinschaft e.V. (Der Schmetterling), Göllenkamp 3, 44357 **Dortmund**, 0231/370286

✉ Sklerodermie in Deutschland e.V., Jagdstraße 1, 90559 **Burgthann**, 09188/512

Ärztekammern

- Bundesärztekammer, Herbert-Lewin-Str. 1, 50931 **Köln**, 0221/40040
- Baden-Württemberg, Jahnstr. 38a, 70597 **Stuttgart**, 0711/76989–0
- Bayern, Mühlbaurstr. 16, 81677 **München**, 089/41471
- Berlin, Klaus-Groth-Str. 3, 14050 **Berlin**, 030/303010
- Brandenburg, Thiemstr. 41, 03050 **Cottbus**, 0355/422012
- Bremen, Schwachhauser Heerstr. 26, 28209 **Bremen**, 0421/340051
- Hamburg, Humboldtstr. 58, 22083 **Hamburg**, 040/228021
- Hessen, Broßstr. 6, 0487 **Frankfurt**, 069/979101–0
- Mecklenburg-Vorpommern, Wismarsche Str. 393, 19053 **Schwerin**, 0385/8973043
- Niedersachsen, Berliner Allee 20, 30175 **Hamburg**, 0511/802222
- Nordrhein, Tersteegenstr. 31, 40474 **Düsseldorf**, 0211/430220
- Rheinland-Pfalz, Deutschhausplatz 3, 55118 **Mainz**, 06131/225831
- Saarland, Faktoreistr. 4, 66111 **Saarbrücken**, 0681/40030
- Sachsen, Pohlandstr. 19, 01309 **Dresden**, 0351/467827–0
- Sachsen-Anhalt, Zollstr. 12, 39114 **Magdeburg**, 0391/338612
- Schleswig-Holstein, Bismarckallee 8–12, 23795 **Bad Segeberg**, 04551/8030
- Thüringen, Stoystr. 2, 07743 **Jena**, 03641/25541
- Westfalen-Lippe, Kaiser-Wilhelm-Ring 4–6, 48145 **Münster**, 0251/37500

Kassenärztliche Vereinigungen

- Kassenärztliche Bundesvereinigung, Herbert-Lewin-Str. 3, 50931 **Köln**, 0221/40050
- KV Bayern, Mühlbaurstr. 16, 81677 **München**, 089/41471
- KV Berlin, Bismarckstr. 95–96, 10625 **Berlin**, 030/31003–0
- KV Brandenburg, Gregor-Mendel-Str. 10–11, 14469 **Potsdam**, 0331/4571
- KV Bremen, Schwachhauser Heerstr. 26–28, 28209 **Bremen**, 0421/340051
- KV Hamburg, Humboldtstr. 56, 22083 **Hamburg**, 040/228020

✉ KV Hessen, Georg-Voigt-Str. 15, 60325 **Frankfurt**, 069/7950290

✉ KV Koblenz, Emil-Schüller-Str. 14–16, 56073 **Koblenz**, 0261/12552

✉ KV Niedersachsen, Berliner Allee 22, 30175 **Hannover**, 0511/3494–1

✉ KV Nordbaden, Kesslerstr. 1, 76185 **Karlsruhe**, 0721/59610

✉ KV Nordrhein, Emanuel-Leutze-Str. 8, 40547 **Düsseldorf** 11, 0211/5970–1

✉ KV Nordwürttemberg, Albstadtweg 11, 70567 **Stuttgart**, 0711/78750

✉ KV Pfalz, Maximilianstr. 22, 67433 **Neustadt/Weinstraße,** 06321/8930

✉ KV Rheinhessen, Hindenburgstr. 32, 55118 **Mainz**, 06131/63020

✉ KV Saarland, Faktoreistr. 4, 66111 **Saarbrücken**, 0681/40031

✉ KV Schleswig-Holstein, Bismarckallee 1–3, 23795 **Bad Segeberg**, 04551/ 890

✉ KV Südbaden, Sundgauallee 27, 79114 **Freiburg i. Br.**, 0761/884–0

✉ KV Südwürttemberg, Wächterstr. 76, 72074 **Tübingen**, 07071/56090

✉ KV Trier, Balduinstr. 10–14, 54290 **Trier**, 0651/46030

✉ KV Westfalen-Lippe, Westfalendamm 45, 44141 **Dortmund**, 0231/4107–0

Sonstige Organisationen und Verbände

20

✉ Ärztegesellschaft für Erfahrungsheilkunde e.V., Postfach 102840, 69018 **Heidelberg**, 06221/40620

✉ Arbeitsgemeinschaft für Chinesische Medizin, Hohenstaufenring 61, 50674 **Köln**, 0221/212712

✉ Arbeitsgemeinschaft Orthopädische Medizin nach Cyriax, Goebenstr. 3, 28209 **Bremen**, 0421/442485

✉ Arbeitsgemeinschaft für Pädiatrische Rheumatologie, Universitäts-Kinderklinik Fetscherstr. 74 01307 **Dresden**

✉ Berufsverband der Ärzte für Orthopädie, Am Kirchberg 29, 60431 **Frankfurt**, 069/520095

✉ Bundesgesundheitsamt, Thielallee 88–92, 14195 **Berlin**, 030/83080

✉ Bundesinnungsverband für Orthopädietechnik, Reinoldistr. 7–9, 44135 **Dortmund**, 0231/579321

✉ Deutsche Ärztegesellschaft für Akupunktur e.V., Raglovichstr. 14, 80637 **München**, 089/1596888

- Deutsche Forschungsgemeinschaft (DFG), Postfach 205004, 53175 **Bonn-Bad Godesberg,** 0228/8851

- Deutsche Gesellschaft für Innere Medizin, Humboldtstr. 14, 65189 **Wiesbaden**, 0611/307946

- Deutsche Gesellschaft für Manuelle Medizin e.V.

  Ärzteseminar Hamm-Boppard (FAC), Obere Rheingasse 3, 56154 **Boppard / Rhein,** 06742/80010

  Ärzteseminar Berlin (ÄMM) Frankfurter Allee 263, 10317 **Berlin,** 030/52279440

  Dr.-Karl-Sell-Ärzteseminar Neutrauchburg (MWE), Riedstraße 5, 88316 **Isny im Allgäu** 07562/97180

- Deutsche Gesellschaft für Medizinische Dokumentation, Informatik und Statistik (DIMDI), Herbert-Levin-Str. 1, 50931 **Köln**, 0221/4004–256

- Deutsche Gesellschaft für Rheumatologie, Burtscheider Markt 24, 52066 **Aachen**, 0241/4763–266

- Deutsche Gesellschaft zum Studium des Schmerzes e.V., Im Neuenheimer Feld 326, 69120 **Heidelberg**, 06221/564051

- Deutscher Sportärztebund (Deutsche Gesellschaft für Sportmedizin), Handschuhsheimer Landstr. 82, 69121 **Heidelberg**, 06221/470880

- Deutscher Verband der Ergotherapeuten e.V., Postfach 2208, 76303 **Karlsbad-Ittersbach,** 07248/9181–0, Fax: 9181–71

- Deutscher Verband für Physiotherapie – Zentralverband der Krankengymnasten (ZVK), Deutzer Freiheit 72–74, 50679 **Köln** 21, 0221/884031

- Deutscher Zentralverein homöopathischer Ärzte e.V., Münsterstr. 6, 53111 **Bonn**, 0228/695249

- Gesellschaft zur Erforschung Rheumatischer Erkrankungen, Forschungszentrum Berlin e.V. Am kleinen Wannsee 5, 14109 **Berlin**

- Gesellschaft medizinischer Assistenzberufe für Rheumatologie e.V., Schweinauer Hauptstraße 12, 90441 **Nürnberg**

- Internationale medizinische Gesellschaft für Neuraltherapie nach Huneke – Regulationstherapie e.V., Bismarckstr. 3, 72250 **Freudenstadt**, 07441/2151

- Ludwig Boltzmann Institut für Akupunktur, Huglgasse 1–3, A–1150 **Wien**, 0043/222–98104–261

- Marburger Bund – Verband der angestellten und beamteten Ärzte Deutschlands, Riehler Str. 6, 50668 **Köln**, 0221/733173

- Patientenschulung in der Rheumatologie (Kontaktbüro), Wormser Str. 81, 55276 **Oppenheim,** 06133/2022

- Verband der Beschäftigungs- und Arbeitstherapeuten, Mittelweg 8, 76307 **Karlsbad**, 07248/6328

21

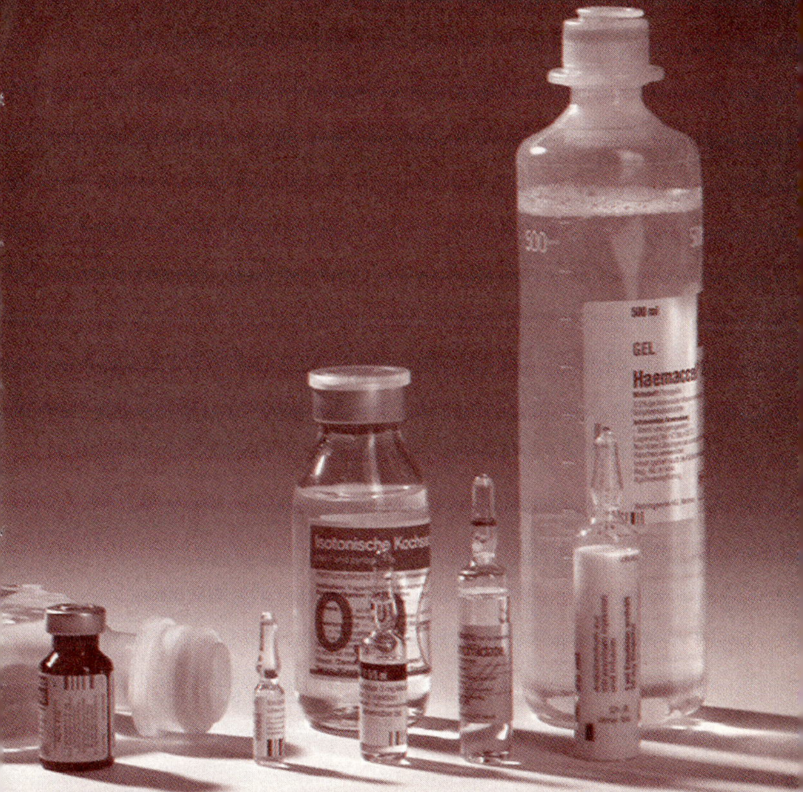

Handels- und Freinamen der meistgebrauchten Arzneimittel

Handelsnamen, die dem Freinamen einer Substanz entsprechen oder diesen in erkennbarer Form enthalten, sind in nachfolgender Liste nicht aufgeführt [Quelle: Rote Liste® 2000; Editio Cantor Verlag]

Freinamen

Acarbose Glucobay *Antidiabetikum*

Acebutolol Prent *β-Blocker*

Acemetazin Acephglogont, Peran, Rantudil *nichtsteroidales Antiphlogistikum*

Acetazolamid Diamox, Diuramid, Glaupax (CH) *Carboanhydrasehemmer*

Acetylcystein (ACC, NAC) Acemuc, -tabs, -tyst, Azubronchin, Bromuc, durabronchal, Fluimucil, Larylin, mentopin, Muciteran, Mucocedyl, Muco Sanigen, Mucret, Myxofat, Pulmicret, Sigamucil, Siran; Mucomyst (A) *Mukolytikum*

β-Acetyldigoxin Gladixol, Kardiamed, Novodigal, Stillacor; Lanatilin (A), Cedigocin (CH) *Herzglykosid*

Acetylsalicylsäure (ASS) Acesal, Alka-Seltzer, Aspirin, Aspro, Godamed, Miniasal, Romigal, Santasal, Thomapyrin akut; Antidol (A); Acetylo (CH) *Analgetikum, Antiphlogistikum*

Aciclovir Herpetad, Mapox, Supraviran, Virax-PUREN, Virupos, Virzin, Zoliparin, Zovirax *Virostatikum*

Acipimox Olbemox *Lipidsenker*

Aescin opino, Proveno, Reparil *nichtsteroidales Antiphlogistikum*

Alcuronium Alloferin *nicht depolarisierendes Muskelrelaxans*

Aldosteron Aldocorten *Mineralokortikoid*

Alfacalcidiol Bondiol *aktives Vitamin D3*

Allantoin Brand- und Wundgel Eu Rho, Contractubex, Essaven Tri-Complex, HAEMO-Exhirud, Hydro Cordes Creme, Leukona-Wundsalbe, Lipo Cordes Creme, Poloris, Ulcurilen *Wundheilungsmittel*

Allopurinol Bleminol, Cellidrin, Foligan, Milurit, Pureduct, Remid, Uribenz, Uripurinol, Zyloric; Urosin (A) *Urikostatikum*

Almasilat Megalac, Simagel *Antazidum*

Alprazolam Cassadan, Esparon, Tafil, Xanax, Xanor (A), Xanax (CH) *Benzodiazepin*

Alprenolol Aptin-Duriles; Aptol Duriles (CH) *β-Blocker*

Aluminiumhydroxid Aludrox, Gastrocaps *Antazidum*

Aluminiumoxid + Magnesiumoxid Maalox, Maaloxan, Megalac, Solugastril, Trigastril; Legasil (A) *Antazidum*

Amantadin Adekin, Aman, Amixx, Cerebramed, Infecto, Infex, PK-Merz, tregor *Parkinsonmittel + Virostatikum*

Ambroxol Bronchopront, Bronchowern, Broncho Euphyllin retard, Doxam, Larylin, Lindoxyl, Mibrox, Mucosolvan, neo-bronchol, Pädiamuc, Pect, stas, Tusso-BASF; Mucosolvon (CH) *Mukolytikum*

Amilorid Diaphal, Esmalorid, Moducrin, Tensoflux; Midamor (A,CH) *kaliumsparendes Diuretikum*

Aminoglutethimid Rodazol, Orimeten *Antiöstrogen + Zytostatikum*

Amitripytlin Amineurin, Equilibrin, Novoprotect, Saroten, Syneudon *Trizyklisches Antidepressivum*

Amlodipin Norvasc *Kalziumantagonist*

Amorolfin Loceryl *Antimykotikum*

Amoxicillin Amagesan, Clamoxyl, espa-moxin, Infectomox, Jephoxin, Sigamopen *Breitbandpenicillin*

Amphotericin B Ampho-Moronal *Antimykotikum*

Ampicillin Amblosin, Binotal, Penbritin (CH) *Breitbandpenicillin*

Amprenavir Agenerate *Protease-Inhibitor*

Anastrozol Arimidex *Aromatasehemmer*

Aprotinin Antagonin, Trasylol *Proteinasehemmer*

Astemizol Hismanal *nicht-sedierendes Antihistaminikum*

Atenolol Blocotenol, Cuxanoem, duratenol, Evitocor, Falitonsin, Juvental, Tenormin, Tonoprotect *β-Blocker*

Atracuriumbesilat Tracrium *Muskelrelaxans*

Auranofin Ridaura *Antirheumatikum (Basistherapeutikum), Azamedac*

Azapropazon Tolyprin *nichtsteroidales Antiphlogistikum*

Azathioprin Imurek *Immunsuppressivum, Antirheumatikum (Basistherapeutikum)*

Azelastin Allergodil *Antihistaminikum*

Azithromycin Zithromax *Makrolidantibiotikum*

Azosemid Luret *Schleifendiuretikum*

Bacampicillin Ambacamp, Penglobe *Breitbandantibiotikum*

Bacitracin Anginomycin, Batrax, Bivacyn, Cicatrex, Nebacetin, Neobac, Polyspectran *Lokal-Antibiotikum*

Baclofen LEBIC, Lioresal	*GABA-Agonist, bei MS verwendet*
Bambuterol Bambec	*β-Mimetikum, Bronchodilatator*
Bamipin Soventol	*Antihistaminikum*
Barbexaclon Maliasin	*Antiepileptikum*
Beclometason AeroBec, Beconase, Bronchocort, Junik, ratioAllerg, Rhinivict, Sanasthmax, Sanasthmyl; Ventolair, Viarox; Beconase (A,CH)	*Glukokortikoid*
Benazepril Cibacen	*ACE-Hemmer*
Bencyclan Fludilat; Ludilat (A)	*Vasodilatator*
Bendroflumethiazid Docidrazin, Dociretic, pertenso, sali-adopur, Sotaziden, Spirostada comp., Tensoflux	*Saluretikum*
Benfotiamin milgamma Drag.	*Vitamin B_1-Derivat*
Benperidol Glianimon	*Butyrophenon-Neuroleptikum*
Benproperin Tussafug	*Antitussivum*
Benserazid + L-Dopa Levopar, Madopar, PK-Levo	*Parkinsonmittel*
Benzathin-Benzylpenicillin Pendysin, Tardocillin	*Depotpenicillin*
Benzatropin Cogentinol	*Anticholinergikum*
Benzbromaron Narcaricin (CH)	*Urikosurikum*
Benzoxoniumchlorid Lemocin, Loscon	*Lokales Antiseptikum*
Benzydamin Tantum	*nichtsteroidales Antiphlogistikum*
Benzylpenicillin Penicillin G, Retacillin comp	*Penicillin*
Betamethason Bemon, Betnesol, Celestamine, Celestan, Cordes Beta, Diprosis, Diprosone, Lygal, PENTACORT, Soderm	*Glukokortikoid*
Betaxolol Kerlone; Kerlon (CH)	*$β_1$-Blocker*
Bezafibrat Cedur, Lipox, Regadrin, Sklerofibrat; Bezalip (A)	*Lipidsenker*
Bifonazol Mycospor; Mycosporin (CH)	*Antimykotikum*
Biperiden Akineton	*Anticholinergikum, Parkinsonmittel*
Bisacodyl Agaroletten, Bekunis, Bisco-Zitron, Dulcolax, Laxagetten, Laxans-ratiopharm, Laxbene, Laxysat Bürger, Marienbader Pillen N, Mediolax, Pyrilax, Stadalax, Trigon N,	*Laxans*
Bismutverbindungen Angass, Katulcin, Neomin, Telen, Ulkowis	*Ulkustherapeutikum*
Bisoprolol Concor, Cordalin, Fondril	*$β_1$-Blocker*
Bornaprin Sormodren	*Anticholinergikum, Parkinsonmittel*
Bromazepam durazanil, Gityl, Lexostad, Lexotanil, neo OPT, Normoc	*Benzodiazepin*
Bromelaine Phlogenzym, Proteozym, traumanase	*Antiphlogistikum*
Bromhexin Aparsonin, Bisolvon, Hustentabs-ratiopharm stark, Omniapharm	*Mukolytikum*
Bromocriptin kirim, Pravidel	*Dopamin-Antagonist*
Bromoprid Cascapride	*Dopamin-Antagonist, Peristaltikanreger*
Bromperidol Impromen, Tesoprel	*Butyrophenon-Neuroleptikum*
Brotizolam Lendormin; Lendorm (A)	*Benzodiazepin*
Budesonid Bronchocux, BUDAPP, Entocort, Pulmicort, Respicort	*Glukokortikoid*
Bufexamac duradermal, Ekzemase, Jomax, Malipuran, Parfenac, Windol	*Dermatikum*
Bupivacain Carbostesin, Dolanaest	*Lokalanästhetikum*
Bupranolol betadrenol	*β-Blocker*
Buprenorphin Temgesic	*starkes Analgetikum*
Buserelin Profact, Suprecur	*GnRH-Analogon*
Busulfan Myleran	*Zytostatikum*
Cabergolin Dostinex	*Prolaktinhemmer*
Calcitonin Karil, Ostostabil; Cibacalcin (A,CH)	*Antihyperkalzetikum, Parathormonantagonist, Osteoporotikum*
Calcitriol Decostriol, Rocaltrol	*Vitamin-D_3-Derivat*
Calciumgluconat Dobo 600, Ospur, Ideos (komb. Mit Vit. D3)	*Kalziumpräparat*
Captopril ACE-Hemmer ratiopharm, Acenorm Cor, Adocor, Cardiagen, Coronorm, cor tensobon, Lopirin, Mundil, Sansanal, Tensiomin, tensobon, Tensostad	*ACE-Hemmer*
Capval **Noscarpin**	*Antitussivum*
Carbamazepin espa-lepsin, Finlepsin, Fokalepsin, Sirtal, Tegretal, Timonil; Tegretol (A, CH)	*Antiepileptikum*
Carbimazol Neo-Thyreostat	*Thyreostatikum*
Carbocistein Mucopront, Sedotussin mono, Transbronchin; Rhinathiol Sirup (CH)	*Mukolytikum*
Carteolol Arteoptic, Endak (CH)	*β-Blocker*
Carvedilol Dilatrend, Querto	*β-Blocker*
Cefaclor Cefallone, Cefa-Wolff, Cef-Diolan, Infectocef, Kefspor, Panoral, Sigacef; Ceclor (A, CH)	*orales Cephalosporin*
Cefadroxil Cedrox,Grüncef	*Cephalosporin*
Cefalexin Ceporexin, Oracef; Cepexin (A); Ceporex (A, CH)	*orales Cephalosporin*

Cefazolin Basocef, Elzogram *Cephalosporin*
Cefepim Maxipime *Cephalosporin*
Cefixim Cephoral, Suprax *orales Cephalosporin*
Cefotaxim Claforan *Cephalosporin*
Cefotiam Spizef *Cephalosporin*
Cefpodoxim Orelox *Cephalosporin*
Ceftazidim Fortum; Fortam (CH) *Cephalosporin*
Ceftibuten Keimax *orales Cephalosporin*
Ceftriaxon Rocephin *Cephalosporin*
Cefuroxim Elobact, Zinacef, Zinnat *Cephalosporin*
Celecoxib Celebrex *Cox2-selsektives nichtsteroidales Antiphlogistikum*
Celiprolol Selectol *β_1-Blocker*
Certoparin Mono Embolex *Antikoagulans*
Cetirizin Alerid, Zyrtec *Antihistaminikum*
Chinidin Kinidin-Duriles (CH) *Antiarrhythmikum*
Chloralhydrat Chloraldurat; Rectiolen (A); Medianox (CH) *Hypnotikum*
Chlorambucil Leukeran *Zytostatikum*
Chloramphenicol Aquamycetin, Oleomycetin, Paraxin *Antibiotikum*
Chlordiazepoxid Librium, Multum, Radepur *Benzodiazepin*
Chloroquin Resochin, Weimerquin; Antochin (A) *Antimalariamittel (Basistherapeutikum)*
Chlorphenoxamin Systral Gel *Antihistaminikum*
Chlorpromazin Propaphenin *Neuroleptikum*
Chlorprothixen Truxal *Neuroleptikum*
Chlortalidon Hydro-Long, Hygroton in antihypertens; Kombinationspräp. *Diuretikum*
Cholestyramin Lipocol-Merz, Quantalan, Vasosan *Ionenaustauscher, Lipidsenker*
Ciclopirox Batrafen *topisches Antimykotikum*
Ciclosporin Sandimmun *Immunsuppressivum*
Cilazapril Dynorm *ACE-Hemmer*
Cimetidin Altramet, dura H_2, Gastroprotect, H_2 Blocker-ratiopharm, Tagamet, Ulcolind H_2 *H_2-Blocker*
Cineol Eufimenth Balsam N, Soledum Balsam Lsg. *Mukolytikum*
Cinnarizin Stutgeron(A, CH) *Vasodilatator, Antihistaminikum*
Ciprofloxacin Ciprobay; Ciproxin (A, CH) *Gyrasehemmer*
Clarithromycin Biaxin, Cyllind, Klacid, Mavid *Makrolidantibiotikum*
Clemastin Tavegil; Tavegyl (A, CH) *Antihistaminikum*
Clenbuterol Contraspasmin, Spiropent *Broncholytikum*
Climarest Östrogen *Sexualhormon*
Clindamycin Basocin, Sobelin, Turimycin; Dalacin (A); Dalacin C (CH) *Antibiotikum*
Clobazam Frisium; Urbanyl (CH) *Benzodiazepin*
Clocortolon Kaban (Salbe) *halogeniertes Glukokortikoid*
Clomethiazol Distraneurin *Antikonvulsivum, Neuroleptikum*
Clomipramin Anafranil, Hydiphen *trizyklisches Antidepressivum*
Clonazepam Antelepsin, Rivotril *Antiepileptikum + Benzodiazepin*
Clonidin Catapresan, Dixarit, Haemiton, Mirfat, Paracefan *Antisympathotonikum, Antihypertonikum*
Cloprednol Syntestan *halogeniertes Glukokortikoid*
Clorazepat Tranxilium *Benzodiazepin*
Clostebol Megagrisevit *Anabolikum*
Clotrimazol Antifungol, Benzoderm myco, Candazol, Canesten, Canifug, durafungol, Fungidexan, Fungizid-ratiopharm, Gilt, gyno Canesten, Holfungin, Janamazol, KadeFungin, Lokalicid, Mycofug, Myko Cordes, Mycofungin, Mykohaug, Ovis neu, Pedisafe, radikal, Uromykol *Antimykotikum*
Clozapin Elcrit, Leponex *Neuroleptikum*
Codein Antitussivum Bürger, Dicton, Tussoret *Antitussivum*
Colchizin Colchicum-Dispert, Colchysat Bürger *Gichtmittel*
Colecalciferol Dekristol, Ospur, Vigantol, Vigorsan; Olevit D_3 (A); Vi-De 3 (CH) *Vitamin D_3*
Corticotropin Synacthen; ACTH-Sanabo (A) *ACTH*
Co-trimoxazol (Trimethoprim + Sulfamethoxazol, TMS) Bactoreduct, Berlocid, Drylin, Eusaprim, Kepinol, Microtrim, Sigaprim, Supracombin, *Sulfonamidkombination*
Cromoglicinsäure (DNCG) Colimune, Diffusyl, Flenid, Gelodrin, Intal, Lomupren, Opticrom, PENTATOP, Pulbil, Vividrin *Antiallergikum*
Cyanocobalamin Ambe, Cytobion, Hämo-Vibolex, Vicapan;Erycytol (A); Vitarubin (CH) *Vitamin B_{12}*
Cyclophosphamid Endoxan *Zytostatikum*
Cyproteron Androcur, Virilit *Antiandrogen*
Cytarabin Alexan, Udicil *Zytostatikum*

Dacarbacin Detimedac *Zytostatikum*

Dactinomycin Lyovac-Cosmegen *Zytostatikum*

Danazol Winobanin *Gonadotropin-Blocker*

Desipramin Pertofran, Petylyl *Antidepressivum*

Desmopressin Minirin *antidiuretisches Hormon*

Desogestrel Cerazette, Lovelle, Marvelon *Progestagen*

Dexamethason Auxiloson, Fortecortin, Lipotalon, in Solupen D, Totocortin, Decadron (A,CH) *Glukokortikoid*

Dexchlorpheniramin Polaronil *Antihistaminikum*

Dexpanthenol Bepanthen, Corneregel, Pelina, Ucee D, Urupan Wundcreme *Vitamin der B-Gruppe, Epithelialisierungsmittel*

Dextropropoxyphen Develin; Depronal (CH) *Analgetikum*

Diazepam Faustan, Lamra, Stesolid, Tranquase, Valiquid, Valium *Benzodiazepin*

Dibenzepin Noveril *trizyklisches Antidepressivum*

Diclofenac Allvoran, arthrex, Benfofen, Delphinac, duravolten, Effekton, Lexobene, Monoflam, Myogit, Rewodina, Voltaren *nichtsteroidales Antiphlogistikum*

Dicloxacillin Dichlor-Stapenor *penicillinasefestes Penicillin*

Diflucortolon Neribas *halogeniertes Glukokortikoid*

Dihydralazin Depressan, Dihyzin, Nepresol *direkter Vasodilatator*

Dihydrocodein (DHC) Paracodin, Remedacen, Tiamon Mono *Antitussivum*

Dihydroergotamin (DHE, DET) Agit, Angionorm, clavigrenen, Dihydergot, Dihytamin, Ergomimet, Ergont, Verladyn *Migränemittel, Antihypotonikum*

Dihydroergotoxin (DCCK) Circanol, Dacoren, Defluina, Enirant, Ergodesit, ergoplus spezial, Hydergin, Nehydrin, Orphol, Sponsin; Ergomed (A); Progeril (CH) *Sekalealkaloid, Vasodilatator*

Dihydrotachysterol AT 10, Tachysin *Vitamin D-Derivat, Kalziumstoffwechselregulator*

Diisopropylamin Disotat, Oxypangam *Vasodilatator*

Dikaliumclorazepat Tranxilium *Benzodiazepin*

Diltiazem Dilzem *Kalziumantagonist*

Dimenhydrinat Vomex-A, Vomacur; Emedyl (A); Dramamine (CH) *Antiemetikum*

Dimethylsulfoxid Rheumabene; Deltan (CH) *Antiphlogistikum, Resorptionsbeschleuniger*

Dimetinden Fenistil *Antihistaminikum*

Dinoproston Minprostin *Prostaglandin*

Diphenhydramin Benadryl, Cathejell Steriles Gel, Dolestan, Dormutil, Emesan, Halbmond-Tabletten, Hevert-Dorm, nervo OPT, ratioAllerg, S.8 Tbl., Sediat, Sedovegan Novo; Dibontrin(A); Benadryl (CH) *Antihistaminikum*

Dipyridamol Curantyl, Persantin *Vasodilatator, Thrombozyten-Aggregations-Hemmer*

Disopyramid Norpace, Rythmodul; Rhythmodan (A,CH) *Antiarrhythmikum*

Dithranol Micanol, Psoradexan; Dithro (CH) *Antiseptikum, Antipsoriatikum*

Docetaxel Taxotere *Zytostatikum*

Doxazosin Cardular, Diblocin *peripherer β_1-Blocker, Antihypertensivum*

Doxepin Aponal, Doneurin, Mareen, Sinquan; Sinequan (A) *trizyklisches Antidepressivum*

Doxycyclin Clinofug, Mespafin, Vibramycin, Vibravenös *Tetrazyklin*

doxy-duramucal **Doxycyclin + Ambroxol** *Tetrazyklin + Mukolytikum*

Doxylamin Gittalun, Hewedormir, Hoggar N, Mereprine, SchlafTabs ratiopharm, Sedaplus *sedierendes Antihistaminikum*

Econazol Epi-Pevaryl, Gyno-Pevaryl *Antimykotikum*

Efavirenz Sustiva *Reverse Transkriptasehemmer*

Etanercep Encept *Biological*

Enalapril Pres, Xanef; Renitec (A); Reniten (CH) *ACE-Hemmer, Antihypertonikum*

Epinephrin (Adrenalin) Suprarenin *α, β-Mimetikum*

Ergotamin Ergo-Kranit, Migrexa, Gynergen, Cafergot N, RubieNex mono; Ergotartrat (A), in Ergosanol (CH) *β-Blocker, Vasokonstriktor, Migränemittel*

Erythromycin Akne Cordes, Aknederm, Aknefug-EL, Aknin-Winthrop, duirapaediat, Inderm, Infectomycin, Monomycin, Paediathrocin, Semibiocin, Stiemycine; Ilosone (CH) *Makrolidantibiotikum*

Esomeprazol Nexium *Protonenpumpenblocker*

Estradiol Cerella, Cutanum, Evorel, Fem7, Femoston mono, Gynokadin, GynPolar, Linoladiol, Menorest, Sandrena, Sisare mono, Tradelia seven, Vagifem; Ovocyclin (CH) *Östrogen*

Estradiolvalerat Gynokadin, Merimono, Progynova, Progynon *Östrogen*

Estriol Gynäsan, OeKolp, Oestriolsalbe, Oestro Gynaedron, Ortho-Gynest, Ovestin, Synapause, Xapro *Östrogen*

Ethacridin Metifex, Neochinosol, Rivanol, Uroseptol; Aethacridinum Lacticum ÖAB 9 (A), Gelastypt M (CH) *Antiseptikum*

Ethenzamid Antiföhnon-N, Glutisal, Kolton grippale N *Analgetikum*

Ethinylestradiol Progynon, Turisteron *Östrogen*

Ethosuximid Petnidan; Petinimid (A) *Antiepileptikum*

Etilefrin Adrenam, Bioflutin-N, Cardanat, Cardialgine, Circupon, Circuvit, Effortil, Kreislauf Katovit Kapseln, Thomasin; Circupon (CH) *Sympathomimetikum*

Etofenamat Algesalona, Rheumon, Traumon *antirheumatische Salbe*

Etofibrat Lipo-Merz *Lipidsenker*

Etofyllinclofibrat Duolip *Lipidsenker*

Etoposid Riboposid, Vepesid *Zytostatikum*

Famotidin Ganor, Pepcid, Pepdul; Pepcidine (A,CH) *H_2-Blocker*

Felbinac Spalt, Target *nichtsteroidales Antiphlogistikum*

Felodipin Modip, Munobal *Kalziumantagonist*

Fendilin Sensit; Sensit 50 (A,CH) *Kalziumantagonist*

Fenetyllin Captagon *Analeptikum*

Fenofibrat CIL, Lipanthyl, Lipidil, Normalip pro *Lipidsenker*

Fentanyl Durogesic *transdermale Opioidanwendungsform*

Filgrastim Neupogen *Zytokin, Immunstimulator*

Flavoxat Spasuret *Spasmolytikum*

Flecainid Tambocor *Antiarrhythmikum*

Flucloxacillin Staphylex; Floxapen (A, CH) *penicillinasefestes Penicillin*

Fluconazol Diflucan, Fungata *Antimykotikum*

Flucytosin Ancotil *Antimykotikum*

Fludrocortison Astonin H *Mineralocorticoid*

Flufenaminsäure Dignodolin, Rheuma Lindofluid; Arlef, Algesalona (CH) *nichtsteroidales Antiphlogistikum*

Flumetason Cerson, Locacorten *kortikoidhalt. Dermatikum*

Flunarizin Sibelium; Amalium (A) *Vasodilatator*

Flunisolid Inhacort, Syntaris *Glukokortikoid*

Flunitrazepam Fluminoc, Rohypnol *Benzodiazepin*

Fluocortolon Ultralan *Glukokortikoid*

5-Fluorouracil Ribofluor *Zytostatikum*

Fluoxetin Fluctin, Fluxet, Motivone; Fluctine (A, CH) *Antidepressivum*

Flupentixol Fluanxol *Neuroleptikum*

Fluphenazin Dapotum, Lyogen, Lyorodin, Omca *Phenothiazin-Neuroleptikum*

Flupirtin Katadolon, Trancopal *Analgetikum*

Flurazepam Dalmadorm, Staurodorm neu *Benzodiazepin*

Fluspirilen **Imap** *Neuroleptikum*

Fluvastatin Cranoc, LOCOL *Lipidsenker*

Fluvoxamin Fevarin *Antidepressivum*

Formestan Lentaron *Aromatasehemmer*

Fosinopril Dynacil, Fosinorm *ACE-Hemmer*

Furazolidon Nifuran *Chemotherapeutikum*

Furosemid Diurapid, Lasix, Ödemase, Sigasalur *Schleifendiuretikum*

Fusafungin Locabiosol *Chemotherapeutikum*

Fusidinsäure Fucidine, Fucithalmic; Fucidin (A, CH) *Antibiotikum*

Gallopamil Procorum *Kalziumantagonist*

Gemeprost Cergem *Prostaglandin*

Gemcitabin Gemzar *Zytostatikum*

Gemfibrozil Gevilon *Lipidsenker*

Gentamicin Refobacin, Sulmycin; Garamycin (CH) *Aminoglykosid-Antibiotikum*

Gestoden Femovan, Minulet *Gestagen*

Glibenclamid Azuglucon, Bastiverit, Dia-BASF, duraglucon N, Euglucon, Glucoremed, Glukoreduct, Glukovital, glycolande, Humedia, Maninil, Praeciglucon *Sulfonylharnstoff*

Glibornurid Gluborid, Glutril *Sulfonylharnstoff*

Glimepirid Amaryl *Sulfonylharnstoff*

Gliquidon Glurenorm *Sulfonylharnstoff*

Glisoxepid Pro-Diaban *Sulfonylharnstoff*

Glycerol Glycilax, Milax, Nene-Lax *Laxans*

Glyceroltrinitrat Aquo-Trinitrosan, deponit NT, Minitrans, Nitradisc, Nitrangin, perlinganit, Triniotrosan; Nitroglyn(A); Nitrolent, Nitroacut (CH) *Vasodilatator*

Goserelin Zoladex *GnRH-Analogon*

Haloperidol Buteridol, Sigaperidol *Butyrophenon-Neuroleptikum, Dopaminantagonist*

Heparinoid Etrat, Hirudoid *Venenmittel*

Hexachlorcyclohexan (Lindan) Delitex, Jacutin *Läusemittel*

Hydralazin Docidrazin, IMPRESSO-PUREN, pertenso N, Treloc, Trepress, TRI-Normin *Vasodilatator, Antihypertensivum*

Hydrochlorothiazid (HCT) Disalunil, diu-melusin, Esidrix *Saluretikum*

Hydrocodon Dicodid *Antitussivum*

Hydrocortison Dermallerg-ratiopharm, Dermo Posterisan, Munitren H, Remederm HC, Sanatison Mono *nichthalogeniertes Glukokortikoid*

Hydrocortisonacatat Colifoam, Ebenol, Ficortril, Posterine Corte, velopural OPT *nichthalogeniertes Glukokortikoid*

Hydrocortisonaceponat Retef *nichthalogeniertes Glukokortikoid*

Hydrocortisonbuteparat Pandel *nichthalogeniertes Glukokortikoid*

Hydrocortisonbutyrat Alfason, Laticort *nichthalogeniertes Glukokortikoid*

Hydromorphon Dilaudid, Palladon *starkes Analgetikum*

Hydrotalcit Ancid, Talcid, Talidat *Antazidum*

Hydroxocobalamin Aquo-Cytobion, Novidroxin; Hepavit (A); Hydroxo 5000 (CH) *Vitamin B_{12}*

Hydroxychloroquin Quensyl; Plaquenil (A, CH) *Antiphlogistikum + Malariamittel (Basistherapeutikum)*

Hydroxyzin AH 3 N, Atarax, Elroquil *Antipruriginosum*

Hymecromon Cholspasmin *Choloretikum*

Ibuprofen Aktren, Anco, Brufen, Contraneural, Dismenol, Dolgit, Dolodoc, DOLO-PUREN, Dolormin, Esprenit, Exneural, Gynofug,, Gyno-Neuralgin, ilvico grippal, Imbun, Kontagripp Mono, Mensoton, Novogent, Nurofen Fiebersaft, Optalidon, Opturem, Parsal, Pfeil-Zahnschmerztabletten, ratioDolor, Schmerz-Dolgit, Tabalon, Tempil, Togal N, Urem; Brufen (A,CH) *nichtsteroidales Antiphlogistikum*

Idoxuridin Ophtal, Virunguent, Zostrum; IDU Röhm (A); Dendrid (CH) *Virostatikum*

Imipramin Pryleugan, Tofranil *trizyklisches Antidepressivum*

Indapamid Natrilix, Sicco *Thiazid-Diuretikum*

Indinavir Crixivan *Virustatikum, Proteinaseinhibitor*

Indometacin Amuno, Confortid, Elmetacin, Inflam, Sigadoc *nichtsteroidales Antiphlogistikum*

Infliximab Remicade *Biological*

Ipratropiumbromid Atrovent, Itrop *Bronchospasmolytikum, Antiarrhythmikum*

Irinotectan Campto *Topoisomerasehemmer*

Isoconazol Travogen; Travocort (CH) *Antimykotikum*

Isoniazid Isozid, tebesium; Neotizide (A); Rimifon (A,CH) *Tuberkulostatikum*

Isosorbiddinitrat (ISDN) duranitrat, isoket, Iso Mack, -PUREN, Isostenase, Janacard, Maycor, Nitrosorbon; Vasorbate (A); Cedocard, Isordil (CH) *Vasodilatator*

Isosorbidmononitrat (ISMN) Coleb-Duriles, Conpin, Corangin, duramonitat, elantan, Ismo, Moni-BASF, Moni-Sanorania, MONIT-PUREN, mono corax, Monolong, Mono Mack, Mono Maycor, Monopur, Monostenase, Mono Wolff, Olicard, Orasorbit, Sigacora, Turimonit *Vasodilatator*

Isosorbitmononitrat *Vasodilatator*

Isotretinoin Isotrex Gel, Roaccutan; Roaccutane (CH) *Vitamin-A-Aknemittel*

Isozid **Isoniazid** *Tuberkulostatikum*

Isradipin Lomir, Vascal *Kalziumantagonist*

Itraconazol Sempera, Siros *Antimykotikum*

Josamycin Wilprafen *Makrolidantibiotikum*

Kanamycin Kanamytrex *Aminoglykosid-Antibiotikum*

Ketoconazol Nizoral, Terzolin *Antimykotikum*

Ketoprofen Gabrilen, Orudis, Spondylon; Profenid (A, CH) *nichtsteroidales Antiphlogistikum*

Ketotifen Airvitess, Astifat, Zaditen, Zatofug *Antihistaminikum*

Laktulose Bifinorma, Bifiteral, Eugalac, Kattwilact, Laevilac, Medilet, Tulotract; Duphalac (A); Gatinar (CH) *Laxans*

Lamivudin Epivir, Zefix *Virustatikum*

Lamotrigin Lamictal *Antiepileptikum*

Lansoprazol Agopton, Lanzor *Protonenpumpenhemmer, Ulkustherapeutikum*

Leflunomid Arava *Immunsuppressivum, Antirheumatikum (Basistherapeutikum)*

Lenogastrim Granocyte *hämatopoetischer Wachstumsfaktor*

Levodopa Dopaflex, Madopar, Nacom *Parkinsonmittel*

Levofloxacin Tavanic *Gyrasehemmer*

Levomepromazin Levium, Neurocil; Nozinan (A,CH) *Phenothiazin-Neuroleptikum*

Levomethadon L-Polamidon *starkes Analgetikum*

Levonorgestrel Femigoa, Femranette, Klimonorm, Levophta, Microgynon, Microlut, Mikro-30 Wyeth, Minisistron, 28 mini, Mirena Oviol, Triette, Trinordiol *Gestagen*

Levothyroxin Berlthyrox, Eferox, Euthyrox, Thevier; Thyrex (A); Eltroxin (CH) *Schilddrüsenhormon T_4*

Lidocain Dynexan, Gelicain, Heweneural, Sagittaprotect, Xylocain, Xylocitin, Xyloneural; Xylanest (A), Xyloneural (A,CH) *Lokalanästhetikum, Antiarrhythmikum*

Lincomycin Albiotic; Lincoin (CH) *Antibiotikum*

Linezolid Zyvox *Antibiotikum*

Liothyronin Thybon, Thyrotard; Trijodthyronin Sanabo (A); Cynomel (CH) *Schilddrüsenhormon*

α-Liponsäure Neurothioct *Neuropathiemittel*

Lisinopril Acerbon, CORIC; Prinil (CH) *ACE-Hemmer*

Lisurid Cuvalit, Dopergin *Dopaminagonist, Migränemittel*

Lithium Hypnorex, leukominerase, Quilonum; Quilonorm (A, CH) *Antidepressivum*

Lofepramin Gamonil *Antidepressivum*

Lonazolac Argun, arthro akut *nichtsteroidales Antiphlogistikum*

Loperamid duralopid, Imodium *Antidiarrhoikum*

Loprazolam Sonin *Benzodiazepin*

Loracabef Lorafem *Cephalosporin*

Loratadin Lisino *nicht-sedierendes Antihistaminikum*

Lorazepam durazolam, Laubeel, Punktyl, Somagerol, Tavor, Tolid; Temesta (A,CH) *Benzodiazepin*

Lormetazepam Ergocalm, Loretam, Noctamid; Loramet (CH) *Benzodiazepin*

Losartan Lorzaar *Antihypertonikum*

Lovastatin Mevinacor; Mavacor (A) *HMG-CoA-Reduktasehemmer*

Lynestrenol Exlutona, Orgametril *Gestagen*

Lysin-Acetylsalicylat Aspisol *Analgetikum*

Magaldrat Gastripan, Glysan, Hevert-Mag, Marax, Riopan, Simaphil *Antazidum*

Magnesium-Aluminium-Silicathydrat Gelusil-Lac *Antazidum*

Maprotilin Aneural, Deprilept, Ludiomil, Mirpan, Psymion *trizyklisches Antidepressivum*

Mebendazol Surfont, Vermox; Pantelmin (A) *Anthelminthikum*

Meclozin Peremesin, Postafen *Antihistaminikum, Sedativum*

Medazepam Rudotel *Benzodiazepin*

Medrogeston Prothil *Gestage*

Medroxyprogesteron Clinofem, Clinovir, Farlutal, MPA; Farlutal (A,CH) *Gestagen*

Mefenaminsäure Parkemed, Ponalar; Ponstan (CH) *nichtsteroid. Antiphlogistikum*

Mefloquin Lariam *Antimalariamittel*

Mefrusid Bendigon N, duranifin Sali, Sali-Adalat, -Prent, -Presinol; Bendigon (A) *Saluretikum*

Melperon Eunerpan, Harmosin, Melneurin; Buronil (A) *Butyrophenon-Neuroleptikum*

Memantin Akatinol Memantine *Muskelrelaxans*

Mephenesin DoloVisano *Muskelrelaxans*

Mepivacain Meaverin, Scandicain *Lokalanästhetikum*

Meptazinol Meptid *Analgetikum*

Mercaptopurin Puri-Nethol *Zytostatikum*

Mesalazin Asacolitin, Claversal, Pentasa, Salofalk *Chemotherapeutikum*

Mesterolon Proviron, Vistimon *Androgen*

Mestranol Gestamestrol, Ovosiston *Östrogen*

Metamizol Analgin, Baralgin M, Berlosin, Novalgin, Novaminsulfon *Analgetikum, Spasmolytikum*

Metergolin Liserdol *Prolaktinhemmer*

Metformin Biocos, Diabesin, Diabetase, espa-formin, glucobon biomo, Glucophage S, Mediabet, Meglucon, Mescorit, Siofor, Thiabet *Biguanid*

Methocarbamol Ortoton *Myotonolytikum*

Methotrexat (MTX) Lantarel, Metex *Antimetabolit, Zytostatikum, Basistherapeutikum*

Methyldopa Dopegyt; Aldomet (CH) *Antisympathotonikum, Antihypertonikum*

Methylprednisolon Advantan, Medrate, Urbason; Medral (CH) *Glukokortikoid*

Methysergid Deseril *Serotoninantagonist, Migränemittel*

Metildigoxin Lanitop *Herzglykosid*

Metixen Tremarit; Tremaril (A) *Parkinsonmittel, Anticholinerg., Neuroleptikum*

Metoclopramid (MCP) Cerucal, Gastronerton, Gastrosil, Gastro-Timelets, Gastrotranquil, Hyrin, Paspertin; Imperan (A); Primperan (CH) *Dopaminantag., Antiemet., Peristaltikanreger*

Metoprolol Beloc, Lopresor, Prelis, *β_1-Blocker*

Metronidazol Arilin, Clont, Elyzol, Flagyl, Fossyol, Vagimid *Chemotherapeutikum*

Mexiletin Mexitil *Antiarrhythmikum*

Mezlocillin Baypen *Breitbandpenicillin*

Mianserin Prisma, Tolvin *nicht-trizyklisches Antidepressivum*

Miconazol Amykon, Castellani, Daktar, Derma-Mycotral, Dumicoat, Fungur, Infectosoor, Micotar, mykoderm, Mykotin mono; Daktarin (A, CH) *Antimykotikum*

Miglitol Diastabol *Antidiabetikum*

Minocyclin AKNE-PUREN, Aknin-Mino, Aknosan, Klinomycin, Lederderm, Minakne, Minogalen, Minoplus, Skid, Udima; Minocin (A,CH) *Tetrazyklin*

Misoprostol Cytotec *Prostaglandinderivat, Ulkustherapeutikum*

Propylthiouracil Propycil, Thyreostat II; Prothiucil (A) *Thyreostatikum*

Propyphenazon Demex Zahnschmerztabletten, Eufibron, Isoprochin P *Antipyretikum, Antiphlogistikum, Analgetikum*

Proscillaridin Talusin *Herzglykosid*

Prothipendyl Dominal *Phenothiazin-Neuroleptikum*

Pyrantel Helmex; Combantrin (A); Cobantril (CH) *Anthelminthikum*

Pyrazinamid Pyrafat *Tuberkulosemittel*

Pyridostigmin Kalymin, Mestinon *Cholinesterasehemmer*

Pyridoxin Bonasanit, Hexobion *Vitamin B_6*

Pyridylmethanol Radecol *muskolotroper Vasodilatator, Lipidsenker*

Pyrimethamin Daraprim *Antimalariamittel*

Pyritinol Ardeyceryl, Encephabol *Neurotropikum*

Quinapril Accupro *ACE-Hemmer*

abeprazol Pariet *Protonenpumpenblocker*

Na [illegible] **en** Evista *Osteoporotikum*

Nedocron[illegible]lix, Vesdil, *ACE-Hemmer*

Nefopam Aj[illegible]il, Zantic *H_2-Blocker*

Nelfinavir Virac[illegible]orm *Antidiabetikum*

Neomycin Bykomyc[illegible] *Biological*

[illegible]smin *β_2-Sympathomimetikum, Bronchospasmolytikum*

Nicardipin Antagonil [illegible], Barotonal, Bendigon N, Briserin N, Darebon, Disalpin, Modenol,

Nicotinsäure Antisklerosin [illegible] *Antihypertonikum*

Nifedipin Adalat, Aprical, C[illegible]Oculotect, Ophtol-A, Ophtosan, Solan, Vitadral; Avitol (A); Arovit (CH) *Vitamin A*

Nilvadipin Escor *niedermolekulares Heparin*

Nimo[illegible]**in** Rebetol, Virazole *Virustatikum*

Rifampicin Eremfat, Rifa; Rifoldin (A,CH) *Antibiotikum, Tuberkulosetherapeutikum*

Ritonavir Norvir *Protease-Inhibitor*

Rofecoxib Vioxx *Cox2-selektives nichtsteroidales Antiphlogistikum*

Rosiglitazon Avandia *Antidiabetikum*

Roxatidin Roxit *H_2-Blocker*

Roxithromycin Rulid; Rulide (A) *Makrolidantibiotikum*

Rutosid Ruscorectal; in Aesrutan (A); Neorutin (CH) *Antihämorrhagikum, Venenmittel*

Salazosulfapyridin Azulfidine, Colo-Pleon, Pleon RA *Chemotherapeutikum, Basistherapeutikum*

Salbutamol Aerolind, Apsomol, Asthma-Spray von ct, Broncho Fertiginhalat, Broncho Inhalat, Bronchospray novo, Epaq DA, Loftan, Pädiamol, Sultanol, Volmac; Volmax (CH) *β-Mimetikum, Bronchodilatator*

Salizylsäure Aknefug-liquid, Gehwol Schälpaste, Guttaplast Pflaster, Hansaplast Hornhaut-Hühneraugenpflaster, Lygal Kopfsalbe, Psorimed, Schrundensalbe dermi-cyl, Sophtal-POS Augentropfen, Squamasol, Urgo-N Hühneraugenpflaster, Verrucid *Keratolytikum, Antiseptikum*

Salmeterol aeromax, Serevent *Broncholytikum*

Saquinavir Invirase, Fortorane *Protease-Inhibitor*

Selen selenase *Mineralstoffpräparat*

Selendisulfid Ellsurex, Selsun, Selukos *Antiseborrhoikum*

Simvastatin Denan, Zocor *Cholesterolsynthese-Hemmer, Lipidsenker*

β-Sitosterin Azuprostat, Flemun, Harzol, Prostasal, Triastonal *Lipidsenker*

Sotalol Darob, Favorex, Gilucor, Rentibloc, Tachytalol; Sotacor (A) *β-Blocker, Antiarrhythmikum*

Sparfloxacin Zagam *Gyrasehemmer*

Spectinomycin Stanilo *Aminoglykosid-Antibiotikum*

Spiramycin Rovamycine, Selectomycin; Rovamycine (CH) *Makrolidantibiotikum*

Spironolacton Aldactone, Aquareduct, Osyrol *Aldosteron-Antagonist*

Streptomycin Streptothenat *Aminoglykosid-Antibiotikum*

Sucralfat Ulcogant *Antazidum, Ulkusmittel*

Sulfacetamid Albucid liquidum Augentropfen; Beocid (A); Spersacet (CH) *Sulfonamid*

Sulfadiazin Flammazine *Sulfonamid*

Sulfamerazin Berlocombin *Sulfonamid*

Sulpirid Arminol, Desisulpid, Dogmatil, Intrasil, Meresa, neogama, Vertigo-Meresa, vertigo-neogama *Dopaminantagonist, nichttrizykl. Antidepressivum*

Sulproston Nalador *Prostaglandin*

Sultiam Ospolot *Antiepileptikum*

Sumatriptan Imigran *Migränemittel*

Suxamethoniumchlorid Lysthenon, Pantolax *Muskelrelaxans*

Talinolol Cordanun *β-Blocker*

Tamoxifen Kessar, Nolvadex, Zemide *Antiöstrogen, Zytostatikum*

Teicoplanin Targocid *Polypeptid-Antibiotikum*

Temazepam Norkotral, Planum, Remestan; Levanxol (A); Normison (CH) *Benzodiazepin*

Terazosin Flotrin Start, Heitrin *peripherer α_1-Blocker*

Terbinafin Lamisil *Antimykotikum*

Terbutalin Aerodur, ARUBENDOL, Asthmo-Kranit, Asthmoprotect, Bricanyl, Butaliret, Butalitab, Contimit *β_2-Mimetikum, Bronchospasmolytikum*

Terfenadin Hisfedin, Teldane; Triludan (A) *nicht-sedierendes Antihistaminikum*

Tertatolol Prenalex *β-Blocker*

Tetracosactid Synacthen *synthetisches ACTH*

Tetracyclin Achromycin, Imex, Supramycin, Tefilin, Tetralution; Tetralysal (A); Achromycin (CH) *Antibiotikum*

Tetrazepam Mobiforton, Musapam, Musaril, Muskelat, Myospasmal, Rifex, Tepam *Muskelrelaxans + Benzodiazepin*

Theophyllin Aerobin, Afonilium, afpred forte, Bronchoparat, Bronchoretard, Cronasma, Euphylong, Perasthman N, Pulmidur, Pulmo-Timelets, Solosin, Unilair; Afonilum (A); Xantirent (CH) *Bronchospasmolytikum*

Thiamazol Favistan, Methizol; Tapazole (CH) *Thyreostatikum*

Thiamin Aneurin AS, Betabion; Bevitol (A); Benerva (CH) *Vitamin B_1*

Thiopental Trapanal *i.v.-Narkotikum*

Thioridazin Melleretten, Melleril *Phenothiazin-Neuroleptikum*

Tiaprid Tiapridex; Delpral (A); Tiapridal (CH) *Antihyperkinetikum*

Tiaprofensäure Surgam *nichtsteroidales Antiphlogistikum*

Ticlopidin Desitic, Tiklyd *Thrombozytenaggregationshemmer*

Tilidin + Naloxon Andolor, Findol, Gruntin, Valoron N *starkes opioides Analgetikum, Morphinantagonist*

Tinzaparin innohep *Antikoagulans*

Tizanidin Sirdalud *Muskelrelaxans*

Tobramycin Brulamycin, Gernebcin; Tobrasix (A); Obracin (CH) *Aminoglykosid-Antibiotikum*

Tocopherol Biogenis, Biopto-E, BIOSAN E, Eplonat, Malton E, Optovit, Pexan E, Puncto E, Vitazell E *Vitamin E*

Tocopherolacetat Antioxidans E, BIOSAN E, Detulin, Embial, E-Mulsin, Ephynal, Eusovit, Pexan E, Sanavitan, Spondyvit, Vibolex E *Vitamin E*

Tolbutamid Orabet *Sulfonylharnstoff*

Tolnaftat Tonoftal, Sorgoa, Tinatox; Sorgoran (A); Tinactin (CH) *Antimykotikum*

Tolperison Mydocalm *Myotonolytikum*

Topotecan Hycamtin *Zytostatikum*

Torasemid Torem, Unat *Diuretikum*

Toremifen Fareston *Antiöstrogen*

Tramadol Amadol, Tramal *starkes opioides Analgetikum*

Tramazolin Biciron, Ellatum, Rhinospray *Sympathomimetikum*

Trandolapril Gopten, Udrik *ACE-Hemmer*

Tranylcypromin Jatrosom-N *Antidepressivum, MAO-Hemmer*

Trapidil Rocornal *Vasodilatator*

Trazodon Thombran; Trittico (A,CH) *nicht-trizyklisches Antidepressivum*

Triamcinolonacetonid AFTAB, Berlicort, Delphicort, Extracort, Kenalog, Kortikoid-ratiopharm, Nasacort, Volon A, Volonimat; Ledercort (CH) *halogeniertes Glukokortikoid*

Triamteren Betathiazid, Beta-Turfa, dehydro tri, diucomb, Diutensat, Diu Venostasin, Dociteren, Furesis comp., Haemiton compositum, Hydrotrix forte, Manimon, Neotri, Propra comp.-ratiopharm, Tri-Thiazid, Veratide *Diuretkum*

Triazolam Halcion *Benzodiazepin*

Triflupromazin Psyquil *Phenothiazin-Neuroleptikum*

Trihexyphenidyl Artane, Parkopan *Parkinsonmittel*

Trimethoprim Infectotrimet, TMP-ratiopharm *Chemotherapeutikum*

Trimipramin Herphonal, Stangyl; Surmontil (CH) *Antidepressivum*

Tromantadin Viru-Merz *Virostatikum*

Trospiumchlorid Spasmex, Spasmo-Rhoival *Spasmolytikum*

Troxerutin Drisi-Ven, Posorutin, Vastribil, Veno SL; Helveton (CH) *Antihämorrhagikum*

Tulobuterol Atenos *β_2-Mimetikum, Bronchodilatator*

Urapidil Ebrantil *α_1-Blocker, Antihypertonikum*

Ursodesoxycholsäure Cholit-Ursan, Cholofalk, Ursochol, Ursofalk *Gallensteinauflöser*

Valaciclovir Valtrex *Virustatikum*

Valproinsäure Convulex, Convulsofin, Ergenyl, Leptilan, Orfiril *Antiepileptikum*

Vancomycin Vanco *Antibiotikum*

Verapamil Cardioprotect, durasoptin, Falicard, Isoptin	*Kalziumantagonist*
Vigabatrin Sabril	*Antiepileptikum*
Viloxazin Vivalan; Vivarint a.H. (A)	*Antidepressivum*
Vincamin Cetal, Ophdilvas	*durchblutungsförderndes Mittel*
Vincristin Farmistin	*Zytostatikum*
Vindesin Eldisine	*Zytostatikum*
Vinopectin Caviton	*Vasodilatator*
Xantinolnicotinat Complamin	*Vasodilatator, Lipidsenker*
Xipamid Aquaphor	*Thiazid-Diuretikum*
Xyloneural Lidocain	*Lokalanästhetikum*
Zanamivir Relenza	*Virustatikum*
Zinkoxid Desitin, Labiosan, Robuvalen, St. Jakobs-Balsam mono	*Adstringens*
Zinksulfat Biolectra, BIOSAN, Virudermin	*Zinkpräparat*
Zolpidem Bikalm, Stilnox	*Hypnotikum/Sedativum*
Zopiclon espa-dorm, Optidorm, Somnosan, Ximovan	*Hypnotikum/Sedativum*
Zotepin Nipolept	*Neuroleptikum*
Zuclopenthixol Ciatyl; Cisordinol (A); Clopixol (CH)	*Neuroleptikum*

Handelsnamen

Aarane **Reproterol + Cromoglicinsäure**	*β-Mimetikum + Antiallergikum*
Accupro **Quinapril**	*ACE-Hemmer*
Accuzide **Quinapril + Hydrochlorothiazid**	*komb. Antihypertonikum*
ACE-Hemmer ratiopharm **Captopril**	*ACE-Hemmer*
Acemuc **Acetylcystein**	*Mukolytikum*
Acenorm **Captopril**	*ACE-Hemmer*
Acephlogont **Acemetazin**	*nichtsteroidales Antiphlogistikum*
Acerbon **Lisinopril**	*ACE-Hemmer*
Acercomp **Lisinopril + Hydrochlorothiazid**	*ACE-Hemmer + Diuretikum*
Acesal **Acetysalicylsäure**	*Analgetikum, Antiphlogistikum*
Achromycin **Tetracyclin**	*Antibiotikum*
Acifugan **Allopurinol + Benzbromaron**	*Urikostatikum + Urikosurikum*
Acimethin **L-Methionin**	*Urologikum*
Actos **Pioplitazon**	*Antidiabetikum*
Adalat **Nifedipin**	*Kalziumantagonist*
Adekin **Amantadin**	*Parkinsonmittel + Virostatikum*
Adelphan-Esidrix **Reserpin + Dihydralazin**	*Antihypertonika-Kombination*
Adiclair **Nystatin**	*Antimykotikum*
Adocor **Captopril**	*ACE-Hemmer*
Adrenam **Etilefrin**	*Sympathomimetikum*
Adumbran **Oxazepam**	*Benzodiazepin*
Advantan Creme/Salbe **Methylprednisolon**	*kortikoidh. Dermatikum*
Adversuten **Prazosin**	*peripherer α_1-Blocker, Antihypertonikum*
Aequamen **Betahistin**	*Histaminikum*
AeroBec **Beclometason**	*Glukokortikoid*
Aerobin **Theophyllin**	*Bronchospasmolytikum*
Aerodur **Terbutalin**	*β_2-Sympathomimetikum, Bronchospasmolytikum*
Aerolind **Salbutamol**	*β-Mimetikum, Bronchodilatator*
aeromax **Salmeterol**	*Broncholytikum*
Aescusan 20 **Roßkastaniensamenextrakt**	*planzl. Venentheraputikum*
Afonilum, afpred forte **Theophyllin**	*Bronchospasmolytikum*
AFTAB **Triamcinolonacetonid**	*halogeniertes Glukokortikoid*
Agapurin **Pentoxifyllin**	*durchblutungsförderndes Mittel*
Agarol **Paraffin**	*Laxans*
Agaroletten **Bisacodyl**	*Laxans*
Agenerate **Amprenavir**	*Protease-Inhibitor*
Agiocur, Agiolax **Ind. Flohsamen-, Sennaextrakt**	*Laxans*
Agopton **Lansoprazol**	*Ulkustherapeutikum*
AH 3 N **Hydroxyzin**	*Antiallergikum*
AHP 200 **Oxaceprol**	*Chondroprotektivum*
Airvitess **Ketotifen**	*Antihistaminikum*

Ajan **Nefopam**	*Analgetikum*
Akineton **Biperiden**	*Anticholinergikum + Parkinsonmittel*
Aknemycin Lsg./2000 Salbe **Erythromycin**	*Antibiotikum*
Akne-PUREN, Aknin-mino **Minocyclin**	*Tetracyclin,*
Aknin-Winthrop **Erythromycin**	*Antibiotikum*
Aknosan **Minocyclin**	*Tetracyclin*
Aktiferrin **Eisen-(II)-sulfat**	*Eisensalz*
Aktren **Ibuprofen**	*nichtsteroidales Antiphlogistikum*
Albiotic **Lincomycin**	*Antibiotikum*
Albucid Liquidum Augentropfen **Sulfacetamid**	*Sulfonamid*
Aldactone **Spironolacton**	*Aldosteronantagonist, Diuretikum*
Alerid **Cetirizin**	*Antihistaminikum*
Aleve **Naproxen**	*nichtsteroidales Antiphlogistikum*
Alexan **Cytarabin**	*Zytostatikum*
Alfason Salbe/Creme **Hydrocortisonbutyrat**	*nichthalogeniertes Glukokortikoid*
Algesalona **Etofenamat**	*antirheumatische Salbe*
Alimix **Cisaprid**	*Prokinetikum*
Alk/Depot **Allergenextrakt**	*Antiallergikum*
Alka-Seltzer **Acetysalicylsäure**	*Analgetikum, Antiphlogistikum*
Allergocrom **Cromoglicinsäure**	*Antiallergikum*
Allergodil **Azelastin**	*Antihistaminikum, Antiallergikum*
Allergospasmin **Cromoglicinsäure + Reproterol**	*Antiallergikum + β_2-Mimetikum*
Allvoran **Diclofenac**	*Antiphlogistikum*
Alpicort-N **Prednisolon**	*Dermatikum*
Altramet **Cimetidin**	*H_2-Blocker*
Alupent **Orciprenalin**	*Broncholytikum, Antiasthmatikum*
Amadol **Tramadol**	*starkes opioides Analgetikum*
Amagesan **Amoxicillin**	*Breitbandpenicillin*
Amaryl **Glimepirid**	*Sulfonylharnstoff*
Ambacamp **Bacampicillin**	*Breitbandantibiotikum*
Ambe **Cyanocobalamin**	*Vitamin B_{12}*
Ambene **Phenylbutazon**	*nichtsteroidales Antiphlogistikum*
Amblosin **Ampicillin**	*Breitbandpenicillin*
Amiloretik **Hydrochlorothiazid + Amilorid**	*Diuretika-Kombination*
Amineurin **Amitriptylin**	*Trizyklisches Antidepressivum*
Amixx **Amantadin**	*Parkinsonmittel + Virostatikum*
A-Mulsin, -Vicotrat **Retinol**	*Vitamin A*
Amuno **Indometacin**	*nichtsteroidales Antiphlogistikum*
Amykon Creme **Miconazol**	*Antimykotikum*
Anaesthesulf **Polidocanol**	*Dermatikum*
Anafranil **Clomipramin**	*trizyklisches Antidepressivum*
Analgin **Metamizol**	*Analget., Antiphlogist., Spasmolyt.*
Ancid **Hydrotalcit**	*Antazidum*
Anco **Ibuprofen**	*nichtsteroidales Antiphlogistikum*
Ancotil **Flucytosin**	*Antimykotikum*
Andolor **Tilidin + Naloxon**	*starkes opioides Analgetikum, Morphinantagonist*
Androcur **Cyproteron**	*Antiandrogen*
Aneural **Maprotilin**	*trizyklisches Antidepressivum*
Aneurin AS **Thiamin**	*Vitamin B_1*
Angass **Basisches Bismutnitrat**	*Ulkustherapeutikum*
Angionorm **Dihydroergotamin**	*Antihypotonikum*
Aniflazym **Serrapeptase**	*Enzympräparat, „Antiphlogistikum"*
Antagonil **Nicardipin**	*Kalziumantagonist*
Antagonin **Aprotinin**	*Proteinasehemmer*
Antares **Kava-Kava-Wurzelstock-Extrakt**	*pflanzl. Psychopharmakum*
Antelepsin **Clonazepam**	*Antiepileptikum + Benzodiazepin*
Antifungol/vaginal **Clotrimazol**	*Antimykotikum*
Antioxidans E **Tocopherolacetat**	*Vitamin E*
Antisklerosin **Nicotinsäure**	*Vasodilatator, Lipidsenker*
Antitussivum Bürger **Codein**	*Antitussivum*
Antra **Omeprazol**	*Protonenpumpenhemmer*
Anusol-Salbe **Wismut + Zinkoxid + Perubalsam**	*Hämorrhoidenmittel*

Aponal **Doxepin**	*trizyklisches Antidepressivum*
Aprical **Nifedipin**	*Kalziumantagonist*
Apsomol DA **Salbutamol**	*β-Mimetikum, Bronchospasmolytikum*
Aptin-Duriles **Alprenolol**	*β-Blocker*
Aquamycetin (Augentr.) **Chloramphenicol**	*Antibiotikum*
Aquaphor **Xipamid**	*Thiazid-Diuretikum*
Aquapred (Augentr.) **Chloramphenicol + Prednisolon**	*Antibiotikum + Glukokortikoid*
Aquareduct **Spironolacton**	*Aldosteron-Antagonist*
Aquaretic **Amilorid + Hydrochlorothiazid**	*Diuretika-Kombination*
Aquo-Cytobion **Hydroxocobalamin**	*Vitamin B_{12}*
Aquo-Trinitrosan **Glyceroltrinitrat**	*Vasodilatator*
Arava **Leflunomid**	*Immunsuppressivum, Basistherapeutikum*
Arbid **Diphenylpyralin**	*Antihistaminikum*
Arcasin **Phenoxymethylpenicillin**	*Oralpenicillin*
Ardeyceryl **Pyritinol**	*Neurotropikum*
Arelix **Piretanid**	*Schleifendiuretikum*
Argun **Lonazolac**	*nichtsteroidales Antiphlogistikum*
Arilin **Metronidazol**	*Chemotherapeutikum*
Arimidex **Anastrozol**	*Aromatasehemmer*
Aristochol **verschied. pflanzl. Tinkturen/Extrakte**	*pflanzl. Gallenwegstherapeutikum*
Aristoforat **Johanniskraut**	*pflanzl. Psychopharmakon*
Arlevert **Cinnarizin + Dimenhydrinat**	*Antihistaminikum + Antiemetikum*
Arminol **Sulpirid**	*Dopaminantagonist, nichttrizykl. Antidepressivum*
Arpha Hustensirup **Dextromethorphan**	*Antitussivum*
Artane **Trihexyphenidyl**	*Parkinsonmittel*
arthrex **Diclofenac**	*Antiphlogistikum*
arthro akut **Lonazolac**	*nichtsteroidales Antiphlogistikum*
Arthrodestal **Propyphenazon,** u.a.	*antirheumatische Salbe*
Artocoron **Naftidrofuryl**	*Vasodilatator*
Arubendol **Terbutalin**	*β_2-Mimetikum, Bronchospasmolytikum*
Arutimol Augentropfen **Timolol**	*β-Blocker als Lokaltherapeutikum am Auge*
Asacolitin **Mesalazin**	*Chemotherapeutikum*
Asparsonin **Bromhexin**	*Mukolytikum*
Aspecton **Natriumdibunat,** u.a.	*Antitussivum + Mukolytika-Kombination*
Aspirin, Aspro **Acetylsalicylsäure**	*Analgetikum, Antiphlogistikum*
Aspisol **Lysin-Acetylsalicylat**	*Analgetikum, Antiphlogistikum*
Asthmalitan, Asthma Spray von ct **Salbutamol**	*β-Mimetikum, Bronchodilatator*
Asthmo-Kranit, Asthmoprotect **Terbutalin**	*β_2-Mimetikum, Bronchospasmolytikum*
Astifat **Ketotifen**	*Antihistaminikum*
Astonin H **Fludrocortison**	*Glukokortikoid*
AT 10 **Dihydrotachysterol**	*Vitamin D-Derivat, Kalziumstoffwechselregulator*
Atarax **Hydroxyzin**	*Tranquilizer*
Atenos **Tulobuterol**	*β_2-Sympathomimetikum, Bronchodilatator*
Atosil **Promethazin**	*Phenothiazin-Neuroleptikum, Antihistaminikum*
Atrovent **Ipratropiumbromid**	*Bronchospasmolytikum*
Augmentan **Amoxicillin + Clavulansäure**	*Breitbandantibiotikum*
Aureomycin **Chlortetracyclin**	*Antibiotikum*
Aurorix **Moclobemid**	*MAO-Hemmer, Antidepressivum*
Avalox **Moxifloxacin**	*Gyrasehemmer*
Avamigran **Ergotamin + Propyphenazon**	*Migränemittel*
Avandia **Rosiglitazon**	*Antidiabetikum*
Avigilen **Piracetam**	*durchblutungsförderndes Mittel*
Avil/retard **Pheniramin**	*Antihistaminikum*
Azubronchin **Acetylcystein**	*Mukolytikum*
Azudoxat comp. **Ambroxol + Doxycyclin**	*Mycolytikum, Tetrazyklin*
Azuglucon **Glibenclamid**	*Sulfonylharnstoff*
Azulfidine **Salazosulfapyridin**	*Antirheumatikum, Basistherapeutikum*
Azur comp. **Paracetamol + Kodein + Koffein**	*Analgetika-Kombination*
Azutranquil **Oxazepam**	*Benzodiazepin*
Bactisubtil **Bacillus-Sporen**	*Antidiarrhoikum*
Bactoreduct, Bactrim **Trimethoprim + Sulfamethoxazol**	*Antibiotika-Kombination*
Bactracid **Norfloxacin**	*Gyrasehemmer*

Balkis **Xylometazolin**	*abschwellende Nasentropfen*
Baralgin M **Metamizol**	*Analgetikum, Antiphlogistikum, Spasmolytikum*
Barazan **Norfloxacin**	*Gyrasehemmer*
Barotonal **Hydrochlorothiazid + Reserpin**	*Antihypertonika-Kombination*
Basocef **Cefazolin** Basocef	*Cephalosporin*
Basocin **Clindamycin**	*Antibiotikum*
Basodexan Salbe **Harnstoff**	*Dermatikum*
Bastiverit **Glibenclamid**	*Sulfonylharnstoff*
Batrafen **Ciclopirox**	*topisches Antimykotikum*
Batrax (Salbe, Puder) **Bacitracin + Neomycin**	*Lokal-Antibiotikum*
Baycillin **Propicillin**	*Oralpenicillin*
Baycuten **Clotrimazol + Dexamethason + Azidamfenicol**	*Antibiotikum, Glukokortikoid, Antimykotikum*
Baymycard **Nisoldipin**	*Kalziumantagonist*
Bayotensin **Nitrendipin**	*Kalziumantagonist*
Baypen **Mezlocillin**	*Breitbandpenicillin*
Bazoton **Brennesselextrakt**	*pflanzliches Urologikum, Antirheumatikum*
Bekunis **Bisacodyl**	*Laxans*
Belnif **Metoprolol + Nifedipin**	*β-Blocker + Kalziumantagonist*
Beloc **Metoprolol**	*β_1-Blocker*
Bemon **Betamethason**	*Glukokortikoid*
Benadryl/Infant N **Diphenhydramin**	*Antihistaminikum*
Bendigon **Inositolnicotinat + Mefrusid + Reserpin**	*Antihypertonika-Kombination*
Benfofen **Diclofenac**	*nichtsteroidales Antiphlogistikum*
ben-u-ron **Paracetamol**	*Analgetikum*
Benzoderm Myko **Clotrimazol**	*Antimykotikum*
Bepanthen, -Augen-/Nasensalbe **Dexpanthenol**	*Lokaltherapeutikum, Epithelisierungsmittel*
Beriglobin **Immunglobulin**	*Immunglobulin*
Berlicetin Augentrpf/Ohrentrpf. **Azidamphenicol**	*antibiot. Ophtalmikum, Otologikum*
Berlicort **Triamcinolonacetat**	*Glukokortikoid*
Berlocid **Trimethoprim + Sulfamethoxazol**	*Sulfonamidkombination*
Berlocombin **Sulfamerazin**	*Sulfonamid*
Berlosin **Metamizol**	*Analgetikum, Spasmolytikum*
Berlthyrox **Levothyroxin**	*Schilddrüsenhormon T_4*
Berniter **Steinkohleteer**	*Dermatikum*
Berodual **Ipratropiumbromid + Fenoterol**	*Bronchospasmolytika-Kombination*
Berotec **Fenoterol**	*β_2-Mimetikum*
Betabion **Thiamin**	*Vitamin B_1*
Betadermic **Betamethason + Salicylsäure**	*Glukokortikoid + Dermatikum*
betadrenol **Bupranolol**	*β-Blocker*
Betaisodona/Mundantiseptikum **Jod-Verbindung**	*äußerliches Antiseptikum*
Betamann Augentropfen **Metipranolol**	*β-Blocker*
Betapressin **Penbutolol**	*β-Blocker*
Betasemid **Penbutolol + Furosemid**	β-Blocker + Schleifendiuretikum
Beta-Tablinen **Propranolol**	*β-Blocker*
Betathiazid, Beta-Turfa **Triamteren + Hydrochlotothiazid + Propranolol**	*Diuretkakomb. + β-Blocker*
Betnesol **Betamethason**	*Glukokortikoid*
Biaxin **Clarithromycin**	*Makrolidantibiotikum*
Biciron **Tramazolin**	*Sympathomimetikum*
Bifinorma, Bifiteral **Laktulose**	*Laxans*
Bikalm **Zolpidem**	*Hypnotikum/Sedativum*
Bilipeptal mono **Pankreatin**	*Pankreasenzym*
Biltricide **Praziquantel**	*Anthelminthikum*
Binotal **Ampicillin**	*Breitbandpenicillin*
Biocos **Metformin**	*Biguanid*
Biofanal **Nystatin**	*Antimykotikum*
Bioflutin-N **Etilefrin**	*Sympathomimetikum*
Biogenis, Biopto-E **Tocopherol**	*Vitamin E*
Biolectra **Zinksulfat**	*Zinkpräparat*
BIOSAN E **Tocopherol + Tocopherolacetat**	*Vitamin E*
BIOSAN **Zinksulfat**	*Zinkpräparat*

Bisco-Zitron **Bisacodyl**	*Laxans*
Bisolvomycin **Bromhexin + Oxytetracyclin**	*Mukolytikum + Antibiotikum*
Bisolvon **Bromhexin**	*Mukolytikum*
Bisolvonat **Bromhexin + Erythromycin**	*Mukolytikum + Antibiotikum*
Bivacyn **Bacitracin + Neomycin**	*Lokal-Antibiotikum*
Bi-Vaspit Creme **Fluocortinbutyl + Isoconazol**	*Glukokortkoid + Antimykotikum*
Bleminol **Allopurinol**	*Urikostatikum*
Blephamide Augensalbe/Tr. **Sulfacetamid + Prednisolon**	*Sulfonamid + Kortikoid*
Blocotenol **Atenolol**	*β-Blocker*
Bonasanit **Pyridoxin**	*Vitamin B_6*
Bondiol **Alfacalcidiol**	*aktives Vitamin D3*
Borocarpin Augentropfen **Pilocarpin**	*Cholinergikum*
Bresben **Atenolol + Nifidepin**	*komb. Antihypertonikum*
Brevoxyl **Benzoylperoxid**	*Keratolytikum, Antiseptikum*
Brexidol **Piroxicam**	*nichtsteroidales Antiphlogistikum*
Bricanyl DA **Terbutalin**	*β_2-Mimetikum, Bronchospasmolytikum*
Briserin **Dihydroergocristin + Clopamid + Reserpin**	*Antihypertonika-Kombination*
Bromuc **Acetylcystein**	*Mukolytikum*
Bronchicum **verschied. pflanzl. Tinkturen**	*pflanzl. Mukolytika-Kombination*
Bronchipret **Primelwurzelextrkt**	*Antitussivum*
Broncho Euphyllin retard **Theophyllin + Ambroxol**	*Bronchospasmolytikum, Mykolytikum*
Broncho Fertiginhalat, Broncho Inhalat **Salbutamol**	*β-Mimetikum, Bronchodilatator*
Bronchocort **Beclometason**	*Glukokortikoid*
Bronchocux **Budesonid**	*Glukokortikoid*
Bronchodurat-N-Salbe **Eukalyptus-, Campher-, Mentholöl**	*Expektorans*
Broncho-Euphyllin **Theophyllin-Ethylendiamin + Guaifenesin**	*Bronchospasmolytikum, Mukolytikum*
Bronchoforton (verschiedn.) **Eukalyptus-, Pfefferminz-, Anisöl**	*pflanzl. Mukolytikum*
Bronchoparat **Theophyllin**	*Bronchospamolytikum*
Bronchopront, -wern **Ambroxol**	*Sektretolytikum*
Bronchoretard **Theophyllin**	*Bronchospasmolytikum*
Bronchospasmin **Reproterol**	*β_2-Sympathomimetikum, Bronchospasmolytikum*
Bronchospray novo **Salbutamol**	*β-Sympathomimetikum*
Broncho-Vaxom **Bakterienlysat**	*Immunstimulans*
Brufen **Ibuprofen**	*nichtsteroidales Antiphlogistikum*
Brulamycin **Tobramycin**	*Aminoglykosid-Antibiotikum*
Buscopan **N-Butyl-Scopolamin**	*Spasmolytikum*
Buscopan plus **N-Butyl-Scopolamin + Paracetamol**	*Spasmolytikum + Analgetikum*
Butaliret, Butalitab **Terbutalin**	*β_2-Mimetikum, Bronchospasmolytikum*
Butazolidin **Phenylbutazon**	*nichtsteroidales Antiphlogistikum*
Buteridol **Haloperidol**	*Butyrophenon-Neuroleptikum, Dopaminantagonist*
Bykomycin **Neomycin**	*Aminoglykosid-Antibiotikum*
Cafergot N **Koffein + Ergotamintartrat**	*Migränemittel*
Calciparin **Heparin**	*Antikoagulans*
Caltheon Nasentropfen **Tetryzolin**	*Vasokonstriktor*
Campto **Irinotectan**	*Topoisomerasehemmer*
Candazol, Canesten, Canifug **Clotrimazol**	*Antimykotikum*
Candio-Hermal **Nystatin**	*Antimykotikum*
Capozide **Captopril + Hydrochlorthiazid**	*Antihypertonika-Kombination*
Capros **Morphin** Capros	*starkes opioides Analgetikum*
Captagon **Fenetyllin**	*Analeptikum*
Captin **Paracetamol**	*Analgetikum*
Carbostesin **Bupivacain**	*Lokalanästhetikum*
Cardiagen **Captopril**	*ACE-Hemmer*
Cardioprotect **Verapamil**	*Kalziumantagonist*
Cardular **Doxazosin**	*peripherer β_1-Rezeptorantagonist*
Carotaben **Betacaroten**	*Dermatikum*
Carzoledan forte **Pankreatin**	*Pankreasenzym*
Cascapride **Bromoprid**	*Dopamin-Antagonist, Peristaltikanreger*
Cassadan **Alprazolam**	*Benzodiazepin*
Catapresan **Clonidin**	*Antihypertonikum*
Cathejell Steriles Gel **Diphenhydramin**	*Antihistaminikum*

Caviton **Vinopectin**	*Vasodilatator*
Cedrox **Cefadroxil**	*Cephalosporin*
Cedur **Bezafibrat**	*Lipidsenker*
Cefallone, Cefa-Wolff, Cef-Diolan **Cefaclor**	*orales Cepalosporin*
Celestamine N, Celestan **Betamethason**	*Glukokortikoid*
Cellidrin **Allopurinol**	*Urikostatikum*
Cephoral **Cefixim**	*orales Cephalosporin*
Ceporexin **Cefalexin**	*orales Cephalosporin*
Cerazette **Desogestrel**	*Progestagen*
Cerebramed **Amantadin**	*Parkinsonmittel + Virostatikum*
Cerebroforte, Cerebrosteril **Piracetam**	*Neurotropikum, durchblutungsförd. Mittel*
Cergem **Gemeprost**	*Prostaglandin*
Cerson Salbe/Creme **Flumetason**	*kortikoidhalt. Dermatikum*
Certonal **Moxaverin**	*muskulotropes Spasmolytikum*
Cerucal **Metoclopramid**	*Antiemetikum*
Cetal **Vincamin**	*durchblutungsförderndes Mittel*
Chol Spasmoletten **Hymecromom**	*Choloretikum*
Cholagogum Nattermann **verschiedene Extrakte**	*Gallenwegstherapeutikum*
Cholecysmon Drg. **Rindergallenblasen-Trockensubstanz**	*Cholagoga, Gallenwegstherapeutikum*
Cholefalf, Cholit-Ursan **Ursodesoxycholsäure**	*Gallensteinauflöser*
Chol-Kugeletten Neu **Schöllkraut- und Aloetrockenextrakt**	*komb. Gallenwegstherapeutikum*
Cholspasminase N **Pankreatin**	*Pankreasenzym*
Ciatyl **Zuclopenthixol**	*trizyklisches Neuroleptikum*
Cibacen **Benazepril**	*ACE-Hemmer*
Cibadrex **Hydrochlorothiazid**	*Diuretikum*
Cicatrex Puder, Salbe **Bacitracin, Neomycin, u.a.**	*Antibiotika-Kombination*
CIL **Fenofibrat**	*Lipidsenker*
Circupron, Circuvit **Etilefrin**	*Sympathomimetikum*
Cisday **Nifidepin**	*Calciumantagonist*
Claforan **Cefotaxim**	*Cephalosporin*
Clamoxyl **Amoxicillin**	*Breitbandpenicillin*
Clauden(Tamponade) **Thromboplastin**	*Hämostyptikum*
Claudicat **Pentoxifyllin**	*durchblutungsförderndes Mittel*
Claversal **Mesalazin**	*Chemotherapeutikum*
clavigrenin **Dihydroergotamin**	*Migränemittel, Antihypotonikum*
Clexane **Enoxaparin**	*Heparin*
Clinesfar Gel **Erythromycin + Tretionin**	*Antibiotikum + Keratolytikum*
Clinofem **Medroxyprogesteron**	*Sexualhormon, Gynäkologikum*
Clinofug **Doxycyclin**	*Tetrazyklin*
Clinovir **Medroxyprogesteronacetat**	*Gestagen*
Clivarin **Reviparin-Na**	*Antikoagulans*
Clont **Metronidazol**	*(Anaerobier-)Antibiotikum*
Cogentinol **Benzatropin**	*Anticholinergikum*
Coleb-Duriles **Isosorbidmononitrat**	*Vasodilatator*
Colifoam Rektalschaum **Hydrocortisonacatat**	*nichthalogeniertes Glukokortikoid*
Colimune **Cromoglicinsäure**	*Antiallergikum*
Colina **Smectit**	*Adsorbens*
Collomack **Salicylsäure, Milchsäure, Polidocanol**	*Keratolytikum, Dermatikum*
Colo-Pleon **Salazosulfapyridin**	*Sulfonamid*
Combipresan **Clonidin + Chlortalidon**	*Antihypertonika-Kombination*
Complamin **Xantinolnicotinat**	*Vasodilatator, Lipidsenker*
Conceplan M **Ethinylestradiol + Norethinsteron**	*Östrogen, Gestagen*
Concor **Bisoprolol**	*β_1-Blocker*
Confortid **Indometacin**	*nichtsteroidales Antiphlogistikum*
Conpin **Isosorbidmononitrat**	*Koronarmittel*
Contac-Erkältungstrunk **Paracetamol**	*Analgetikum*
Contimit **Terbutalin**	*β_2-Mimetikum, Bronchospasmolytikum*
Contractubex **Allantoin**	*Wundheilungsmittel*
Contramutan **Aconitum, Belladonna** u.a.	*Immunstimulans*
Contraneural **Ibuprofen**	*Analgetikum*
Contraspasmin **Clenbuterol**	*Broncholytikum*
Convulex, Convulsofin **Valproinsäure**	*Antiepileptikum*

Diutensat, Diu Venostasin **Triamteren + Hydrochlorothiazid**	*Diuretika-Kombination*
Dixarit **Clonidin**	*Antihypertonikum*
Dobendan **Cetylpyridiniumchlorid**	*Rachentherapeutikum*
Dobica **Calciumdobesilat**	*Venentherapeutikum*
Docidrazin, Dociretic **Bendroflumethiazid + Hydralazin + Propranolol**	*Antihypertonikum*
Dociteren **Triamteren + Hydrochlorothiazid + Propranolol**	*Diuretkakomb. + β-Blocker*
Dociton **Propranolol**	*β-Blocker*
Dogmatil **Sulpirid**	*Dopaminantagonist, Antidepressivum*
Dolanaest **Bupivacain**	*Lokalanästhetikum*
Dolantin **Pethidin**	*Analgetikum*
Dolestan **Diphenhydramin**	*Antihistaminikum*
Dolgit **Ibuprofen**	*nichtsteroidales Antiphlogistikum*
Dolo-Arthrosenex **Salicylsäurederivat**	*antirheumatische Salbe*
Dolobene **Heparin, Dexpanthenol,** u.a.	*antiphlogistische Salbe*
Dolo-Dobendan **Cetylpyridiniumchlorid, Benzocain**	*Desinfiziens + Anästhetikum*
Dolodoc **Ibuprofen**	*nichtsteroidales Antiphlogistikum*
dolomo TN **ASS + Paracetamol + Koffein**	*Analgetika-Kombination*
Dolo-Neurobion **Paracetamol + B-Vitamine**	*nichtsteroidalales Analgetikum*
DoloPosterine **Cinchocain + Diphenylpyralin,** u.a.	*Anästhetikum + Antihistaminikum*
DOLO-PUREN **Ibuprofen**	*nichtsteroidales Antiphlogistikum*
Doloreduct **Paracetamol**	*Analgetikum*
Dolormin **Ibuprofen**	*nichtsteroidales Antiphlogistikum*
DoloVisano **Mephenesin**	*Muskelrelaxans*
Dolviran N **ASS + Kodein**	*Analgetikum + Analeptikum*
Dominal **Prothipendyl**	*Phenothiazin-Neuroleptikum*
Dona 200-S **D-Glucosaminsulfat**	*Analgetikum/Antirheumatikum*
Doneurin **Doxepin**	*trizyklisches Antidepressivum*
Dontisolon D **Prednisolon**	*Glukokortikoid*
Dopegyt **Methyldopa**	*Antisympathotonikum, Antihypertonikum*
Dopergin **Lisurid**	*Prolaktinantagonist + Dopaminantagonist + Migränemittel*
Dorenasin Schnupfenspray **Xylometazolin**	*abschwellende Nasentropfen*
DORMO-PUREN **Nitrazepam**	*Benzodiazepin*
Dormutil **Diphenhydramin**	*Antihistaminikum*
Doryl **Carbachol**	*Cholinergikum*
Dostinex **Cabergolin**	*Prolaktinhemmer*
Doxam **Ambroxol + Doxycyclin**	*anibiotisches Mykolytikum*
Dridase **Oxybutynin**	*Spasmolytikum*
Drisi-Ven **Troxerutin**	*Antihämorrhagikum*
Dulcolax **Bisacodyl**	*Laxans*
Dumicoat Prothesenlack **Miconazol**	*Antimykotikum*
Duofilm **Salizylsäure + Milchsäure**	*Dermatikum*
Duolip **Etofyllinclofibrat**	*Lipidsenker*
Duphaston **Dydrogesteron**	*Gestagen*
dura H2 **Cimetidin**	*H_2-Blocker*
durabronchal **Acetylcystein**	*Mukolytikum*
duracoron **Molsidomin**	*Koronartherapeutikum*
duradermal **Bufexamac**	*Dermatikum*
duradiuret **Triamteren + Hydrochlorothiazid**	*Diuretika-Kombination*
durafungol **Clotrimazol**	*Antimykotikum*
duraglucon N **Glibenclamid**	*Sulfonylharnstoff*
durakne **Minocyclin**	*Antibiotikum*
duralopid **Loperamid**	*obstipierendes Anitdiarrhoikum*
duramipress **Prazosin**	*peripherer α_1-Blocker, Antihypertensivum*
duramonitat **Isosorbidmononitrat**	*Vasodilatator*
duramucal **Ambroxol**	*Mukolytikum*
duranifin Sali **Nifedipin + Mefrusid**	*Kalziumantagonist + Saluretikum*
duranitrat **Isosorbiddinitrat**	*Vasodilatator*
durapaediat **Erythromycin**	*Antibiotikum*
durapenicillin **Phenoxymethylpenicillin**	*Oralpenicillin*
durapitrop **Piracetam**	*durchblutungsförderndes Mittel*
durasoptin **Verapamil**	*Kalziumantagonist*
duraspiron-comp. **Spironolacton + Furosemid**	*komb. Diuretukum*

duratenol **Atenolol**	*β-Blocker*
duravolten **Diclofenac**	*Antiphlogistikum*
durazanil **Bromazepam**	*Benzodiazepin*
durazepam **Oxazepam**	*Benzodiazepin*
Durogesic **Fentanyl**	transdermale Opioidanwendungsform
Dusodril **Naftidrofuryl**	*Vasodilatator*
Duspatal **Mebeverin**	*Spasmolytikum*
Dynacil **Fosinopril**	*ACE-Hemmer*
Dynexan Gel **Lidocain**	*Lokalanästhetikum*
Dynorm **Cilazapril**	*ACE-Hemmer*
Dysmenalgit **Naproxen**	*nichtsteroidales Antiphlogistikum*
Dysurgal N **Atropin,** u.a.	*Spasmolytika-Kombination*
Dytide H **Triamteren + Hydrochlorothiazid**	*Diuretika-Kombination*
eatan N **Nitrazepam**	*Benzodiazepin*
Ebenol Salbe **Hydrocortisonacatat**	*nichthalogeniertes Glukokortikoid*
Ebrantil **Urapidil**	*α_1-Blocker, Antihypertonikum*
Ecural **Mometasonfurat**	*kortikoidhalt. Dermatikum*
Efektolol **Propranolol**	*β-Blocker*
Eferox **Levothyroxin**	*Schilddrüsenhormon*
Effekton **Diclofenac**	*Antiphlogistikum*
Efflumidex Augentropfen **Fluorometholon**	*Glukokortikoid*
Effortil **Etilefrin**	*Sympathomimetikum*
Effortil plus **Etilefrin + Dihydroergotamin**	*Antihypotonika*
Ekzemase **Bufexamac**	*Dermatikum*
elantan **Isosorbidmononitrat**	*Vasodilatator*
Elbrol **Propranolol**	*β-Blocker*
Elcrit **Clozapin**	*Neuroleptikum*
Eldisine **Vindesin**	*Zytostatikum*
elentan **Isosorbidmononitrat**	*Vasodilatator*
Ellsurex **Selendisulfid**	*Antiseborrhoikum*
Elmetacin **Indometacin**	*antirheumatische Salbe*
Elobact **Cefuroxim**	*orales Cephalosporin*
Elroquil **Hydroxyzin**	*Antipruriginosum*
Elugan **Simethicon**	*Karminativum*
Elzogram **Cefazolin**	*Cephalosporin*
Emasex A **Bamethan**	*β-Mimetikum, Bronchodilatator*
Embial, E-Mulsin **Tocopherolacetat**	*Vitamin E*
Emesan (-E, -K, -S) **Diphenhydramin**	*Antiemetika-Kombination + Analeptikum*
Emovate (äußerl.) **Clobetason**	*Glukokortikoid*
Enbrel **Etanercept**	*Biological*
Encephabol **Pyritinol**	*Neurotropikum*
Encetrop **Piracetam**	*durchblutungsförderndes Mittel*
Endak **Carteolol**	*β-Blocker*
Endo-Paractol **Simethicon**	*Karminativum*
Endoxan **Cyclophosphamid**	*Zytostatikum*
Enelbin-Salbe N **Zinkoxid, Salizylsäure, Al.-Silikat**	*Antiphlogistikum*
Enelfa **Paracetamol**	*Analgetikum*
Energona **Norfenefrin**	*α-Mimetikum, Vasokonstriktor*
Enirant **Dihydroergotoxin**	*Sekalealkaloid, Vasodilatator*
Enoxacin **Enoxor**	*Chemotherapeutikum*
Entocort **Budesonid**	*Glukokortikoid*
Enzym-Lefax **Pankreatin + Pepsin,** u.a.	*Pankreas- + Magenenzyme*
Enzynorm forte **Magenschleimhautextrakt**	*magenwirksames Enzympräparat*
Epanutin **Phenytoin**	*Antiepileptikum, Antiarrhythmikum*
Epaq DA **Salbutamol**	*β-Mimetikum, Bronchodilatator*
Ephynal **Tocopherolacetat**	*Vitamin E*
Epi-Pevaryl **Econazol**	*Antimykotikum*
Epipevisone **Econazol + Triamcinolon**	*Antimykotikum + Glukokortikoid*
Epivir **Lamivudin**	*Virustatikum*
Eplonat **Tocopherol**	*Vitamin E*
Equilibrin **Amitriptylin**	*trizyklisches Antidepressivum*

Equisil **Ephedrin,** u.a. *indirektes Sympathomimetikum*
Eremfat **Rifampicin** *Antibiotikum, Tuberkulosetherapeutikum*
Ergenyl **Valproinsäure** *Antiepileptikum*
Ergo Sanol N/spez. **Ergotamin** *Migränemittel*
Ergocalm **Lormetazepam** *Benzodiazepin*
Ergodesit **Dihydroergotoxin** *Nootropikum*
Ergo-Kranit **Ergotamintartrat** *Migränemittel*
Ergo-Lonarid **Dihydroergotamin + Paracetamol** *Migränemittel*
Ergont, ergoplus **Dihydroergotamin** *Antihypotonikum*
Eryfer comp. **Eisen(II)sulfat + Cyanocobalamin+ Folsäure** *Antianämikum*
Eryfer **Eisen(II)sulfat,** u.a. *Eisensalz*
Esberitox **Pflanzenauszüge** *Immunstimulans*
Escor **Nilvadipin** *Kalziumantagonist*
Esidrix **Hydrochlorothiazid** *Thiazid-Diuretikum*
Esmalorid **Amilorid** *kaliumsparendes Diuretikum*
espa-dorm **Zopiclon** *Hypnotikum/Sedativum*
espa-formin **Metformin** *Biguanid*
espa-lepsin **Carbamazepin** *Antiepileptikum*
espa-moxin **Amoxicillin** *Breitbandpenicillin*
Esparon **Alprazolam** *Benzodiazepin*
Esprenit **Ibuprofen** *nichtsteroidales Antiphlogistikum*
Espumisan **Simethicon** *Karminativum*
Essaven Tri-Complex **Allantoin** *Wundheilungsmittel*
Etrat **Heparinoid + Benzylnicotinat** *antirheumatische Salbe*
Eufibron **Propyphenazon** *nichtsteroidales Analgetikum*
Eufimenth Balsam N **Cineol + Fichtennadelöl + Menthol** *Mukolytikum*
Euflat E **Pankreatin** *Pankreasenzym*
Eugalac **Laktulose** *Laxans*
Euglucon **Glibenclamid** *Sulfonylharnstoff*
Eunerpan **Melperon** *Butyrophenon-Neuroleptikum*
Euphylong **Theophyllin** *Bronchospasmolytikum*
Eurex **Prazosin** *peripherer α_1-Blocker, Antihypertonikum*
Eusaprim **Sulfamethoxazol + Trimethoprim** *Sulfonamidkombination*
Eusedon mono **Promethazin** *Neuroleptikum*
Eusovit **Tocopherolacetat** *Vitamin E*
Euspirax **Cholintheophyllinat** *Bronchospasmolytikum*
Euthyrox **Levothyroxin** *Schilddrüsenhormon*
eve 20 **Ethinylestradiol + Norethisteron** *Kontrazeptivum*
E-Vicotrat **Tocopherolacetat** *Vitamin E*
Evista **Raloxifen** *Osteoporotikum*
Evitocor **Atenolol** *β-Blocker*
Exhirud Salbe **Blutegelwirkstoff** *Venenmittel*
Exneural **Ibuprofen** *nichtsteroidales Antiphlogistikum*
Exoderil **Naftifin** *Antimykotikum*
Expit **Ambroxol** *Mukolytikum*
exrheudon OPT **Phenylbutazon** *nichtsteroidales Antiphlogistikum*
Extracort Creme/Salbe **Triamcinolonacetonid** *halogeniertes Glukokortikoid*
Falicard **Verapamil** *Kalziumanagonist*
Falithrom **Phenprocoumon** *Antikoagulans*
Falitonsin **Atenolol** *β-Blocker*
Fareston **Toremifen** *Antiöstrogen*
Farial Nasentropfen **Indanazolin** *Sympathomimetikum*
Farlutal **Medroxyprogesteron** *Gestagen*
Farmistin **Vincristin** *Zytostatikum*
Fasax **Piroxicam** *nichtsteroidales Antiphlogistikum*
Faustan **Diazepam** *Benzodiazepin*
Favistan **Thiamazol** *Thyreostatikum*
Favorex **Sotalol** *β-Blocker, Antiarrhythmikum*
Felden **Piroxicam** *nichtsteroidales Antiphlogistikum*
Felsol Neo **Ephedrin + Phanazon + Nicethamid** *indirektes Sympathomimetikum*
Femigoa **Ethinylestradiol + Levorgestrel** *Östrogen, Gestagen*
Femovan **Ethinylestradil + Gestoden** *Östrogen, Gestagen*

Femranette **Levorgestrel + Ethinylestradiol**		*Östrogen, Gestagen*
Fenint **Liponsäure**		*Kalziumstoffwechselregulator*
Fenistil **Dimetinden**		*Antihistaminikum, Antiallergikum*
Fensum **Paracetamol**		*Analgetikum*
Fevarin **Fluvoxamin**		*Antidepressivum*
Fibrolan (Salbe) **Plasmin + Desoxyribonuklease**		*Wundbehandlungsmittel*
Ficortril Augensalbe **Hydrocortisonacatat**		*nichthalogeniertes Glukokortikoid*
Finalgon **Nonivamid + Nicoboxil**		*antirheumatische Salbe*
Findol **Tilidin + Naloxon**		*starkes opioides Analgetikum, Morphinantagonist*
Finiweh **Paracetamol**		*Analgetikum*
Finlepsin **Carbamazepin**		*Antiepileptikum*
Firin **Norfloxacin**		*Gyrasehemmer*
Flagyl **Metronidazol**		*(Anaerobier-)Antibiotikum*
Flammazine **Sulfadiazin+ Silbersalz**		*Sulfonamid*
Flemun β-Sitosterin		*Lipidsenker*
Flenid **Cromoglicinsäure**		*Antiallergikum*
Flexase **Piroxicam**		*nichtsterioidales Antiphlogistikum*
Flotrin Start **Terazosin**		*peripherer α_1-Blocker*
Floxal Augentropfen **Ofloxacin**		*Fluorchinolon, Gyrasehemmer*
Fluanxol **Flupentixol**		*Neuroleptikum*
Flucinar Creme/Salbe **Fluocinolonacitonid**		*Dermatikum*
Fluctin **Fluoxetin**		*Anitdepressivum*
Fludilat **Bencyclan**		*Vasodilatator*
Fluimucil **Acetylcystein**		*Mukolytikum*
Fluminoc **Flunitrazepam**		*Benzodiazepin*
Fluomycin (Ovula) **Neomycin,** u.a.		*Antibiotikum*
Fluor-Vigantoletten **Colecalciferol + Fluorid**		*Vitamin D + Fluorid*
Flutide **Fluticasonpropionat**		*Broncholytikum*
Fluxet **Fluoxetin**		*Antidepressivum*
Fokalepsin **Carbamazepin**		*Antiepileptikum*
Folicombin **Eisen(II)-sulfat + Folsäure**		*Antianämikum*
Foligan **Allopurinol**		*Urikostatikum*
Fondril **Bisoprolol**		*β_1-Blocker*
Formagrippin N **Ephedrin + Propyphenazon + Vit. C**		*Grippemittel*
Fortecortin **Dexamethason**		*Kortikosteroid*
Fortorane **Saquinavir**		*Protease-Inhibitor*
Fortral **Pentazocin**		*starkes Analgetikum*
Fortum **Ceftazidim**		*Cephalosporin*
Fossyol **Metronidazol**		*(Anaerobier-)Antibiotikum*
Fragmin **Dalteparin-Na**		*Antikoagulans*
Fraxiparin **Nadroparin**		*Heparin*
frenopect **Ambroxol**		*Mukolytikum*
Frisium **Clobazam**		*Benzodiazepin*
Froben **Flurbiprofen**		*nichtsteroidales Antiphlogistikum*
Frubizin **Cetylpyridiniumchlorid**		*Rachentherapeutikum*
Fucidine Gel **Fusidinsäure**		*ext. Antibiotikum*
Fucidine plus Salbe **Hydrocortison, Fusidinsäure**		*Dermatika*
Fugerel **Flutamid**		*Antiandrogen*
Fungata **Fluconazol**		*Antimykotikum*
Fungiderm **Clotrimazol** + Harnstoff		*Antimykotikum*
Fungidexan, Fungizid-ratiopharm/vaginal **Clotrimazol**		*Antimykotikum*
Fungiredukt **Nystatin**		*Antimykotikum*
Fungur Creme, Ovula **Miconazol**		*Antimykotikum*
Furacin-Sol, Furadantin **Nitrofurantoin**		*ext. Antibiotuikum*
Furanthril **Furosemid**		*Diuretikum*
Furesis comp. **Triamteren + Furosemid**		*Diuretika-Komb.*
Gabrilen **Ketoprofen**		*nichtsteroidales Antiphlogistikum*
Gamonil **Lofepramin**		*Antidepressivum*
Ganor **Famotidin**		*H_2-Blocker*
Gastrax **Nizatidin**		*H_2-Blocker*
Gastricur **Pirenzepin**		*Ulkustherapeutikum, Anticholinergikum*
Gastripan **Magaldrat**		*Antazidum*

Gastronerton **Metoclopramid**	*Antiemetikum, Peristaltikanrreger*
Gastroprotect **Cimetidin**	*H_2-Blocker*
Gastrosil, Gastrotranquil **Metoclopramid**	*Antiemetikum, Peristaltikanrreger*
Gastrozepin **Pirenzepin**	*Ulkustherapeutikum, Anticholinergikum*
Gaviscon **Alginsäure + Aluminiumhydroxid**	*Antazidum*
Gehwol Schälpaste **Salizylsäure**	*Keratolytikum, Antiseptikum*
Gelicain **Lidocain**	*Lokalanästhetikum, Antiarrhythmikum*
Gelodrin **Cromoglicinsäure**	*Antiallergikum*
Gelomyrtol **Myrtol**	*Mukolytikum*
Gelonasal **Xylometazolin**	*abschwellende Nasentropfen*
Gelonida NA **Kodein + Paracetamol + ASS**	*Analgetika-Kombination*
Gelusil-Lac **Magnesium-Aluminium-Silicathydrat**	*Antazidum*
Gemzar **Gemcitabin**	*Zytostatikum*
Gernebcin **Tobramycin**	*Aminoglykosid-Antibiotikum*
Gerontamin **Gelatine + L-Cystein**	*Chondroprotektivum*
Gestamestrol **Mestranol + Chlormadinon**	*Östrogen + Gestagen*
Gevilon **Gemfibrozil**	*Lipidsenker*
Gilt **Clotrimazol**	*Antimykotikum*
Gilucor **Sotalol**	*β-Blocker, Antiarrhythmikum*
Gittalun **Doxylamin**	*sedierendes Antihistaminikum*
Gityl **Bromazepam**	*Benzodiazepin*
Gladixol β-Actyldigoxin	*Herzglykosid*
Glandosane **Sorbitol + Na-, K-Hydrochlorid + Ca-, Mg-Chlorid**	*Rachentherapeutikum*
Glauconex Augentropfen **Befunolol**	*β-Blocker*
Glaupoax **Acetazolamid**	*Carboanhydrasehemmer*
Glianimon **Benperidol**	*Butyrophenon-Neuroleptikum, Dopaminantagonist*
Glucobay **Acarbose**	*Antidiabetikum*
glucobon biomo, **Metformin**	*Biguanid, Antidiabetikum*
Glucoremed, Glukoredukt, Glukovital **Glibenclamid**	*Sulfonylharnstoff*
Glurenorm **Gliquidon**	*Sulfonylharnstoff*
Glutisal **Ethenzamid + Salizylamid**	*Analgetika-Kombination*
Glutril **Glibornurid**	*Sulfonylharnstoff*
Glycilax **Glycerol**	*Laxans*
glycolande **Glibenclamid**	*Sulfonylharnstoff*
Glysan **Magaldrat**	*Antazidum*
Godamed **Acetylsalicylsäure**	*Analgetikum, Antiphlogistikum u.a.*
Gopten **Trandolaprid**	*ACE-Hemmer*
Granocyte **Lenogastrim**	*hämatopoetischer Wachstumsfaktor*
Grippostad **Paracetamol**	*Analgetikum*
Grüncef **Cefadroxil**	*Cephalosporin*
Gruntin **Tilidin + Naloxon**	*starkes opioides Analgetikum, Morphinantagonist*
Gumbaral **Ademetion**	*Antiphlogistikum*
Gutron **Midodrin**	*Antihypertonikum*
Guttaplast Pflaster **Salizylsäure**	*Keratolytikum, Antiseptikum*
gyno-Canesten **Clotrimazol**	*Antimykotikum*
Gynodian Depot **Estradiolvalerat + Prasteronenantat**	*Östrogen-Kombination*
Gynoflor **Estriol + Lactobac. acidoph.**	*Östrogen + Bakterien*
Gynofug, Gyno-Neuralgin **Ibuprofen**	*nichtsteroidales Antiphlogistikum*
Gyno-Pevaryl **Econazol**	*Antimykotikum*
H_2-Blocker ratiopharm **Cimetidin**	*H_2-Blocker*
Haemiton **Clonidin**	*Antisymphatotonikum, Antihypertonikum*
Haemiton compositum **Triamteren + Hydrochlorothiazid + Clonidin**	*Diuretika-Komb. + Antisympathotonikum*
Haemoprotect **Eisen(II)sulfat**	*orales Eisenpräparat*
Halamid **Nedocromil**	*Antiasthmathikum*
Halbmond-Tabletten **Diphenhydramin**	*Antihistaminikum*
Halcion **Triazolam**	*Benzodiazepin*
Hämatopan **Eisen(II)-sulfat**	*orales Eisenpräparat*
Hametum **verschiedene Extrakte**	*Hämorrhoidenmittel*
Hämo-Vibolex **Cyanocobalamin**	*Vitamin B_{12}*
Hansaplast Hühneraugen-, Hornhautpflaster **Salizylsäure**	*Keratolytikum, Antiseptikum*
Harmosin **Melperon**	*Butyrophenon-Neuroleptikum*

Harpagin **Allopurinol + Benzbromaron**	*Urikostatikum + Urikosurikum*
Harzol β-Sitosterin	*Prostatamittel, Lipidsenker*
Heitrin **Terazosin**	*peripherer α_1-Blocker*
Helixor **Tannenmistelauszug**	*pflanzl. Zytostatikum*
Helopanflat **Pankreatin + Simethicon**	*Pankreasenzym + Karminativum*
Herpetad **Aciclovir**	*Virustatikum*
Herphonal **Trimipramin**	*Antidepressivum*
Hevert dorm **Diphenhydramin**	*Antihistaminikum*
Hevert-Mag **Magaldrat**	*Antazidum*
Hevertopect **Ephedrin,** u.a.	*Antiasthmatikum*
Hevertozym forte **Pankreatin**	*Pankreasenzym*
Hewedormir **Doxylamin**	*sedierendes Antihistaminikum*
Heweneural **Lidocain**	*Lokalanästhetikum, Antiarrhythmikum*
Hexoblon **Pyridoxin**	*Vitamin B_6*
Hirudoid **Heparinoid**	*Venenmittel*
Hisfedin **Terfenadin**	*Antihistaminikum, Antiallergikum*
Hismanal **Astemizol**	*Antihistaminikum, Antiallergikum*
Hoevenol **Roßkastanienfluidextrakt**	*Venetherapeutikum*
Hoggar N **Doxylamin**	*sedierendes Antihistaminikum*
Holfungin **Clotrimazol**	*Antimykotikum*
hot Thermo Salbe **Saliyzylat, Nicotinat**	*komb. Analgetikum, Antirheumatikum*
H-Tronin **Humaninsulin**	*Antidiabetikum*
Humatin **Paromomycin**	*Aminoglykosid-Antibiotikum*
Humedia **Glibenclamid**	*Sulfonylharnstoff*
Hustentabs-ratiopharm stark **Bromhexin**	*Mukolytikum*
Hycamtin **Topotecan**	*Zytostatikum*
Hydergin **Dihydroergo-cornin, -cristin, -cryptin**	*durchblutungsförderndes Mittel*
Hydiphen **Clomipramin**	*trizyclisches Antidepressivum*
Hydro Cordes Creme **Allantoin**	*Wundheilungsmittel*
Hydro-Cebral-ratiopharm **Dihydroergotoxin**	*Sekalealkaloid, Vasodilatator*
Hydrodexan Creme **Hydrocortison + Harnstoff**	*kortikoidhaltiges Dermatikum*
Hydro-Long, Hygroton **Chlortalidon**	*Diuretikum*
Hydrotrix **Furosemid + Triamteren**	*Diuretika-Kombination*
Hyperforat **Johanneskrautextrakt**	*pflanzl. Psychopharmakon*
Hypnorex **Lithium**	*Antidepressivum*
Hyrin **Metoclopramid**	*Dopaminantag., Antiemet., Peristaltikanreger*
Iberogast **verschiedene Tinkturen**	*Peristaltikanreger*
Ichtholan Salbe **Ammoniumbituminosulfonat**	*Schieferölsulfonat, Dermatikum*
Ichthoseptal (Salbe) **Chloramphenicol + Bituminosulfat**	*Antibiotikum + Aknemittel*
Idril sine Nasentropfen **Actinoquinol-Na + Naphazolinnitrat**	*Sympathomimetikum*
ildamen **Oxyfedrin**	*Koronartherapeutikum*
Imap **Fluspirilen**	*Neuroleptikum*
Imbun **Ibuprofen**	*nichtsteroidales Antiphlogistikum*
imeson **Nitrazepam**	*Benzodiazepin*
Imigran **Sumatriptan**	*Migränemittel*
Imodium **Loperamid**	*Antidiarrhoikum*
Impromen **Bromperidol**	*Butyrophenon-Neuroleptikum*
Imurek **Azathioprin**	*Immunsuppressivum, Antirheumatikum (Basistherapeutikum)*
Indobloc **Propranolol**	*β-Blocker*
Infecto, Infex **Amantadin**	*Parkinsonmittel + Virostatikum*
Infectocef **Cefaclor**	*orales Cephalosporin*
Infectocillin **Phenoxymethylpenicillin**	*orales Penicillin*
Infectomox **Amoxicillin**	*Breitbandpenicillin*
Infectomycin **Erythromycin**	*Makrolidantibiotikum*
Infectosoor Mundgel **Miconazol**	*Antimykotikum*
Infectotrimet **Trimethoprim**	*Chemotherapeutikum*
Inflam **Indometacin**	*nichtsteroidales Antiphlogistikum*
Inflanefran Augentropfen **Prednisolon**	*Glukokortikoid*
Ingelan Gel **Isoprenalin**	*β-Mimetikum, ext. Antipruriginosum*
Ingelan Puder **Isoprenalinsulfat, Salizylsäure**	*Antipuriginosum*
Inhacort **Flunisolid**	*Glukokortikoid*
innohep **Tinzaparin**	*Antikoagulans*

Insidon **Opipramol**	*trizyklisches Antidepressivum*
Instillagel **Lidocain,** u.a.	*Urologikum*
Intal **Cromoglicinsäure**	*Antiallergikum*
Intrasil **Sulpirid**	*Dopaminantagonist, nichttrizykl. Antidepressivum*
Invirase **Saquinavir**	*Protease-Inhibitor*
Irenat **Natriumperchlorat**	*Thyreostatikum*
Iruxol (Salbe) **Chloramphenicol + Kollagenase**	*Antibiotikum + Enzym*
Iscador **Mistelauszüge,** u.a.	*pflanzliches Zytostatikum*
Ismo **Isosorbidmononitrat**	*Vasodilatator*
Isocillin **Phenoxymethylpenicillin**	*Oralpenicillin*
isoket, Iso Mack, PUREN **Isosorbitdinitrat**	*Vasodilatator*
Isoprochin P **Propyphenazon**	*Antipyretikum, Antiphlogistikum, Analgetikum*
Isoptin **Verapamil**	*Kalziumantagonist*
Isopto-Max (Augentr.) **Dexamethason + Neomycin + Polymyxin B**	*Glukokortikoid + Antibiotika*
Isostenase **Isosorbiddinitrat**	*Vasodilatator*
Itrop **Ipratropiumbromid**	*Antiarrhythmikum*
Janacard **Isosorbiddinitrat**	*Vasodilatator*
Janamazol **Clotrimazol**	*Antimykotikum*
Jarsin **Johanniskrautextrakt**	*pflanzl. Psychopharmakum*
Jatrosom N **Tranylcypromin**	*Antidepressivum, MAO-Hemmer*
Jellin (Salbe) **Fluocinolon**	*Glukokortikoid*
Jenacard **Isosorbiddinitrat**	*Vasodilatator*
Jenacillin V **Phenoxymethylpenicillin**	*Oralpenicillin*
Jephoxin **Amoxicillin**	*Breitbandpenicillin*
Jestryl viskos Augentropfen **Carbachol**	*Cholinergikum*
Jomax **Bufexamac**	*Dermatikum*
Junik **Beclometason**	*Glukokortikoid*
Juvental **Atenolol**	*β-Blocker*
Kaban, Kabanimat (Salbe) **Clocortolon**	*Glukokortikoid*
KadeFungin **Clotrimazol**	*Antimykotikum, Gynäkologikum*
Kalymin **Pyridostigmin**	*Cholinesterasehemmer*
Kanavit **Phytomenadion**	*Vitamin K*
Kaoprompt H **Kaolin + Pektin**	*Antidiarrhoika-Kombination*
Kapanol **Morphin**	*starkes opioides Analgetikum*
Kardiamed β-Acetyldigoxin	*Herzglykosid*
Karil **Calcitonin**	*Hormon*
Katadolon **Flupirtin**	*starkes Analgetikum*
Katulcin **Basisches Bismutsalizylat**	*Ulkustherapeutikum*
Kavain **Neuronika**	*Psychotonikum*
Kaveri **Gingko-Extrakt**	*durchblutungsförderndes Mittel*
Kavosporal S **verschiedene pflanzl. Extrakte**	*Sedativum*
Kefspor **Cefaclor**	*orales Cephalosporin*
Keimax **Ceftibuten**	*orales Cephalosporin*
Kenalog **Triamcinolonacetonid**	*halogeniertes Glukokortikoid*
Kendural C **Eisen(II)-sulfat,** u.a.	*Eisenpräparat*
Kepinol **Trimethoprim + Sulfamethoxazol**	*Sulfonamidkombination*
Kerlone **Betaxolol**	*β_1-Blocker*
Kessar **Tamoxifen**	*Antiöstrogen, Zytostatikum*
kirim **Bromocriptin**	*Dopamin-Antagonist*
Klacid **Clarithromycin**	*Makrolidantibiotikum*
Klimadynon **Cimicifugawurzelstock**	*Gynäkologikum*
Klimaktoplant **Homöopathika**	*Gynäkologikum*
Klimonorm **Estradiolvalerat+ Levonorgestrel**	*Östrogen-Gestagen*
Klinomycin **Minocyclin**	*Antibiotikum*
Klinoxid **Benzoylperoxid**	*Keratolytikum, Antiseptikum*
Kliogest **Estradiol + Estriol + Norethisteron**	*Östrogen-Kombination*
Klisacort Rektalkps. **Prednisolon**	*Glukokortikoid*
Kodan Tinktur forte **Propanol**	*Antiseptikum*
Kompensan **Al-Na-Carbonat**	*Antazidum*
Kompensan-S **Al-Na-Carbonat + Dimeticon**	*Antazidum, Karminativum*
Konakion **Phytomenadion**	*Vitamin K*
Kontagripp Mono **Ibuprofen**	*nichtsteroidales Antiphlogistikum*

Korodin **Menthol, Campher,** u.a.	*pflanzl. Kardiakum*
Kortikoid-ratiopharm **Triamcinolonacetonid**	*halogeniertes Glukokortikoid*
Kreislauf Katovit Kapseln **Etilefrin**	*Sympathomimetikum*
Kreon **Pankreatin**	*Pankreasenzym*
Labiosan Salbe **Zinkoxid**	*Adstringens*
Lacrimal Augentropfen **Polyvinylalkohol**	*Filmbildner, Ophtalmikum*
Lacrisic Augentropfen **Methylhydroxipropylcellulose**	*Filmbildner*
Laitan **Kava-Kava-Wurzelstock-Extrakt**	*pflanzl. Psychopharmakum*
Lamiflu **Oseltamivir**	*Virustatikum*
Lamisil **Terbinafin**	*Antimykotikum*
Lamra **Diazepam**	*Benzodiazepin*
Lanicor **Digoxin**	*Herzglykosid*
Lanitop **Metildigoxin**	*Herzglykosid*
Lantarel **Methotrexat**	*Antimetabolit, Zytostatikum (Basistherapeutikum)*
Lariam **Mefloquin**	*Malariamittel*
Larylin **Ambroxol**	*Mukolytikum*
Lasix **Furosemid**	*Schleifendiuretikum*
Laticort Salbe/Creme **Hydrocortisonbutyrat**	*nichthalogeniertes Glukokortikoid*
Laubeel **Lorazepam**	*Benzodiazepin*
Laxagetten, Laxans-ratiopharm, Laxbene, Laxoberal, Laxysat **Bisacodyl**	*Laxans*
Laxoberal **Na-Picosulfat**	*Laxans*
LEBIC **Baclofen**	*GABA-Agonist, bei MS verwendet*
Lederderm **Minocyclin**	*Tetracyclin*
Lederlind **Nystatin**	*Antimykotikum*
Lefax **Simethicon**	*Karminativum*
Legalon **Silymarin**	*Lebertherapeutikum*
Lendormin **Brotizolam**	*Benzodiazepin*
Lenoxin **Digoxin**	*Herzglykosid*
Lentaron **Formestan**	*Aromatasehemmer*
Lepinal(etten) **Phenobarbital**	*Barbiturat*
Leponex **Clozapin**	*Neuroleptikum*
Leptilan **Valproinsäure**	*Antiepileptikum*
Leukase **Framycetin**	*Antibiotikum*
Leukeran **Chlorambucil**	*Zytostatikum*
leukominerase **Lithium**	*Antidepressivum*
Leukona-Wundsalbe **Allantoin**	*Wundheilungsmittel*
Levopar **Benserazid + L-Dopa**	*Parkinsonmittel*
Lexostad, Lexotanil **Bromazepam**	*Benzodiazepin*
Librium **Chlordiazepoxid**	*Benzodiazepin*
Limbatril **Amitriptylin + Chlordiazepoxid**	*Antidepressivum + Benzodiazepin*
Limptar **Chinin**	*Muskelrelaxans*
Lindigoa depot S **Roßkastanienextrakt**	*pflanzl. Venentherapeutikum*
Lindofluid **Bornylacetat,** u.a.	*antirheumatische Salbe*
Lindoxyl **Ambroxol**	*Mukolytikum*
Liniplant-Inhalat **Eukalyptusöl, Cajeputöl**	*Antitussivum*
Linola-H (Salbe) **Prednisolon + Linolsäure,** u.a.	*kortikoidhaltige Dermatika-Kombination*
Linola-sept **Clioquinol**	*Antiseptikum*
Lioresal **Baclofen**	*GABA-Agonist, bei MS verwendet*
Lipactin Gel **Heparin + Zinksulfat**	*Virustatikum, Antiinfektiosum, Dermatikum*
Lipanthyl, Lipidil **Fenofibrat**	*Lipidsenker*
Lipazym **Pankreatin**	*Pankreasenzym*
Lipo Cordes Creme **Allantoin**	*Wundheilungsmittel*
Lipocol-Merz **Cholestyramin**	*Ionenaustauscher, Lipidsenker*
Lipo-Merz **Etofibrat**	*Lipidsenker*
Lipostabil forte **essentielle Phospholipide**	*Lipidsenker*
Lipotalon **Dexamethason**	*Glukokortikoid*
Lipox **Bezafibrat**	*Lipidsenker*
Liprevil **Pravastatin**	*Cholesterolsynthese-Enzym-Hemmer, Lipidsenker*
Liquidepur Liquidum **Extr. Fruct. Sennae aquos**	*pflanzl. Laxantium*
Liquifilm Augentropfen **Polyvinylalkohol**	*Filmbildner*
Liserdol **Metergolin**	*Prolaktinhemmer*
Lisino **Loratadin**	*nicht-sedierendes Antihistaminikum*

Liskantin **Primidon**	*Antiepileptikum*
Locabiosol **Fusafungin**	*Chemotherapeutikum*
Locacorten **Flumetason**	*kortikoidhalt. Dermatikum*
Loceryl **Amorolfin**	*Antimykotikum*
LOCOL **Fluvastatin**	*Lipidsenker*
Loftan **Salbutamol**	*β-Mimetikum, Broncholytikum*
Lokalicid **Clotrimazol**	*Antimykotikum*
Lomir **Isradipin**	*Kalziumantagonist*
Lomupren Nasentropfen **Cromoglicinsäure**	*Antiallergikum*
Lonarid **Paracetamol + Kodein**	*Analgetika-Kombination*
Lopirin **Captopril**	*ACE-Hemmer*
Lopresor **Metoprolol**	*β-Blocker*
Lotricomb. **Betamethasondipropionat + Clotrimazol**	*Antimykotikum*
Lovelle **Desogestrel + Ethinylestradiol**	*Kontrazeptivum*
L-Polamidon **Levomethadon**	*starkes Analgetikum*
Luctor **Naftidrofuryl**	*muskulotroper Vasodilatator*
Ludiomil **Maprotilin**	*trizyklisches Antidepressivum*
Luivac **Lysat aus verschiedenen Keimen**	*Magen-Darm-Mittel*
Luminal(etten) **Phenobarbital**	*Barbiturat*
Luret **Azosemid**	*mittellangwirksames Schleifendiuretikum*
Luvased **Baldrianwurzelextrakt**, u.a.	*pflanzliches Sedativum*
Lygal Kopfsalbe **Salizylsäure**	*Keratolytikum, Antiseptikum*
Lymphozil **verschied. pflanzl. Extrakte**	*pflanzliches Immunstimulantia-Kombination*
Lyogen/Depot, Lyorodin **Fluphenazin**	*Phenothiazin-Neuroleptikum*
Lyovav-Cosmegen **Dactinomycin**	*Zytostatikum*
Lysthenon **Suxamethoniumchlorid**,	*Muskelrelaxans*
Maalox, Maaloxan **Al-, Mg-Hydroxid**	*Antazida-Kombination*
Madopar **Benserazid + Levodopamin**	*Parkinsonmittel*
Makatussin forte **Dihydrocodein**, u.a.	*Antitussivum, Mukolytika-Kombination*
Malexin **Naproxen**	*nichtsteroidales Antiphlogistikum*
Maliasin **Barbexaclon**	*Antiepileptikum*
Malipuran **Bufexamac**	*Dermatikum*
Mallebrin **Aluminiumchlorat**	*Antiseptikum*
Malton E **Tocopherol**	*Vitamin E*
Manimon **Triamrteren + Hydrochlorothiazid + Propranolol**	*Diuretika-Komb. + β-Blocker*
Maninil **Glibenclamid**	*Sulfonylharnstoff*
Mapox **Aciclovir**	*Virustatikum*
Marax **Magaldrat**	*Antazidum*
Marcumar, marcuphen **Phenprocoumon**	*Antikoagulans*
Marduk **Benzoylperoxid**	*Keratolytikum, Antiseptikum*
Mareen **Doxepin**	*trizyklisches Antidepressivum*
Marienbader Pillen **Bisacodyl**	*Laxans*
Marvelon **Desogestrel + Ethinylestradiol**	*Kontrazeptivum*
Mastodynon N **verschied. pflanzl. Bestandteile**	*homöopathisches Gynäkologikum*
Mavid **Clarithromycin**	*Makrolidantibiotikum*
Maxipime **Cefepim**	*Cephalosporin*
Maycor **Isosorbiddinitrat**	*Vasodilatator*
M-beta, M-dolor, M-long **Morphin**	*starkes opioides Analgetikum*
Meaverin **Mepivacain**	*Lokalanästhetikum*
Mediabet **Metformin**	*Biguanid*
Medilet **Laktulose**	*Laxans*
Mediolax **Bisacodyl**	*Laxans*
Meditonsin **Homöopathika**	*Grippemittel*
Medivitan **Vit. B_1, B_{12}, Folsäure**	*Vitamin-Kombination*
Medrate **Methylprednisolon**	*Glukokortikoid*
Megacillin oral **Phenoxymethylpenicillin**	*Oralpenicillin*
Megagrisevit **Clostebol**	*Anabolikum*
Megalac **Almasilat**, -Suspension Aluminiumoxid, Magnesiumoxid	*Antazidum*
Meglucon **Metformin**	*Biguanid*
Melleretten, Melleril **Thioridazin**	*Phenothiazin-Neuroleptikum*
Mensoton **Ibuprofen**	*nichtsteroidales Antiphlogistikum*
Menthoneurin Salbe **Salicylat + Menthol**	*Antirheumatikum*

mentopin Nasenspray	**Xylometazolin**	*abschwellende Nasentropfen*
Mercuchrom (Externum)	**Merbromin**	*Antiseptikum*
Mereprine	**Doxylamin**	*Antihistamnikum*
Meresa	**Sulpirid**	*nicht-trizyklisches Antidepressivum*
Merz Spezial Dragees	**Nicotinsäure**	*Vasodilatator, Lipidsenker*
Mescorit	**Metformin**	*Biguanid*
Mespafin	**Doxycyclin**	*Tetrazyklin*
Mestinon	**Pyridostigmin**	*Cholinesterasehmmer*
Metamucil	**Planto-avata-Samenschalen**	*pflanzl. Antidiarrhoikum*
Meteophyt forte	**Pankreatin**	*Pankreasenzym*
Meteosan	**Dimeticon**	*Karminativum*
Meteozym	**Pankreatin + Simethicon**	*Pankreasenzym + Karminativum*
Methizol	**Thiamazol**	*Thyreostatikum*
Metifex	**Ethacidrin**	*Chemotherapeutikum*
Mevinacor	**Lovastatin**	*HMG-CoA-Reduktasehemmer*
Mexe	**Paracetamol + Kodein**	*Analgetika-Kombination*
Mezym forte	**Pankreatin**	*Pankreasenzym*
Mibrox	**Ambroxol**	*Mukolytikum*
Micanol	**Dithranol**	*Antiseptikum, Antipsoriatikum*
Microgynon	**Ethinylestradiol + Levonorgestrel**	*Kontrazeptivum*
Microlut	**Levonorgestrel**	*Mini-Pille*
Mictonorm, Mictonetten	**Propiverin**	*Anticholinergikum, Spasmolytikum*
Migraeflux orange N	**Paracetamol + Dimenhydrinat**	*Migränemittel*
Migralave	**Buclizin + Paracetamol**	*Migränemittel*
Migräne Kranit mono	**Phenanzon**	*Analgetikum*
Migräne Kranit N	**Propyphenazon + Paracetamol + Kodein**	*Analgetikum*
Migräne-Neuridal	**Paracetamol + Metoclopramid**	*kom. Migränemittel*
Migränerton	**Paracetamol + Metoclopramid**	*Analgetikum, Antiemetikum*
Migrätan N Supp.	**Ergotamintartrat + Porpyphenazon**	*Migränemittel*
Migrexa	**Ergotamin**	*Migränemittel*
Mikro-30 Wyeth	**Levonorgestrel**	*Gestagen*
Milax	**Glycerol**	*Laxans*
milgamma	**Vitamin B_1, B_6, B_{12}**	*Vitamin B-Kombination*
Milurit	**Allopurinol**	*Urikostatikum*
Minakne	**Minocyclin**	*Antibiotikum*
Miniasal	**Acetylsalicylsäure**	*Thrombozytenaggregationshemmer*
Minirin	**Desmopressin**	*antidiuretisches Hormon*
Minisistron	**Ethinylestradiol + Levonorgestrel**	*Kontrazeptivum*
Minitrans S Pflaster	**Glyceroltrinitrat**	*Vasodilatator*
Minprostin	**Dinoproston**	*Prostaglandin*
Minulet	**Ethinylestradiol + Gestoden**	*Östrogen, Gestagen*
Miranova	**Ethinylestradiol + Levonorgestrel**	*Kontrazeptivum*
Mirfat	**Clonidin**	*Antisympathotonikum, Antihypertonikum*
Mirfudorm	**Oxazepam**	*Benzodiazepin*
Mirfulan Wund-Heilsalbe	**Lebertran + Zinkoxid**	*Wundbehandlungsmittel*
Mirpan	**Maprotilin**	*trizyklisches Antidepressivum*
Mitosyl	**Zinkoxid**	*Wundbehandlungsmittel*
Mobiforton	**Tetrazepam**	*Muskelrelaxans, Benzodiazepin*
Mobilat Gel	**Indometacin**	*antirheumatische Salbe*
Mobilisin	**Flufenaminsäure, Salizylsäure** u.a.	*antirheumatische Salbe*
Modenol	**Butizid + Reserpin**	*Saluretikum + Antihypertonika-Kombination*
Modip	**Felodipin**	*Kalziumantagonist*
Moducrin	**Amilorid**	*kaliumsparendes Diuretikum*
Moduretik	**Hydrochlorothiazid + Amilorid**	*Diuretika-Kombination*
Mofesal	**Mofebutazon**	*Antiphlogistikum*
Mogadan	**Nitrazepam**	*Benzodiazepin*
Mogetic	**Morphin**	*starkes opioides Analgetikum*
Monapax	**verschied. Pflanzenextrakte**	*Mukolytika-Kombination*
Minipress	**Prazosin**	*α_1-Blocker, Antihypertonikum*
Mono Embolex	**Certoparin**	*Antikoagulans*
Mono Praecimed	**Paracetamol**	*Analgetikum*
Monoflam	**Diclofenac**	*nichtsteroidales Antiphlogistikum*

Monomycin **Erythromycin**	*Antibiotikum*
Mono-Tridin **Natriumfluorophosphat**	*Mineralstoffpräparat*
Monuril **Fosfomycin**	*Antibiotikum*
Moronal **Nystatin**	*Antimykotikum*
Motivone **Fluoxetin**	*Antidepressivum*
MPA **Medroxyprogesteron**	*Gestagen*
MSI-, MSR-, MST-Mundipharma, MST Continus **Morphin**	*starkes opioides Analgetikum*
Muciteran **Acetylcystein**	*Mukolytikum*
Muco Panoral **Bromhexin + Cephaclor**	*Mukolytikum + Antibiotikum*
Muco Sanigen **Acetylcystein**	*Mukolytikum*
Muco Sanigen **Acetylcystein**	*Mukolytikum*
Muco-Aspecton, -broxol, -phlogat, -solvan, -tablin **Ambroxol**	*Mukolytikum*
Mucocedyl **Acetylcystein**	*Mukolytikum*
Mucofalk **Plantago afra-Samenschalen**	*pflanzl. Antidiarrhoikum*
Mucopront **Carbocistein**	*Mukolytikum*
Mucotectan **Ambroxol + Doxycyclin**	*Mukolytikum + Tetrazyklin*
Mucret **Acetylcystein**	*Mukolytikum*
Multum **Chlordiazepoxid**	*Benzodiazepin*
Mundil **Captopril**	*ACE-Hemmer*
Mundisal **Cholinsalicylat**	*Antiseptikum*
Munitren H Salbe **Hydrocortison**	*nichthalogeniertes Glukokortikoid*
Munobal **Felodipin**	*Kalziumantagonist*
Musapam, Musaril, Muskelat **Tetrazepam**	*Myotonolytikum + Benzodiazepin*
Mutaflor **vermehrungsfähige E. coli**	*mikroorganismenhaltiges Magen-Darm-Mittel*
Myakne **Neomycin**	*Aminoglykosid-Antibiotikum*
Mycospor **Bifonazol**	*Antimykotikum*
Mydocalm **Tolperison**	*Myotonolytikum*
Myfungar **Oxiconazol**	*Antimykotikum*
Myko Cordes, -fug, -fungin, -haug **Clotrimazol**	*Antimykotikum*
Mykoderm Mundgel **Miconazol**	*Antimykotikum*
Mykoderm Salbe, MykoPosterine, Mykundex **Nystatin**	*Antimykotikum*
Mykontral Creme **Tioconazol**	*Antimykotikum*
Mykotin mono Creme **Miconazol**	*Antimykotikum*
Mykundex **Nystatin**	*Antimykotikum*
Mylepsinum **Primidon**	*Antiepileptikum*
Myleran **Busulfan**	*Zytostatikum*
Myofedrin **Oxyfedrin**	*Koronardilatator*
Myogit **Diclofenac**	*nichtsteroidales Antiphlogistikum*
Myospasmal **Tetrazepam**	*Myotonolytikum + Benzodiazepin*
Myxofat **Acetylcystein**	*Mycolytikum*
Nacom **Carbidopa+Levodopa**	*Parkinsonmittel-Kombination*
Nalador **Sulproston**	*Prostaglandin*
Narcaricin **Benzbromaron**	*Urikosurikum*
Nasacort **Triamcinolonacetonid**	*halogeniertes Glukokortikoid*
Nasan, Nasengel AL, NasenSpray ratiopharm, Nasentropfen AL, NasenTropfen ratiopharm **Xylometazolin**	*abschwellende Nasentropfen*
Natrilix **Indapamid**	*Diuretikum*
Natulan **Procarbazin**	*Zytostatikum*
Nebacetin Augensalbe/Puder **Neomycin + Bacitracin**	*Antibiotika-Kombination*
Nedolon P **Kodein + Paracetamol**	*Analgetika-Kombination*
Nehydrin **Dihydroergotoxin**	*Vasodilatator*
Nene-Lax **Glycerol**	*Laxans*
Neobac-Salbe **Bacitracin + Neomycin**	*Lokal-Antibiotikum*
neo-bronchol **Ambroxol**	*Mukolytikum*
Neochinosol **Ethacridin**	*Antiseptikum*
Neo-Eunomin **Ethinylestradiol + Chlormadinonacetat**	*Östrogen + Gestagen*
neogama **Sulpirid**	*nicht-trizyklisches Antidepressivum*
Neo-Gilurytmal **Prajmalin**	*Antiarrhythmikum*
Neomin **Dibismus-tris**	*Ulkustherapeutikum*
Neo-Mydrial-, Neosynephrin-Augentropfen **Phenylephrin**	*Sympathomimetikum*
neoOPT **Bromazepam**	*Benzodiazepin*
NeoÖstrogynal **Estradiolvalerat + Estriol**	*Östrogen-Kombination*

Neo-Thyreostat **Carbimazol**	*Thyreostatikum*
Neotri **Xipamid + Triamteren**	*Diuretika-Kombination*
Nephral **Triamteren + Hydrochlorothiazid**	*Diuretika-Kombination*
Nepresol **Dihydralazin**	*direkter Vasodilatator*
Neribas Creme/Salbe **Diflucortolon**	*halogeniertes Kortikoid*
Nerisona/forte (Salbe/Creme) **Diflucortolon**	*Glukokortikoid*
nervo OPT **Diphenhydramin**	*Antihistaminikum*
Neupogen **Filgrastim**	*Zytokin, Immunstimulator*
Neuralgin **ASS + Paracetamol + Coffein**	*Analgetika-Kombination + Analeptikum*
Neuranidal **ASS + Paracetamol + Coffein**	*Analgetika-Kombination*
Neurobion **Vitamine B_1, B_6, B_{12}**	*Vitamin-Kombination*
Neurocil **Levomepromazin**	*Phenothiazin-Neuroleptikum*
Neuro-Effekton **Diclofenac + Vitamine B_1, B_6, B_{12}**	*Antiphlogistikum, Vitamin-Kombination*
Neuronika **Kavain**	*Tranquillantium, Anxiolytikum*
Neuroplant **Johanniskrautextrakt**	*pflanzl. Psychopharmakum*
Neuro-ratiopharm **Vitamine B_1, B_6, B_{12}**	*Vitamin-Kombination*
Neurothioct α-Liponsäure	*Neuropathiemittel*
Neurotrat, Neuro-Vibolex **Vitamine B_1, B_6, B_{12}**	*Vitamin-Kombination*
Nexium **Esomeprazol**	*Protonenpumpenblocker*
Nif-Ten **Atenolol + Nifedipin**	*β-Blocker + Kalziumantagonist*
Nifuram **Furazolidon**	*Chemotherapeutikum*
Nifurantin **Nitrofurantion + Pyridoxin**	*Chemotherapeutikum + Vitamin B_6*
Nipolept **Zotepin**	*trizyklisches Neuroleptikum*
Nirason **Pentaerithrityltetranitrat**	*Vasodilatator*
Nisita salin **Emser Salz**	*Rhinologikum*
Nitrangin **Glyceroltrinitrat**	*Vasodilatator*
Nitroderm TTS Pflaster **Glyceroltrinitrat**	*Nitropflaster*
Nitro-Obsidan **Pentaerithyltetranitrat + Propanolol**	*Vasodilatator, β-Blocker*
Nitrosorbon **Isosorbiddinitrat**	*Vasodilatator*
Nizoral **Ketoconazol**	*Antimykotikum*
Noctamid **Lormetazepam**	*Benzodiazepin*
Noctazepam **Oxazepam**	*Benzodiazepin*
Nolvadex **Tamoxifen**	*Antiöstrogen, Zytostatikum*
Nomon mono **Trockenextrakt aus Kürbissamen**	*miktionsbeeinfl. Mittel, Urologika*
Nootrop **Piracetam**	*Neurotropikum*
Norkotral **Temazepam**	*Benzodiazepin*
Normabrain **Piracetam**	*Neurotropikum, durchblutungsförderndes Mittel*
Normalip pro **Fenofibrat**	*Lipidsenker*
Normoc **Bromazepam**	*Benzodiazepin*
Norpace **Disopyramid**	*Antiarrhythmikum*
Norvasc **Amlodipin**	*Kalziumantagonist*
Norvir **Ritonavir**	*Protease-Inhibitor*
Novadral **Norfenefrin**	*α-Mimetikum, Vasokonstriktor*
Novalgin, Novaminsulfon **Metamizol**	*Analgetikum*
Novanox **Nitrazepam**	*Benzodiazepin*
Noveril **Dibenzepin**	*trizyklisches Antidepressivum*
Novidroxin **Hydroxocobalamin**	*Vitamin B_{12}*
Noviform Augentropfen **Bibrocathol**	*Antiseptikum*
Novodigal **Digoxin**	*Herzglykosid*
Novogent **Ibuprofen**	*nichtsteroidales Antiphlogistikum*
NovoNorm **Rapaglind**	*Antidiabetikum*
Novoprotect **Amitriptylin**	*trizyklisches Antidepressivum*
Novothyral **Liothyronin + Levothyroxin**	*Schilddrüsenhormone*
Nurofen Fiebersaft **Ibuprofen**	*nichtsteroidales Antiphlogistikum*
Nutrizym N **Pankreatin**	*Pankreasenzym*
Obsidan **Propranolol**	*β-Blocker*
Obsilazin N **Propranolol + Dihydralazin**	*β-Blocker + direkter Vasodilatator*
Obstinol **Paraffin**	*Laxans*
Oceral **Oxiconazol**	*Antimykotikum*
Octenisept **Octenidin + Phenoxyethanol**	*Desinfizienz*
Oculotect Gel/Augentropfen **Retinol**	*Vitamin A*
Ödemase **Furosemid**	*Schleifendiuretikum*

OeKolp **Estriol**	*Östrogen*
Oestrofeminal **Östrogene**	*Sexualhormon*
Olbemox **Acipimox**	*Lipidsenker*
Oleomycetin-Prednison **Chloramphenicol + Prednison**	*Antibiotikum + Glukokortikoid*
Olicard **Isosorbidmononitrat**	*Vasodilatator*
Olynth **Xylometazolin**	*abschwellende Nasentropfen*
Omca **Fluphenazin**	*Phenothiazin-Neuroleptikum*
Omniapharm **Bromhexin**	*Mukolytikum*
Omniflora **Lactobact. acidoph., bifidum, E. coli**	*Antidiarrhoikum*
Omnisept **Lactobacillus acidoph.**	*Antidiarrhoikum*
Ophdilvas **Vincamin**	*durchblutungsförderndes Mittel*
Ophtal Augensalbe **Idoxuridin**	*Virostatikum*
Ophtol A, Ophtosan Augentropfen **Retinol**	*Vitamin A*
opino **Aescin**	*nichtsteroidales Antiphlogistikum*
Optalidon **Ibuprofen**	*nichtsteroidales Antiphlogistikum*
Optalidon N **Propyphenazon + Coffein**	*Analgetika-Kombination*
Optalidon special NOC **Dihydroergotamin + Propyphenazon**	*Migränemittel*
Optidorm **Zopiclon**	*Hypnotikum/Sedativum*
Optipect N/Neo **Campher + Menthol + Pefferminzöl**	*Antitussivum*
Optovit **Tocopherol**	*Vitamin E*
Opturem **Ibuprofen**	*nichtsteroidales Antiphlogistikum*
Orabet **Tolbutamid**	*Sulfonylharnstoff*
Oracef **Cefalexin**	*orales Cephalosporin*
Orasorbil **Isosorbidmononitrat**	*Vasodilatator*
Orasthin **Oxytocin**	*Kontraktionsmittel*
Ordinal forte **Octodrin + Norfenefrin**	*Antihypotonika-Kombination*
Orelox **Cefpodoxim**	*orales Cephalosporin*
Orfiril **Valproinsäure**	*Antiepileptikum*
Orgametril **Lynestrenol**	*Gestagen*
Orimeten **Aminoglutethimid**	*Antiöstrogen + Zytostatikum*
Orphol **Dihydroergotoxin**	*Nootropikum*
Orthangin N **Weißdorn-Tinktur**	*pflanzl. Kardiakum*
Ortho-Gynest **Estriol**	*Östrogen*
Ortoton **Methocarbamol**	*Myotonolytikum, Muskelrelaxans*
Orudis **Ketoprofen**	*nichtsteroidales Antiphlogistikum*
Osnervan **Procyclidin**	*Parkinsonmittel*
Ospolot **Sultiam**	*Antiepileptikum*
Ospur **Colecalciferol**	*Vitamin D_3*
Ossin **Natriumfluorid**	*Fluorid*
Ossiplex **Fluorid + Vitamin C**	*Fluorid*
Ossofortin **Kalziumphosphat + -glukonat + Vitamin D**	*Kalziumpräparat*
Osspulvit **Kalziumphosphat + -fluorid + Vitamin D**	*Kalziumpräparat*
Ostostabil **Calcitonin**	*Antihyperkalzetikum, Parathormonantagonist*
Osyrol **Spironolacton**	*Aldosteronantagonist.*
Osyrol-Lasix **Spironolacton + Furosemid**	*Aldosteronantagonist + Schleifendiuret.*
Otalgan Ohrentropfen **Phenazon + Procain**, u.a.	*Analgetikum + Lokalanästhetikum*
Otalgicin **Xylometazolin**	*abschwellende Nasentropfen*
Otolitan N **Dequaliniumchlorid + Lidocain + Glycerol**	*Otologikum*
Ovestin **Estriol**	*Östrogen*
Oviol **Ethinylestradiol + Levonorgestrel**	*Östrogen, Gestagen*
Ovis Neu **Clotrimazol**	*Antimykotikum*
Ovosiston **Mestranol + Chlormadinacetat**	*Kontrazeptivum*
Oxypangam **Diisopropylamin**	*Vasodilatator*
Ozym **Pankreatin**	*Pankreasenzym*
Pädiamol **Salbutamol**	*β-Mimetikum, Bronchodilatator*
Pädiamuc **Ambroxol**	*Mukolytikum*
Paedialgon **Paracetamol**	*Analgetikum*
Paediathrocin **Erythromycin**	*Antibiotikum*
Paedisup K/S **Paracetamol + Doxylamin**	*Analgetikum + Sedativum*
Palladon **Hydromorphon**	*starkes Analgetikum*
Pamba **Aminomethylbenzoesäure**	*Dermatikum*
Panchelidon **Schöllkrautextrakt**	*Gallenwegstherapeutikum*

Pandel **Hydrocortisonbuteparat**	*nichthalogeniertes Glukokortikoid*
Pangrol **Pankreatin**	*darmwirksames Enzympräparat*
Pankreatan, Pankreon **Pankreatin**	*Pankreasenzym*
Panoral **Cefaclor**	*orales Cephalosporin*
PanOxyl **Benzoylperoxid**	*Keratolytikum, Antiseptikum*
Panpeptal, Panpur, Panzynorm, Panzytrat **Pankreatin**	*Pankreasenzym*
Pantolax **Suxamethoniumchlorid**	*Muskelrelaxans*
Panzynorm, Panzytrat **Pankreatin**	*Pankreasenzym*
Paracefan **Clonidin**	*Antisympathotonikum, Antihypertonikum*
Paracodin N **Dihydrocodein**	*Antitussivum*
Paractol flüssig **Simethicon + Algeldrat + Magnesiumhydroxid**	*Karminativum + Antazidum*
Paractol Kautabl. **Simeticon + Siliziumdioxid + Algeldrat**	*Karminativum + Antazidum*
Paraxin **Chloramphenicol**	*Antibiotikum*
Parfenac **Bufexamac**	*Dermatikum*
Pariet **Rabeprazol**	*Protonenpumpenblocker*
Parkemed **Mefenaminsäure**	*nichtsteroid. Antiphlogistikum*
Parkopan **Trihexyphenidyl**	*Parkinsonmittel*
Parkotil **Pergolid**	*Antiparkinsonmittel*
Parsal **Ibuprofen**	*nichtsteroidales Antiphlogistikum*
Paspertase **Pankreatin + Metoclopramid**	*Enzyme + Prokinetikum*
Paspertin **Metoclopramid**	*Antiemetikum, Prokinetikum*
Paveriwern, Paverysat forte Bürger **Papaverin**	*Spasmolytikum*
Pect **Ambroxol**	*Mukolytikum*
Pedisafe **Clotrimazol**	*Antimykotikum*
Pelina **Dexpanthenol**	*Vitamin der B-Gruppe, Epithelialisierungsmittel*
Pendysin **Benzathin-Benzylpenicillin**	*Depotpenicillin*
Penglobe **Bacampicillin**	*Breitbandantibiotikum*
Penhexal, Penicillat, Penicillin V **Phenoxymethylpenicillin**	*Oralpenicillin*
Penicillin G **Benzylpenicillin**	*i.v.-Penicillin*
PENTACORT **Betamethason**	*Glukokortikoid*
Pentasa **Mesalazin**	*Chemotherapeutikum*
PENTATOP **Cromoglicinsäure**	*Antiallergikum*
Pepcid, Pepdul **Famotidin**	*H_2-Antagonist*
Peran **Acemetazin**	*nichtsteroidales Antiphlogistikum*
Perasthman N **Theophyllin**	*Bronchospasmolytikum*
Peremesin **Meclozin**	*Antihistaminikum, Sedativum*
Perenterol **Trockenhefe aus Saccharomyces boulardi**	*pflanzl. Magen-Darm-Mittel*
Pergonal **Menotropin**	*Gonadotropin*
perlinganit **Glyceroltrinitrat**	*Vasodilatator*
Perocur **Trockenhefe aus Saccharomyces boulardii**	*pflanzl. Magen-Darm-Mittel*
Persantin **Dipyridamol**	*Vasodilatator + Thrombozyten-Aggregations-Hemmer*
pertenso **Propanolol + Hydralazin + Bendrofluminthiazid**	*β-Blocker + direkter Vasodilatator + Thiazid-Diuretikum*
Pertofran, Petylyl **Desipramin**	*Antidepressivum*
Petnidan **Ethosuximid**	*Antiepileptikum*
Pexan E **Tocopherol + Tocopherolacetat**	*Vitamin E*
Pfeil Zahnschmerztabletten **Ibuprofen**	*nichtsteroidales Antiphlogistikum*
Phenaemal(etten) **Phenobarbital**	*Barbiturat, Antikonvulsivum*
Phenhydan **Phenytoin**	*Antiepileptikum, Antiarrhythmikum*
Phlebodril **Trimethylhesperidinchalkon + pflanzl. Extrakte**	*Venenmittel*
Phlogenzym **Bromelaine + Trypsin + Rutosid**	*enzymatisches Antiphlogistikum*
Phosphalugel **Aluminiumphosphat**	*Antazidum*
Phyllotemp **Aminophyllin**	*Bronchodilatator*
Physiotens **Moxonidin**	*zentraler α_2-Antagonist, Antihypertonikum*
Pidilat **Nifedipin**	*Kalziumantagonist*
Pima-Biciron Augentropfen, Pimafucin **Natamycin**	*Antimykotikum*
PK-Levo **Benserazid + L-Dopa**	*Parkinsonmittel*
PK-Merz **Amantadin**	*Parkinsonmittel, Virostatikum*
Planum **Temazepam**	*Benzodiazepin*
Plastufer, Plastulen **Eisen(II)sulfat**	*orales Eisenpräparat*
Pleomix B **Pyridoxin + Thiamin + Cyanocobalamin**	*Vitamin-Kombination*
Pleon RA **Salazosulfapyridin**	*Chemotherapeutikum, Basistherapeutikum*

P-Mega **Phenoxymethylpenicillin**	*Oralpenicillin*
Polaronil **Dexchlorpheniramin**	*Antihistaminikum*
Polistin **Carbinoxamin**	*Antihistaminikum*
POLORIS **Allantoin**	*Wundheilungsmittel*
Polypress **Prazosin + Polythiazid**	*α_1-Blocker, Vasodilatator*
Polyspectran (Augentr.) **Polymycin B + Neomycin + bacitracin**	*Antibiotika-Kombination*
Ponalar **Mefenaminsäure**	*nichtsteroid. Antiphlogistikum*
Pontuc **Nifedipin + Dihydoergotoxinmethansulfonat**	*Kalziumantagonist*
Posorutin **Troxerutin**	*Ophthalmikum*
Postafen **Meclozin**	*Antihistaminikum, Sedativum*
Posterine corte Salbe **Hydrocortisonacatat**	*nichthalogeniertes Glukokortikoid*
Posterisan **E. Coli-Bestandteile**	*Hämorrhoidenmittel*
Praeciglucon **Glibenclamid**	*Sulfonylharnstoff*
Pramino **Ethinylestradiol + Norgestimat**	*Östrogen, Gestagen*
Pravidel **Bromocriptin**	*Parkinsonmittel, Prolaktinhemmer*
Praxiten **Oxazepam**	*Benzodiazepin*
Prelis comp **Metoprolol + Chlortalidon**	*β-Blocker + Diuretikum*
Prelis **Metoprolol**	*β-Blocker*
Prenalex **Tertatolol**	*β-Blocker*
Prent **Acebutolol**	*β-Blocker*
Prepacol **Bisacodyl**	*Laxans*
Pres **Enalapril**	*ACE-Hemmer, Antihypertonikum*
Presinol **Methyldopa**	*zentrales α-Mimetikum, Antihypertonikum*
Presomen comp. **Östrogene + Medrogeston**	*Östrogene + Anabolikum*
Presomen **natürlich konjugierte Östrogene**	*Östrogene*
Primogonyl **Choriongonadotropin**	*Hypophysenvorderlappenhormon*
Primolut-Nor **Norethisteron**	*Gestagen*
Primosiston **-Norethisteron + Ethinylestradiol**	*Gestagen + Östrogen*
Prisma **Mianserin**	*nicht-trizyklisches Antidepressivum*
Procorum **Gallopamil**	*Kalziumantagonist*
Procto-Jellin **Fluocinolonacetonid + Lidocain,** u.a.	*Hämorrhoidenmittel*
Procto-Kaban **Clocortolon + Cinchocain**	*Hämorrhoidenmittel*
Proctoparf **Bufexamac + Lidocain,** u.a.	*Hämorrhoidenmittel*
Proculin-Augentropfen **Naphazolin-HCL**	*Sympathomimetikum*
Pro-Diaban **Glisoxepid**	*Sulfonylharnstoff*
Progastrit **Mg-, Al-Hydroxid**	*Antazida*
Progestogel (Externum) **Progesteron**	*Gestagen*
Progynon **Ethinylestradiol**	*Östrogen*
Progynova **Estradiolvalerat**	*Östrogen*
Propaphenin **Chlorpromazin**	*Neuroleptikum*
Prosiston **Norethisteron + Ethinylestradiol**	*Gestagen + Östrogen*
Prospan **Efeublätterextrakt**	*Antitussivum*
Protactyl **Promazin**	*Phenothiazin-Neuroleptikum*
Protaxon **Proglumetacin**	*nichtsteroidales Antiphlogistikum*
Proteozym **Bromelaine**	*Antiphlogistikum*
Prothil **Medrogeston**	*Gestagen*
Prothyrid **Liothyronin + Levothyroxin**	*Schilddrüsenhormon*
Proveno-**Aescin**	*Venenmittel*
Proviron **Mesterolon**	*Androgen*
Pryleugan **Imipramin**	*trizyklisches Antidepressivum*
Psoradexan Creme **Dithranol + Harnstoff**	*Antipsoriakum, Dermatikum*
Psorcutan **Calcipotriol**	*Dermatikum*
Psorimed **Salizylsäure**	*Keratolytikum, Antiseptikum*
Psychotonin M **Drogenauszug aus Johanniskraut**	*pflanzl. Psychopharmakum*
Psymion **Maprotilin**	*trizyklisches Antidepressivum*
Psyquil **Triflupromazin**	*Phenothiazin-Neuroleptikum*
Pulbil **Cromoglicinsäure**	*Antiallergikum*
Pulmicort **Budesonid**	*Glukokortikoid*
Pulmicret **Acetylcycstein**	*Mukolytikum*
Pulmidur **Theophyllin**	*Bronchospasmolytikum*
Pulmocordio forte **Ephedrin,** u.a.	*indirektes Sympathomimetikum*
Pulmo-Timelets **Theophyllin**	*Bronchospasmolytikum*

Puncto E	**Tocopherol**	*Vitamin E*
Punktyl	**Lorazepam**	*Benzodiazepin*
Pureduct	**Allopurinol**	*Urikostatikum*
Puri-Nethol	**Mercaptopurin**	*Zytostatikum*
Pyralvex	**Hydroxyanthracenderivat,** u.a.	*Antiseptikum*
Pyrilax	**Bisacodyl**	*Laxans*
Pyromed	**Paracetamol**	*Analgetikum*
Quantalan	**Cholestyramin**	*Gallensäure*
Quensyl	**Hydroxychloroquin**	*Malariamittel, Antirheumatikum (Basistherapeutikum)*
Querto	**Carvedilol**	*β-Blocker*
Quilonum	**Lithium**	*Antidepressivum*
Radecol	**Pyridylmethanol**	*muskolotroper Vasodilatator, Lipidsenker*
Radedorm	**Nitrazepam**	*Benzodiazepin*
Radepur	**Chlordiazepoxid**	*Benzodiazepin*
radikal	**Clotrimazol**	*Antimykotikum*
Ralofekt	**Pentoxifyllin**	*Purin-Derivat*
Rantudil	**Acemetazin**	*nichtsteroidales Antiphlogistikum*
ratioAllerg	**Beclometason + Diphenhydramin**	*Antihistaminikum, Glukokortikoid*
ratioDolor	**Ibuprofen**	*nichtsteroidales Antiphlogistikum*
ratioMobil	**Piroxicam**	*nichtsteroidales Antiphlogistikum*
Rebetol	**Ribavirin**	*Virustatikum*
Rectodelt	**Prednison**	*Glukokortikoid*
Refobacin	**Gentamicin**	*Aminoglykosid-Antibiotikum*
Regadrin	**Bezafibrat**	*Lipidsenker*
Relenza	**Zanamivir**	*Virustatikum*
Remedacen	**Dihydrocodein**	*Antitussivum*
Remederm HC	**Hydrocortison**	*nichthalogeniertes Glukokortikoid*
Remestan	**Temazepam**	*Benzodiazepin*
Remid	**Allopurinol**	*Urikostatikum*
Remifemin	**Rhiz. Cimcifugae**	*pflanzliches Klimakteriumtherapeut.*
Renacor	**Enalapril + Hydrochlorothiazid**	*ACE-Hemmer + Diuretikum*
Rentibloc	**Sotalol**	*β-Blocker, Antiarrhythmikum*
Rentylin	**Pentoxifyllin**	*durchblutungsförderndes Mittel*
Reparil	**Aescin**	*nichtsteroidales Antiphlogistikum*
Resimatil	**Primidon**	*Antiepileptikum*
Resochin	**Chloroquin**	*Malariamittel*
Respicort	**Budesonid**	*Glukokortikoid*
Retacillin comp.	**Benzylpenicillin**	*Penicillin*
Retef	**Hydrocortisonaceponat**	*nichthalogeniertes Glukokortikoid*
Retrovir	**Zidovudin**	*Virustatikum*
Rewodina	**Diclofenac**	*nichtsteroidales Antiphlogistikum*
Rheuma Lindofluid	**Flufenaminsäure**	*nichtsteroidales Antiphlogistikum*
Rheumabene	**Dimethylsulfoxid**	*Antiphlogistikum, Resorptionsbeschleuniger*
Rheumitin	**Piroxicam**	*nichtsteroidales Antiphlogistikum*
Rheumon	**Etofenamat**	*antirheumatische Salbe*
Rhinex	**Naphazolin-HCL**	*Sympathomimetikum*
Rhinivict	**Beclometason**	*Glukokortikoid*
Ribofluor	**5-Fluorouracil**	*Zytostatikum*
Ribomunyl	**bakterielle Ribosomen**	*Immunstimulans*
Riboposid	**Etoposid**	*Zytostatikum*
Ridaura	**Auranofin**	*Antirheumatikum*
Rifex	**Tetrazepam**	*Muskelrelaxans + Benzodiazepin*
Rifun	**Pantoprazol**	*Protonenpumpenhemmer*
Riopan	**Magaldrat**	*Antazidum*
Ritalin	**Methylphenidat-HCl**	*Psychostimulans*
Rivanol	**Ethacridin**	*Desinfiziens/Antiseptikum*
Rivotril	**Clonazepam**	*Antiepileptikum, Benzodiazepin*
Roaccutan	**Isotretinoin**	*Aknemittel*
Robuvalen Heilpaste	**Zinkoxid**	*Adstringens*
Rocaltrol	**Calcitriol**	*Vitamin D_3-Derivat*
Rocephin	**Ceftriaxon**	*Cephalosporin*
Rocornal	**Trapidil**	*Koronarmittel*

Rodazol **Aminoglutethimid**	*Antiöstrogen + Zytostatikum*
Rohypnol **Flunitrazepam**	*Benzodiazepin*
Rökan **Gingko-Extrakt**	*durchblutungsförderndes Mittel*
Romigal **Acetysalicylsäure**	*Analgetikum, Antiphlogistikum*
Rovamycine **Spiramycin**	*Makrolidantibiotikum*
RubieMol **Paracetamol**	*Analgetikum*
Rudotel **Medazepam**	*Benzodiazepin*
Rulid **Roxithromycin**	*Makrolid-Antbiotikum*
Rythmodul **Disopyramid**	*Antiarrhythmikum*
Rytmonorm **Propafenon**	*Antiarrhythmikum*
S 8 Tbl. **Diphenhydramin**	*Antihistaminikum*
sab simplex **Simethicon + Dimeticon**	*Karminativum*
Sabril **Vigabatrin**	*Antiepileptikum*
Sagittaprotect **Lidocain**	*Lokalanästhetikum, Antiarrhythmikum*
Sali-Adalat **Nifedipin + Mefrusid**	*Kalziumantagonist + Diuretikum*
Sali-Aldopur **Spironolacton + Bendroflumethiazid**	*Diuretika-Kombination*
Sali-Prent **Acebutolol + Mefrusid**	*β-Blocker, Diuretikum*
Salofalk **Mesalazin**	*Chemotherapeutikum*
Salvysat Bürger **Trockenextrakt aus Salbeiblättern**	*Dermatikum*
Sanasthmax, Sanasthmyl **Beclometason**	*Glukokortikoid*
Sanatison Mono **Hydrocortison**	*nichthalogeniertes Glukokortikoid, Dermatikum*
Sanaven **Muyopolysaccharidpolysulfat + Phenylephrin**	*Venenmittel*
Sanavitan **Tocopherolacetat**	*Vitamin E*
Sandimmun **Ciclosporin**	*Immunsuppressivum*
Sanoxit **Benzoylperoxid**	*Aknemittel*
Sansanal **Captopril**	*ACE-Hemmer*
Santalyt **NaCl + KCl + Glukose + Zitrat**	*Mineralstoffpräparat*
Santasal **Acetysalicylsäure**	*Analgetikum, Antiphlogistikum*
Santax S **med. Hefe**	*Antidiarrhoikum*
Sapec **Knoblauchtrockenpulver**	*pflanzl. Lipidsenker*
Saroten **Amitriptylin**	*trizyklisches Antidepressivum*
Scandicain **Mepivacain**	*Lokalanästhetikum*
Scherogel **Benzoylperoxid**	*Keratolytikum, Antiseptikum*
SchlafTabs ratiopharm **Doxylamin**	*sedierendes Antihistaminikum*
Schmerz-Dolgit **Ibuprofen**	*nichtsteroidales Antiphlogistikum*
schnupfen endrine **Xylometazolin**	*abschwellende Nasentropfen*
Schrundensalbe dermi-cyl **Salizylsäure**	*Keratolytikum, Antiseptikum*
Sedalipid **Mg-Pyridoxal-Phosphat-Glutaminat**	*Lipidsenker*
Sedaplus **Doxylamin**	*sedierendes Antihistaminikum*
Sedariston Konz./Tr. **Johanniskraut-, Baldrianwurzelextrakt**	*pflanzliches Sedativum*
Sediat **Diphenhydramin**	*Antihistaminikum*
Selectol **Celiprolol**	*β_1-Blocker*
Selectomycin **Spiramycin**	*Makrolidantibiotikum*
Semibiocin **Erythromycin**	*Makrolidantibiotikum*
Sempera **Itraconazol**	*Antimykotikum*
Sensit **Fendilin**	*Kalziumantagonist*
Serevent **Salmeterol**	*Broncholytikum*
Seroxat **Paroxetin**	*Psychopharmakon*
Sevredol **Morphin**	*starkes opioides Analgetikum*
Sibelium **Flunarizin**	*Vasodilatator*
Sicco **Indapamid**	*Thiazid-Diuretikum*
Sigacalm **Oxazepam**	*Benzodiazepin*
Sigacef **Cefaclor**	*orales Cephalosporin*
Sigacora **Isosorbidmononitrat**	*Vasodilatator*
Sigadoc **Indometacin**	*nichtsteroidales Antiphlogistikum*
Sigamopen **Amoxicillin**	*Breitbandpenicillin*
Sigamuc **Doxycyclin + Ambroxol**	*Tetrazyklin + Mukolytikum*
Sigamucil **Acetylcystein**	*Mykolytikum*
Sigaperidol **Haloperidol**	*Butyrophenon-Neuroleptikum, Dopaminantagonist*
Sigaprim **Trimethoprim + Sulfamethoxazol**	*Sulfonamidkombination*
Sigasalur **Furosemid**	*Schleifendiuretikum*
Silentan **Nefopam**	*Analgetikum*

Silymarin	**Legalon**	*Lebertherapeutikum*
Simagel	**Almasilat**	*Antazidum*
Simaphil	**Magaldrat**	*Antazidum*
Sinapsan	**Piracetam**	*durchblutungsförderndes Mittel*
Sinfrontal	**Homöopathika**	*Rhinologikum*
Sinophenin	**Promazin**	*Phenothiazin-Neuroleptikum*
Sinquan	**Doxepin**	*trizyklisches Antidepressivum*
Sinuforton	**Anisöl, Primelwurzel-, Thymiankrautextrakt**	*pflanzl. Mukolytika-Kombination*
Sinupret	**Rad. Gentianae,** u.a.	*pflanzl. Mukolytika-Kombination*
Siofor	**Metformin**	*Biguanid*
Siozwo N Nasensalbe	**Naphazolin, Pfefferminzöl**	*Sympathomimetikum*
Siran	**Acetylcystein**	*Mukolytikum*
Sirdalud	**Tizanidin**	*Muskelrelaxans*
Siros	**Itraconazol**	*Antimykotikum*
Sirtal	**Carbamazepin**	*Antiepileptikum*
Skid	**Minocyclin**	*Antibiotikum*
Sklerofibrat	**Bezafibrat**	*Lipidsenker*
Sobelin	**Clindamycin**	*Antibiotikum*
Soderm	**Betamethason**	*Glukokortikoid*
Soledum Balsam Lösung	**Cineol**	*Mukolytikum*
Solidagoren	**verschied. pflanzl. Extrakte**	*Diuretikum + Kalziumstoffwechselregulator*
Solosin	**Theophyllin**	*Bronchospasmolytikum*
Solu-Decortin-H	**Prednisolon**	*Glukokortikoid*
Solugastril	**Al-Hydroxid + $CaCO_3$**	*Antazida-Kombination*
Solupen D	**Naphazolin + Dexamethason + Oxedrintartrat**	*kortikoidh. Rhinologikum*
Somagerol	**Lorazepam**	*Benzodiazepin*
Somnosan	**Zopiclon**	*Hypnotikum/Sedativum*
Sonin	**Loprazolam**	*Benzodiazepin*
Sophtal-POS Augentropfen	**Salizylsäure**	*Keratolytikum, Antiseptikum*
Sormodren	**Bornaprin**	*Anticholinergikum, Parkinsonmittel*
Sostril	**Ranitidin**	*H_2-Blocker*
Sovel	**Norethisteron**	*Gestagen*
Soventol	**Bamipin**	*Antihistaminikum*
Soventol H Creme	**Bamipinlactat + Hydrocortisonacetat**	*kortikoidh. Dermatikum*
Spalt Gel	**Felbinac**	*äußerliches Antiphlogistikum*
Spasmex	**Trospiumchlorid**	*Spasmolytikum*
spasmo gallo sanol	**Xinytropiumbromid + Gallensäuren,** u.a.	*Gallenwegstherapeutikum*
Spasmo-Cibalgin comp S	**Propyphenazon + Drofenin + Codein**	*Spasmolytikum + Analgetikum*
Spasmo-Cibalgin S	**Propyphenazon + Drofenin**	*Spasmolytikum*
Spasmo-Mucosolvan	**Clenbuterol + Ambroxol**	*β-Mimetikum + Mukolytikum*
Spasmo-Nervogastrol	**Butinolin + Wismut,** u.a.	*Spasmolytikum, Antazida-Kombination*
Spasmo-Solugastril	**Butinolin + Al-Hydroxid,** u.a.	*Spasmolytikum, Antazida-Kombination*
Spasmo-Urgenin	**Trospiumchlorid**	*Spasmolytikum*
Spasuret	**Flavoxat**	*Spasmolytikum*
Spiro comp.-ratiopharm, Spiro-D-Tablinen	**Spironolacton + Furosemid**	*Diuretika-Kombination*
Spiropent	**Clenbuterol**	*Broncholytikum*
Spirostada comp.	**Bendroflumethiazid + Spironolacton**	*Diuretika-Kombination*
Spizef	**Cefotiam**	*Cephalosporin*
Spondylon	**Ketoprofen**	*nichtsteroidales Antiphlogistikum*
Spondylonal, Spondyvit	**Tocopherolacetat** u.a.	*Vitamin E*
Spondyvit	**Tocopherolacetat**	*Vitamin E*
Sponsin	**Dihydroergotoxin**	*Sekalealkaloid, Vasodilatator*
Squamasol	**Salizylsäure**	*Keratolytikum, Antiseptikum*
Stadalax	**Bisacodyl**	*Laxans*
Stangyl	**Trimipramin**	*trizyklisches Antidepressivum*
Stanilo	**Spectinomycin**	*Aminoglykosid-Antibiotikum*
Stapenor	**Oxacillin**	*penicillinasefestes Penicillin*
Staphylex	**Flucloxacillin**	*penicillinasefestes Penicillin*
Starlix	**Nateglinide**	*Antidiabetikum*
stas	**Ambroxol**	*Mukolytikum*
stas Nasenspray	**Xylometazolin**	*abschwellende Nasentropfen*
staurodorm Neu	**Flurazepam**	*Benzodiazepin*

Sterinor **Tetroxoprim + Sulfadiazin**	*Chemotherapeutikum, Sulfonamid*
Stesolid **Diazepam**	*Benzodiazepin*
Stiemycine **Erythromycin**	*Antibiotikum*
Stillacor β-Acetyldigoxin	*Herzglykosid*
Stilnox **Zolpidem**	*Hypnotikum/Sedativum*
Sulmycin **Gentamicin**	*Aminoglykosid-Antibiotikum*
Sultanol **Salbutamol**	*β-Mimetikum*
Supracombin **Trimethoprim + Sulfamethoxazol**	*Sulfonamidkombination*
Supramycin **Tetracyclin**	*Antibiotikum*
Suprarenin **Adrenalin**	*indirektes Sympathomimetikum*
Supraviran **Aciclovir**	*Virustatikum*
Suprax **Cefixim**	*orales Cephalosporin*
Surgam **Tiaprofensäure**	*nichtsteroidales Antiphlogistikum*
Sustiva **Efavirenz**	*Reverse Transkriptasehemmer*
Sweatosan N **Salbeiextrakt**	*pflanzl. Antihidrotikum, Dermatikum*
Symadal Spray **Dimeticon**	*Dermatikum*
Symbioflor I: **Str. faecalis;** II: **E. coli**	*Bakterien, Darmregulans*
Synacthen **Tetracosactid**	*synthetisches ACTH*
Synapause **Estriol**	*Östrogen*
Synergomycin **Erythromycin + Bromhexin**	*Antibiotikum + Mukolytikum*
Syneudon **Amitripytlin**	*Trizyklisches Antidepressivum*
Syntaris **Flunisolid**	*Rhinologikum*
Syntestan **Cloprednol**	*halogeniertes Glukokortikoid*
Systral Gel **Chlorphenoxamin**	*Antihistaminikum*
Syviman N Salbe **verschied. pflanzl. Extrakte**	*Antiphlogistikum*
Tabalon **Ibuprofen**	*nichtsteroidales Antiphlogistikum*
Tachmalcor **Detajmiumbitartrat**	*Antiarrhythmikum*
Tachydaron **Amiodaron**	*Antiarrhythmikum*
Tachysin **Dihydrotachysterol**	*Vitamin D-Derivat, Kalziumstoffwechselregulator*
Tachytalol **Sotalol**	*β-Blocker, Antiarrhythmikum*
Tafil **Alprazolam**	*Benzodiazepin*
Tagamet **Cimetidin**	*H_2-Blocker*
Tagonis **Paroxetin**	*Antidepressivum*
Talcid, Talidat **Hydrotalcit**	*Antazidum*
talvosilen **Paracetamol + Codein**	*Analgetika-Kombination*
Tambocor **Flecainid**	*Antiarrhythmikum*
Tampositorien B **Belladonnaextr. + Guajazulen**	*Hämorrhoidenmittel*
Tannacomp **Tannin + Ethacridin**	*Antidiarrhoikum + Antiseptikum*
Tannalbin **Tanninalbuminat**	*Chemotherapeutikum, Antidiarrhoikum*
Tannolact **Phenol-Mathanal-Harnstoff-Polykondensat, sulfoniert**	*Antipuriginosum*
Tantum **Benzydamin**	*nichtsteroidales Antiphlogistikum*
Tardifal **Digitoxin**	*Herzglykosid*
Tardocillin **Benzathin-Benzylpenicillin**	*Depotpenicillin*
Target Gel **Felbinac**	*äußerliches Antiphlogistikum*
Targocid **Teicoplanin**	*Polypeptid-Antibiotikum*
Tarivid **Ofloxacin**	*Gyrasehemmer*
Tavanic **Levofloxacin**	*Gyrasehemmer*
Tavegil **Clemastin**	*Antihistaminikum*
Tavor **Lorazepam**	*Benzodiazepin*
Taxilan **Perazin**	*Phenothiazin-Neuroleptikum*
Taxol **Paclitaxel**	*Zytostatikum*
Taxotere **Docetaxel**	*Zytostatikum*
Tazobac **Piperacillin + Tazobactam**	*Breitbandpenicillin*
tebesium **Isoniazid**	*Tuberkulostatikum*
Tebonin **Gingko-Extrakt**	*durchblutungsförderndes Mittel*
Tefilin **Tetracyclin**	*Antibiotikum*
Tegretal **Carbamazepin**	*Antiepileptikum*
Teldane **Terfenadin**	*Antihistaminikum*
Telen **Bismutcitrathydroxid**	*Ulkustherapeutikum*
Temgesic **Buprenorphin**	*starkes Analgetikum*
Tempil **Ibuprofen**	*nichtsteroidales Antiphlogistikum*
Tempil N **Diphenylpyralin + Metamfepramon + ASS**	*Grippemittel*

Teneretic	**Atenolol + Chlortalidon**	*β-Blocker + Diuretikum*
Tenormin	**Atenolol**	*β-Blocker*
Tensiomin, tensobon, Tensostad	**Captopril**	*ACE-Hemmer*
tensobon comp	**Captopril + Hydrochlorothiazid**	*ACE-Hemmer + Diuretikum*
Tensoflux	**Amilorid +Bendroflumethiazid**	*Diuretikua-Kombination*
Tepam	**Tetrazepam**	*Muskelrelaxans + Benzodiazepin*
Terelit	**Ambroxol + Doxycyclin**	*Mukolytikum + Antibiotikum*
Terramycin Augensalbe	**Oxytetracyclin**	*Antibiotikum*
Terzolin	**Ketoconazol**	*Antimykotikum*
Tesoprel	**Bromperidol**	*Butyrophenon-Neuroleptikum*
Testoviron	**Testosteronpropionat**	*Androgen*
Tetra-Gelomyrtol	**Myrtol + Oxytetracyclin**	*Mukolytikum + Tetrazyklin*
Thevier	**Levothyroxin**	*Schilddrüsenhormon*
Thiabet	**Metformin**	*Biguanid*
Thioctacid, Thiogamma	α-Liponsäure	*Neural-, Lebertherapeutikum*
Thomapyrin akut	**Acetysalicylsäure**	*Analgetikum, Antiphlogistikum*
Thomapyrin C	**ASS + Paracetamol +Vitamin C**	*Analgetika-Kombination + Vitamin C*
Thomapyrin Schmerztabletten	**ASS + Paracetamol + Koffein**	*Analgetika-Kombination + Analeptikum*
Thombran	**Trazodon**	*nicht-trizyklisches Antidepressivum*
Thrombareduct Salbe, Thrombophob/gel	**Heparin**	*Antikoagulans*
Thymipin	**Thymian-, Sonnentaukraut-Tinktur**	*Mukolytika-Kombination*
Thyreocomb	**Levthyroxin + Liothyronin**	*Schilddrüsenhormone T_3, T_4*
Thyreostat II	**Propylthiouracil**	*Thyreostatikum*
Thyreotom	**Liothyronin, Levothyroxin**	*Schilddrüsenhormone T_3, T_4*
Thyrobon, Thyrotard	**Liothyronin**	*Schilddrüsenhormon*
Tiamon Mono	**Dihydrocodein**	*Antitussivum*
Tilade DA	**Nedocromil**	*Kortikoid Aerosol, Antiallergikum, Bronchospasmolytikum*
Timonil	**Carbamazepin**	*Antiepileptikum*
TMP-ratiopharm	**Trimethoprim**	*Chemotherapeutikum*
Tofranil	**Imipramin**	*nicht-trizyklisches Antidepressivum*
Togal N	**Ibuprofen**	*nichtsteroidales Antiphlogistikum*
Togal	**Paracetamol**	*Analgetikum*
Tolid	**Lorazepam**	*Tranquilizer*
Tolvin	**Mianserin**	*Antidepressivum*
Tolyprin	**Azapropazon**	*nichtsteroidales Antiphlogistikum*
Tonoprotect	**Atenolol**	*β-Blocker*
Tonsilgon	**Auszug aus verschied. Pflanzen**	*pflanzl. Immunstimulans*
Topisolon Salbe	**Desoximethason**	*Glukokortikoid*
Topsym Salbe	**Fluocinonid**	*Glukokortikoid*
Torrat	**Metipranolol + Butizid**	*β-Blocker + Diuretikum*
Totocortin	**Dexamethason**	*Kortikoid, Ophthalmikum*
Trancopal	**Flupirtin**	*Analgetikum*
Tranquase	**Diazepam**	*Benzodiazepin*
Transbronchin	**Carbocistein**	*Mukolytikum*
Transpulmin	**Öle + Campher**	*pflanzliche Mukolytika-Kombination*
Tranxilium	**Nordazepam**	*Benzodiazepin*
Trasicor	**Oxprenolol**	*β-Blocker*
Trasylol	**Aprotinin**	*Proteinasehemmer*
traumanase	**Bromelaine**	*Antiphlogistikum*
Traumon	**Etofenamat**	*antirheumatische Salbe*
Travocort Creme	**Isoconazol + Diflucortolon**	*Antimykotikum + Glukokortikoid*
Travogen	**Isoconazol**	*Antimykotikum*
Tredalat	**Nifedipin + Acebutolol**	*Kalziumantagonist + β-Blocker*
tregor	**Amantadin**	*Parkinsonmittel + Virostatikum*
Treloc	**Metoprolol + Hydrochlorothiazid + Hydralazin**	*β-Blocker + Diuretikum + Vasodilatator*
Tremarit	**Metixen**	*Parkinsonmittel*
Trental	**Pentoxifyllin**	*durchblutungsförderndes Mittel*
Trepress	**Oxprenolol + Hydralazin + Chlortalidon**	*β-Blocker + Vasodilatator + Diuretikum*
Treupel comp.	**Paracetamol + Codeinphoshat**	*Analgetikum*
Treupel Mono	**Paracetamol**	*Analgetikum*
Treupel N	**Paracetamol + Codein + Salicylamid**	*Analgetika-Kombination*

Triamteren comp. **Triamteren + Hydrochlorothiazid** *Diuretikakombination*
Triapten **Foscarnet-Natrium** *virusstat. Dermatikum*
Triastonal **β-Sitosterin** *Lipidsenker*
triazid von ct **Hydrochlorothiatid + Triamteren** *Diuretika-Kombination*
Tridin **Fluorophosphat,** u.a. *Fluorid*
Triette **Levonorgestrel + Ethinylestradiol** *Östrogen + Gestagen*
Trigastril **Al-, Mg-Hydroxid + Ca-Carbonat** *Antazida-Kombination*
Trigon N **Bisacodyl** *Laxans*
Triniton **Dihydralazinsulfat + Hydrochlorothiazid + Reserpin** *komb. Antihypertonikum*
Trinitrosan **Glyceroltrinitrat** *Vasodilatator*
Trinordiol **Ethinylestradiol + Levonorgestrel** *Östrogen, Gestagen*
TRI-Normin **Atenolol + Chlortalidon + Hydralazin** *β-Blocker + Diuretikum + Vasodilatator*
Triquilar **Ethinylestradiol + Levonogestrel** *Kontrazeptivum*
Trisequens **Estradiol + Estriol + Norethisteron** *Östrogen-Kombination*
Tristep, Triiston **Ethinylestradiol + Levonorgestrel** *Kontrazeptivum*
Tri-Torrat **Metipranolol + Butitid + Dihydralazin** *β-Blocker + Diuretikum + Vasodilatator*
Tromcardin **K- + Mg-Hydrogenaspartat** *Kalium- + Magnesiumsalz*
Truxal **Chlorprothixen** *Neuroleptikum*
Tryasol- **Codein** *Anitussiva*
Tryptoferm **Pankreatin** *Pankreasenzym*
Tulotract **Laktulose** *Laxans*
Turfa **Triamteren + Hydrochlorothiazid** *Diuretika-Kombination*
Turimonit **Isosorbidmononitrat** *Vasodilatator*
Turimycin **Clindamycin** *Antibiotikum*
Turisteron **Ethinylestradiol** *Östrogen*
Tussafug **Benproperin** *Antitussivum*
Tussiverlan **Acetylcystein** *Mukolytikum*
Ubretid **Distigminbromid** *Cholinergikum*
Ucee D **Dexpanthenol** *Vitamin der B-Gruppe, Epithelialisierungsmittel*
Ucidil **Cytarabin** *Zytostatikum*
Udima **Minocyclin** *Antibiotikum*
Udrik **Trandolapril** *ACE-Hemmer*
Ulcogant **Sucralfat** *Antazidum*
Ulcolind H_2 **Cimetidin** *H_2-Blocker*
Ulcoprotect, Ulcosafe **Pirenzepin** *Sekretionshemmer*
Ulcurilen **Allantoin** *Wundheilungsmittel*
Ulkowis **Basisches Bismutnitrat** *Ulkustherapeutikum*
Ultracortenol Augentr. **Prednisolon** *Glukokortikoid*
Ultralan **Fluocortolon** *Glukokortikoid*
Ultraproct **Fluocortolon + Clemizol + Cinchocain** *Hämorrhoidenmittel*
Umckaloabo **Extrakte aus Wurzeln von Pelargonium reniforme** u.a. *Antibiotikum*
Unacid **Ampicillin + Sulbactam** *Breitbandantibiotikum*
Unat **Torasemid** *Diuretikum*
Unexym mono **Pankreatin** *Pankreasenzym*
Unilair **Theophyllin** *Bronchospasmolytikum*
Uralyt-U **Kaliumnatriumhydrogencitrat** *Harnalkalisierungsmittel*
Urbason **Methylprednisolon** *Glukokortikoid*
Urem **Ibuprofen** *nichtsteroidales Antiphlogistikum*
Urgo-N Hühneraugenpflaster **Salizylsäure** *Keratolytikum, Antiseptikum*
Uribenz, -purinol **Allopurinol** *Urikostatikum*
Uromykol **Clotrimazol** *Antimykotikum*
Uro-Nebacetin **Neomycin** *Antibiotika-Kombination, Sulfonamid*
Uro-Ripirin **Emeproniumcarrageenat** *Anticholinergikum*
Uroseptol **Ethacridin** *Antiseptikum*
Urospasmon **Nitrofurantoin + Sulfadiazin + Phenazopyridin** *Urologikum*
Urospasmon sine **Nitrofurantoin + Sulfadiazin** *Chemotherapeutikum + Sulfonamid*
Uro-Tablinen **Nitrofurantoin** *Chemotherapeutikum*
Uro-Tarivid **Ofloxacin** *Gyrasehemmer*
Uro-Vaxom **lysierte, immunaktive Fraktionen aus E.coli** *Immunstimulans*
Urupan Wundcreme **Dexpanthenol** *Vitamin der B-Gruppe, Epithelialisierungsmittel*
Uskan **Oxazepam** *Benzodiazepin*
Uvalysat **Auszüge aus Bärentraubenblättern** *Urologikum*

Uvirgan **verschied. pflanzl. Bestandteile** *Harnwegstherapeutika*
Vagicillin **Neomycin** *Aminoglykosid-Antibiotikum*
Vagiflor **Lactobacillus acidophilus** *Gynäkolog*
Vagimid **Metronidazol** *Chemotherapeutikum*
Valdispert **Baldrianextrakt** *pflanzliches Sedativum*
Valette **Ethinylestradiol + Dienogest** *Kontrazeptivum*
Valiquid, Valium **Diazepam** *Benzodiazepin*
Valoron N **Tilidin + Naloxon** *starkes opioides Analgetikum, Morphinantagonist*
Vascal **Isradipin** *Kalziumantagonist*
Vasomotal **Betahistin** *Histaminderivat, Antiemetikum*
Vasopos N Augentropfen **Tetryzolin** *Vasokonstriktor*
Vasosan **Cholestyramin** *Ionenaustauscher, Lipidsenker*
Vaspit Creme **Flucortin** *Glukokortikoid*
Vastribil **Troxerutin** *Antihämorrhagikum*
velopural OPT **Hydrocortisonacatat** *nichthalogeniertes Glukokortikoid*
Venalitan Gel **Heparin** *Antikoagulans + Epithelisierungsmittel*
Venalot mono Liniment **Cumarin** *Antikoagulans*
Venalot-Depot Drag. **Cumarin +Troxerutin** *Antikoagulans + Antihämorrhagikum*
Vencipon **Ephedrin + Phenolphtalein** *Appetitzügler*
Venostasin Gel **Heparin, Aescin,** u.a. *Antikoagulans, Antiphlogistikum*
Venostasin Kps./Salbe **Roßkastanienextrakt** *pflanzliches Venenmittel*
Ventolair **Beclometason** *Glukokortikoid*
Vepesid **Etoposid** *Zytostatikum*
Veratide **Verapamil + Triamteren + Hydrochlorothiazid** *Antihypertonikum + Diuretikum*
Verladyn **Dihydroergotamin** *Migränemittel, Antihypotonikum*
Vermox **Mebendazol** *Anthelminthikum*
Verrucid **Salizylsäure** *Keratolytikum, Antiseptikum* Salicylsäure *Dermatikum*
Verrumal **5-Fluorouracil, Salicylsäure, Dimethylsulfaoxid** *Antimetabolit, Keratolytikum, Antiphlogistikum*
Vertigoheel **Homöopathika** *Antivertiginosum*
Vertigo-Meresa, vertigo-neogama **Sulpirid** *Dopaminantagonist, nichttrizykl. Antidepressivum*
Vertigo-Vomex **Dimenhydrinat** *Antiemetikum + Vasodilatator*
Vesdil **Ramipril** *ACE-Hemmer*
Viarox **Beclometason** *Glukokortikoid*
Vibolex **Tocopherolacetat** *Vitamin E*
Vibramycin, -venös **Doxycyclin** *Tetrazyklin*
Vibrocil Nasentropfen **Dimetindin + Phenylephrin** *Antihistaminikum + Vasokonstriktor*
Vicepan **Cyanocobalamin** *Vitamin B_{12}*
Vidirakt, Vidisept Augentropfen **Povidon** *nichtsteroidales Antiphlogistikum*
Vidisic Augentrofen **Carbomer** *Filmbildner*
Vigantol, Vigantoletten, Vigorsan **Colecalciferol** *Vitamin D_3*
Vioxx **Rofecoxib** *Cox2-selektives nichtsteroidales Antiphlogistikum*
Viracept **Nelfinavir** *Protease-Inhibitor*
VIRAX-PUREN **Aciclovir** *Virustatikum*
Virazole **Ribavirin** *Virustatikum*
Virilit **Cyproteron** *Antiandrogen*
Virudermin **Zinksulfat** *Zinkpräparat*
Viru-Merz **Tromantadin** *Virostatikum*
Virunguent P Salbe **Idoxuridin + Prednisolon** *Virostatikum + Glukokortikoid*
Virunguent Salbe **Idoxuridin** *Virostatikum*
Virupos, Virzin **Aciclovir** *Virustatikum*
Visadron Augentropfen **Phenylephrin** *Vasokonstriktor*
Visken **Pindolol** *β-Blocker*
Vistagan Augentropfen **Levobunolol** *β-Blocker*
Vistimon **Mesterolon** *Androgen*
Vitacell E **Tocopherol** *Vitamin E*
Vitadral Tropfen **Rethinol** *Vitamin A*
Vitaprint B_{12} **Glutamin + Vitamin B_{12} + Serin** *Vitamin B_{12}*
Vivalan **Viloxazin** *Antidepressivum*
Vividrin comp. **Cromoglycinsäure + Xylometazolin** *Antiallergikum + α-Mimetikum*
Vividrin **Cromoglycinsäure** *Antiallergikum*
Volmac **Salbutamol** *β-Sympathomimetikum*

Volon A, Volonimat **Triamcinolonacetat**	*Glukokortikoid*
Voltaren **Diclofenac**	*nichtsteroidales Antiphlogistikum*
Vomacur, Vomex A **Dimenhydrinat**	*Antiemetikum*
V-Tablopen **Phenoxymethylpenicillin**	*Oralpenicillin*
Weimerquin **Chloroquin**	*Antimalariamittel*
Wilprafen **Josamycin**	*Makrolidantibiotikum*
Windol **Bufexamac**	*Dermatikum*
Winobanin **Danazol**	*Gonadotropin-Blocker*
Xanax **Alprazolam**	*Benzodiazepin*
Xanef **Enalapril**	*ACE-Hemmer, Antihypertonikum*
Ximovan **Zopiclon**	*Hypnotikum/Sedativum*
X-Prep **Extrakt aus Alexandriner Sennesfrüchten**	*Laxans, Diagnostikum*
Xylocain, Xylocitin, Xyloneural **Lidocain**	*Anästhetikum*
Xylonest **Prilocain**	*Lokalanästhetikum*
Yxin Augentropfen **Tetryzolin**	*Vasokonstriktor*
Zaditen, Zatofug **Ketotifen**	*Antigistaminikum*
Zagam **Sparfloxacin**	*Gyrasehemmer*
Zantic **Ranitidin**	*H_2-Blocker*
Zeel **verschied. Pflanzenextrakte**	*Chondroprotektivum*
Zefix **Lamivudin**	*Virustatikum*
Zeisin **Pirbuterol**	*β-Sympathomimetikum*
Zemide **Tamoxifen**	*Antiöstrogen, Zytostatikum*
Zentropil **Phenytoin**	*Antiepileptikum*
Zinacef, Zinnat **Cefuroxim**	*Cephalosporin*
Zineryt (Salbe) **Erythromycin + Zinkacetat**	*Antibiotikum*
Zinnat **Cefuroxim**	*orales Cephalosporin*
Zithromax **Azithromycin**	*Makrolidantibiotikum*
Zocor **Simvastatin**	*Cholesterolsynthese-Enzym-Hemmer, Lipidsenker*
Zofran **Ondansetron**	*$5HT_3$-Antagonist, Antiemetikum*
Zoladex **Goserelin**	*LH-RH-Antagonist, Zytostatikum*
Zoliparin **Aciclovir**	*Virustatikum*
Zostrum **Idoxuridin**	*Virostatikum*
Zovirax **Aciclovir**	*Virostatikum*
Zyloric **Allopurinol**	*Urikostatikum*
Zyrtec **Cetirizin**	*Antiallergikum*
Zyvox **Linezolid**	*Antibiotikum*

22

Index

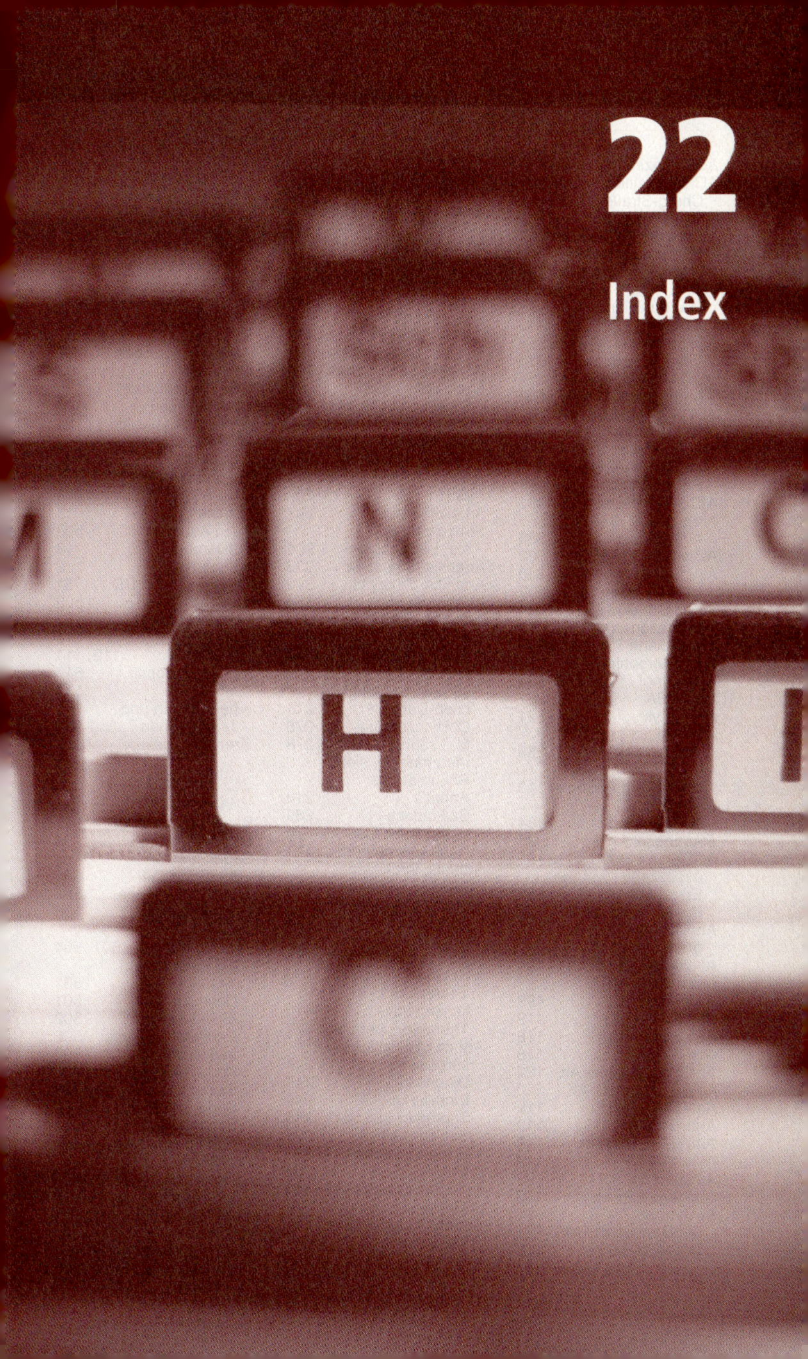

A

B

22

E

F

G

22

L

M

N

O

P

Q

R

22

T

U

V

Bildnachweis

Quellen-Nr.

E 113	J.G. Travell, D.G. Simons: Myofascial Pain and Dysfunction – The Trigger Point Manual, Williams & Wilkins 1983
E140	W. Dihlmann: Gelenke, Wirbelverbindungen, 3. Aufl., Thieme, Stuttgart 1987
L 157	Susanne Adler, Lübeck
L 190	Gerda Raichle, Ulm
L 215	Sabine Weinert-Spieß, Ulm
M 113	Thomas Bitsch, Koblenz
T 126	Brügger-Institut, Zürich

Bildnachweis Kapitelanfangsfotos

Kap. 3: Tony Stone/Steven Peters; Kap. 5: Thomas Bitsch, Koblenz; Kap. 7: Thomas Bitsch, Koblenz; Kap. 9: Juliane Reuter, Augsburg; Kap. 11: Prof. Morgenroth, Bochum; Kap. 13: Eisele-Harold, Ulm; Kap. 14: Hoffmann la Roche AG; Kap. 16: Thomas Bitsch, Koblenz; Kap. 17: MEV Verlag GmbH, Augsburg; Kap. 18: Thomas Bitsch, Koblenz; Kap. 19: Eckhard Weimer; Aachen.